ALLGEMEINE RÖNTGENKUNDE

EINFÜHRUNG IN STUDIUM UND PRAXIS DER MEDIZINISCHEN RÖNTGENOLOGIE

VON

DR. S. GLASSCHEIB

ZWEITE
ERWEITERTE UND UMGEARBEITETE AUFLAGE
VON
„DIE RÖNTGENTECHNIK
IN DIAGNOSTIK UND THERAPIE"

MIT 304 ABBILDUNGEN IM TEXT

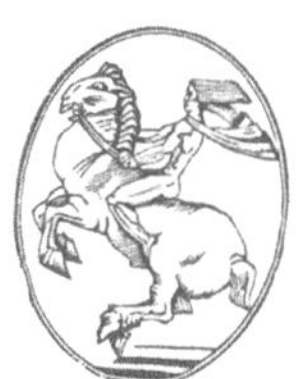

SPRINGER-VERLAG BERLIN
HEIDELBERG GMBH
1936

ISBN 978-3-7091-9663-2   ISBN 978-3-7091-9910-7 (eBook)
DOI 10.1007/978-3-7091-9910-7

Vorwort zur zweiten Auflage.

Es wäre ein Irrtum, zu glauben, daß die Entwicklung der Röntgenologie einen Abschluß erreicht hat oder in naher Zukunft erreichen könnte. Die Steigerung technischer Möglichkeiten bringt immer weitere Fortschritte und scheint noch ungeahnte Aussichten zu eröffnen. Gleichzeitig wird aber der klare Überblick über das Gesamtgebiet besonders für den Lernenden — vielleicht mehr als auf anderen Wissensgebieten — erschwert durch die stetig wachsenden Voraussetzungen. Es fehlt die sichere Beherrschung des Ganzen, die allein hinführt zur Erkenntnis allgemeiner Zusammenhänge und so erst Voraussetzungen schafft für das Verständnis der vielfältigen Einzeltatsachen und die Möglichkeit ihrer Einordnung in das Ganze.

Daß unsere neuen Lehrbücher immer wieder von mehreren Autoren geschrieben werden, läßt vermuten, daß an Stelle der fehlenden Überschau die exakte Darstellung der Teilgebiete als Ersatz geboten wird. Aber die Summe der Teile bildet nicht immer eine organische Einheit, die allein durch einheitliche und geschlossene Auffassung auch die verschiedenartigsten Erscheinungen leichter verständlich und erfaßbar machen kann.

Der hier bestehende Mangel veranlaßte mich zu dem Versuch, die erste Auflage dieses Buches so zu erweitern, daß sie das Gesamtgebiet der Röntgenologie umfaßt.

In HOLZKNECHTS Werk „Einstellung zur Röntgenologie" (J. Springer, Wien. 1927) fand ich eine klare Disposition des gesamten Stoffes vor, der ich nur zu folgen brauchte. Dennoch war die Lösung der Aufgabe nicht leicht, weil besonders für die Röntgendiagnostik noch keine systematische Vorarbeit über die allgemeinen Grundsätze röntgenologischen Erkennens vorlag. Hier mußten Gesetzmäßigkeiten neu durchdacht und Regeln in ein System gebracht werden.

Als Ergebnis dieser Arbeit entstanden die Abschnitte: Röntgenanatomie, Röntgenphysiologie und Röntgenpathologie. Diese, sowie die ausführliche Darstellung der Röntgenbiologie und viele andere Ergänzungen erweiterten den Inhalt des Buches derart, daß eine Änderung des Titels notwendig wurde. Unter der Bezeichnung „Allgemeine Röntgenkunde" möge die vorliegende zweite Auflage den Zweck erfüllen, die allgemeinen Gesetze und Voraussetzungen der Röntgenologie dem Lernenden zu vermitteln.

Herrn Priv.-Doz. Dr. ROBERT LENK und meinem verehrten Lehrer Prof. Dr. MAX COHN möchte ich an dieser Stelle für Beratung und Unterstützung bei der Arbeit meinen besonderen Dank aussprechen.

Hamburg, im Oktober 1935.

S. Glasscheib.

Inhaltsverzeichnis.

Erster Teil.

Röntgenphysik.

Seite

Anhang.

Zweiter Teil.

Anwendung der Röntgenstrahlen in der Diagnostik.

Dritter Teil.

Anwendung der Röntgenstrahlen in der Therapie.

Erster Teil.

Röntgenphysik.

I. Das Wesen der Röntgenstrahlen.

Die Strahlenenergien.

Die X-Strahlen, späterhin allgemein *Röntgen*strahlen genannt, waren bei ihrer Entdeckung im Jahre 1895 durch C. W. RÖNTGEN eine außerordentliche und rätselhafte Naturerscheinung, die die ganze wissenschaftlich interessierte Welt in Erstaunen versetzte, ein neuartiges Phänomen der unergründlichen Natur, dessen Einreihung in die bisher bekannte Erscheinungswelt den Physikern fast zwei Jahrzehnte hindurch große Schwierigkeiten bereitete. Der Grund dieser Schwierigkeiten, den man damals noch nicht ahnen konnte, liegt darin, daß die X-Strahlen die erste Art von Äußerungen sind, die aus dem Atom*innern* stammen, während die bis dahin bekannten Strahlungserscheinungen (Wärme, Licht) von der *Außen*schale der Atome ausgehen.

Erst die Forschung der letzten Jahrzehnte hat die Wellennatur der X-Strahlen erwiesen und sie damit ihres X-Charakters entkleidet. Die klassischen Versuche der Physiker VON LAUE, FRIEDRICH und KNIPPING, denen es gelang, Interferenzerscheinungen an der neuen Strahlung nachzuweisen und auf diese Weise die physikalische Gleichartigkeit von Licht und Röntgenstrahlen darzutun, haben mit einem Schlage die rätselhaften Strahlen zu einer Erscheinung der gleichen Gattung gestempelt, wie sie uns als Wärme- und Lichtstrahlen sowie als elektromagnetische Wellen lange bekannt und vertraut sind.

Es mutet eigenartig an, sich zu vergegenwärtigen, daß Erscheinungen scheinbar so verschiedener Art, wie Wärme, Licht, Röntgen- und Radiumstrahlen hinter den Kulissen der uns erfaßbaren Erscheinungswelt, wohin nur die kühnsten mathematisch-physikalischen Spekulationen dringen, im Grunde genommen ein und dasselbe sind: *elektromagnetische Schwingungen.* Nur die Größenordnung und Frequenz der Schwingungswellen ist eine verschiedene; dies allein hat eine andere Erscheinungsform für unsere Sinnenwelt zur Folge. So unterscheiden rotes und blaues Licht sich lediglich dadurch voneinander, daß rotes Licht eine etwa doppelt so große Wellenlänge hat wie blaues Licht. Die Röntgenstrahlen wiederum unterscheiden sich von den Lichtstrahlen *nur* dadurch, daß ihre Wellenlänge mehr als 10000mal kleiner ist als die kürzeste Wellenlänge der sichtbaren Lichtstrahlen. Eine noch viel kleinere Größenordnung kommt den γ-Strahlen des Radiums zu.

Tab. 1 gibt einen Überblick über sämtliche hierher gehörenden Energieformen, die man als *Strahlen*energien bezeichnet, weil sie alle das Gemeinsame haben, vom Entstehungsort, dem *Strahlungszentrum*, auszugehen und an einem anderen Ort als absorbierte Energie wieder in Erscheinung zu treten. Den Weg, den die Energie dabei zurücklegt, bezeichnet man als „*Strahl*". So geht von der Sonne Strahlenenergie aus und erscheint auf der Erde durch Absorption als Licht und Wärme wieder.

Tabelle 1. Übersicht über die elektromagnetischen Schwingungen, geordnet nach der Größe der Wellenlänge.

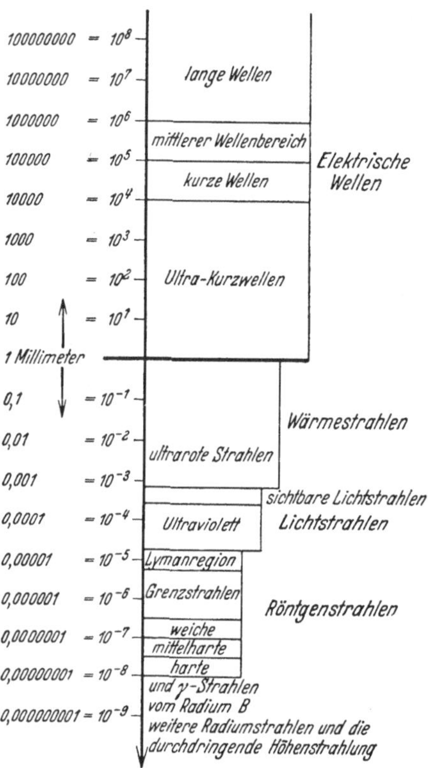

Ordnet man alle diese Energieformen nach der Länge ihrer Welle, so stehen an erster Stelle die *elektrischen Wellen* von der Art, wie sie bei der drahtlosen Telegraphie und Telephonie Verwendung finden; man kennt solche von 10 km und mehr; die kürzesten messen 1 mm (Kurzwellen). Danach folgen unmittelbar die *Wärmestrahlen*, vom Ultrarot bis zum Ultraviolett reichend; sie fassen die *Lichtstrahlen* vom sichtbaren Rot bis zum sichtbaren Violett in sich. An das Ultraviolett grenzt die noch wenig erforschte und praktisch fast unzugängliche Lymanregion, welche nur in hochevakuierten Röhren beobachtet werden kann, da die Strahlung von Gasen stark absorbiert wird. An sie schließen sich die weichsten *Röntgenstrahlen*, die sogenannten *Grenzstrahlen* an. Dann folgen die eigentlichen Röntgen- und Radiumstrahlen. In neuerer Zeit wurde eine Strahlung noch weit kürzerer Wellenlänge nachgewiesen, die sogenannte *durchdringende Höhenstrahlung*, die von bestimmten Teilen des Sternhimmels ihren Ursprung nehmen soll. Ihrer Erforschung gelten die in letzter Zeit vorgenommenen Stratosphärenflüge.

Es ist nicht anders denkbar, als daß Wellen unendlich vieler Wellenlängen, sämtlicher theoretisch möglichen Größenordnungen von Null bis Unendlich existieren; denn die Natur macht keine Sprünge. Aber nur ein Teil dieses unendlichen Erscheinungsgebietes, das uns umflutet und umringt, ist uns bekannt. Nur ein kleiner Ausschnitt davon (Wärme- und Lichtstrahlen) wird uns durch Transformation in unseren Sinneswerkzeugen unmittelbar bewußt; der weitaus überwiegende Teil (elektrische Wellen, Röntgen-Radiumstrahlen) ist eine unsichtbare Welt, die nur mittelbar in Erscheinung tritt.

In dieser Strahlenwelt bewegt sich der Mensch zwischen strahlenden Kräften. Der Himmel, der ihn überwölbt, und die Erde zu seinen Füßen lassen auf ihn ihre strahlenden Energien einströmen. Die Kräfte sind in so ungeheuren Ausmaßen und in so gewaltigen Mengen aufgespeichert, daß sie uns als ewig erscheinen müssen.

Von der riesigen Sonnenenergie erreicht nur etwa der $2^1/_3$milliardste Teil die Erde. Dieser kleine Bruchteil übertrifft die Leistung sämtlicher irdischen Motoren und sonstigen technischen Krafterzeuger um das Zweimillionenfache. Die strahlende Energie, die die Erdoberfläche dauernd von der Sonne empfängt, entspricht zirka 200 Billionen Pferdekräften, wovon der Mensch etwa eine Pferdekraft aufnimmt.

Von den heißen Sternen und Nebeln der Milchstraße sowie von den transuranischen Elementen des kosmischen Staubes in der Stratosphäre dringt die Höhenstrahlung herunter. Sie übertrifft an Penetrationskraft die Röntgenstrahlung um das Hundertfache.

Das feurig-flüssige Erdinnere und die in der Erde enthaltenen Elemente sind die Quellen der Erdstrahlung. Nach theoretischen Berechnungen herrschen im Erdinnern Temperaturen, die zur Entstehung von Strahlungen, die den Röntgenstrahlen nahestehen, Veranlassung geben; von diesen erreicht kaum ein Teil die Erdoberfläche. Von größerer Bedeutung sind dagegen die in der Erdrinde enthaltenen radioaktiven Elemente. Die ganze Erdrinde enthält schätzungsweise 20—50 Millionen Zentner Radium.

Den Wirkungen dieser astralen und terrestrischen Strahlungen ist der Mensch zeitlebens unterworfen. Sie greifen zum Teil in den Ablauf seiner vitalen Reaktionen ein. So erscheint, was uralter Glaube ahnte, mit verändertem Gesicht wieder und sucht Rechtfertigung in der Wissenschaft.

Atomtheorie. Alle elektromagnetischen Schwingungen gehen von den kleinsten Bestandteilen der Atome aus. Die Forschungen der letzten Jahre haben uns mit Hilfe der Röntgenstrahlen eine Vertiefung unseres Einblicks in den Bau der toten Materie und den Mechanismus ihrer Kräftebewegungen gebracht. Als Ergebnis dieser Forschungen haben wir uns das Atom als ein Gebilde von astronomischer Kompliziertheit und Mannigfaltigkeit zu denken. Die einst letzte und unteilbare Einheit und Kleinheit — das Atom — löst sich auf in ein mikrokosmisches Planetensystem von vibrierenden Sonnen, die in rasender Rotation von elektrischen Planeten umkreist werden. Jedes Atom ist ein kleines Planetensystem für sich, dessen Zentralgestirn ein *positiv* elektrisch geladener *Kern* ist, dem die Masse des Atoms zukommt. Dieser wird umkreist von kleinen, negativ geladenen Teilchen, den *Elektronen*, welche von der

Abb. 1 gibt uns als Beispiel einen Einblick in den Atombau des Aluminiums; auf drei Ringe verteilt, rotieren um den Atomkern $(+Al)$ 13 negativ geladene Elektronen $(-e)$. Die elektrischen Anziehungskräfte, die zwischen dem Atomkern und den Elektronen herrschen, wirken und

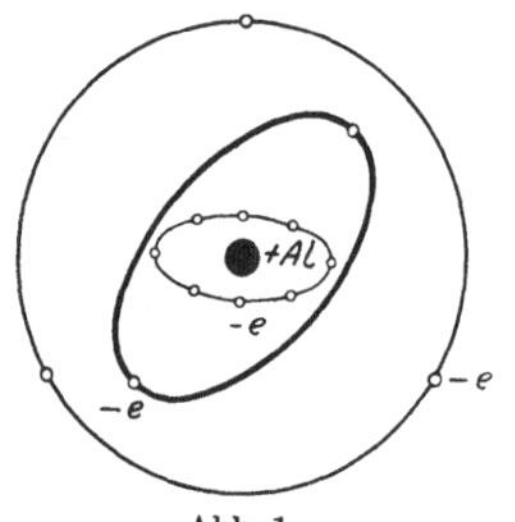

verhalten sich ebenso wie die Gravitationskräfte; wie diese die Bewegungen in der Himmelsmechanik, so regeln jene das Kreisen der Atomgestirne. Die Analogie geht aber noch viel weiter; auch die Größen- und Entfernungsverhältnisse der Atombestandteile untereinander sind die gleichen wie die des Makrokosmos. Würde man sich ein Atom so weit vergrößert denken, daß ein Elektron dabei die Größe der Erdkugel hätte, so wäre die Entfernung eines Elektrons des inneren Ringes vom Atomkern ebenso groß wie die Entfernung der Erde von der Sonne. Die

Abb. 1.
Atommodell des Aluminiums
(modifizierte Zeichnung).

Größenordnungen sind dabei so, daß ein Atom, wie auch unser Sonnensystem, fast ausschließlich aus Zwischenraum und nur zu einem 100millionsten Teil aus der Masse der Atombestandteile besteht. (Daher kommt es, daß aus anderen Atomen stammende, losgerissene Elektronen ein Atom durchfliegen können, ohne dabei mit einem Atombestandteil zusammenzustoßen, wie auch ein Komet unser Sonnensystem durchfliegen kann, ohne dabei notwendigerweise mit einem Gestirn zusammenzutreffen.)

Abb. 2a zeigt das einfachste Atommodell, den Aufbau eines Wasserstoffatoms: um den positiven Kern mit der Masse 1 und der Ladung $+e$ kreist ein Elektron mit der Ladung $-e$. Beide Ladungen sind entgegen-

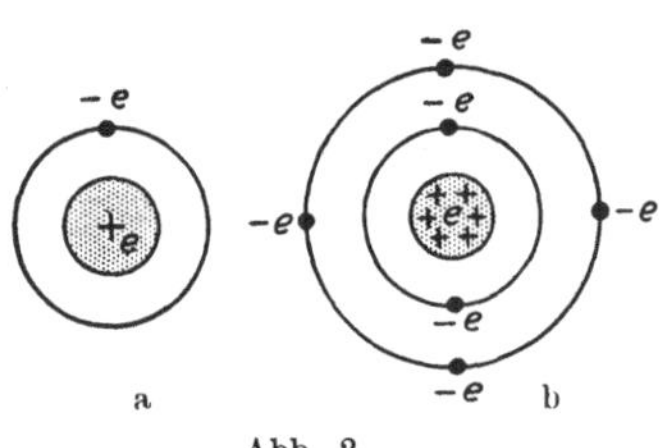

gesetzt gleich, und daher erscheint das Atom nach außen elektrisch neutral. Der Wasserstoffkern ist der der Masse nach kleinste Atomkern; er trägt auch das kleinste positive Elektrizitätsquantum; man bezeichnet ihn als Proton. Wesentlich gegliederter (Abb. 2b) ist schon ein Kohlenstoffatom: dessen Kern besitzt sechs positive Ladungen und wird umkreist von sechs Elektronen mit der Gesamtladung $-6e$, die auf zwei Bahnen

Abb. 2.
a Atommodell des Wasserstoffs.
b Atommodell des Kohlenstoffs.

verteilt um ihn rotieren. Mit jedem Schritt vorwärts im periodischen System der Elemente wird das Atom um *ein* Elektron reicher und nimmt die positive Ladung des Kerns um eine gleiche positive Einheit zu. Das in diesem System letzte und schwerste Element, das Uran (Stellenzahl 92), muß, wie man sich leicht ausmalen kann, mit seinem schweren Zentralkern und den 92 Planeten schon ein recht kompliziertes Atomgebilde sein.

Die positive Ladung des Kerns und die negative Ladung der Elektronen halten sich in ihrer gegenseitigen Anziehung im Gleichgewicht, wodurch der Zusammenhang des Atomgebäudes gewährleistet wird. Die Anziehungskraft ist um so stärker, je näher dem Atomkern ein Elektron kreist (*gebundene Elektronen* der inneren Ringe), und um so schwächer, je weiter entfernt vom Atomkern die Elektronenbahn liegt (*freie Elektronen* der äußeren Ringe). Durch Einwirkung strahlender Energie oder durch Bewegungsenergie kleinster elektrischer Teilchen können Elektronen aus dem Atomverband herausgerissen werden, durch geringere Energieeinwirkung die freien, durch stärkere Energien auch die gebundenen Elektronen. Diese als selbständige elektrische Wesen auftretenden Teilchen bezeichnet man, namentlich wenn sie in größeren Mengen vorhanden sind, auch als *Kathodenstrahlen*. Die Elektronen oder Kathodenstrahlenteilchen sind also nichts anderes als losgerissene, negativ geladene Atomteile; ihre Masse ist 1800mal kleiner als die des Wasserstoffkerns; ihre Ladung stellt das kleinste Quantum negativer Elektrizität dar. Der Atomrest, der eine negative Ladung verloren hat, besitzt jetzt einen Überschuß an positiver Ladung und wird als *Ion* bezeichnet.

Die innere Elektronenhülle der Atome ist die Region, in der Röntgenstrahlen entstehen bzw. absorbiert werden. Auch die den Röntgenstrahlen analogen γ-Strahlen haben ihren Ursprung zum Teil in der Elektronenhülle, zum Teil im Atomkern selbst. Alle diese Vorgänge sind verknüpft mit einer Zertrümmerung der Elektronenhülle bzw. des Atomkerns. Diese Zertrümmerung ist das Grundphänomen, von dem sich die Strahlenenergie der Röntgen- bzw. Radiumstrahlen sowie ihre Umsetzung in andere Energieformen ableitet. Die Atome sind nicht mehr das, was sie einst waren: etwas Letztes, Unteilbares. Wir leben im Zeitalter einer modernen Alchimie — der Atomzertrümmerung.

Die elektromagnetischen Schwingungen, ihre Entstehung und ihre Erscheinungsformen.

Elektromagnetische Schwingungen. Alle elektromagnetischen Schwingungen gehen von den um den Atomkern kreisenden Elektronen aus. Wird nämlich der Bewegungszustand dieser allerkleinsten Teilchen durch eine äußere Energieeinwirkung (z. B. durch Zusammenstoß mit einem fremden Elektron oder durch Strahlenenergie) in irgendwelcher Weise plötzlich gestört, so teilen sich diese Störungen dem elektromagnetischen Kraftfeld, das sie umgibt, mit. Kleine Energien treten schon an den *äußeren* Rotationsringen, also an der Oberfläche der Atome, in Wechselwirkung; dann kommen nur Wärme- und Lichtwirkungen zustande. Erst größere Energien sind imstande, bis nahe an den Atomkern heranzudringen und Änderungen in der Bewegung der in der Nähe des Atomkerns rotierenden Elektronen herbeizuführen. Dabei kommt es zur Emission von Röntgenstrahlen.

Die plötzlichen Erschütterungen, die von solchen Störungen ausgehen, pflanzen sich mit einer Geschwindigkeit von 300 000 km in der Sekunde fort. Diese Geschwindigkeit, die zuerst am Licht gemessen wurde, wird auch *Lichtgeschwindigkeit* genannt, obwohl sie für *sämtliche* elektromagnetischen Wellen, also auch für die Röntgenstrahlen, die gleiche Größe aufweist. Es schreitet hierbei die Schwingungsenergie vom Schwingungserreger durch den Raum, der Energieträger aber, das elektromagnetische Kraftfeld, bleibt, abgesehen von seinen Schwingungsbewegungen, am Platze. Wir haben es hier mit analogen Verhältnissen zu tun wie bei den akustischen Wellenbewegungen in Luft, wo die Wellen vom Schallerreger nach allen Seiten hin mit konstanter Geschwindigkeit (333 m in der Sekunde) durch die Luft sich ausbreiten. Auch hier schreitet die Energie durch den Raum, der Energieträger aber — diesmal die Luft — bleibt, abgesehen von seinen Schwingungsbewegungen, am Platze.

Da nun die Fortpflanzungsgeschwindigkeit der Schwingungswellen konstant ist, so folgt, daß die Schwingungswellen um so kürzer ausfallen werden, je frequenter und kurzzeitiger die Schwingung des sie erregenden Elektrons ist, und umgekehrt. Ruft beispielsweise ein Elektron 700 Billionen Schwingungen in der Sekunde hervor, so haben sich in der gleichen Zeit die von dieser Schwingung erzeugten Wellen auf 300000 km im Umkreis verteilt; die einzelne Welle ist daher $\dfrac{300000 \text{ km}}{700 \text{ Billionen}} = 0{,}43\,\mu$ lang. Unser Auge empfindet Schwingungen von dieser Wellenlänge als violettes Licht. Ist die Frequenz des schwingenden Elektrons beispielsweise 430 Billionen in der Sekunde, so entsteht eine langwelligere Strahlung, die wir als rotes Licht wahrnehmen. Ist die Schwingung eine noch langsamere, so entspricht ihr eine Strahlung, die wir als ultrarote oder Wärmestrahlung bezeichnen. Beträgt die Zahl der vom Elektron in der Sekunde vollführten Schwingungen nur einige Millionen oder Hunderttausende, so haben wir es mit elektrischen Wellen zu tun, wie man solche für die Diathermie oder für die drahtlose Telegraphie und Telephonie zu verwenden pflegt.

Ist aber die Schwingungsfrequenz eine sehr hohe, z. B. 600000 Billionen in der Sekunde, so sind die dabei entstehenden Wellen äußerst kurz; ihre Wellenlänge beträgt nur $^1/_2$ Millionstel Millimeter. Solche überaus kurzwellige Strahlen werden vom Auge nicht mehr als Licht perzipiert. Röntgenstrahlen sind also unmittelbar nicht sichtbar (sie können nur indirekt durch Fluoreszenz oder photographische Wirkung in Erscheinung treten). Dagegen vermag sich jetzt das feine Beben der Schwingungswellen durch das Atomgefüge eines flüssigen oder festen Körpers hindurch in größere Tiefen fortzupflanzen, ohne dabei notwendigerweise an die Bausteine der Atome sogleich die Energie abzugeben und von ihnen absorbiert zu werden. Und das ist das zunächst Großartige und Neue an den Röntgenstrahlen: sie sind Lichtstrahlen, die für gewöhnliches Licht undurchdringliche Körper zu durchdringen vermögen. Unseren Blicken ist kein Hindernis mehr gesetzt. Wir belauschen den Pulsschlag des Herzens, die Arbeit der Eingeweide; das Gewebe der Lunge, die Struktur der Knochen liegt vor unseren Augen in einer Klarheit und Übersichtlichkeit bloß, die vom Schnitt eines anatomischen Präparates nicht erreicht wird. Abseits vom medizinischen Gebiet besitzen die Röntgenstrahlen durch diese ihre Eigenschaft die größte Bedeutung in der Erforschung der Struktur der Materie; hier haben sie eine neue und ungeahnte Phase der Entwicklung eingeleitet, und heutigestags ist fast jedes größere Werk der Schwerindustrie bereits mit einem gut eingerichteten Röntgenlaboratorium ausgestattet, in dem die Materialprüfung vorgenommen wird.

Die Quantentheorie. — Der lichtelektrische Effekt.

Bisher haben wir die Licht- und Röntgenstrahlen, gestützt auf Beugungs- und Interferenzerscheinungen, als *Wellen* wechselnder elektromagnetischer Felder betrachtet. Nun sind in den letzten Jahrzehnten Erscheinungen bekanntgeworden, die mit der uns gewohnten Vorstellung der Wellentheorie des Lichtes sich nicht vereinigen und sich nur so deuten lassen, daß die Wellenenergie zu *Ballungen* neigt und nicht kontinuierlich, sondern *diskontinuierlich* in geballten Häufungen — *Wirkungsquanten* — abgegeben wird.

Dieser Doppelcharakter einer Welle ist unserem Vorstellungsvermögen nur schwer zugänglich. Man könnte eine weitläufige Analogie bei einer Wasserwelle erblicken, die bei raschem Gang eines Schiffes sich am Bug immer mehr zuspitzt, d. h. ihre Energie zusammendrängt. Wir müssen solche Vorstellungen zu Hilfe nehmen, um uns das Geschehen bei der Abtrennung eines Elektrons vom Atom durch die Strahlungsenergie zu erklären. Nach dem Gesetz der kontinuierlichen Wellenausbreitung würde die vorhandene Energie nicht genügen, um solche Wirkungen zustande zu bringen. Anders, wenn wir uns nach der obigen Auffassung die Wellenenergie auf einen Punkt zusammengeballt denken. Dann wird uns auch verständlich, wie die Energie an ein so kleines Gebilde, wie es das Elektron ist (das Elektron mißt 10^{-13} cm im Durchmesser), ihren Hebel anzusetzen vermag.

Noch krasser tritt dies zutage beim Comptoneffekt (s. später Kap. V, S. 63), wo wir geradezu gezwungen sind, *punktförmige Energieanhäufungen* — *Quanten* — anzunehmen, die sich mit Lichtgeschwindigkeit von der Strahlenquelle weg fortbewegen (*Nadelstrahlung* nach EINSTEIN). (Es versteht sich von selbst, daß durch die Anschauung von den Energieballungen nichts an der Fortpflanzungsgeschwindigkeit von 300000 km pro Sekunde geändert wird.)

Stößt ein Strahlenwirkungsquant mit den Gebilden eines Atoms zusammen, so kommt es zu einer Abgabe der Energie an das Atom. Das Ergebnis eines solchen Zusammenstoßes ist ein verschiedenes, je nach der Größe des vom Wellenstrahl mitgeführten Energiequants; diese ist abhängig von der Wellenlänge der Strahlung, und zwar ist sie ihr umgekehrt proportional; je kleiner die Wellenlänge, um so größer das Energiequant des Wellenstrahles. Bei den Wärmestrahlen reicht es eben dazu aus, die Elektronen der äußeren Ringe in eine andere Lage zum Atomgefüge zu bringen; die sichtbaren Lichtstrahlen vermögen schon peripher kreisende Elektronen auf den äußersten Ring zu werfen.

Nur das Vorhandensein von Sensibilisatoren (Hämoglobin, Chlorophyll usw.) hebt die Lichtstrahlen trotz ihres kleinen Quants biologisch besonders hervor. An den Atomgruppen der Sensibilisatoren werden die im Vergleich zu den Röntgenstrahlen sehr schwachen Quanten der Lichtstrahlen vollständig aufgefangen und ihre Energie in photochemischen Prozessen umgesetzt. Der bekannteste lichtbiologische Vorgang in der Natur ist die Synthese von Kohlehydrat aus Kohlendioxyd und Wasser in der grünen Pflanze; am tierischen Organismus die Bildung von Vitamin D aus Ergosterin.

Alle diese Vorgänge sind teleologisch bestimmt; wir sind im Gebiet der selektiven Absorptionen. Denn die Anordnung der Elektronen im Molekül ist eine solche, daß sie als Auffangevorrichtung für bestimmte Wellenlängen dient, welche dann restlos umgesetzt werden. Es ist prinzipiell der gleiche Vorgang wie die Einstellung des Radioapparates auf bestimmte Wellenlängen. Erst das Ultraviolett kann aus der äußeren Atomhülle Elektronen ganz aus dem Atomverband loslösen und mit einer mäßigen Geschwindigkeit abschleudern. Man bezeichnet diesen Vorgang als *lichtelektrischen Effekt,* weil durch Abspaltung des negativ geladenen Elektrons der Atomrest positiv geladen und so das Atom in einen positiv und negativ geladenen Elektrizitätsträger gespalten wird. Die Röntgen- und Radiumstrahlen dringen immer durch die äußere Elektronenhülle, die ihnen keinen adäquaten Widerstand entgegenzusetzen vermag, in die tieferen Schichten des Atomgefüges hinein, wobei sie Elektronen auch aus den inneren Atombahnen loslösen können. Bei ihnen herrscht die Elektronenabschleuderung gegenüber allen anderen Reaktionsformen vor.

Durch den lichtelektrischen Effekt sondert sich die Strahlung diesseits und jenseits vom Ultraviolett in physikalisch und biologisch durchaus verschiedene Gebiete, deren verbindendes Glied nur die Gemeinsamkeit der elektromagnetischen Natur ist. Da die beim lichtelektrischen Effekt abgeschleuderten Elektronen die Wirkung zum größten Teil übernehmen, sind die Strahlen jenseits vom Ultraviolett in ihrem Endeffekt den Korpuskularstrahlen (wie Alpha- und Betastrahlen) gleichzusetzen.

Biologisch dokumentiert sich diese Grenze durch das Auftreten echter Erytheme. Es ist dies ein Zeichen dafür, daß die Strahlung durch die Elektronenwirkung biologisch destruierend wirkt. Alle diese Strahlungen vom Ultraviolett an sind deshalb biologisch prinzipiell gleich zu bewerten. Daß sie therapeutisch und klinisch sich dennoch unterschiedlich verhalten, liegt an der verschiedenen Eindringungsfähigkeit und Verteilung der sekundär ausgelösten Elektronenstrahlen.

Physikalisch macht sich der Unterschied vom Ultraviolett an darin geltend, daß die Energieumsetzungen nicht mehr an den Molekülen, sondern an den Atomen stattfinden, und daß nicht in jedem Fall das ganze Strahlenquant restlos und auf einmal absorbiert wird. Durch die ausgelösten Elektronen werden vielmehr alle möglichen großen und kleinen Energieteilbeträge übertragen. Dadurch ähneln diese Strahlungen in ihren physikalisch-chemischen Wirkungen den von extrem hohen Temperaturen. Über diese Dinge wird noch eingehend in Teil III auf S. 394 zu sprechen sein.

Ebenso wie sich der Grad der physikalischen und biologischen Wirksamkeit der Strahlung von den Wärme- über die Licht- bis zu den Röntgenstrahlen in fortschreitender Zunahme kontinuierlich entwickeln läßt, kann man sich auch die Entstehung der Strahlungsarten in ähnlicher Weise abgeleitet denken: Die Umwandlung mechanischer, chemischer oder elektrischer Energie in Strahlungs- (Wärme-) Energie ist ein uns geläufiger, alltäglicher Vorgang, der uns weiter nicht wundernimmt. Jeder warme Körper sendet eine Strahlung aus, deren Wellenlänge sich nach seiner Temperatur richtet. Ein Metallstab von beispielsweise Zimmertemperatur sendet Wärmewellen aus, denen die Größenordnung von etwa $10\,\mu$ zukommt. Steigern wir seine Temperatur durch Zufuhr von Energie auf etwa 1000^0 C, so wird er glühend, d. h. er sendet jetzt auch Lichtstrahlen aus. Die Wärmestrahlung hat sich dabei, wie man sich aus der starken Wärmewirkung des glühenden Drahtes überzeugen kann, *auch* beträchtlich vergrößert. Es sind also mit der Temperaturzunahme zwei Veränderungen in der Strahlung eingetreten: 1. ist sie bedeutend intensiver geworden, 2. ist sie in das Gebiet der kurzen Wellenlängen vorgerückt (s. Tab. 1). Temperatur und Größe der ausgestrahlten Wellenlänge stehen in umgekehrter Proportionalität. Die Wellenlänge, die die Sonne, deren Temperatur auf 6000^0 C zu bewerten ist, aussendet, ist sechsmal kleiner als die, die vom glühenden Metalldraht bei 1000^0 C ausgeht.

Man könnte also theoretisch jeden Körper durch hinreichende Temperatursteigerung dazu bringen, daß er Strahlen von beliebig kurzen Wellenlängen emittiert. Die Möglichkeiten sind in dieser Beziehung nur dadurch begrenzt, daß wir über Temperaturen von zirka 4000^0 C auf gewöhnliche Weise nur schwer hinausgehen können, da es keine Stoffe gibt, die dabei nicht in den gasförmigen Zustand übergehen. Um aber so kurze Wellenlängen zu erhalten, wie sie den Röntgenstrahlen entsprechen, müßten wir Temperaturen von einigen hundert Millionen Graden erzeugen. Solche Temperaturen sind für den Physiker nichts Unmögliches, sondern eine Realität, und ganz wörtlich zu nehmen; denn Temperatur ist für den Physiker nur ein Ausdruck für die Schnelligkeit der Bewegung der elementarsten Bausteine der Materie, der Atome und Moleküle. Beispielsweise schwirren bei Zimmertemperatur die Atome im Raume nach allen Richtungen mit einer Schnelligkeit von 330 m in der Sekunde herum. Bei mehreren hundert Millionen Graden reicht die Schnelligkeit der Elementarteilchen der Materie schon beinahe an die Lichtgeschwindigkeit heran; das ist der ganze Unterschied. Allerdings kommen die bewegten Teilchen trotz der hohen Geschwindigkeit kaum von der Stelle, weil sie dauernd am Nachbarteilchen anstoßen.

Wenn wir nun auch einen Körper nicht im gewöhnlichen Sinne so stark erhitzen können, so kann doch der Physiker im Laboratorium den Elementarteilchen der Materie (Elektronen oder Alphateilchen) mit Hilfe eines elektrischen Feldes eine solche Beschleunigung erteilen, wie sie bei Erhitzung auf so phantastisch hohe Temperaturen diese Körperchen der Rechnung nach haben müßten. Ein solches Elektron oder Alphateilchen benimmt sich dann so, als ob es auf mehrere hundert Millionen Grade erhitzt wäre. Diese Möglichkeit kann nur unter ganz besonderen Umständen erreicht werden, wie sie in der *Röntgenröhre* verwirklicht sind.

II. Die Röntgenröhre.

Konstruktionsprinzip.

In der Röntgenröhre wird die kinetische Energie rasch fliegender Elektronen (der sogenannten Kathodenstrahlen) dazu benutzt, Röntgenstrahlen zu erzeugen. Bei der plötzlichen Abbremsung der Elektronen, die mit einer an die Lichtgeschwindigkeit heranreichenden Beschleunigung sich bewegen, entstehen unter geeigneten Umständen im Atom, in dem der Zusammenprall stattfindet, diejenigen Energieumsetzungen, die zur Aussendung von Röntgenstrahlen Veranlassung geben. (Rechnerisch können dabei am Ort des Zusammenstoßes zirka 800 Millionen Grad Celsius entstehen.) Röntgenstrahlen entstehen also überall dort, wo Kathodenstrahlen, deren Teilchen eine gewisse Geschwindigkeit besitzen (mindestens aber $^1/_{10}$ Lichtgeschwindigkeit) an Atomen plötzlich abgebremst werden.

Folgendes ist also zur Erzeugung von Röntgenstrahlen notwendig: 1. Elektronen, 2. die die Elektronen treibende Kraft, 3. eine geeignete Bahn für die Elektronen, 4. ein Prellbock, an dem der Aufprall der Elektronen stattfindet.

Elektronen sind bekanntlich Bestandteile der Atome und in kleinen Mengen überall frei vorhanden; sie werden von den Atomen losgelöst durch Licht, ultraviolette Strahlen, radioaktive Substanzen, durch Erwärmung usw.

Die die Elektronen treibende Kraft ist das elektrische Feld; die Elektronen sind Träger jeglicher elektrischen Strömung; ohne Elektronen gibt es keinen elektrischen Strom. Unter Einwirkung eines elektrischen Feldes setzen sich die Elektronen in strömende Bewegung. Ihre Bewegungsgeschwindigkeit ist abhängig von der Stärke des elektrischen Feldes und der Art des Mediums, in dem sie sich bewegen.

Im Metall beispielsweise liegen die Atome sehr eng aneinander. Von den um den Atomkern kreisenden Elektronen wird ein gewisser Teil sich losreißen und in den Räumen zwischen den Atomen frei hin und her vagabundieren. Denken wir uns den Durchmesser eines metallischen Leiters riesig vergrößert. Abb. 3 stelle einen ganz kleinen Teil eines solchen Leiters dar; die schwarzen Punkte seien die Atome. Die Atome schwingen an ihrer Stelle im Metall hin und her, während in den Zwischenräumen die freien Elektronen sich gleichmäßig nach allen Richtungen bewegen. Lassen wir nun einen

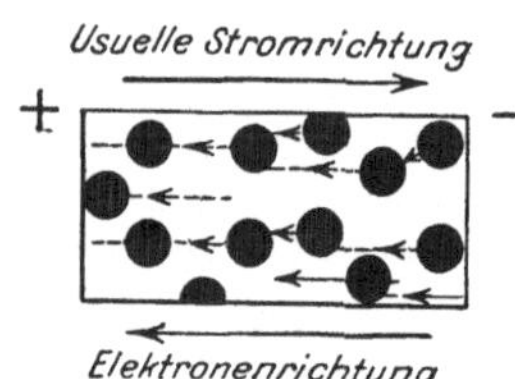

Abb. 3. Atome und Elektronen in einem metallischen Leiter (schematisch).

Strom den Draht durchfließen, so werden die negativ geladenen Elektronen nach dem positiven Pol wandern (der usuellen Stromrichtung entgegen), um dort ihre Ladung abzugeben. Dabei stoßen sie auf die im Wege stehenden Atome, und es entsteht Wärme.

Da die Elektronen wegen der Kleinheit des freien Weges bei dem dichten Atomgefüge schon nach einer sehr kleinen Wegstrecke von den im Wege stehenden Atomen abgebremst werden, können sie nie recht in kräftige Bewegung kommen. Ihre Durchschnittsgeschwindigkeit bleibt in jeglicher Materie sehr gering. So zählt ihre mittlere Geschwindigkeit bei den zum Telegraphieren benutzten Strömen nur Bruchteile von Millimetern pro Sekunde. Daher kommt es dabei nur zu mäßigen Energieumsetzungen, die uns als Joulesche Wärme bekannt ist, nie aber zu einem wuchtigen Aufprall der Elektronen und zur Entstehung von kurzwelligen Ätherschwingungen. Um dies zu erreichen, müssen wir den Elektronen freie Bahn schaffen, also die störenden, dicht stehenden Atome aus dem Wege räumen. Frei von jeglichen Atomen, d. h. von Materie, ist aber nur das Vakuum.

Ein absolutes Vakuum läßt sich nicht erzielen; doch genügt für unsere Zwecke ein bis auf Bruchteile von Tausendstel Millimeter Quecksilber-Atmosphärendruck verdünnter Luftraum. Bei solcher Verdünnung sind die Gasatome so spärlich gesät, daß Elektronen fast ungehindert den Raum durchfliegen können. Schließt man den luftverdünnten Raum durch eine Glashülle, in die zwei Metallelektroden eingeschmolzen

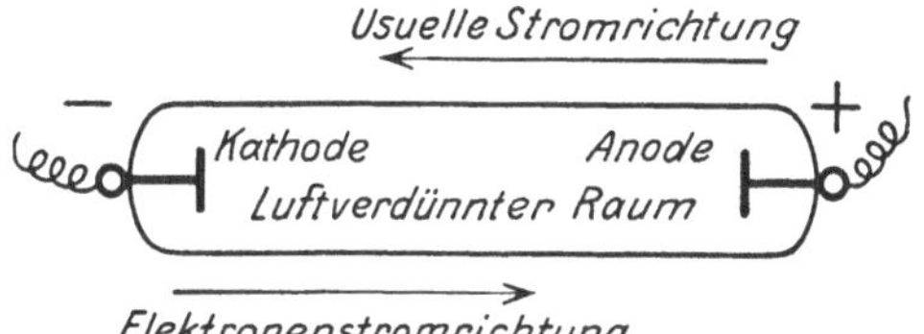

Abb. 4. Die elektrischen Vorgänge in einer luftverdünnten Glasröhre.

sind, so haben wir bereits das primitive Modell der Röntgenröhre vor uns (Abb. 4). Schickt man jetzt durch diese Röhre einen elektrischen Strom, so wird diejenige Elektrode, an der die Elektrizität in das Vakuum eintritt, zur *Anode* (+ -Pol), der Metallstab aber, an dem sie die Röhre wieder verläßt, zur *Kathode* (— -Pol). (Notabene fließt die Elektrizität, d. h. der Elektronenstrom, in Wirklichkeit von der Kathode zur Anode.)

Die erste von Röntgen benutzte Röhre, nach Art der Hittorfschen Röhre, zeigt Abb. 5. Die Röhre besteht aus einem Glasrohr, dessen Luftgehalt durch Auspumpen stark herabgesetzt ist. In das Glasrohr ragen zwei Aluminiumelektroden A und K hinein. Beim Anlegen einer elektrischen Spannung zwischen A und K werden mit Hilfe einiger im gasverdünnten Raum befindlicher ionisierter Gasatome durch Stoß die neutralen Atome ionisiert. Die

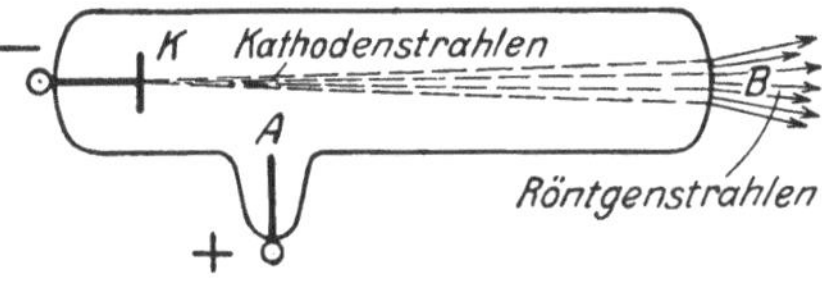

Abb. 5. Urmodell der Röntgenröhre.

dabei entstehenden Elektronen fliegen geradlinig von der Kathode K ab und treffen in B auf der Glaswand auf. Von der Glaswand B, die von Elektronen getroffen wird, gehen diffuse Röntgenstrahlen aus, die natürlicherweise nur verschwommene Schattenbilder liefern können.

Die Antikathode.

Die Medizin braucht für ihre Zwecke eine konzentrierte Röntgenstrahlenquelle. Die Konzentration wird erreicht, indem man der Kathode eine konkave Form gibt, so daß die sie verlassenden Elektronen sich in *einem* Punkt, dem *Brennpunkt* (*Fokus*), treffen. In diesem Punkt errichtet man die Bremsfläche für die Elektronen, die zweckmäßig von der Anode A getragen wird und aus Metall bestehen muß, da eine einfache Glaswand die enorme Wärmeentwicklung der auf *einen* Punkt konzentrierten Kathodenstrahlen nicht vertragen könnte (Abb. 6).

Diese Bremsfläche, Antikathode genannt, bedarf einer guten Wärmeableitung, da sie sonst unter dem heftigen Elektronen-

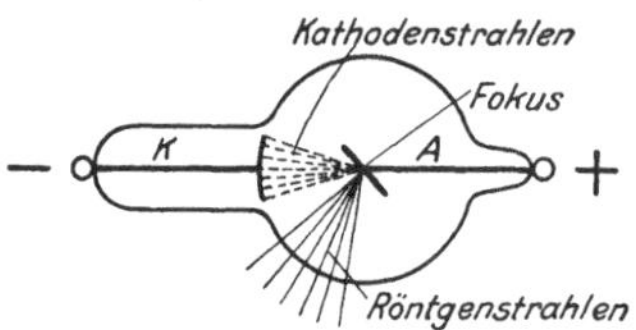

Abb. 6.
Primitives Modell einer Röntgenröhre.

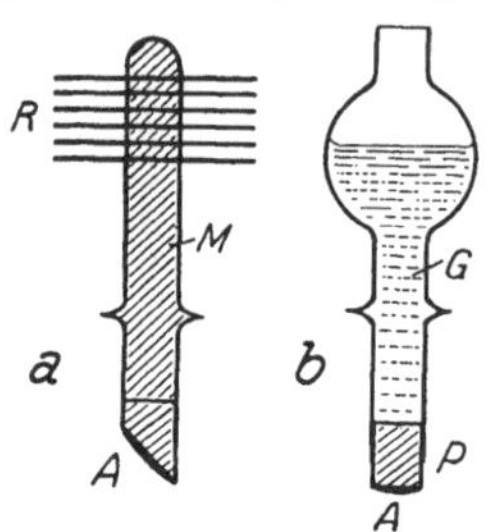

Abb. 7. Kühlung der Antikathode.
a Metallkühlung.   *b* Wasserkühlung.

bombardement in kurzer Zeit schmelzen würde. Die Antikathode A wird deshalb zweckmäßig von einem massiven Stab aus Kupfer, Nickel oder Eisen M getragen, der die an der Platin- oder Wolframplatte, der eigentlichen Antikathode, entstehenden Wärmemengen nach außen ableitet. Unterstützt wird die Wärmeableitung noch dadurch, daß der Metallstab an seinem freien Ende von einem Radiator R gekrönt ist (Abb. 7a). (*Metallkühlung-Trockenröhre.*)

Eine andere Möglichkeit der Wärmeableitung von der Antikathode ist die *Wasserkühlung*. Bei den ersten Röhren, die nach diesem Prinzip konstruiert waren, bestand die Antikathode aus einem dünnwandigen, zylindrischen Platingefäß P, das an seinem offenen Ende in eine Glasröhre G eingeschmolzen ist. Abb. 7b zeigt eine solche Antikathode. Eine zu starke Erhitzung des dünnen Antikathodenbleches wird dadurch verhindert, daß das an seiner Rückseite befindliche Wasser bei seiner Verdampfung große Wärmemengen verbraucht. Allerdings darf die Erwärmung der Antikathode keine hohen Grade erreichen, da sonst das sogenannte LEIDENFROSTsche *Phänomen* auftritt, das darin besteht, daß sich zwischen Wasser und Platinblech eine Dampfhülle bildet; dadurch verliert das letztere seine Wärmeableitung und schmilzt durch. Deshalb hat man diese Konstruktion verlassen und kombiniert die Wasserkühlung, die zwar große Wärmemengen aufzunehmen vermag, aber sie nur langsam wegleitet, mit der rasch ableitenden Metallkühlung. Die modernen Wasserkühlröhren sind durchweg mit einer schweren metallreichen Antikathode ausgestattet.

Trotzdem muß man bei dieser Art von Kühlung das Eintreten des LEIDENFROSTschen Phänomens nach Tunlichkeit vermeiden, da die Antikathode, auf bloße Metallkühlung angewiesen, thermisch überlastet werden kann. Die Gefahr ist besonders dann vorhanden, wenn die Röhre in horizontaler Stellung benutzt wird, da die entstandenen Dampfblasen dann nicht die Möglichkeit haben, rasch zu entweichen. Man vermeide deshalb eine absolute Horizontallage und stelle die Röhre leicht schräg mit dem Kühlgefäß nach oben.

Als Antikathodenplatte verwendete man früher *Platin* oder *Iridium*. Diese beiden Metalle eignen sich wegen ihrer hohen Atomgewichte (Pt 195, Ir 193) und ihres hohen Schmelzpunktes (bei zirka 1750⁰ C) gut als Antikathodenmaterial. Hinsichtlich ihrer Hitzebeständigkeit werden sie aber von einem dritten Metall, dem *Wolfram*, das erst bei Temperaturen von über 3000⁰ C schmilzt, weit übertroffen. Demgegenüber ist der Nachteil, der sich aus dem niedrigeren Atomgewicht (184) ergibt, nämlich geringere Röntgenstrahlenausbeute bei gleicher durch die Röhre geschickter Energie, als gering zu erachten. Röhren mit Wolframantikathoden vertragen stärkste Beanspruchung.

Die Elektronen- oder Hochvakuumröhre.

Solange man vom Gas als Elektronenquelle abhängig war, stellte die Röntgenröhre ein unsicher arbeitendes, ja launisches Instrument dar, dessen richtige Behandlung große Erfahrung erforderte. Aber auch abgesehen von der Schwierigkeit ihrer Behandlung, wiesen die Gasröhren Mängel auf, die die Technik vor die Aufgabe stellten, neue Konstruktionsprinzipien ausfindig und vor allem, sich vom Gas als dem unbeständigsten Bestandteil der klassischen Röhre unabhängig zu machen.

Thermionisation. — Die Glühkathode.

In der drahtlosen Telegraphie sind schon seit geraumer Zeit Hochvakuumröhren, denen glühende Metalldrähte als Elektronenquelle dienen, als Verstärker-, Gleichrichter- und Senderöhren in Gebrauch. Den Physikern war schon seit langem bekannt, daß einem glühenden Körper, z. B. dem Glühfaden einer elektrischen Lampe, negativ elektrische Teilchen entweichen, und zwar in um so größerer Menge, je höher seine Temperatur ist. Diese vom Glühkörper emittierten Teilchen sind nichts anderes als Elektronen, und den Vorgang der Elektronenemission durch hohe Wärmegrade bezeichnet man als *Thermionisation*. Wir besitzen also im glühenden Metall eine schier unerschöpfliche Elektronenquelle, deren Ergiebigkeit sich mit der Temperatur beliebig ändern läßt. Nichts lag nun näher, als dieses Prinzip auch auf die Röntgenröhre auszudehnen. Als Kathode dient an Stelle der konkaven Aluminiumscheibe eine Metallspirale, die sogenannte *Glühkathode*, die durch einen eigenen Stromkreis, den *Heizstromkreis*, zum Glühen gebracht werden kann. Die Anode hat ihre alte Form als Antikathode behalten. Zum Erzeugen von Elektronen ist nun das Gas nicht mehr nötig, im Gegenteil, dieses ist jetzt so weit wie möglich zu entfernen. Es ist nicht nur entbehrlich, sondern sogar von Nachteil, da die Gasatome den Flug der Elektronen vielfach aufhalten würden. Überdies würde es dabei zu einer Stoßionisation kommen, wodurch die Anzahl der schon durch Thermionisation gebildeten Elektronen bedeutend vermehrt würde. Man sucht daher diese

Röhren, soweit es sich technisch erreichen läßt, möglichst luftleer zu machen.

Der jetzt gebräuchliche Typus der Glühkathodenröhre stellt sich folgendermaßen dar (Abb. 8): In einem fast luftleeren Glasrohr stehen Kathode und Antikathode einander gegenüber. Da der Raum zwischen

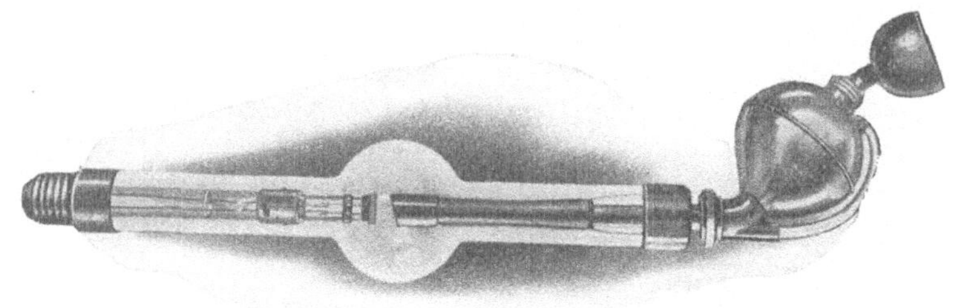

Abb. 8.
Coolidge-Diagnostikröhre (C. H. F. Müller) mit Wasserkühlung. Links die Glühkathode, rechts die Antikathode.

Kathode und Antikathode ein Vakuum ist, kann ein elektrischer Strom, auch wenn er sehr hoch gespannt ist, diesen Spalt nicht überbrücken. Erst wenn an der Kathode Elektronen entstehen, kann die elektrische Spannung mit deren Hilfe das Vakuum durchqueren. Abb. 9 zeigt die Innenteile der Röhre. K ist die Kathode, AK die Antikathode.

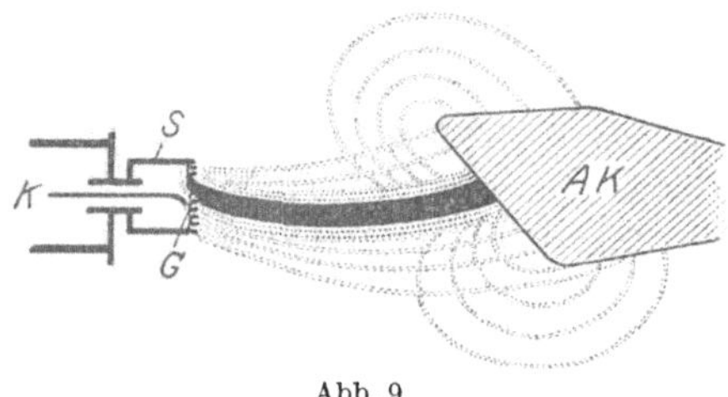

Abb. 9.
Die Innenteile einer Elektronenröhre.
K = Kathode, AK = Antikathode, G = Glühdraht, S = Sammelkelch.
Die geschlossene Elektronenbahn ist schwarz ausgezogen, die Bahnen der abundierenden Elektronen sind gestrichelt. Da, wo die Elektronenbahnen auf der Antikathode auftreffen, entstehen Röntgenstrahlen.

Den wesentlichsten Teil dieser Kathode stellt der Glühdraht G dar, ein zu einer Spirale oder Rosette geformter Wolfram- oder Tantaldraht, der in einen Molybdänkelch S eingesetzt ist, und zwar so, daß zwischen beiden leitende Verbindung besteht. Daher lädt sich bei Stromdurchgang der Molybdänkelch negativ auf und übt durch elektrostatische Kräfte auf die dem Glühdraht entweichenden Elektronen eine Wirkung aus, derart, daß sie sich sammeln und in geschlossener Bahn zur Antikathode fliegen. Man pflegt deshalb den Kelch als *Sammelvorrichtung* oder *Richtzylinder* zu bezeichnen. Sobald die Elektronen aber den Bereich des Kelchs verlassen haben, ist eine Divergenz der Bahn schwer zu vermeiden. Man beugt dem vor, indem man die Elektronenbahn möglichst kurz gestaltet, d. h. die Kathode der Antikathode bis auf wenige Zentimeter nähert. Eine direkte Entladung der Spannung ist trotz der großen Nähe der beiden Pole infolge des hohen Vakuums nicht möglich. Diagnostikröhren, die sich durch einen scharfen Brennfleck auszeichnen müssen, haben eine sehr kleine, Therapieröhren, bei denen ein scharfer Brennfleck unerwünscht ist, eine größere Kathoden-Antikathoden-Distanz. Durch besondere Gestaltung des Richtzylinders kann man auf die Formung der Elektronenbahn und somit auf die Größe und Gestaltung des Brennflecks Einfluß gewinnen. So gibt es ovale, ringförmige und bandförmige Brennflächen.

Da die Elektronen auf ihrem Fluge zur Antikathode infolge des extrem hohen Vakuums fast keinen Luftmolekülen begegnen, die sie in ihrem Lauf behindern könnten, erreichen sie eine nur von der an den Elektroden liegenden Spannung abhängige, sehr hohe Geschwindigkeit. Diese kann bei sehr hoher Röhrenspannung so groß werden, daß sie schon teilweise an die Lichtgeschwindigkeit heranreicht. Treffen die rasch bewegten Elektronen auf die Antikathode AK auf, so werden sie, wenn sie in die Nähe des Atomkerns eines Atoms des Antikathodenmetalls, d. h. in die sogenannte Kern- oder Absorptionszone, geraten, von diesem vollständig abgebremst. Fliegen hingegen die Elektronen an der Kernzone vorbei, so erleiden sie bloß eine Knickung ihrer Bahn und eine kleine Geschwindigkeitseinbuße, bis sie entweder einmal die Kernzone treffen oder durch zunehmenden Geschwindigkeitsverlust allmählich zur Ruhe kommen. Durch die plötzliche Geschwindigkeitsänderung des Elektrons tritt eine Erschütterung des elektromagnetischen Feldes des getroffenen Atoms ein, die sich vom Orte der Abbremsung nach allen Seiten mit Lichtgeschwindigkeit fortpflanzt. War die Geschwindigkeit des abgebremsten Elektrons groß genug (mindestens ein Zehntel Lichtgeschwindigkeit), so bezeichnet man die entstehenden elektromagnetischen Schwingungen als Röntgenstrahlen. Die bei der Abbremsung freiwerdende Energie setzt sich zu ungefähr $999^0/_{00}$ in Wärme und nur zu $1^0/_{00}$ in Röntgenstrahlen um.

Von der von den Elektronen getroffenen Antikathodenfläche gehen also, wenn genügend Spannung an der Röntgenröhre liegt, Röntgenstrahlen aus. In der Antikathode, die im übrigen aus einem massiven, gut wärmeleitenden Kupferstab besteht, ist an dieser Stelle die Wolframronde eingebettet, die als thermostabilstes Metall den ersten Stoß der Elektronen auffängt.

Ein Teil der Elektronen, der sich aus der geschlossenen Bahn löst, trifft außerhalb der eigentlichen Bremsfläche der Antikathode in deren Umgebung und auf den Antikathodenstiel auf. Auch hier entstehen, wenn auch in geringerer Menge, Röntgenstrahlen. Man bezeichnet diese Nebenlichtquelle als *Stielstrahlung*.

Die Metallröhre.

Die im Brennfleck erzeugte Röntgenstrahlung verläßt die Röhre in allen Richtungen der Raumhälfte, der die Stirnfläche der Antikathode zugekehrt ist. Von dieser umfangreichen Strahlung wird nur ein kleiner Teil praktisch verwendet, der sich auf einen Kegel von etwa 50^0 Öffnungswinkel beschränkt, dessen Spitze im Brennfleck liegt. Man bezeichnet ihn als Nutzstrahlenkegel. Seine Achse steht senkrecht zur Längsachse der Röhre (s. Abb. 6). Die außerhalb des Kegels liegende, unerwünschte Brennfleckstrahlung muß durch besondere Wände aus absorbierenden Stoffen abgeschirmt werden, damit der Arzt und sein Hilfspersonal vor der überschüssigen Strahlung geschützt bleiben.

Um den notwendigen Schutz zu erzielen, umgab man zunächst die aus Glas bestehende Röntgenröhre mit einer Haube aus Strahlenschutzstoff. Solche aus elektrischen Gründen meist aus Bleiglas gefertigte Hauben sind, dem erforderlichen Aufwand an Schutzstoff entsprechend, unhandlich und erschweren die Handhabung der Röhre. Um ein möglichst kleines Gewicht zu erreichen, verlegte man den Strahlenschutz in die Konstruktion der Röhre selbst. Dies wurde auf zweierlei Art gelöst: bei der einen Art der Röhren, den Metalixröhren, ist die Strahlensicherheit dadurch erzielt, daß ein Teil der Röhrenwandung, nämlich der die Glühkathode und Antikathode umgebende Mittelteil (der sogenannte Entladungsraum), aus Chromeisen, das mit einer Bleischicht umgeben ist, gefertigt ist (Abb. 10). Gegen die an beiden Enden an-

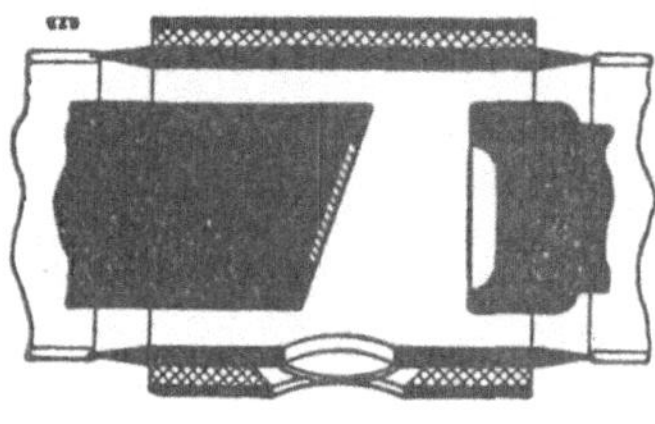

Abb. 10.
Entladungsraum einer Metallröhre.

geschmolzenen Glaszylinder ist der Entladungsraum durch Bakelitscheiben, die mit strahlenabsorbierenden Stoffen getränkt sind, strahlensicher abgeschlossen. Es besteht also eine solche Röhre (Abb. 11) aus drei Teilen: dem metallischen Entladungsraum und den beiden an diesen angeschmolzenen, aus Glas gefertigten Röhrenhälsen. Außerdem ist die ganze Röhre in zwei mit Schwersubstanzen durchsetzte Philitemäntel eingehüllt.

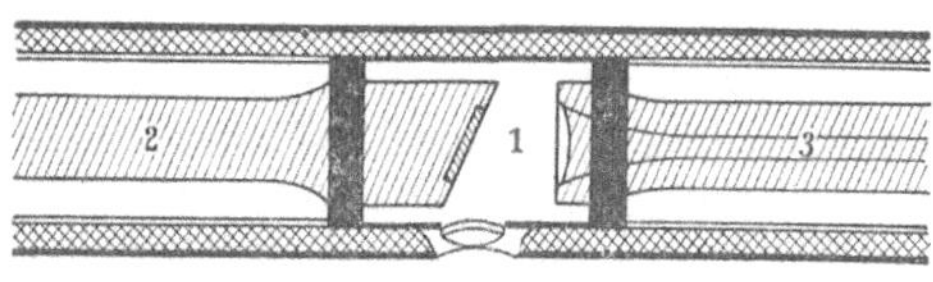

Abb. 11.
Schematischer Durchschnitt einer Metallröhre.
1 Entladungsraum, 2 Antikathodenhals, 3 Kathodenhals.

Das Nutzstrahlenbündel gelangt durch ein in den Chromeisenzylinder eingesetztes Glasfenster nach außen. Die Glashälse, in denen Kathode und Antikathode endigen, haben die Aufgabe, die Elektroden voneinander zu isolieren.

Bei der anderen Röhrenkonstruktion besteht der Röhrenkörper aus einem einzigen durchgehenden Glaszylinder, der die eigentliche Röntgenröhre darstellt. Dieser ist in einen strahlenundurchlässigen Mantel eingeschlossen, dessen Mittelteil aus Metall besteht, das durch eine Bleischicht verstärkt ist. Für den Nutzstrahlenkegel ist in der Mitte der Metallhülse ein Fenster vorgesehen. Die im Innern des Schutzmantels liegende gläserne Vakuumröhre ist durch diesen gegen äußere Einwirkungen aller Art gut geschützt.

Da das Vakuumrohr zylindrisch ist und seine Wände nahe an der Antikathode vorbeiziehen, ist es durch den Stoß abundierender Elektronen stark gefährdet. Um ein Durchschmelzen des Vakuumrohres zu verhüten, ist deshalb der Entladungsraum im Innern des Vakuumgefäßes durch einen Elektronenschutzmantel aus Chromnickeleisen umgeben. Durch Platindrähte, die durch die Glaswand durchgeschmolzen sind, wird dieser Elektronenschutzmantel gehalten und mit der äußeren Metallhülse leitend verbunden. Auf diese Weise erhalten bei Stromdurchgang beide Metallmäntel das gleiche Potential, und der Mittelteil der Glashülle liegt in einem feldfreien Raum und ist gegen Durchschläge geschützt.

Die Teilung der Röhre in Vakuumrohr und Schutzmantel bringt auch wirtschaftliche Vorteile mit sich; da die Teile leicht voneinander getrennt werden können, ist nach dem Verbrauch der Vakuumröhre der Schutzmantel, der im allgemeinen keinem nennenswerten Verschleiß unterliegt, wieder verwendbar.

Durch die metallische Umhüllung des Entladungsraumes wird die vom Brennfleck nach allen Richtungen ausgehende, nicht nutzbare Primärstrahlung in wirkungsvoller Weise absorbiert; nur das Nutzstrahlenbündel kann durch das kleine Fenster nach außen gelangen. Der vollkommene Strahlenschutz der Röhre verhindert naturgemäß auch den Austritt der Stielstrahlung sowie der in der Röhre entstehenden Sekundärstrahlung; soweit ein kleiner Teil von ihr aus dem Strahlenfenster austreten kann, wird er leicht durch einen Tubus abgefangen.

Betrieb der Elektronenröhre.

Die Strömungsverhältnisse in der Elektronenröhre sind die denkbar einfachsten; es findet eine Strömung nur nach *einer* Richtung statt, und zwar bewegt sich ein Elektronenstrom von der Glühkathode zur Antikathode. Die elektrophysikalischen Vorgänge in der Röhre werden durch zwei Erscheinungen erklärt und gesetzmäßig beherrscht, und zwar durch 1. *die Thermionisation,* 2. *den Sättigungsstrom.*

ad 1. Die Untersuchungen der Physiker haben gezeigt, daß die Elektronenemission der Glühkathode von der Temperatur der Glühspirale abhängig ist und nach einer steil ansteigenden Kurve mit dieser ansteigt. Da der Transport der Elektrizität durch das Vakuum der Röhre nur mit Hilfe der Elektronen geschieht, ist die Röhrenstromstärke durch die Menge der verfügbaren Elektronen bestimmt. *Man hat es also in der Hand, die Röhrenstromstärke durch Änderung der Temperatur der Glühspirale beliebig zu ändern.*

ad 2. Es muß aber auch der Fall berücksichtigt werden, daß mehr Elektronen vorhanden sind, als zum Stromtransport nötig ist. Für diesen Fall ist das OHMsche Gesetz gültig, d. h. je stärker die Spannung, desto größer die Stromstärke. Läßt man die Spannung immer weiter ansteigen, so steigt auch die Stromstärke an, bis sie ein Maximum erreicht, das trotz Erhöhung der Spannung unverändert bleibt. Dies tritt dann ein, wenn sämtliche Elektronen in den Dienst des Elektrizitätstransportes gestellt sind. Eine höhere Spannung kann nicht mehr Strom liefern, weil eben keine weiteren Elektronen da sind. Man sagt, der Strom ist gesättigt, und spricht von *Sättigungsstrom.* Eine Röhre, die im Sättigungsstrom arbeitet, ist daher bezüglich ihrer Stromstärke von der Spannung vollständig unabhängig. Die Röhrenstromstärke ist, solange Sättigungsstrom herrscht, nur noch von der willkürlich veränderlichen

Temperatur der Glühspirale bestimmt. Bei der Elektronenröhre sind *Spannung und Stromstärke ganz voneinander unabhängig und jede für sich regulierbar.* Wie wir später sehen werden, setzt uns dies in den Stand, in gewissen Grenzen jede beliebige Qualität und Quantität der Röntgenstrahlung von der Röhre zu erzwingen.

Kleine Abweichungen von den genannten Gesetzen kommen vor: Die Stromstärke steigt mit der Röhrenspannung ganz allmählich an, trotz gleichbleibender Temperatur der Glühspirale. Das hat in folgendem seinen Grund: die Glühspirale emittiert Elektronen nach allen Richtungen, also auch nach hinten in den Sammelkelch. Von diesen hinter der Spirale befindlichen Elektronen werden bei niedrigen Spannungen zahlenmäßig weniger herausgeholt als bei hohen, wodurch es zu einem langsamen Ansteigen des Röhrenstroms mit steigender Spannung kommt. Ferner: die Glühspirale empfängt strahlende Wärme von der glühenden Antikathode und reagiert darauf mit einer vermehrten Elektronenemission. Durch die beim Elektronenaufprall erzeugte ungeheure Wärmewirkung ist der Belastbarkeit der Röhre eine enge Grenze gesetzt, da einerseits das Antikathodenmetall nur einer bestimmten Wärmewirkung standhalten kann, anderseits der Brennfleck aus bildtechnischen Gründen klein gehalten werden muß. Die Leistung einer Röhre wird in Kilowatt pro Sekunde angegeben (s. auch S. 81).

Die Dauerhaftigkeit der Elektronenröhren ist im Idealfall von der Lebensdauer des Glühfadens der Kathode abhängig. Sie beträgt bei einer guten und richtig behandelten Röhre zirka 800 Betriebsstunden, wenn die zulässige Belastung nicht überschritten wird, entsprechend der Lebensdauer des Glühfadens einer Metallfadenlampe. Abgesehen davon können die Röhren vorzeitig durch Schäden zugrunde gehen, wie Sprünge durch innere Glasspannungen, Kathodendefekte usw. Nach mehr oder weniger langem Gebrauch läßt die Röhre in ihrer Leistung etwas nach; in der Diagnostik müssen die Expositionszeiten, in der Therapie die Bestrahlungszeiten verlängert werden. Zu Unrecht wird häufig die Apparatur beschuldigt. Untersucht man die Röhre, so findet man, daß der Brennfleck rauh und rissig ist, oftmals förmlich ein Krater an seiner Stelle eingebrannt ist. Die Gestaltung des Brennflecks wird dadurch sehr ungünstig; die von ihm ausgehende Röntgenstrahlung wird ungleichmäßig in den Raum verteilt, ein Teil bereits von den vorspringenden Kanten der rauhen Brennfläche absorbiert. Daher die Verluste an Röntgenstrahlung. Man nennt diese Erscheinung das „Altern" der Röhre.

Unter bestimmten Umständen (s. S. 37) kann auch die glühende Antikathode bei verkehrten Stromstößen Elektronen aussenden. Diese Elektronen sind ungerichtet und können, wenn sie die Glaswand treffen, diese durchschmelzen und die Röhre unbrauchbar machen.

Bei *Übernahme* eines Coolidgerohres achte man 1. auf das Vakuum, 2. auf den Brennfleck, 3. auf die gläsernen und metallischen Teile, 4. auf Fluoreszenz, 5. auf Sättigung, 6. auf Höchstleistung und 7. auf Zeichenschärfe.

ad 1. Bei Empfang einer neuen Röhre von der Fabrik ist sofort eine

Prüfung des Vakuums vorzunehmen,[1] indem man die Röhre ohne Heizstrom bei ganz geringer Spannung einschaltet. Leuchtet die Röhre bei
dieser Probe blau oder rot auf, so ist ein Vakuumfehler vorhanden;
leuchtet sie nicht auf oder zeigt sie nur einige wenige grüne Punkte, so
ist das Vakuum in Ordnung.

ad 2. Der Antikathodenspiegel muß blank sein; der Brennfleck ist
als matte, aber vollständig ebene und glatte Stelle in ihm erkennbar.
Keinesfalls aber darf er rauh und rissig erscheinen oder stärker eingebrannt sein.

ad 3. Das Glas des Strahlenfensters soll von gleichmäßiger Dicke sein
und nirgends kleine Buckel oder gar Eindellungen aufweisen. Letztere
verraten, daß an dieser Stelle die Glaswand von Elektronen getroffen
und stark erwärmt wird. Diese Stellen sind sehr gefährdet; an ihnen
kann es zu einer Implosion der Röhre kommen. Das Glas soll farblos
sein. Braunfärbung deutet darauf hin, daß Wolfram verdampft ist, die
Röhre also über Gebühr belastet worden ist. Die metallischen Teile,
namentlich die Kathode und Antikathode, müssen fest eingeschmolzen
sein. Man überzeugt sich davon durch leichtes Hin- und Herbewegen der
Röhre.

ad 4. Diagnostikröhren mit schwerer metallreicher Antikathode zeigen
meist im Antikathodenhals (und seltener auch im Kathodenhals) Fluoreszenz. Bei stärkerer Belastung (Momentaufnahme) ist fast stets
Fluoreszenz zu bemerken. Es ist dem keine besondere Bedeutung bei-
zumessen. Metallarme Therapieröhren mit massiver Wolframantikathode
sollen dagegen frei von Fluoreszenz sein. Ist dies nicht der Fall, so ist
das Vakuum der Röhre nicht auf der erforderlichen Höhe.

ad 5. Ein Zusammenhang zwischen Röhrenstromstärke und Röhrenspannung soll nicht bestehen. Eine Röhre, die im Sättigungsstrom
arbeitet (und eine richtig konstruierte Röhre arbeitet im Sättigungsstrom), zeigt bei Einstellung einer bestimmten Heizstromstärke auf jeder
Spannungsstufe den gleichen Röhrenstrom.

ad 6. Man kann im Beisein eines Firmenvertreters die Einstellung der
Röhre auf die fabrikmäßig festgesetzte Höchstleistung verlangen. Man
beobachte dabei den Brennfleck. Wenn bei diesem Versuch der Brennfleck nicht aufblitzt, was nur bei thermischer Überlastung eintritt, so
hat die Röhre die Prüfung bestanden.

ad 7 siehe S. 120.

Behandlung der Röhre. Die Röntgenröhren sind vor der Inbetrieb-
nahme aufs sorgfältigste von der sich auf ihnen niederlagernden Staub-
schicht zu befreien (Abwischen mit trockenem Lappen oder Abwaschen
mit Alkohol). Selbstverständlich ist, daß das Kühlgefäß einer Wasserkühlröhre vor Gebrauch bis zu der am Steigrohr angebrachten Marke mit
Wasser gefüllt werden muß. Als Kühlwasser verwende man womöglich
destilliertes Wasser, um ein Absetzen von Kalksalzen beim Sieden im

---

[1] Um den Entladungsraum zu übersehen, muß man natürlich erst das
Filter entfernen.

Innern der Kühlvorrichtung zu verhüten. Abgesetzte Kalksalze lassen sich durch Ausspülen mit verdünnter Salzsäure entfernen. Die mit Steigrohr ausgestattete Wasserkühlröhre soll *nicht* in absolut *horizontaler* Lage, sondern nur bei leichter Erhöhung der Antikathode benutzt werden. Die beim Sieden des Wassers entstehenden Dampfblasen können nämlich bei horizontaler Lage der Röhre nicht sofort aufsteigen. Die Folge davon ist, daß die Antikathode vom kühlenden Wasser getrennt wird, wobei der Brennpunkt thermisch überlastet und geschädigt werden kann.

Abgesehen von mechanischen Schäden, kann eine Röhre durch falsche Bedienung zugrunde gerichtet werden. Es sind hauptsächlich drei Fehler, die hier in Betracht kommen: die Einstellung eines zu starken Heizstromes, die Anwendung einer zu starken Spannung und eine zeitliche Überlastung des Brennflecks.

Der erste Fehler kann durch Beobachtung des Heizstromanzeigers vermieden werden; die zulässige (am Röhrenpaß angegebene) Heizstromstärke darf keinesfalls überschritten werden. Um den Heizfaden zu schonen, lasse man, namentlich bei stärkerer Heizung, diese nicht unnötig lange brennen, sondern schalte nach jeder Beanspruchung die Heizung sogleich wieder aus.

Auch bezüglich der Spannung darf die vorgeschriebene Leistungsgrenze nicht überschritten werden. Der Röhre soll überhaupt nicht mehr zugemutet werden, als sie entsprechend ihrer Konstruktion vertragen kann. Man beachte das von der Fabrik mitgegebene Nomogramm.

Die Belastbarkeit einer Röhre ist gegeben durch Spannung, Stromstärke und Expositionszeit. Das richtige Zusammenwirken dieser drei Faktoren bei jeder einzelnen Belichtung sichert vor frühzeitiger Vernichtung der Röhre. Deshalb ist es notwendig, daß zur Benutzung einer Röhre zuverlässige Grundlagen für die Bestimmung der Belastungsdaten vorhanden sind. Aus diesem Grunde werden für die Röhren Belastungstabellen mitgeliefert, aus denen die Belastungsdaten zu ermitteln sind. Es ist aber zweckmäßig, sich stets etwa 20% unter der Höchstgrenze der Belastbarkeit zu halten, weil für die richtige Grenzbelastung Spannungs-, Strom- und Zeitbestimmung sehr genau sein müssen, wenn eine Überlastung vermieden werden soll. Nun ist aber gerade die Zeitbestimmung bei sehr kurzen Expositionen recht unsicher.

Man beachte auch, daß die Belichtungstabellen einen Unterschied machen zwischen der Röhre, die an gleichgerichteten Strom angeschlossen ist, und derjenigen, die direkt am Transformator arbeitet und die verkehrten Phasen selbst sperrt; letztere verträgt nur geringere Belastung (s. S. 38). Natürlich soll es nicht vorkommen, daß versehentlich ein zu großes Meßbereich am Milliamperemeter eingeschaltet ist und so eine zu große Stromstärke nicht erkannt wird.

Einige besondere Vorsichtsmaßregeln sind beim Betrieb von Therapieröhren zu beachten: Man steigere beim Einschalten die Spannung *ganz allmählich* unter ständigem Beobachten des Rohres. Zeigt sich Fluoreszenz am Glase in der hinter der Antikathode liegenden Hälfte oder im Kathodenhals, so gehe man mit der Spannung nicht eher vor, als bis die

Fluoreszenz verschwunden ist oder wesentlich abgenommen hat. Ist man noch weit von der erforderlichen Spannungsstufe entfernt, so kann man die Röhrenstromstärke verdoppeln. Es wird dadurch die Fluoreszenz rascher zum Schwinden gebracht.

Zeigt eine Coolidgeröhre Fluoreszenz auf der ganzen Glasröhre, selbst auf der Kathodenseite, so kann man noch damit rechnen, daß sie, mit mäßiger Spannung betrieben, sich in einiger Zeit erholt. Auch wenn die Röhre blaues Licht zeigt, ist noch nicht alles verloren; längere Zeit mit geringer Spannung betrieben, kann sie unter Umständen wieder gebrauchsfähig werden. Nur wenn eine Röhre beim Einschalten violettes Licht zeigt, kann man mit Bestimmtheit sagen, daß sie defekt ist.

III. Hochspannungsgeneratoren.

Die Elektronen müssen, sollen sie auf der Antikathode auftreffend Röntgenstrahlen erzeugen, mit ungeheurer Wucht auf diese aufprallen. Bei ihrer geringen Masse[1] kann es nur die enorme Geschwindigkeit sein, die sie zu diesen so außerordentlichen Wirkungen befähigt. Die Elektronengeschwindigkeit ist von der an der Röntgenröhre liegenden Spannung abhängig; sie beträgt beispielsweise bei 100 kV[2] 165000 km/s, bei 200 kV zirka 200000 km/s, d. i. $\frac{1}{2}$ bzw. $\frac{2}{3}$ der Lichtgeschwindigkeit. Um den Elektronen diese große Beschleunigung zu erteilen, sind Spannungen nötig, die das Tausendfache der Netzspannung betragen. Es muß deshalb zur Röntgenstrahlenerzeugung die Netzspannung auf ihren tausendfachen Wert heraufgeschraubt werden. Apparate, die das bewirken, nennt man *Transformatoren*; diese bilden mithin den wesentlichsten Bestandteil des Röntgenapparates.

Die elektromagnetische Induktion.

Bestreut man einen Kupferdraht mit Eisenfeilspänen, so bleiben diese nicht an ihm haften, da Kupfer im allgemeinen nicht magnetisch ist. Schickt man aber einen kräftigen Strom durch den Draht, so zieht er alsbald die Eisenteilchen an sich; ein stromdurchflossener Leiter wird magnetisch. Man kann sich weiterhin überzeugen, daß die Eisenfeilspäne sich kreisförmig um den Kupferdraht anordnen, die Kraftlinien also in konzentrischen Kreisen um den Leiter verlaufen (Abb. 12). Bringt man nun eine Magnetnadel in die Nähe des Drahtes, so vollführt sie eine

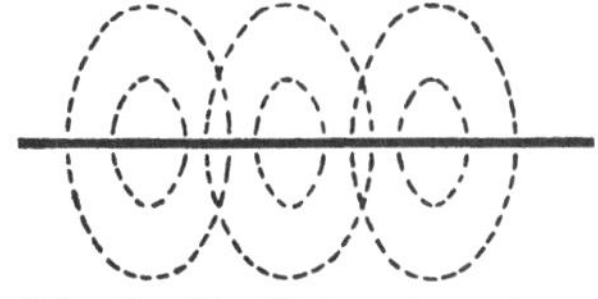

Abb. 12. Kraftlinien eines stromdurchflossenen Leiters.

Drehung, bis ihre Kraftlinien (jeder Magnet ist bekanntlich von einem Kraftlinienfeld umgeben) parallel zu denen des Kupferdrahtes stehen. Halten wir umgekehrt den Magneten fest und machen den Draht drehbar,

---

[1] Das Elektron stellt die kleinste bekannte Masseneinheit dar; seine Masse beträgt 10^{-27} g, d. h. 0,00...... 1 an 26. Stelle hinter dem Dezimalpunkt.

[2] kV = Kilovolt = 1000 Volt.

so wird letzterer sich genau so wie der Magnet benehmen: er wird seine Kraftlinien parallel zu denen des Magneten zu richten suchen. Woher die Bewegungsenergie, und wer leistet die Arbeit?

Drehen wir nun den Magneten, wobei der stromdurchflossene Leiter fixiert sei, so haben wir dabei einen Widerstand zu überwinden, der um so stärker wird, je mehr sich die gegenseitigen Kraftlinien schneiden (Maximum bei 90⁰) und je mehr der Leiter von Kraftlinien geschnitten wird. Wir müssen demnach bei mechanischer Bewegung zweier von einem magnetischen bzw. elektrischen Kraftfeld umgebener Körper *innerhalb* der Kraftfelder *mehr* Arbeit leisten als *außerhalb* der Kraftzone. Energie kann nicht verlorengehen. Was ist mit dem Plus an Energie, das wir zur Drehung im Kraftfeld aufwenden mußten, geschehen?

Der Magnet, ein permanenter Magnet, bleibt ungeändert. Verbinden wir aber den Draht mit einem Strommeßinstrument, so zeigt dieses im Augenblick, da der Draht von Kraftlinien geschnitten wird, einen plötzlichen Stromanstieg in ihm an. Die Bewegungsenergie ist hier also in elektrische Energie umgewandelt worden.

Im Kupferdraht entsteht im Augenblick, da er von Kraftlinien geschnitten wird, ein Stromstoß. Man nennt diese Ströme *Induktionsströme*. Die hier erzeugte Stromenergie ist ein Äquivalent der aufgewendeten mechanischen Energie.

Wir kommen zu folgenden Gesetzen:

In einem Leiter entsteht im Augenblick, da er von magnetischen Kraftlinien geschnitten wird, eine elektromotorische Kraft.

Die erzeugte elektromotorische Kraft ist der pro Sekunde geschnittenen Kraftlinienzahl proportional, wächst also mit der Stärke des magnetischen Feldes und der Schnelligkeit seiner Bewegung.

Die bei der beschriebenen Versuchsanordnung induzierten Ströme wären minimal, da das Kraftfeld des gewöhnlichen Eisenmagneten niemals eine große Stärke erreicht. Man verwendet deshalb in der Technik nur die Kraftfelder von Elektromagneten.

Elektromagnete sind stromdurchflossene Drähte, denen eine solche Form gegeben ist, daß ihre Kraftlinien in der gleichen Art verlaufen wie um einen Stabmagneten. Konstruieren wir beispielsweise die Kraftlinien eines Drahtes, der wie in Abb. 13 spiralig gewunden ist: Die dem Draht zunächst gelegenen Kraftlinien umgeben jede einzelne Windung ähnlich wie es Abb. 12 zeigt. Die einen größeren Bogen beschreibenden Kraftlinien hingegen fließen bereits mit denen der Nachbarwindung zu einer einheitlichen Linie zusammen. Schließlich gibt es auch Kraftlinien, die in weitem Bogen von *N* zu *S* ziehen, mithin dieselbe Form haben wie beim Stabmagneten und natürlich auch dieselben Wirkungen hervorrufen. Es wirkt daher *N* wie ein Nordpol und *S* wie ein Südpol. Man nennt eine

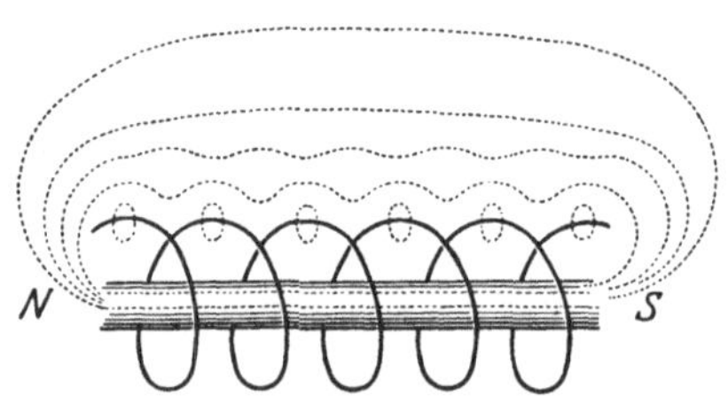

Abb. 13. Kraftlinien eines Solenoids.

solche Anordnung ein *Solenoid*. Da die Kraftlinien im Eisen viel dichter verlaufen und sich auch viel leichter ausbilden, kann man die Wirkung des Solenoids bedeutend verstärken, wenn man in sein Inneres einen Eisenstab bringt. Es gesellt sich dadurch zum elektrischen Kraftfeld das magnetische Kraftfeld des Eisens hinzu, das konform gestaltet ist und sich auf diese Weise zu ersterem in seiner Wirkung hinzuaddiert. Das Eisen wird nämlich unter der Einwirkung der elektrischen Kraftlinien selbst zum Magneten.

Die elektromagnetische Wirkung der ganzen Anordnung besteht nur so lange, als Strom durch den Draht fließt, wobei sich sofort das die magnetische Wirkung übende Kraftfeld ausbildet. Hört der Strom zu fließen auf, so verschwindet das Kraftfeld, und das Solenoid ist nichts anderes als ein Stück Eisen, um das einige Windungen Draht gelegt sind. Ein solches Solenoid ist die primitivste Form des Elektromagneten; in weiterer Vollendung, und um kräftige magnetische Wirkungen zu erzielen, ist der Elektromagnet so gestaltet, daß die durch Seideumspinnung voneinander isolierten Drähte eng aneinander gewickelt sind, ganz wie Zwirn auf einer Spule. Man spricht deshalb auch von den Drahtwindungen als von einer „*Spule*" und bezeichnet das Eisen in der Mitte als „*Eisenkern*".

Prinzip der Transformierung.

Ein solcher Elektromagnet, bestehend aus Spule und Eisenkern, bildet einen wichtigen Bestandteil des Transformators. Stülpen wir nämlich über das Ganze noch eine zweite Spule, deren Windungen sich sowohl durch ihre Anzahl als auch durch die Dicke des Drahtes von denen der ersten Spule unterscheiden, so ist der Transformator im wesentlichen bereits fertig (Abb. 14); denn was geschieht, wenn wir durch den Draht des Elektromagneten einen Strom schicken?

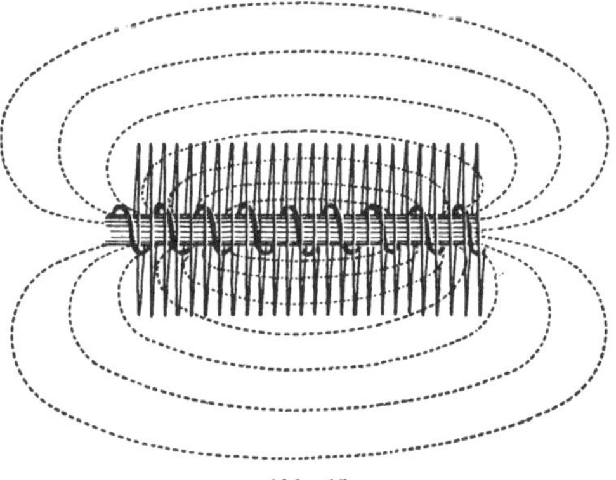

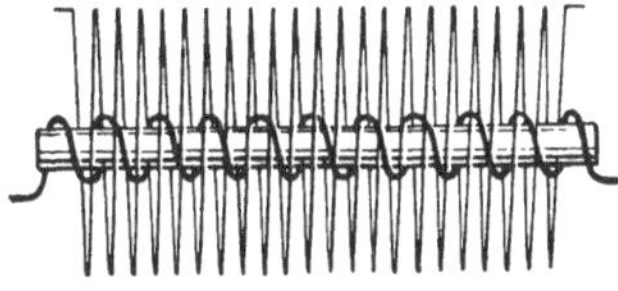

Abb. 14. Übereinandergestülpte Spulen
eines Transformators.

Abb. 15.
Transformatorspule mit Kraftfeld.

Es dauert, wie sich auch experimentell nachweisen läßt, eine meist nach tausendstel Sekunden zählende Zeit, bis der Strom durch die zahlreichen Windungen hindurch sich Bahn bricht und seine volle Stärke erreicht. Dies ist nicht sogleich der Fall, weil es ihn Arbeit kostet, um sich herum das magnetische Kraftfeld zu schaffen. Und das Entstehen des Kraftfeldes muß man sich folgendermaßen vorstellen (Abb. 15):

Zunächst sind nur einige magnetische Kraftlinien vorhanden; diese sind klein und entfernen sich nur wenig von den Windungen der Spule. Erst mit Anwachsen der Stromstärke dehnen sie sich weit in den Raum aus, indes von innen in ungemessener Zahl neue Kraftlinien entstehen und den erstentstandenen in konzentrischer Schichtung sich einordnend nachfolgen. Sie wachsen zeitlich hintereinander. Erst wenn der Strom seine maximale Stärke erreicht hat, hört ihr Wachstum auf, und es kommt zu einem gleichförmigen Endzustand. Diesen Vorgang hat man sich auf tausendstel Sekunden zusammengedrängt zu denken. Unterbricht man den Strom, so schrumpfen die Kraftlinien ebenso schnell, wie sie entstanden sind (genau genommen etwas schneller), in entgegengesetzter Reihenfolge wieder ein und verschwinden.

Betrachten wir den ganzen Vorgang nochmals, aber diesmal unter Berücksichtigung der darübergestülpten zweiten Spule, der sogenannten *Sekundärspule*, die vom Elektromagneten, der sogenannten *Primärspule*, elektrisch *vollständig* isoliert ist: Bei Stromschluß werden durch die bei der Entwicklung des Kraftfeldes hinauswachsenden Kraftlinien die Windungen der Sekundärspule in der *einen*, bei Stromöffnung in der *entgegengesetzten* Richtung geschnitten. Die Isolation bildet für die Kraftlinien kein Hindernis, da diese als eine besondere Spannung des Äthers (FARADAYsche Fäden) zu denken sind. Ist der Strom in der Primärspule stationär, so findet keine Bewegung der Kraftlinien statt, und es bleibt daher jede Wirkung auf die Windungen der Sekundärspule aus; denn *Induktionsstrom* wird nur erzeugt, wenn ein Leiter Kraftlinien *schneidet* oder wenn (da im Transformator der Leiter unbeweglich ist) durch die beweglichen Kraftlinien eines wechselnden magnetischen Kraftfeldes der fixe Leiter geschnitten wird. Ein Wechseln des Kraftfeldes eines Elektromagneten findet aber nur dann statt, wenn der seine Windungen durchfließende Strom eine wechselnde Stärke hat, also bei *Wechselstrom* oder bei *Öffnen* und *Schließen* eines *Gleichstroms*.

Primär- und Sekundärspule sind, was elektrische Leitung anlangt, voneinander vollständig isoliert. Dennoch besteht zwischen beiden infolge der gegenseitigen Induktion ein inniger Konnex. Man bezeichnet diesen Induktionszusammenhang als *magnetische Koppelung*. Je enger diese ist, desto mehr Kraftlinien kommen zur Wirkung, desto stärker ist die gegenseitige Induktion. Da die Spannung des Induktionsstroms der Anzahl der pro Sekunde in der Sekundärspule geschnittenen Windungen proportional ist, wird seine Spannung um so höher ausfallen, je mehr Windungen die Sekundärspule im Verhältnis zur Primärspule zählt. Die Transformierung der Spannung geschieht also in dem Verhältnis:

Windungszahl der Sekundärspule (N_2) : *Windungszahl der Primärspule* (N_1).

Zählt letztere beispielsweise 100, erstere dagegen 100000 Windungen, so wird durch einen solchen Transformator die Spannung vertausendfacht. Das Verhältnis der Windungszahlen der beiden Wicklungen $\dfrac{N_2}{N_1}$ nennt man die *Übersetzungszahl* des Transformators. Für unser Beispiel wäre also die Übersetzungszahl $\dfrac{100\,000}{100} = 1000$, d. h. ein solcher Transformator ist imstande, die Netzspannung von 220 Volt auf 220 000 Volt zu verwandeln. Natürlich geht diese Umwandlung auf Kosten der Stromstärke. Vergrößert sich die Spannung auf den tausendfachen Betrag, so sinkt die Stromstärke auf ein Tausendstel ihres ursprünglichen Wertes. Unser Transformator verwandelt also beispielsweise einen Primärstrom von 45 Amp. und 220 Volt, dessen Stromenergie 45×220 Voltamp., also zirka 10 000 Watt beträgt, in einen Sekundärstrom von 220 000 Volt und 0,045 Amp., dessen Stromenergie unverändert geblieben ist, nämlich 10 000 Watt. Es wurde also in dem Produkt $A \times V$ der eine Faktor auf Kosten des anderen vergrößert. Energie wurde dabei theoretisch weder gewonnen noch verloren. Praktisch tritt natürlich immer durch Bildung von JOULEscher Wärme ein Verlust ein.

Die primäre Stromaufnahme. Wie wir am oben angeführten Beispiel gesehen haben, gibt der Transformator zwar kleine Ströme in Tausendstel Ampere ab, nimmt aber auf der Primärseite große Strommengen auf. Man braucht nur die Milliamperezahl mit der Übersetzungszahl zu multiplizieren und kann so für jeden Fall die primär erforderliche Stromstärke errechnen. Bei einer Übersetzungszahl des Transformators von 350 muß der Transformator bei Entnahme von 200 mA hoch gespannten Stroms primärseitig $350 \times 0,200\,A = 70,0$ Amp. entnehmen. Ohne besondere Verstärkung des Netzanschlusses sind solche Stromentnahmen nicht möglich, da die Netzspannung absinkt und daher auch auf der Sekundärseite die Spannung sich im Übersetzungsverhältnis verringert; man erhält zu schwach gespannten Strom.

Der Wirkungsgrad des Transformators. Ein Teil der Energie geht bei der Transformation verloren. Man bezeichnet in der Technik den Verlust, der durch Erwärmung der Kupferdrahtwicklungen der Primär- und Sekundärspule sowie des Eisenkerns eintritt, je nach dem Ort der Entstehung als primären und sekundären Kupferverlust bzw. als Eisenverlust. Die gesamten Energieverluste, die in einem Transformator eintreten, setzen sich also zusammen aus primärem Kupferverlust + sekundärem Kupferverlust + Eisenverlust. Diese betragen bei einem hochwertigen Transformator, wie er für einen großen Therapieapparat Verwendung findet, zirka 10—20%. Die Verluste äußern sich in einer Erwärmung der Drahtwicklung. Die maximale Erwärmung, die man einem Transformator bei Belastung zumuten kann, ohne ihn zu schädigen, setzt seiner Leistung eine obere Grenze, die nicht überschritten werden darf. Zu dem Wärmeverlust tritt, wie weiter unten ausgeführt wird, noch ein Energieverlust durch die magnetische Streuung hinzu. Die gesamten Energieverluste des Transformators setzen sich also aus Wärmeverlust + Streuungsverlust zusammen. Die Summe dieser Energieverluste führt dazu, daß der Transformator eine kleinere elektrische Leistung hergibt, als er aufnimmt. Das Verhältnis der abgegebenen zur aufgenommenen Leistung bezeichnet man als seinen Wirkungsgrad. Da die Verluste bei starker Beanspruchung zunehmen, verschlechtert sich der Wirkungsgrad des Transformators bei großen Stromentnahmen.

Der Transformator.

Das Prinzip des Transformators ist also ein recht einfaches, seine praktische Durchbildung und Gestaltung aber ist ein Kunstwerk der Industrie. Für seinen zweckentsprechenden Ausbau ist ein genaues Errechnen der Funktion aller seiner Teile notwendig. Die Wirksamkeit der Primärspule wird durch das Produkt aus Windungszahl × Stromstärke, die sogenannte *Amperewindungszahl* bestimmt. Man kann dieselbe Kraftlinienzahl mit vielen Windungen und kleiner Stromstärke und mit wenigen Windungen und großer Stromstärke erreichen. Die Drahtstärke ist so zu wählen, daß die Wicklung durch den Strom nicht zu stark erwärmt wird. Ausschlaggebend für die Ausmaße der Primärspule ist schließlich die Anpassung an ihre elektrische Beanspruchung: soll der Transformator viel Strom liefern, ohne daß dabei besonders hohe Spannungen erforderlich sind (wie eben für diagnostische Zwecke), so wird man *wenige* Windungen eines *dickeren* Drahtes wählen, und umgekehrt, wenn (wie für therapeutische Zwecke) hohe Spannungen notwendig sind, große Stromstärken dagegen entbehrt werden können, *mehrere* Windungen eines *dünneren* Drahtes. Daher im allgemeinen die Teilung des Apparatebaues in *Diagnostik-* und *Therapieapparate.*

Ganz ähnlich verhält es sich mit den Abmessungen für die Sekundärspule; auch hier sind gleiche Gesichtspunkte ausschlaggebend. Nur treten noch besondere Schwierigkeiten bei der isolationstechnischen Ausführung hinzu. Die Spannungsdifferenzen, die in der Sekundärspule auftreten, sind am größten zwischen dem Anfang und dem Ende des aufgewickelten Drahtes. Sie sind kleiner, können aber noch sehr beträchtlich sein zwischen zwei beliebigen anderen Punkten. Würde man den Draht wie Garn auf eine Rolle wickeln, so könnte es geschehen, daß Drahtteile übereinander zu liegen kommen, zwischen denen erhebliche Spannungsdifferenzen herrschen. Die Folge davon wäre, daß innerhalb der Spule Funken überspvängen, durch die die Umspinnung verbrannt und die Spule unbrauchbar würde. Man teilt deshalb die Wicklung der Sekundärspule in einzelne dünne Scheiben, die in der Art, wie Abb. 16 zeigt, aufgespult sind. Indem man diese Scheiben nebeneinander reiht, vermeidet man, daß Drahtteile, die größere Spannungsdifferenzen aufweisen, nebeneinander zu liegen kommen. Die größte Betriebssicherheit erreicht man dadurch, daß man den ganzen Transformator in ein Bad isolierenden *Öls* taucht, wodurch alle seine Hohlräume, auch der schmalste Zwischenraum zwischen den einzelnen Windungen, von sicherer Isolation umgeben wird. Man spricht dann von einem „*Öltransformator*".

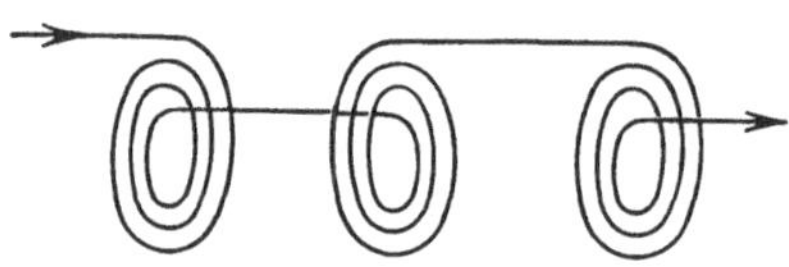

Abb. 16. Aufwickelung der Sekundärspule eines Transformators.

Auch bei der Konstruktion des Eisenkerns ist manches zu beachten. Da in einem massiven Eisenkern durch die hin und her wogenden Kraftlinien unregelmäßige *Wirbelströme* induziert werden, die zu schädlicher Erwärmung und unnützem Energieverlust im Eisen führen würden, setzt man diesen zweckmäßig aus Bündeln von Eisendrähten oder Eisenblechen zusammen, die durch Oxydation oder Lackanstrich gegenseitig voneinander isoliert sind: *unterteiltes* oder *lamelliertes Eisen.* Auf diese Weise werden Wirbelströme mit Sicherheit vermieden. Ferner kann man nur bestimmte Eisensorten als Transformatoreisen verwenden, und zwar nur solche, die entsprechend dem elektrischen Feld der Spule auch ihrerseits ihren Magnetismus rasch zu wechseln bzw. abzugeben imstande sind. Man wählt Eisen mit möglichst kleiner „*Hysterese*".

Nach der Gestaltung des Eisenkerns unterscheidet man Transformatoren mit *offenem* und solche mit *geschlossenem Eisenkern.* Wie schon erwähnt, verlaufen die Kraftlinien in Eisen viel dichter als in Luft (in guten Eisensorten bis 4000mal dichter als in Luft), da Luft den Kraftlinien des Magnetismus einen großen Widerstand bietet. Der stabförmige Eisenkern ist jedoch nur ein unzureichendes Hilfsmittel, da die Kraftlinien wohl einen kleinen Teil ihres Weges durch diesen verlaufen, den größeren aber durch die Luft hindurch nehmen müssen, wobei infolge des großen Luftwiderstandes ihre Anzahl beträchtlich herabgesetzt wird. Man bezeichnet die dabei eintretenden Verluste an elektromagnetischer Energie als „*magnetische Streuung*".

Anders ist es, wenn, wie in Abb. 17, der Eisenkern rechteckig gestaltet, also vollständig in sich geschlossen ist; dann verlaufen die Kraftlinien auf ihrem ganzen Wege durch das permeable Eisen und sind an Dichte und Anzahl sehr groß. Die Kraftlinienverkettung beider Spulen ist bei dieser Anordnung eine sehr enge, die gegenseitige Induktion sehr groß. Erst bei stärkerer Belastung sind auch hier die Kraftlinien gezwungen, teilweise durch Luft zu verlaufen. Es zeigt also auch der geschlossene Eisenkern, allerdings erst bei stärkerer Beanspruchung, Streuverluste.

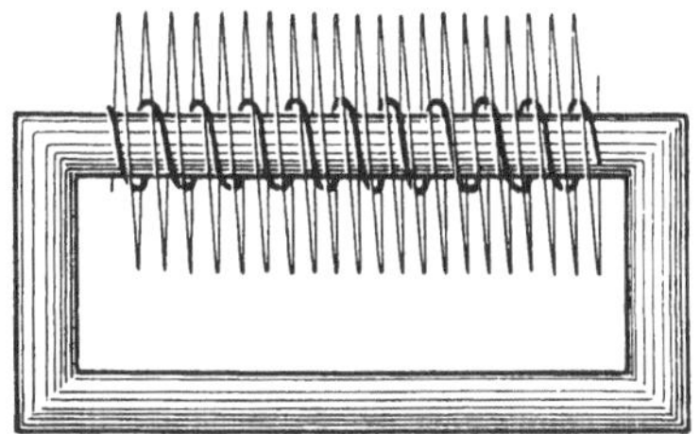

Abb. 17.
Transformator mit geschlossenem Eisenkern.

Der geschlossene Eisenkern zeichnet sich weiter dadurch aus, daß er schnell wechselnden elektrischen Kraftfeldern seinerseits rasch nachfolgt, d. h. die Polarität und Stärke seines Magnetismus hurtig umstellt. Er folgt ohne weiteres den Phasen eines Wechselstroms; er ist deshalb das Gegebene für den *Transformatorapparat*, bei dem die Kraftlinienbewegung durch Beschickung der Primärspule mit Wechselstrom erreicht wird. Dagegen gibt er bei Ausschaltung des Primärstroms nicht sofort seinen Magnetismus ab, seine Hysterese ist groß. In dieser Hinsicht ist ihm der stabförmige Eisenkern überlegen, der bei Unterbrechung des Primärstroms sogleich seinen Magnetismus abgibt. Er ist deshalb für diejenige

Apparatur geeignet, die einen Wechsel des Kraftfeldes durch Öffnen und Schließen des Primärstroms zu erreichen trachtet. Man bezeichnet Apparate dieser Art als *Induktorapparate*. Wir unterscheiden also die *Induktorapparate*, die durch Unterbrechung eines Gleichstroms hochspannen, von den *Transformatorapparaten*, die Wechselstrom transformieren. Erstere müssen mit einem *offenen*, letztere mit einem *geschlossenen* Eisenkern ausgestattet sein.

Die Anlage einer Röntgenapparatur zeigt uns in schematischer Weise die Abb. 18. Es bilden *A P B* den *Primärkreis*, *S C R D* den *Sekundärkreis*

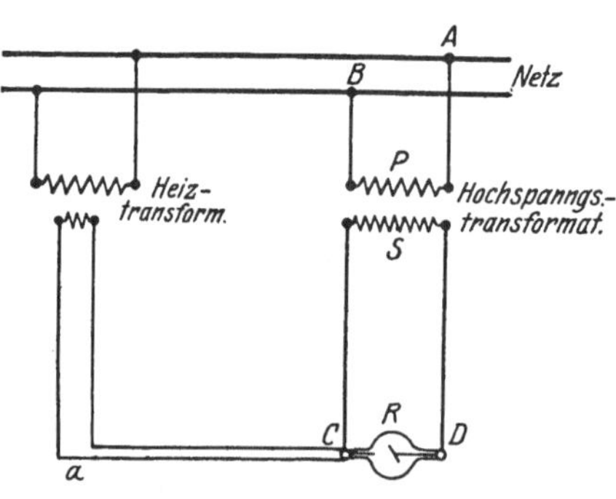

Abb. 18. Anlage einer Röntgenapparatur.

der Leitung. Man bezeichnet auch den niedrig gespannten Primärkreis als *Niederspannungs-*, den hochgespannten Sekundärkreis als *Hochspannungsseite* der Leitung. Zur Heizung der Glühspirale der Röhre brauchen wir noch eine eigene Energiequelle. Obwohl für diesen Zweck geringe Energiemengen genügen (die maximale Heizleistung beträgt für Elektronenröhren nur 60 Watt), verwendet man doch Transformatoren, die für kleine Leistung bemessen sind, weil — wie aus dem folgenden ersichtlich wird — Transformatoren in einfacher und gefahrloser Weise von ihrer Niederspannungsseite aus zu regulieren sind. Es tritt also noch der sogenannte *Heizstromkreis a* hinzu.

Die Regulierung der Hochspannung.

Der praktische Röntgenbetrieb verlangt vom Transformator recht variable Leistungen. Verwendet der Diagnostiker Spannungen von 40

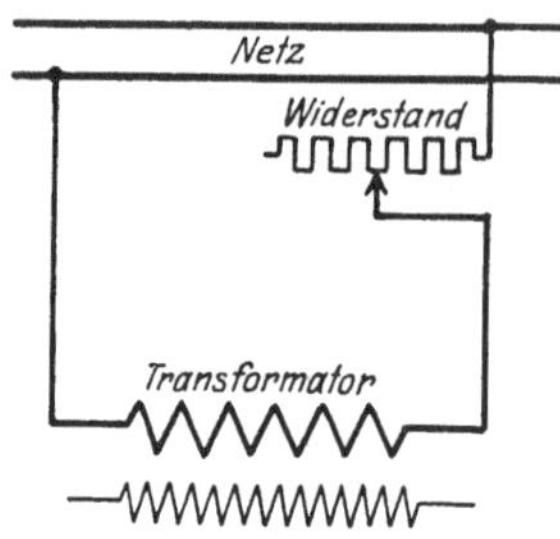

Abb. 19. Regulierung der Transformatorspannung mittels eines der Primärspule vorgeschalteten Ohmschen Widerstandes.

bis 100 kV, so benötigt der Therapeut solche von 90 (Hauttherapie) bis 200 kV (Tiefentherapie) und darüber. Der Transformator muß also über ein ganzes Spannungsregister verfügen, das übersichtlich und einfach wie eine Klaviatur beherrscht werden kann. Die Regulierung kann prinzipiell auf drei Arten geschehen: 1. durch einen der Primärspule *vorgeschalteten Widerstand*, der einen beliebig großen Teil der Netzspannung abzudrosseln vermag (Abb. 19), 2. durch einen sogenannten *Regulier-* oder *Stufentransformator* und 3. durch die Kraftrelais-Fernsteuerung.

Ob die Anzapfungen der Transformatorwicklungen zum Zwecke der Spannungsregelung auf der Primär- oder Sekundärseite der Transformatoren — beide Arten sind in der Elektrotechnik bekannt — vorgesehen werden, ist an sich völlig gleichgültig, wenn nur die verlangte Leistung dem Apparat entnommen werden kann. Erwünscht ist aus praktischen Gründen, daß ein *Spannungsabfall möglichst vermieden wird*, obgleich dieser, wie betont werden muß, für das Leistungsergebnis ohne Bedeutung ist, wenn man nur die gewünschten Daten des Röhrenstroms und der Röhrenspannung durch Nachregulierung einstellen und erzielen kann.

Regulierung am Niederspannungskreis. Mit Hilfe des regulierbaren OHMschen Widerstandes kann man jeden Zwischenwert der Spannung einstellen. Die Regelung mit einem solchen Vorschaltwiderstand erfüllt aber nicht die Forderung, daß der zeitliche Verlauf der Spannung bei verschiedenen Einstellungen ungeändert bleibt. Man hat deshalb diese Art der Regulierung so ziemlich verlassen und verwendet fast ausschließlich die Transformatorregulierung. Diese geschieht mit Hilfe des *Stufentransformators* (Abb. 20). Es ist dies ein Transformator, der in der gewöhnlichen Ausführung auf allen Stufen heruntertransformiert mit Ausnahme der letzten; auf der vorletzten Stufe transformiert er im Verhältnis 1:1, auf der letzten hinauf. Indem der Stufentransformator zwischen Netz- und Haupttransformator eingeschaltet ist, schickt

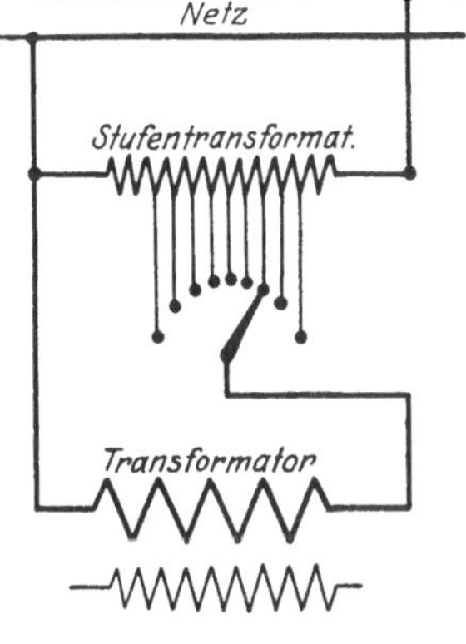

Abb. 20. Regulierung der Transformatorspannung mittels des Stufentransformators (Grobregulierung).

er, je nach der Anzapfung, beliebige Spannungen zwischen 30—250 Volt an den Haupttransformator, der sie seinerseits hinauftransformiert. Leider geschieht diese Regulierung nur sprungweise von Spannungsstufe zu Spannungsstufe (Grobregulierung). Um zwischen diesen eine feine Einstellung zu ermöglichen, bedarf es noch eines sogenannten *Zwischentransformators* (Abb. 21), der die an den Stufentransformator gelangende Spannung abstuft. Der Zwischentransformator ist als Autotransformator ausgebildet, d. h. sein Übersetzungsverhältnis ist 1:1; er setzt die Spannung weder hinauf noch herunter; er hat einzig und allein nur die Aufgabe, mit seiner Isolation die Netzspannung auf sich zu nehmen und mit Hilfe eines Schleifkontaktes, der auf seinen Windungen gleitet, in beliebiger feinster Abstufung an den Stufentransformator abzugeben (feine Regulierung). Diese gewöhnlich als induktive Feinregulierung bezeichnete Spannungsregelung gestattet nicht nur jede

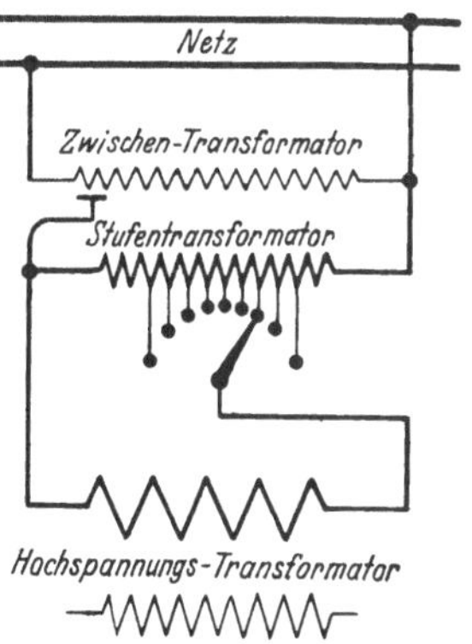

Abb. 21. Ergänzung der Grobregulierung durch den Zwischentransformator (Feinregulierung).

beliebige Röhrenspannung einzustellen, sondern auch Netzspannungsschwankungen genau zu korrigieren.

Da der Stufentransformator einen nicht unerheblichen Spannungsabfall mit sich bringt, bedeutet er eine Leistungsminderung der Apparatur. Den Stufentransformator aber so groß zu bemessen, daß der Spannungsabfall auch bei den höchsten Diagnostikleistungen sehr klein ausfiele, würde einen im Vergleich zur übrigen Apparatur unverhältnismäßig großen Kostenaufwand bedingen. Man suchte daher nach weiteren geeigneteren Lösungen.

Regulierung am Hochspannungskreis. Ein anderer Weg, sehr große Transformatorleistungen durch einfach zu bedienende, möglichst verlustlos arbeitende Regelorgane zu beherrschen und die Spannungsregelung völlig kontinuierlich vorzunehmen, ist durch die in die Röntgentechnik eingeführte Kraftrelais-Fernsteuerung gefunden worden.

Diese Art der Spannungsregelung bietet ganz erhebliche Vorteile gegenüber allen anderen Arten der Spannungswahl. Der Regelmechanismus ist bei Apparaten mit Kraftrelais-Fernsteuerung unmittelbar am Hochspannungstransformator angebaut, wodurch sich kurze Leitungen und infolgedessen sehr kleine Verluste ergeben. Vom Schalttisch aus wird der Mechanismus auf einfachste Art elektrisch ferngesteuert, ähnlich der Steuerung der Motoren eines elektrischen Zuges vom Führerstand aus. Die Kraftrelais-Fernsteuerung bringt durch den Fortfall des vorher erforderlichen Vorschalt-Stufentransformators und der durch ihn bedingten Verluste eine gesicherte Ausnutzung der Hochleistungsdaten groß dimensionierter Apparate.

Die Hochspannungsapparaturen.

Im geschlossenen Leiterkreis, den der Hochspannungsgenerator mit der eingeschalteten Röntgenröhre bildet, gehen drei Energieumwandlungen vor sich:

1. Die primär hineingeschickte elektrische Energie setzt sich in der Primärspule in elektromagnetische Energie um.

2. Diese wird durch Induktion auf die Sekundärspule übertragen, welche

3. ihre Energie in der Röntgenröhre vermittelst Elektronenbeschleunigung in Röntgenstrahlen umsetzt.

Bei jeder dieser Umwandlungen, besonders aber bei der letzten, kommt es infolge beträchtlicher Wärmebildung zu großen Energieverlusten, so daß nur ein sehr kleiner Bruchteil (Promille) der in die Apparatur hineingeschickten Energie als nutzbare Röntgenstrahlenenergie erscheint und als Heilfaktor bzw. als diagnostisches Hilfsmittel nützlich wird. Die beiden ersten Umwandlungsstufen fallen in ihrem Wirkungsgrad, je nach Bau und Konstruktion der Apparatur, verschieden aus.

Ventilvorrichtungen.

Bau und Funktion der Röntgenröhre erfordern, daß Stromstöße nur *einer* Richtung die Röhre passieren. Es sei nur nochmals daran erinnert, daß die Elektronenbahnen der usuellen Stromrichtung entgegengesetzt verlaufen und daß der Elektronenflug von der Kathode zur Antikathode stattfindet. Dabei ist also vorausgesetzt, daß die Antikathode Pluspol, die Kathode Minuspol ist. Verkehrte Stromstöße würden zu verkehrtem Elektronenflug mit allen seinen für die Röhre schädlichen Folgen führen (s. S. 18). Es muß deshalb durch besondere Vorrichtungen dafür gesorgt werden, verkehrte Stromimpulse, wie sie bei jeder Phase des hochgespannten Wechselstromes entstehen, von der Röhre fernzuhalten. Als eine solche Vorrichtung ist unter ande en die Ventilröhre anzusehen.

Die Ventilröhre. Bei der Ventilröhre benutzt man die Eigenschaft der Glühkathodenröntgenröhre, den elektrischen Strom, solange die Antikathode nicht zu stark erhitzt ist, nur in *einer* Richtung durchzulassen.

Die sogenannten *Glüh-kathodenventilröhren* (Abb. 22) sind alle nach dem Prinzip der einseitigen Leitfähigkeit der im höchsten Vakuum befindlichen Glühkathode konstruiert. Das Glühventil ist also eine Elektronenröhre, die ihrem Zwecke entsprechend umgestaltet ist. Vor al-

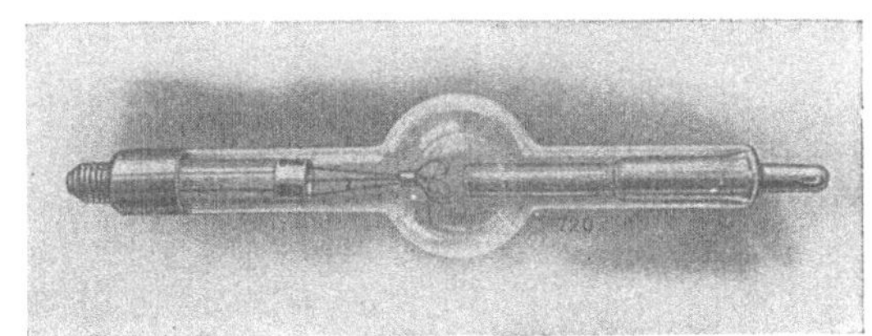

Abb. 22. Glühkathodenventilröhre (C. H. F. Müller).
Links die aus drei Wolfram-Drahtschlingen bestehende Glühkathode, rechts die Anode.

lem muß eine Erhitzung der Antikathode hintangehalten werden, da die Röhre sonst ihre Eigenschaft, als Ventil zu wirken, verliert und nach beiden Seiten stromdurchlässig wird. Dies zu vermeiden, wird schon dadurch erleichtert, daß eine Konzentration der Elektronen auf *einen* Punkt nicht nötig ist, der Elektronenstoß also von einer breiten Anodenfläche aufgefangen wird. Das Wichtigste aber ist, daß man die Röhre, im Gegensatz zur Röntgenröhre, weit *unterhalb des Sättigungsstromes* arbeiten läßt, damit es nicht zu einer größeren Beschleunigung der Elektronen und zur Entstehung von Röntgenstrahlen komme. Die Leitfähigkeit der Ventilröhre ist nämlich von der Temperatur der Glühspirale abhängig. Sobald die Stromstärke so groß wird, daß der Elektronenvorrat an der Kathode völlig verbraucht und der sogenannte Sättigungsstrom erreicht ist, steigt die Spannung an der Röhre, ohne daß eine weitere Zunahme des Röhrenstroms erfolgt. Die hohe Spannung an den Enden der Ventilröhre erteilt den Elektronen eine erhöhte Geschwindigkeit, wodurch die Antikathode ins Glühen gerät und — wird dieser Umstand nicht rechtzeitig bemerkt — zerstört wird. Die Ventilkathode muß also stets so hoch geheizt sein, daß der maximale Strom, der das Ventil passieren soll, immer unterhalb des Sättigungsstroms liegt. Die richtige Heizung des Ventils erkennt man am besten daran, daß an der Anode keinerlei Zeichen einer Erwärmung vorliegen (eine schwache Rotglut ist gerade noch zulässig) und daß im Anodenhals kein grünes Licht auftritt. Sowie grüne Fluoreszenz sichtbar wird, ist das ein Symptom für das Vorhandensein schnell fliegender Elektronen, wie sie bei Unterheizung entstehen. In solchem Falle muß man entweder mit der Heizung höher gehen, oder, wenn die maximale Heizung erreicht ist, die Betriebsstromstärke herabsetzen.

Die Ventilröhren sind die zurzeit vollkommensten Ventile. Ihre Vorteile sind: es gehen von ihnen keine Hochfrequenzschwingungen aus; der Spannungsabfall in ihnen ist gering; sie arbeiten geräuschlos. Dem steht gegenüber, daß sie leider, ebenso wie die Röntgenröhren, der Abnutzung unterliegen und von Zeit zu Zeit ersetzt werden müssen. Der Betrieb des Apparates mit Ventilröhren stellt sich daher teurer.

Die Ventilröhren sind für Diagnostik- und Therapieapparate von verschiedener Bauart. In ersterer Konstruktion vermögen sie Ströme von hoher Stromstärke, im Therapieapparat Ströme von hohen Spannungen mit Sicherheit zu sperren.

Die Gleichrichtevorrichtungen.

Unter Benutzung eines vorgeschalteten Ventiles kann man Röntgenröhren mit einem an Wechselstrom angeschlossenen Transformator betreiben. Dabei wirkt das Ventil in der Weise, daß die negativen Phasen (in Abb. 23 schraffiert) unterdrückt werden und nur die positiven zur Wirkung kommen. Von Apparaten dieser Art ist man mehr und mehr abgekommen, aus verschiedenen Gründen: Erstens wird, wie aus dem Bild ohne weiteres ersichtlich, die Energie des Primärstroms nur zur Hälfte ausgenutzt, zweitens ist die Beanspruchungsart des Transformators eine sehr ungünstige; während er in der einen Halbperiode leer läuft und die hochgespannten Ströme, die einen Entladungsweg suchen, die Isolation des Transformators stark beanspruchen, findet in der zweiten Halbperiode eine große Stromentnahme aus ihm statt.

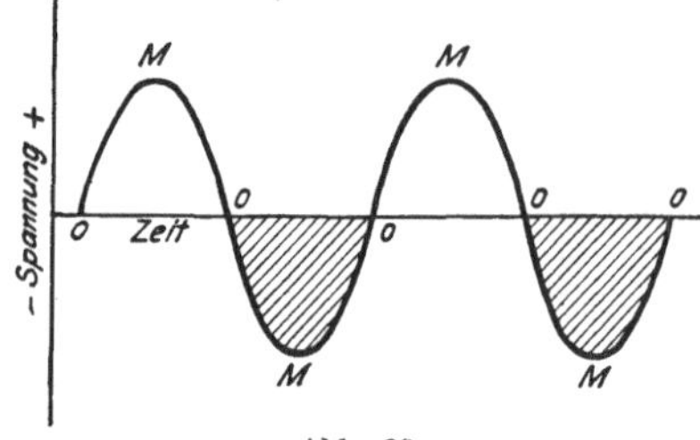

Abb. 23.
Wirkungsweise eines Hochspannungsventils. Die negativen Phasen (schraffiert) werden unterdrückt, es kommen nur die positiven Phasen zur Geltung.

Die mechanische Gleichrichtung.

Die Bestrebungen der Techniker gingen deshalb dahin, auch die negative Phase des Wechselstroms zur Nutzleistung heranzuziehen. Dies wurde schließlich erreicht durch die sinnreiche Konstruktion des sogenannten *Hochspannungsgleichrichters*. Dieser ist im Prinzip ein automatischer Stromwender, der im Takte des Wechselstroms arbeitet (Abb. 24). Die Enden der Sekundärspule des Wechselstromtransformators M und N wechseln (50 Perioden des Wechselstroms vorausgesetzt) 100mal in der Sekunde ihre Polarität. Der Hochspannungsgleichrichter sorgt nun dafür, daß die Verbindung der Kathode K und der Antikathode A mit den Sekundärklemmen des Transformators M und N in demselben Tempo vertauscht werden, so daß die Kathode ständig mit dem Minuspol, gleichgültig ob er bei *M* oder *N* liegt, die Antikathode aber in der gleichen Weise stets mit dem Pluspol in Verbindung bleibt. Der Erfolg ist, daß Strom nur *einer* Richtung durch die Röhre fließt. In der Stromkurve drückt sich dies so aus, daß die negative

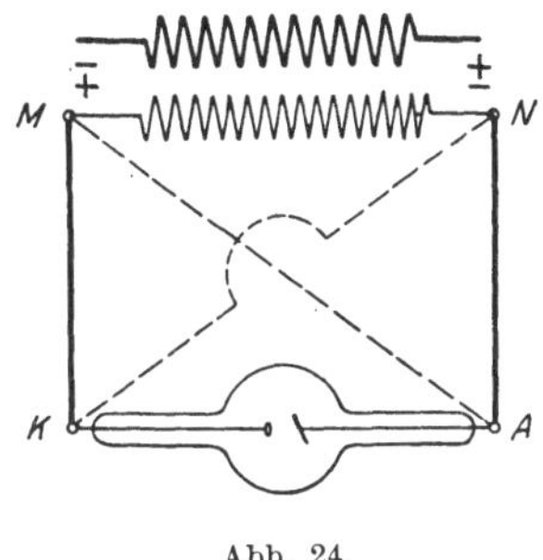

Abb. 24.

Der Hochspannungsgleichrichter ist im Prinzip [ein Stromwender. Mit jedem Phasenwechsel werden die Verbindungen zwischen den Klemmen des Transformators *MN* und den Enden der Röntgenröhre *KA* gegenseitig vertauscht.

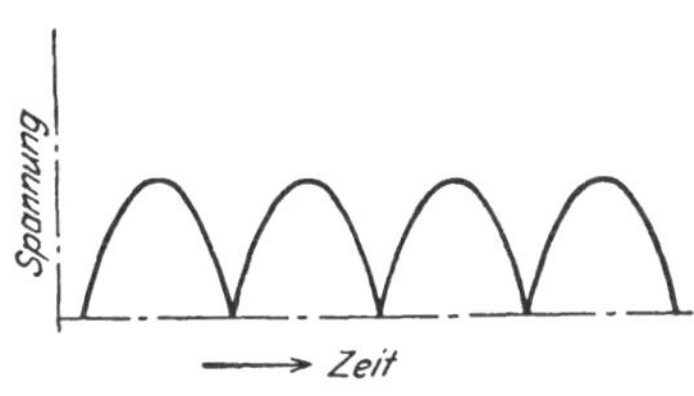

Abb. 25.
Spannungskurve eines gleichgerichteten, hochgespannten Wechselstromes.

Durch Wendung des Stromes in der Zeit der negativen Phase wird der Wechselstrom in pulsierenden Gleichstrom umgewandelt. In der Spannungskurve drückt sich dies darin aus, daß die negative Phase (in Abb. 23 schraffiert) jetzt nach oben geklappt ist.

Phase gleichsam nach oben geklappt ist (Abb. 25), die Röhre also von pulsierendem Gleichstrom durchflossen wird.

Von den mannigfachen in Verwendung stehenden mechanischen Gleichrichtern bietet der sogenannte *einebenige Gleichrichter* die einfachste

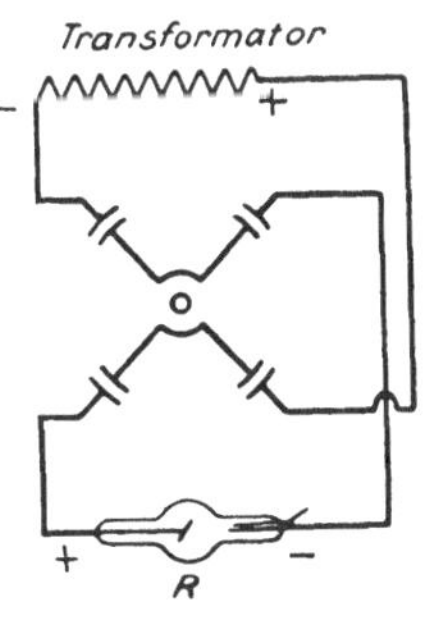

a

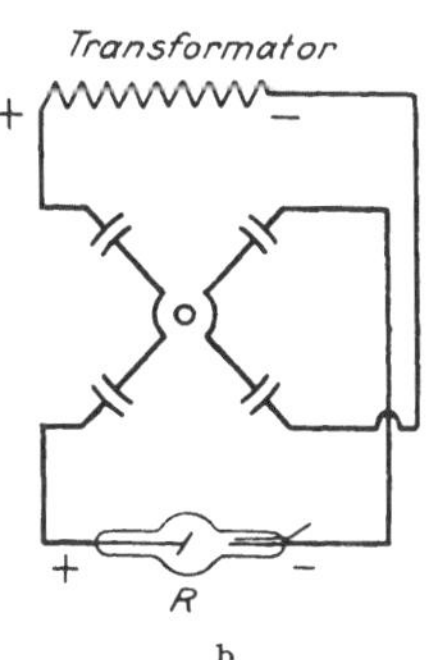

b

Abb. 26 a und b. Die Funktion des Hochspannungsgleichrichters.
In der Abb. a ist die positive Klemme des Transformators über die Arme des Gleichrichters mit der Antikathode der Röntgenröhre (+) verbunden; in der gleichen Weise steht die negative Transformatorenklemme mit der Kathode der Röntgenröhre (−) in Verbindung. Durch den Phasenwechsel ändert sich die Polarität der Transformatorklemmen (Abb. b). Infolge Umdrehung des Gleichrichters um 90⁰ bleibt jedoch abermals die positive Klemme mit der Antikathode, die negative mit der Kathode der Röntgenröhre gepolt.

Konstruktion (Abb. 26). Er besteht aus vier feststehenden, am Rande einer Kreisfläche in gleichen Abständen angeordneten Segmenten, an denen abermals vier, an einem Holzkreuz befestigte, paarweise miteinander leitend verbundene Segmente dicht vorbeirotieren. Von den feststehenden vier Segmenten sind zwei schräg gegenüberliegende mit den Klemmen des Transformators, die anderen zwei dagegen mit den Enden der Röntgenröhre verbunden. Die Wirkungsweise dieses Hochspannungsschalters bei der Rotation ist aus den Abb. a und b (bei b nach erfolgter Drehung um 90⁰) ersichtlich. Die richtige Periodizität im Umschalten wird dadurch gewährleistet, daß das Holzkreuz auf die Achse eines mit dem Wechselstrom synchron rotierenden Motors (eines sogenannten *Synchronmotors*) justiert ist.

Da für den Synchronmotor beide Halbwellen des Wechselstroms gleichwertig sind, kann er auch in die negative Phase einlaufen. Das Holzkreuz würde für diesen Fall umgekehrt polen. Die Art der Einstellung läßt eine Polaritätsanzeigevorrichtung erkennen (rote und grüne Scheibe). Durch entsprechende Umpolung des Primärstroms mittels eines Stromwenders wird auch die Einstellung des Motors in die negative Phase benutzbar.

Theoretisch sollte die Umschaltung erfolgen, während die Sinuskurve der Spannung den Nullpunkt passiert (Punkt 0 der Abb. 23), die Spannung also Null ist. Praktisch ist dies mit den mechanischen Hoch-

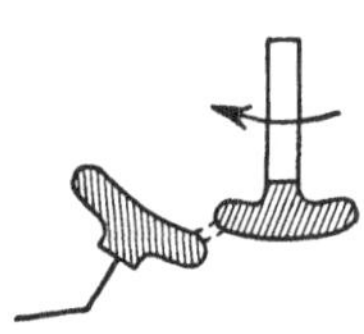

Abb. 27.
„Begrüßungsfunke" und „Abschiedsfunke" an den Segmenten eines rotierenden Hochspannungsgleichrichters.

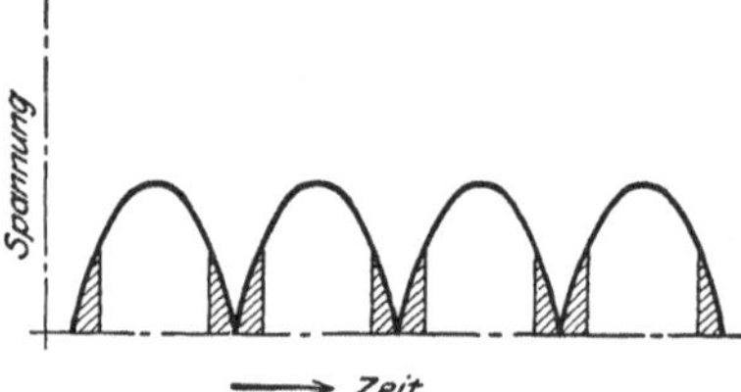

Abb. 28.
Bei der mechanischen Gleichrichtung gehen die niedrig gespannten Anfangs- und Endteile der Halbperiode (schraffiert) verloren.

spannungsschaltern nicht zu erreichen. Die Kontaktsegmente müßten nämlich zu diesem Zwecke so lang gestaltet sein, daß sie sich beinahe berührten. Spannungsüberschläge zu den Nachbarsegmenten wären nicht zu vermeiden. Man muß deshalb von vornherein auf die dem Nullpunkt nahen Teile der Spannungskurve verzichten. Die Umschaltung geht also vor sich, während eine nicht unbeträchtliche Spannung im Sekundärkreis herrscht. Sie wird deshalb von Funkenerscheinungen begleitet. Der Stromschluß wird, sobald sich die beweglichen Segmente den feststehenden auf geringe Distanz genähert haben, durch einen Funken eingeleitet und dauert so lange an, bis die Enden der Segmente sich so weit entfernt haben, daß durch einen Abreißfunken der Strom unterbrochen wird (Abb. 27). Die Stromschlußdauer ist also in der Hauptsache von der Länge der Segmente abhängig. Diese kann man aus den oben angeführten Gründen nicht allzu lang gestalten. Deshalb umfaßt die Stromschlußdauer *nicht* die *ganze* Halbperiode; Anfangs- und Endteil müssen notwendigerweise wegfallen. Dieser Wegfall ist aber nicht zu bedauern, da die niedrigen Spannungen des Anfangs- und Endteils der

Halbperiode ja doch nur sehr weiche Röntgenstrahlen liefern. Die kurze
Strompause aber gewährt der Röhre eine willkommene Erholungspause.
Die Röhrenstromkurve sieht demnach aus wie in Abb. 28 dargestellt.
Es werden also nur die höheren Spannungen der Wechselstromkurve be-
nutzt, während die niedrigeren (in der Abbildung schraffiert) in Wegfall
kommen.

Eine solche idealisierte Stromkurve läßt sich annäherungsweise nur
dann erzielen, wenn die beweglichen Segmente den feststehenden im Zeitpunkt des Spannungsmaximums (Punkt M der Abb. 23) genau gegen-
überstehen, d. h. der Gleichrichter *richtig justiert* ist, worauf großes Gewicht zu legen ist. Da bei richtiger Justierung die Segmente bei niedrigen
Spannungen sich nähern und bei niedrigen Spannungen sich entfernen,
sind außer einem kleinen, den Stromschluß einleitenden Funken, einem
ebensolchen stromöffnenden Nachziehfunken und den bläulichen Büschel-
entladungen zwischen den fixen und rotierenden Segmenten sonst keine
Entladungen zu bemerken. Zeigen sich hingegen beim Betrieb des
Apparats an den Enden der Segmente längere, tangential zur Rotations-
richtung verlaufende, kräftige Funken, so ist dies ein Zeichen, daß der
Gleichrichter schlecht justiert ist. Der Beginn des Stromüberganges bzw.
Stromabrisses fällt jetzt nicht in die niedriggespannten Phasen der Halb-
welle, sondern ist in höhere Spannungsgebiete verschoben; der Wirkungsgrad des Apparats ist schlecht, die starken Funken erregen kräftige hochfrequente Schwingungen. Das Funkensymptom wird um so deutlicher,
je stärker man den Transformator belastet, denn um so kräftiger fallen
die Funken aus.

Um dem abzuhelfen, geht man folgendermaßen vor: Man setzt den Apparat
in Gang und beobachtet die Richtung und Länge der Funken, schaltet aus und
dreht den Gleichrichter nach Lösen einer Kuppelungsschelle auf seiner Achse
um den Betrag der Funkenlänge entgegen der Richtung des Funkens zurück,
schaltet wieder ein und vergleicht die jetzige Funkenlänge mit der früheren.
Sind die Abreißfunken länger geworden, so müßte ein Verdrehen der Achsen
in umgekehrter Richtung vorgenommen werden. Hat die Länge der Abreißfunken abgenommen, so nimmt man eine weitere Verstellung in derselben
Richtung vor, und zwar so weit, bis die Funkenlänge auf ein Minimum herabgedrückt ist.

Die im Hochspannungsgleichrichter übergehenden Funken sind die
Erreger hochfrequenter Schwingungen, die zu einem Verbrauch elektrischer Energie führen. Es kommt dadurch zu einem Spannungsabfall,
der 10—20 kV betragen kann. Um diesen Betrag ist die Röhrenspannung
niedriger als die Transformatorspannung.

Die Ventilröhrengleichrichtung.

Die mechanischen Gleichrichter haben also den Nachteil, daß sie durch
Funkenbildung Erreger von Hochfrequenzschwingungen sind, die zu einem
verhältnismäßig großen Spannungsabfall führen. Diese Nachteile werden
vermieden durch Verwendung von Ventilröhren, die in geeigneter An-

ordnung (GRÄTZsche Schaltung Abb. 29) den Wechselstrom, ebenso wie der mechanische Gleichrichter, gleichzurichten vermögen. Das Gleichrichten geschieht fast ohne Spannungsverlust und in vollständigem Ausmaße, so daß auch die niedrigen Spannungen des Wechselstroms zur Geltung kommen. Diese Apparate liefern deshalb ein an weichen Strahlen

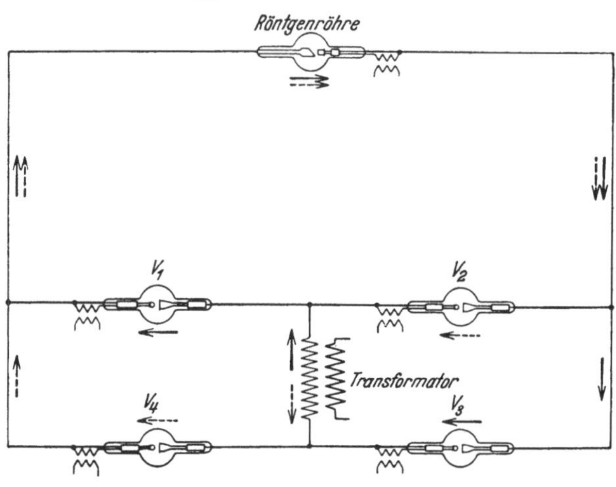

Abb. 29.

Die Ventilröhrengleichrichtung mit Hilfe von vier Ventilröhren in Grätzscher Schaltung.
Für die eine Phase (verfolge den ausgezogenen Pfeil) ist der Stromkreis, der von der einen Klemme des Transformators zur anderen zieht, über V_1 (V_2 sperrt), Röntgenröhre, V_3 geschlossen. Für die entgegengesetzte Phase (verfolge den gestrichelten Pfeil) bleibt nur der Weg über V_4 (V_3 sperrt), Röntgenröhre, V_2 zum anderen Pol des Transformators. Beide Phasen werden also für die Röntgenröhre in dieselbe Richtung geleitet.

reiches Strahlengemisch und sind daher für Tiefentherapie weniger gut geeignet. Für diagnostische Zwecke aber sind die Apparate sehr in Schwung gekommen, da sie den Bedürfnissen der mit hohen Stromstärken auszuführenden Momentphotographie eines modernen röntgendiagnostischen Betriebes gerecht werden. Der mechanische Gleichrichter kann in diesen Fällen infolge des Spannungsabfalls, der sich besonders bei hohen Stromentnahmen äußert, zum Mißerfolg, d. h. zur Unterexposition infolge zu weicher Strahlung führen. Ein solcher Spannungsabfall wird im Ventilröhrengleichrichter vermieden. Momentaufnahmen können daher mit ihm bei großer Sicherheit des Erfolges ausgeführt werden. Nicht zu Unrecht ist der Ventilröhrengleichrichter jetzt beliebt und modern. Da der Apparat für den Betrieb vier Ventilröhren benötigt, stellt er sich etwas teuer.

Der Transformator des Gleichrichterapparats ist mit dem Netz in direkter und dauernder Verbindung und kann daher bei größerer Beanspruchung jedes Plus an Energie bis zu den Grenzen, die in seiner Bauart und in der Zuleitung gelegen sind, mit Leichtigkeit aus dem Netz holen. Aus diesem Grunde ist er Netzspannungsschwankungen gegenüber wenig empfindlich. Die Schwankungen spiegeln sich im gleichen

Prozentsatz in der Sekundärspannung wieder, der Heizstromkreis dagegen reagiert in 10—12facher Multiplikation. 1%iges Sinken der Netzspannung hat also 1%ige Abnahme der Sekundärspannung und 10—12%ige Abnahme des Heizstroms zur Folge.

Halbwellenapparate. Sehr einfach in ihrer Handhabung und übersichtlich in ihrer Konstruktion sind die Transformatorapparate, bei denen unter Ausnützung der Ventileigenschaften der Glühkathoden-Röntgenröhren der transformierte, hochgespannte Wechselstrom *direkt* der Röhre zugeführt wird (Abbild. 30), wobei nur die positiven Stromimpulse ausgenützt werden. Solange die Antikathode nicht allzusehr erhitzt ist und also keine Elektronen aussendet, bleiben die negativen Stromstöße wirkungslos, da an der gekühlten Antikathode keine Elektronen zum Stromtransport zur Verfügung stehen. Die Ventileigenschaften der Röntgenröhre blei-

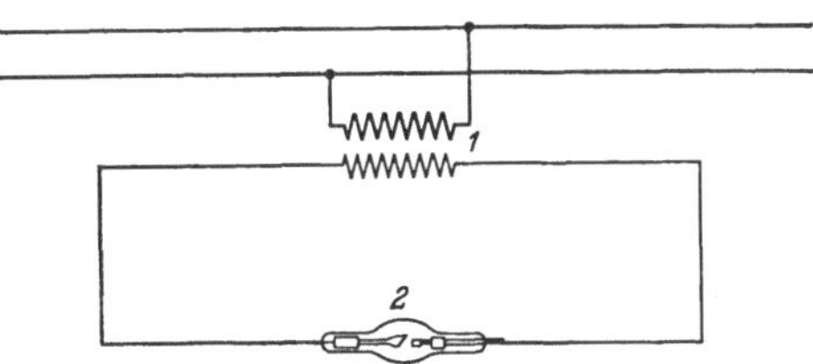

Abb. 30. Halbwellenapparat ohne Hochspannungsventil. Die Röntgenröhre sperrt selbst die negativen Phasen. *1* = Transformator, *2* = Röntgenröhre.

ben so lange in Wirkung, als die Antikathode durch die ihr aufgezwungene Leistung thermisch nicht überlastet wird. Tritt dies ein, so werden auch die verkehrten Stromstöße durchgelassen, was für die Röhre verhängnisvoll werden kann.

Arbeitet man mit einem Halbwellenapparat, so muß die Einstellung der Röhrenstromstärke sehr vorsichtig vorgenommen werden; denn

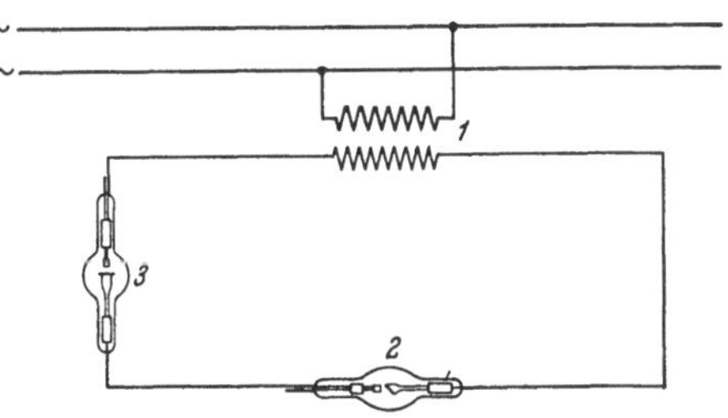

Abb. 31. Halbwellenapparat mit Ventilröhre. Das in Serie geschaltete Ventilrohr sperrt die negativen Phasen des Transformators. *1* = Transformator, *2* = Röntgenröhre, *3* = Ventilrohr.

durch eine einmalige zu hohe Belastung kann die Antikathode ins Glühen kommen und ebenso wie die Glühkathode Elektronen aussenden. Dadurch wird die Röhre auch für den entgegengesetzten Stromimpuls durchgängig (*Rückzündung*); dieser kann die Röhre zerstören. Man beginne daher, wenn die Röhre ausprobiert werden soll, erst mit kleinen Heizstromstärken und taste sich langsam bis zum gewünschten Röhrenstrom vor.

Um die Gefahr der Rückzündung zu verhüten, kann man der Röntgenröhre eine Ventilröhre vorschalten, die die verkehrten Phasen sperrt. Die Ventilröhre liegt in Serie mit dem Röntgenrohr (Abb. 31) und verhindert sicher das Auftreten des für dieses gefährlichen Rückstroms, selbst beim Überschreiten der zulässigen Belastung.

Die Halbwellenapparate haben in der photographischen Technik einen

Nachteil: die *unrationelle Belastung der Röhre*. Bei 50periodigem Wechselstrom blitzt die Röhre 50mal in der Sekunde kurz auf, während eine am Gleichrichter unter den gleichen Bedingungen betriebene Röhre (da *beide* Phasen der Periode ausgenützt werden) 100mal aufleuchtet und daher den doppelten Effekt aufweist. Wollen wir mit dem Halbwellenapparat den gleichen photographischen Effekt erzielen wie mit dem Gleichrichter, so müssen wir die Röhre, um die großen Strompausen auszugleichen, während *einem* Stromimpuls *doppelt so stark* arbeiten lassen.

Dabei ist aber folgendes zu beachten: um den gleichen Röhrenstrom zu erzielen (der durch das Milliamperemeter angezeigte Röhrenstrom stellt den Mittelwert der in der Sekunde durchgehenden Stromimpulse

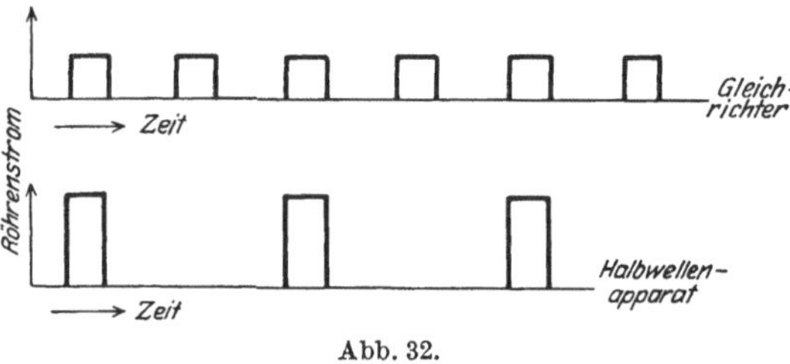

Abb. 32.

Bei gleichem vom Milliamperemeter angezeigten Röhrenstrom wird die Röntgenröhre am Halbwellenapparat pro Impuls doppelt so stark belastet wie am Gleichrichter.

dar [s. S. 52]), muß die am Halbwellenapparat arbeitende Röhre pro Impuls (da nur halb soviel Impulse auf sie einwirken) doppelt so stark belastet werden wie eine bei gleichem Röhrenstrom an einen Gleichrichter angeschlossene Röhre. Abb. 32 zeigt den Unterschied in der Arbeitsweise bei gleichem durch das Milliamperemeter angezeigten Röhrenstrom. Wie wir sehen, ist die einzelne Impulsbelastung am Halbwellenapparat doppelt so groß wie am Gleichrichter, gleichen Röhrenstrom vorausgesetzt. Wir müssen deshalb mit einer Röhre arbeiten, die für doppelte Belastung gebaut ist. Beabsichtigen wir beispielsweise mit Röhrenstromstärken bis 75 mA zu arbeiten, so müssen wir uns mit einer Röhre, die für 150 mA Belastung gebaut ist, versehen. Gehen unsere Bestrebungen noch weiter (100—150 mA), so müssen wir zu Höchstleistungsröhren greifen. Wir verschlechtern dadurch die Bildqualität (Hochleistungsröhren müssen eine breite Brennfläche haben und zeichnen deswegen nicht scharf, s. S. 118) ganz wesentlich.

Es versteht sich aus obigem von selbst, daß Röhren am Halbwellenapparat nur mit der Hälfte der für den Gleichrichter angegebenen Röhrenstromstärke, aber für die doppelte Zeit (infolge der relativ langen Strompause) belastet werden dürfen. Also: am Gleichrichter 150 mA, 1 Sek., am Halbwellenapparat 75 mA, 2 Sek. usw.

Die Halbwellenapparate können durch Zusatz zweier kleiner Kondensatoren und einer Ventilröhre in bestimmter Schaltung zu vollwertigen Tiefentherapieapparaten umgewandelt werden (s. den folgenden Abschnitt). Die Zusatzteile sind jederzeit abschaltbar, so daß ein solches Instrumentarium einen recht billigen und brauchbaren Universalapparat darstellt.

Die Halbwellenapparate sind, da sie im wesentlichen nur aus dem Transformator bestehen, Instrumentarien, die nur wenig Raum ein nehmen. Dagegen ist ihr Gewicht noch ganz respektabel, und zwar infolge der großen Metallmassen, die den Transformator zusammensetzen. Von einer leichten Transportmöglichkeit solcher Apparate ist also keine Rede. Aus diesem Grunde bleibt der Röntgenapparat ein schwerfälliges Instrument, das leider nicht zu den leicht handlichen Utensilien des praktischen Arztes gezählt werden kann. Es entspricht einem Bedürfnis, eine Konstruktion ausfindig zu machen, die die Ausmaße und namentlich das Gewicht der Apparatur wesentlich zu verkleinern gestattet, ohne daß dabei ihre Wirksamkeit erheblich herabgesetzt würde.

Ein Schritt in dieser Richtung ist getan durch die *Hochfrequenzapparatur*. Wie schon der Name verrät, werden zum Betrieb der Röntgenröhre Hochfrequenzströme verwendet, die in einem Schwingungskreis erzeugt und mit Hilfe einer Induktorspule (sogenannter *Teslatransformator*) hochgespannt werden. Da die Hochfrequenzströme sehr rasch hin und her gehen, ist ihre Induktionswirkung gewaltig. Der Transformator kann daher sehr klein gehalten sein und braucht überdies keinen Eisenkern (da dessen Magnetismus dem raschen Wechsel des Kraftfeldes ohnedies nicht nachfolgen könnte). So reduziert sich das Gewicht des Transformators ganz bedeutend. Immerhin beträgt das Gewicht solcher Apparate samt allem Zubehör noch zirka 30 kg. Eine wesentliche Verkleinerung der Apparatur wurde erst in letzter Zeit mit der „Siemens-Röntgenkugel" erreicht durch Anordnung der Transformatorspulen in Ringform.

Apparate mit konstanter Gleichspannung.

Die bisher geschilderten Apparate weisen eine Stromkurve auf, die ein Anwachsen der Spannung vom Nullwert bis zum Scheitelwert und von da wieder einen Abfall zum Nullwert erkennen läßt. Der durch die Röhre fließende Strom ist diskontinuierlich und läuft alle Spannungswerte von Null bis zum Scheitelwert und zu Null zurück vielmals in der Sekunde durch. Man sah darin früher den Grund für die Komplexität der resultierenden Röntgenstrahlung und war bemüht, um homogene Strahlung zu erzielen, hohe Gleichspannung zu erzeugen und zum Betrieb von Röntgenröhren zu verwenden. Während die Erzeugung homogener Strahlung auf diesem Wege sich als ein prinzipieller Irrtum erwiesen hat, ist die Erzeugung nahezu kontinuierlicher, hochgespannter Gleichspannung geglückt und hat zu einem beträchtlichen Fortschritt in der Technik der Momentaufnahmen geführt.

Bei Verwendung konstanter Gleichspannung kann bei der gleichen Röhre (also gleicher Brennfleckgröße) und bei gleicher Strahlenqualität die Belichtungszeit um etwa 25% verkürzt werden. Die Verwendung kontinuierlich konstanter Gleichspannung, wie sie praktisch in den Drehstromapparaten und den Kondensatorapparaten verwirklicht ist, hat gegenüber dem Betrieb mit pulsierender Gleichspannung den Vorteil, daß die Röntgenröhre mit größtmöglichem Wirkungsgrad arbeitet; dies kommt namentlich der Erzielung kürzester Momentaufnahmen zugute.

Bei gleicher Scheitelspannung ist das mit kontinuierlich konstanter Gleichspannung erhaltene Strahlengemisch etwas härter als das mit pulsierender Gleichspannung erzielte. Um gleiche Härte der Strahlung einzustellen, muß die Röhrenspannung bei kontinuierlich konstanter Gleichspannung niedriger gewählt werden, und zwar um etwa 10% bei hohen und etwa 15% bei niedrigen Spannungen. Da bei kontinuierlich konstanter Gleichspannung der Brennfleck dauernd gleichmäßig belastet ist, während bei einer zwischen 0 und dem Maximalwert pulsierenden Spannung auch die im Brennfleck in Wärme umgesetzte Leistung stark pulsiert, ist der Mittelwert der elektrischen Leistung, die der Röhre bei Betrieb mit kontinuierlich konstanter Gleichspannung zugeführt werden kann, größer als bei pulsierender Leistung; denn auch dem Scheitelwert der pulsierenden elektrischen Leistung sind aus thermischen Gründen Grenzen gesetzt. Der erzielte Gewinn an Leistung, die der Röntgenröhre zugeführt werden kann, beträgt etwa 20%. Die Verbesserung des Wirkungsgrades der Röntgenstrahlenerzeugung und die Erhöhung der Belastbarkeit des Brennflecks ergeben zusammen einen Gewinn an Strahlenausbeute von etwa 33%.

Der Drehstromapparat.

Eine wenig fluktuierende, nahezu konstante Gleichspannung erzielt man mit Hilfe der Drehstromapparate. Wie schon der Name sagt, wird die elektromotorische Kraft dieser Apparate von einem sogenannten Drehstrom geliefert. Dieser entsteht durch die Verkettung dreier Wechselstromphasen. Der Dreiphasendrehstrom ist eine Kombination dreier in der Phase verschobener Wechselströme; die Phasenverschiebung beträgt ein Drittel Periode. Die Verschiebung der Phasen wird dadurch erreicht, daß der Anker der stromliefernden Dynamomaschine pro Magnetpolpaar nicht eine, sondern drei Spulen trägt, deren Achsen um 120 elektrische Grade gegeneinander verdreht sind. Sowie also das erste Drittel der Periode abgelaufen ist, setzt die zweite Periode ein und im gleichen Zeitabstand die dritte. Das Strombild zeigt Abb. 33.

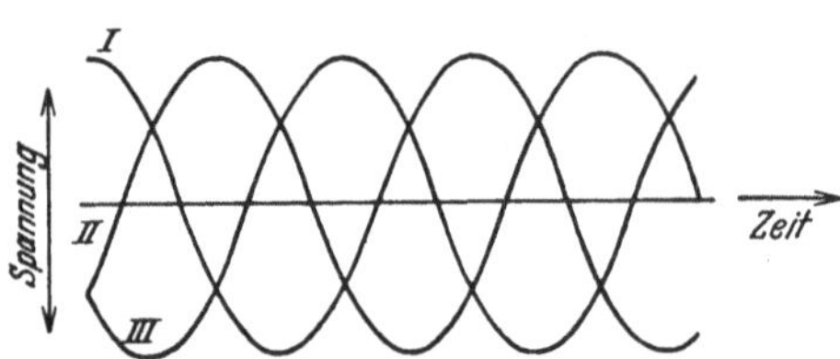

Abb. 33. Strombild des Dreiphasendrehstroms.
I, II und *III* = die um 120 elektrische Grade verschobenen Wechselstromphasen.

Zur Gleichrichtung der drei Phasen benötigt man 6 Ventilröhren in GRÄTZscher Schaltung (Abb. 34). Die Wirkungsweise der Schaltung ist sinngemäß die gleiche wie beim Gleichrichter für Einphasen-Wechselstrom. In der Spannungskurve des gleichgerichteten Stroms erscheinen nun die negativen Phasen nach oben geklappt (Abb. 35). Die dick ausgezogene Linie gibt den Verlauf der Röhrenspannung. Man erkennt, daß die Schwankungen der Spannung sehr klein sind; praktisch kann man von konstanter Gleichspannung sprechen.

Der Anschluß an ein Drehstromnetz gestattet die Entnahme großer

Strommengen, ohne daß ein Zusammenbruch der Spannung eintritt. Die hohe Belastbarkeit der Apparatur ermöglicht die Durchführung kurzzeitiger Aufnahmen auch bei weicher Strahlung (Weichstrahlaufnahmen).

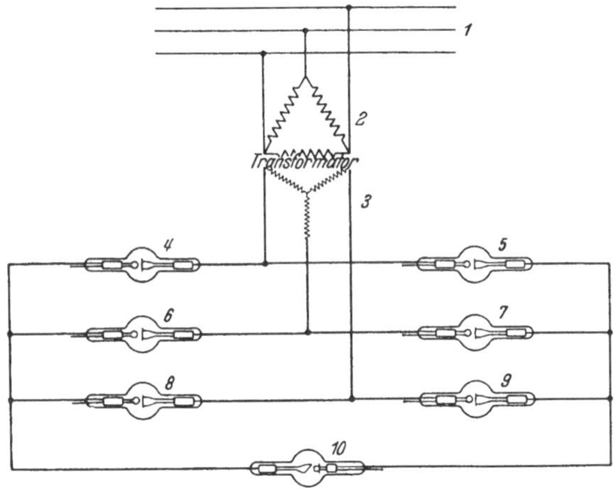

Abb. 34. Gleichrichtung des Drehstroms durch 6 Ventilröhren in GRÄTZscher Schaltung. Wirkungsweise wie in Abb. 29.

Bei mittlerer Härte lassen sich Magen-, Herz- und Lungenaufnahmen in $^1/_{300}$ bis $^1/_{100}$ Sekunde anfertigen. Mit Rücksicht auf die hohen Gestehungskosten wird ein solcher Apparat sich nur da rentieren, wo auf so kurzzeitige Aufnahmen ein besonderes Gewicht gelegt wird. — Die Drehstromapparate können nur bei ausreichend bemessenen Netzzuleitungen und bei Vorhandensein eines leistungsfähigen Netzes, das eine gute Ausnutzung der hohen Apparatleistung ermöglicht, aufgestellt werden.

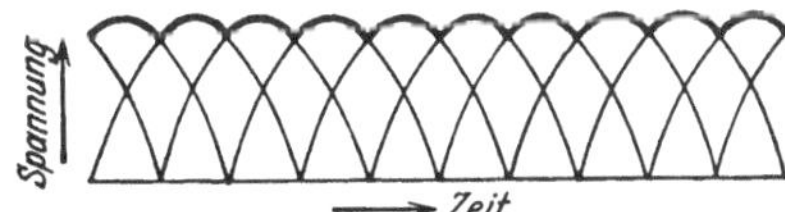

Abb. 35. Spannungskurve des gleichgerichteten Drehstroms.

Der Kondensatorapparat.

Auf andere Weise wird die konstante Gleichspannung mit Hilfe des Kondensatorapparats erreicht. Das wesentlich Neue an der Schaltung der Kondensatorapparate besteht darin, daß die Impulse des Wechselstromtransformators, je nach ihrem Vorzeichen, über zwei entgegengesetzt gestellte Ventile in große Kondensatoren geleitet werden, die ihrerseits die in ihnen gespeicherte Energie in kontinuierlichem Strom der Röntgenröhre zuführen (Abb. 36). Das System erinnert in seinem konstruktiven Gedankengang an die Feuerspritze, bei der zwei abwechselnd arbeitende Druckpumpen unter Vorschaltung von Ventilen Wasser in einen Windkessel pressen (der als Reservoir dient), aus dem dann das Wasser nicht stoßweise, sondern in kontinuierlichem Strahl austritt.

Das Schaltungsschema eines solchen Apparats gibt Abb. 37 wieder. Dem im Transformator T hochgespannten Wechselstrom stehen je nach seiner Phase zwei Wege zur Verfügung, und zwar für die eine Phase der Weg über V_1 nach C_1, für die andere über V_2 nach C_2. Es werden also

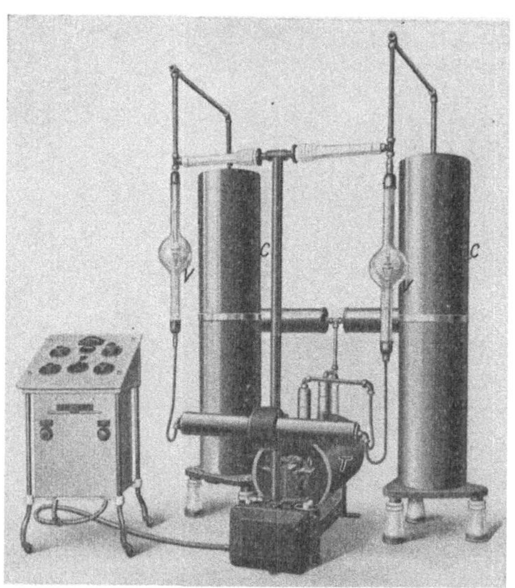

Abb. 36. Der Kondensatorapparat
(Stabilivolt der Siemens-Reiniger-Veifa).
CC = Kondensatoren; VV = Ventilröhren;
T = Transformator.

beide Wechselstromhalbwellen nutzbar gemacht. Die Kondensatoren werden während jeder Halbperiode des Wechselstroms bis zum Maximalwert der Transformatorspannung aufgeladen. Eine Rückentladung der Kondensatorbatterie in den Transformator ist durch die Sperrwirkung der Ventilröhren unmöglich gemacht. Da beide Kondensatoren hintereinander geschaltet sind, so summieren sich ihre Spannungen. An die Röntgenröhre wird der doppelte Betrag der Ladungsspannung abgegeben, weshalb der Transformator nur für die Hälfte der zu erzeugenden Röhrenspannung bemessen zu sein braucht.

Den Verlauf der Kondensatorspannung zeigt Abb. 38. Die Spannung nimmt bei der Stromentnahme durch die Röhre etwas ab, bis sie durch den folgenden Trans-

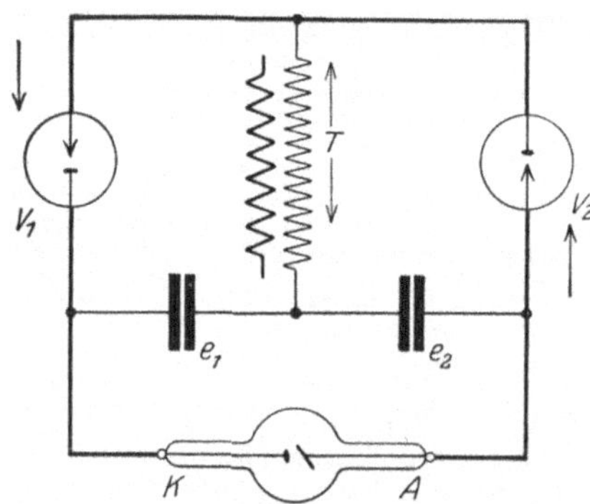

Abb. 37. Schaltungsschema z. Kondensatorapparat.
Während der einen Phase ist der Stromkreis für den Transformator T über V_1 und C_1 geschlossen, während der anderen Phase bleibt nur der Weg über C_2 und V_2.

Abb. 38. Sekundärspannungskurve des Kondensatorapparates.

formatorimpuls wieder auf die ursprüngliche Höhe gebracht ist. Es resultiert ein in engen Grenzen fluktuierender, nahezu konstanter, hochgespannter Gleichstrom.

Der Halbwellen-Kondensatorapparat.

Der Kondensatorapparat läßt sich auch als Halbwellenapparat durchbilden. Es geschieht dies durch die sogenannte VILLARDsche Schaltung (Abb. 39 und 40). Dabei sind die Enden der Sekundärspule des Transformators an die inneren Beläge zweier Kondensatoren angeschlossen, deren Außenbeläge an Ventil-röhre und Röntgenröhre geführt sind. Ventilrohr und Röntgenrohr sind parallel geschaltet.

In dem so geschlossenen Strom-kreis ändert der Strom mit jeder Halbperiode die Richtung. Sind nun Ventilrohr und Röntgenrohr im Gegentakt zueinander eingestellt, d. h. steht die Anode der Röntgen-röhre und die Anode der Ventilröhre in entgegengesetzten Richtungen zwischen den beiden Leitungen, so ist der Stromkreis abwechselnd das eine Mal über die Ventilröhre, das andere Mal in der anderen Richtung über die Röntgenröhre geschlossen. Während der einen Halbperiode werden daher die beiden Konden-satoren über die Ventilröhre gela-den. Während der folgenden Halb-periode sperrt die Ventilröhre den Stromweg; die in den Kondensatoren während der voraufgegangenen Halbperiode gespeicherte Spannung, zu der noch die der Sekundärspule

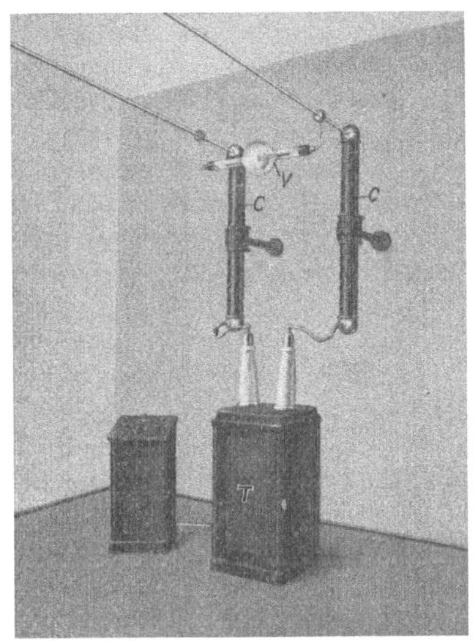

Abb. 39. Halbwellen-Kondensatorapparat (Siemens-Reiniger-Veifa).

CC = Kondensatoren; V = Ventilröhre; T = Transformator.

des Transformators hinzukommt, kann sich jetzt nur über die Röntgen-röhre entladen. Diese Entladung findet jede zweite Halbperiode statt. Es resultiert also sogenannte pulsierende Gleichspannung.

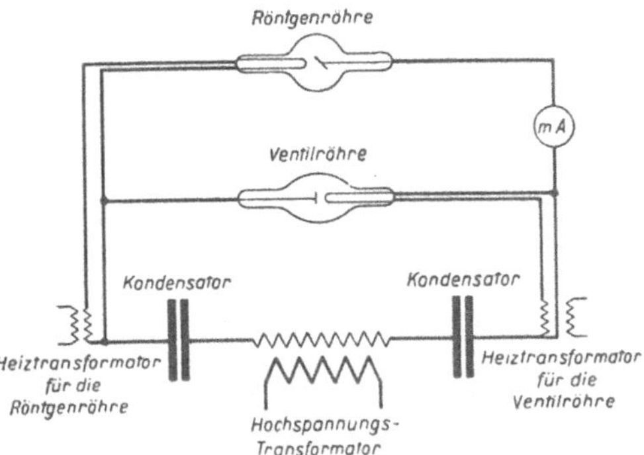

Abb. 40. Schaltungsschema nach VILLARD zum Halbwellen-Kondensatorapparat.
Ventilröhre und Röntgenröhre sind parallel, aber im Gegentakt zueinander geschaltet. Während der positiven Phase ist der Stromkreis über die Röntgenröhre geschlossen (die Ventilröhre sperrt); während der negativen Phase ist der Stromweg über die Ventilröhre geschlossen (die Röntgen-röhre sperrt).

Man sieht ohne weiteres ein, daß der Transformator nur etwa die Hälfte der erforderlichen Spannung zu liefern braucht, da man die andere Hälfte durch Aufladen der Kondensatoren in derjenigen Halbperiode erhält, während der die Röntgenröhre stromlos blieb. Die andere Hälfte der Spannung verteilt sich auf beide Kondensatoren; auf diesen lastet also nur je $^1/_4$ der betriebsmäßig vorkommenden Spannung.

Da aus diesen Gründen sowohl der Transformator als auch die Kondensatoren nur für geringe Spannung bemessen zu sein brauchen, und ferner nur *eine* Ventilröhre zum Betrieb benötigt wird, stellt der *Kondensator-Halbwellenapparat* ein relativ billiges und dabei vollwertiges Therapieinstrumentarium dar, das bei 180 kV pulsierender Gleichspannung 4-mA-Röhrenstrom zu liefern vermag.

Der Kondensator-Diagnostikapparat.

Der Kondensatorapparat eignet sich nicht ohne weiteres für diagnostisch-photographische Zwecke. Da die Kondensatoren nicht so groß gemacht werden können, daß sie bei den hohen diagnostischen Leistungen die Spannung in den Ladepausen auf der erforderlichen Höhe zu erhalten imstande wären, so würde man bei starker Belastung auch vom Kondensatorapparat pulsierende Gleichspannung erhalten, die sich nicht sehr wesentlich von der Spannungskurve der Gleichrichterapparate unterschiede. Man benutzt deshalb für diagnostische Leistungen das aus der allgemeinen Elektrotechnik hinlänglich bekannte Prinzip der Kondensatoraufladung. Die hohe elektrische Leistung, die in der Röhre selbst nur einige Hundertstel Sekunden gebraucht wird, kann langsam aus kleinen Teilbeträgen allmählich bis zur erforderlichen Höhe im Kondensator aufgespeichert werden. Die Ladezeit beträgt bis $^1/_2$ Sekunde. Wird die angestaute Energie dann ruckartig in kürzester Zeit über die Röntgenröhre entladen, so erhält man die für Momentaufnahmen erforderliche hohe, kurzzeitige Leistung.

Die Schaltanordnung der Kondensator-Diagnostikapparate weicht nur wenig von der Schaltung der entsprechenden Therapieapparate ab (s. Abb. 36 und 37). An Stelle der zwei Kondensatoren ist jetzt *ein* Kondensator in Verwendung, der zur besseren Isolierung unter Öl steht. Die für die Hochleistungsaufnahme erforderliche elektrische Ladung wird zunächst im Kondensator aufgespeichert. Dabei ist der Heiztransformator der Röntgenröhre von der Stromquelle abgeschaltet, so daß kein Strom durch die Röhre fließen kann. Zur Aufnahme wird der Hochspannungstransformator vom Netz abgeschaltet und der Heiztransformator für die Röntgenröhre eingeschaltet. Sofort entlädt sich die im Kondensator aufgespeicherte Ladung über die Röntgenröhre. Netzspannungsabfall oder -schwankungen können sich nicht schädlich auswirken, da ja der Apparat während der Aufnahme vom Netz getrennt ist.

Die primäre Stromaufnahme der Apparatur ist so gering, daß z. B. bei 220 Volt Wechselstrom das Netz nur mit zirka 15 Amp. abgesichert zu werden braucht; der Arbeitsplatz kann also an jede vorhandene Hausleitung angeschlossen werden.

Verwendbarkeit der einzelnen Apparatsysteme.

Die Beurteilung der Eignung.

Die vielseitige Anwendung der Röntgenstrahlen für diagnostische und therapeutische Zwecke in kleinen, mittleren und großen ärztlichen Betrieben bringt es mit sich, daß eine verhältnismäßig große Zahl verschiedenartiger Röntgenapparate hergestellt und auf den Markt gebracht werden, die sich durch Platzbedarf, Leistung und Preis erheblich voneinander unterscheiden. Wenn es gilt, unter Aufwendung geringster Mittel für bestimmte Verwendungen den bestmöglich geeigneten Apparat zu wählen, ist es notwendig, die Eignung der Apparatsysteme zu kennen.

Man muß unterscheiden zwischen Beurteilung der Eignung und Beurteilung der Leistungsfähigkeit.

Die Eignung richtet sich danach, welchen Zwecken der Apparat zu dienen hat; soll nur Diagnostik, nur Oberflächentherapie, nur Tiefentherapie betrieben werden, oder soll das Institut alle drei Betriebe umfassen?

Die Diagnostik. Die Diagnostik verlangt vom Röntgenapparat als maximale Leistung hohe Röhrenstromstärken bis 1000 mA und darüber, bei verhältnismäßig niedrigen Spannungen von 40—100 kV.

Zur Durchleuchtung ist jeder Apparat, einerlei welcher Konstruktion, in gleichem Maße verwendbar. Man benötigt nur niedrige Spannungen (45—60 kV) und geringe Röhrenstromstärken, (5 mA), was unterschiedslos jeder der geschilderten Apparate hergeben kann.

Anders in der photographischen Diagnostik. Die moderne Röntgendiagnostik, und speziell die Lungen- und Herzdiagnostik, stellt ganz bestimmte Anforderungen an die Bildleistung des Instrumentariums. Gerade auf diesem Gebiete, wo das technisch einwandfreie Bild für die Gesamtdiagnose und Prognose von großem Wert ist, häufen sich die aufnahmetechnischen Schwierigkeiten in außergewöhnlichem Maße; denn, um beispielsweise kleinste Verdichtungsherde in der Lunge (beginnende Tuberkulose) mit geringen Dichtigkeitsdifferenzen mit Sicherheit feststellen zu können, sind Röntgenstrahlen geringer Härte erforderlich. Anderseits muß mit Rücksicht auf eine exakte Wiedergabe der pulsierenden Organe und Gefäße eine weitgehende Verkürzung der Belichtungszeit gefordert werden.

Die Forderung nach möglichst orthodiagraphischer Abbildung (Fernaufnahmen) und die starke Absorption dieser weichen Röntgenstrahlen in den durchstrahlten Medien machen eine Steigerung der Strahlenintensität, insbesondere der Röhrenstromstärke, notwendig.

So gelangt man bei der modernen Röntgendiagnostik bezüglich der elektrischen Leistung der Apparatur zu Werten, welche bei Röntgentransformatoren gewöhnlicher Bauart zu einem Zusammenbruch der Spannung im Moment der Aufnahme führen; denn bei den großen erforderlichen Stromstärken treten durch die JOULEsche Wärmebildung und die vermehrte magnetische Streuung primärseitig schon so große Verluste ein, daß auf der Sekundärseite keine hohe Spannung erreicht werden kann. Die an der Röhre liegende Spannung sinkt auf einen Wert herab, der nicht mehr ausreicht, um selbst bei großer Stromstärke eine für die einwandfreie photographische Wiedergabe beispielsweise der Lunge erforderliche Röntgenstrahlung zu erzeugen.

Zur Beseitigung dieser Mängel ging die Industrie zur Konstruktion überdimensionierter Transformatoren über, die bei ihren großen Leistungsreserven die großen Verluste ausgleichen können und daher wohl allen Ansprüchen gewachsen sind, bei deren kritischer Betrachtung aber unwillkürlich die Frage auftaucht, ob ein solcher Aufwand in allen Fällen gerechtfertigt ist. Sicherlich ist mit der Notwendigkeit der Weichstrahlaufnahme zuviel Wesens gemacht worden. Die auf diese Weise erzielbare Bildqualität bringt keinen eklatanten diagnostischen Nutzen und steht in keinem Verhältnis zum erforderlichen technischen Aufwand.

Für die Diagnostikapparate ist der Bilderfolg maßgebend und nicht die erreichbare Röhrenstromstärke. Zudem wird die Bildqualität nicht vom Apparat und seiner elektrischen Leistung allein bestritten, sondern ist auch von der Röhre, der Qualität des Film- und Folienmaterials und dessen richtiger Behandlung abhängig. Erst die Berücksichtigung aller dieser Faktoren führt zu besten Ergebnissen.

Der heutige Stand der photographischen Technik ist bereits ein so hoher, daß in vielen Fällen bei bewußter Ausnutzung aller photographischen Hilfsmittel und rationeller Dimensionierung von Apparat und Röhre schon mit einem wesentlich geringeren Kostenaufwand vollbefriedigende Röntgenaufnahmen hergestellt werden können, namentlich wenn man sich der Hartstrahltechnik bedient, die zwar kontrastärmere aber dafür harmonischere Bilder liefert.

Man muß sich fragen, ob die von den Röntgenologen mit Recht geforderten diagnostisch voll befriedigenden Bilder nicht auf anderem Wege zu erzielen sind als durch Übersteigerung der elektrischen Leistung, die bei Überschreitung eines klar erkennbaren Optimums keine Verbesserung der Bildwirkung mehr bringen kann.

Es ist deshalb sinnlos, die Leistungsfähigkeit eines Röntgenapparats nach der zur Verfügung stehenden kW-Zahl beurteilen zu wollen, sobald qualitativ gleichwertige Bilder mit Apparaten geringerer elektrischer Leistung zu erzielen sind. Lediglich die Bildleistung entscheidet über seine diagnostische Eignung. Unter diesem Gesichtspunkt sollte die Auswahl der diagnostischen Apparate geschehen.

Die großen Drehstromapparate mit Ventilröhrengleichrichtung, die für maximale Leistungen gebaut sind, sind für private Institute unrentabel. Sie bleiben den öffentlichen Instituten und Forschungsstellen vorbehalten. Ihre Leistung beträgt 1000—2000 mA bei 80 kV und kann noch weiter gesteigert werden. Man erreicht Expositionen von Hundertstel Sekunden für schwerste Aufnahmen.

Bezüglich des Wirkungsgrades folgt an zweiter Stelle der Wechselstrom-Ventilröhrengleichrichter, der mit einer Leistung von 400—800 mA bei zirka 75 kV Expositionen von $^1/_{20}$—$^1/_{50}$ Sek. bei schweren Aufnahmen gestattet. Er ist der Apparat für mittelgroße Röntgenbetriebe.

Für kleinere Institute ist als ausgezeichneter und völlig ausreichender Apparat der Kondensator-Diagnostikapparat zu empfehlen. Seine Unabhängigkeit von der Netzzuleitung und seine stets gleichbleibende und reproduzierbare Einstellung zur Aufnahme lassen ihn ganz besonders vorteilhaft erscheinen. Lungenaufnahmen können in $^1/_{10}$—$^1/_{20}$ Sek. angefertigt werden. Leider ist er bisher nur für Lungen- und Herzaufnahmen gut brauchbar. Erst nach diesen Apparaten wären der mechanische Gleichrichter und der Halbwellenapparat als zwar leistungsfähige aber nicht ebenbürtige Apparate zu nennen.

Die Oberflächentherapie. Hierfür gilt dasselbe, was oben von der Durchleuchtung gesagt wurde. Da eine Tiefenwirkung nicht verlangt wird, hohe Spannungen und hohe Stromstärken entbehrlich sind, können ohne Einschränkung Apparate aller Systeme diesem Zwecke genügen. Für die Wahl sind, abgesehen vom Kostenpunkt, nur betriebstechnische Gesichtspunkte ausschlaggebend. Am billigsten stellt sich der Halbwellenapparat, der für diese Zwecke nicht nur ausreichend, sondern gut brauchbar ist, vor allem deshalb, weil bei seinen sehr konstanten elektrischen Verhältnissen die einmal festgestellte Dosis nach Zeit sehr lange und sicher festgehalten werden kann, besonders wenn der Apparat mit einer induktiven Feinregulierung versehen ist; diese ermöglicht es, stets genau die gleiche Spannung einzustellen und durch Regulierung festzuhalten.

Die Tiefentherapie. Für die Tiefentherapie ist die Durchdringungsfähigkeit der Strahlung die wichtigste Forderung. Da diese, gemessen am Tiefenquotienten, von 160 kV angefangen nur sehr wenig zunimmt und über 200 kV nicht mehr anwächst, ist zur Erreichung einer guten Tiefenwirkung keine exorbitante Spannung nötig; bei entsprechender Filterung kann man mit Spannungen zwischen 160—200 kV genügend hohe Tiefenquotienten erreichen. Hingegen verlängern sich bei geringeren Spannungen die Bestrahlungszeiten. Dies ist jetzt, wo man die schwere toxische Wirkung der raschen Dosiseinverleibung erkannt hat und die Langzeitbestrahlung übt, kein Nachteil mehr. Für die hohen Spannungen spricht nur, daß sich die Elektronenwirkung verändert (s. S. 389).

Die physikalische Dosisleistung der Therapieapparate ist bei gleicher Spannungshöhe lediglich abhängig vom Verlauf der Röhrenspannung. Bei Apparaten, die kontinuierlich konstante Gleichspannung liefern, wie die Kondensatormaschine, ist die Dosisleistung am größten. Etwas kleiner ist diese Leistung bei den Drehstromapparaten, da die Spannungskurve eine größere Welligkeit aufweist. Apparate, die intermittierende Gleichspannung liefern, wie der mechanische Gleichrichter, Ventilröhrengleichrichter und der Kondensator-Halbwellenapparat, geben eine um etwa 30% geringere Sekundenleistung. Aus alledem folgt aber nur, daß man mit den letztgenannten Apparaten längere Zeit braucht, um die gleiche Dosis zu verabfolgen. Die gefilterte Strahlung ist, unabhängig von der Bauart der Maschine, bei gleicher Scheitelspannung in allen Fällen physikalisch und biologisch vollständig gleich.

Die elektrische Leistung ist daher bei den Therapieapparaten nicht das Kriterium der Beurteilung; von größerer Bedeutung für die Eignung zur Therapie ist die Möglichkeit, die Spannung des Apparats konstant zu halten und von Netzspannungsschwankungen unabhängig zu machen. Ist diese Möglichkeit durch entsprechende Bauart und Regulierapparate gegeben, so kann man mit gutem Gewissen nach Zeit dosieren. Das ist sehr wichtig, da vorderhand nur die indirekte Dosismessung genau und einwandfrei ist.

Die Beurteilung der Leistungsfähigkeit.

Zur Beurteilung der Leistungsfähigkeit eines Röntgenapparats genügt nicht die Angabe des Höchststroms und der Höchstspannung. Der Röntgenologe muß wissen, ob die bei den maximalen Röhrenstromstärken noch erzielbaren Röhrenspannungen für seine diagnostischen Arbeiten ausreichend sind. Falls dies aus den Angaben über die Leistungsfähigkeit eines Apparats nicht eindeutig hervorgeht, stelle man stets fest, ob die in Ankündigungen genannten Röhrenstromstärken und Röhrenspannungen zusammengehörige Werte, d. h. Leistungsangaben sind. In Zweifelsfällen prüfe man, *welche Röhrenspannung bei Entnahme der für den Apparat garantierten maximalen Röhrenstromstärke erzielbar ist.* Ferner überzeuge man sich, ob die verwendeten Glühventile die Entnahme der größten Röhrenstromstärke ohne Überlastung zulassen.

Bei Drehstrom- und Kondensatorapparaten muß bei der Beurteilung der Leistungsangaben berücksichtigt werden, daß diese Apparate praktisch konstante Gleichspannung erzeugen. Daher ist die Wattleistung bei gleich großen Röhrenstromstärken und gleich hohen Scheitelwerten der Röhrenspannung gegenüber Apparaten für Betrieb mit Einphasen-Wechselstrom erheblich größer.

Die Wechselstrom-Gleichrichterapparate erzeugen einen pulsierenden Strom; dabei wird die Röhre in der Sekunde von zahlreichen Stromimpulsen getroffen. In den *Pausen* zwischen den Stromimpulsen fließt *kein* Strom, und es entstehen auch *keine* Röntgenstrahlen. Da die Spannungskurve an- und absteigt, wird nur in einem einzigen Moment des Stromstoßes die maximale Spannung erreicht, im übrigen aber ist die Spannung niedriger. Da der Charakter der Röntgenstrahlung, wie wir später sehen werden, von der sie erzeugenden Spannung abhängig ist, entsteht als Mittelwert ein weicheres, weniger durchdringungsfähiges Strahlengemisch (s. S. 57).

Beim Drehstrom- und Kondensatorapparat wird die Röhre *kontinuierlich*, ohne Pause von einem Strom *gleichbleibender Spannung* durchflossen. Die Röntgenröhre sendet daher *dauernd* Röntgenstrahlen aus; das Strahlengemisch ist im Durchschnitt härter, da die Spannung sich am Scheitelwert hält. Aus diesem Grunde (s. S. 56) ist auch die Strahlungsintensität bei gleicher Scheitelspannung und gleicher Milliamperezahl an den genannten Apparaten 1,5—1,6mal größer, als unter gleichen Bedingungen am Gleichrichterapparat. Die Vorteile, die dieser Apparat bietet, sind also *Abkürzung der Bestrahlungszeit* in der Therapie bzw. der *Expositionszeit* in der Photographie. Ferner kommt der größere Anteil an kurzen Wellenlängen der Penetranz der Strahlung zugute.

Da rotierende Teile und Funkenstrecken im Hochspannungskreis dieser Apparate fehlen, kommt es auch nicht zu Überspannungen und Hochfrequenzschwingungen. Hierdurch ist eine lange Lebensdauer von Apparat und Röhre gewährleistet. Ein gutes Röntgenrohr verhält sich an der konstanten Gleichspannung sehr gut und erreicht eine hohe Brenndauer.

Hat man sich zur Wahl eines bestimmten Apparattyps entschlossen, so verabsäume man nicht, sofern es sich um einen größeren Apparat handelt, sich beim zuständigen Elektrizitätswerk über die Leistungsfähigkeit des Netzes zu erkundigen. Der große Apparat verliert an einem ungenügenden Netzanschluß seinen Sinn.

IV. Elektrische Meßinstrumente.

Die momentane Leistung einer Apparatur kann durch Meßinstrumente kontrolliert werden. Die *elektrische Energie* ist definiert durch das Produkt: *Spannung mal Stromstärke* (Volt mal Ampere); also brauchen wir *Spannungsmesser* (Voltmeter) und *Strommesser* (Amperemeter) für den Primärstromkreis und gesondert ebensolche für den Sekundärstromkreis. Außerdem müssen wir auch über den Heizstrom durch Meßinstrumente unterrichtet sein.

Meßinstrumente des Primärkreises.

Das Voltmeter. Das Voltmeter sagt aus, welche Spannung im Primärkreise vorhanden ist, gibt also die *Netzspannung* an. Ist die Apparatur an ein großes Stadtnetz angeschlossen, so schwankt der Starkstrom normalerweise nur sehr wenig. Die Schwankungen werden verursacht durch große Stromentnahmen, wie sie manche Fabriken für ihre Betriebe benötigen. Sie äußern sich deshalb meistens in den Vormittagsstunden, während nach Schluß der technischen Betriebe die Spannung wieder anzusteigen pflegt. In kleinen Industriestädten können die Schwankungen schon beträchtlicher sein. 10—20%ige Schwankungen unter das angegebene Niveau sind nichts außergewöhnliches; sie führen im Therapiebetrieb zur Unterdosierung, in der Diagnostik mitunter zu Fehlaufnahmen. Wie sie auf die elektrischen Verhältnisse der Röntgenanlage einwirken, wurde bereits erwähnt. Ihre Rückwirkung ist dadurch besonders nachteilig, daß die Spannungsschwankungen im Heizstrom, der durch einen Niedertransformator gespeist wird, zehnfach verstärkt sich widerspiegeln. — Das Voltmeter ist, wie alle Spannungsmesser, der Stromleitung parallel geschaltet.

Das Amperemeter. Das Amperemeter gibt die momentane Stromstärke des Primärkreises an; es ist nicht parallel, sondern *in* den Stromkreis geschaltet. Die Primärstromstärke ist je nach den Leistungen, die vom Apparat verlangt werden, verschieden, aber für jede bestimmte Leistung die gleiche. Das Meßinstrument kann also sehr wohl dazu dienen, die Konstanz der Apparatverhältnisse zu kontrollieren.

Meßinstrumente des Sekundärkreises.

Weit mehr beanspruchen unser Interesse die den Sekundärkreis definierenden Meßinstrumente, da sie indirekt auf die Menge und Art der Röntgenstrahlung schließen lassen.

Spannungsmesser.

Man muß grundsätzlich unterscheiden zwischen der *Scheitelspannung* (d. h. dem höchsten Spannungswert, den die Spannungskurve erreicht) und dem Spannungsmittelwert, der sogenannten *Effektivspannung*. Ausschlaggebend für die Beurteilung der Strahlenqualität ist die Scheitelspannung, für die Beurteilung der elektrischen Leistung die Effektivspannung. Bei pulsierender Gleichspannung läßt sich die Scheitelspannung durch Multiplikation mit dem sogenannten *Scheitelfaktor* ($\sqrt{2} = 1{,}414$) aus der Effektivspannung berechnen. An Kondensatorapparaten fällt diese Unterscheidung selbstverständlich weg.

Während in der Elektrotechnik im allgemeinen die Kenntnis des Effektivwertes einer Spannung beliebigen zeitlichen Verlaufs ausreichend ist, muß man in der Röntgentechnik den Scheitelwert der Spannung kennen, weil man aus ihm allein auf die Qualität und spektrale Verteilung der Röntgenstrahlung schließen kann (s. S. 58).

Die Messung der Hochspannung kann auf der Primärseite oder auf der Sekundärseite vorgenommen werden.

Die primärseitigen Spannungsmesser.

Das Kilovoltmeter. Das Kilovoltmeter mißt de facto die Spannung der Enden der *Primärspule* des Transformators. Auf seiner Skala hingegen sind nicht diese, sondern die nach dem Übersetzungsverhältnis des Transformators aus der Primärspannung sich ergebenden *idealen Sekundärspannungswerte* eingetragen.

Das Kilovoltmeter zeigt nur *so lange richtig*, als der Transformator *leer läuft*, d. h. kein Strom dem Sekundärkreis entnommen wird. Dann stimmen Primär- und Sekundärseite nach dem Übersetzungsverhältnis überein. Sowie der Transformator belastet wird, also Strom durch die Röntgenröhre fließt, zeigt das Kilovoltmeter weiterhin so an, als ob der Transformator leer liefe. Die Veränderungen, die die Spannung auf der Sekundärseite erleidet (Spannungsverluste durch Hochfrequenzschwingungen, eventuell falsche Einstellung des Gleichrichters usw.) können von ihm nicht erfaßt werden. Auch der Spannungsabfall, der normalerweise auf der Sekundärseite bei Stromentnahme eintritt, bleibt unberücksichtigt. Das Kilovoltmeter zeigt demnach zu hoch an; die Spannung ist in Wirklichkeit niedriger. Je mehr Strom entnommen wird, desto größer wird die Differenz zwischen *wirklich* vorhandener und *angezeigter* Spannung. Bei großen Stromentnahmen, z. B. zu Momentaufnahmen, kann der Meßfehler bis 30% betragen.

Um diesem Mangel abzuhelfen, muß man das Kilovoltmeter eichen, indem man den Spannungsabfall beim jeweiligen Röhrenstrom bestimmt.

Man kann dann an Hand der gewonnenen Tabellenwerte aus dem primär gemessenen Spannungswert die tatsächliche Röhrenspannung ermitteln. Trotzdem bleibt die Bestimmung der Sekundärspannung durch Messung der Primärspannung unzuverlässig, weil Änderungen des Spannungsabfalls in der Apparatur (z. B. in den Ventilröhren oder umlaufenden Gleichrichtern) nicht mit erfaßt werden. Es muß deshalb die berechtigte Forderung erhoben werden, die Spannung nicht nur primärseitig, sondern — zum mindesten zur Kontrolle — auch auf der Sekundärseite zu messen.

Die sekundärseitigen Spannungsmesser.

Zur direkten Messung der Hochspannung gibt es drei Apparate: die Kugelfunkenstrecke, den Spektrographen und den statischen Spannungsmesser.

Die Kugelfunkenstrecke ist eine parallele Funkenstrecke mit kugelig geformten Elektroden. Diese sind nämlich frei von einer Reihe äußerer Einflüsse. Das Ansprechen der Funkenstrecke ist bei gleicher Elektrodendistanz in hohem Grade von der Form der Elektroden abhängig; je spitzer diese sind, um so leichter kommt es zu einem Ausgleich der Spannung in Form eines Überschlagfunkens, und um so mehr sprechen auch andere Einflüsse wie Temperatur, Barometerdruck, Feuchtigkeitsgehalt der Luft usw. mit hinein und setzen die Genauigkeit des Meßverfahrens

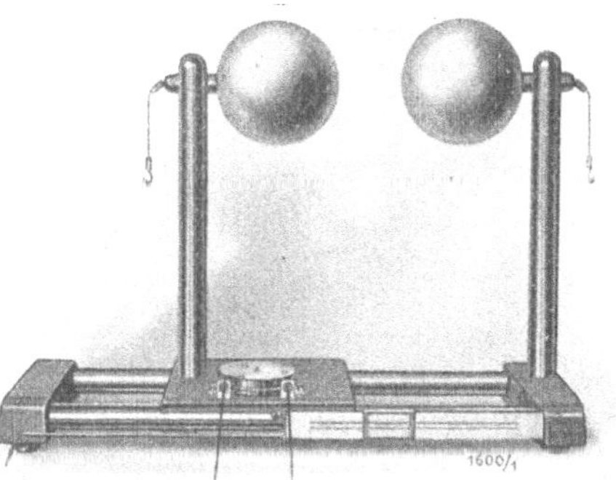

Abb. 41. Die Kugelfunkenstrecke.

herab. Alle diese Fehlerquellen lassen sich ausschalten, wenn man den Elektroden Kugelform verleiht. Je größer der Kugeldurchmesser, um so genauer funktioniert die Funkenstrecke. Für die praktisch in Betracht kommenden Spannungen bis 200 kV genügt ein Durchmesser von 15 cm. Die Kugelelektroden sind (Abb. 41) auf einer Schlittenvorrichtung beweglich gegeneinander angebracht. Vermittelst eines Zahnantriebes mit Schnurzug werden die Kugeln einander so weit genähert, bis ein Funke überspringt. Eine Zentimeterskala läßt dann die Spannung in Kilovolt ablesen. Damit die Röhre beim Funkenübergang nicht gefährdet wird, schaltet man zwischen Röhre und Funkenstrecke Hochspannungswiderstände ein. — Der Spektrograph ist auf S. 68 beschrieben.

Weder die Kugelfunkenstrecke noch die spektrographische Messung lassen eine dauernde Kontrolle der Betriebsspannung zu; sie ermöglichen nur eine Nachprüfung in den Betriebspausen.

Die statischen Spannungsmesser sind im Prinzip folgendermaßen gebaut (Abb. 42). Zwischen den beiden Hochspannungsleitungen 1 und 2 ist ein konstanter, hochohmiger Widerstand 3 und 4 eingebaut. Ein Teil dieses Widerstandes wird als Meßwiderstand benutzt; an diesem kann die Spannung in einer für die bequeme Messung brauchbaren Größenordnung abgegriffen werden. Der abgenommene Teil der Spannung

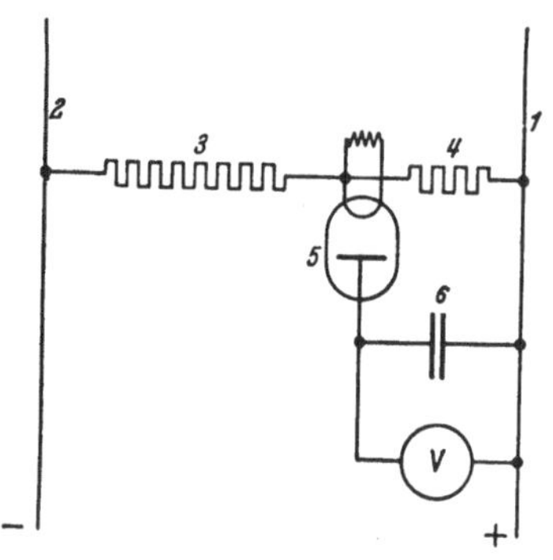

wird über eine Ventilröhre 5 in einen Kondensator 6 geleitet. Dieser lädt sich dabei auf den Scheitelwert der am Meßwiderstand auftretenden Spannung auf. Das zum Kondensator parallel geschaltete Voltmeter V zeigt die Spannung an. Da diese in einem konstanten Verhältnis zur Röhrenspannung steht, welches dem Verhältnis des Meßwiderstandes zum Gesamtwiderstand entspricht, kann das Meßinstrument so geeicht werden, daß es die Röhrenspannung direkt anzeigt.

Das Instrument hat gegenüber allen anderen den Vorteil, daß es während des Betriebes die Spannung direkt anzeigt.

Abb. 42.

Der statische Spannungsmesser.

Strommesser.

Das Milliamperemeter. Das Milliamperemeter hat die Aufgabe, die Stromstärke im sekundären Stromkreis anzuzeigen. Es ist *direkt* in den Hochspannungskreis des Apparats eingeschaltet (bei Stromfluß nicht berühren!). Es gibt den Röhrenstrom an und ist daher ein sehr wichtiges Instrument. Um die Anzeigen des Milliamperemeters zu verstehen und richtig zu beurteilen, muß man seine Arbeitsweise kennen.

Das Meßinstrument steht vor der schwierigen Aufgabe, einen Strom zu messen, dessen Stärke inkonstant ist und der in mehr oder weniger großen

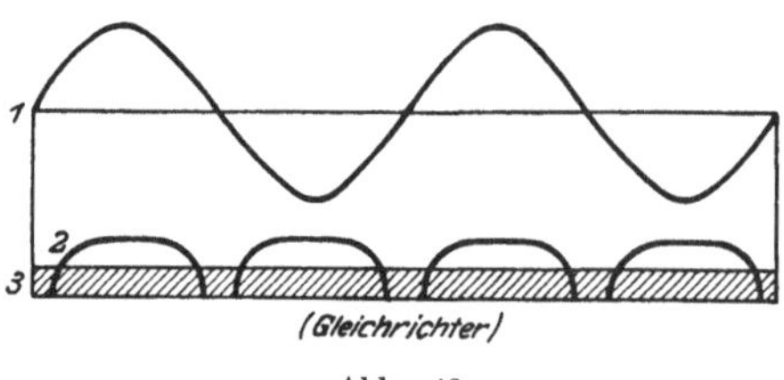

Abb. 43.

1 = Spannungskurve;
2 = Röhrenstromkurve;
3 = Mittelwert des vom Milliamperemeter
     angezeigten Röhrenstroms.

Pausen durch die Röhre fließt. Das Milliamperemeter zeigt nun den *zeitlichen Mittelwert* aus diesen Strömen an, d. h. es gibt einen so großen Ausschlag, wie die einzelnen Impulsenergien, ohne ihre Gesamtenergie zu ändern, gleichmäßig und kontinuierlich wirkend, in ihm erzeugen würden. Mathematisch ist dies durch Umwandlung der von der Stromkurve umschlossenen Fläche in ein flächengleiches Rechteck dargestellt (Abb. 43), wobei die Höhe des Rechteckes die mittlere, vom Milliamperemeter angezeigte Stromstärke bedeutet. Es ist daraus ohne weiteres ersichtlich, daß die momentane Stromstärke bei pulsierendem Gleichstrom höher liegt, als der vom Meßinstrument angezeigte Strom. Die Differenz ist je nach der Apparatur verschieden.

Durch verstellbare Widerstände läßt sich das Instrument für mehrere Meßbereiche benutzen. Falsche Angaben des Milliamperemeters haben ihre Ursache meistens entweder in der elektrostatischen Beeinflussung des Zeigers durch das Hochspannungsfeld oder in einer Beschädigung der Drehspule durch Hochspannungsüberschläge. Die Häufigkeit gerade dieses Fehlers hat dazu geführt, daß in der Therapie die Verwendung von zwei hintereinander geschalteten Milliamperemetern gefordert wird.

Hohe Röhrenstromstärken über 200 mA lassen sich bei den durch die Belastbarkeit der Röntgenröhren begrenzten kurzen Einschaltzeiten nicht mehr zuverlässig mit Milliamperemetern messen. Die Ausstattung der Apparate mit Milliamperemetern bis 500 mA Meßbereich und darüber würde also nur dazu verleiten, in Verkennung der tatsächlich bestehenden Meßmöglichkeiten die Röntgenröhren zu überlasten und vorzeitig zugrunde zu richten. Man könnte mit ihnen richtige Messungen nur durch ein bis zwei Sekunden dauernde Probebelastungen vornehmen, die bei den höchsten, heute angewendeten Belastungen für die Röntgenröhre nicht zulässig sind und auf alle Fälle die Lebensdauer der Röhre herabsetzen würden.

Aus diesem Grunde empfiehlt es sich dringend, bei Anwendung stärkerer Röhrenströme als etwa 100 mA sich eines *Milliamperesekundenmessers* zur Ermittlung der Röhrenstromstärken zu bedienen. Der Milliamperesekundenmesser ist in Wesen und Bauart nichts anderes als ein Milliamperemeter mit besonders großem Trägheitsmoment, das eine lange Schwingungsdauer des Zeigers hat. Dies wird erreicht durch Vergrößerung der Masse des Schwingungssystems. Der Zeigerausschlag kommt erst zustande, wenn der elektrische Impuls bereits abgelaufen ist. Die Masse des Systems ist so berechnet, daß seine Schwingungsweite gleich dem Produkt aus Kraft mal Zeit ist. Man braucht also nur den am Instrument abgelesenen Wert durch die am Zeitrelais eingestellte Zeit zu dividieren, um die Röhrenstromstärke zu erhalten.

Meßinstrumente des Heizstromkreises. Die Anbringung dieses Meßapparats bietet, da es sich um einen niedrig gespannten Stromkreis handelt, keine Schwierigkeiten. Das Heizstromamperemeter und das Heizvoltmeter dienen dazu, eine Überlastung des Glühfadens der Röntgenröhre zu verhüten. Der maximal zulässige Heizwert (an jedem Fabrikat vermerkt) darf nicht überschritten werden. Gleichzeitig kann das Heizamperemeter zur Kontrolle des Röhrenstroms und dadurch auch des Milliamperemeters dienen.

Erkennung und Lokalisation von Störungen.

Die fortlaufende und genaue Kontrolle der Meßinstrumente, die Beobachtung des Funkenüberganges an den rotierenden Hochspannungsschaltern, das Verhalten der Ventile und der Röhre, lassen eine Störung erkennen und bei einiger Übung auch lokalisieren. Man gehe dabei genau vor und untersuche den primären, sekundären und den Heizstromkreis. Man wird dann nach dem beigegebenen Schema zu einem Urteil kommen können. Die Beobachtung hat zu umfassen: 1. die Meßgeräte des Primärkreises, 2. die Meßgeräte des Hochspannungskreises, 3. die Meßgeräte des Heizstromkreises und 4. die Funktion der Röhre.

Im großen und ganzen haben wir mit folgenden Störungen im Betrieb zu rechnen:

Kein Strom im Apparat. Störung liegt im Primärkreis. Primäres Amperemeter und Voltmeter schlagen nicht aus, ebenso alle anderen Meßgeräte. Die häufigste Ursache ist das Durchbrennen einer Sicherung. Das Auswechseln einer Sicherung ist natürlich ohne weiteres möglich. Man wird aber gut tun, dies erst dann vorzunehmen, wenn die Ursache des Kurzschlusses festgestellt ist, oder eine Ursache an und für sich klar ist (z. B. Defektwerden einer Röhre). Ist man nicht im klaren, welche Leitung betroffen ist, so versuche man, andere, vom Röntgenapparat unabhängige Stromkreise einzuschalten, etwa die Lichtleitung oder andere Apparatleitungen (Diathermie, Quarzlampen usw.). Erweisen sich auch diese stromlos, so hat man die Störung im Durchschmelzen der Hauptsicherung zu suchen.

Keine Hochspannung. Störung im Sekundärkreis. Sekundärer Spannungsmesser und Milliamperemeter stromlos; alle anderen Meßgeräte zeigen unverändert an. Ursachen: Maximalschalter zur Begrenzung der Durchleuchtungsstromstärke herausgefallen oder Kabel gebrochen oder Ventilröhre defekt. Kontrolle mit provisorischer Hochspannungsleitung direkt von der Transformatordurchführung, möglichst durch Monteur.

Kein Heizstrom. Das Heizstromamperemeter zeigt nicht an, bei normaler Anzeige der anderen Meßgeräte mit Ausnahme des Milliamperemeters. Ursachen: Entweder Heizstromkreis kurz geschlossen oder unterbrochen, oder Glühfaden der Röntgenröhre durchgebrannt. Feststellung, ob Rohr unbrauchbar geworden. Feststellung geschieht, wie auf S. 19 geschildert (Heizstromregulierwiderstand dabei auf Null stellen!).

Die Röhrenstromstärke steigt plötzlich bei gleicher Einstellung der Röhrenspannung und des Heizstroms: Röntgenröhre hat Gasausbruch.

Im allgemeinen ist darauf zu achten, daß alle Klemmen des Leiterkreises fest angezogen, die Verbindungen überall komplett sind. Besonders störend sind lose Kontaktteile der Hochspannungsleitung; der Strom überbrückt diese Stellen in kleinen Fünkchen, die bei Abdunkelung leicht zu sehen sind. Man muß immer auch daran denken, daß eine Störung von einer solchen gelockerten Verbindung herrührt, und verabsäume nicht, wenn sonst die Störung sich nicht lokalisieren läßt, den kleinen Kontaktfehler zu beheben. Solche kleine, millimeterbreite Funkenstrecken erzeugen Hochfrequenzschwingungen, die die Stromkurve verändern können und zu Spannungsverlusten führen. Spannungsverluste können auch durch Spitzenwirkung, d. h. durch an einer Spitze der Sekundärleitung ausstrahlende Elektrizität hervorgerufen werden. Im verdunkelten Zimmer sind diese Ausstrahlungen in Form von blassen Funkenbüscheln leicht nachweisbar. Um jede Spitzenwirkung zu vermeiden, verwendet man für Hochspannungsleitungen nur noch dicke, runde, an den Enden mit Kugeln armierte Metallrohre. Da sich aber an den Leitungen durch elektrostatische Anziehung der Staub bei mangelhafter

Pflege der Anlage in dicken Lagen ansetzt, kommt es auf diesem Wege zu einer Aufrauhung der glatten Flächen und zur Spitzenbildung. Zur Schonung der Apparatur ist daher große Sauberkeit und Achtsamkeit notwendig.

V. Die Physik der Röntgenstrahlen.

Da, wie bereits eingangs erwähnt, die Röntgenstrahlen in ihrem Wesen nichts anderes sind als sehr kurzwellige Lichtstrahlen, so ist es verständlich, daß alle Gesetze, die uns aus der Physik des Lichts bekannt sind, auch für die Röntgenstrahlen in entsprechender Form Geltung haben. Dieser Umstand ermöglicht es uns, durch Analogie mit den Vorgängen der Optik die etwas schwierige Physik der Röntgenstrahlen unserem Verständnis näher zu bringen. Wir wollen von diesem Hilfsmittel im folgenden ausgiebig Gebrauch machen, wobei wir auf jede mathematische Ableitung verzichten.

Das Strahlenspektrum der Röntgenröhre, das sog. Bremsspektrum.

Um eine Strahlung auf ihre Zusammensetzung zu untersuchen, muß man sie in die einzelnen Wellenlängen zerlegen. Das geschieht, indem man sie an feinen Spalten zur Beugung bringt. Während man für die Lichtstrahlen mit ihrer etwa 10000mal größeren Wellenlänge solche Spalten (sogenannte Gitter) künstlich durch Ritzen von Gläsern herstellen konnte, war es unmöglich, entsprechend feinere Gitter für die Röntgenstrahlen herzustellen; denn man erhält Beugungserscheinungen nur an solchen Spalten, deren Breite etwas größer ist als die Länge der in Frage kommenden Welle.

Erst durch die Verwendung von Kristallen, wie es v. Laue tat, gelang es, die Röntgenstrahlen zur Beugung zu bringen. Die Kristalle stellen nämlich ein von der Natur mit mathematischer Regelmäßigkeit aufgeführtes Gebäude von Molekülen dar, dessen Zwischenräume die der Kleinheit der Wellenlänge der Röntgenstrahlen entsprechende Feinheit besitzen. Die Kristallographen sprachen daher schon seit geraumer Zeit von einem „Raumgitter" der Kristalle.

Untersucht man die von dem Brennfleck einer Röntgenröhre ausgehende Röntgenstrahlung auf ihre Zusammensetzung, indem man sie an dem Raumgitter von Kristallen zur Beugung bringt und ein Spektrum erzeugt, so kommt man zu dem Ergebnis, daß jede Röntgenröhre ein ganzes *Strahlengemisch* aussendet. Zieht man einen Vergleich mit den Strahlen sichtbaren Lichts, so kann man sagen: von der Röhre geht kein *einfarbiges* Licht, sondern ein Strahlen*gemisch* aus, vergleichbar dem weißen Licht glühender Körper. Da die weitere Untersuchung zeigt, daß in diesem Gemisch innerhalb bestimmter Grenzen *sämtliche* Wellenlängen, wenn auch in verschiedener Intensität, *lückenlos* vertreten sind, so spricht man von einem *kontinuierlichen* Spektrum der Röntgenstrahlen. Die Entstehung dieses kontinuierlichen Spektrums erklärt man sich mit der

Annahme, daß die Elektronen, die an der Antikathode der Röntgenröhre abgebremst werden, je nachdem, ob sie in die Kernzone der Atome geraten, oder nur allmählich ihre Energie abgeben, die Emission verschiedener Wellenlängen verursachen (s. auch S. 15). Nach dem Vorgang der Bremsung nennt man das so entstandene Spektrum Bremsspektrum. (Über das charakteristische Spektrum s. S. 61.) Tragen wir in ein Koordinatensystem die Wellenlängen in Ångströmeinheiten[1] als

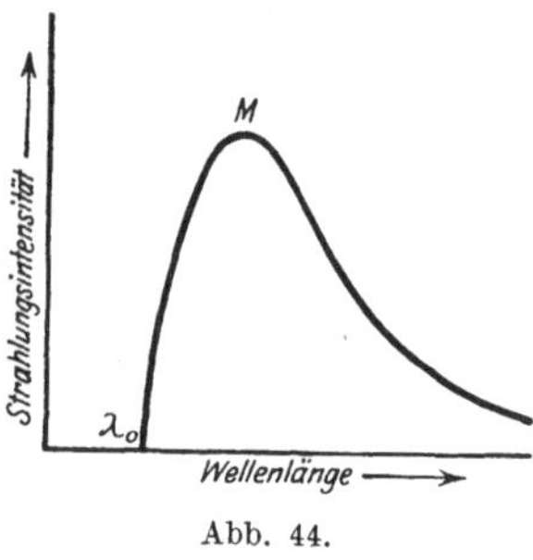

Abb. 44.

Spektrale Energieverteilungskurve
der Strahlung einer Röntgenröhre.

λ_0 = Grenzwellenlänge;
M = Strahlungsmaximum.

Abszissen, die Intensität jeder einzelnen als Ordinaten auf, so erhalten wir die spektrale Energieverteilungskurve (Abb. 44). Diese gibt uns Aufschluß darüber, wie groß die ausgestrahlte Energie ist (Flächeninhalt der Kurve), bei welcher Wellenlänge das Energiemaximum liegt (Scheitelpunkt M der Kurve), welche die kürzeste Wellenlänge ist (λ_0 Grenzwellenlänge). Diese drei Größen: *Strahlungsenergie, Strahlungsmaximum, Grenzwellenlänge*, stehen miteinander und mit den elektrischen Vorgängen in der Röhre in gesetzmäßigen funktionellen Beziehungen. Diese Beziehungen zu kennen, ist sowohl für den Therapeuten als auch für den Diagnostiker von fundamentaler Bedeutung, da sie für sein technisches Tun und Lassen ausschlaggebend sind. Die Beziehungen sind die folgenden:

1. *Die Strahlungsenergie:* Die Strahlungsenergie ist ceteris paribus proportional dem *Quadrate* der an der Röntgenröhre liegenden Spannung. Ver*doppeln* wir die Spannung, so ver*vier*facht sich die von der Röntgenröhre ausgehende Strahlenenergie. Es gibt also eine Röntgenröhre bei beispielsweise 100 kV und 2 mA viermal, bei 200 kV und 2 mA sechzehnmal mehr Strahlung her, als wenn sie bloß mit 50 kV bei 2 mA betrieben wird. Dieses Gesetz gilt in dieser Form nur für ungefilterte Strahlung. Bei Filterung der Strahlung wird der Koeffizient der Beziehung größer als 2 und nähert sich bei zunehmender Filterung immer mehr der dritten Potenz.

2. *Das Strahlungsmaximum* rückt mit steigender Spannung immer weiter in der Richtung der kurzen Wellenlängen vor. Das Strahlengemisch wird immer reicher an kurzwelligen Anteilen.

3. *Die Grenzwellenlänge* zeigt dieselbe Verschiebung nach dem Nullpunkt des Koordinatensystems hin. Zwischen der kürzesten in der Strahlung vertretenen Wellenlänge und der an der Röhre liegenden Spannung besteht eine einfache gesetzmäßige Beziehung $\lambda_0 = \dfrac{12{,}35}{V}$ (V in kV), woraus sich bei bekanntem λ_0 die Spannung leicht errechnen läßt. (Prinzip des Spektrographen.)

---

[1] Eine Ångströmeinheit ist ein Zehnmillionstel Millimeter und wird mit Å bezeichnet.

Alle die genannten Gesetze waren noch vor der Entdeckung der Röntgenstrahlen an der Strahlung glühender Metalle erkannt und errechnet worden. Wie hier zwischen *Spannung* und Wellenlänge besteht dort zwischen *Temperatur* und Wellenlänge dieselbe gesetzmäßige Beziehung. Geringe Temperaturen erzeugen nur lange Wellen (Wärmestrahlen), hohe Temperaturen auch kurze Wellen (Lichtstrahlen). Die Vorgänge, die sich bei dem Aufprall der Elektronen an den Atomen der Antikathode abspielen, sind den Vorgängen in den Atomen eines glühenden Metalls verwandt.

Da das Strahlenspektrum der Röntgenröhre in seiner Zusammensetzung von der Spannung, die an der Röhre liegt, abhängig ist, muß es in seiner Art die Spannungspulsationen mitmachen.

Fassen wir 5 Punkte aus der Halbperiode eines hochgespannten Wechselstroms ins Auge (Abb. 45a), so entspricht jedem dieser Punkte ein eigenes

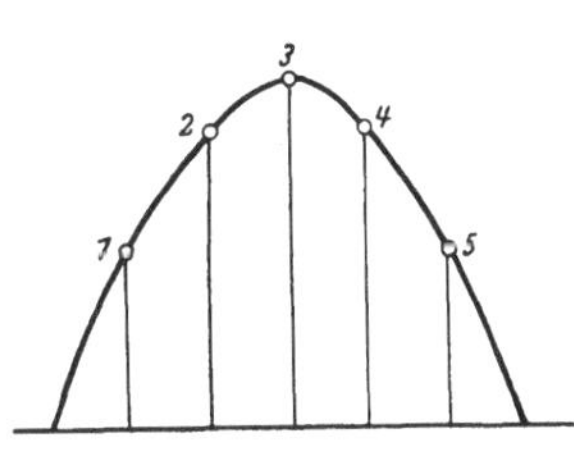
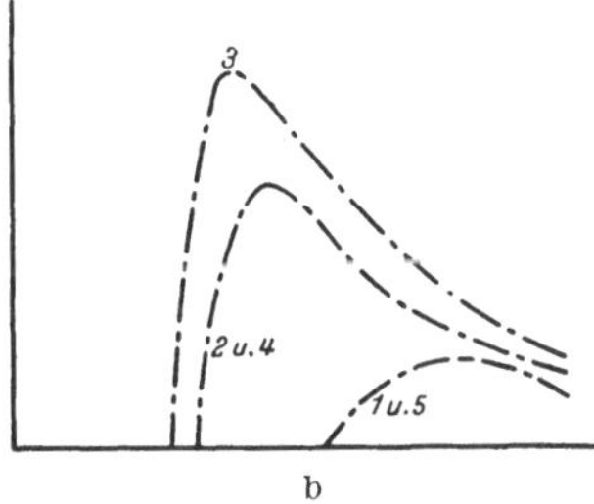

Abb. 45a u. b. Abhängigkeit der Strahlenemission einer Röntgenröhre vom Verlauf der Hochspannungskurve.

Strahlenspektrum, das in Abb. 45b als Kurve 1, 2, 3, 4 und 5 eingezeichnet ist. Diese 5 Kurven sind willkürlich aus der großen Zahl herausgenommen; in Wirklichkeit gehen sie fließend ineinander über, d. h. im Beginn der Halbperiode ist die Spannung noch gering; die Röhre sendet wenig und nur weiche Strahlen aus. Mit Ansteigen der Spannung rückt die Grenzwellenlänge nach den kurzen Wellen vor, die Strahlung wird härter und die Röhre sendet auch im ganzen mehr Röntgenstrahlung aus. Die Strahlenemission erreicht, was ihre Härte und Intensität betrifft, gleichzeitig mit dem Scheitelwert der Sekundärspannungskurve (Punkt 3 der Abb. 45a) ihren Höhepunkt und nimmt von da an in der gleichen Art wieder ab. Dieser Vorgang wiederholt sich mit jedem Stromstoß in der gleichen Weise.

Viel einfacher liegen die Verhältnisse, wenn die Röntgenröhre mit konstanter Gleichspannung, wie sie die Kondensatorapparate liefern, betrieben wird. Da niedere Spannungsstufen nicht vorhanden sind, fluktuiert auch die Strahlenemission der Röhre nicht, sondern bleibt auf konstanter Höhe. Man erhält auf diese Weise eine größere Strahlenintensität pro Sekunde und mehr harte Strahlen, aber immer noch ein *Strahlengemisch*.

Der Verlauf der Sekundärspannung ist also auf den Charakter des erzeugten Strahlengemisches nicht ohne Einfluß: Der flachgebogenen Spannungskurve eines Hochspannungsgleichrichters wird ein Strahlengemisch entsprechen, das relativ reich an weichen Strahlen ist. Die kontinuierliche Hochspannung eines Kondensatorapparats gibt zur Entstehung von Strahlenspektren wie 1, 2, 4 und 5 keinen Anlaß. Deshalb ist diese Strahlung im Durchschnitt auch härter. Nach Durchgang durch ein $1/_2$-mm-Kupferfilter, das die weichen Strahlen zurückhält, sind jedoch beide Strahlengemische praktisch vollständig gleich. Der Streit, ob die gerade verlaufende Hochspannungskurve des Kondensator- und Drehstromapparats der sinusförmigen Hochspannungskurve der Gleichrichter vorzuziehen sei, ist also für gefilterte Therapiestrahlung gegenstandslos.

Bei pulsierendem Gleichstrom wird der Charakter der Strahlung im wesentlichen von der *Scheitelspannung* bestimmt, der Verlauf der Spannungskurve hingegen ist praktisch ohne Belang. Dieses zunächst überraschende Ergebnis wird verständlich, wenn man bedenkt, daß nach der obengenannten Abhängigkeit der Strahlenintensität von der Spannung die den höchsten Spannungswerten entsprechenden Strahlen an Intensität weitaus überwiegen und daher in erster Linie dem Charakter der Strahlung ihren Stempel aufdrücken.

Wir haben also folgende gesetzmäßige Beziehungen kennengelernt: Die vom Brennfleck einer Röntgenröhre ausgehende Strahlung ist, was ihre Qualität und Quantität betrifft, in hohem Grade von der an der Röhre liegenden Spannung abhängig. Je höher die Spannung, desto kurzwelliger die Strahlung, desto mehr Strahlung aber sendet die Röhre auch aus. Der Verlauf der Spannungskurve hat bei periodisch veränderlicher Spannung auf die Quantität und Qualität der Strahlung nur wenig Einfluß. Die Scheitelspannung ist ausschlaggebend. Konstante Gleichspannung liefert im Vergleich zu pulsierender Spannung bei gleichem Scheitelwert ein an harten Strahlen wesentlich reicheres Spektrum. Die vom Brennfleck ausgehende Strahlung ist unter allen Umständen komplex.

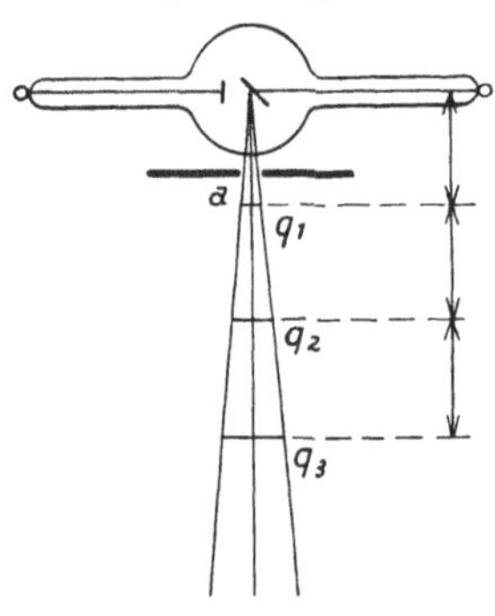

Abb. 46. Die räumliche Ausbreitung der von einer punktförmigen Strahlenquelle ausgehenden Röntgenstrahlung. Im Zusammenhang damit steht die Abnahme der Flächenenergie mit wachsendem Abstand von der Strahlenquelle.

Bisher blieb die Röhrenstromstärke unberücksichtigt. Sie hat nur auf die Quantität der Strahlung Einfluß, mit der sie in *direkter proportionaler* Beziehung steht. Doppelte Röhrenstromstärke hat doppelte Strahlungsintensität zur Folge, ohne daß sich an der spektralen Verteilung des Strahlengemisches etwas ändert.

Da die Röntgenstrahlenenergie, wie das Licht, von der punktförmigen Energiequelle nach allen Richtungen im Raume sich ausbreitet, also die gleiche Energie sich mit wachsender Entfernung auf immer größere Flächen verteilt, nimmt in dem gleichen Maße die Flächenenergie ab. Abb. 46 veranschaulicht dies zur Genüge. Durch die kreisrunde Öffnung in a tritt ein schmaler Strahlenkegel hindurch, dessen Intensität wir in Abständen vom Brennpunkt, die sich wie 1:2:3 verhalten, bestimmen wollen. Jeder der Kegel-querschnitte q_1, q_2 und q_3 wird von der gleichen Energie getroffen. Weil sich aber ihre Flächen wie die Quadrate der Abstände vom Brennpunkt, also wie $1:4:9$ verhalten, fällt auch die pro Flächeneinheit (cm^2) gemessene Energie (*Intensität*) in dem glei-chen Maße ab, beträgt also 1, 1/4, 1/9. *Die Röntgenstrahlenintensität ist dem Quadrat der Entfernung vom Brennpunkt umgekehrt proportional.*

Eine bestrahlte Fläche erhält ein Maxi-mum an Strahlung, wenn sie senkrecht im Strahlengang steht; bei jeder anderen Stel-lung von Strahlenquelle und Fläche zueinan-der wird die Bestrahlung eine geringere, bis sie bei Stellung parallel zum Strahlen-gang gleich Null wird. Die von einer be-strahlten Fläche aufgefangene Strahlen-energie ist dem *sinus* des Einfallswinkels proportional (Abb. 47).

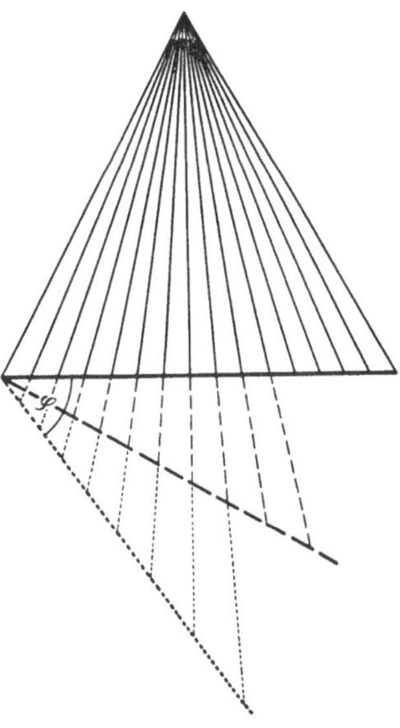

Abb. 47. Abhängigkeit der Flächen-energie von der Größe des Einfalls-winkels der Strahlung.

Energieumsetzung beim Durchgang von Röntgenstrahlen durch die Materie.

Läßt man Röntgenstrahlen durch Materie hindurchtreten, so erscheint nur ein Bruchteil der Energie nach Durchgang durch die Materie wieder, ein mehr oder minder großer Teil ist zurückgehalten, bzw. in andere Energieformen verwandelt worden. Man sagt: *Röntgenstrahlen werden beim Durchgang durch Materie geschwächt.* Der als *Schwächung* be-zeichnete Verlust tritt hauptsächlich durch zwei Vorgänge, nämlich durch die *Absorption* und die *Streuung* ein. *Schwächung = Absorption + Streuung.* Die Schwächung ist das Grundphänomen der Diagnostik und der Therapie. Durch die schattengebende Wirkung absorbierender Körper wird ihre Abbildung auf dem Fluoreszenzschirm bzw. auf der photographischen Platte möglich. Die zurückgehaltene Röntgenstrahlung vermag aber ihrerseits im lebenden Organismus, in physikalische und chemische Energieformen umgesetzt, ihre heilenden Wirkungen zu ent-falten.

Im einzelnen spielen sich die Vorgänge folgendermaßen ab:

Bekanntlich wird heute jedes Atom als eine Art Sonnensystem be-trachtet, in dem der positiv elektrisch geladene Kern von mehreren Elektronen umkreist wird, die negative Elektrizitätsteilchen sind. Es ist klar, daß die Anziehung der entgegengesetzten Elektrizitäten hier die Gravitation ersetzt. Auch sieht man ohne weiteres ein, daß die äußeren, vom Kern weiter entfernten Elektronen weniger stark durch Anziehung von ihm festgehalten werden, als die inneren Elektronen. Kern und

Elektronen bilden zusammen nur einen verschwindend kleinen Bruchteil des Atomvolumens, so daß zwischen diesen Gebilden noch reichlich Raum vorhanden ist.

Materie müssen wir uns demnach als eine zahlenmäßig ins Immense gehende, stereometrische Anordnung solcher Atome denken. Diese stellt also ein kompliziertes räumliches Netzwerk dar, in dem als Punkte die winzigen Atombestandteile (Kerne und Elektronen) in ihren Systemen schweben. Dieses Atomnetz müssen Röntgenstrahlen, deren Energie wir uns nach der Quantentheorie in einzelnen punktförmigen Ballungen zusammengedrängt denken, durchsetzen.

Dabei können sie zum Teil ungehindert passieren, zum Teil aber treten sie in Wechselwirkung mit den Atombestandteilen, wobei sie ihre Energie an diese abgeben. Die absorbierte Energie wird umgewandelt in 1. *Elektronenenergie* (Energie der Photo- und Streuelektronen), 2. *Strahlungsenergie* (Charakteristische Strahlung und Streustrahlung). Ein dritter, nur geringfügiger Bruchteil der absorbierten Energie wird in 3. *Wärme* umgewandelt. Von diesem letzteren abgesehen, bleibt von der absorbierten Energie nichts im Atom stecken, da sowohl die Elektronen als auch die wachgerufene Strahlung mitsamt ihrer Energie das Atom verlassen.

Die Photo- und Streuelektronen. Die in die Materie eindringenden Röntgenstrahlenquanten reißen aus den Atomen Elektronen los und erteilen ihnen eine Beschleunigung. Wir begegnen hier demselben Vorgang, der uns vom Licht und von den ultravioletten Strahlen als sogenannter lichtelektrischer Effekt bekannt ist. Während aber das Licht, da es in die Materie nicht eindringt, diese Wirkung nur an der Oberfläche der Körper zu entfalten vermag, tragen die Röntgenstrahlen die Wirkung auch in die Tiefe.

Mit den Elektronen- oder Kathodenstrahlen schließt sich der Ring der Energieumwandlungen. Waren die Röntgenstrahlen in der Röntgenröhre durch Aufprall von Kathodenstrahlen auf die Antikathode entstanden, so lösen sie, von den Atomen des Gewebes abgefangen, jetzt wieder Kathodenstrahlen aus. Die Wechselwirkung zwischen Röntgenquant und Elektron kann auf zweierlei Art vor sich gehen (Abb. 48 a und b):

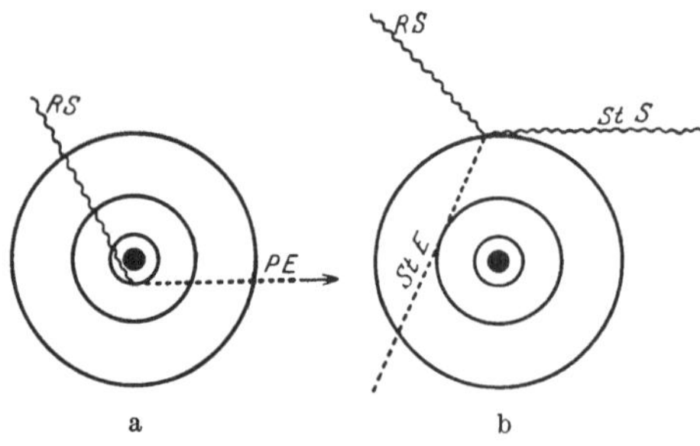

Abb. 48a und b. Links: schematische Darstellung der Emission eines Photoelektrons. Rechts: schematische Darstellung der Emission eines Streuelektrons.

RS = Röntgenstrahl   PE = Photoelektron
StS = Streustrahl   StE = Streuelektron.

entweder wird die *ganze* Energie des Quants (das nennt man „*quantenhaft*") umgesetzt — dann sprechen wir von *Absorption* — oder es wird *nur ein Teil* seiner Energie umgewandelt (das nennt man „*comptonisch*" umgesetzt) und der Strahl setzt mit verminderter Kraft und veränderter

Richtung seinen Weg fort — dann sprechen wir von *Comptonscher Streuung*. Ob die eine oder andere Art der Energieumsetzung eintritt, hängt von der folgenden Beziehung ab: Dringt der Röntgenstrahl bis zu einem Elektron der *zentralen* Atombahn vor, so wird zur Abtrennung und zum Fortschleudern des Elektrons meist die *ganze* Energie des Strahls verbraucht; denn die Elektronen sind durch elektrostatische Kräfte um so fester an den positiven Kern gebunden, in je größerer Nähe sie ihn umkreisen. Das dabei abgelöste Elektron bezeichnen wir als *Photoelektron*. Erfolgt der Zusammenstoß an der *Peripherie* des Atoms mit einem nur *locker* an den Kern *gebundenen* Elektron, so genügt ein *Teil* der Energie des Strahls, dieses aus dem Atomverband zu lösen. Der Röntgenstrahl nimmt nach Abspaltung des Elektrons mit verminderter Energie und veränderter Richtung als *Streustrahl* weiter seinen Weg. Das dabei abgeschleuderte Elektron bezeichnen wir als *Rückstoß*- oder *Streuelektron*.

Die den Elektronen erteilten Geschwindigkeiten sind unter dem Einfluß der Röntgenstrahlen sehr groß. Sie sind für die Photoelektronen den am Röntgenrohr liegenden Spannungen proportional und betragen bei den in der Tiefentherapie gebräuchlichen Voltzahlen 100000 bis 200000 km/sek. Die stärksten Wirkungen in dieser Hinsicht gehen von den sehr kurzwelligen γ-Strahlen des Radiums aus. Trifft nun ein solches mit großer Geschwindigkeit fliegendes Elektron auf die Moleküle seiner Nachbarschaft auf, so kann es aus diesen abermals Elektronen losreißen. Von der Energie der Elektronen leitet man allgemein die weitere physikalische und biologische Umsetzung der Röntgenstrahlen im lebenden Gewebe ab.

Die charakteristische Strahlung. Die *charakteristische Strahlung* oder *Eigenstrahlung* ist im Bereiche der Röntgenstrahlung dasselbe, was die Fluoreszenzlichtstrahlen im Gebiete des sichtbaren Lichts sind, mit dem Unterschied, daß unter der Einwirkung von Röntgenstrahlen *jeder* Körper Eigenstrahlen aussendet, sobald er von Wellenlängen getroffen wird, die kürzer sind als die für den betreffenden Körper charakteristischen Wellenlängen; denn jedes Element sendet, von Röntgenstrahlen getroffen, je nach seinem Atomgewicht eine bestimmte Wellenlänge aus. Jedes Atom ist je nach seiner Bauart für eine bestimmte Schwingung eingestellt.

Diese Vorgänge sind eng verknüpft mit der Vorstellung vom Atombau nach BOHR und PLANCK. Nach der Annahme dieser Forscher haben die Elektronen der inneren Bahnen des Atoms höhere Bewegungsenergie als die der äußeren Bahnen. Man spricht aus diesen und elektrostatischen Gründen von verschiedenen „Energieniveaus" innerhalb eines Atoms. Wenn nun ein Elektron von einer äußeren Bahn in eine innere hinabstürzt, so sendet es eine Strahlung aus, deren Wellenlänge von der Differenz der Energieniveaus der beiden Bahnen bestimmt wird. Der umgekehrte Vorgang, die Hebung eines Elektrons von einer inneren nach einer äußeren Bahn, kommt durch Strahlungsabsorption zustande. Nach theoretischen Vorstellungen sind die Übergänge der Elektronen nicht auf beliebige, sondern nur auf bestimmte Bahnen möglich.

Die Entstehung der charakteristischen Röntgenstrahlung hat man sich also folgendermaßen vorzustellen: Damit ein Atom Strahlung aussende, muß es zunächst dazu „angeregt" werden. Die Anregung kommt dadurch zustande, daß ein Elektron der innersten Schale aus dem Atom hinausgeschleudert wird; das geschieht entweder durch ein Strahlungsquant oder durch ein raschfliegendes fremdes Elektron, das in das Atom eindringt. Die dabei vom Strahlungsquant bzw. vom Elektron mitgeführte Energie muß mindestens gleich der Hubarbeit sein, die notwendig ist, um ein Elektron von der inneren Schale bis zur Atomperipherie zu heben. Somit ist zur Anregung einer Strahlung eine Mindestgrenze für die erforderliche kinetische Energie gegeben, die als *Anregungsgrenze* bzw. *kritisches Potential* bezeichnet wird. Ist die Anregung erfolgt, so sucht die innere Atomschale ihr fehlendes Elektron zu ersetzen. Der Ersatz kann durch Überspringen eines Elektrons aus einer höheren Bahn erfolgen. Bei jenem Vorgang wird Strahlung absorbiert, bei diesem Strahlung emittiert.

Die Abhängigkeit dieser Vorgänge vom Atombau läßt es verständlich erscheinen, daß Strahlungen, deren Quantengröße der Anregungsgrenze der Elektronenbahnen des Atoms entsprechen, besonders stark absorbiert werden und, nachdem das Atom dadurch angeregt wurde, zur Emission von Strahlung führen. Der Vorgang ist der akustischen Resonanz, wo nur die auf die gleiche Schwingungszahl abgestimmte Saite mitschwingt, ähnlich: Jedes Atom absorbiert eine bestimmte Wellenlänge, die *charakteristische Wellenlänge* (meistens sind deren mehrere) sehr stark (*selektive Absorption*) und wird dabei selbst zum Emissionszentrum einer Schwingung etwas längerer Welle: *Eigenstrahlung*. Am vollständigsten geht diese Art der Energieumsetzung vor sich bei der charakteristischen Wellenlänge, in geringerem Maße bei kleineren Wellenlängen als diese, aber überhaupt nicht bei Wellenlängen, die größer sind als sie. Die charakteristische Welle ist um so länger, je niedriger, um so kürzer, je höher die Ordnungszahl des betreffenden Elements ist. Für Elemente, deren Atomnummer kleiner als die des Broms ist, wird die Wellenlänge der Eigenstrahlung größer als 1 Å.

Die charakteristische Röntgenstrahlung ist für die biologische Wirkung in der Tiefentherapie von untergeordneter Bedeutung. Bekanntlich setzt sich das Körpergewebe aus Elementen sehr kleinen Atomgewichts, hauptsächlich aus C, H, O, N, Ca und P zusammen. Nicht ganz 1% der absorbierten Energie wird in Eigenstrahlung der im Körper vorhandenen Elemente umgewandelt. Diese ist für die genannten Stoffe so langwellig, daß sie bereits von 0,1 mm Papier oder Haut vollständig absorbiert wird. Allerdings ist das schweratomige Eisen im Körper (in den roten Blutkörperchen) enthalten, aber in relativ so geringer Menge, daß dessen Eigenstrahlung kaum als wirkendes Agens in Betracht kommt. Dagegen läßt sich durch künstliche Anreicherung des Körpers mit hochatomigen Elementen (Jod, Arsen) seine Empfindlichkeit gegen Röntgenstrahlen durch Hinzutreten der Wirkung der Eigenstrahlung steigern. Dies muß bei beabsichtigter oder nicht beabsichtigter Jod- bzw. Arsenmedikation während einer Röntgenbehandlung berücksichtigt werden. Aus der Eigenstrahlung eine brauchbare therapeutische Methode zu machen, ist bisher nicht gelungen. Alle Versuche in dieser Richtung sind ohne praktisches Ergebnis verlaufen. Die Eigenstrahlung spielt deshalb in der Praxis der Therapie kaum eine Rolle. Dagegen kann die selektive Absorption zur Anregung von Molekülen und damit zur Einleitung photochemischer Prozesse führen (s. auch S. 394).

Die Wärmewirkung. Es bleibt noch die *Wärmewirkung* zu besprechen. Der Fall, daß das Röntgenstrahlenquant seine Energie auf das ganze Atom überträgt, d. h. direkt in Wärmebewegung übergeht, ist nur selten und wenig in Betracht zu ziehen. Die Wärmewirkung wird erst dadurch beachtenswert, daß die kinetische Energie der Photo- und Streuelektronen nach weiterer Aufsplitterung in Sekundär-, Tertiär- usw. -Elektronen, also die gesamte absorbierte Strahlenenergie, schließlich in Wärme umgesetzt wird. Sie ist, in Kalorien gemessen, außerordentlich gering. Wenn man beispielsweise einen Thorax bei 200 kV Spannung, 8 mA Röhrenstrom, bei einem Einfallsfeld von 300 cm² aus 50 cm Fokusabstand bestrahlt, so beträgt die dabei auftretende Erwärmung weniger als $^1/_{1000}$ ° C pro Minute. Die gesamte, dem Körper bei der Bestrahlung eines Uteruskarzinoms einverleibte Energie erreicht kaum einige Grammkalorien. Daß solche thermodynamisch verschwindend kleine Energiemengen dennoch so außerordentlich zerstörende, ja tödliche Wirkungen entfalten können, liegt an dem Eingreifen der Strahlungsenergie in den Atombau, wodurch die kleinen Energien in besondere Bahnen gelenkt werden.

Von der **Streuung,** bei der es zu einer Emission von Elektronen kommt, der sogenannten *Comptonschen Streuung*, war schon oben, bei der Entstehung der Kathodenstrahlung im Gewebe, die Rede. Daneben gibt es aber eine zweite Art von Streuung, die *klassische Streuung*, die mit *bloßer Richtungsänderung der Strahlung* einhergeht.

Die Comptonsche Streuung. Wir betrachten die Röntgenstrahlen im EINSTEINschen Sinne als *Nadelstrahlen*, d. h. als Energiepunkte (Quanten), die sich mit Lichtgeschwindigkeit von der Strahlenquelle weg fortbewegen (s. I. Teil, Kap. I, S. 7). Trifft ein Strahlenwirkungsquant auf ein Elektron, das in der äußeren Zone des Atoms kreist und daher nur schwach an den Atomkern gebunden ist, so tritt das gleiche ein, wie wenn eine ruhende und eine rollende Billardkugel zusammenstoßen. (Die rollende Kugel ist für unseren Fall das Strahlungsquant, die ruhende das Elektron.) Das Elektron wird abgeschleudert und erhält eine Beschleunigung: *Rückstoßelektron*; das Strahlungsquant wird gestreut, d. h. es erleidet eine Richtungsänderung. Da es aber bei der Abtrennung und Beschleunigung des Elektrons Energie aufgewendet hat, ist sein Quant um diesen Betrag kleiner. In die Vorstellungsweise der Wellentheorie übertragen, heißt das: *die Wellenlänge hat sich vergrößert*; nach dem Sprachgebrauch unseres Faches ist die Strahlung dabei *weicher* geworden. Das Quant kann in jede beliebige Richtung gestreut werden; die Streustrahlung richtet sich also nach *allen* Raumrichtungen. Die Rückstoßelektronen richten sich nur nach *vorne* und auch *nach den Seiten*, nicht aber nach rückwärts entgegen der Strahlenrichtung.

Die Streustrahlung verteilt sich *nicht* nach allen Richtungen des Raumes *gleichmäßig*; sie ist am stärksten in der Richtung der einfallenden Strahlen, bedeutend schwächer in der Richtung zur Strahlenquelle, am schwächsten ist sie in den Ebenen, die rechtwinklig zum Primärstrahl liegen. Mit zunehmender Härte der Strahlung überwiegt immer mehr die Streuung in der Richtung des Primärstrahls. Die Wellenlänge des gestreuten Strahls verlängert sich dabei um einen Betrag von Null (in der Richtung des Primärstrahls) bis 0,05 Å (entgegen der Richtung des Primärstrahls). Es treten also bei der Comptonschen Streuung drei Erscheinungen auf: 1. die *Richtungsänderung* des Strahls, 2. die *Vergrößerung* seiner *Wellenlänge*, 3. die *Emission von Elektronen* (sogenannten Rückstoßelektronen). Wie sich erwiesen hat, sind auch die bei der Streuung entstehenden Elektronen *biologisch wirksam*. Dies ist geeignet, der Technik der Therapie neue Perspektiven zu öffnen.

Die klassische Streuung. Sie geht *nur* mit *Richtungsänderung* der Strahlung einher. Wir nehmen an, daß diese Art von Streuung an den fester an den Atomkern gebundenen Elektronen stattfindet. Dabei vermag das Strahlenquant das Elektron nicht aus dem Atomverband zu lösen. Aus besonderen Gründen überträgt sich der Impuls auf das *ganze* Atom. Dieses erhält infolge seiner Masse keine merkliche Beschleunigung. Je stärker gebunden die Elektronen an den Atomkern sind, d. h. mit anderen Worten, je größer das Atomgewicht eines Stoffes ist, desto mehr überwiegt die gewöhnliche Streuung gegenüber der Comptonschen Streuung. Umgekehrt tritt .bei leichtatomigen Elementen die Comptonsche Streuung ganz in den Vordergrund. Für das Verteilungsverhältnis gewöhnliche Streuung/Comptonsche Streuung spielt auch die Härte der Strahlung eine Rolle; für eine kurzwellige, harte Strahlung können Elektronen, die schon in stärkerer Bindung zum Atomkern stehen, sich noch als frei im Comptonschen Sinne verhalten, während dieselben Elektronen von weicherer Strahlung bei der Streuung nicht mehr emittiert werden. Daraus folgt, daß unter den Bedingungen, wie sie *in der Tiefentherapie* vorliegen (leichtatomige Elemente, harte Strahlen) die *Comptonsche Streuung*, die mit einer Emission von Elektronen verbunden ist, *weitaus überwiegt*.

Quantitatives über Absorption und Streuung.

Da die biologische und die photographische Wirkung der Röntgenstrahlen an diese zwei Grundphänomene geknüpft ist, ist es ebenso für den Therapeuten, wie für den Diagnostiker von Wichtigkeit, sich mit ihren Gesetzen vertraut zu machen.

Die Absorption. Nehmen wir den einfachen Fall, daß Röntgenstrahlen einer einzigen Wellenlänge aus unendlicher Entfernung[1] eine bestimmte Materie durchdringen, dann wird bis zu 1 cm Tiefe, je nach der Be-

---

[1] Um die Abnahme durch die zunehmende Entfernung von der Strahlenquelle aus der Rechnung zu eliminieren.

schaffenheit der Materie, ein gewisser Prozentsatz Röntgenstrahlen verschluckt. Die noch verbleibende Röntgenenergie erleidet in der nächsten
Gewebsschicht dieselbe prozentuale Einbuße usw. in immer größere
Tiefen fortschreitend. Mathematisch vollzieht sich dieser Vorgang nach
der Art einer umgekehrten Zinseszinsenrechnung: das eingestrahlte
Röntgenkapital wird von Schicht zu Schicht nach einem für jedes Material
charakteristischen Prozentsatz geschwächt. Ist die auffallende Energie
beispielsweise 100 und beträgt die Abnahme von Zentimeter zu Zentimeter
10%, so ist die Intensität in 1 cm Tiefe $100-10=90$, in 2 cm $90-9=81$,
in 3 cm $81-8=73$ usw. Die Größe der Abnahme, ausgedrückt durch
das Verhältnis der Intensitäten in zwei übereinanderliegenden, unendlich
dünnen Schichten (für unseren Fall $\frac{90}{100}$, $\frac{81}{90}$ usw. $= 0{,}9$) nennt man *Absorptionskoeffizient*; er ist, da er für jede Materie eine charakteristische
konstante Größe hat, eine sogenannte *Materialkonstante*. Der Absorptionskoeffizient ist der *Dichte des Stoffes proportional*, ein Zeichen, daß die
Absorption der Röntgenstrahlen ein Atomvorgang ist. Dividiert man
den Absorptionskoeffizienten durch die Dichte des durchstrahlten Mediums[1], so erhält man den Koeffizienten für die Masseneinheit, also den
Massenabsorptionskoeffizienten. Dieser geht parallel mit der *vierten Potenz*
der *Ordnungszahl* der Elemente. Es absorbiert also beispielsweise ein
Ca-Atom (Ordnungszahl 20) zirka 120mal stärker als ein C-Atom
(Ordnungszahl 6).

Ähnlich ist das gesetzmäßige Verhalten, das zwischen Massenabsorptionskoeffizient und der Wellenlänge λ der Röntgenstrahlung besteht.
Als Grundgesetz gilt die folgende Beziehung: *die Absorption pro Masseneinheit ist der dritten Potenz der Wellenlänge proportional*. Es werden
also die kleinen Wellenlängen sehr wenig, die großen Wellenlängen sehr
stark absorbiert. Da die ersteren die Materie daher mit nur geringen
Verlusten durchdringen, penetrant sind, bezeichnet man sie als „*harte
Strahlen*", die langwelligen, die schon in geringen Tiefen nahezu restlos
absorbiert werden, als „*weiche Strahlen*". Das genannte Gesetz wird dadurch durchbrochen, daß diejenige Wellenlänge, die im gegebenen Stoffe
die Eigenstrahlung erregt, ganz besonders stark absorbiert wird (s. S. 62).

Untersucht man z. B. die Absorption im Silber (s. Abb. 63), so findet
man, daß im Bereich der großen Wellenlängen der Massenabsorptionskoeffizient der dritten Potenz der Wellenlänge parallel geht. Sowie man aber an
$\lambda = 0{,}49$ kommt, schnellt die Absorption auf den fünffachen Wert empor;
gleichzeitig sendet das Silber charakteristische Strahlung aus. Verkürzen
wir die Wellenlänge weiter, so nimmt der Absorptionskoeffizient wieder
allmählich ab, um bei einer bestimmten Wellenlänge abermals emporzu-
schnellen. Dieser Vorgang wiederholt sich noch zweimal. Diese Verhältnisse
werden uns noch bei den Meßmethoden der Röntgenstrahlen beschäftigen.
Hier sei nur vorweggenommen: Alle älteren Meßmethoden beruhten auf der
Absorption der Röntgenstrahlen in einem Reagenzkörper. Nun wird für
diejenige Wellenlänge, die nach der chemischen Zusammensetzung des Meß-

---

[1] Um bei der Rechnung von der Dichte des Mediums unabhängig zu sein.

körpers in ihm die Eigenstrahlung erregt, die Absorption und mit ihr die Reaktionsgröße des Meßinstruments plötzlich um ein Vielfaches sich vergrößern und nicht der Absorption im Gewebe parallel gehen. Das ist die schwache Seite aller metallischen Meßkörper (des Bariumplatinzyanürs in der Sabouraud-Noirétablette und im Holzknechtradiometer, des Bromsilbers im Kienböckstreifen, des Selens im Fürstenauintensimeter). Benutzt man aber als Reagenzkörper Stoffe, deren Ordnungszahl niedrig ist, so wird die Eigenstrahlung dieser Stoffe bei einer Wellenlänge erregt, die größer als 1 Å ist. Diese ultraweiche Strahlung wird schon vom Glas der Röntgenröhre vollständig zurückgehalten und spielt daher praktisch keine Rolle. Ein solcher idealer Reagenzkörper, der bei der Intensitätsmessung der Röntgenstrahlen in der Ionimetrie Verwendung findet, ist die atmosphärische Luft. Der Absorptionsvorgang geht in ihr dem im Gewebe nahezu parallel.

Da, wie wir wissen, die Röntgenröhre ein Strahlengemisch emittiert, in welchem unendlich viele Wellenlängen vertreten sind, deren Absorption je nach dem λ verschieden groß ausfällt, komplizieren sich die Absorptionsverhältnisse für den praktischen Fall sehr wesentlich. Der Mathematiker kann wohl mit Hilfe der spektralen Verteilungskurve der Strahlung und des Massenabsorptionskoeffizienten die Absorptionsverhältnisse errechnen; dem praktischen Röntgenologen bleibt aber der Massenabsorptionskoeffizient ein leerer Begriff, mit dem er keine Vorstellung verbinden kann. Sehr viel anschaulicher und praktisch wichtiger ist für ihn der Begriff der *Halbwertschicht* (TH. CHRISTEN). Darunter versteht man *diejenige Schichtdicke* eines Stoffes, die die einfallende Röntgenstrahlung *auf die Hälfte ihrer Intensität schwächt*. Bezieht man die Absorption immer auf denselben Stoff, z. B. Al, Cu oder Wasser, so kann deren Halbwertschicht als Maß für die Durchdringungsfähigkeit eines Strahlengemisches dienen. So besagt beispielsweise: „Halbwertschicht 5 mm Al", daß die Strahlung von derartiger Penetranz ist, daß sie beim Durchtritt durch Al erst in 5 mm Schichttiefe die Hälfte ihrer Intensität einbüßt. Die Halbwertschicht definiert, ohne Anspruch auf mathematische Exaktheit zu erheben, für praktische Zwecke ausreichend genau die Qualität einer Strahlung. *Schwergefilterte Tiefentherapiestrahlungen derselben Halbwertschicht haben die gleiche physikalische Dosis und dieselbe biologische Wirkung.* Darin liegt die große praktische Bedeutung dieses Begriffes.

Die Streuung. Sehen wir nun von der Absorption ab, so werden die Röntgenstrahlen in gleicher Weise durch die Streuung von Schicht zu Schicht im Strahlengang geschwächt. (Notabene werden die gestreuten Strahlen zum Teil absorbiert, zum Teil treten sie diffus aus der Materie aus und entgehen daher der Messung im Strahlenkegel.) Die Größe der auf diese Weise im Strahlengang eintretenden Schwächung ist für jede Materie eine Konstante. Man spricht, analog wie bei der Absorption, von einem *Streuungskoeffizienten*. Dividiert man diesen Wert durch die Dichte des Stoffes, so erhält man seinen *Massenstreuungskoeffizienten*.

Der Massenstreuungskoeffizient ist dem Atomgewicht des betreffenden Stoffes umgekehrt proportional. Das besagt: leichtatomige Stoffe (wie die den lebenden Organismus zusammensetzenden Elemente) streuen sehr stark im Vergleich zu den schweratomigen Elementen. Streuung und Absorption sind also zwei Gegenspieler: je mehr in einem Stoffe die Absorption überwiegt, um so geringer die Streuung und umgekehrt.

Von der *Wellenlänge* aber ist die Streuung in praktischen Grenzen *unabhängig*; harte Strahlen werden in dem gleichen Ausmaße wie weiche Strahlen gestreut. Die Streuung hat daher für ein homogenes Strahlenbündel denselben Wert wie für ein heterogenes, sofern nur die Strahlenintensitäten die gleichen sind.

Absorption + Streuung = Schwächung.

In der Wirklichkeit treten die beiden Vorgänge immer gemeinsam in Erscheinung und sind voneinander nicht zu trennen, da sie Komponenten des *einen* Vorgangs sind, den wir als *Schwächung* bezeichnen. Ursprünglich kannte man nur den Begriff der Absorption. Aber der Umstand, daß die errechneten Werte der Absorption immer bedeutend niedriger waren als im Experiment, führte zur Entdeckung einer weiteren Schwächungsursache, nämlich der Streuung.

Um das Geschehen beim Durchgang der Röntgenstrahlen durch Materie zu verstehen, ist es notwendig, die getrennt geschilderten Erscheinungen gedanklich zusammenzufassen:

Röntgenstrahlen werden beim Durchgang durch Materie geschwächt infolge Absorption und Streuung. Die Absorption nimmt mit Abnahme der Wellenlänge sehr stark ab, während die Streuung dabei ihren gleichen Wert behält. Daher kommt es, daß mit zunehmender Härte der Strahlung die Absorption verschwindend klein wird gegenüber der Streuung. Die gesamte Schwächung, die bei den kurzen Wellenlängen an und für sich sehr gering ist, wird fast nur durch die Streuung bestritten. Ein Beispiel: Für die Wellenlänge 0,1 Å, entsprechend einer Scheitelspannung von 123 kV, läge die Halbwertschicht in Wasser bei reiner Absorption in 2,7 m Tiefe; infolge der Streuung liegt sie in Wirklichkeit schon bei 4 cm. Die Streuung tritt, je kürzer die Wellenlänge, je härter die Strahlung ist, relativ immer mehr in den Vordergrund, ohne ihren absoluten Wert zu ändern. Das Umgekehrte ist bei den langen Wellen, den weichen Strahlen, der Fall; hier überwiegt die Absorption fast vollständig die Streuung. Mit welchen Anteilen Streuung und Absorption bei verschiedenen Wellenlängen an der Schwächung beteiligt sind, zeigt für Wasser als Medium in graphischer Weise Abb. 49. Wir sehen, daß beispielsweise bei 0,8 Å 87% der Schwächung durch Absorption und nur 13% durch Streuung bewirkt werden. Demgegenüber werden bei 0,13 Å (der Wellenlänge, die bei 200 kV und 1 mm Kupferfilter im Strahlengemisch vorherrscht) zirka 97% gestreut und

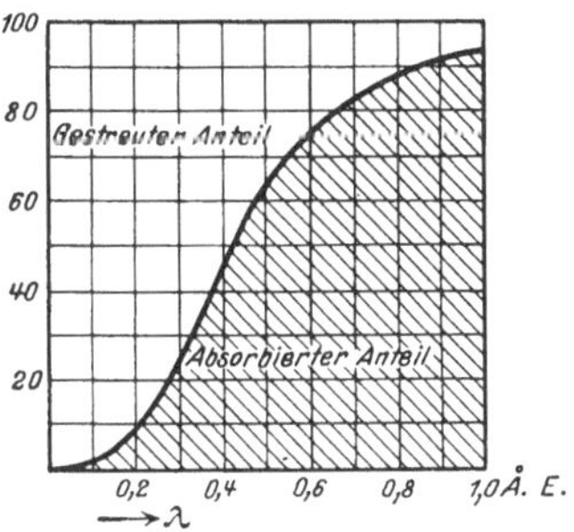

Abb. 49. Prozentuelle Verteilung der Schwächung auf Absorption und Streuung in Abhängigkeit von der Wellenlänge der Strahlung für Wasser oder Gewebe als schwächendes Medium (nach KÜSTNER).

nur 3% absorbiert. Es geht daraus hervor, daß in der Tiefentherapie die reine Absorption nur eine untergeordnete Rolle spielt und die Streuung ganz im Vordergrund steht, dies um so mehr, als an und für sich bei den Elementen kleiner Ordnungszahlen, wie sie das Körpergewebe zusammensetzen, der Streuungskoeffizient groß ist.

VI. Physikalische Strahlenmeßmethoden.

Die Meßtechnik der Röntgenstrahlen ist endlich aus dem Stadium der ersten Entwicklung heraus und tritt jetzt in eine Phase physikalischer Exaktheit. Die früher geübten Meßmethoden, jetzt durch wesentlich bessere ersetzt, erscheinen, von der Höhe des Fortschritts betrachtet, nur noch als Notbehelfe der damaligen Zeit. Die Meßgenauigkeit ist für den Ausbau der Röntgentherapie und Röntgenphotographie von entscheidender Bedeutung; sie ist das Fundament des röntgentechnischen Handelns.

Um eine Röntgenstrahlung definieren zu können, muß man sowohl ihre *Qualität* (spektrale Zusammensetzung, Härte), als auch ihre *Quantität* (Menge bzw. Intensität = Menge pro Flächeneinheit) kennen. Die Messung erstreckt sich demnach auf Bestimmung der Qualität (*Qualimetrie*) und der Quantität (*Quantimetrie*) der Röntgenstrahlung.

Die Qualimetrie.

Der Qualimetrie fällt die Aufgabe zu, den Härtegrad, d. h. die Durchdringungsfähigkeit der von einer Röntgenröhre ausgehenden Strahlung zu bestimmen. Da aber eine Röntgenröhre unter allen Umständen ein Strahlengemisch aussendet, das, je nach dem Überwiegen der kurzen oder langen Wellenlängen als hart bzw. weich bezeichnet wird, stoßen die Messungen auf nicht geringe Schwierigkeiten. Die spektrale Zerlegung der Strahlung bietet den besten Aufschluß über den Charakter eines Strahlengemisches.

Der Spektrograph (Abb. 50). Beugung von Röntgenstrahlen an den Raumgittern von Kristallen ermöglicht es, gemischtes Röntgenlicht in seine Wellenlängen zu zerlegen. Beim Spektrographen fällt ein durch zwei Bleiblenden $B\,B_1$ ausgeblendeter Röntgenstrahl S komplexer Zusammensetzung auf einen Kristall K, der um eine senkrechte Achse O drehbar ist. Je nach der Winkelstellung des Kristalls wird eine bestimmte Wellenlänge durch Beugung ausgesondert und erscheint als grüner Fluoreszenzstreifen auf dem Leuchtschirm. Dreht man den Kristall, so erscheinen nacheinander alle Wellenlängen,

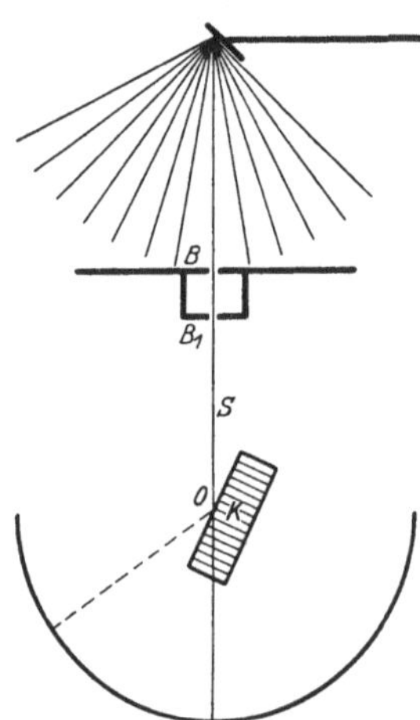

Abb. 50. Der Spektrograph.

die im Strahlengemisch enthalten sind, auf dem Leuchtschirm. Da ihre Aussonderung von der Winkelstellung des Kristalls abhängig ist, läßt sich das Instrument leicht auf den Drehwinkel nach einer Skala eichen. Es genügt vollständig, die kürzeste Wellenlänge, d. i. die erste bei Beginn der Drehung vom Nullpunkt auftretende Linie zu bestimmen, weil dadurch nach einer einfachen Beziehung $V . \lambda_0 = 12{,}35$ ein Rückschluß auf die Scheitelspannung und die spektrale Verteilung der Strahlung möglich ist. Da die Ablesung aber schwierig und subjektiv ungenau ist, hat sich der sinnreiche Apparat in seiner jetzigen Durchbildung noch nicht recht eingebürgert.

Alle anderen Qualimeter, wie das Radiochromometer von BENOIST, das Kryptoradiometer von WEHNELT und der Härtemesser von CHRISTEN, messen die Absorptionsdifferenzen verschieden dicker Metallscheiben und können, wegen der sehr verschiedenen Schwächung harter und weicher Strahlen in den Testobjekten, für Strahlengemische nur relative Werte liefern, die in engen Grenzen ihre Richtigkeit bewahren, aber nicht uneingeschränkt Geltung haben. Man kann diesen Qualimetern nur noch historische Bedeutung einräumen. Die praktische Bestimmung der Strahlenqualität geschieht heute fast ausschließlich durch die Halbwertschicht (s. S. 465).

Im **Radiochromometer von Benoist** (Abb. 51) wird die Durchlässigkeit einer 0,11 mm dicken Silberplatte S, deren Absorptionsfähigkeit für ein größeres Wellenlängengebiet nahezu konstant ist, mit der von 12 Aluminiumplatten, die in ansteigender Dicke konzentrisch um die Silberplatte angeordnet sind, verglichen. Diejenige Aluminiumplatte, die auf dem Leuchtschirm bzw. auf dem Film dieselbe Helligkeit zeigt wie das zentrale Feld S, gibt mit ihrer Nummer den Härtegrad des Strahlengemisches an. Man spricht so von 4, 5, 7 usw. Benoist.

Das Kryptoradiometer von Wehnelt (Abb. 52) beruht auf demselben Prinzip, doch wird an Stelle der Aluminiumtreppe ein Aluminiumkeil verwendet, dessen Dicke nach einer logarithmischen Kurve zunimmt. Dieser Keil wird durch ein kleines Zahnrad an dem als Testobjekt dienenden Silberstreifen vorbeigeführt, bis der Leuchtschirm für beide Felder gleiche Helligkeit anzeigt. Eine seitlich angebrachte Skala gibt für diesen Fall die Härte der Strahlung in WEHNELT-Einheiten an.

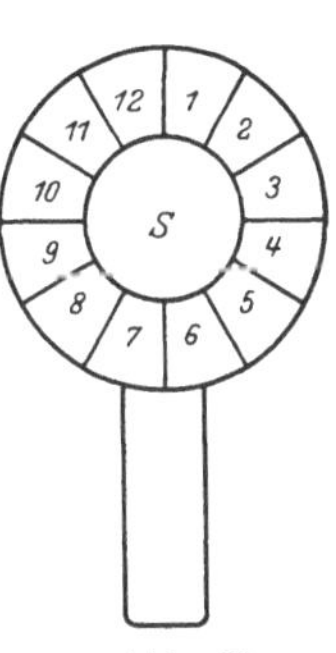

Abb. 51.
Die Benoistskala.

Der Härtemesser nach Christen benutzt zur Qualitätsbestimmung die *Halbwertschicht* der Strahlung; je weicher nämlich ein Strahlengemisch, desto kleiner, je härter, desto größer seine Halbwertschicht. Als Testobjekt dient hier ein Metallsieb, dessen Maschen von solcher Weite und Anordnung sind, daß ihr Gesamtflächeninhalt der Fläche des Netzwerks gleichkommt. Ein solches Sieb absorbiert mit seinem Netzwerk die Hälfte der auffallenden Strahlung, während die andere

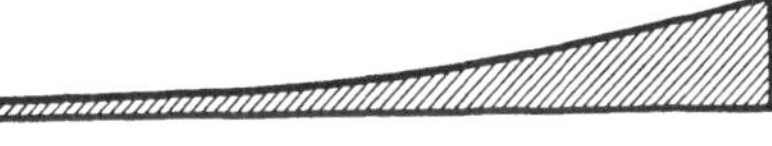

Abb. 52. Aluminiumkeil zum Kryptoradiometer von WEHNELT.

Hälfte die Öffnungen passiert. Der dahinter stehende Leuchtschirm zeigt daher eine auf die Hälfte geschwächte Fluoreszenz. Vor dem unteren Teil des Leuchtschirms wird eine Bakelittreppe langsam vorbeigeführt (NB. Bakelit, ein Harz, hat annähernd denselben Absorptionskoeffizienten wie menschliches Gewebe), bis beide Felder in gleicher Helligkeit erstrahlen. Die Dicke der Bakelittreppe in Zentimetern gibt für diesen Fall die Halbwertschicht an.

Der WALTERsche *Härtemesser* und das BAUER-*Qualimeter* seien nur der Vollständigkeit halber erwähnt. Eine praktische Bedeutung kommt ihnen derzeit nicht mehr zu.

Die genannten metallischen Härtemesser sind nur für ein kleines Härtebereich zu Messungen verwendbar. Sie können für die Diagnostik und Oberflächentherapie von einigem Nutzen sein. Für Bestimmungen an Strahlen, wie sie für die Tiefentherapie angewandt werden, sind sie nach dem heutigen Stande der Technik ungeeignet.

Einigermaßen eine Sonderstellung nimmt unter diesen Instrumenten **der Strahlenanalysator nach Glocker** ein. Er bedient sich eines Systems von Sekundärstrahlern (skalenartig angeordnete Metalle), von denen jeder bei einer *bestimmten* Wellenlänge seine Eigenstrahlen aussendet und eine dahinter befindliche, photographische Platte schwärzt. Nach der Anzahl der geschwärzten Felder kann man erkennen, welche Wellenlängen in der Strahlung enthalten sind. Es sind in dem Instrument nur 5 Sekundärstrahler vorgesehen, so daß auch diese Messungen recht approximativ ausfallen.

Abgesehen vom Spektrographen werden die Qualimeter im Diagnostik- und Oberflächentherapiebetrieb dadurch wesentlich in den Hintergrund gedrängt, daß für die Zwecke der Härtemessung das Kilovoltmeter genügend, die Kugelfunkenstrecke aber in ausgezeichneter Weise Auskunft gibt. Über diese Meßapparate ist bereits auf S. 50 und 51 abgehandelt worden. Ist die Scheitelspannung festgestellt, so läßt sich durch die Beziehung $V.\lambda_0 = 12,35$ die Grenzwellenlänge und indirekt das ganze Spektrum annähernd bestimmen.

Da jeder Autor eines Qualimeters dem Instrument *seine* Maßeinheit gab und mit persönlichen Initialen benannte, sind wir mit einer Fülle von Benennungen beschenkt worden, die in verschiedener Sprache ein und dasselbe ausdrücken wollen. Die Tabelle 2 reiht die Einheiten nach gleichen Werten in Beziehung zu kV und Grenzwellenlänge ein.

Tabelle 2.

kV eff	35	40	45	50	55	60	65	70
kV max	50	56	63	70	77	84	90	98
Mittlere Wellenlänge in Å	0,51	0,49	0,48	0,45	0,43	0,42	0,40	0,39
Grenzwellenlänge in Å	0,25	0,22	0,19	0,18	0,16	0,14	0,13	0,125
Funkenstrecke zwischen Spitze — Platte	4 cm	5 cm	7 cm	9 cm	10,5 cm	12 cm	13,5 cm	15 cm
Kugelfunkenstrecke	1,5 cm	1,8 cm	2 cm	2,3 cm	2,6 cm	2,9 cm	3,2 cm	3,5 cm
Halbwertschicht in cm Bakelit	0,6	0,65	0,7	0,75	0,85	0,9	1,0	1,2
WEHNELT	4	5	6	6,5	7	7,5	8	8,5
BENOIST	$2^1/_2$	3	$3^1/_2$	4	5	$5^1/_2$	6	7

Die Quantimetrie.

Die Quantimetrie befaßt sich mit der Messung der Intensität (d. h. Menge pro Flächeneinheit) der Röntgenstrahlung ohne Rücksicht auf ihren Charakter. Sichtbare oder meßbare Wirkungen, die durch Röntgenstrahlen hervorgerufen werden und der Intensität der Strahlung parallel gehen, werden solchen Bestimmungen zugrunde gelegt. Als praktisch brauchbar haben sich durchgesetzt 1. **chemische Veränderungen von Stoffen;** hierher gehören a) die SABOURAUD-NOIRÉ-*Tablette*, ihre Modifikation nach HOLZKNECHT, b) das *Quantimeter* von KIENBÖCK, 2. **elektrische Veränderungen von Stoffen;** hier sei aufgezählt a) Änderung der *Leitfähigkeit* des *Selens*: FÜRSTENAU-*Intensimeter*, b) *Ionisierung von Gasen: Ionimeter.*

Chemische Meßmethoden.

Radiometer X, Tablette von Sabouraud-Noiré besteht aus Barium- oder Kaliumplatinzyanür, das, an sich von hellgrüner Farbe, unter der Einwirkung von Röntgenstrahlen sein Kristallwasser abgibt und dabei, je nach der Stärke der Einwirkung, über mehrere Nuancen, nämlich Resedafarbe, Lichtgelb, Gelb in Rostbraun übergeht. Tageslicht macht die erfolgte Verfarbung in umgekehrter Reihenfolge wieder rückgängig. Da der Übergang in deutlich unterscheidbaren Abstufungen nur auf größere absorbierte Intensitäten hin erfolgt, muß man sich dadurch helfen, daß man die Tablette in der halben Fokushautdistanz anbringt; hier herrscht nach dem Quadratgesetz die vierfache Intensität, so daß die Farbveränderungen in vierfacher Vergrößerung erfolgen und auf diese Weise leichter und genauer erkennbar werden.

In der Praxis gestaltet sich das Meßverfahren folgendermaßen: Die hellgrüne, ungebrauchte Pastille wird auf einer metallischen Unterlage (Stanniolstreifen oder das eben in Gebrauch stehende Filter) in schwarzem Papier lichtdicht eingewickelt (um sie vor Tageslicht zu schützen), in halber Fokushautdistanz befestigt und den Röntgenstrahlen ausgesetzt. Nach Beendigung der Bestrahlung wird die Verfärbung mit der im Radiometer angegebenen Farbe *Teint B* bei gedämpftem natürlichen Licht verglichen. Hat die Pastille unter den genannten Bedingungen Teint *B* angenommen, so ist diejenige Röntgenstrahlenmenge dem bestrahlten Objekt einverleibt worden, die erfahrungsgemäß innerhalb 2—3 Wochen zum *Haarausfall* mit nachfolgender Pigmentation der Haut führt. Man nennt daher diese Dosis *Epilationsdosis* und bezeichnet sie mit den Initialen S. N. Sie liegt für gefilterte Strahlung etwas (zirka 25%) unterhalb der Maximaldosis der Röntgenstrahlen.

Die bestrahlten Pastillen kehren unter der Einwirkung des Tageslichtes (direktes Sonnenlicht ist zu vermeiden) nach zirka 24—48 Stunden zu ihrem ursprünglichen Farbton zurück und können noch 5—6mal gebraucht werden. Nach mehrfacher Bestrahlung erreichen sie nicht mehr ihren eigentlichen Grundton und geben, zu Messungen verwendet, zu geringe Werte an. Zu beachten ist, daß auch Wärmestrahlen eine Gelbfärbung der Tablette herbeiführen können. Es ist deshalb nicht statthaft, sie an der Glaswand der Röhre, die sich im Betrieb erwärmt, anzubringen; ein minimaler Abstand von 1 cm muß gewahrt werden.

Radiometer nach Holzknecht (Abb. 53). Die von HOLZKNECHT erdachte Modifikation gestattet nicht nur die Epilationsdosis, sondern auch dazwischen- und darüberliegende Werte mit einiger Genauigkeit zu bestimmen. Dies wird dadurch erreicht, daß unter Anwendung eines durchsichtigen, zunehmends dunkler braungefärbten Zelluloidstreifens[1], hinter dem eine unbestrahlte Pastille als Testobjekt vorbeigeführt wird, sämtliche Nuancen zum Vergleich verfügbar sind. Die *bestrahlte* halbkreisförmige Pastille wird bis an den freien Rand des Farbbandes an die unter diesem befindliche ebenso geformte *unbestrahlte* Pastille herangebracht und beide durch eine gemeinsame Schlittenvorrichtung so lange verschoben, bis das Testobjekt unter dem Zelluloidstreifen denselben Farbton aufweist wie seine bestrahlte Hälfte. Eine Skaleneinteilung läßt in dieser Stellung die verabfolgte Dosis in H ablesen. Das Ablesen geschieht vorteilhaft immer bei *derselben künstlichen* Lichtquelle. Dadurch entfällt das störende Fluoreszenzlicht, das die Pastillen bei Tageslicht zeigen und das ihre Beurteilung beeinflußt. Ferner kann man bei künstlichem Licht in Muße die Betrachtung vornehmen, ohne daß ein Verblassen der Nuancen zu befürchten ist. Damit auch die Lichtintensität, bei der die Ablesung geschieht, immer die gleiche ist, muß die Pastille stets in gleicher Entfernung und Winkelstellung zur Lichtquelle beurteilt werden. Im übrigen gilt für die Behandlung der Tablette das beim Radiometer X Gesagte in der gleichen Weise. Die Ablesegenauigkeit ist durch diese Modifikation so weit verfeinert, daß es nun nicht mehr nötig ist, die Intensitäten zu übertreiben, d. h. die Tablette in halber Fokushautdistanz anzubringen. Die Nuancen werden jetzt bestimmbar, auch wenn die Pastille direkt auf dem Objekt liegt. Man gewinnt durch diese Anordnung den Vorteil, daß sämtliche Bestrahlungsbedingungen (Rückstreuung aus dem Objekt, Feldgröße) bei der Messung mitberücksichtigt werden.

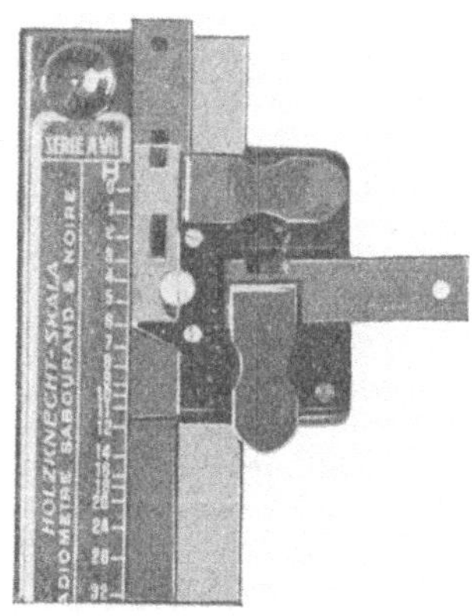

Abb. 53.
Das HOLZKNECHTsche Radiometer.

Das Quantimeter von Kienböck benützt zur Dosierung die Schwärzung einer unterempfindlichen Chlorbromsilbergelatine, die in dünner Schicht auf starkes Papier aufgetragen ist. Schwarz kuvertierte Streifen dieses Papiers werden für die Dauer der therapeutischen Bestrahlung auf der Haut des Objekts mitbestrahlt und nachher in der Dunkelkammer nach den von der Fabrik angegebenen Kautelen entwickelt und fixiert. Die Schwärzung wird mit der beigegebenen Normalskala verglichen und so die Dosis — hier x genannt — bestimmt.

Die Beziehungen der drei Dosiseinheiten sind folgende:

$$1\,SN = 5\,H = 10\,x.$$

NB. Diese Beziehung gilt nur für ungefilterte Strahlung gleicher Qualität.

---

[1] Es ist daran zu denken, daß das Farbband nach Jahren erneuert werden muß, da das Zelluloid mit der Zeit seine Durchsichtigkeit einbüßt, trübe wird und dabei einen gelblichen Farbenton annimmt. Die Beurteilung des Verfärbungsgrades wird dadurch beeinträchtigt.

Den genannten Meßverfahren haften mancherlei Mängel an. Vor allem sind sie subjektive Methoden, denn es werden feine Farbunterschiede mit dem Auge gemessen. Ferner ist ihre physikalische Begründung nicht ganz einwandfrei. So zeigt die Sabouraud-Noiré-Pastille bei Wellenlängen von 0,16 und 0,33 Å infolge der selektiven Absorption des Platins und des Bariums eine sprunghaft gesteigerte Absorption, weshalb sie bei harten Strahlen nicht richtig anzeigt. Die gleichen Vorwürfe sind gegen das Kienböck-Quantimeter zu erheben. Auch hier tritt eine sprunghafte Änderung der Absorption an den Absorptionsbandkanten des Silbers und des Broms ein. Allerdings liegen die Verhältnisse hier besser als beim Bariumplatinzyanür, weil die Absorptionslinie des Silbers schon bei 0,5 Å liegt, im Gebiet der weichen Strahlen, die für die Therapie kaum eine Rolle spielen. Leider können hier durch Ungenauigkeiten in der Entwicklung große Meßfehler hineingetragen werden. Strahlungen verschiedener Qualität lassen sich daher mit diesen Methoden nicht bestimmen. Ein und dieselbe Strahlung dagegen kann auf diese Weise mit praktisch ausreichender Genauigkeit vergleichsweise quantitativ erfaßt werden.

Die Verfahren, die in der Entwicklung der Röntgenologie eine außerordentliche Rolle spielten und seinerzeit eine Tat bedeuteten, müssen nach den heutigen physikalischen Erkenntnissen als exakte physikalische Methoden zurückgewiesen werden. Für die Oberflächentherapie werden sie zur Kontrolle hier und da noch benützt und behalten für die dabei in Verwendung kommende, eng begrenzte Strahlenqualität ihren Vergleichswert. In der Tiefentherapie ist die ionimetrische Bestimmung der Dosis allgemein eingeführt.

Elektrische Meßmethoden.

Intensimeter von Fürstenau. Unter dem Einfluß von Röntgenstrahlen erleidet Selen, ebenso wie bei Bestrahlung mit sichtbarem Licht, eine Änderung seiner Leitfähigkeit für den elektrischen Strom. Selen, an sich ein schlechter Leiter, wird mit der Strahlenintensität, von der es getroffen wird, in zunehmendem Maße leitend. Die Änderung seines Widerstandes, nach elektrischen Methoden gemessen, gibt ein Maß der Strahlenintensität. Das Instrument besteht aus einer Auffangedose, der sogenannten Selenzelle, die zwischen dünnen Drahtwickelungen das für Röntgenstrahlen empfindliche Selenpräparat enthält, und dem eigentlichen Meßgerät, das die Widerstandsänderung des Selens anzeigt. Beide stehen durch eine lange Leitungsschnur in Verbindung. Man setzt in der aus der Gebrauchsanweisung ersichtlichen Weise die Auffangedose den Strahlen aus und liest am strahlengeschützten Ort die Intensität in *F-Einheiten* ab.

Das Verhältnis zwischen der Widerstandsänderung des Selens und der Strahlenintensität ist physikalisch noch nicht festgelegt; es handelt sich vielmehr um ein rein empirisches Meßverfahren, das einige Ungenauigkeiten in sich birgt. Als solche sind zu nennen die *Trägheit, Ermüdung, Inkonstanz* und *selektive Absorption* der Selenzelle.

Auch die Angaben dieses Intensimeters sind infolge der selektiven Absorption des Selens von der Wellenlänge stark abhängig. Bei etwa 0,22 Å besteht ein Maximum der Empfindlichkeit der Selenzelle. Für härtere und weichere Strahlen fällt die Empfindlichkeit rasch bis unter die Hälfte der maximalen ab. Daher läßt auch dieses Instrument die notwendige Exaktheit allen Wellenlängen gegenüber vermissen.

Das Ionisationsmeßverfahren.

Die Meßmethode, die den Anspruch erheben kann, die derzeit größte erreichbare Genauigkeit zu ergeben, ist die *Ionimetrie*; sie bedient sich der ionisierenden Wirkung der Röntgenstrahlen auf Gase als Meßmittel. Ihre große Empfindlichkeit und der Absorptionsparallelismus zwischen Reagenzkörper (hier Luft) und Gewebe macht sie zur besten Art der Bestimmung der Strahlenquantität überhaupt.

Gehen wir in unseren Betrachtungen von dem bereits bekannten lichtelektrischen Effekt aus: Gasatome sind im normalen Zustand elektrisch neutral. Wird aus einem solchen Atom durch Strahlungsenergie ein negatives Elektron losgerissen, so bleibt dem Atomrest (dem sogenannten Ion) ein Überschuß an positiver Elektrizität, weshalb er *positiv elektrisch* wird. Das losgerissene Elektron aber wird tangential aus seiner Kreisbahn gerissen und schießt mit großer Geschwindigkeit zwischen den dichtstehenden Gasatomen hindurch, mit denen es mehrere Zusammenstöße erlebt, bis es seine Energie totrennt und in einem fremden Molekül festgebremst wird. Das letztere wird durch Aufnahme des negativen Elektrons selbst zum *Träger negativer Elektrizität*. War die die Elektronenemission auslösende Strahlung sehr hart, so kann das primär losgerissene Elektron bei seinem Zusammenstoß durch die Größe seiner lebendigen Wucht ein zweites Elektron losreißen (Sekundärelektronen) und letzteres auf dieselbe Weise abermals zu Elektronenemission Veranlassung geben (Tertiärelektronen) usw. Durch die Abschleuderung von Primär-, Sekundär- und Tertiärelektronen usw. entstehen jeweils positiv geladene Gasatome, denen anderseits durch Absorption dieser Elektronen negativ geladene Atome entsprechen. Eine solche Umbildung neutraler Gasatome in Paare *positiver* und *negativer Elektrizitätsträger* nennt man *Ionisierung*.

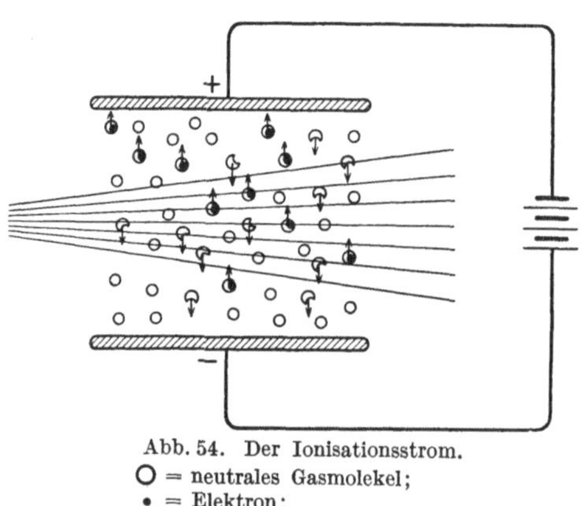

Abb. 54. Der Ionisationsstrom.
O = neutrales Gasmolekel;
• = Elektron;
☾ = positiver Elektrizitätsträger;
☽ = negativer Elektrizitätsträger.

Da Elektronen nur bei der Absorption und Streuung von Röntgenstrahlen ausgelöst werden, geht die Bildung der Elektrizitätsträgerpaare diesen Vorgängen parallel. Die Ionisierung durch Absorption ist daher von der vierten Potenz der Atomnummer und der dritten Potenz der Wellenlänge abhängig. Die Geschwindigkeiten der abgeschleuderten Elektronen steigen mit abnehmender Wellenlänge der absorbierten Strahlung. Die Ionisierung durch Streuung ist dagegen der ersten Potenz der Atomnummer proportional und von der Wellenlänge unabhängig (s. S. 66). Die Geschwindigkeiten

der ausgelösten Elektronen können nach den Gesetzen der Wahrscheinlichkeit die verschiedensten Werte, von Null bis zu $^2/_3$ der Lichtgeschwindigkeit, erreichen. Da mit Steigerung der Spannung die Absorption
sehr rasch, die Streuung nur sehr wenig abnimmt, kommt bei der Messung
harter Tiefentherapiestrahlungen der durch die Streuung entstehenden
Ionisierung die überwie-
gende Bedeutung zu.

Infolge der Ionisierung
wird das Gas, das sonst ein
absoluter Isolator ist, leitend. Unter der Einwir-
kung eines elektrischen Feldes setzen sich die Elektrizitätsträgerpaare in entgegengesetzten Richtungen in
Bewegung, und zwar ziehen
die positiven Gasionen zum
Minuspol, die negativen
zum Pluspol (Abb. 54), wo

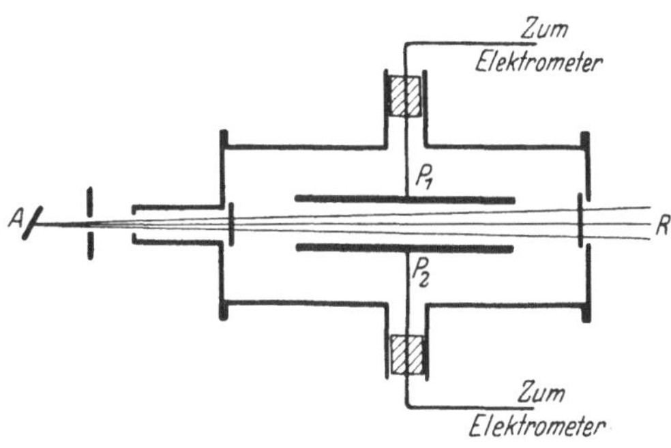

Abb. 55. Die große Ionisationskammer.

sie sich entladen, die mitgeschleppten Gasmolekel zurücklassend. Es wird
also infolge Ionenwanderung durch das an und für sich nicht leitende Gas
ein elektrischer Strom transportiert, der sogenannte *Ionisationsstrom*,
dessen Stärke von der Anzahl der sekundlich verfügbaren Ionen abhängig
ist. Die Größe des durch das Gas transportierbaren Stroms wird dadurch
zum Maß der Ionisierung und, da die letztere eine Funktion der Intensität
der Röntgenstrahlung ist, zum Maß dieser selbst.

Das Ionisationsmeßgerät besteht in der Hauptsache aus der Ionisationskammer; das ist ein in geeigneter Weise abgeschlossener Luftraum, der der
zu bestimmenden Röntgenstrahlung ausgesetzt wird, und dem Elektroskop
oder Elektrometer, das den dabei durch die Kammerluft gehenden Ionisationsstrom anzeigt. Es sind zwei Typen von Ionisationskammern in Ge-

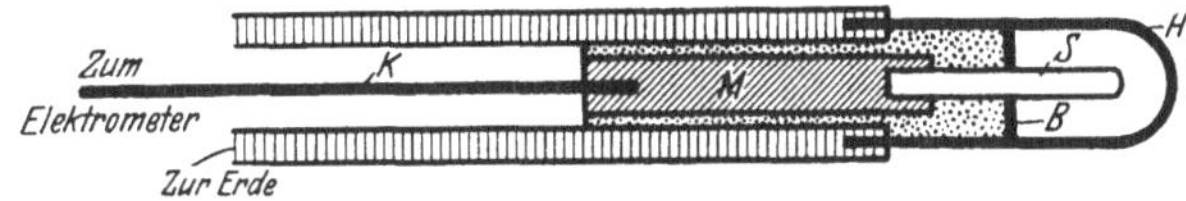

Abb. 56. Die kleine Ionisationskammer.

brauch, nämlich die *große* und die *kleine Ionisationskammer*. Die große Kammer (Abb. 55), auch Faßkammer genannt, zeichnet sich durch einen *groß-
dimensionierten Luftraum* aus, in den nur ein schmaler, ausgeblendeter
Röntgenstrahl *A R* hineingelassen wird.

Die kleine Meßkammer, die sogenannte *Fingerhutkammer* (Abb. 56),
zeigt im Durchschnitt folgenden Aufbau: Eine fingerhutartige Hülse *H* umschließt den 1—2 ccm großen Luftraum, in den axial ein Graphitstäbchen *S*
hineinragt. Letzteres steht durch einen Messingstift *M* mit dem Kabel *K*,
das von guter Isolation umgeben zum Elektrometer führt, in leitender
Verbindung, während die Wand der Kammer geerdet ist. Die Kammer

ist gegen das Leitungskabel durch eine Bleischeibe B abgeschlossen, welche verhindern soll, daß seitlich und axial einfallende Röntgenstrahlung das Kabel erreicht und elektrostatisch auflädt.

Bei der Konstruktion der Ionisationsmeßgeräte kommt es hauptsächlich auf drei Dinge an: 1. auf Sättigungsstrom, 2. auf die Vermeidung irgendwelcher Wandwirkungen und 3. auf die volle Ausnützung der in der Luft gebildeten Elektronen.

ad 1. Damit alle Ionen, die durch die Einwirkung der Röntgenstrahlen im Gas entstanden sind, durch das elektrische Feld an die Elektroden getrieben werden, muß die an diesen liegende Spannung eine solche Höhe haben, daß alle Ionen in Bewegung sind, der Strom also gesättigt ist. Nur im Gebiet der Sättigung kann der Ionisationsstrom als Maß für die Intensität der Röntgenstrahlen gelten.

ad 2. und 3. Da aus jedem Stoff, der von Röntgenstrahlen getroffen wird, Elektronen abgeschleudert werden, muß bei der Messung vermieden werden, daß die Röntgenstrahlen außer dem Luftraum noch andere Materie treffen; denn dadurch würde die zu messende Luftionisation durch die zusätzliche Elektronenwirkung des getroffenen Stoffes vermehrt werden. Eine weitere Forderung ist die, daß alle durch die Strahlung in der Luft ausgelösten Elektronen die Möglichkeit finden, sich voll auszuwirken, d. h. daß sie nicht vorzeitig auf die Kammerwand stoßen und dort festgehalten werden, sondern ihren ganzen Weg, von der Abschleuderung bis zur Absorption, durch den Kammerluftraum nehmen. Nur so können sie die maximale Zahl von Sekundär-, Tertiär-, Quartär- usw. Elektronen auslösen und ein richtiges Maß der Luftionisation ergeben.

Die letztgenannten Bedingungen lassen sich nur mit zwei Arten von Ionisationskammern erfüllen, und zwar entweder mit der *Faßkammer* oder der *Druckluftkammer*. Eine Faßkammer ist so groß dimensioniert, daß alle von einem schmalen, nahezu parallelen Röntgenstrahlenbündel im Innern der Kammer erzeugten schnellen Elektronen sich innerhalb des freien Luftraums totlaufen, ohne die Wände der Kammern zu erreichen. Hierzu genügt selbst bei sehr harten Röntgenstrahlen ein Kammerdurchmesser von 25 cm, da bei der harten Strahlung die langsamen Rückstoßelektronen die schnellen Photoelektronen bei weitem überwiegen. Bei der Druckluftkammer wird die volle Elektronenausnutzung bei handlicheren Dimensionen dadurch erreicht, daß die Ionisierungskammer mit Druckluft gefüllt wird. Dadurch werden die Elektronenbahnen stark abgekürzt und enden bereits bei einem Kammerdurchmesser von 10 cm frei im Luftraum, wenn ein Druck von 6 Atm. angewendet wird.

Bei der kleinen Meßkammer liegen ganz andere Bedingungen vor. Da die Fingerhutkammer ganz im Röntgenstrahlenbündel steht, erfolgt die Ionisation sowohl am Luftinhalt der Meßkammer, als auch an ihren Wandungen und an der Elektrode. Die Wandwirkungen spielen daher bei der kleinen Kammer eine große Rolle; sie zeigen sich je nach dem Material der Wände in einem mehr oder minder ausgeprägten Gang mit der Strahlenqualität. Diese die Messung beeinflussende Qualitätsabhängigkeit der Fingerhutkammer läßt sich beseitigen, wenn man ein Wandmaterial wählt, dessen „effektive Atomnummer" gleich derjenigen der Luft 7,69 ist. Eine solche Kammer wirkt so, als ob ihre Wände aus Luft wären. Der in ihr gemessene Ionisationsstrom ist also dem in reiner Luft gemessenen gleichwertig; daher die Bezeichnung *Luftwändekammer*.

Die effektive Atomnummer N_{eff} eines Gemisches oder einer chemischen Verbindung von der Formel $a_1 N_1 + a_2 N_2 + \ldots$ berechnet man nach der

Formel: $N_{eff} = \sqrt[3]{\dfrac{a_1 N_1{}^4 + a_2 N_2{}^4 + \ldots}{a_1 N_1 + a_2 N_2 + \ldots}}$, wobei $N_1, N_2 \ldots$ die Atomnummern

der chemischen Elemente bedeuten, aus denen sich ein Material aufbaut und $a_1 a_2 \ldots$ angeben, in welcher Anzahl jedes dieser Elemente bei einer chemischen Verbindung im Moleküle oder bei einem Gemisch in einem bestimmten Volumen vorhanden ist. Bei der atmosphärischen Luft kommen auf 100 ccm 23,2 ccm Sauerstoff, 75,5 ccm Stickstoff und 1,3 ccm Argon. $N_{eff} = 7,69$. Da es ein Element mit einer solchen Atomnummer nicht gibt, muß man durch Mischung verschiedener Materialien einen Stoff von annähernd $N_{eff} = 7,69$ herstellen. Als solcher ist in Verwendung ein Gemisch von Kohle mit Silizium, das zu einer Masse gepreßt wird. Man kann auch Cellophan verwenden, das durch Graphitanstrich leitend gemacht wird.

Trotzdem sind die Wandwirkungen bei der kleinen Kammer nicht ganz ausgeschaltet: denn ein ideales Luftwändematerial gibt es nicht. Je weicher die Strahlung ist, um so mehr wird die Ionisation infolge der Absorption durch die Wanddicke beeinflußt. Völlig härteunabhängig sind die Kammern im harten Strahlenbereich. Von 180 kV bis 20 kV sinkt ihre Ionisation durchschnittlich um 10%, und dies hauptsächlich im Bereich der weichen Strahlen. Die Fingerhutkammer wäre also genau genommen für jeden gewünschten Härtegrad besonders zu eichen. Dies gilt um so nachdrücklicher, je weicher die Strahlung ist.

Aus der verschiedenen Konstruktion der Faß- und Fingerhutkammer ergeben sich folgende Unterschiede ihrer Meßleistungen:

In der Faßkammer können die Röntgenstrahlen nur in der Luft und in den Kammerfenstern Ionisation auslösen. Die Ionisation ist daher in erster Linie proportional dem durchstrahlten Luftvolumen, das sich durch den Querschnitt der Blende, multipliziert mit der Weglänge des Röntgenstrahlenbündels in der Kammer ergibt. Hieraus ergibt sich der Vorteil, durch Veränderung der Blendengröße das durchstrahlte Luftvolumen und damit die Empfindlichkeit der Meßanordnung beliebig ändern zu können. Ein Nachteil der Faßkammer ist es, daß sie bei der Messung meist weiter vom Fokus entfernt stehen muß als das Objekt bei der Bestrahlung.

Die Fingerhutkammer muß ganz im Röntgenstrahlenbündel stehen. Die Ionisation erfolgt daher am Luftinhalt, an den Wandungen und an der Elektrode. Ein Nachteil der Fingerhutkammer ist, daß die Empfindlichkeit der Anordnung durch den Rauminhalt der Kammer bestimmt ist und daher nicht beliebig verändert werden kann. Nachteilig ist auch die geringe Widerstandskraft der Luftwändemasse gegen äußere Schädlichkeiten; durch Verbeulen der Kammerwand wird die Größe des Luftvolumens verändert und die Anzeige des Instruments unrichtig; auch kann der Graphitanstrich, der die Kammerwand leitend macht, stellenweise abfallen, was ebenfalls auf die Messung Einfluß hat.

Die Messung des Ionisationsstroms. Die Messung des durch das Gas gehenden Ionisationsstroms kann auf zweierlei Weise geschehen, entweder dadurch, daß ein Elektrometer durch den Ionisationsstrom entladen wird und dabei die Entladungszeit des Elektrometers zum Maß wird, oder indem der Ionisationsstrom durch einen konstanten hochohmigen Widerstand geleitet und die an dessen Enden entstehende Spannung gemessen wird. Da nach dem OHMschen Gesetz $V = A\,O$ ist, so wird, wenn O bekannt ist, V ein Maß für den Ionisationsstrom A. Es wird auf diese Weise die Ionisationsstrommessung auf eine Spannungsmessung zurückgeführt. Das Messen der schwachen Ionisationsströme, die nur eine Größenordnung von 10^{-10} bis 10^{-9} Amp. aufweisen, ist nur durch besondere Anordnungen, z. B. das sogenannte *Röhrengalvanometer*, möglich. Dieses besteht im wesentlichen aus einer Glühkathoden-Verstärkerröhre, durch die der Ionisationsstrom etwa 100 000fach vergrößert wird, so daß er mit einem gewöhnlichen Zeigergalvanometer gemessen werden kann.

Die Messungen mit den Elektrometern sind sehr zeitraubend, da die Ermittlung eines einzigen Meßwertes bis zur Entladung des Elektroskops oft mehrere Minuten erfordert. Hierbei ist die Ablaufszeit in umgekehrter Proportionalität ein Maß der Strahlenintensität. Die Geräte der letztbeschriebenen Konstruktion hingegen ergeben in dem stationären Ausschlag eines Zeigers direkt ein Maß der Strahlenintensität. Man nennt letztere Instrumente auch Dosisleistungsmeßgeräte.

Die Kontrolle der Meßgeräte.

Um eine vollständige Übereinstimmung der Messungen zu erzielen, werden alle Ionisationsgeräte in staatlichen Zentralstellen nach einem als Ionisationsnormal dienenden Instrument geeicht. Unter den Bedingungen, die ein Dosismesser erfüllen muß, ist eine der wichtigsten die Beibehaltung dieses Eichwertes. Da die Praxis lehrt, daß die Eichkonstante der gebräuchlichen Dosimeter Veränderungen unterworfen sein kann, sind die meisten von ihnen mit einem Standard, auf den die Angaben des Instruments bezogen werden, ausgestattet. Ebenso wie man an einen Spannungsmesser vor der Vornahme einer Messung eine ganz bestimmte Spannung anlegt, um sich von seiner richtigen Funktion zu überzeugen, kann man bei den Ionisationsmeßgeräten einen Ionisationsstrom bekannter und konstanter Größe zur Kontrolle benutzen. Solche lassen sich mit Hilfe von Radium oder radioaktiven Substanzen in der Meßkammer stets erzeugen.

Bei der Kontrolle eines Dosismessers mit einem radioaktiven Präparat muß man unterscheiden, ob die Strahlung des Präparats in die Kammer selbst hineingelangt, ob also eine Veränderung der Kammer mitgeprüft wird (wie beim KÜSTNERschen Eichstandgerät), oder ob nur die Meßanordnung allein kontrolliert wird (wie bei den meisten anderen Apparaten). Für den letzteren Fall wird bei der Meßkontrolle an Stelle der Ionisationskammer eine andere Art Kammer gesetzt, die dadurch, daß sie ein radioaktives Präparat enthält, einen zeitlich konstanten Ionisationsstrom liefert, der sich in der Größenordnung der gebräuchlichen Röntgenionisationsströme bewegt. Bei dieser Art der Prüfung macht man die Voraussetzung, daß die Kammer selbst sich nicht verändert, und im wesentlichen nur die Eichkonstante des Elektrometers, die Widerstände, das Röhrengalvanometer usw. geprüft werden müssen. In diesem Falle kommt man mit einem billigen radioaktiven Alphastrahlenpräparat aus. Für die Prüfung der Kammer muß man schon Radium selbst — wenn auch nur in geringen Quantitäten — verwenden. Das KÜSTNERsche Eichstandgerät braucht als Standard $1/_2$ mg Radiumelement. Mit Hilfe der Alphastrahler lassen sich sehr einfache und brauchbare Stromnormale herstellen. Solche Stromnormale, wie sie zuerst BEHNKEN für dosimetrische Zwecke konstruiert hat, bestehen aus zwei gegeneinander hochisolierten Platten oder Plattenpaaren, die an ihren gegenüberliegenden Flächen eine dünne Schicht von Uranoxyd tragen. Liegt zwischen beiden Platten eine genügend hohe elektrische Spannung (Sättigungsstrom), so geht ein bestimmter und konstanter Strom über. Der radioaktive Zerfall des Urans spielt bei der großen Halbwertzeit von 2×10^9 Jahren keine Rolle.

Anhang.

VII. Einige für den Röntgenologen wichtige Begriffsbestimmungen aus der Elektrizitätslehre.

Das physikalische Weltbild, namentlich die Anschauung über die Elektrizität hat sich, seitdem wir die Schulbank und die Hörsäle der Hochschule verlassen haben, zum Nichtwiedererkennen verändert. Die Veränderungen nehmen von Beobachtungen, die in engem Zusammenhang mit den Röntgenstrahlen stehen, ihren Ausgangspunkt. Danach haben wir uns vorzustellen, daß es nur *eine* Form freier Elektrizität gibt, und zwar *nur negative*. Das Elementarquantum der Elektrizität stellen die Elektronen dar; sie sind die kleinsten Elektrizitätsteilchen; ihre (vielleicht nur scheinbare) Masse ist 1800mal kleiner als die des kleinsten positiven Elektrizitätsteilchens, des Wasserstoffkerns oder Protons; sie sind Bausteine der Materie und lassen sich von ihr lostrennen.

Positive Elektrizität isoliert nachzuweisen, ist bisher nur unter besonderen Bedingungen, die für die praktische Elektrizitätslehre nicht in Betracht kommen, gelungen. Ein Körper ist negativ elektrisch geladen, wenn er einen Überschuß an Elektronen besitzt. Die positive Ladung bedeutet hingegen einen Mangel an Elektronen.

Der *Elektrizitätsstrom* ist als eine Bewegung der freien Elektronen aufzufassen; sie bewegen sich der usuellen Stromrichtung entgegen vom sogenannten negativen zum sogenannten positiven Pol. Die *Stromstärke* stellt sich dar als die Menge der in der Zeiteinheit durch einen bestimmten Querschnitt bewegten Elektronen. Ihre Geschwindigkeit hängt von der

Ladungsdifferenz zwischen zwei Polen, d. h. von der Spannung ab. Die *Spannung* oder das *Potential* haben wir uns als Druck der auf einen Körper zusammengedrängten und am Entweichen verhinderten Elektronen vorzustellen (ebenso wie unter Druck stehender Dampf einen Gegendruck auf die Kesselwände ausübt und zu entweichen sucht).

Der elektrische Strom. Bringt man zwei geladene Körper verschiedenen Potentials in leitende Verbindung, so findet ein Ausgleich ihrer Ladungen statt durch Strömen der Elektrizität vom höheren zum niederen Potential. Der Strom hält so lange an, bis der Ausgleich der Spannungen vollzogen ist. Werden die beiden Körper durch eine elektrische Kraftquelle mit der gleichen Schnelligkeit, wie sie sich entladen, wieder aufgeladen, so kommt es zu einem *kontinuierlichen* Strömen der Elektrizität in der beschriebenen Weise.

Der leitende Körper (z. B. Metalldraht) bietet dem Strömen der Elektronen einen *Widerstand* dar, der vom Material des Leiters (es gibt gute und schlechte Leiter) und von seinem Querschnitt abhängig ist. Die Verhältnisse sind ganz analog denen der Hydrodynamik: durch ein weites Rohr fließt in der gleichen Zeit mehr Wasser hindurch als durch ein enges, und bei gleichem Querschnitt um so mehr, je stärker das Gefälle ist. Das Gefälle ist in unserem Falle die Spannung oder Potentialdifferenz. Die Stromstärke ist also der Spannung direkt, dem Widerstand umgekehrt proportional $\left(\text{Ohmsches Gesetz } A = \dfrac{V}{O}\right)$. Die Einheit der Stromstärke ist das *Ampere* (A), die Einheit der Spannung das *Volt* (V), die Einheit des Widerstandes das *Ohm* (O). Die Röntgentechnik hat sekundärseitig mit Tausendstel Ampere = Milliampere (mA) und tausenden Volteinheiten = Kilovolt (kV) zu arbeiten.

Die Stromenergie wird ausgedrückt durch das *Produkt* aus *Stromstärke × Spannung*. Man mißt die elektrische Energie in *Voltampere* oder *Watt*.

Stromstärke (in A) × Spannung (in V) = Stromenergie (in W).

Unter Watt verstehen wir die auf die Einheit der Zeit bezogene Stromenergie, die sogenannte Sekundenenergie oder den Stromeffekt. Die Stromenergie elektrischer Zentralen wird nach Kilowattstunden (1000 Watt × 60 × 60) verkauft.

Die Sekundärseite der Röntgentransformatoren liefert, abgesehen von den Kondensatorapparaten, eine sinusförmige Gleichspannung. Deshalb muß man zwischen der „Scheitelspannung" und dem Mittelwert der Spannung, der „Effektivspannung" unterscheiden. Der Effektivwert der Spannung beträgt den $\sqrt{2}$ten Teil der Scheitelspannung; umgekehrt erhält man die Scheitelspannung aus dem Effektivwert durch Multiplikation mit $\sqrt{2} = (1,414)$.

Bei der nur wenig fluktuierenden Spannung der Kondensator- und Drehstromapparate ist eine Unterscheidung zwischen Scheitel- und Effektivspannung praktisch nicht nötig.

Die Leistungsfähigkeit eines Röntgenapparats wird durch den Transformator bestimmt und in Kilowatt (kW) angegeben. Ein 10-kW-

Apparat leistet pro Sekunde maximal 10 kW, d. h. das Produkt aus Stromstärke × Spannung[1] kann 10 000 Voltampere nicht überschreiten. Ein solcher Transformator kann beispielsweise 200 kV bei 50 mA oder 100 kV bei 100 mA oder 50 kV bei 200 mA usw. liefern. Ob man von einem solchen Röntgenapparat auch alle diese Leistungen verlangen kann, hängt aber auch davon ab, ob die übrigen Teile der Apparatur für solche Spannungen bzw. Stromstärken eingerichtet sind. Deshalb ist es besser, wie es auch allgemein geschieht, die Leistungsfähigkeit eines Apparats durch Angabe der maximalen Belastung in mA bei maximaler Spannung in kV zu definieren.

In gleicher Weise wird die Belastbarkeit einer Röntgenröhre in Kilowatt ausgedrückt. Es ist also beispielsweise eine 6-kW-Röhre eine Röhre, deren Brennpunkt einer Wirkung von 6 kW eine Sekunde lang standzuhalten vermag, also 60 kV, 100 mA oder 50 kV, 120 mA oder 40 kV, 150 mA usw.

Der Stromkreis. Damit ein Strömen der Elektrizität stattfinde, bedarf es außer der Elektrizitätsquelle (Galvanisches Element, Dynamomaschine usw.) noch eines Stromkreises, d. h. einer lückenlosen leitenden Verbindung zwischen den Polen jener Elektrizitätsquelle. Ist der Stromkreis an irgendeiner Stelle unterbrochen, so hört der Strom sofort zu fließen auf. Dies kann beabsichtigt sein oder auch unbeabsichtigt eintreten. Das erstere ist bei den Schaltern der Fall; durch einen einfachen Hebelgriff läßt sich der Stromkreis unterbrechen, das Strömen der Elektrizität aufhalten, bzw. der Stromkreis wieder schließen und der Stromfluß in Gang bringen. Eine unbeabsichtigte Unterbrechung kann dann eintreten, wenn eine Klemmschraube sich gelockert hat, oder ein Draht innerhalb seiner Umspinnung durchbrochen ist. Man muß dann Stück für Stück der Leitung untersuchen. Führt die Leitung aber durch Apparatteile, in denen der Stromweg von außenher nicht zu verfolgen ist, so hilft man sich in der Weise, daß man diese unübersichtlichen Teile des Stromweges durch einen Kupferdraht überbrückt, dessen Widerstand dem betreffenden Apparatteil und der ganzen Leitung entspricht. Beginnt nach einem solchen „kurz Schließen" der Strom wieder zu fließen, so ist damit der Nachweis erbracht, daß der Leitungsfehler in dem betreffenden kurzgeschlossenen Apparatbestandteil liegt.

Kurzschluß. Die Komponenten der von einer Stromquelle ausgehenden Energie (Volt und Ampere) werden bestimmt von dem Widerstand des Stromkreises. Ist dieser beispielsweise sehr groß, so bleibt die Stromstärke nur gering, während die Spannung erhalten bleibt und umgekehrt, wenn der Leitungswiderstand gering ist. In beiden Fällen aber bleibt das Produkt aus Stromstärke mal Spannung konstant und entspricht der Energie, die die Stromquelle liefern kann. Schalten wir in einen Leiterkreis von einem bestimmten Widerstandswert ein Stück dicken Drahts ein, so sinkt damit der Widerstandswert der ganzen Leitung und die Stromstärke nimmt in dem gleichen Maße zu. Der elektrische

---

[1] Der Berechnung wird der Effektivwert der Spannung zugrunde gelegt.

Strom erzeugt nun im Leiter Wärme. Die Wärmewirkung ist proportional dem Quadrate der Stromstärke und dem Widerstand des Drahts. Es werden daher, wenn die Stromstärke durch die Veränderung des Widerstands zu hoch anwächst, diejenigen Teile der Leitung, die für solche Stromstärken nicht berechnet sind, sich zu stark erwärmen und durchglühen. Solchen Zufall nennt man Kurzschluß. *Kurzschluß ist also die Folge der Einschaltung eines Widerstands, der im Verhältnis zum Widerstand der Zuleitung zu klein ist.*

Um die bösen Folgen eines Kurzschlusses zu verhüten, schaltet man in die Leitungen sogenannte *Sicherungen* ein, das sind kurze Drähte oder Blechstücke aus Blei, Zinn oder leichtschmelzenden Legierungen, deren Querschnitt, je nach dem Zwecke, dem die Sicherung dienen soll, so gewählt ist, daß sie lange vor dem katastrophalen Anstieg der Stromstärke schmelzen und die Leitung unterbrechen.

Schaltungsarten. Im Röntgenapparat wird der Stromkreis dadurch hergestellt, daß die Klemmen des Transformators mit der Röntgenröhre

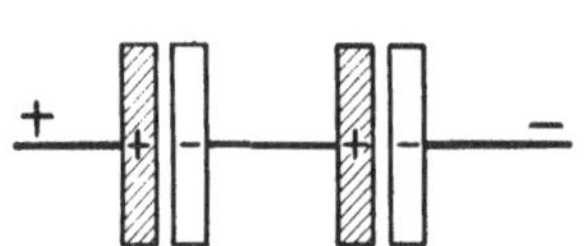

Abb. 57.
Serien- bzw. Hintereinanderschaltung.

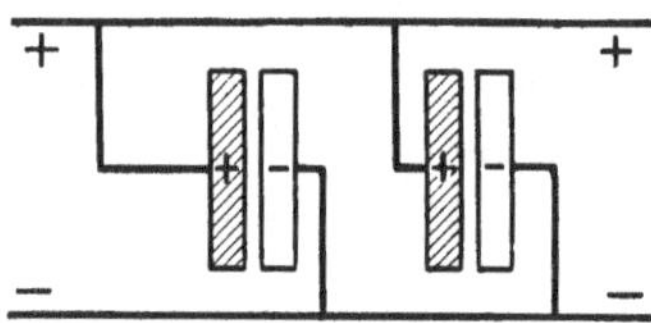

Abb. 58.
Parallel- bzw. Nebeneinanderschaltung.

verbunden werden. In die Bahn dieses Kreises sind gewöhnlich noch Apparatbestandteile eingeschaltet, wie Kondensatoren, Ventilröhren, Widerstände, Meßgeräte usw. Die Einschaltung kann nun *direkt in die Strombahn* erfolgen oder *in einen Zweigstrom*, der als Sehne zum Bogen des Stromkreises zu denken ist. Man spricht im ersteren Falle von Hintereinander- oder *Serienschaltung*, im letzteren dagegen von *Parallelschaltung*. Die Art der Einschaltung übt auf die Stromverhältnisse einen entscheidenden Einfluß aus. Widerstände, die in Serie geschaltet sind, addieren sich in ihrer Wirkung. In Serie geschaltete elektrische Kraftquellen addieren sich hinsichtlich ihrer Spannungswirkung. So ergeben zwei gleich große Kondensatoren, in der Art von Abb. 57, d. h. Pluspol mit Minuspol und Minuspol mit Pluspol miteinander leitend verbunden, doppelte Spannung. Ebenso verhält es sich, wenn zwei Transformatoren oder Danielelemente hintereinander geschaltet werden.

Schaltet man aber parallel (Abb. 58), d. h. verbindet man stets nur gleichnamige Pole, also die positiven mit den positiven, die negativen mit den negativen, so addieren sich die Stromquerschnitte, und es wächst in dem gleichen Maße die Stromstärke, ohne daß die Spannung eine Veränderung zeigt.

Kapazität. Hierunter versteht man das Fassungsvermögen eines Körpers für Elektrizität. Mathematisch wird die Kapazität ausgedrückt durch das Verhältnis $\dfrac{\text{Elektrizitätsmenge}}{\text{Potential}}$, das der Körper bei der Aufladung darbietet. Bringt man beispielsweise eine kleine Metallkugel mit einer Elektrizitätsquelle in leitende Verbindung, so lädt sich die Kugel wohl auf das Potential der Kraftquelle auf, die Elektrizitätsmenge aber, die sie aufgenommen hat, ist sehr gering. Macht man denselben Versuch mit einer großen Kugel, so erreicht diese wieder das gleiche Potential, die aufgenommene Elektrizitätsmenge ist aber eine wesentlich größere. Es ist das gleiche, wie wenn wir mit zwei verschieden breiten aber gleich hohen Gefäßen aus einer Quelle Wasser schöpfen: mit dem einen werden wir wenig, mit dem anderen viel Wasser auffangen können. Solche Elektrizitätsspeicher nennt man Kondensatoren. Ihr Fassungsvermögen wird von ihren Dimensionen und von der Isolation der Umgebung bestimmt.

Elektrische Schwingungen. Rasches Hin- und Hergehen von Ladungen bezeichnet man als elektrische Schwingung. Der elektrische Funke ist eine solche Schwingung; denn bei genauer Untersuchung zeigt es sich, daß die scheinbar einfache Entladung aus einer Reihe von Teilfunken besteht, die abwechselnd hin- und hergehen. Hält man die Funkenbildung aufrecht, indem man einen Kondensator durch eine elektrische Kraftquelle auflädt und dessen Ladung sich über eine kleine Funkenstrecke (etwa 1—2 mm lang) entladen läßt, so erhält man rasch oszillierende Ströme, sogenannte *Hochfrequenzschwingungen.*

In jedem Röntgenapparat ist infolge Kapazität und Selbstinduktion die Gelegenheit zum Entstehen hochfrequenter Schwingungen gegeben, wenn die Leitung irgendwo durch Funken überbrückt wird. Dies ist z. B. beim mechanischen Gleichrichter an den rotierenden Teilen nicht zu vermeiden. Aber auch sonst kann eine kleine schadhafte Stelle der Leitung (es genügt schon eine 1 mm breite Unterbrechung) zur Funkenbildung Veranlassung geben. Hochfrequente Schwingungen verändern die Stromkurve wesentlich, führen zu Überspannungen, bedeuten einen Verlust an elektrischer Energie, sind also im Stromkreis nach Möglichkeit zu unterdrücken.

Stromarten. Fließt ein elektrischer Strom in *gleicher* Richtung, so spricht man von *Gleichstrom.* Ein solcher wird in den Kraftwerken von Gleichstromdynamomaschinen erzeugt. Er kann nur zum Betrieb von Induktorapparaten verwendet werden. Alle anderen Apparattypen ver-

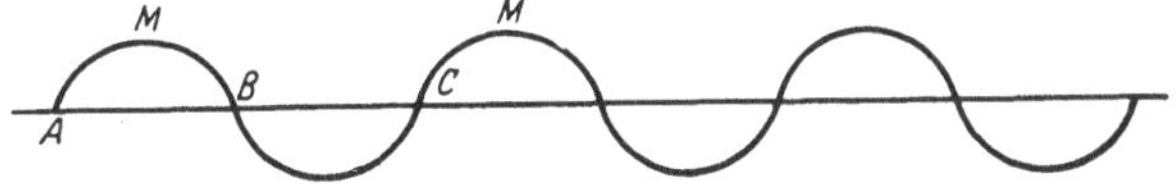

Abb. 59. Spannungskurve eines Wechselstromes.
AB = Phase; AC = Periode; M = Scheitelpunkt der Kurve = Scheitelspannung.

langen zum Erzeugen des wechselnden Kraftfeldes des Transformators einen *Wechselstrom.* Dieser kann nun, wenn keine andere Kraftquelle zur Verfügung steht, durch *Umformung* des Gleichstroms oder direkt aus einer Wechselstromzentrale erhalten werden. Der Wechselstrom ist sowohl bezüglich seiner Richtung als auch seiner Spannung veränderlich. Den Verlauf einer Wechselstromkurve zeigt Abb. 59. Wir sehen, daß die

Spannung von A allmählich ansteigt, in M ein Maximum erreicht, in B wieder Null wird, und nun in entgegengesetzter Richtung das gleiche sich wiederholt. Ein solcher positiver und negativer Stromstoß (Kurve von A bis C) bilden zusammen eine *Periode*. Ein Stromstoß allein, gleichgültig welcher Richtung, wird als *Phase* bezeichnet (Kurve von A bis B oder B bis C). Die Anzahl der Perioden hängt von der Rotationsgeschwindigkeit des Ankers der Wechselstrommaschine ab. In Deutschland wird gewöhnlich eine Periodenzahl von 50 pro Sekunde eingehalten.

Die Spannung eines Wechselstroms kann man entweder nach seinem Maximalwert bezeichnen (Punkt M der Kurve), sogenannte *Scheitelspannung*, oder man bedient sich eines mathematischen Mittelwertes, der durch Division der Scheitelspannung durch 1,4 (d. i. $\sqrt{2}$) erhalten wird, sogenannte *effektive Spannung*. Diese kann man natürlich durch Multiplikation mit dem gleichen Faktor (*Scheitelfaktor*) auf die Scheitelspannung zurückführen.

Die Hochspannungsgefahr.

In der letzten Zeit sind die Röntgenmaschinen in ihren Leistungen gewaltig vorwärtsgekommen und entwickeln Spannungen, die für die in ihrer Nähe beschäftigten Personen eine Gefahr bedeuten. Die Energiemengen, die jetzt jedem Röntgenologen zur Verfügung stehen, genügen, tödliche Wirkungen hervorzurufen. Es ist also gut, wenn die in Röntgeninstituten tätigen Personen diesbezüglich aufgeklärt sind.

Zwar hat die Röntgentechnik bereits die Aufgabe gelöst, Röntgenanlagen für Röhrenscheitelspannung bis 300 kV und für die in der Diagnostik gebräuchlichen größten elektrischen Leistungen hochspannungssicher zu gestalten. Dies wurde so verwirklicht, daß entweder die Röntgenmaschine durch einen großen Drahtkäfig, in dem sich alle Hochspannung führenden Teile befinden, zu einer Einheit verbunden wird, oder alle Hochspannung führenden Teile allseitig mit einer geerdeten, elektrisch leitenden Hülle umgeben werden.

Da aber noch ein großer Teil der Röntgenanlagen keinen Hochspannungsschutz besitzt, ist es notwendig, auf die Hochspannungsgefahren, deren mögliche Tragweite vielfach unterschätzt wird, hinzuweisen.

Die Toleranz gegen den elektrischen Strom ist sehr verschieden. Es ist nicht möglich anzugeben, welche Stromenergie auf der Stelle tödlich wirkt, da die psychophysische Konstitution des Betroffenen hier mitspielt.

Der elektrische Strom führt beim Übergang auf den Körper zu heftiger Schockwirkung. Die Schwere des Schocks hängt von Spannung und Stromstärke und von der Art des zufälligen Kontakts ab. Lebensgefährlich kann die Berührung werden, wenn die betreffende Person zufällig in *zwei*poligen Kontakt mit der Leitung kommt, d. h. Pluspol und Minuspol gleichzeitig berührt. Aber auch *ein*poliger Kontakt kann gefährlich werden, wenn der Berührende auf guten Leitern steht (Eisenblech, Steinfliesen), oder wenn bei schlechter Erde (Holz, Torf, Linoleum) der Hochspannungskreis an einer Stelle der Leitung, sei es mit Absicht oder durch einen Isolationsdefekt, geerdet ist. In allen diesen Fällen schließt der Berührende mit seinem Körper die Apparatur kurz. Infolgedessen ergießt sich durch ihn ein relativ starker Strom, nämlich der Kurzschlußstrom des Apparats. Dieser erreicht bei allen Apparaten eine sehr bedenkliche Höhe. Um die allergrößte Gefahr abzuwenden, hüte man sich davor, mit beiden Händen an der Hochspannungsleitung zu hantieren und gewöhne sich an, alle Handgriffe an der Sekundärseite der Apparatur mit *einer* Hand auszuführen, um bei irgendwelchen unglücklichen Zufällen *nicht* in *doppel*poligem Kontakt mit der Leitung zu stehen. Um anderseits bei einpoligem Kontakt nicht mit dem Leben gefährdet zu sein, ist erforderlich, daß der Fußbodenbelag im Röntgenkabinett keine „gute Erde" ist, d. h. nicht etwa aus Eisenblech oder Fliesen besteht, sondern ein gebohnerter Holzfußboden ist. (Fliesen oder Eisenblechboden müssen mit Kork oder Linoleum überzogen werden.) Eine Gefahr tritt für diese Fälle erst ein, wenn sich sehr große Kapazitäten im Sekundärstromkreis befinden, wie es bei den modernen Kondensatorapparaten der Fall ist. Diese Apparate können, auch wenn der Strom bereits ausgeschaltet ist, noch recht unangenehme Entladungen liefern, da das Dielektrikum der Kondensatoren noch stundenlang nach Abschalten des Stroms beträchtliche Elektrizitätsmengen festhält. Solche Apparate müssen also nach Betriebsschluß durch einen Kurzschlußbügel entladen und geerdet werden.

Die häufigsten Ursachen von Betriebsunfällen mit einpoligem Kontakt sind 1. zu tief herabhängende Heizstromleitungsdrähte, Erschlaffen der Spiralen von Rollkabeln, 2. Lösung des Steckkontakts an der Heizstromleitung; der mit der Röhre verbundene Kabelteil fällt auf den Patienten, 3. Röhre zu nahe am Patienten, 4. Röhrenstromleitung zu nahe am Patienten.

Ein durch die Tagespresse bekanntgewordener Hochspannungstod bei Benutzung eines Röntgenapparats, der allgemeines Aufsehen erregte, ereignete sich 1924 in Finnland:

Ein schier unglaublicher Mangel an Sachkenntnis und das Mitspielen eines unglücklichen Zufalls führten den Tod eines Arztes und seiner Assistentin herbei. Der Arzt, dem die Röntgenröhre nicht genügend zentriert erschien, wollte während der Exposition die Stellung der eingeschalteten und mit 40 kV betriebenen Röhre verbessern und faßte zu diesem Zweck mit einer Hand den Kathodenhals an, während seine Assistentin die Anodenseite ergriff. Beide wären mit dem bloßen Schock davongekommen, hätten sie sich nicht unglücklicherweise dabei mit den freien Armen berührt. Dadurch kamen sie in zweipoligen Kontakt mit der Leitung und bewirkten Kurzschluß durch ihre Körper. Beide sanken sofort bewußtlos hin, rissen das Röhrenstativ um, und ihre Kleider fingen Feuer. Der zur Photographie eingestellte Patient kam mit dem bloßen Schrecken davon.

Häufig genug können aber auch ganz geringfügige Material- oder Installationsfehler den Erfahrenen das Leben kosten.

Von tückischer Tragik zeugt der Fall des Radiologen Jeaugeas: Während einer Durchleuchtung löste sich die Hochspannungsleitung, die über dem

Stativ hinzog, vom Deckenpfeiler los und fiel auf das Stativ. JEAUGEAS hielt eben die rechte Hand am Metallrahmen des Schirms, während die linke den Blendenknopf gefaßt hatte. Da die Metallteile des Stativs untereinander verbunden und geerdet sind, kam der Unglückliche in Kontakt mit der Leitung bei Erdung des Stromkreises. Er war auf der Stelle tot.

Die Schädigungen, die bei nichttödlichen Unfällen eintreten, sind von dreierlei Art. Wir verzeichnen: 1. *Bewußtseinsstörungen*, 2. *innere*, 3. *äußere Verletzungen*. Die genannten Schädigungen können einzeln oder kombiniert auftreten. Sehr bedrohlich, mitunter lebensgefährlich sind die Bewußtseinsstörungen. Sie kommen zustande durch einen Tetanus der Atmungsmuskulatur und durch Herzflimmern, sind also funktioneller Natur. Sehr wichtig, ja für das Leben des Verunglückten entscheidend, ist die *sofortige* Inangriffnahme der *künstlichen Atmung* (am besten nach der manuellen SCHÄFERschen Methode). Unterstützt wird diese Maßnahme durch Injektion von Lobelin (in verzweifelten Fällen eventuell intrakardial). Die künstliche Atmung ist mindestens 2 Stunden lang durchzuführen. Nach dem Unfall bleibt vielfach ein Gefühl großer Schwäche und Erschöpfung, ferner Muskelspannung und Paraesthesien zurück. Im Harn häufig Eiweiß und Erythrozyten. Da auch nach Erlangen des Bewußtseins der Tod plötzlich durch akute Herzdilatation eintreten kann, ist nach einem schweren elektrischen Unfall zweiwöchige absolute Bettruhe für den Kranken notwendig.

An den Gliedmaßen, die direkt mit der Stromleitung in Berührung kamen, tritt häufig 3 Tage nach dem Unfall eine rapide Muskeldegeneration ein. Örtlich kommt es zu Verbrennungen, Metallimprägnation des Gewebes, sowie Verfärbung und Fältelung der Haut an der Stelle des Stromeintritts (*Strommarke*). Behandlung wie bei Brandwunden. Nach 2—3 Wochen tritt an der Stelle der Strommarke ein Schorf auf, der sich allmählich ablöst, sehr tief reicht und selbst den Knochen freilegen kann. (Achtung vor Gangrän! Trockene Lichtbehandlung.)

Es ist gut, wenn der Röntgenologe die Hochspannungsgefahr seiner ungeschützten Anlage kennt. Dringend erforderlich ist festzustellen, welche kleinste Röhren- bzw. Stromleitungsentfernung dem Kranken gefährlich werden kann. Man überzeugt sich davon am besten auf folgende Art: Das eine Ende eines isolierten Metalldrahts taucht in ein am Boden stehendes wassergefülltes Metallgefäß, während das andere, an der Spitze eines 2 m langen Holzstabes befestigte Drahtende bei eingeschalteter Apparatur an den fraglichen Punkten der Hochspannungsleitung vorbeigeführt wird. Der Abstand, der noch von Funken überbrückt wird, gibt uns eine Vorstellung von der Größe der Gefahr, die einen Körper bedroht, der sich in der gleichen Entfernung von der Hochspannung befindet. (Die Gefahr des Funkenüberschlages ist für den Körper kleiner als für dieses Phantom, da wir es bei ihm mit einem schlechten Leiter zu tun haben.)

Sicherungsapparate. Sicherungsapparate beruhen meist darauf, daß die bei Annäherung einer Person an die Leitung erregten Schwingungen auf die Antenne eines Apparats wirken, der den Transformator automatisch abschaltet. Damit das Verfahren auch an Apparaten, die an und für sich schon im Betriebe Hochfrequenzschwingungen erzeugen (alle mechanischen Gleichrichter), verwendbar sei, bringt man in diesem Falle die Antenne außerhalb des Wirkungsbereiches der schwingungsführenden Hochspannungsleitung, und zwar unter dem Fußboden an. Der Sicherheitsapparat löst dann bei normalem Betrieb nicht aus. Berührt jedoch eine Person eine hochspannungsführende Leitung, so lädt sie sich auf ein hochfrequentes Wechselpotential auf und überbrückt gleichzeitig die Entfernung zwischen Antenne und Hochspannungsleitung. Infolge der zwischen Antenne und Person stattfindenden Kondensatorwirkung werden die Schwingungen auf die Antenne übertragen und setzen den Sicherheitsapparat· in Tätigkeit.

Röntgenapparat und Rundfunk.

Jeder, der im Besitze eines Rundfunkgerätes ist, weiß, daß beim Einschalten des Lichtes in der Wohnung der Lautsprecher ein Knacken von sich gibt. Die Ursache ist der Funke beim Ein- und Ausschalten des Stromes am Schalter. Der Funke enthält ein breites Frequenzband und erregt die mit ihm gekoppelten Starkstromleitungen zum Mitschwingen. Liegen die Leitungen auf ihrem ganzen Wege in Peschelrohr oder in sonstigen Metallumhüllungen, so können die Störungen nicht von der erregenden Leitung auf Nachbarleitungen oder Nachbarantennen übertreten, weil die elektrischen Kraftlinien auf der geerdeten Metallumhüllung endigen. Man sagt: die Leitung ist nicht strahlfähig. Liegt die störende Leitung aber auch nur auf einer kurzen Strecke frei, so treten die Schwingungen beim Funkenübergang aus der Leitung in den Äther und beeinflussen die Rundfunkwiedergabe.

Daraus kann man schon ersehen, daß sich Rundfunkstörungen überall da zeigen werden, wo die Möglichkeit oder Notwendigkeit zur Funkenbildung gegeben ist. Man begegnet ihnen daher in den Röntgenbetrieben 1. bei allen Einankerumformern, 2. bei den mechanischen Gleichrichtern und 3. bei den Funkenstrecken der Hochfrequenzröntgenapparate. Die Gleichrichter mit Glühventilen stören den Rundfunkempfang nicht; ebenso verhalten sich die Halbwellenapparate ohne Glühventil.

Die Beseitigung der Störungen hat sich entweder mit der Unterdrückung des Funkens oder mit dem Abfangen seiner Schwingungen zu befassen.

Leicht läßt sich der Funke unterdrücken an den Einankerumformern durch $1/_2$ mm tiefes Ausschaben des Kollektorglimmers. Außerdem müssen die Kohlen gut eingeschliffen, der Druck der Kohlebürsten auf den Kollektor ausreichend hoch, der Kollektor rund und jede Kontaktstelle sauber sein; dann unterbleibt die Funkenbildung.

In den anderen Fällen muß man die Ausbreitung der Störung verhindern, indem man das funkende Gerät metallisch panzert. Wo dies nicht möglich ist, ist es notwendig, das ganze Zimmer, in dem der störende Apparat steht, also Decke, Wände und Fußboden, mit einem feinmaschigen Metallgitter versehen zu lassen, das direkt oder, bei langen Erdleitungen, über eine Hochfrequenzdrossel zu erden ist.

Zweiter Teil

Anwendung der Röntgenstrahlen in der Diagnostik.

1. Physik und Optik des Röntgenbildes.

I. Die Bildentstehung.

Röntgenstrahlen sind an sich nicht sichtbar. Läßt man sie aber auf fluoreszierende Materialien wie Bariumplatinzyanür, kieselsaures Zink oder wolframsauren Kalk auftreffen, so leuchten diese Substanzen, je nach Intensität der auffallenden Röntgenstrahlung, verschieden stark auf. Die genannten Materialien, die in dünner Schicht auf Papier aufgetragen die Grundsubstanz der Leuchtschirme bzw. Verstärkungsfolien bilden, machen auf dem Umwege über die Fluoreszenz die Röntgenstrahlen optisch erfaßbar und dem Auge zugänglich; denn ein Objekt, das sich zwischen Röntgenstrahlenquelle und dem Leuchtschirm befindet, wird sich, da es einen Teil der Strahlen absorbiert, auf dem Schirm abzeichnen. Wir erhalten auf diese Weise *Konturbilder*, die sich in ihrer Entstehung von gewöhnlichen optischen Schattenbildern nicht unterscheiden.

Was aber den Röntgenstrahlen so außerordentliche Bedeutung verleiht ist, daß entsprechend ihren Absorptionsgesetzen innerhalb der Schattenkontur eine *Differenzierung* des Objekts in *Dichte-* und *Dickenunterschiede* erfolgt. Ein homogenes Objekt von verschiedener Dicke wird an der Stelle seines größten Breitedurchmessers am stärksten absorbieren und umgekehrt, wo es am dünnsten ist, am meisten Strahlung durchlassen. Der Leuchtschirm wird daher von verschiedenen Röntgenstrahlenintensitäten getroffen und leuchtet verschieden stark auf, je nach der Reliefgliederung des Objekts. Diese wird als verschieden helle Fluoreszenz des Leuchtschirms sichtbar. Wir wollen das auf solche Weise entstehende Bild *Reliefbild* nennen.

Objekte von *gleichmäßiger* Formbeschaffenheit können außer dem Konturbild nur dann eine Differenzierung zeigen, wenn sie aus Substanzen verschiedener Dichte, also auch verschiedener Durchlässigkeit für Röntgenstrahlen zusammengesetzt sind. Die Substanzen werden sich gemäß ihrer differenten Absorptionskraft mit verschiedener Helligkeit am Leuchtschirm markieren. Wir wollen diese Bildentstehung als

Differenzbild bezeichnen. Das Röntgenbild, das auf dem Schirm durch Fluoreszenz mittelbar sichtbar wird, setzt sich demnach zusammen aus dem Konturbild, in das sich als weitere Differenzierung das Relief- und Differenzbild einzeichnen. Das letztere ist das eigentliche, uns interessierende Röntgenbild.

Es können auf diese Weise lichtundurchlässige Stoffe auf ihre innere Struktur genau erkannt werden, nur muß man sich zur Interpretation solcher Bilder die Art ihrer Entstehung stets vor Augen halten. Über die Art der Bildwirkung belehrt uns

die Optik der Röntgenstrahlen.

Die Optik der Röntgenstrahlen unterliegt den denkbar einfachsten Gesetzen, haben wir doch analoge Verhältnisse wie bei der Schattenbildung vor uns.

Die Bildgröße. Ist in Abb. 60 P der Brennpunkt einer Röntgenröhre, O ein Objekt und $S—S$ ein Leuchtschirm, so gelten, vorausgesetzt, daß der Zentralstrahl PZ durch die Mitte des Objekts geht, folgende Beziehungen für die Bildgröße: Das Bild eines Gegenstandes erscheint um so größer, je weiter es von der Bildebene (Leuchtschirm oder photo-

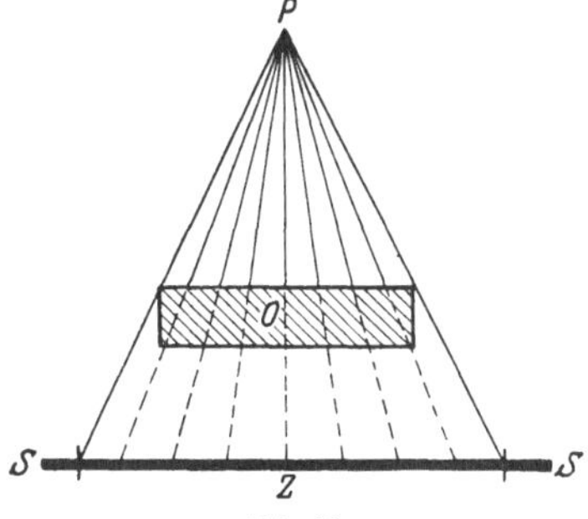

Abb. 60.
Die Bildgröße in Abhängigkeit von der Objekt-Platten- und Fokus-Plattenentfernung.

P = Brennpunkt;
O = Objekt;
SS = Schirm bzw. Platte;
PZ = Zentralstrahl.

graphische Platte) entfernt ist und je näher beide dem Brennpunkt der Röhre liegen, nähert sich dagegen um so mehr den natürlichen Verhältnissen, je näher das Objekt zur Bildebene und je weiter beide von der Strahlenquelle entfernt liegen.

Die Schattentiefe nimmt mit dem Quadrat der Entfernung des Objekts von der Bildebene und Annäherung zur Lichtquelle ab; denn je näher das Objekt dem Brennpunkt der Röhre zu liegen kommt, von einer desto größeren Strahlenintensität wird es getroffen und durchstrahlt, so daß seine Schattentiefe bedeutend abnimmt.

Die Bildschärfe. Weiterhin muß man berücksichtigen, daß die Strahlenquelle niemals den Idealfall eines Punktes darstellt, sondern stets eine strahlende *Fläche* ist. Dadurch leidet die Schärfe der Schattenkonturen, indem sich nach der Konstruktion in Abb. 61 um den Kernschatten B

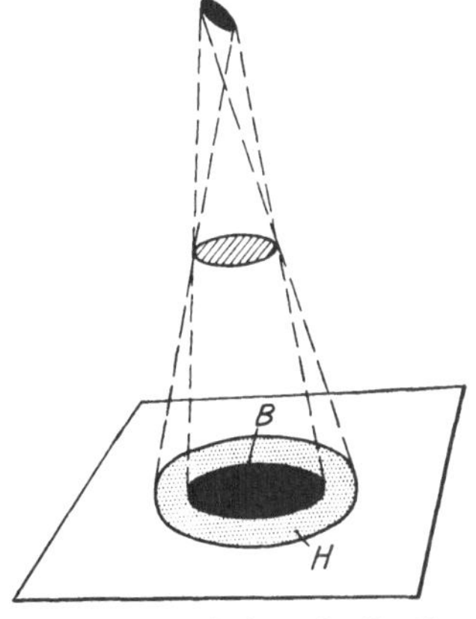

Abb. 61. Eine flächenhafte Strahlenquelle führt zu Schlagschatten- (B) und Halbschattenbildung (H).

noch der Halbschatten H bildet; das Bild zeigt undeutliche, verwaschene Konturen. Optisch wirkt erst eine Halbschattenbreite von über 0,2 mm als Unschärfe. Um größere Bildschärfe zu erhalten, müssen wir danach trachten, die Breite des Halbschattens H möglichst klein zu gestalten, d. h. dem Werte Null nahe zu bringen. Dies wird erreicht, indem 1. die Strahlenquelle annähernd punktförmig gestaltet wird (scharfer Brennfleck), 2. das Objekt möglichst nahe der Bildebene liegt und 3. dabei Objekt und Bildebene möglichst weit von der Lichtquelle entfernt sind (Fernaufnahme). Unter diesen Bedingungen nähert sich die Breite des Halbschattens dem Grenzwerte Null.

Die Bildkongruenz. Wir müssen von dem Abbild verlangen, daß es in seinen Umrissen dem Objekt möglichst gleich sei. Dies ist aber nur dann der Fall, wenn der Zentralstrahl auf der Projektionsebene senkrecht steht. Trifft der Zentralstrahl schräg auf die Projektionsebene, so treten Verzerrungen der Objektivkonturen ein (Abb. 62), die um so größere Gestaltsveränderungen ergeben, je näher die Strahlenquelle und je weiter das Objekt von der Bildebene gelegen ist. Auch dieser Fehler läßt sich nahezu beheben, wenn das Objekt nahe an die Bildebene herangebracht und die Strahlenquelle entfernt wird (Fernaufnahme). Die unter bestimmten Bedingungen der Projektion eintretende Vergrößerung der Objektdimensionen und Verzerrung der Objektkonturen bezeichnet man mit einem unschönen und vieldeutigen Ausdruck als „Verzeichnung".

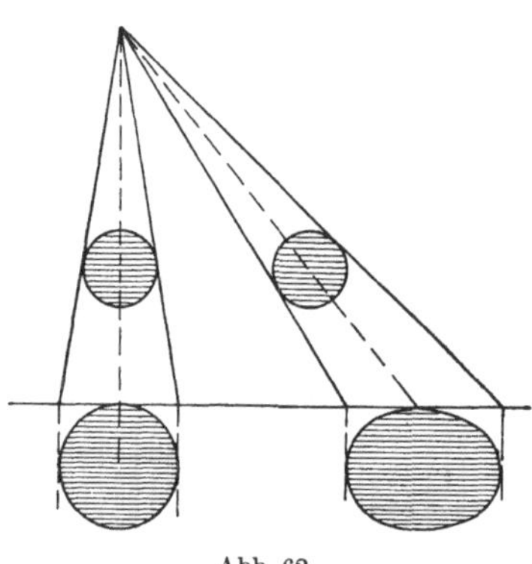

Abb. 62.
senkrechte   schräge
Zentralprojektion.

Von einer *idealen Abbildung* verlangen wir 1. annähernd *natürliche Bildgröße*, 2. *ausreichende Schattentiefe*, 3. *maximale Schärfe*, 4. annähernde *Bildkongruenz*. Da manche der oben aufgezählten Anordnungen mehreren dieser Bedingungen gerecht werden, sind nur wenige Voraussetzungen erforderlich, daß der Idealfall der Abbildung erreicht wird. Diese sind: 1. möglichste *Annäherung des* abzubildenden *Objekts an die Bildebene*, 2. möglichst *weite Entfernung der Strahlenquelle* von Objekt und Bildebene, 3. *punktförmige Strahlenquelle* (scharfer Brennfleck), 4. *Benutzung nur der zentralen Strahlen* zur Abbildung. Wieweit wir in der Praxis von diesen Maßnahmen Gebrauch machen können, inwieweit uns die Leistungsfähigkeit der Apparatur noch Beschränkungen auferlegt, werden die folgenden Kapitel zeigen.

Die Perspektive des Röntgenbildes.

Die Eigenart der Bildentstehung und die besonderen Projektionsverhältnisse erfordern zur richtigen Deutung des Röntgenschattenbildes ein großes räumliches Vorstellungsvermögen und ein gewisses Sich-Einfühlen in die räumliche Bildverteilung. Die Perspektive des Röntgenbildes weicht von der uns gewohnten perspektivischen Raumauffassung in mehreren Punkten ab. Wenn wir von der Stereoskopie absehen, so liegen uns in der Röntgendiagnostik nur flächenhafte Projektionen räumlicher Gebilde vor. Die Betrachtung solcher Projektionen kann uns bei gewohnten Objekten räumliche Eindrücke vermitteln, weil uns sowohl die betrachteten Objekte als auch die Art ihrer Darstellung entsprechend den Gesetzen der Zentralprojektion aus der Erfahrung genau bekannt sind. Es gibt auf Grund dieser Erfahrungen eine ganze Reihe von Merkmalen, die auf die räumliche Anordnung der einzelnen Bildteile schließen lassen. Es sind dies:

1. *Die geometrische Perspektive.* Gleichgroße Gegenstände erscheinen um so kleiner, je weiter sie vom Beobachter entfernt sind.

2. *Die Objektüberdeckung.* Von zwei Gegenständen, die sich teilweise überdecken, liegt der überdeckende stets näher dem Betrachter.

3. *Die Schattenbildung.* Schattenbildung, hervorgerufen durch einseitige Beleuchtung, wie auch Lichtreflexe an Gegenständen mit glatter Oberfläche, spielen für die räumliche Auffassung eine große Rolle.

4. *Die Luftperspektive.* Je weiter ein Gegenstand liegt, um so undeutlicher in den Konturen und kontrastärmer hinsichtlich der Licht- und Farbenunterschiede erscheint er infolge der Streuung der zwischen Betrachter und Gegenstand liegenden Luftschicht.

5. *Die Bewegungsperspektive.* Bei Bewegung von Objekt und Betrachter gegeneinander gewinnt man aus der dabei erfolgenden Verschiebung der Objektteile, ihrem gegenseitigen Verdecken und der verschiedenen Geschwindigkeit der Bewegung eine räumliche Auflösung des Bildes.

Dem gegenüber ist die perspektivische Wirkung des Röntgenbildes sehr eingeschränkt, weil bei der Röntgenphotographie nur die geometrische Perspektive, bei der Durchleuchtung nur die Bewegungsperspektive zur Geltung kommt, alle anderen, die Tiefenempfindung unterstützenden Momente aber wegfallen. Es fehlt dem Röntgenbild die Objektüberdeckung, weil wir es hier mit Durchsichtsbildern zu tun haben; es fehlen ferner die Schattenbildung und der Einfluß der Luftperspektive.

Aber auch die geometrische Perspektive läßt uns meist im Stich, weil die im Röntgenbild dargestellten Objekte im Verhältnis zum Abstand des Betrachters eine sehr geringe Tiefe haben. In diesem Falle läßt sich aus den Merkmalen der Perspektive kein Schluß ziehen, da das Auge für derartig geringe Größenunterschiede unempfindlich ist. Die Röntgenphotographien müssen daher durch weitere Aufnahmen in seitlicher oder axialer Richtung ergänzt werden.

Kann man bei der Betrachtung des Röntgenbildes noch einigermaßen perspektivische Eindrücke erhalten, indem man das Bild vom perspektivischen Zentrum (d. h. der Entfernung und Stellung des Röhrenfokus) betrachtet, so versagt dies vollends bei der Durchleuchtung; hier bietet sich uns das Bild von der dem perspektivischen Zentrum entgegengesetzten Seite. Wir müssen bei seiner Betrachtung umlernen, weil seine geometrische Perspektive der uns gewohnten entgegengesetzt ist: ein Gegenstand wird um so größer abgebildet, je entfernter er vom Beschauer liegt. Einen Ersatz für die Luftperspektive können wir darin erblicken, daß ein Gegenstand im Durchleuchtungsbild blasser und unschärfer in den Konturen erscheint, je weiter entfernt vom Beobachter er liegt.

Auch in die Bewegungsperspektive des Durchleuchtungsbildes muß man sich erst hineinleben; denn auch hier ist alles gerade umgekehrt, als man es gewohnt ist. Bei seitlicher Bewegung von Objekt und Beschauer vor dem Schirm vollführen die Objektteile um so größere Exkursionen, je weiter entfernt vom Beschauer sie sind. Bei Drehung des Objekts sind die Exkursionen der an der hinteren Peripherie liegenden Objektteile am größten, dann folgen die an der vorderen Peripherie liegenden Objektteile und in kontinuierlicher Abstufung die dem Zentrum der Drehung näherliegenden Teile. Diesseits und jenseits des Drehzentrums vollführen die Teile entgegengesetzte Bewegungen.

Aus diesen Verschiebungsgesetzen lassen sich, wenn man sie kennt, genaue Aufschlüsse über die räumliche Verteilung des Objekts gewinnen. Diese werden weiter ergänzt durch Betrachtung des ruhenden Durchleuchtungsbildes in verschiedenen Ebenen. Alle die gewonnenen Eindrücke lassen sich zu einem richtigen räumlichen Bild verarbeiten. Voraussetzung aber ist die Kenntnis des normalen Aufbaus des menschlichen Körpers als Bezugssystem.

II. Die Durchleuchtung.

Die Durchleuchtung und die Photographie sind die zwei Verfahren der Röntgendiagnostik, die dazu berufen sind, einander zu ergänzen; denn manches, was die erste bietet, versagt die zweite und umgekehrt. Zusammen aber und in richtiger Anwendung kann man mit ihnen die Grenzen der diagnostischen Möglichkeiten abschreiten. Es ist müßig, darüber zu streiten, welchem Verfahren der Vorrang zu geben sei; sie treten gar nicht miteinander in Konkurrenz, sondern sind am besten nacheinander an ein und demselben Objekt anzuwenden. Der gewöhnliche Gang der Untersuchung führt vom Leuchtschirm zur Platte.

Die Durchleuchtung gibt uns die Möglichkeit in die Hand, das auf eine Fläche projizierte Schattenbild räumlich zu analysieren, indem man das Objekt in verschiedene Stellung zur Strahlenquelle bringt. Die verschiedenen Projektionsbilder, die man durch Drehung des Objekts vor dem Leuchtschirm erhält, lassen im Vorstellungsvermögen ein richtiges körperliches Bild entstehen, das für die Deutung des schematischen photographischen Bildes von ausschlaggebender Bedeutung wird. Durch Wechseln der Lichtqualität und der Blendenweite kann man das Objekt in jedweder Beleuchtung und Einfassung vor dem Auge vorüberziehen lassen und kann diejenige Größe und Stellung des Bildes aussuchen, die für die Photographie die günstigsten Bedingungen und die beste diagnostische Ausbeute verspricht. Soll schließlich die Funktion bewegter Organe beobachtet werden, so ist die Betrachtung vor dem Schirm die einzige Möglichkeit.

Die Adaptation.

Die Durchleuchtung wird nur dann ihren Zweck vollauf erfüllen, wenn sie sachgemäß ausgeführt wird. Eine der wichtigsten Vorbedingungen hierfür ist die gründliche Vorbereitung der Augen des Untersuchers (*Adaptation*) zur Betrachtung des lichtschwachen Fluoreszenzbildes, wie es die Durchleuchtung bietet. Gegen diese Vorschrift, die nichts weiter als 10 Minuten Geduld erfordert, wird in unserer hastenden Zeit sehr viel gesündigt. Und dabei ist es nicht übertrieben zu sagen, daß eine gute Adaptation bereits eine halbe richtige Diagnose ist.

Der Netzhaut kommt die Eigenschaft zu, viel hundertmal empfindlicher gegen Lichteindrücke zu werden, wenn längere Zeit keine oder nur schwache Lichtreize auf sie eingewirkt haben. Daher vermag ein Auge, das längere Zeit im verdunkelten Zimmer ausgeruht hat, auch feinste Helligkeitsdifferenzen wahrzunehmen. Die Zeit, die zur Erreichung der schärfsten Perzeptionsfähigkeit erforderlich ist, ist individuell verschieden und überdies sehr davon abhängig, welchen Lichteindrücken das Auge vorher ausgesetzt war. Nach Aufenthalt im grellen Sonnenlicht wird das Eintreten der vollen Adaptation längere Zeit auf sich warten lassen, wird sich dagegen früher einstellen, wenn vorher nur künstliches Licht oder gedämpftes Tageslicht auf das Auge eingewirkt hat. Im allgemeinen ist ein Aufenthalt von 10 Minuten im dunklen Zimmer erforderlich, bis genügende Sehkraft eingetreten ist. Aber auch dann ist noch nicht ihr Maximum erreicht. Man wird stets die Beobachtung machen können, daß das Erkennungsvermögen immer mehr zunimmt, je mehr man bereits durchleuchtet hat, bis nach etwa einer halben Stunde der Höhepunkt der Perzeptionsfähigkeit erreicht ist. Ein hoher Grad von Adaptation erleichtert die Untersuchung außerordentlich. Man mache sich deshalb zur Regel, die einmal eingetretene Adaptation, soweit es der Betrieb erlaubt, für die Untersuchungszeit nicht unnötig zu unterbrechen, sondern die Durchleuchtungen hintereinander auszuführen, wobei man zweckmäßig mit den leichteren Fällen beginnt, die schwierigeren aber vorsorglich für die spätere Zeit der besten Sehschärfe zurückhält. Gedämpftes künstliches Licht stört die Adaptation nur wenig, sehr störend dagegen ist direktes Tageslicht, wie es beim Ein- und Austritt von Patienten in den Untersuchungsraum aus dem Nebenzimmer fällt. Die die Zimmer verbindende Tür ist deshalb am besten durch eine schwere Portiere zu schützen.

Bei der Durchleuchtung haben wir es mit sehr geringen Helligkeiten zu tun. Bei diesen Helligkeiten hat das Auge für die Erkennung von Strukturen $^{1}/_{10}$—$^{1}/_{50}$ der normalen Sehschärfe. Auch die Erkennbarkeit von Helligkeitsdifferenzen ist unter den Bedingungen der Durchleuchtung stark herabgesetzt. Das Auge muß deshalb für die Durchleuchtung besonders vorbereitet werden.

Die Physiologie des Dämmerungssehens. Die Bestandteile des Sehepithels, die Zapfen und Stäbchen, die schon morphologisch zu unterscheiden sind, verhalten sich auch funktionell verschieden. Der Zapfenapparat ist farbentüchtig; sein Empfindlichkeitsmaximum liegt im langwelligen Anteil des sichtbaren Spektrums, im Rot; er ist nur wenig adaptationsfähig. Der

Stäbchenapparat ist total farbenblind; sein Empfindlichkeitsmaximum ist nach dem kurzwelligen Anteil des Spektrums verschoben und liegt im Grün; er ist in hohem Grade adaptationsfähig.

Das Sehen im hellen Licht ist vorwiegend eine Funktion der Zapfen. Das Dämmerungssehen, d. h. das Sehen bei schwachem Licht und dunkeladaptiertem Auge, wie es in der Röntgenoskopie ausschließlich geübt wird, ist an die Funktion der Stäbchen gebunden. Das Dämmerungssehen ist bei Mangel an Vitamin A herabgesetzt.

Da beim Menschen die Fovea centralis stäbchenfrei ist, *so hat unser Gesichtsfeld beim Dämmerungssehen ein kleines zentrales Skotom.* Dieses zentrale Skotom wird in allen den Fällen nicht bemerkt, in welchen ein größerer Teil des Sehfeldes mit Formen angefüllt ist; dann wird nämlich das Skotom gleichartig ergänzt, wie das in ganz ähnlicher Weise mit dem blinden Fleck geschieht. Erst wenn wir das Bildfeld sehr weit einblenden und dann aus etwa 30 cm betrachten, so daß der Blickwinkel zirka 3⁰ beträgt, stört das Skotom. Es liegt somit der merkwürdige Zustand vor, daß wir nur dann etwas sehen, wenn wir es nicht fixieren, daß dieses Etwas aber verschwindet, wenn wir es scharf ins Auge fassen.

Es wird sich das Skotom daher besonders bemerkbar machen, wenn wir nach kleinen Fremdkörpern suchen; dann narrt uns der Schatten des Fremdkörpers wie ein Irrlicht, indem er auf einmal sichtbar wird, bei näherem Zusehen aber verschwindet. In diesem Falle muß bewußt oder unbewußt exzentrisch gesehen werden.

Die meisten Röntgenologen tun das unbewußt, indem sie niemals im eigentlichen Sinne fixieren, sondern stets das Auge wandern lassen und möglichst kurz bei einem Bildteil verweilen. Bei kleinen Objekten, die fixiert werden sollen, gehen sie sehr nahe mit dem Auge an den Schirm heran, um den Blickwinkel zu vergrößern. Nur so hat man die Möglichkeit, kleinste Punkte auch wirklich bei der Durchleuchtung zu sehen.

Aus diesem Grunde fällt es auch so schwer, geringfügige Pulsationen von der Amplitude von 1—2 mm zu beobachten. Bei einer Betrachtungsdistanz von 20 cm entspricht dies nur $^1/_2$—1 Winkelgrad; das fällt bereits unter die Grenze des Differenzierungsvermögens für das parafoveale Gebiet. Erst wenn wir mit dem Auge ganz nahe herangehen und den Blickwinkel auf diese Weise erweitern, können wir wirklich auch kleine Exkursionen beobachten.

Dennoch haben wir ein merkwürdig unsicheres Gefühl bezüglich der Art und Richtung der Bewegung. Das liegt daran, daß gerade im peripheren Sehen bei. längerem Fixieren die Formen wegen der sofort auftretenden Nachbilder verschwimmen.

Aus allen diesen Gründen wird bei der Durchleuchtung die Erkennung feinster Details unmöglich. Es kommt noch hinzu das grobe Korn des Leuchtschirms, das einer weiteren Auflösung feiner Details eine Grenze setzt. Durchleuchtung und Photographie können also einander nie ersetzen, sondern nur ergänzen.

Ein recht praktisches Mittel, das dem einmal Adaptierten vollste Bewegungsfreiheit im hellen Tageslicht gibt, ohne daß die Adaptation irgendwie gestört wird, ist die vom Physiologen TRENDELENBURG angegebene *rote Adaptationsbrille.* Sie beruht auf folgender Überlegung: Das schwach fluoreszierende Schirmbild wird im wesentlichen nur durch den Dämmerungsapparat des Auges perzipiert, während das foveale Sehen dabei vollständig ausscheidet. Nun wirkt auf den Hellapparat

(die Fovea) am stärksten Orange, auf den Dämmerungsapparat aber
nur Gelbgrün. Das rote Glas läßt nun dasjenige Licht, mit dessen
Hilfe wir im Hellen sehen (nämlich Orange) fast ungeschwächt durch,
so daß man ungestört lesen und schreiben kann, absorbiert dagegen
diejenigen Lichtstrahlen (nämlich Gelbgrün), die den Dunkelapparat
erregen und ihn an der Adaptation hindern. Um einem vielverbreite-
ten Irrtum zu begegnen, sei hervorgehoben: die Brille ist ein Mittel,
die eingetretene Adaptation im hellen Licht zu *bewahren*, nicht aber,
sie zu *erlangen*. Dies geschieht am besten im vollständig verdunkelten
Zimmer.

Daß die Verdunkelung des Untersuchungsraums eine vollständige
sein muß, versteht sich von selbst. Das Schirmbild ist derart licht-
schwach, daß es bereits vor den geringsten Lichtspuren, die durch eine
Fensterritze dringen, verblaßt. Man spare keine Mühe, die kleinsten
Tür- und Fensterritzen auf ihre Lichtdichte zu prüfen; denn jede Adaptation wird illusorisch, wenn die Verdunkelung des Raums nicht nahezu
eine absolute ist.

Durchleuchtungsgeräte.

Ebenso muß man sein Augenmerk dem Instrumentarium zuwenden.
Das Hauptrequisit ist der *Leuchtschirm*, dessen Leuchten uns das Röntgenbild vermittelt und von dessen Qualität daher sehr viel abhängt. In
Verwendung sind Schirme aus Bariumplatinzyanür (der Substanz, deren
starke grüne Fluoreszenz zur Entdeckung der Röntgenstrahlen führte)
und solche aus kieselsaurem Zink (in der Natur als Willemit vorkommend).
Die beiden Schirme lassen sich äußerlich schon dadurch auseinanderhalten, daß die ersteren von gelbgrüner Farbe, letztere aber weiß sind.
Unter dem Einfluß von Röntgenstrahlen leuchten beide in dem gleichen
grünen Fluoreszenzlicht auf.

Das Bariumplatinzyanür erleidet durch Röntgenstrahlen Veränderungen, die uns von der SABOURAUD-Pastille her (sie besteht aus derselben Substanz) wohlbekannt sind, und die nach längerer Einwirkung
schließlich irreversibel werden. Der Schirm altert, d. h. er wird gelb
(Teint *B*) und verliert in gleichem Maße an Leuchtkraft. Je mehr man
den Schirm direktem Röntgenlicht ausgesetzt hat, um so eher werden
diese Veränderungen eintreten. Es ist dies also im Interesse der Er-
haltung seiner Leuchtkraft nach Tunlichkeit zu vermeiden.

Die aus kieselsaurem Zink bestehenden Schirme, die unter verschiedenen Namen (*Astral-*, *Ossalschirm*) im Handel sind und sich, wie
gesagt, durch ihre weiße Farbe kennzeichnen, besitzen eine etwas größere
Leuchtkraft und sind dem Bariumplatinzyanürschirm an Haltbarkeit
überlegen, insofern ihre Substanz durch Röntgenstrahlen in keiner Weise
verändert wird. Einen kleinen Fehler allerdings haben sie; sie leuchten
nach. Doch dieses Nachleuchten ist so schwach, daß es nicht störend in
Erscheinung tritt. Man bemerkt es nur, wenn nach einer Durchleuchtung
das Röntgenlicht ausgeschaltet wird; dann kann man im Dunkeln das
soeben gesehene Bild noch einige Zeit auf dem Schirm wahrnehmen.

Indessen ist es gelungen, auch diesen Fehler bei den meisten Fabrikaten zu beseitigen, so daß eine gewisse Vollendung in dieser Hinsicht erreicht ist.

Auch die Auswahl eines zweckentsprechenden *Stativs* ist für die Technik der Durchleuchtung von Bedeutung. Erforderlich ist eine feste Rückwand, an der der Patient mit dem Rücken lehnt, und freie Beweglichkeit des Schirms konform mit der Röhre, welche beide nur zu bestimmten Verrichtungen voneinander unabhängig gemacht werden können. Unter allen Umständen ist eine leicht bedienbare Blende nötig, welche es erlaubt, den Bildrahmen während der Durchleuchtung beliebig groß zu gestalten. Von ihrer richtigen und ausgiebigen Anwendung hängt sehr viel ab.

Die Einstellung von Apparat und Röhre.

Die Einstellung der Röhre für die Zwecke der Durchleuchtung gestaltet sich recht einfach: Nachdem gekabelt worden ist, gehe man bei Stellung der Spannungskurbel auf „schwach" mit der Heizstromkürbel so weit vor, bis das (notabene auf den *kleinen* Skalenbereich umgeschaltete) Milliamperemeter einen Röhrenstrom von 3 bis höchstens 5 mA anzeigt, und markiere sich den Strich der Kurbelscheibe, an dem dies der Fall ist. Bei der so erhaltenen Röhrenstromstärke geht man nun mit der Spannungskurbel so weit vor, bis das am Apparat vorgesehene Kilovoltmeter zirka 50 kV anzeigt. Dies ist die mittlere Spannung, die für Durchleuchtungszwecke genügt, die man aber je nach Art und Dicke des zu untersuchenden Objekts nach oben oder unten verändern wird. Das geübte Auge wird auch an der Fluoreszenzhelligkeit des Leuchtschirms annähernd die Strahlenqualität zu erkennen vermögen. (Man verabsäume nicht, bei normalem Betriebe diese an der Art des Durchleuchtungsbildes abschätzen zu lernen.) Durch die beiden Konstanten: *Stromziffer* 3—5 mA und *Härteziffer* zirka 50 kV, ist die Röhre für die Durchleuchtung eingestellt. Kommt eine neue Röhre zur Verwendung, so sind für diese auf die gleiche Art die beiden Konstanten (Stromziffer und Härteziffer) aufzusuchen.

Zu erwähnen sind noch einige *Hilfsapparate*, die durch Absorption eines Teiles der Streustrahlung das Durchleuchtungsbild wesentlich verbessern und die diagnostische Ausbeute erhöhen. Bezüglich ihrer Beschreibung und Wirkungsweise sei auf Kapitel IV, S. 129 verwiesen. Ihre Konstruktion verlangt, daß man sie zwischen Objekt und Leuchtschirm einfügt. Man bezeichnet sie deshalb zum Unterschied von den vor der Röhre angebrachten, *hinter* dem Objekt befindlichen Blenden (den *Hinter*blenden), als *Vorder*blenden. Dem Prinzip nach gibt es Vorderblenden mit *feststehendem*, im Durchleuchtungsbild *sichtbarem* Gitterwerk (hierher gehören die *Wabenblende* und die *Streifenblende*) und solche mit *rotierendem* und daher im Bilde *nicht sichtbarem* Gitterwerk, wie es bei der ÅKERLUND-*Spiralblende* und der *Drehblende* der Si-Re-Va der Fall ist.

Da durch die Blenden nicht nur die störende Streustrahlung, sondern auch ein Teil der direkten Strahlung absorbiert wird, erscheint das Leuchtschirmbild durch sie bedeutend lichtschwächer. Um die nötige Helligkeit des Bildes zu erreichen, ist bei Anwendung einer Blende eine größere primäre Röntgenstrahlenmenge notwendig als bei der gewöhnlichen Durchleuchtung. Obwohl man durch Vermehrung des Röhrenstroms über das erlaubte Maximum dies erreichen könnte, wird man davon doch Abstand nehmen, um die Haut des Patienten nicht allzusehr durch die vermehrte weiche Röntgenstrahlung zu belasten. Das gleiche erreicht man nämlich durch die in dieser Beziehung weniger gefährliche Steigerung der Spannung. Die Härte der Strahlung stört nicht, da die Blende die Bildbeschaffenheit verbessert.

Man wird, wenn man auf den Kostenpunkt nicht Rücksicht nehmen muß, selbstverständlich die rotierenden Blenden, die auch in der Photographie vorzügliche Dienste leisten, den feststehenden Gitterblenden vorziehen. Ihre Anwendung wird dann von Vorteil sein, wenn dicke, massive Körperteile, wie Abdomen, Becken, Schädel auf Veränderungen abzusuchen sind. Die rotierenden Blenden lassen sich auch zur Durchleuchtung des Thorax verwenden, während die feststehenden hierfür unbrauchbar, ja störend sind. Betätigung der Hinterblende (Iris- oder Schlitzblende), bei Anwendung der Vorderblende, trägt nur noch wenig zur Verbesserung des Durchleuchtungsbildes bei; ihr Effekt ist in diesem Falle mehr ein optischer, indem große leuchtende Flächen ausgeschaltet werden und das kleine Bild in dunkler Umrahmung recht lichtstark und kontrastreich erscheint. Abgesehen davon gebietet sich die Abblendung zum Schutze des Untersuchten und Untersuchers (s. das Folgende), und ihre Unterlassung ist daher in doppelter Hinsicht ein Kunstfehler.

Der Gang der Untersuchung. Die richtig geführte, sachgemäße Durchleuchtung ist keine technische Fertigkeit, sondern eine Kunst; sie ist aus dem Buche allein nicht erlernbar. Hier kann nur das Vorbild eines Meisters helfen. Einige Richtlinien lassen sich allerdings geben. Zunächst, wie man nicht durchleuchten soll: Der Anfänger stellt den Patienten mit dem Rücken an das Stativ, schaltet die Röhre ein und betrachtet meist bei weit geöffneter Blende das Bild, das ihm der Leuchtschirm bietet. Dieses wird ihn nicht sehr befriedigen, da bei fehlender Abblendung die Verschleierung durch Streustrahlung die Deutlichkeit des Bildes sehr beeinträchtigt. Unter diesen Umständen kleinste Veränderungen festzustellen, wird, wenn diese nicht grober, sinnfälliger Natur sind, recht schwer fallen. Schräge Durchleuchtungen bieten wegen des zunehmenden Querschnitts des Objekts in diesen Ebenen noch weit undeutlichere und schwieriger zu deutende Bilder, so daß auf Drehung des Patienten vor dem Schirm und Auflösung des Bildes in seine räumlichen Dimensionen nach anfänglichen Versuchen verzichtet wird. Das Resultat der Untersuchung wird recht bescheiden sein.

Die Beherrschung der Durchleuchtungstechnik ist natürlich eine conditio sine qua non. Was die Lichtqualität anbetrifft, wird man nach gründlicher Adaptation versuchen, ohne Überschreitung der oberen Milliamperegrenze (5 mA) mit den weichsten Strahlen sein Auskommen zu erlangen, da es nicht so sehr auf die Helligkeit, als auf die Kontraste des Bildes ankommt. Feinste Schatten- und Formdifferenzen zu erkennen, ist ja die Aufgabe des Diagnostikers. Die weiche Strahlung aber ist die kontrastfähigere. Man wird das Bild zunächst mit geöffneter Blende betrachten, um zuvörderst eine allgemein orientierende Übersicht zu erhalten. Hat diese in einem Bezirk des Objekts die Anzeichen einer krankhaften Veränderung oder den Verdacht auf eine solche ergeben, so wird man diesen bei scharfer Einblendung auf das kleinste Areal einer gründlichen Durchforschung unterziehen, eventuell unter Zuhilfenahme der sogenannten *Bioskop-Durchleuchtungsbrille*, die am vergrößerten Leuchtschirmbild alle Details und Feinheiten leicht erkennen läßt. Genügt das Licht nicht, die Veränderungen deutlich hervortreten zu lassen, so ist es erlaubt, für einige Augenblicke mehr Röntgenlicht zu verwenden, nur unterlasse man nicht, es wieder auf das normale Maß zurückzustellen.

Ist die Art der Veränderung als solche erkannt worden, so heißt es nun, ihre Lage und Ausdehnung im Objekt festzustellen. Durch Drehung des Objekts läßt sich dies bei einiger Übung erreichen. Da die dabei zu durchstrahlenden Durchmesser des Objekts in ihrer Größe wechseln, muß man in entsprechender Weise zu ihrer Durchleuchtung mehr und härteres Röntgenlicht zur Anwendung bringen. Ist dies geschehen, so hat eine mit enger Blende durchgeführte systematische Absuchung des ganzen zu untersuchenden Körperteils zu folgen.

Am sichersten fährt man, wenn man sich bei jeder Untersuchung an ein bestimmtes Schema hält, das man strikte beachtet, bis sich nach längerer Erfahrung eine für jedes Organ und für jeden Fall differente Technik, sozusagen ein persönlicher Untersuchungsstil ausbildet, der die Sicherheit der Untersuchung erhöht. In Verbindung mit der photographischen Technik ist darüber im Kapitel III das Nötige gesagt.

Anwendungsgebiete und Grenzen der Durchleuchtung.

1. Innere Medizin. Die Fähigkeit des Auges, geringste Schattendifferenzen und kleinste Formveränderungen zu erkennen, ist beschränkt und von dem Sehvermögen des Untersuchers abhängig. Das grobe Korn der Masse des Leuchtschirms tut der Schärfe des Bildes Abbruch und setzt dadurch die Grenze der Perzeptionsfähigkeit noch weiter herab. Feinheiten entgehen bei der Durchleuchtung; sie sind der scharfzeichnenden und kontrastübertreibenden Platte, die eine eingehende, bequeme Betrachtung kleinster Details gestattet, vorenthalten. Die Durchleuchtung bietet daher vor allem nur die große Übersicht, die räumliche Auflösung des Bildes und — das macht ihren Wert für die innere Medizin aus — *Bewegungsvorgänge*. Diese lassen zuweilen auf die Funktion von Organen schließen. Daher ist die Durchleuchtung auch ein funktionelles Verfahren, während die Photographie ein erstarrtes Bild liefert und somit in ihrem Wert mehr einem anatomischen Präparat gleicht, dessen Auswertung nur bis zu einem gewissen Grad möglich ist. Die Durchleuchtung wird man also in der inneren Medizin vor allem zur Feststellung der Bewegungsvorgänge benützen. Die Pulsation des Herzens, die Peristaltik des Verdauungsrohrs, die Atembewegungen des Zwerchfells werden sich dem Auge des Untersuchers darbieten, und jedes wird seine eindringliche

Sprache der Physiologie und Pathologie sprechen, sofern man die Zeichen dieser Sprache verstehen gelernt hat.

2. Chirurgie. Weniger ergebnisreich als in der internen Diagnostik ist die Schirmuntersuchung in der Chirurgie, da die Exaktheit der Platte in den Schirmbildern nicht erreicht werden kann. Einige Möglichkeiten bieten noch die Feststellung von Fremdkörpern in leicht zu durchstrahlenden Körperteilen, ferner die Erkennung von dislozierten Frakturen der Extremitäten. Es wird aber ein vergebliches Bemühen sein, einen kleinen Nierenstein, eine Knochenfissur, eine eben beginnende Kallusbildung oder gar einen Einschmelzungsherd im Knochen bei der Durchleuchtung festzustellen, sind doch diese Veränderungen auch auf der besten Photographie manchmal nur recht schwer und nach langer, eingehender Betrachtung zu entdecken. Dagegen wird eine Durchleuchtung, wo sie ausführbar ist, in vielen Fällen als nützliche, Zeit und Plattenmaterial sparende Vorbereitung für die folgende Aufnahme von großem Nutzen sein.

Zum Schluß sei noch eine allgemeine Einschränkung ausgesprochen: Ein negativer Durchleuchtungsbefund besagt gar nichts, er muß durch eine Platte bekräftigt werden. Doch auch das Nein der Platte muß manchmal vor der gewichtigen Sprache der klinischen Untersuchung weichen.

Strahlenschutz bei der Durchleuchtung.

Schutz des Patienten.

Es ist nicht zu vermeiden, daß während der Dauer der Durchleuchtung die der Röhre zugewendete Hautfläche des Patienten der Einwirkung der Röntgenstrahlen ausgesetzt ist. Bleibt diese Einwirkung auf ein bestimmtes, niedriges Maß eingeschränkt, so geht der auf die Haut des Patienten gesetzte Insult vorüber, ohne daß irgendeine Veränderung eintritt, die man als Schädigung bezeichnen könnte. Bei vielen diagnostischen Betätigungen, beispielsweise bei einer Untersuchung des Herzens oder der Lunge, ist die erforderliche Strahlenmenge so gering, daß man von einer „Einwirkung" auf die normale Haut des Patienten gar nicht sprechen kann.

In das Gefahrgebiet gelangt man erst, wenn eine Untersuchung des Magendarmkanals vorgenommen werden soll, die je nach den Kenntnissen und der Geschicklichkeit des Untersuchers eine verschieden große, immerhin aber ganz respektable Durchleuchtungszeit und mehrere Plattenaufnahmen erfordert. Wenn man aber anderseits bedenkt, welche relativ lange Zeitspanne bei vorschriftsmäßiger Einstellung der Apparatur für die Untersuchung zur Verfügung steht, so wird man wohl zugeben müssen, daß man auch bei den schwierigsten Fällen niemals in die Lage kommen kann, diese bis an die Grenze voll auszunützen, und daß man die Hälfte der maximal zulässigen Untersuchungszeit nie zu überschreiten gezwungen sein wird.

Wie lange kann man durchleuchten? Diese Frage muß jeder Diagnostiker sich selbst vorlegen und namentlich auch selbst beantworten, indem er die zur Durchleuchtung gebräuchliche Strahlung daraufhin untersucht, was sich sehr leicht ausführen läßt, indem man bei Einstellung der Apparatur auf „Durchleuchtung" aus der fixen Röhrenentfernung die Strahlung mit einer Ionisationskammer mißt. Die Zeit, in der die Erythemdosis erreicht wird, ist als die maximale Durchleuchtungszeit zu betrachten.

Es liegt natürlich niemals in den Intentionen des Untersuchers, auf der Haut des Patienten bei der Untersuchung ein Erythem zu erzeugen; ein solches geht wohl noch glimpflich vorüber, ist aber bereits als eine Körperbeschädigung zu betrachten. Die Erythemdosis stellt nur die äußerste Grenze dar; unsere Pflicht aber ist es, bei der diagnostischen Anwendung der Röntgenstrahlen weit außerhalb der Gefahrzone zu bleiben. Die Hälfte der zur Erreichung der HED erforderlichen Durchleuchtungszeit ist wohl auch für die schwierigsten Fälle als reichlich bemessen anzusehen. Die im Gang der Untersuchung zur Photographie angewendeten Röntgenstrahlenmengen sind mit in das Kalkül einzubeziehen (s. S. 116).

Wir wissen heute, daß die Strahlenreaktion im Bereich der diagnostischen und therapeutischen Strahlungen von der Wellenlänge unabhängig ist, und daß auch für die weiche Diagnostikstrahlung 600 r, gemessen in freier Luft, als die Maximaldosis gelten. Berücksichtigt man aber, daß die Strahlenintensitäten bei der Durchleuchtung sehr gering sind (bei 3—4 mA und 50 kV ist die Strahlenintensität nur ein Sechzehntel so groß wie bei 3—4 mA und 200 kV, da die Strahlenintensität mit dem Quadrat der Spannung zunimmt) und die Dosis meist unterteilt verabfolgt wird (erste Untersuchung, Nachuntersuchung am nächsten Tag), so können wir die Erfahrungen der fraktionierten Bestrahlung auch für die Durchleuchtung in Anwendung bringen. Das heißt: der Effekt einer Durchleuchtungsbestrahlung ist infolge der geringen Strahlenintensität und der fraktionierten Verabfolgung der Strahlung geringer als die einmalige Verabfolgung einer gleich großen Dosis Tiefentherapiestrahlung.

Nehmen wir $^1/_3$ HED = 200 r als Grenze der Durchleuchtungszeit, so wird dabei eine Dosis verabfolgt, die aus den oben dargelegten Gründen in ihrem Effekt noch keineswegs einem Drittel der früheren HED entspricht. Eine solche Dosis ist daher durch ihren weiten Abstand von der Gefahrenzone genügend gut gesichert.

Dagegen wäre der Strahleneffekt einer Aufnahme, da die Strahlung hochkonzentriert verabfolgt wird, für den Fall, daß die Aufnahmen hintereinander angefertigt werden (Duodenalserie, Wiederholung von mißlungenen Schwangerschaftsaufnahmen oder seitlichen Aufnahmen der Wirbelsäule) entsprechend dem SCHWARZSCHILDschen Gesetz höher zu bewerten (S. Teil III, Kap. III, S. 400).

Der außerordentliche **Einfluß der Filterung auf die Ausdehnungsmöglichkeit der Untersuchungszeit** sollte ihre dauernde Anwendung fast selbstverständlich erscheinen lassen, um so mehr, als die Einschaltung eines 1-mm-Aluminiumfilters die Güte des Schirmbildes in keiner Weise beeinträchtigt und auch bei den subtilsten Untersuchungen nicht hinderlich ist. Es liegt kein physikalischer Grund vor, daß dies nicht so sein kann. Im Gegenteil wissen wir, daß diese weichsten Strahlen ja doch nicht bis zum Schirm dringen, sondern von den Organen des Patienten absorbiert werden. Da sie also nicht bildwirkend sind, ist es nur richtig, sie durch ein Filter zurückzuhalten. Das Sträuben mancher Röntgenologen, in der Diagnostik ein Filter zu benutzen, ist durch nichts anderes als durch Unkenntnis dieser Dinge zu entschuldigen, jedenfalls ist es nicht berechtigt. Der mit Kontrastbrei gefüllte Magen läßt sich sogar hinter 3 mm Aluminiumfilterung ohne Nachteil für das Bild betrachten. Dies zu einer Vorsichtsmaßnahme zu machen, ist doch wohl übertrieben, dennoch nicht ganz von der Hand zu weisen.

Maßregeln zur Verhütung von Schädigungen.

Unter solchen Umständen ist es schwer zu begreifen, wie Schädigungen bei der Röntgendiagnostik zustande kommen können, und welche unglückseligen Irrtümer oder Unterlassungssünden schuld daran sind. Dennoch sind schwere, ja schwerste Schädigungen vorgekommen und dieser Unglücksfälle ist noch kein Ende.

Der Fehler ist meist der, daß bei ungenügender Adaptation durchleuchtet wird. Es müssen dann, damit das Bild perzipiert werde, höhere Spannungen und größere Stromstärken herangezogen werden, die in relativ kurzer Zeit zur erythembildenden Dosis führen. Also: ausgiebig adaptieren (mindestens 10 Minuten im absolut verdunkelten Raum), dann erst an die Durchleuchtung herangehen! Dieses kleine Opfer an Zeit sind wir unseren Kranken schuldig. Die gröbsten Verfehlungen aber kommen immer dann zustande, wenn bei ungenügenden Vorkenntnissen mit dem Röntgenapparat gearbeitet wird. Wie tragisch solche Unternehmungen, die hoffentlich endgültig der Vergangenheit angehören, enden können, mag folgender Fall illustrieren:

Kleines Krankenhaus in der Provinz schafft einen Röntgenapparat nebst einer „erfahrenen" Röntgenschwester an. Der leitende Arzt fährt in die nächste Universitätsstadt, um die Röntgenologie zu erlernen. Nach einmonatigem Studium kehrt er zurück und hat als ersten Fall eine Magen-Darmuntersuchung vorzunehmen. Das Durchleuchtungsbild ist wunderschön, die Peristaltik des Magens sehr gut zu sehen, deshalb wird alles eingeladen, sich das schöne und interessante Schauspiel mitanzusehen. Nachdem auch der letzte Wärter das Wunder angestaunt hat, wird das Röntgenlicht ausgeschaltet. Wenige Stunden nach der Durchleuchtung tritt auf der Rückenhaut des Patienten eine Rötung auf, die bald wieder verschwindet. Nach vier Tagen kommt es zu einer düsterroten Verfärbung derselben Hautpartie mit Blasenbildung. Die Blasen platzen, überhäuten sich nicht wieder, sondern führen zu tiefgreifenden Geschwüren, die keinerlei Heilungstendenz zeigen und dem Patienten unsägliche Schmerzen bereiten. Eine Sepsis tritt hinzu und bereitet dem Schmerzenslager des Kranken ein Ende.

Manche Lehre läßt sich aus diesem Beispiel ableiten. Abgesehen von der so oft ausgesprochenen Mahnung, daß eine „erfahrene" Röntgenassistentin eine gründliche Spezialausbildung nicht ersetzt, müssen wir uns einprägen, daß im Interesse des Kranken die Durchleuchtung über das zur Untersuchung *unbedingt nötige* Maß nicht auszudehnen ist, und daß jedes unnütze Verweilen vor dem Bilde unstatthaft ist. Überlegungen oder Ausfragen des Kranken haben nur in den eingeschalteten Lichtpausen oder bei Verschluß der Hinterblende zu erfolgen. Durchleuchten bei dauernd weit geöffneter Blende kann, falls die erlaubte Dosis überschritten wird, sehr unangenehme Folgen haben, da die Heilungsaussichten bei Schädigung größerer Hautareale sehr schlecht sind. Man durchleuchte daher, wenn eine längere Untersuchung notwendig ist, mit enger Blende, dabei von Stelle zu Stelle schreitend. Durch Bewegung des Patienten vor dem Schirm wird außerdem noch das Röntgenlicht auf mehrere Hautpartien verteilt, ohne an einer Stelle eine höhere Dosis zu erreichen.

Macht man sich diese Art der Durchleuchtung zur Gewohnheit und stellt man seine Apparatur vorschriftsmäßig ein (d. h. 40 cm Fokus-Hautabstand, 3—5 Milliamp., Verwendung von 0,5—1 mm Aluminiumfilter), so liegt zu besonderer Eile bei der Untersuchung kein Grund vor. Das störende und unangenehme Gefühl, durch die Kürze der Zeit gedrängt zu sein, fällt weg. Bei Beachtung dieser Vorsichtsmaßregeln können nur noch irgendwelche irrtümliche Unterlassungen zu Schädigungen führen. So kann es vorkommen, daß mit einer bedeutend höheren Milliamperezahl durchleuchtet wird, ohne daß dies erkannt wird. Dieser Fall kann eintreten, wenn nach erfolgter Aufnahme die Heizstromkurbel nicht auf „Durchleuchtung" zurückgestellt und mit dem für die Photographie verwendeten hohen Röhrenstrom durchleuchtet wird. *Der Schalttisch ist deshalb vor Beginn jeder Tätigkeit auf die Stellung der Kurbeln und Schiebewiderstände nachzuprüfen;* nach Ausschalten des Röntgenlichts ist die Kurbel der Heizung und des Transformators *stets auf den Ausgangspunkt zurückzustellen.* Die sich hieraus ergebenden Irrtümer können vom einigermaßen Erfahrenen leicht sofort an dem überhellen Durchleuchtungsbild und dem veränderten Geräusch der Apparatur erkannt werden. Denn Bildhelligkeit und Apparatgeräusch müssen dem Untersucher so gewohnte optische bzw. akustische Eindrücke sein, daß jede Veränderung ihn sofort stutzig machen und zu einer Nachprüfung der Kurbelstellungen veranlassen muß.

Eine weitere Gefahr liegt darin, daß der Kranke vor kurzem anderweitig untersucht worden ist und dies verschweigt, oder der Arzt danach zu fragen unterläßt. So kann sich auf die erste Strahleneinwirkung eine zweite aufpropfen und zu einer Schädigung führen. Auch diese Gefahr wäre gering einzuschätzen, wenn man über die Technik der vorhergegangenen Untersuchung unterrichtet wäre und so die verabfolgte Strahlenmenge abschätzen könnte. Da man aber darüber nie etwas Genaues erfahren kann, anderseits der *letzte Untersucher die volle Verantwortung trägt* und für eventuelle Beschädigung des Kranken zur Rechenschaft gezogen wird, so befindet man sich, falls man eine zweite Untersuchung wagt, in der unbehaglichen Lage, unter Umständen zum Sündenbock für den ersten Untersucher zu werden. Vorsichtig muß man in dieser Beziehung wohl nur bei der Vornahme von langdauernden Magen-Darmuntersuchungen sein. Die meisten bekanntgewordenen Schädigungen sind nämlich bei in zu kurzen Abständen wiederholter Durchleuchtung dieser Organe geschehen.

In einem Krankenhaus, das vom Gasröhrenbetrieb zum Gebrauch der COOLIDGE-Röhre übergegangen war, wurden am ersten Tage dieser Umstellung vier Magenuntersuchungen vorgenommen. Es wurde irrtümlicherweise eine übergroße Milliamperezahl verwendet. Während drei Patienten mit einem Erythem ersten Grades davonkamen, trat bei dem vierten, einem jungen Mädchen, das 8 *Tage vorher anderwärts* untersucht worden war, ein Ulcus auf der Rückenhaut auf, das nur schwer mittels Plastik gedeckt werden konnte.

Bei sachgemäßer und vorschriftsmäßiger Ausführung der Durchleuchtung hindert nichts, wenn die Umstände es erfordern, nach einem Zeitraum von 2 Wochen eine Wiederholung der Untersuchung vorzunehmen. Eine Schädigung ist auch dann nicht zu befürchten. Der relativ rasche Reaktionsablauf der weichen Diagnostikstrahlung gestattet eine solche Freiheit. Biologische Untersuchungen haben erwiesen, daß die Reaktion weicher Strahlung (wenn kleinere bis mittlere Dosen verabfolgt wurden) nach der Erholungskurve innerhalb 2 Wochen sich dem Nullpunkt nähert (s. S. 419). Nach dem 5. Tage applizierte Strahlung summiert sich daher nur teilweise zum erstgesetzten Reiz. Nach 2 Wochen ist für den Diagnostiker, der nur kleine Röntgendosen bei der Untersuchung dem Kranken einverleibt hat, die Haut des Patienten nahezu wiederum eine tabula rasa.

Doch nur über die *eigene* Untersuchung kann man sich soweit Rechenschaft geben, daß man eine Wiederholung bedenklos wagen darf. Sind die vorausgegangenen Untersuchungen aber anderwärts erfolgt, und hegt man Bedenken bezüglich ihrer Ausführung, so sei man vorsichtig. Liegt die Durchleuchtung weniger als 3 Wochen zurück, so lehne man den Fall ab. Ist eine Frist von 3 Wochen bereits verflossen, so belehrt uns eine Inspektion der Rückenhaut des Patienten, ob eine Wiederholung der Untersuchung gestattet ist oder nicht. Ist kein Hauterythem sichtbar, so lag die Dosis sicher unter 80% der HED und es steht einer abermaligen vorsichtigen Durchleuchtung nichts im Wege. Der Arzt aber ist in jedem Falle verpflichtet, den Patienten, der in Unkenntnis der Eigenart der Strahlenwirkung eine diesbezügliche Mitteilung nicht für nötig erachtet, nach vorausgegangenen Röntgenuntersuchungen zu befragen. Unterläßt er dies, und kommt es infolge vorhergegangener, übermäßig ausgedehnter Untersuchungsdauer unglücklicherweise zu einer Schädigung, so wird der letztbehandelnde Arzt in vollem Umfang zur Rechenschaft gezogen und auf diese Weise schuldlos schuldig.

Alle diese Einschränkungen gelten in voller Strenge nur für Untersuchungen, die längere Durchstrahlungszeiten und eine Reihe von Aufnahmen erfordern, also insbesondere für die Magen-Darmdiagnostik. Andere Spezialgebiete sind weit weniger gefährdet. Trotzdem ist es besser zu übertreiben; denn Vorsicht stumpft ab und die Aufmerksamkeit schläft ein, bis ein neuer Unglücksfall uns wieder wachrüttelt.

Schutz des Untersuchers und des Personals.[1]

Die Gefahren der Durchleuchtung werden von den einen nach oben, von den anderen nach unten häufig recht arg übertrieben. Diese Übertreibungen haben auf der einen Seite zu bizarren Auswüchsen in der Art der Schutzmaßnahmen, auf der anderen Seite zu ihrer völligen Vernachlässigung geführt. Erstere bedeuten einen unnützen Ballast, der die Untersuchung behindert, letztere eine Gefahr für den Arzt.

Der untersuchende Arzt ist niemals genötigt, sich während der Durchleuchtung den direkten, ungefilterten Röntgenstrahlen auszusetzen. Sein erstes, sehr wirksames Schutzmittel ist der Patient selbst mit seinem absorbierenden Gewebe. 20 cm Schichtdicke des Patienten absorbieren fast alles von der direkten Strahlung bis auf 1—2%, die durchgelassen werden. Ein Leuchtschirm, der mit 10 mm dickem Bleiglas belegt ist, absorbiert diese, das Objekt penetrierende Strahlung praktisch nahezu vollständig. Auf die Schutzwirkung des Bleiglases ist deshalb ein ganz besonderer Wert zu legen, weil während der ganzen Dauer der Durchleuchtung das Gesicht des Untersuchers sich dicht hinter dem Leuchtschirm befindet.

Der Strahlenschutz wäre mit dieser Maßnahme bewältigt, wenn nicht ein zweiter, tückischerer Feind da wäre — die *Streustrahlung*. Sie ist überall da, wo der Unkundige sie nicht vermutet, und viel intensiver als man gewöhnlich annimmt. Bei Durchstrahlung des menschlichen Rumpfes mit Strahlen, wie sie in der Diagnostik gebräuchlich sind, ist die Streustrahlung in der Richtung des Strahlenkegels zirka $1^1/_2$mal größer als die direkte, hindurchgegangene Strahlung selbst. In den anderen Richtungen ist sie geringer, immerhin aber ein nicht zu vernachlässigender Faktor. Die den Körper des Durchstrahlten allseitig verlassende Streustrahlung ist also die größere Gefahr, der zu begegnen schon deshalb schwieriger ist, weil sie vom Strahlenkegel nach allen Richtungen mit abnehmender Intensität sich ausbreitet.

Das Areal des Strahlenkegels ist sowohl gegen die direkte als auch gegen die gestreute Strahlung durch das Bleiglas des Schirms geschützt. Am meisten gefährdet ist die Umgebung des Leuchtschirms; hier ist die Streustrahlung recht intensiv und verlangt nach Schutzmaßnahmen. Einige Sicherheit bietet schon die Größe des Leuchtschirms (30×40 cm), wenn man bei guter Zentrierung nur einen Teil seines Feldes benutzt, d. h. mit enger Blende durchleuchtet, was an und für sich die Größe der Streustrahlung herabsetzt und den Vorteil mit sich bringt, daß die dem Strahlenkegel benachbarten, streuenden Gewebe noch in den Schutz des Leuchtschirms fallen. *Das Durchleuchten mit kleinem Schirm und offener Blende ist gefährlich.* Eine vom unteren Rand des Schirms herabhängende Bleifahne und seitliche Bleibleche vervollständigen den Schutz. Hinter diesen Vorrichtungen hat sich der Untersucher wie hinter einer Deckung zu bewegen.

Zum Schutz gegen die den Untersuchten seitlich verlassende Streu-

---

[1] S. auch Teil III, Kap. VII, S. 484.

strahlung sind neuerdings an den Stativen zu beiden Seiten große, schwere Bleivorhänge vorgesehen. Ihre Anbringung ist vollständig berechtigt. Ob sie sich einbürgern wird, ist noch fraglich; denn alle Schutzmaßnahmen werden lästig und hinderlich, sowie sie die Freiheit bei der Untersuchung beschränken und das Manipulieren mit dem Kranken unmöglich machen. — Alle diese Maßnahmen befreien nicht vom Gebrauch der Bleischürze und der Bleihandschuhe.

III. Das Photographieren vermittelst Röntgenstrahlen.

Die photographische Bildwirkung der Röntgenstrahlen.

Die Röntgenstrahlen haben, ebenso wie das sichtbare Licht, die Fähigkeit, durch ihre Einwirkung eine photographische Platte zu schwärzen. Die Schwärzung fällt um so stärker aus, je mehr Strahlung auf die Platte einwirkt; daher die Möglichkeit einer Bildentstehung. Denn Röntgenstrahlen, die Materie durchsetzten, werden geschwächt. Die Schwächung aber ist je nach der Dichte der Materie und je nach ihrer räumlichen Ausdehnung verschieden; eine inhomogene Materie wird die auffallenden Röntgenstrahlen inhomogen schwächen, und eine photographische Platte, die unter dem Objekte liegt, wird daher, je nach der Dishomogenität des Objekts, von verschiedenen Strahlenintensitäten getroffen, ein getreues Abbild der Dichteunterschiede und somit der inneren Struktur des Objekts geben.

Der menschliche Körper ist ein komplexes Gebilde von verschiedener Dichte der Materie. Tabelle 3 gibt die relative Dichte verschiedener tierischer Gewebe bezogen auf Wasser = 1000 (nach einer Zusammenstellung von NICK u. SCHLAYER).

Tabelle 3.

Wasser 1000	Muskel 1000	Leber......... 1075
Fettgewebe.... 533	Lunge[1] 864	Milz 1118
Blutserum 1027	Herzmuskel ... 1056	Knochen...... 5000
Gehirn........ 1075	Niere 1061	

Wie ersichtlich, sind die Dichtedifferenzen der einzelnen Gewebsteile, wenn man von der starken absorbierenden Wirkung des Knochens und der schwachen Absorptionskraft des Lungen- und Fettgewebes absieht, recht gering. Das photographische Röntgenbild würde sich also, wenn wir auf objektgetreue Wiedergabe Wert legten, aus sehr geringen Schwächungsdifferenzen aufbauen, die manchmal so klein ausfallen könnten, daß sie unter die Schwelle der Wahrnehmbarkeit zu liegen kämen. Physiologisch-optische Untersuchungen haben gezeigt, daß die *Deutlichkeit* einer Abbildung abhängig ist 1. *von der Größe des Kontrastes zwischen angrenzenden Details*, 2. *von der Schärfe der Detailgrenzen.*

Der Röntgenphotographie sind daher die Wege vorgeschrieben: Zunächst sind die Kontraste, die infolge der geringen Schwächungs-

---

[1] Es handelt sich um kollabierte Leichenlunge.

differenzen zwischen den einzelnen Organen an sich recht gering sind, zu erhöhen, zu übertreiben. Sodann ist für größte Schärfe des Bildes zu sorgen. *Kontrast und Schärfe sind für die Qualität des Bildes von gleich hoher Bedeutung.*

Der Kontrast wird beeinflußt 1. von *physikalischen Faktoren*: a) Strahlenqualität, b) Streuung, 2. von *photographischen Faktoren:* a) Aufnahmematerial, b) Verstärkungsschirm, c) Exposition, d) Entwicklung, e) Verstärkung bzw. Abschwächung, f) Kopieren.

Die Bildqualität.

Der Kontrast.

1. Strahlenqualität. Ein leistungsfähiger Diagnostikapparat zusammen mit einem guten Elektronenrohr gewähren uns klare, eindeutige Betriebsbedingungen. Wir haben volle Freiheit, die Strahlenqualität und die Strahlenmenge nach Belieben zu ändern und für jede Aufnahme *die* Bedingungen zu schaffen, die für das gegebene Objekt gerade die zutreffendsten sind. Diese Bedingungen zu kennen ist nötig, und die Röntgenphotographie hört — zum Trost für viele — auf, eine Sache der Kunstfertigkeit zu sein.

Über die Güte und Brauchbarkeit eines Bildes entscheidet bereits die *Wahl der Strahlenqualität.* In Anbetracht der (abgesehen vom Knochengewebe) geringen Dichteunterschiede, die die einzelnen Organe durch Schwärzungsdifferenzen darstellbar machen, ist es, falls es sich nicht nur um die Darstellung des knöchernen Skelets handelt, notwendig, Strahlen zu verwenden, die bei den geringen Dichteunterschieden dennoch große Absorptionsdifferenzen ergeben. Denn die Größe der Absorptionsdifferenz zweier angrenzender Gewebsteile ist maßgebend für ihren Kontrast. Das Verhältnis der Strahlenintensitäten nach Durchtritt durch zwei angrenzende, verschieden absorbierende Gewebsschichten bezeichnen wir als den *physikalischen Strahlenkontrast.*

Aus dem Kapitel V des I. Teiles ist uns bereits bekannt, daß die Gesamtschwächung der einfallenden Röntgenstrahlung sich aus den zwei voneinander verschiedenen Vorgängen der Absorption und der Streuung zusammensetzt. Wie wir gesehen haben, sind beide von der Dichte des Mediums und die Absorption außerdem von der Wellenlänge der Strahlung abhängig. Das letztere Abhängigkeitsverhältnis wirkt sich in der dritten Potenz des Absorptionskoeffizienten aus, so daß die Absorption mit der Wellenlänge ganz gewaltig zu- bzw. abnimmt. Dieser Gang der Absorption mit der Wellenlänge spricht sich in der gleichen Weise in den Absorptionsdifferenzen aus. Die Strahlenqualität gewinnt daher auf den physikalischen Kontrast den entscheidenden Einfluß.

Der größte Strahlenkontrast besteht für das biologische Objekt zwischen Knochen und Gewebe. Dieser Strahlenkontrast muß in bestimmten Grenzen gehalten sein, soll die Strahlung ein Bild von harmonischem Aufbau liefern. Wie er sich mit der Strahlenqualität ändert, darüber können wir uns am besten eine Vorstellung machen, indem wir

für einige Wellenlängen die Absorption im Knochen und im Gewebe
berechnen und die errechneten Werte gegeneinander stellen.

Wir greifen die Wellenlängen 0,3 Å (hart), 0,5 Å (weich) und 0,8 Å
(sehr weich) heraus und berechnen, wie groß ihre Intensität ist (Anfangs-
intensität als 100 vorausgesetzt) nach Durchgang durch eine Schicht
Gewebe einerseits und durch eine Schicht Knochen anderseits, wenn
beide Schichten je 1 cm dick sind. Die Resultate sind in Tabelle 4 (nach
JOHN EGGERT) zusammengestellt.

Tabelle 4.

	Wellenlänge	J-Gewebe	J-Knochen	Kontrast
I	0,3 Å	77	24	$\frac{77}{24} = 3{,}2$
II	0,5 Å	61	0,4	$\frac{61}{0{,}4} = 152$
III	0,8 Å	37	0,00014	$\frac{37}{0{,}00014} = 260{,}000$

Wir ersehen aus ihr, daß für eine sehr weiche Strahlung die Kontraste
ins Ungeheure wachsen. Wir dürfen aber nicht vergessen, daß die obigen
Berechnungen für monochromatische Strahlung gemacht sind, und die
Kontraste für ein Strahlengemisch viel geringer ausfallen, und noch
weiter sehr stark durch die Streuung ausgeglichen werden, aber immerhin
noch sehr weitgehend von der mittleren Härte abhängig sind.

Eine photographische Schicht, die die physikalischen Kontraste in
ihrer wahren Größe wiedergibt (im Negativ natürlich in der Umkehrung),
würde den Kontrast im ersten Falle (Tabelle) durch einen maximalen
Schwärzungsunterschied von 1:3,2, im zweiten Falle von 1:152, im
dritten Falle von 1:260000 wiedergeben. Wir bezeichnen das Verhältnis
der intensivsten Schwärzung zu der hellsten Stelle des Bildes photometrisch gemessen als seine *Kontrastbreite*. Damit ein Bild gut durchgezeichnet erscheine, müssen wir seine Kontrastbreite auf ein zweck-
entsprechendes Maß einschränken. Dieses soll mindestens 1:30, höchstens
1:100 betragen. Darunter erscheinen die Bilder flau, darüber sind sie
im Bereich der hohen Schwärzungen zu stark gedeckt, an den hellen
Stellen nicht durchgezeichnet.

Verwenden wir normalgradiertes Plattenmaterial, so sind wir gezwungen, um die nötige Kontrastbreite zu erzielen, weiche Strahlung,
deren mittlere Wellenlänge um 0,5 Å liegt, zu verwenden.

Der Anwendbarkeit so weicher Strahlung ist aber in ihrer allzu starken
Absorption eine Grenze gesetzt. Wollte man beispielsweise mit einer
Strahlung von etwa 30 kV eine Nierenaufnahme machen, so würde von
der großen hierzu erforderlichen Röntgenstrahlenmenge (sie müßte zirka
40mal größer sein als bei einer Betriebsspannung von 50 kV), so viel in
den Geweben, besonders aber in der Haut des Objekts zur Absorption
kommen, daß eine schwere Verbrennung unvermeidlich wäre.

Die Röntgenphotographie geht deshalb einen anderen Weg: sie verwendet härtere Strahlung, die an sich geringe Kontraste liefert, photographiert aber dabei mit einem Aufnahmematerial, das diese geringen Kontraste wieder vergrößert (Doppelfilm mit 2 Folien). Welche Vorteile damit gewonnen werden, wird uns noch im folgenden beschäftigen. Die Schonung der der Strahlung ausgesetzten Haut und die Notwendigkeit der Abkürzung der Expositionszeit zwingen uns, etwas penetranteres Röntgenlicht zu verwenden, obwohl seine Kontrastfähigkeit geringer ist. Die Abnahme der Kontraste und die Zunahme der Streuung begrenzen hinwiederum das Gebiet der praktischen Brauchbarkeit der Strahlung nach der Seite der kurzen Wellenlängen.

2. **Die Streuung.** Der Streuung kommt in der Photographie zweierlei Bedeutung zu. Einmal kann die Streuung auch bildgebend wirken, und zwar dann, wenn der gestreute Strahl so abgelenkt wird, daß er die Platte nicht erreicht. Dann hat die Streuung photographisch genau so gewirkt wie die Absorption; denn es wurde die Strahlung im Strahlengang geschwächt. Diese Schwächung ist zwar von der Dichte des durchstrahlten Stoffs, aber keineswegs von der Wellenlänge unabhängig, da die Streustrahlung mit zunehmender Härte immer mehr in der Richtung des Primärstrahls gestreut wird, also gegen die Platte gerichtet ist (s. S. 64). Erst wenn es uns gelingt, diese gegen die Platte gerichtete Streustrahlung durch geeignete Blenden abzufangen (s. S. 129), können wir auch bei härteren Strahlen die Schwächung durch Streuung zur Bilderzeugung heranziehen. Diese Bilderzeugung hat den Vorteil, daß ihre Kontraste in weiten Grenzen von der Härte der Strahlung unabhängig sind. Ein Blick auf das Diagramm auf S. 67 und auf die graphische Darstellung der photographisch wirksamen Strahlen auf S. 114 zeigt uns, daß schon bei Anwendung von 75 kV wir es mit Wellenlängen zu tun haben, die nur zu etwa 10—30% absorbiert und zu 90—70% gestreut werden. Darüber hinaus erfolgt fast die gesamte Schwächung durch Streuung. Wenden wir keine Vorderblende an, so sind der Anwendung harter Strahlen wegen ihrer starken Streuung bestimmte Grenzen gesetzt. Die gestreute Strahlung, die die Platte erreicht, erzeugt eine gleichmäßige Schwärzung, in der sämtliche Kontraste, die durch Absorption- und Streuschwächung entstehen, untergehen können.

3. **Das photographische Material.** Mitbestimmend für die Wahl der Strahlenqualität ist nicht zuletzt auch die Empfindlichkeit des photographischen Materials. Die Bromsilberemulsion zeigt in dieser Hinsicht den Röntgenstrahlen gegenüber ein eigentümliches Verhalten. Im allgemeinen nimmt die photographische Wirkung, gemessen an der Schwärzung der Platte nach dem Entwickeln und Fixieren, mit zunehmender Härte der Strahlung ab. An zwei Stellen aber treten Sprünge in der Empfindlichkeit auf, die in der selektiven Absorption des Broms und des Silbers bedingt sind (Abb. 63). Während die erste Kurvenzacke uns nicht interessiert, da sie außerhalb des Bereiches der für diagnostische Zwecke verwendeten Strahlung liegt, ist die zweite, die sogenannte *Absorptionsbandkante* des Silbers, die bei 0,49 Å liegt, von großer praktischer

Bedeutung. Für Wellenlängen, die nur um ein weniges kleiner sind als 0,49 Å, ist die photographische Platte mehr als doppelt empfindlich. Dieser Effekt ist bei etwa 0,37 Å wieder abgesunken. Von da an nimmt die photographische Wirkung der Strahlung weiterhin.beträchtlich ab, wodurch wir auf Wellenlängen verwiesen werden, die in diesem Bereich liegen.

Das Gebiet der zur Photographie geeigneten Strahlung, das im Hinblick auf seine Kontrastfähigkeit in dem langwelligen (weichen) Anteil des Röntgenspektrums zu suchen wäre, wird so, einerseits mit Rücksicht auf die Größe der Streustrahlung, anderseits mit Rücksicht auf die Empfindlichkeit der photographischen Schicht, auf das zwischen den Wellenlängen 0,3—0,5 Å liegende Spektralbereich eingeengt. Die Spannung ist so zu wählen, daß der Schwerpunkt des Strahlenspektrums in dieses Bereich zu liegen kommt und dabei die Grenzwellenlänge nicht zu weit in das kurzwellige Gebiet hineinreicht. *Diese Bedingungen sind für eine Strahlung entsprechend* 50 kV *effektiv weitestgehend erfüllt.* Diese ist daher als die für unsere Zwecke geeignetste anzusehen. Rücksichten auf die

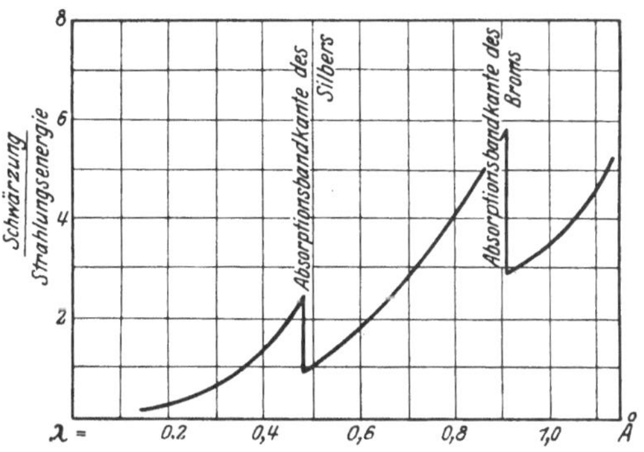

Abb. 63. Schwärzung einer photographischen Platte in Abhängigkeit von der Wellenlänge der Strahlung bei gleicher einfallender Strahlenenergie (nach GLOCKER).

Eigenart des Objekts oder Beschränkungen, die uns die Apparatur auferlegt, werden uns von Fall zu Fall diese Standardstrahlung zu verlassen zwingen. Auch müssen wir die Gradation des Aufnahmematerials und die Wirkung der Folie berücksichtigen. (Darüber siehe die folgenden Abschnitte.)

Ist über die Wahl der Strahlenqualität Einigung erzielt worden, so gehen alle anderen Maßnahmen in den bekannten Geleisen der gewöhnlichen Photographie, mit der *einen* Einschränkung, daß, während letztere bestrebt ist, die Helligkeitsstufen des Bildes in möglichst wahrheitsgetreuer Art wiederzugeben, die Röntgenphotographie, um diagnostisch wertvolle Ergebnisse zu liefern, gezwungen ist, die Helligkeitsdifferenzen zu übertreiben. Eine Ausnahme bildet nur die Darstellung des an sich schon mit den Weichteilen stark kontrastierenden Knochensystems. Die Notwendigkeit, von Objekten, die in ihrer Dichte wenig sich unterscheiden, möglichst kontrastreiche Wiedergaben zu erzielen, stellt die Röntgenphotographie vor eine andere Aufgabe und beherrscht ihre Arbeitsweise.

Aus diesem Grunde ist die gewöhnliche photographische Platte, als zu wenig kontrastgebend, für eine Röntgenphotographie unbefriedigend und auch unzureichend. Dem Verlangen der Röntgendiagnostik entsprechend hat die Technik zum *doppelseitig begossenen Film* gegriffen, der den Anforderungen der Röntgenphotographie derzeit am ehesten entspricht. Die Schicht dieser Filme ist die gleiche, wie sie für die gewöhnliche Photographie zur Herstellung von Momentplatten verwendet wird. Der einzige Unterschied ist der, daß nicht *eine*, sondern *beide* Seiten der Zelluloidplatte mit der lichtempfindlichen Emulsion begossen sind. Infolge der Penetranz der Röntgenstrahlung entstehen auf beiden Schichten gleich starke Bilder, die, nur durch die dünne Zelluloidschicht getrennt, exakt aufeinander fallen und sich gegenseitig verstärken. Abgesehen von dem Gewinn einer Verkürzung der Expositionszeit auf die Hälfte (beide halb solange belichteten Schichten zeigen, miteinander in Deckung gebracht, dieselben Schwärzungen wie *eine* normal belichtete Schicht), kommt es durch Addition der Schwärzungen der beiden Schichten zu einer Zunahme der Kontraste in quadratischer Steigerung; denn Grau gedeckt mit Grau gibt Schwarz, während unbelichtete, glasklare Stellen des Negativs, bei Deckung mit einem zweiten, ganz gleichen Negativ, weiter glasklar bleiben. Die Kontrastfähigkeit nimmt also mit der Anzahl der Bildschichten oder — was auf dasselbe herauskommt — mit der Dicke der Emulsionsschicht sehr rasch zu. Diese lange bekannte Tatsache, die für die gewöhnliche Photographie keine Ergebnisse zeitigte, weil die Lichtstrahlen nur auf die Oberfläche wirken, ist für die Gestaltung des Aufnahmematerials, das zu röntgenphotographischen Zwecken dient, ausschlaggebend geworden. Da die Röntgenstrahlen nahezu ungeschwächt durch die Bromsilberschicht dringen, wäre es das einfachste, um eine größere Kraft des Bildes zu erzielen, die Emulsion besonders dick zu gießen. Die Dicke der Gelatineschicht steht aber den nötigen chemischen Manipulationen, wie Entwickeln, Fixieren, Wässern, recht hinderlich im Wege (die chemischen Reagenzien dringen nur schwer und langsam in die Tiefe der Gelatineschicht). Deshalb blieb die Doppelschicht immer noch die glücklichste Lösung. Der Abstand der Bilder, der bei der dicken Glasplatte störend wirkte, ist bei der dünnen Zelluloidfolie unwesentlich; die Parallaxe der Bilder ist so gering, daß sie nicht wahrgenommen wird.

Durch die Doppelschichtigkeit des Aufnahmematerials ist eine Empfindlichkeitssteigerung auf das Doppelte und beträchtliche Erhöhung der Kontrastwirkung erreicht. Wir können uns nun erlauben, die Strahlenqualität härter zu wählen, da wir in der photographischen Schicht nunmehr ein Mittel haben, den physikalischen Strahlenkontrast zu vergrößern. Ja, wir müssen sogar mit der Härte der Strahlung hinaufgehen, sonst erhalten wir mit dem Doppelfilm eine zu große Kontrastbreite, was mit unharmonischer Verteilung der Kontraststufen verbunden ist. Aus dem gleichen Grunde müssen wir um eine Härtestufe höher gehen, wenn wir Folien, die ebenfalls kontraststeigernd wirken, verwenden (s. unten).

Wünschen wir aus irgendwelchen Gründen, etwa zur Darstellung sehr subtiler Kontraste in den Weichteilen, eine besondere Kontrastvergrößerung, so steht es uns natürlich frei, auch bei diesem Aufnahmematerial weiche Strahlung zu verwenden. Wir verlieren hierbei nur die harmonische Durchzeichnung sämtlicher Bildteile.

Das Röntgenpapier. In letzter Zeit ist auch auf Papier gegossenes photographisches Material auf den Markt gekommen. Über die Brauchbarkeit und Verwendbarkeit dieses Materials hat in einer Sitzung vom 28. 9. 1932 in Wiesbaden der Ausschuß der wirtschaftlichen Ärztevereinigung der deutschen Röntgengesellschaft folgenden Beschluß gefaßt:

1. Zweifellos lassen sich auf einer lichtempfindlichen Schicht, bei der Papier als Schichtträger verwandt wird, Röntgenbilder herstellen.

2. Dem doppelt begossenen Röntgenfilm ist das Röntgenpapier, wer es auch herstellt, in folgenden Punkten unterlegen. Physikalisch begründet ist die Undurchsichtigkeit des Papiers, das keine Möglichkeit optischer Korrektur (Schaukastenbetrachtung mit Rheostat) gibt, nachteilig. Die kurze Gradation bedingt eine schmale Breite der optimalen Exposition. Das Papier hat höheren Schleier. Die Detailwiedergabe im Bereich der Lichter ist ungenügend. Es fehlt die Tiefenwirkung. Unterbelichtung kann durch Verstärken ausgeglichen werden, während Überbelichtung sich kaum durch Abschwächen korrigieren läßt. Über die Haltbarkeit des Röntgenpapiers liegen noch keine Erfahrungen vor. Kontaktkopien anzufertigen ist unmöglich. Die Diapositivherstellung erfordert meist eine Änderung der gebräuchlichen Apparate.

Der Arbeitsgang wird durch eine Zwischenwässerung in Eisessiglösung und durch ein ganz besonders peinliches Arbeiten in der Dunkelkammer erweitert. Mit gehäuften Fehlexpositionen ist zu rechnen. An den Schluß des Entwicklungs-Fixierprozesses tritt noch die umständliche, aber unbedingt erforderliche Verarbeitung des Papiers auf Hochglanz.

3. Allen diesen Nachteilen steht als Vorteil nur die Billigkeit des Röntgenpapiers (etwa 1:5) gegenüber. Die geringe Brennbarkeit teilt das Röntgenpapier mit den Sicherheitsfilmen.

4. Über den Anwendungsbereich des Röntgenpapiers geben die Autoren wechselnde Zahlen an; z. B. die Chirurgen CHAOUL und ADAM 90%, der Internist CRAMER 20—45%.

5. Daraus folgt, daß die Verwendung des Röntgenpapiers stets einen doppelten Arbeitsgang im Röntgenlaboratorium bedingt, je nach den Aufgaben in verschieden starker Verteilung. Sicher ist, daß die Forderung nach ausschließlicher Verwendung von Röntgenpapier einen Kunstfehler darstellen würde.

6. Papier kann mit ausreichender diagnostischer Sicherheit verwandt werden für Aufnahmen der Herzform, Kontrolluntersuchungen der Lunge. Bei Magen- und Darmuntersuchung kann ein Teil der Aufnahmen auf Papier hergestellt werden. Kontrolluntersuchungen zur Stellungsprüfung von Fraktur und Luxation (nicht aber zur Strukturbeurteilung) dürfen auf Papier gemacht werden. Bei dicken Patienten gewährleistet das Papier keine ausreichende diagnostische Sicherheit. Bei jeder Art von Kalkulose ist die Verwendung des Papiers abzulehnen.

7. In jedem Falle muß das Röntgenpapier als Notersatz angesehen werden. Von einer nennenswerten Senkung der Gestehungskosten durch die Verwendung des Röntgenpapiers kann in den meisten Fällen keine Rede sein.

4. Der Verstärkungsschirm. Da die Röntgenstrahlung bei der Schwärzung der photographischen Schicht fast gar nicht aufgebraucht wird, ist es möglich, mit ihr noch weitere Energieumwandlungen vorzunehmen und ihre Wirkung auf die Platte zu verstärken. Es ist uns bereits bekannt, daß einige Substanzen die Fähigkeit haben, unter der Einwirkung von Röntgenstrahlen zu fluoreszieren, d. h. Röntgenstrahlenenergie in sichtbares Licht zu verwandeln. Besonders geeignet für unsere Zwecke sind diejenigen Substanzen, deren Fluoreszenz im photographisch stark wirkenden Gebiet der violetten und ultravioletten Strahlung liegt, wie beim Zinksulfid und Kalziumwolframat. Diese Stoffe, in feinkörniger Verteilung auf einen glatten Karton mit einem Bindemittel aufgetragen, werden als sogenannte *Verstärkungsfolie* an die Emulsionsschicht der Platte gepreßt. Auf ihrem Wege zur Schicht der Platte und auch nach Durchsetzung der Schicht können die Röntgenstrahlen mit ihrer überschüssigen Energie in der Verstärkungsfolie ein kongruentes Lichtbild erzeugen, das durch seine aktinische Kraft an der gleichen Stelle wie die Röntgenstrahlen Schwärzungen auf der Platte erzeugt. Auf diese Weise wird die Röntgenphotographie zu einem *komplexen Verfahren*, indem an der Entstehung des Bildes *Röntgenstrahlen und Lichtstrahlen* beteiligt sind. Es ist daher notwendig, die Einwirkung der Röntgen- und der Lichtstrahlen auf die Bromsilberemulsion zu kennen und ihre Unterschiede auseinander zu halten.

Wirkungsweise der Strahlung. Die lichtempfindliche Schicht der photographischen Platte besteht aus einer aufgetrockneten Emulsion von Bromsilber in Gelatine. Die in der erstarrten Gelatine fein verteilten (und mikroskopisch auch sichtbaren) Bromsilberteilchen (die sogenannten Körner) werden durch Licht- oder Röntgenstrahlen derart verändert, daß sie durch eine Reihe chemischer Prozesse, die die unbelichteten Körner unberührt lassen, in metallisches Silber übergeführt werden, das sich auf der Platte als sichtbare Schwärzung offenbart. Die Einwirkung der Licht- bzw. Röntgenstrahlen läßt sich also durch chemische Prozesse in Schwärzung überführen. Die Tiefe der Schwärzung ist abhängig von der Größe der einwirkenden Strahlungsenergie (Intensität × Belichtungszeit) und von der Qualität der auftreffenden Strahlung.

Läßt man auf eine Platte durch Variation der Belichtungszeit verschieden große Strahlungsenergien einwirken, und trägt man die erhaltenen Schwärzungsgrade und die entsprechenden Belichtungszeiten in Form einer Kurve auf, so erhält man (Abb. 64) eine sogenannte Schwärzungskurve, die uns wichtige Aufschlüsse

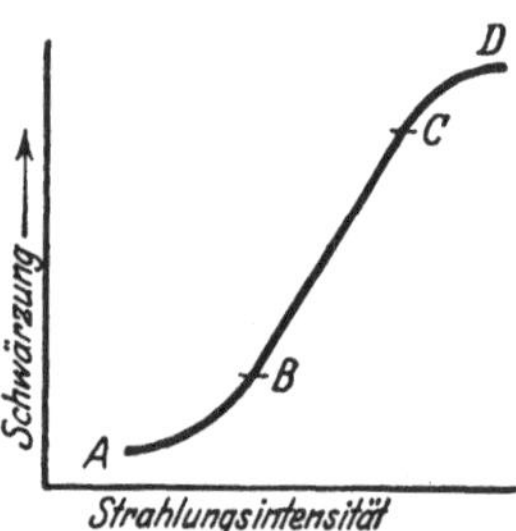

Abb. 64. Schwärzung einer photographischen Platte in Abhängigkeit von der Strahlenintensität. Der Verlauf der Kurve gibt die Gradation der Emulsion an.

über die Reaktionsart der Platte auf Strahlung (die sogenannte *Gradation*) gibt. Emulsionen, die mit Zunahme der einwirkenden Strahlung sehr rasch mit Anstieg der Schwärzung reagieren, die also einen steilen Verlauf der

Kurve zeigen, bezeichnet man als *steil gradiert*. Bei solchen Platten wird sich natürlich ein kleiner Intensitätsunterschied der Strahlung durch einen großen Schwärzungsunterschied darstellen, *sie zeichnen kontrastreich*. Man erkennt aus Abb. 64, daß für ein größeres Bereich ($B\,C$) eingestrahlter Energie die Kurve steil und gradlinig nach aufwärts verläuft. In diesem Expositionsbereich wird die Platte alle Kontraste deutlich wiedergeben; wir befinden uns im Gebiet der *richtigen Expositionen B C*. In dem flachen Anfangs- ($A\,B$) und Endteil ($C\,D$) der Kurve werden Kontraste kaum ausgesprochen sein; die Schwärzungsunterschiede müssen sehr gering ausfallen, die erzielten Bilder bieten ein flaues und kontrastloses Aussehen dar (Gebiet der *Unter-* bzw. *Überexposition*).

Die Gradation der Schwärzungskurve ist innerhalb des diagnostisch benutzten Bereichs der Strahlung von der Wellenlänge praktisch unabhängig. Daß die photographisch sich ergebenden Kontraste sich trotzdem mit der Wellenlänge ändern, liegt an der mit der Härte sich ändernden Absorption und Streuung der Strahlung im Objekt.

5. **Exposition.** Eine der wichtigsten und auch schwierigsten Aufgaben ist es, die richtige Menge Strahlungsenergie auf die Platte einwirken zu lassen, damit die Schwärzungen in das Gebiet $B\,C$ der Gradationskurve zu liegen kommen. Wie wir sehen, ist das Bereich der richtigen Expositionen ziemlich groß, der Spielraum relativ breit, so daß ein Zuviel oder Zuwenig um 50% vom Mittelwert noch nicht zu Fehlresultaten führt[1].

Die Bestimmung der Expositionszeiten bereitet in der Röntgenphotographie geringere Schwierigkeiten als in der Photographie mit gewöhnlichem Licht, da die Strahlenquelle mit Hilfe der Apparatur willkürlich beherrscht und ihre Leistung genau abgestuft werden kann. Die Lichtverhältnisse sind also gegeben. Arbeitet man unter konstanten Bedingungen, d. h. stets mit der gleichen Apparatur, demselben Aufnahmematerial und im gleichen Fokus-Plattenabstand, so muß die gleiche Strahlenenergiemenge auch immer ein Bild von der nämlichen Qualität erzeugen. Nun aber stellen sich die Schwierigkeiten erst ein: photographisch wirksam ist ja nicht die Strahlenintensität, die von der Strahlenquelle ausgeht und deren Dosierung so einfach durch eine Kurbeldrehung geschieht, sondern nur jener mehr oder weniger kleine Bruchteil der Strahlenenergie, der das abzubildende Objekt durchdringend auf die Platte gelangt. Wie klein dieser Bruchteil ist, davon macht man sich gewöhnlich keine Vorstellungen. Abb. 65 gibt darüber Aufschluß. Die Kurve stellt die Intensität und spektrale Verteilung einer Strahlung von 75 kV dar, die schraffierte Kurve denjenigen Rest, der nach Durchtritt durch 10 cm Gewebe unabsorbiert auf der Platte zur Wirksamkeit gelangen kann. Das Verhältnis der Flächeninhalte beider Kurven lehrt, daß bei der Aufnahme eines Körperteils, dessen Dicke 10 cm beträgt (etwa Knie, Schulter) bei 75 kV Spannung nur 2,6% der angewandten Strahlung photographisch wirksam werden. Alles andere geht durch

---

[1] Überdies kann auch recht beträchtliche Überexposition durch sachgemäßes Eingreifen in den Entwicklungsprozeß noch ausgeglichen werden.

Absorption bzw. Streuung im Gewebe verloren. Diese Verhältnisse werden noch weit ungünstiger, wenn die Objektdicke 20 oder 30 cm mißt (Abdomen). Dann ist die durchgehende Strahlung nur noch in Promillen der einfallenden Strahlung zu rechnen.

Zur Erzielung einer richtigen Exposition ist nun immer die gleiche, auf die Platte einwirkende Strahlenenergiemenge notwendig. Hier helfen Belichtungszeitmesser, wie solche in der gewöhnlichen Photographie bekannt und in Gebrauch sind, nach. In diesen ist die Belichtungszeit als Funktion der Objekt- und Aufnahmebedingungen dargestellt und mittels einer Art Logarithmenschieber zu bestimmen. Die Bedingungen, von denen die Expositionszeit abhängig ist, lassen sich einteilen in solche, die

I. in der *Strahlenquelle* gelegen sind: 1. Röhrenstrom, 2. Röhrenspannung in Kilovolt (bzw. Härte der Röhre), 3. Entfernung der Strahlenquelle von der Platte und 4. im Strahlengang liegende Filter;

II. im *Objekt gelegen* sind: 1. Dichte des Objekts, 2. Dicke des Objekts;

III. in der Eigenart der *Apparatur* und *des photographischen Materials* gelegen sind.

Die unter I genannten Faktoren sind in ihrer Einwirkung wohldefinierte Größen. Von der Milliamperezahl wird die Intensität der Strahlung bestimmt. Je höhere Intensität man wählt, desto kürzer wird die Belichtungszeit zu bemessen sein; doppelte Intensität beansprucht nur die halbe Expositionszeit. Die beiden Größen verhalten sich umgekehrt proportional. Daß dieses Gesetz nicht für alle Fälle seine volle Gültigkeit hat, s. S. 117 und 123.

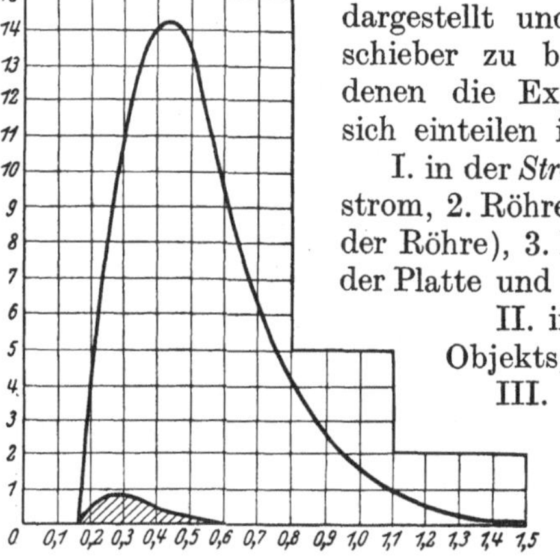

Abb. 65. Der Flächeninhalt der schraffierten Kurve gibt denjenigen Teil einer bei 75 kV erzeugten Strahlung an, der nach Durchtritt durch eine 10 cm dicke Gewebeschicht der Absorption entgeht und auf die photographische Platte einwirken kann. (Nach H. KÜSTNER.)

Komplizierter sind schon die Beziehungen zwischen Spannung und Belichtungszeit. Eine Erhöhung der Spannung wirkt sich in doppelter Hinsicht aus: Zunächst steigt die Strahlungsintensität quadratisch mit der Spannung an. Ist dadurch schon ein großer Energiezuwachs gewonnen, so kommt noch hinzu, daß die Penetranz der Strahlung zunimmt, so daß ein weit größerer Teil das Objekt durchdringt und auf der Platte zur Wirkung gelangt. Da noch andere, schwer faßbare Einflüsse, wie das Auftreten von Eigenstrahlung im Metall der Antikathode, hinzutreten, lassen sich die Vorgänge noch nicht in eine einwandfreie Formel bringen.

Annäherungsweise kann man die Beziehung gelten lassen, daß die Belichtungszeit mit zunehmender Strahlenhärte für schwach absorbierende Körper mit der 5. Potenz, für stark absorbierende Körper mit der 3. Potenz zu kürzen ist. Erhöht man z. B. die Härte auf das Doppelte, etwa von 40 kV auf 80 kV, so verkürzt sich die Belichtungszeit auf den

8. bzw. 32. Teil [$(2)^3 = 8$, $(2)^5 = 32$]. Setzt man die Spannung aber von beispielsweise 50 kV auf 60 kV hinauf, so verkürzt sich die Belichtungszeit auf $\left(\dfrac{5}{6}\right)^3 =$ zirka $^1/_2$ bzw. $\left(\dfrac{5}{6}\right)^5 =$ zirka $^2/_5$.

Die Intensität der Strahlung nimmt, wie beim Licht, mit dem Quadrat der Entfernung von der Strahlenquelle ab. Es vergrößert sich also die Expositionszeit in der gleichen Weise mit Zunahme der Entfernung. Dies ist bei den Fernaufnahmen, die einen Abstand von 2 m zwischen Platte und Brennpunkt einschalten, wohl zu berücksichtigen. Die daraus notwendig werdende Erhöhung der Expositionszeit kann durch Vergrößerung des Röhrenstroms und Steigerung der Spannung wieder eingebracht werden.

Der Einfluß der Faktoren der Gruppe II, nämlich der Dicke und Dichte des Objekts, ist etwas einfacher zu definieren. Handelt es sich um Aufnahmen lebender Objekte, so ist deren Dichte stets gleich zu setzen und somit als Konstante zu behandeln. Bleibt noch die Dicke zu berücksichtigen. Diese stellt man am besten so in Rechnung, daß man die Härte der Strahlung pro Zentimeter Dickendurchmesser um zirka $1^1/_2$ kV verändert, d. h. für Objekte über der Norm hinaufsetzt, für solche unter der Norm herabsetzt. Der Dickendurchmesser wird mittels Tasterzirkels in der Richtung des Zentralstrahls gemessen.

Befindet sich der aufzunehmende Körperteil in einem Gipsverband, so erhöht man die Spannung um 8 kV und die Expositionszeit um zirka 50%.

Die Bestimmung der Expositionszeit. Um Anhaltspunkte für die Exposition zu finden, hält man sich am besten, wenn man einer noch unausgeprobten Apparatur gegenübersteht, zunächst an Belichtungstabellen. Diese Hilfsmittel können aber nur Anhaltspunkte bieten, indem sie in die unmittelbare Nähe der Belichtungszeit führen. Eine immer und überall gültige Tabelle läßt sich nicht aufstellen; denn die einzelnen Faktoren, die für das Zustandekommen der Aufnahmen verantwortlich sind, sind zu variabel, als daß sie eindeutig und einmalig festgelegt werden könnten.

Die Schwankungen, die jedes Ortsnetz aufweist, verändern Spannung und Stromstärke. Der gleiche Apparat erfordert, an einem anderen Ort aufgestellt, andere Belichtungsverhältnisse. Wenn man seine eigenen Expositionsdaten einem anderen Institut, das den gleichen Apparat besitzt, weitergibt, wird man feststellen, daß dort die Resultate andere sind. Neben den verschiedenen elektrischen Faktoren, worunter auch die Ungenauigkeit der Relais und das Alter der Röhre nicht zu vergessen sind, spielen ferner die physikalischen und chemischen eine große Rolle, nämlich Filter, Dicke der Kassetten, Art der Folien, Temperatur, Konzentration, Alter und Art des Entwicklers.

Man ist deshalb gezwungen, sich eine eigene Tabelle anzulegen. Als Grundlage und Wegweiser benutzt man die mitgegebenen Daten und korrigiert die Werte, indem man die nach der Tabelle exponierten Bilder *nach der Uhr* in Normalentwickler entwickelt. Dann läßt sich leicht beurteilen, ob ein Bild über- oder unterexponiert, zu weich oder zu hart belichtet war. Die nötige Korrektur ist leicht zu treffen. So ergänzt und berichtigt man seine Tabelle durch die im eigenen Betrieb gesammelten Erfahrungen, die sorgfältig notiert werden.

Die zur Exposition von Aufnahmen verwendeten Strahlenenergien sind bei der jetzt wohl allgemein gültigen Technik des Doppelfilms mit zwei Folien ganz gering; sie betragen im Durchschnitt 3—5 r, steigen dagegen bei Schwangerschaftsaufnahmen auf zirka 40, bei seitlichen Wirbelsäulenaufnahmen auf zirka 20 r an. Die in der Ära der einschichtigen Platte ohne Folienwirkung so häufigen Verbrennungen durch wiederholte Aufnahmen (wobei die Expositionszeiten nach Minuten zählten) sind jetzt nicht zu befürchten. Wir erreichen beispielsweise bei einer Serie von 12 Aufnahmen der Pylorusgegend nur zirka 60 r $= ^1/_{10}$ HED.

Die Bildschärfe.

Der zweite Faktor, der für die Bildqualität von entscheidender Bedeutung ist, ist die Schärfe der Wiedergabe der Objektdetails. Die Schwierigkeiten, denen man hier zu begegnen hat, liegen ursächlich teils im Objekt, teils im Brennfleck der Röhre und teils im Aufnahmematerial, und setzen den an eine ideale Bildwirkung gestellten Anforderungen Grenzen, die zu überschreiten erst in letzter Zeit mit Hilfe der drehbaren Anode gelungen ist.

1. *Die Bewegungsunschärfe.*

Der erste Feind der Bildschärfe ist die *Bewegung* des Objekts. Um die dadurch entstehende Bewegungsunschärfe zu verhüten, muß man die Expositionszeit entsprechend der Schnelligkeit der Bewegungen abkürzen. Wir haben es mit den willkürlichen und den unwillkürlichen Bewegungen zu tun. Sind erstere durch den Willen und durch gute Fixierung zum Teil ausschaltbar, so stellen uns letztere vor die Frage, wie kurz die Expositionszeit bemessen sein muß, damit keine Unschärfen entstehen. Optisch-visuelle Untersuchungen haben ergeben, daß eine Verschiebung um 0,2 mm die Bildkonturen noch eben nicht als unscharf erscheinen läßt. Sind die Schnelligkeiten der Bewegung der Organe, die dem Willen nicht unterworfen sind, bekannt, so läßt sich daraus die höchst zulässige Expositionszeit leicht berechnen. Diese muß so kurz bemessen sein, daß die Grenzen des Organs sich indessen um nicht mehr als 0,2 mm verschieben. Danach wäre, damit die Pulsationsbewegung des Herzens in der Aufnahme nicht zur Unschärfe führt, das Thoraxbild in $^1/_{100}$ bis $^1/_{200}$ Sekunde zu exponieren. Für Lungen- und Abdominalaufnahmen berechnet sich die Expositionszeit, mit Rücksicht auf die Verschiebung durch die Atmung, auf $^1/_{20}$—$^1/_{25}$ Sekunde, während für die relativ langsame peristaltische Bewegung des Magens eine Expositionszeit von $^1/_{10}$ Sekunde zur Erreichung von Bildschärfe völlig genügt (E. WEBER).

Die zur Erreichung so kurzer Expositionszeiten nötigen hohen Milliamperezahlen geben nur große Apparaturen von 10—20 kW Leistung her.

Selbstverständlich muß die Anlage so ausgeführt sein, daß sie große Stromentnahmen auf der Sekundärseite ohne Zusammenbruch der Spannung aushält, da sonst unsere Absicht, durch große Röhrenstromstärken die Expositionszeit abzukürzen, vereitelt wird; denn mit sinkender Spannung nimmt die Durchdringungsfähigkeit der Strahlung sehr rasch ab und Unterexposition ist die Folge davon.

Die Leistung der Apparate bezüglich der sekundären Stromentnahme ist dank den Fortschritten der Technik sehr weit gekommen. Hier sind wir an einem Höhepunkt angelangt, den zu überbieten wohl kaum mehr nötig ist. Was wir dem zierlichen Instrument, der Röntgenröhre, dabei zumuten, wird uns klar, wenn wir berechnen, daß bei einer Belastung von 400 mA und 50 kV auf der kleinen Stelle des Brennflecks 20 kW, das sind Energien von zirka 35 Pferdekräften, sich austoben. Das Wolframmetall, ein guter Wärmeleiter und sehr schwer schmelzbarer Körper, kann diesem rasenden Bombardement der Elektronen in gewissem Ausmaße standhalten. Bei übermäßiger Beanspruchung aber wird das Anodenmaterial thermisch überlastet. Die Folge davon ist, daß es zerstäubt und verdampft. Eine Überlastung äußert sich im Aufblitzen des Brennflecks, Schwärzung (nicht Violettfärbung) des Glases durch verdampftes Wolfram und Schmelzstellen im Antikathodenspiegel. Häufigere Überlastung führt zu geringerer Strahlenleistung. Man bezeichnet dies als *Altern* der Röhre. Um die Wirkung dieser Energien auf den Brennfleck zu mindern und dabei doch große Strahlenausbeute zu erzielen, ist man gezwungen, den Elektronenaufprall auf eine größere Fläche zu verteilen, d. h. den Brennfleck zu vergrößern. (Die aus Wolfram gefertigte Anodenfläche verträgt höchstens 200 Watt pro Quadratmillimeter.)

2. Die geometrische Unschärfe.

Ein großer Brennfleck aber ist nicht imstande, scharfe Schattenkonturen zu liefern. *Hohe Belastbarkeit der Röhre ist daher immer mit dem Nachteil verminderter Zeichenschärfe verbunden.* Die Versuche, beide Vorzüge, nämlich hohe Belastbarkeit und Zeichenschärfe zu vereinen, sind alt; sie zielen alle dahin, die Brennfläche durch geeignete Stellung der Antikathodenebene in perspektivischer Verkürzung scheinbar zu verkleinern. So erscheint beispielsweise ein in Wirklichkeit ovaler Brennfleck von relativ großer Flächenausdehnung, bei einer Neigung von 45—60° betrachtet, wie eine kleine runde Brennfläche. Eine bessere Lösung ist der *strichförmige Brennfleck*, der durch sehr steile Stellung des Antikathodenspiegels (77°) zum Objekt und zur Platte in perspektivischer Verkürzung als punktförmiger Brennfleck wirkt. Man gewinnt auf diese Weise den Vorteil, eine relativ große Antikathodenfläche belasten zu können und doch eine annähernd punktförmige Strahlenquelle zu erhalten.

Unter Zugrundelegung dieses Prinzips ist es der Firma C. H. F. Müller, Hamburg, gelungen, Röhren zu bauen, deren Brennflächen einer Energie von 10 kW standzuhalten vermögen, d. h. sie können 1 Sekunde lang, ohne Schaden zu leiden, mit 10000 Voltampere belastet werden. Der Brennfleck dieser Röhren ist auf eine bandförmige Fläche verteilt, die je nach der Beanspruchung entsprechend größer gewählt werden muß. Bei der 10-kW-Röhre ist sie 4 × 16 mm groß und erscheint in projektivischer Verkürzung in der Richtung des Hauptstrahls als 4 qmm große Fläche. Abb. 66 zeigt die Größe des optisch wirksamen Brennflecks bei steigender kW-Beanspruchung.

Teleröntgenographie und Momentaufnahme. Die große Brennfläche solcher Röhren kann man wahrhaftig nicht mehr als Brenn„punkt" bezeichnen. Durch einen einfachen Kunstgriff läßt sich jedoch ein großer Brennfleck scheinbar wieder verkleinern, nämlich durch die *Entfernung.* Und hiermit kommen wir zu einer Aufnahmetechnik, die in der Herzdiagnostik unentbehrlich ist und in der Lungendiagnostik mit Recht sich immer mehr durchsetzt, das ist die *Fernaufnahme.* So bezeichnet man Aufnahmen, die in einer Plattenfokusdistanz von mindestens 1,5 m angefertigt werden. Mehrere Vorteile sind dadurch gewonnen: Auch eine ausgedehnte Brennfläche erscheint aus dieser Entfernung als punktförmige Lichtquelle, wodurch die Zeichnung des Bildes in jedem Falle scharf ausfallen wird. Die Verprojizierung der Bildschatten ist so gering, daß alle Bildteile in richtiger Beziehung und natürlicher Größe zur Abbildung kommen, was besonders für die Herzdiagnostik von außerordentlicher Bedeutung ist. Während bei der Nahaufnahme nur die der Platte am nächsten liegenden Teile des räumlich ausgedehnten Objekts scharf gezeichnet werden können, die Schärfe der der Platte entfernter, dem Brennfleck näher liegenden Teile aber sehr herabgesetzt ist, erscheinen bei der Fernaufnahme alle Teile des Objekts in praktisch gleicher Schärfe auf die photographische Platte projiziert. Es gibt also nur die Fernaufnahme ein richtiges Summationsbild sämtlicher Querschnitte des Objekts. Die so angefertigten Bilder überraschen durch ihren Detailreichtum und die Feinheit der Zeichnung.

Um das Optimum der exakten Objektwiedergabe zu erzielen, müßten wir eigentlich unsere gesamte Aufnahmetechnik ändern und zur Fernaufnahme übergehen. Für die Herz- und Lungenaufnahme ist diese Umstellung wohl schon allgemein erfolgt; in der Chirurgie trifft sie dagegen noch auf manchen Widerstand. Das Widerstreben der Röntgenologen ist begreiflich, wenn man den enormen Mehraufwand an Apparat- und Röhrenenergie, den die Fernaufnahme verlangt, bedenkt. Wir wollen gewiß von einer absoluten Herrschaft der Fernaufnahme absehen, können aber anderseits ihre Zweckmäßigkeit für manche Objekte nicht leugnen. Dies gilt namentlich für solche Objekte, die umfangreich sind und eine größere Tiefendimension besitzen, also insbesondere für die Wirbelsäule (frontal und sagittal), das Becken und den Schädel. In allen anderen Fällen stehen die zu erlangenden Vorteile in keinem Verhältnis zum Kostenaufwand. Wir können deshalb in solchen Fällen von der Fernaufnahme absehen, um so mehr, als sie die perspektivische Analyse des erhaltenen Bildes durch Nivellierung der Projektionsunterschiede erschwert. Die projektivischen Verzeichnungen der Nahaufnahme sind nämlich, wenn man sie richtig einzuschätzen gelernt hat, ein ausge-

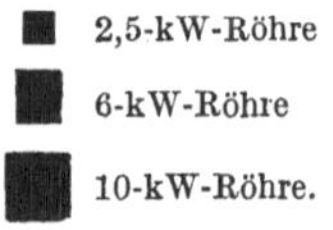

Abb. 66.
Natürliche Größe des optisch wirksamen Brennflecks bei steigender kW-Beanspruchung.

■ 2,5-kW-Röhre

■ 6-kW-Röhre

■ 10-kW-Röhre.

zeichnetes Mittel, das Bild in seine Perspektive aufzulösen. Die Fernaufnahme hingegen nähert sich in ihrem optischen Wert dem durch-
scheinenden Schattenriß.

Daß man nicht schon lange diese Wege gegangen ist, hat seinen Grund
darin, daß die Größe der Entfernung eine beträchtliche Steigerung der zur
Exposition erforderlichen Strahlungsintensität nötig macht und dadurch
die Bildschärfe durch die Möglichkeit des Veratmens oder Verwackelns
wieder in Frage stellt. Da man den früheren Röhren eine so hohe Belastung nicht zumuten durfte, blieb, um zu genügend exponierten Bildern
zu gelangen, nichts anderes übrig, als entweder bewußt über das zweckmäßige Härtemaß der Strahlung hinauszugehen oder eine gelegentliche
Veratmung mit in Kauf zu nehmen. Erst durch die bedeutende Zunahme
der Leistungsfähigkeit des Röhrenmaterials ist die Fernaufnahme, ohne
den Zwang, dabei eine übermäßige Spannung anwenden zu müssen, in
das Bereich der Momentaufnahmen gerückt. Die Vorteile, die diese
Technik für die Herz- und Lungendiagnostik und für gewisse Skelett-
aufnahmen bietet, sind unbestritten. Der Diagnostiker wird gezwungen
sein, sie anzuwenden. Voraussetzung bleibt natürlich eine entsprechende
Apparatur, deren Leistung weder durch unzureichende Querschnitte der
Zuleitung, noch durch mangelhafte Leistungsfähigkeit des Stadtnetzes
beeinträchtigt werden darf.

Röhren mit rotierender Antikathode. Da die Anforderungen an Belastbarkeit und Zeichenschärfe durch Begrenzung der thermisch belastbaren
Brennfläche einander widerstreben, konnten sie durch normale Röhren-
konstruktionen nicht erfüllt werden. Es schloß die Momentaufnahme
eine gute Zeichenschärfe der Röhre aus.

Erst durch die Einführung der rotierenden Antikathode lassen sich
kurzzeitige Aufnahmen mit kleinem Fokus, also großer Zeichenschärfe

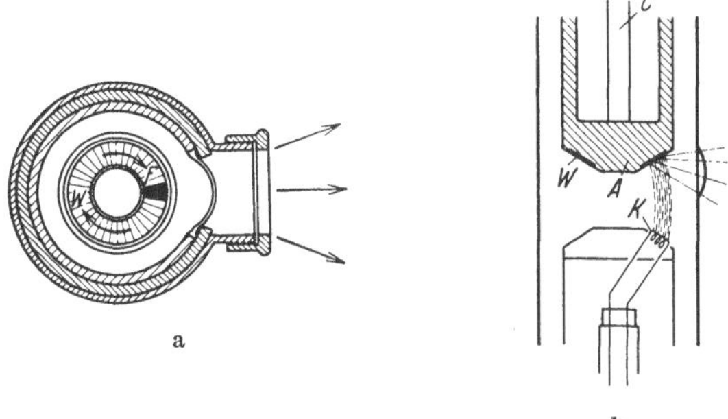

Abb. 67a und b. Die Rotalixröhre. a Querschnitt durch die Drehanode. *W* Wolframronde, *F* die
jeweils bei der Drehung als Brennfleck wirkende Fläche der Wolframronde.
b Längsschnitt durch die Rotalixröhre. *A* Anode, *K* Kathode, *W* Wolframronde, *C* Drehachse der Anode.

herstellen. Abb. 67a und b zeigen im Prinzip die Konstruktion einer
solchen Röhre. Die Antikathode *A* trägt an ihrer Stirnseite eine in Form
eines abgestumpften Kegels gestaltete Wolframscheibe *W*; diese ist mit

Hilfe eines Motors um die Achse *C* drehbar. Der strichförmige Brennfleck liegt als Sektor *F* auf der dem Strahlenfenster zugekehrten Seite der ringförmigen Wolframronde. Versetzt man die Antikathode während der Belastung in Rotation, so verteilt sich der Elektronenstoß auf die in Abb. 67 a schraffiert gezeichnete Ringfläche, während der Brennfleck optisch die Lage und Größe *F* beibehält. Eine nach diesem Prinzip konstruierte Röhre ist die Rotalixröhre. Die Rotalixröhre besitzt bei einem effektiven Fokus einer 2,5-kW-Röhre die Leistung einer 15-kW-Röhre. Ursprünglich zum Gebrauch am Drehstromapparat bestimmt, hat sich die Rotalixröhre auch am 4-Ventilröhrengleichrichter als brauchbar erwiesen. Besonders geeignet ist sie für die Entladungsform der Kondensatorapparate. Voll ausgenutzt werden kann diese Röhre nur an Apparaturen mit entsprechender sekundärer Leistung.

Das Arbeiten mit kleinen Apparaturen.

Nicht alle Institute sind heutigestags im Besitz einer dem Höhepunkt der technischen Möglichkeiten entsprechenden, aber leider kostspieligen Anlage. Dennoch müssen ihre Leistungen nicht minderwertig bleiben. Eine richtige Momentaufnahme läßt sich allerdings durch eine Zeitaufnahme niemals ersetzen, doch kann man durch Sorgfalt in der Photographie vieles erzielen. Von vornherein verzichten auf Momentphotographien wird man bei bescheidener Apparatur bei allen chirurgischen Aufnahmen, wo durch eine gute, bequeme Lagerung und Fixierung mit schweren Sandsäcken und Binden eine unwillkürliche Zuckung des Patienten ausgeschaltet werden kann. In allen anderen Fällen wird man mit der Maximalleistung der Apparatur arbeiten müssen, um zu möglichst kurzzeitigen Expositionen zu kommen. Es tritt dadurch fast von selbst eine Scheidung in *chirurgische* und *interne Diagnostik* ein, die eine verschiedene Arbeitsweise erfordern. Organe, die durch die Atmung bewegt werden, wie Lunge, Magen, Niere, Gallenblase usw., photographiert man in Atemstillstand. Man spare nicht an Erklärungen und Mahnungen an den Patienten und spreche die Kommandos etwa: „Ganz still halten, nicht atmen!" mit einer gewissen suggestiven Strenge aus. Kommt man auf diesem Wege nicht zum Ziele, so wird man durch Erhöhen der Spannung bis an die obere erlaubte Grenze die Expositionszeit auf ein Minimum herabzudrücken versuchen, wobei man allerdings eine Abnahme der Bildkontraste mit in Kauf nehmen muß. Dieser Weg wird sich daher bei manchen Aufnahmen (Niere, Gallenblase) von selbst verbieten, ist aber durchaus gangbar und geeignet in allen jenen Fällen, wo durch Einführung stark absorbierender, künstlicher Kontrastmittel die Kontraste an und für sich groß sind und nur Konturbilder erlangt werden sollen.

Die Zeichenschärfe der Röhre.

Die Konstruktion der Elektronenröhre läßt in weiten Grenzen eine Formung des Brennflecks zu. Danach unterscheidet man Röhren mit *kreisförmigem, ringförmigem, ovalem und strichförmigem Brennpunkt.* Die Formgebung verfolgt den Zweck, dem Elektronenstoß eine große Fläche zu bieten (damit das Metall des Antikathodenspiegels thermisch nicht überlastet werde) und dabei doch durch perspektivische Verkürzung die Fläche möglichst punktförmig erscheinen zu lassen. Die beste Lösung bietet der strichförmige Brennfleck, indem er bei größter Flächenausdehnung (Möglichkeit der starken Belastung) die stärkste perspektivische Verkleinerung zuläßt (Abb. 68) (größte Zeichnungsschärfe).

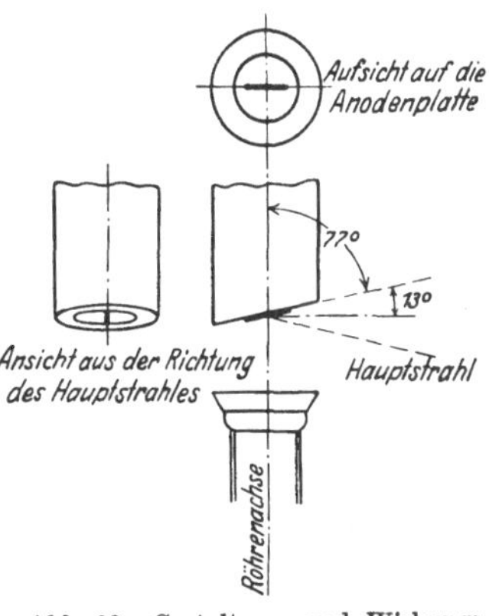

Abb. 68. Gestaltung und Wirkungsweise des bandförmigen Brennflecks nach GOETZE.

In welchen Grenzen eine Röhre noch scharf zeichnet, läßt sich auf die Weise ermitteln, daß man diejenige Objekt-Plattenentfernung bestimmt, von der an der Brennfleck seine flächenhafte Ausdehnung durch störende Halbschattenbildung verrät. Am raschesten wird man darüber orientiert, indem man ein dünnes Drahtnetz derart über eine Platte stellt, daß das eine Ende der Platte anliegt, das andere aber 20 cm von ihr entfernt ist. Die 5-, 10- und 15-cm-Distanzen sind durch dickere Drähte markiert. Die Photographie dieses Drahtphantoms läßt erkennen, bis zu welcher Objekt-Plattenentfernung die Objektdetails noch scharf zur Darstellung gelangen. Die Objektentfernung, für die dies noch zutrifft, in Verhältnis gesetzt zur Fokus-Plattenentfernung, nennt man den *Schärfeindex* der Röhre. Beträgt die Fokus-Plattenentfernung 60 cm, die Objekt-Plattenentfernung, für die die Abbildung noch als scharf bezeichnet werden kann, 15 cm, so ist der Schärfeindex $1/4$. Die praktische Folgerung daraus ist: soll ein 15 cm dickes Objekt in allen seinen Details und allen Tiefen scharf zur Abbildung gelangen, so muß die Fokus-Plattendistanz für den betreffenden Brennpunkt mindestens das 4fache der Objekt-Plattendistanz betragen. Wäre für den angeführten Fall ein Objekt von 20 cm Dicke zu photographieren, so müßte eine geringste Fokus-Plattenentfernung von 80 cm eingehalten werden (80 : 20 = 4 : 1). Eine Röhre, deren Brennpunkt als diagnostisch noch verwendbar bezeichnet werden soll, muß zumindest einen Schärfeindex von $1/5$ aufweisen, d. h. eine Hand, aufgenommen in 10 cm Entfernung von der Platte, muß sich bei einer Fokus-Plattenentfernung von 50 cm noch mit allen Details der Knochenstruktur darstellen lassen (Abb. 69). Man hat dann die Gewißheit, daß räumlich ausgedehnte Objekte, deren Dimensionen in den angegebenen Entfernungsproportionen zur Platte und zum Brennpunkt stehen, in allen ihren Tiefen scharf abgebildet werden.

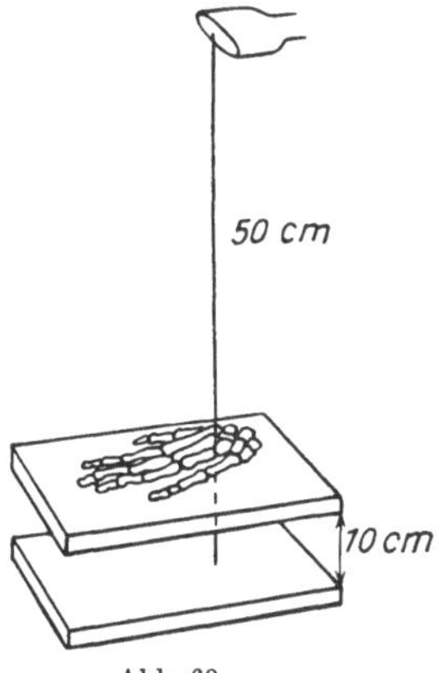

Abb. 69. Durch die in der Abb. gegebene Anordnung kann die Zeichenschärfe eines Brennflecks geprüft werden.

Wahl der Röhre. Um allen diagnostischen Ansprüchen zu genügen, wird man Röhren von verschiedener Leistungsfähigkeit und Zeichenschärfe bereithalten. Es ist gut, wenn man über 3 Röhrenexemplare verfügt, und zwar über eine scharfzeichnende 2,5-kW-Röhre für Zahnaufnahmen und feinste Strukturaufnahmen von Extremitätenknochen, ferner über eine 6-kW-Röhre von mittlerer Leistungsfähigkeit zur Durchleuchtung und zur Anfertigung aller Aufnahmen auf der Buckyblende und der Magen- und Darmaufnahmen, und schließlich eine 10-kW-Hochleistungsröhre für die Herz- und Lungenaufnahmen.

Es ist durchaus unrationell, den Betrieb bloß mit 10-kW-Röhren zu bestreiten; die unscharfe Bildgebung dieser Röhren läßt sich zwar durch Vergrößerung des Fokus-Plattenabstandes wieder ausgleichen, wirkt aber bei der Durchleuchtung und bei Aufnahmen auf der Blende störend. Ist man also schon gezwungen, mit *einer* Röhre sein Auskommen zu finden, so ist es am zweckmäßigsten, eine 6-kW-Röhre zu wählen. Mit dieser kann man bei Anwendung großer Entfernung feinste Strukturaufnahmen erreichen und mit größerer Strahlenhärte auch Lungen- und Herzfernaufnahmen kurzzeitig anfertigen.

Die Verstärkungsfolie.

Selbstverständlich ist der Gebrauch des doppelt begossenen Films unter Verwendung zweier Folien. Die Wirkung der letzteren ist so groß, daß die Belichtungszeit bei ihrer Anwendung auf den zehnten bis fünfzehnten Teil herabgesetzt werden kann. Es ist keine Übertreibung zu behaupten, daß man bei Verwendung von Verstärkungsschirmen nur mit in Lichtstrahlen umgewandelten Röntgenstrahlen photographiert. Legt man ein Stückchen schwarzes Papier zwischen Folie und Schicht der Platte, so wird an dieser Stelle fast gar kein Bildeindruck sichtbar werden.

Die Tatsache, daß das Röntgenbild durch den Verstärkungsschirm zum überwiegenden Teil ein *Licht*bild wird, beeinflußt den Aufbau des Bildes und unsere photographischen Manipulationen in mancher Hinsicht. Zunächst werden sich Unterschiede in der Wirkung, soweit solche zwischen Licht- und Röntgenstrahlen bestehen, geltend machen. Hier ist auf ein eigenartiges Verhalten der Lichtstrahlen hinzuweisen: während Röntgenstrahlen auch in der kleinsten Menge einen entsprechenden Eindruck in der Emulsion hinterlassen, ist dies für Lichtstrahlen nicht der Fall: sehr kleine Mengen Licht wirken auf die Platte überhaupt nicht ein. Es besteht also für sie ein Schwellenwert, der erst überschritten werden muß. Liegt die einwirkende Lichtintensität unterhalb dieses Schwellenwertes, so summieren sich aufeinanderfolgende Einwirkungen nicht. Man kann längere Zeit, ohne daß eine Schwärzung resultiert, eine solche Lichtmenge geringer Intensität einwirken lassen, die auf einen kurzen intensiven Stoß konzentriert, das Maximum der Schwärzung erzeugen könnte.

Dieses Verhalten, das man SCHWARZSCHILDsche *Regel* nennt, hat für die Röntgenphotographie die folgende Bedeutung: Exponiert man mit geringen Strahlenintensitäten und kompensiert durch Verlängerung der Zeitdauer, so kann es geschehen, daß die in diesem Falle in der Folie entstehende Lichtstrahlung so schwach ist, daß sie unter den Schwellenwert der Platte fällt und keinen Einfluß auf die Entstehung des Bildes gewinnt. Selbst wenn der Schwellenwert überschritten wird, ist die Wirkung auch länger einwirkenden, schwachen Lichts geringer als ein kurzer intensiver Lichtblitz. Bringt man durch große Strahlenintensität die Folie zu grellem Leuchten, so wird ihre Einwirkung auf die Platte eine stärkere sein. Ein konstantes Milliamperesekundenprodukt hat nur bei Photographie ohne Folie seine Richtigkeit; wird dagegen mit Verstärkungsschirm gearbeitet, so verbürgt es noch keineswegs gleiche Bildwirkung. Ergeben 30 Milliamperesekunden bei Exposition mit 30 mA 1 Sekunde lang ein richtig belichtetes Bild, so werden 1 mA 30 Sekunden zu Unterexposition, 300 mA $^1/_{10}$ Sekunde aber zu Überexposition führen. Bei Verwendung hoher Milliamperezahlen läßt die starke Wirkung der Folie noch eine zusätzliche Abkürzung der Expositionszeit zu. Diese beträgt bei zehnfacher Strahlenintensität und Verwendung zweier Folien zirka 30% und mehr. Daher erklären sich die auffallend geringen Strahlenenergien, die bei Momentaufnahmen nötig sind und diese noch nutzbringender gestalten.

Während das Röntgenlicht die Bromsilbergelatine durchdringt und auch in der Tiefe verändert, wirken die Lichstrahlen nur auf die Oberfläche der Schicht ein. Das Röntgenstrahlenenengramm durchsetzt *gleichmäßig* die Emulsion, während das Lichtbild *nur* an ihrer *Oberfläche* haftet. Einige Unterschiede in der photographischen Technik werden sich für die Wahl des Entwicklers ergeben.

Der Verstärkungsfaktor. Mit Hilfe der Folien läßt sich durch ihre zusätzliche Lichtwirkung eine bedeutende Abkürzung der Expositionszeit erzielen. Das Verhältnis der Expositionszeit ohne und mit Verstärkungsschirm gibt den Wirkungsgrad der Folie, den sogenannten *Verstärkungsfaktor.* Über seine Größe lassen sich bindende Angaben nicht machen, da er, abgesehen von der verschiedenen Wirkung der einzelnen Fabrikate, mit der Qualität der Strahlung sich ändert. Der Verstärkungsfaktor nimmt mit der Härte der Strahlung in steiler Kurve zu; im Durchschnitt beträgt er 10, bei Verwendung zweier Folien addiert sich natürlich ihre Wirkung und der Verstärkungsfaktor erreicht die Größe 20, d. h. durch Anwendung von zwei Folien kann man die Belichtungszeit auf den 20. Teil verkürzen.

Die Folie verändert auch den Charakter des Bildes, indem sie seine Kontraste erhöht. Denn an den Bildstellen, wo die stärksten Röntgenstrahlenintensitäten hinfallen und an sich schon eine intensive Schwärzung erzeugen, wird auch die Lichterregung in der Folie am größten und demzufolge auch ihre Wirkung intensiv sein. An den Schattenteilen des Bildes dagegen wird auch das Licht der Folie in Wegfall kommen. Der Kontrast zwischen Licht und Schatten wird erhöht, das Bild erhält ein brillantes Aussehen.

Die Folie ist imstande, die Abnahme der Kontraste mit zunehmender Härte der Strahlung durch ihre kontraststeigernde Wirkung wieder auszugleichen. Bei Verwendung von Doppelgußfilm mit zwei Folien ist daher die Anwendung harter Strahlen in gewissen Grenzen gestattet und führt zu guten Bildqualitäten. Als besonderer Vorteil ergibt sich bei dieser Technik die Möglichkeit einer wesentlichen Abkürzung der Expositionszeit schon aus den auf S. 114 angeführten Gründen, die noch bedeutend weiter getrieben wird durch Zunahme der Lichtstärke der Folie unter der Wirkung der harten Strahlung.

Die Folienunschärfe.

Die Vorteile, die der Verstärkungsschirm bietet, sind so auf der Hand liegend, daß seine stete Anwendung fast selbstverständlich erscheinen sollte. Eines Nachteils wegen müssen aber gewisse Einschränkungen gemacht werden: die Schicht der Folien besteht aus kleinen Kriställchen von Kalziumwolframat, die beim Aufleuchten als unscharfe Lichtpunkte wirken. Daher sind die mit Verstärkungsschirm gewonnenen Aufnahmen nicht ganz so scharf wie die ohne ihn angefertigten. Man hat deshalb in der chirurgischen Diagnostik die Folien prinzipiell verworfen und ihre Anwendung nur in der internen Diagnostik zur Erlangung einer kurzen Expositionszeit für statthaft erklärt. Ja, auch in der internen Diagnostik propagieren manche die folienlose Lungen- namentlich Spitzenaufnahme (ALBAN KÖHLER). Dies jetzt noch in voller Strenge aufrechtzuerhalten, heißt, sich vor dem inzwischen eingetretenen Fortschritt zu verschließen und sich großer Vorteile zu begeben. Die Struktur der neuen Schirme ist so fein, daß sie auf der Platte nicht mehr störend sichtbar wird. Unter diesen Umständen steht ihrer Anwendung auch in der chirurgischen Diagnostik nichts im Wege. Bei dünnen Objekten, wie Hand, Fuß, Ellenbogen und Unterschenkel, kann man ihre Hilfe entbehren, sonst aber wird man sie mit Vorteil bei allen chirurgischen Aufnahmen gebrauchen können. Vorbedingung ist, daß der Verstärkungsschirm überall in innigstem Kontakt mit der Bromsilberschicht ist; denn hat das Licht erst einen, wenn auch kleinen Weg von der Folie zur Platte zurückzulegen, so tritt sofort Unschärfe auf. Alte, ausgeleierte Kassetten sind aus diesem Grunde für die Photographie mit Verstärkungsschirm unbrauchbar. Vortrefflicher Schluß und straffe Federung sind unumgänglich notwendig. Verfügt man nicht über derartige Kassetten, so wird man besser tun, ohne Folien zu arbeiten; denn ein unscharfes Bild ist nicht zu gebrauchen. Im übrigen ist es ratsam, von Fall zu Fall zu entscheiden, ob mehr Gewicht auf schärfste Zeichnung oder größtmöglichen Kontrast zu legen ist, und danach seine Wahl zu treffen.

Je gröber das Korn der Folie, um so stärker ihre Leuchtkraft. Verkleinert man, um die Folienschärfe zu verbessern, die Korngröße, so nimmt die Leuchtkraft der Folie ab. Man darf also hierin nicht zu weit gehen. Ähnlich steht es mit der Dicke der Schicht. Je dicker die Schicht, um so stärker die Leuchtkraft, um so unschärfer das Folienlicht. Verringert man die Foliendicke, so nimmt die Leuchtkraft ab.

Die Schicht der Folie besteht aus absorbierendem Schwermetallsalz, weshalb bei Gebrauch zweier Folien die im Strahlengang zuhinterst gelegene, infolge Absorption durch die Vorderfolie, weniger Röntgenstrahlung erhält. Deshalb wird die der Röhre abgewendete Seite des Films weniger stark belichtet. Der Unterschied ist ziemlich groß; man kann immer bemerken, daß beim Entwickeln auf der einen Seite des Films das Bild in kürzerer Zeit und kräftiger erscheint als auf der anderen. Besonders kraß ist der Unterschied, wenn mit weicher Strahlung photographiert wird, weil diese vom Verstärkungsschirm so stark absorbiert wird, daß die Platte eine geschwächte Strahlenintensität erhält, der zweite Verstärkungsschirm aber kaum noch von Strahlung getroffen wird; die Verluste in der Folie sind sehr groß. Man ist, um den Strahlenverlust in der Vorderfolie zu vermeiden, dazu übergegangen, eine *dünnere Vorderfolie* und eine *dickere* (dicke Folien sind wirksamer) *Hinterfolie* herzustellen. Die Bemühungen haben einen weiteren wesentlichen Fortschritt gebracht. Bei der Verwendung solcher *Kombinationsfolien* muß darauf geachtet werden, daß die dickere Folie auch wirklich fokus*fern* liegt und nicht umgekehrt.

Die Behandlung der Folie. Die Verstärkungsfolien sind vor Staub und Feuchtigkeit geschützt aufzubewahren; sie sind sehr sauber und sorgfältig zu behandeln, da jeder Fleck und jedes Stäubchen, ebenso jede Knickstelle sich auf dem Negativ bemerkbar macht und zu diagnostischen Fehlschlüssen Veranlassung geben kann. Die wirksame Seite darf niemals mit den Fingern berührt und nur mit einem weichen Lappen oder einer Kamelhaarbürste gereinigt werden. Ist die fluoreszierende Oberfläche so beschmutzt, daß sie durch bloßes Abwischen nicht gereinigt werden kann, so muß man den Schirm — wenn seine Oberfläche durch wasserdichten Anstrich geschützt ist — mit Wasser und Seife abwaschen.

Die Folien werden sehr geschont, wenn man sie — mit den Schichten gegeneinander gekehrt — an einer Seite durch einen Klebestreifen verbindet, daß sie wie ein Buch aufzuklappen sind. Die Folien können dann immer in der Kassette bleiben. Der Film wird vor der Aufnahme zwischen beide Folien gelegt.

Der Doppelfilm mit zwei Folien verlangt eine mittelharte Strahlung von 55—65 kV eff.; nur dann kommt die spezifische Qualität des Aufnahmematerials voll zur Geltung.

Wiederholt ist die Beobachtung gemacht worden, daß beim raschen Wechseln des Films nach einer Aufnahme der Verstärkungsschirm, infolge Nachleuchtens seiner präparierten Schicht, das voraufgegangene Bild auf dem zweiten Film abzeichnet. Es tritt dies meist ein, wenn lange Expositionszeiten verwendet wurden (Glieder in Gipsverband), wobei Teile des Schirms der Röntgenstrahlung unmittelbar ausgesetzt waren. Ganz besonders deutlich zeichnet sich das Bild durch Nachleuchten ab, wenn sofort „eingelegt" wird, und der Film unbenützt bis zum nächsten Tag in der Kassette der Einwirkung der nachleuchtenden Folie überlassen wird.

Das Nachleuchten soll durch Feuchtigkeit und Wärme begünstigt werden.

Der photographisch-chemische Prozeß.

Der photographisch-chemische Prozeß unterscheidet sich in seiner Anwendung auf die Röntgenphotographie nur wenig von der in der Lichtphotographie üblichen Praxis. Der einzige Unterschied ist der, daß die Röntgenphotographie mit beiderseitig gegossenen Filmen arbeitet und meistenteils eine Übertreibung der natürlichen Kontraste anstrebt.

Daraus ergibt sich eine etwas unterschiedliche Behandlung des Röntgenfilms. Um ihn vor allem vor Beschädigungen, denen er infolge der Doppelseitigkeit der photographischen Schicht stärker ausgesetzt ist, zu bewahren, vermeidet man die Schalenentwicklung und hängt den exponierten Film senkrecht in Tröge, die die photographischen Lösungen enthalten (Abb. 70). In diesen Lösungen verbleibt er die vorgeschriebene Zeit (Entwickler 5 Minuten, Zwischenwässerung 1 Minute, Fixierbad 5—10 Minuten und Wässerung 1 Stunde). Es ist ratsam, die Entwicklung nach der Uhr vorzunehmen und den Film so lange ruhig in der Lösung zu belassen. Überexponierte Filme müssen nachher abgeschwächt werden und ergeben immer diagnostisch brauchbare Negative. Unterexponierte Aufnahmen sind mit korrigierter Exposition zu wiederholen.

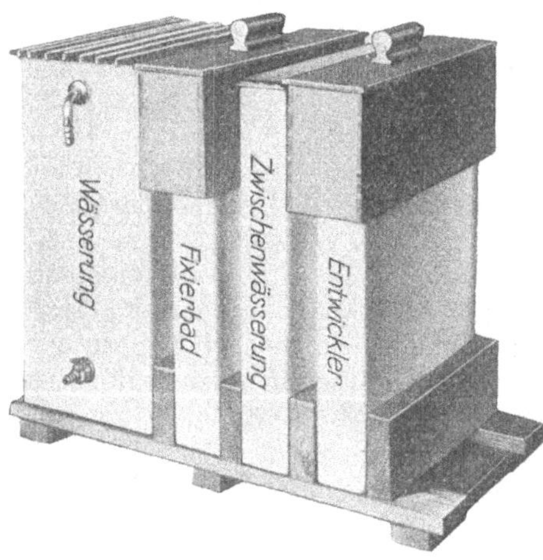

Abb. 70.
Einrichtung und Anordnung für die Trogentwicklung.

Als Entwicklerlösungen verwende man die in fertigen Packungen erhältlichen Substanzen der bekannten photographischen Firmen. Es ist nicht ratsam, eigene Rezepte anzuwenden. Die Entwicklerlösungen für Röntgenzwecke sind hochkonzentrierte Lösungen, die rasch in den Film eindringen und zu kontrastreichen Negativen führen.

Mit der Gewinnung des Negativs ist für den Röntgenologen der photographische Prozeß beendet. Durch die Macht der Gewohnheit ist nämlich das Negativ für ihn praktisch ein Positiv, das zur Stellung der Diagnose benutzt wird und auch für diese Zwecke seine Dienste tut. Ein Schatten, der im Negativ nicht zu sehen ist, erscheint keinesfalls im Positiv. Da ästhetische Wirkungen nicht angestrebt werden, ist das Positivverfahren für die Röntgenologie ein entbehrlicher Luxus. Der Sprachgebrauch der Diagnostik orientiert sich allerdings am Positiv und bezeichnet die helleren Stellen des Negativs als „Verschattung", die dunkleren Stellen hingegen als „Aufhellung".

Einige Sorgfalt ist auf die Unterbringung des photographischen

Materials im Röntgeninstitut zu verwenden, da die Röntgenstrahlen die lichtdichte Verpackung oder das Holz eines Schranks selbstverständlich durchdringen. Es ist am besten, wenn der Aufbewahrungsort der Filme durch zwei Zimmerwände von der Strahlenquelle getrennt ist; sonst aber ist eine Unterbringung der Filme in einem Bleikasten notwendig.

Seit der schrecklichen Brandkatastrophe im Krankenhaus von Cleveland (im Jahre 1929), die infolge der Explosionswirkung und Entwicklung giftiger Gase durch brennende Filme eines Filmarchivs 120 Todesopfer forderte, ist nur noch der Sicherheitsfilm für Röntgenzwecke üblich. Da dieser die Brennbarkeit gewöhnlichen Papiers hat, gelten für seine Lagerung in Archiven keine besonderen Vorschriften, da er ebensowenig wie Akten eine besondere Feuersgefahr darstellt. Für die Lagerung des leicht entflammbaren Zelluloidfilms sind strenge Polizeivorschriften erlassen worden.

IV. Die Beseitigung der Streustrahlung.

Wir könnten erwarten, durch die Röntgenographie Bilder zu erhalten, die denen der anatomischen Atlanten nicht nachstehen. Leider sind wir davon noch sehr weit entfernt. Schuld daran ist zu einem Teil das Fehlen von Absorptionsdifferenzen zwischen den einzelnen Gewebsteilen, zum anderen Teil die Streustrahlung; wie sie in der Therapie durch ihren zusätzlichen Effekt nützlich ist, so ist sie in der Diagnostik schädlich, indem sie durch das gleichmäßige Grau das Bild gerade dort einebnet, wo die Differenzierbarkeit am subtilsten ist.

Die absolute Größe der Streuung ist für alle Wellenlängen, also für harte wie für weiche Strahlung, in ein und demselben Medium nahezu gleich. Nur im Vergleich zur Absorption überwiegt bei harter Strahlung die Streuung bei weitem. Und doch besteht zwischen der durch harte und weiche Primärstrahlung ausgelösten Streuung photographisch ein großer Unterschied. Während nämlich die weiche Strahlung von den streuenden Atomen nach allen Richtungen, besonders aber nach rückwärts zerstreut wird, weicht die harte Streustrahlung in ihrer Richtung nur wenig von der Primärstrahlung ab, ist also in der Hauptsache gegen die Platte gerichtet. Es kommt noch hinzu, daß die weiche Streustrahlung, da wenig penetrant, zu einem großen Teil schon im Objekt zur Absorption gelangt und nur eine schmale der Platte zunächstliegende Objektschicht als photographisch schädliche, streuende Schicht in Betracht kommt, während bei harter Strahlung sich die schädliche, streuende Schicht mit zunehmender Penetranz bedeutend vergrößert. Wir werden also auch mit Rücksicht auf die Streuung niemals zu harte Strahlung zur Photographie verwenden dürfen.

Weiterhin läßt sich durch einfache technische Maßnahmen noch viel erreichen.

Die Abblendung. Die Streuung ist ein Vorgang, der sich an den Atomen abspielt. Je größer das Volumen des durchstrahlten Objekts, desto größer seine streuende Wirkung[1]. Blendet man den Strahlenkegel so weit ab, als es die beabsichtigte Abbildung erlaubt, so wird der eben kleinste Teil des Objektvolumens durchstrahlt und zur Streuung angeregt. *Engabgeblendete, kleine Bilder werden deshalb stets besser ausfallen als große Übersichtaufnahmen.*

Mit der Abblendung bezwecken wir außerdem, die gesamte ungerichtete Strahlung, die vom Antikathodenstiel, von den von Röntgenstrahlen getroffenen Blendenrändern und von der durchstrahlten Luftschicht ausgeht, und die man mit der Bezeichnung „Nebenstrahlung" zusammenfaßt, vom Bild fernzuhalten. Am vollständigsten geschieht das, wenn der ganze Weg des Strahlenkegels, vom Röhrenfokus bis zur Objektoberfläche, von einem absorbierenden Bleitubus begrenzt ist. Auf diese Weise wird nämlich, wenn

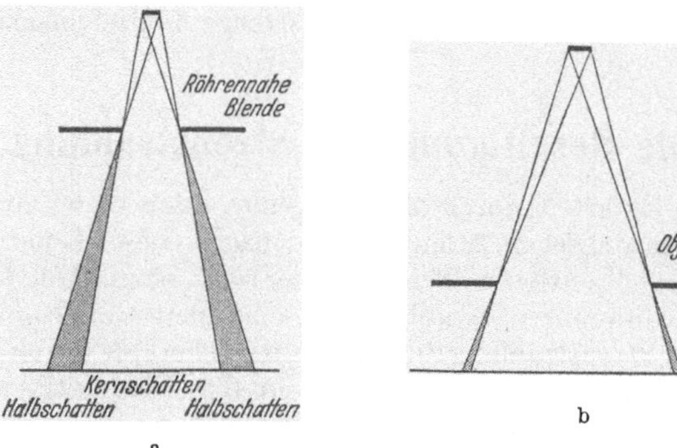

Abb. 71. Wirkungsweise a der röhrennahen, b der objektnahen Blende.

die obere Tubusöffnung eng genug ist, der größte Teil der Stielstrahlung, ferner die vom oberen Tubusrand ausgehende Streustrahlung absorbiert und das streuende Luftvolumen auf ein Minimum verkleinert.

Weniger gut wirkt schon die Kombination der röhrennahen mit der körperaufliegenden Blende, weil hier der Anteil der Luftstreustrahlung vergrößert ist. Noch weniger Schutz gegen Nebenstrahlung bietet die röhrennahe Blende allein, da sowohl die Stielstrahlung, als auch die von den Blendenrändern ausgehende Streustrahlung ungehinderten Austritt findet und auch der Luftstreustrahlung nicht begegnet wird.

Im allgemeinen ist jetzt nur die röhrennahe Schlitzblende in Anwendung, die durchschnittlich 8—10 cm vom Fokus entfernt an der Röhre angebracht ist. Da der Brennfleck der Röhre immer eine endliche Ausdehnung hat, kommt es bei der nahen Anbringung der Blende an deren Rand zu ausgedehnter Halbschattenbildung. Diese kann bei kleinen Bildern und größerer Entfernung die ganze Bildfläche verschleiern, aber auch bei größeren Formaten breite Randareale überdecken. Außerdem

---

[1] Dieses Gesetz wird uns nochmals unter anderem Gesichtswinkel in der Therapie begegnen: je größer das Einfallsfeld, um so größer infolge der zusätzlichen Streustrahlung die Tiefendosis (s. S. 457).

kann die vom Blendenrand ausgehende Streustrahlung bei dem langen
Weg vom Entstehungsort zum Film sich über das ganze Bild ausbreiten.
Es ist daher die objektnahe Montierung der Blende sowohl für die Photo-
graphie als für die Durchleuchtung zweckmäßiger (Abb. 71a und b).

Die Kompression. Die gleiche Wirkung wie die Abblendung hat die
Kompression: durch Wegdrängen der Weichteile mittels Tubus, Luffa-
schwamm oder Kompressionsgurt wird der Objektdurchmesser in der
Strahlenrichtung verkleinert und in derselben Weise die Streuung herabgesetzt.

Die Vorderblende (= Streustrahlenblende).

*Abblendung und Kompression führen bei Anwendung nicht zu harter
Strahlen* (bis maximal 60 kV) — richtige Exposition vorausgesetzt —
immer zu guten und brauchbaren Bildern. Immerhin bleiben sie doch nur
halbe Maßnahmen; denn die im Objekt entstehende Streustrahlung wird
durch sie unmittelbar nicht erfaßt. Dies ermöglichen erst die sogenannten
Vorderblenden, die jetzt in vielfältigen Konstruktionen vorliegen. Sie
fangen die Streustrahlung bei ihrem *Austritt aus dem Objekt* vor der
Platte bzw. vor dem Leuchtschirm ab. Dabei wird der Streustrahlung
ihre von der Primärstrahlung abweichende Richtung zum Verderben.
Stellt man nämlich zwischen Objekt und Platte ein geometrisch ge-
ordnetes System dünner Bleilamellen auf, deren Flächen alle zum Fokus
der Röhre konvergieren, also in der Richtung der Primärstrahlung stehen,
so geht diese fast ungehindert durch, während die gestreute Strahlung,
die eine andere Richtung hat, auf die Flächen des Gitters auffällt und von

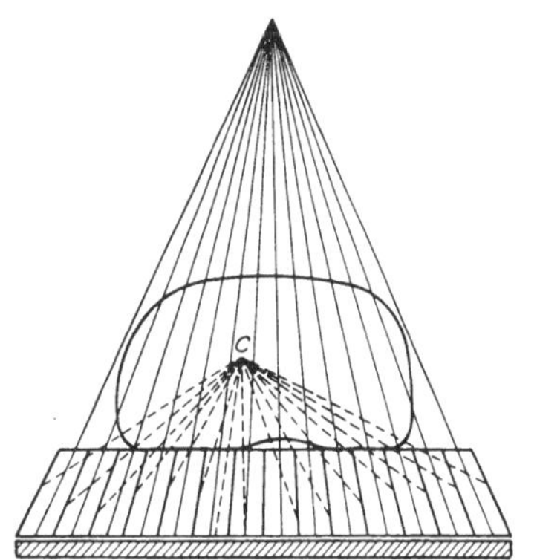

Abb. 72. Wirkungsweise der Vorderblende.
Die von Punkt *C* ausgehende Streustrahlung
fällt auf die in der Richtung der Primärstrahlung eingestellten Lamellen und wird
von diesen absorbiert.

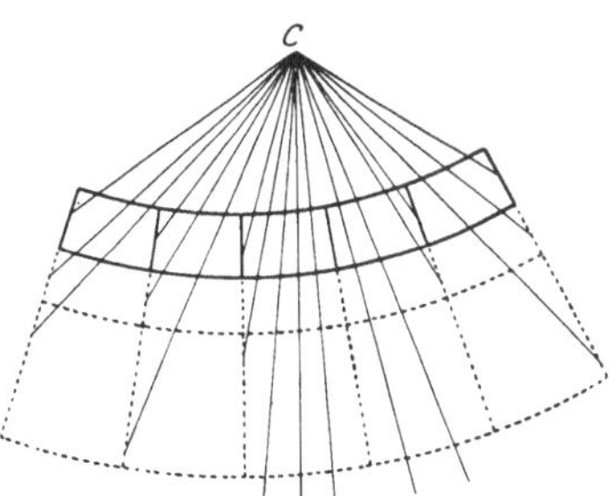

Abb. 73. Die Abschirmung der von *C* ausgehenden Streustrahlung ist eine um so voll-
ständigere, je tiefer die Lamellen der
Blende sind.

diesem absorbiert wird. Man nennt diese Vorrichtung, da sie vor dem Objekt
(vom Untersucher aus gesehen) zur Anwendung kommt, *Vorderblende.*

Die Wirkungsweise der Vorderblende ist also leicht verständlich und
geht aus Abb. 72 fast von selbst hervor. Die dünnen Bleilamellen, die

in der Richtung der Hauptstrahlen eingestellt sind, absorbieren von der Primärstrahlung nur so viel, als ihre Kantendicke beträgt, fangen aber je nach ihrer Tiefe einen mehr oder minder großen Teil der Streustrahlen ab. Vollständig läßt sich diese selbstverständlich nicht ausschalten; dazu wäre ein unendlich dichtes Gitterwerk von Lamellen, sozusagen für jedes streuende Atom eine eigene, kleine Blende nötig.

Der Wirkungsgrad der Blende hängt daher zunächst von der Dichte des Gitterwerks, dann von der Tiefe der Lamellen (Abb. 73) und schließ-

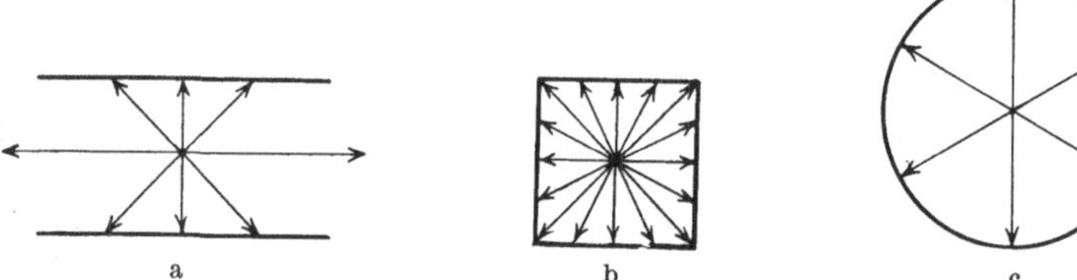

a   b   c

Abb. 74. Einfluß der Form und Anordnung der Lamellen auf die Abschirmung der Streustrahlung. In Anordnung a wird der Teil der Streustrahlung, der parallel zu den Lamellen verläuft, nicht abgeschirmt. Am gleichmäßigsten ist die Wirkung auf die Streustrahlung bei der Kreisform c.

lich von ihrer geometrischen Form und Anordnung ab. Am größten ist nämlich die absorbierende Wirkung der Lamellen auf die Streustrahlung in denjenigen Ebenen, die senkrecht zu den Lamellenebenen stehen. Deshalb ist die Kreisform des Gitterwerks die günstigste (Abb. 74a, b, c).

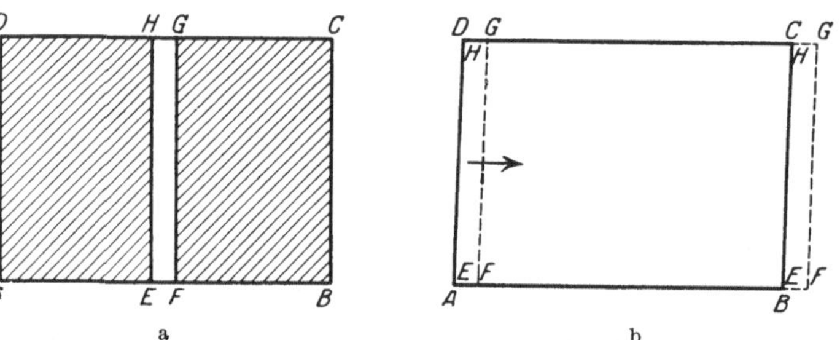

a   b

Abb. 75. Ein während der Exposition mit gleichmäßiger Geschwindigkeit fortbewegtes Bleichblech (EFGH) wird auf der photographischen Platte nicht abgebildet.

Für die Photographie aber erhob sich die schwierige Frage: Wie kann man die Wirkung der Blende auf die Streustrahlung sich nutzbar machen, ohne das störende Gitterwerk der Bleistreifen auf das Bild zu bekommen? Dieses Problem, das Techniker und Röntgenologen lange Zeit beschäftigte, wurde erst vor einigen Jahren in befriedigender Weise gelöst. Die Lösung wird durch das folgende einfache Beispiel leicht verständlich: Es sei in Abb. 75 a und b, $ABCD$ eine photographische Platte, angenommen Format 24:30, und $EFGH$ ein rechteckiges Stück Bleiblech von 24 cm Länge und 3 cm Breite. Liegt das Bleiblech während der Belichtung quer über der Platte (Pos. a), so resultiert daraus an dieser Stelle ein vollständiger

Belichtungsausfall. Da die Fläche des Bleiblechs $^1/_{10}$ der Plattenfläche ausmacht, beträgt der Verlust an auf die Platte einfallender Strahlung ebenfalls $^1/_{10}$. Wiederholen wir diesen Versuch, bewegen aber diesmal während der Belichtung das Bleiblech unter paralleler Verschiebung mit gleichbleibender Geschwindigkeit von AD nach BC, so geht vermöge der Flächenausdehnung der absorbierenden Substanz abermals $^1/_{10}$ der Strahlung für die Platte verloren. Dieser Strahlenverlust ist jetzt jedoch nicht auf die Fläche $EFGH$ konzentriert, sondern, da das Bleiblech infolge seiner gleichförmigen Bewegung auf jedem Punkt der Plattenoberfläche gleich lange Zeit verweilte, gleichmäßig über die ganze Platte verteilt. Diese zeigt demzufolge kein „Bild" des Bleiblechs, sondern ist gegenüber einer gleichzeitig belichteten Kontrollplatte um $^1/_{10}$ schwächer belichtet.

Dasselbe gilt natürlich in gleicher Weise für das metallische Gitterwerk der Blenden. Soll die Vorderblende für die Photographie verwendbar sein und kein störendes Bild des Rasters auf die Platte werfen, so ist erforderlich, daß die Lamellen 1. während der ganzen Dauer der Exposition in allen Punkten ihrer Ausdehnung mit gleicher und im ganzen gleichförmiger Geschwindigkeit sich fortbewegen, 2. bei dieser Bewegung stets in der Richtung der Primärstrahlen eingestellt bleiben. Mit diesen zwei Grundbedingungen hat die Konstruktion photographischer Vorderblenden zu rechnen. Die Lösung ist auf mehrfache Weise möglich, weshalb auch mehrere Konstruktionen vorliegen. Nach ihrem Prinzip unterscheidet man 3 Blendentypen: 1. die *Zylinderblende* (POTTER-BUCKY), 2. die *Spiralblende* (ÅKERLUND), 3. die *Radialblende* (SIEMENS).

Die Zylinderblende. Es wird ein System dünner, längsgerichteter Lamellenstreifen verwendet, das auf der Innenfläche eines Zylindermantels zur Achse des Zylinders zentriert ist. In der gedachten Achse muß der Brennpunkt der Röhre eingestellt werden. Rotiert der Zylindermantel mit dem Lamellensystem senkrecht zur Lamellenrichtung um seine Achse, so bleiben die Lamellen in jedem Punkt ihrer Bewegung genau gegen den Röhrenfokus eingestellt. Die gebräuchlichen Konstruktionsdaten sind: Lamellenstreifen 0,2 mm dick, in einer gegenseitigen Entfernung von 2 mm aufgestellt. Radius des Zylinders 65 cm (Abb. 76).

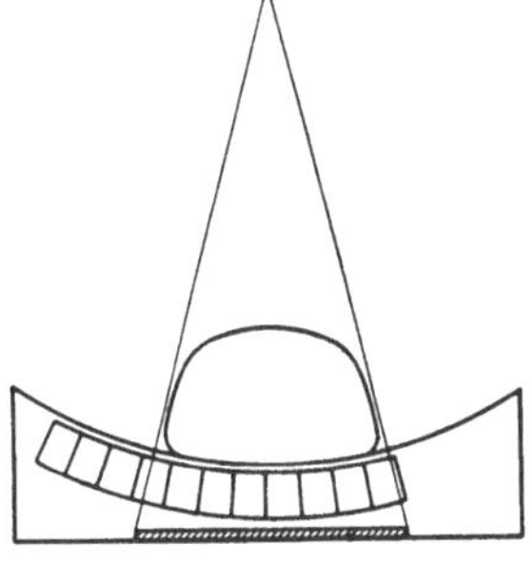

Abb. 76. Die Zylinderblende.

Die Spiralblende. Eine kreisförmige Scheibe trägt eine größere Anzahl spiralförmiger Bleibänder, deren gemeinsames Zentrum im Mittelpunkt der Scheibe liegt. Die Lamellen sind 1 cm tief, 0,1 mm dick und verlaufen in einem gegenseitigen Abstand von 2 mm durchwegs parallel zueinander. Sie sind derart auf die Kante gestellt, daß ihre Flächen gegen einen Punkt konvergieren, der sich in 65 cm Abstand genau oberhalb des Zentrums der Scheibe befindet. Für diesen Punkt ist das System zentriert.

Das Ganze rotiert in einem Kugellager um seinen geometrischen Mittelpunkt (Abb. 77 a und b).

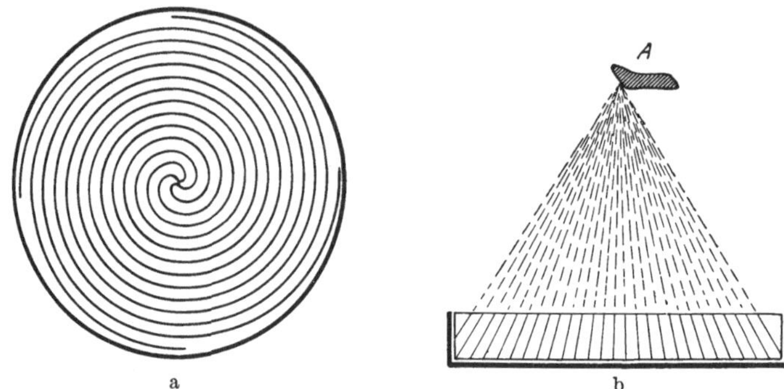

Abb. 77. Die Spiralblende. a Aufsicht; b Querschnitt.

Die Radialblende. Die Bleilamellen dieser Blendenkonstruktion sind
als Radien einer Kreisfläche angeordnet. Diese Anordnung bringt es mit
sich, daß an der Peripherie die Lamellenzwischenräume sehr weit sind,
während gegen den Mittelpunkt zu die Blei-
streifen zu einem dichten Gewirr zusammen-
laufen müssen. Das Zentrum selbst läßt sich
praktisch als Punkt nicht durchbilden. Die
Blende müßte deshalb an der Peripherie
weniger wirksam sein als in den zentralen
Partien und würde im Zentrum vollends einen
strahligen Schattenklecks ergeben. Der erst-
genannte Übelstand kann nur dadurch korrigiert werden, daß man die Kreisfläche in
mehrere schmale Sektoren teilt, innerhalb
deren die Lamellen parallel verlaufen (Abb. 78).
Das zweite Übel aber läßt sich auf keine
Weise beseitigen. Man hat deshalb, da dabei

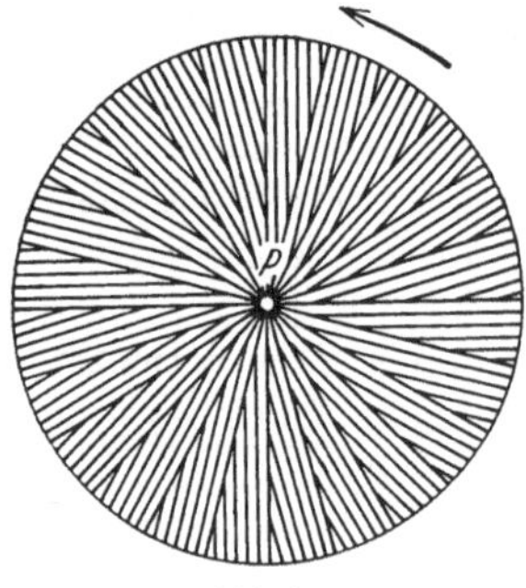

Abb. 78.
Die Radialblende (Aufsicht).

nichts zu verlieren war, in dies häßliche Zentrum die Rotationsachse P
verlegt. Die Blende ist für jeden Röhrenfokus, der — gleichgültig in
welcher Entfernung — senkrecht über der Rotationsachse steht, zentriert. Das System ist geometrisch von der Fokusentfernung unabhängig.

Anwendung der Vorderblende.

Jede der genannten Blenden hat ihre praktischen Vor- und Nachteile,
die gegeneinander abzuwägen nicht leicht ist. Die Neigung der Lamellen
konvergent zum Röhrenfokus charakterisiert die Zylinder- und Spiralblende. Sie sind deshalb nur in einer *bestimmten Entfernung* vom Röhrenfokus verwendbar, bilden mit der Röhre zusammen ein starres System.
Der Ablaufsweg der Zylinderblende ist ein begrenzter, der der Spiralblende unendlich, da letztere rotiert. Man kann diese daher auch zur

Durchleuchtung verwenden; durch Beschleunigung der Rotation werden nämlich die Bleilamellen dem betrachtenden Auge unsichtbar. Dasselbe gilt von der Radialblende, die noch den weiteren Vorteil, an *keine Fokusdistanz gebunden* zu sein, in sich vereinigt. Dem steht gegenüber, daß die rotierenden Blenden ein störendes Zentrum besitzen (die Spiralblende einen feinen Mittelpunkt, die Radialblende der Achse entsprechend einen etwas größeren runden Fleck). Zu diagnostischen Irrtümern wird dieses wohl niemals Veranlassung geben, da es als solches von vornherein bekannt ist; es kann nur geschehen, daß es gerade in einen wichtigen Bildteil, z. B. die Gallenblase fällt. Sonst aber sind die Achsenpunkte mehr als Schönheits- denn als ernstliche Konstruktionsfehler zu betrachten.

Die Blenden sind recht einfach zu handhaben. Eine der wichtigsten Voraussetzungen ist eine exakte Zentrierung und — wo dies nötig ist — Einstellung in bestimmte Fokusdistanz. Die rotierenden Blenden besitzen nur einen Zentrier*punkt*, die Zylinderblende dagegen eine Zentrier*linie*, nämlich die Achse des Zylinders; für jeden Punkt dieser Linie ist das System zentriert. Die Zylinderblende gestattet daher Aufnahmen mit Verschiebung des Zentralstrahls in der Längsrichtung der Blende (wichtig für stereoskopische Aufnahmen!) sowie schrägem Verlauf des Zentralstrahls in kaudaler und kranialer Richtung. Aber auch gegen geringe seitliche Verschiebungen und gegen Vermehrung oder Verminderung des Fokusblendenabstands ist die Zylinderblende (wenn ihr Gitter nicht zu hoch ist) wenig empfindlich. Die Spiral- und Radialblenden sind dagegen nur bei exakter senkrechter Zentrierung zu gebrauchen. Das zu photographierende Objekt wird in den Zentralstrahl gebracht, die Blende in Bewegung bzw. Rotation versetzt, die mindestens so lange andauern muß, wie die Expositionszeit beträgt.

Die Exposition vergrößert sich bei Anwendung einer Vorderblende um das 2—$2^1/_2$fache. Das Gitterwerk der Bleilamellen, das bei den meisten Konstruktionen $^1/_{10}$ der Gesamtfläche einnimmt, absorbiert dementsprechend nur $^1/_{10}$ der direkten Strahlung. Es ist also die nötige Vergrößerung des Expositionswertes auf das Konto der ausfallenden Streustrahlung zu setzen. Doch ist dies dem Sinne nach nicht ganz richtig ausgedrückt, vielmehr verhält sich die Sache so: Aufnahmen ohne Zwischenschaltung einer Blende verlangen einen Abbruch der Exposition, ehe noch die Streustrahlung allzu stark auf die Platte eingewirkt hat. Solche Aufnahmen sind, abgesehen von der Photographie dünner Objekte, mit Rücksicht auf die Streustrahlung niemals bis zum erwünschten Grad exponiert. Dieses ist nur möglich durch die Ausschaltung der Streustrahlung mittels der Blende; erst unter ihrem Schutz kann das Objekt im erforderlichen Maße exponiert werden. Man kann sich leicht davon überzeugen, indem man die Aufnahmen etwa eines Hüftgelenkes, mit und ohne Blende angefertigt, gegeneinander hält. Die satten Töne und kräftigen Kontraste des mit Hilfe der Blende hergestellten Bildes lassen ohne weiteres dieses als das stärker exponierte erkennen. Die nötige Veränderung der Expositionszeit kann durch Anwendung härterer Strahlung wieder eingebracht werden.

Die Bildschärfe ist bei Anwendung der Blende, da das Objekt durch diese zirka 5 cm von der Platte entfernt wird, sehr gefährdet. Seltsamerweise hat sich der Aberglaube verbreitet, man könnte, wenn man nur mit der Blende photographiert, mit jeder Röhre — auch mit einem Therapierohr — in jedem Falle ein gutes Bildresultat erzielen. Dies ist nicht richtig: die Photographie mit Blende erfordert wegen der Objektentfernung von der Platte und der dabei relativ geringen Fokusdistanz (Objekt-Plattendistanz 5 cm, Fokus-Plattendistanz 65 cm) noch mehr als unter gewöhnlichen Umständen eine *scharf zeichnende* Röhre, die Vergrößerung der Expositionsenergie hinwiederum eine *hoch belastbare* Röhre. Wie wir bereits gesehen haben (S. 121), vereinigt heutigestags nur der strichförmige Brennfleck diese beiden Vorzüge. Man wird sich dieser Röhren bei Blendenaufnahmen mit Vorteil bedienen. Bei Verwendung anderer Röhrentypen (mit hochbelastbarem ovalen oder ringförmigen Fokus) läßt das Bild an Schärfe sehr zu wünschen übrig.

Mit Recht wird hervorgehoben, daß sich mit Hilfe der Blende große Übersichtsaufnahmen (das ganze uropoetische System, große Abschnitte der Wirbelsäule, Becken usw.) anfertigen lassen. Das besagt aber nicht, daß man bei Anfertigung kleiner Bilder jede Abblendung unterlassen könne. Selbstverständlich wird die Verkleinerung des Strahlenkegels von vornherein die Streustrahlung herabsetzen und von Nutzen sein.

Die Anwendung der Blende ist nur anzuraten bei Objekten, deren Durchmesser 10 cm überschreitet. Eine Ausnahme bildet die lufthaltige Lunge, die wegen ihrer geringen streuenden Wirkung auch ohne photographische Hilfsmittel einwandfreie Bilder liefert. Bei dünnen Objekten wird die Blende nur von Nachteil sein. Die Vergrößerung des Expositionswertes und der vermehrte Objekt-Plattenabstand setzen unfehlbar die Schärfe der Zeichnung herab (es sein denn, daß man mit der Radialblende aus größerer Entfernung photographiert). Die Aufnahme wird wertvoller sein, wenn sie zwar weniger brillant ist, aber dafür die Strukturdetails in aller Schärfe wiedergibt.

Die Ablaufsgeschwindigkeit der beweglichen Blende ist der Expositionszeit anzupassen; je kürzer die Aufnahmezeit, desto rascher muß die Blende ablaufen, soll eine störende Schraffierung des Bildes vermieden werden. Blendentypen, die eine beliebige Veränderung der Ablaufzeit nicht gestatten, sind deshalb als untauglich zu verwerfen.

Trotz Beachtung aller Regeln kann gelegentlich eine etwas verschwommene Schraffierung des Bildes auftreten, und zwar dann, wenn der Bewegungsablauf der Blende und die Röhrenimpulse zufällig so aufeinander abgestimmt sind, daß mit jedem Röhrenimpuls jede Lamelle mit der Nachbarlamelle ihren Standort gewechselt hat. Die Blende scheint dann für das intermittierende Röhrenlicht scheinbar stillzustehen. Man findet dieses Phänomen nur bei pulsierender Gleichspannung. Um bei öfterem Auftreten dieser Art von stroboskopischem Effekt aus dem Synchronismus herauszukommen, muß man den Blendenablauf ändern.

Die Blende ist ein für den Diagnostiker wertvolles Instrument. Sie leistet vieles, am meisten aber, wenn man sorgfältig mit ihr arbeitet. Man darf von ihr nur nicht verlangen, daß sie Nachlässigkeiten in der photographischen Technik wiedergutmache.

Da die Blende den größten Teil der Streustrahlung absorbiert, können wir bei ihrer Anwendung mit der Härte der Strahlung weiter hinaufgehen, ohne eine unbrauchbare Bildqualität zu erhalten. Nach dem Doppelgußfilm und der Doppelfolie ist die Blende also der dritte Faktor, der ein weiteres Hinaufsetzen der Strahlenhärte gestattet. Allerdings gilt diese Konzession nur in gewissen Grenzen. Ein vergebliches Bemühen wird es nämlich sein, auch bei dieser dreifachen Sicherung gute Aufnahmen jenseits von 110 kV sp. anzufertigen; hier ist die Grenze, wo das derzeitige Aufnahmematerial seine Dienste verweigert.

2. Die Röntgenstrahlen als medizinische Methode.

Die Anwendung der Röntgenstrahlen und ihrer Hilfsmittel leitete den Beginn einer neuen Epoche in der Medizin ein. Seit KOCH, PASTEUR und LISTER hat kein Ereignis die Medizin derart revolutioniert wie die Entdeckung der Röntgenstrahlen. Von den Umwälzungen blieben auch die Grundwissenschaften der Medizin nicht verschont. Heute sind uns die neu gewonnenen Erkenntnisse bereits gesicherter Besitz und bilden als normale und pathologische Röntgenanatomie und -physiologie die Grundlage und Voraussetzung der diagnostischen Anwendung der Strahlen.

I. Allgemeine röntgenologische Anatomie.

Die Röntgenanatomie befaßt sich mit der Frage, wie die Teile der durch die normale Anatomie längst bekannten Komponenten des Körpers sich im Strahlengang dem Beobachter darbieten. Sie ist also, bei Voraussetzung der normalen anatomischen Kenntnisse, vor allem eine auf die Anatomie angewandte Projektionslehre. Sie hat den Zweck, einerseits die Röntgenbilder anatomisch zu analysieren (Deutung des normalen Bildes), anderseits diejenige Körperstellung und Strahlenrichtung anzugeben, bei der bestimmte anatomische Teile besonders deutlich zur Darstellung gelangen (Einstellungslehre). Abgesehen von den besonderen Projektionsveränderungen bestehen im übrigen zwischen normaler Anatomie und Röntgenanatomie keine wesentlichen Unterschiede.

Die Elemente der Röntgenanatomie.

Die Röntgenanatomie teilt die Organe ein in schattengebende und nicht schattengebende Elemente. Es wäre besser zu sagen: kontrastgebend und nicht kontrastgebend; denn alle Teile des menschlichen

Körpers werfen unter Röntgenlicht einen Schatten; bei fehlendem Kontrast ist jedoch eine Darstellung oder Wahrnehmung unmöglich. Nur

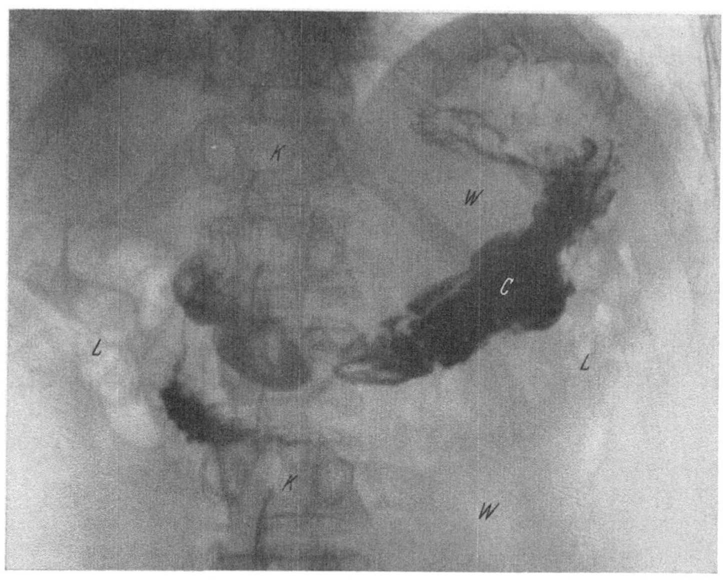

Abb. 79. Die anatomischen Kontraststufen des Röntgenbildes. *C* Kontrastsubstanzschatten, *K* Knochenschatten, *W* Weichteilschatten, *L* Schatten lufthaltiger Organe.

das, was durch die Stärke des Kontrasts sichtbar wird, fällt unter die röntgenanatomische Betrachtung.

Nach der Stärke der Absorption unterscheidet man 1. Kontrastsubstanzschatten, 2. Knochen- oder Kalkschatten, 3. Weichteilschatten und 4. Schatten lufthaltiger Organe (Abb. 79).

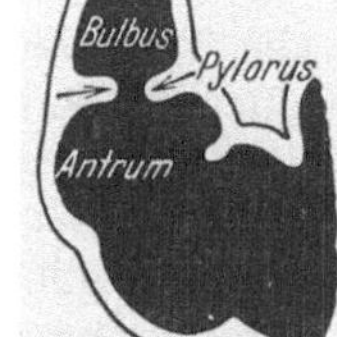

Abb. 80. Der Kontrastschatten des Magens (schwarz) zeigt in der Pylorusgegend keine Übereinstimmung ·mit dem anatomischen Bild (einfache Begrenzungslinie).

1. *Die Kontrastsubstanzschatten* entstehen dadurch, daß Hohlorgane oder präformierte Spalten mit einer Kontrastsubstanz gefüllt werden. Das Röntgenbild stellt in diesen Fällen die Projektion des Ausgusses des vorhandenen Hohlraums dar, nicht aber das Organ selbst. Bei dünnwandigen Organen kann das so gewonnene Bild dem Organ in seiner Form sehr nahe kommen, wie beim Dickdarm und der Gallenblase. Schon beim Magen dagegen ergibt sich eine größere Inkongruenz zwischen Außen- und Innenkontur in der Gegend des Pylorus (Abb. 80). Über die tiefe Pylorusfurche, die den Bulbus duodeni (so nennt man nach einem Vorschlage HOLZKNECHTS in der Röntgenanatomie den faltenlosen Anfangsteil des Duodenum) vom Antrum pylori (d. i. der präpylorische Magenabschnitt) trennt, geht nämlich die anatomische Außenkontur glatt hinweg. Die Selb-

ständigkeit des Bulbus ist mehr funktionell und röntgenologisch begründet als anatomisch.

Größere Abweichungen ergeben sich da, wo der Hohlraum des Organs im Verhältnis zur Wandung nur gering ist, wie beim Uterus; hier entspricht das Röntgenbild nur dem Cavum uteri und kann nicht auf das Organ selbst bezogen werden. Im übrigen ist die Kontrastuntersuchung eine bewußte Hohlraumdarstellung und muß es bleiben. Es darf der dargestellte Hohlraum mit dem Organ selbst nicht immer identifiziert werden.

Durch feine Verteilung kleiner Mengen des Kontrastmittels auf die Innenfläche der Hohlräume gelingt es, auch die Schleimhautstruktur, wo eine solche vorhanden ist, sichtbar zu machen. Indem sich das Kontrastmittel durch Abgleiten von den Faltenzügen in den Faltentälern sammelt, werden letztere durch helle Streifen im Negativ kenntlich. Die Analyse der Schleimhautstruktur hat für viele Organe eine große Bedeutung gewonnen.

2. *Die Knochenschatten.* Durch seinen Kalkgehalt erhält das gesamte Skeletsystem röntgenologisch eine Sonderstellung. Der gute Kontrast des normalen kalkhaltigen Knochens gegen die Weichteile macht ihn zu einem besonders geeigneten Untersuchungsobjekt. Hier können die anatomischen Kenntnisse, wenn die noch zu besprechenden Projektionsgesetze richtig angewendet werden, ohne weiteres auf das Röntgenbild übertragen werden. Nahezu sämtliche anatomischen Details sind bei Wahl der geeigneten Projektion mehr oder weniger gut darstellbar und als solche wiederzuerkennen. Das Röntgenbild der Knochen bietet nicht nur ein Umrißbild, sondern auch Struktur. Man kann Corticalis und Spongiosa deutlich voneinander unterscheiden und in letzterer gut die Knochenbälkchen erkennen. Das Röntgenbild ähnelt daher einem anatomischen Sägeschnitt.

3. *Die Weichteilschatten.* Bei der Differenzierung der Weichteilschatten spielen die wechselnden Absorptionsverhältnisse der einzelnen Gewebsarten eine hervorragende Rolle. Es sei auf die Tabelle 3 auf S. 105 verwiesen. Danach können wir die Weichteilschatten in drei verschieden stark absorbierende Gruppen teilen, und zwar 1. in die große Gruppe der Gewebe, deren Dichte gleich oder nahezu gleich der des Wassers ist. Es zählen hierzu das Knorpelgewebe, Muskel- und Bindegewebe, alle drüsigen Organe, sowie die organischen Flüssigkeiten. 2. die Gruppe der Fettgewebe und 3. die lufthaltigen Organe (Lunge) und die freien Lufträume (Nasennebenhöhlen, Mittelohr, Darmgase, künstlich eingeführte Luft). Die zwischen diesen drei Gruppen bestehenden Absorptionsdifferenzen machen eine weitere Differenzierung der Weichteilschatten möglich.

Ganz wesentlich beteiligt an der Darstellbarkeit der Weichteilorgane ist das Fettgewebe. Durch seine geringe Absorptionskraft schafft es, da es als Hülle viele Organe umgibt, im Negativ dunklere Streifen, die die Umrisse der betreffenden Organe gut hervortreten lassen. So wird die Niere nicht so sehr infolge ihres hohen Salz- und Blutgehalts, als haupt-

sächlich dank der umhüllenden Fettkapsel gut sichtbar, und tritt deshalb
bei fettleibigen Personen deutlicher hervor als bei mageren. Aus dem
gleichen Grund erscheinen die Muskelinterstitien, die im wesentlichen
von Fett ausgefüllt sind, als dunkle Streifen und lassen die Ränder
einzelner Muskel gut erkennen, so den Psoasrand und den Rand des
Quadratus lumborum. Aber auch anderwärts treten die Muskelschatten

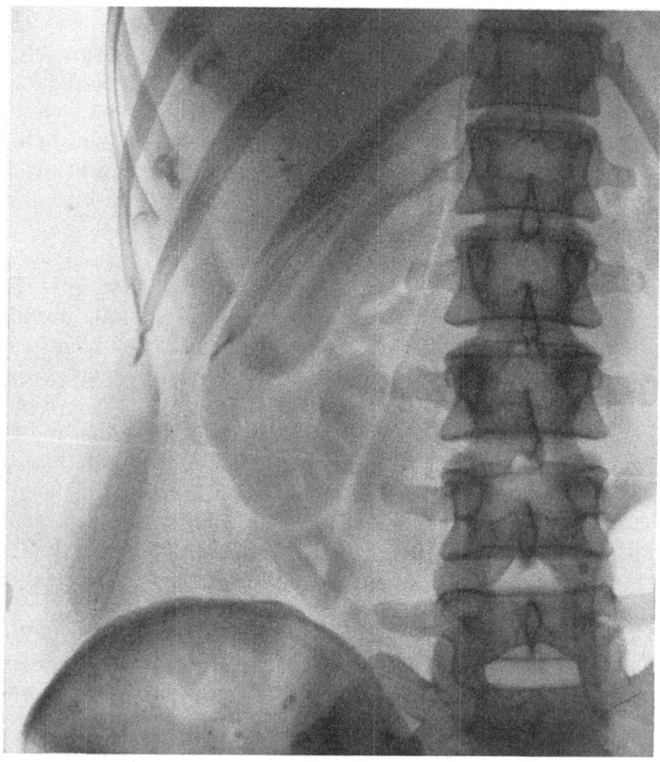

Abb. 81. Natürliche Differenzierung der Weichteilorgane des rechten Hypochondrium im Röntgenbild. Durch den an den umhüllenden Fettschichten entstehenden Tangentialeffekt (s. S. 144) treten
die Kontur der Niere der untere Leberrand und der Psoasrand deutlich hervor. Die Sichtbarkeit
der Gallenblase ist ein Zufallsbefund. (Blendenaufnahme. Keine Retusche!)

auf guten Aufnahmen deutlich hervor, so namentlich in der Nähe
der großen Gelenke wie Hüft-, Knie- und Ellbogengelenk. Diese
durch die Fettumhüllung hervorgerufenen Randstreifen führen zu
einer natürlichen Differenzierung der Weichteilorgane gegeneinander
(Abb. 81).

Eine besondere Stellung unter den Weichteilschatten nimmt röntgenologisch die Lunge wegen ihres Luftgehalts ein. Die luftleere Lunge (beim
Totgeborenen oder bei erworbener Atelektase) hingegen unterscheidet sich

röntgenologisch nicht von anderen Weichteilorganen. Wie der Knochen durch seine starke Absorptionskraft, so läßt die lufthaltige Lunge infolge ihrer bedeutenden Strahlendurchlässigkeit eine Differenzierung von massiven Weichteilen und Organen zu (Abb. 82). Sie ist neben dem Skelet das einzige Organ, das im Röntgenbild Struktur erkennen läßt.

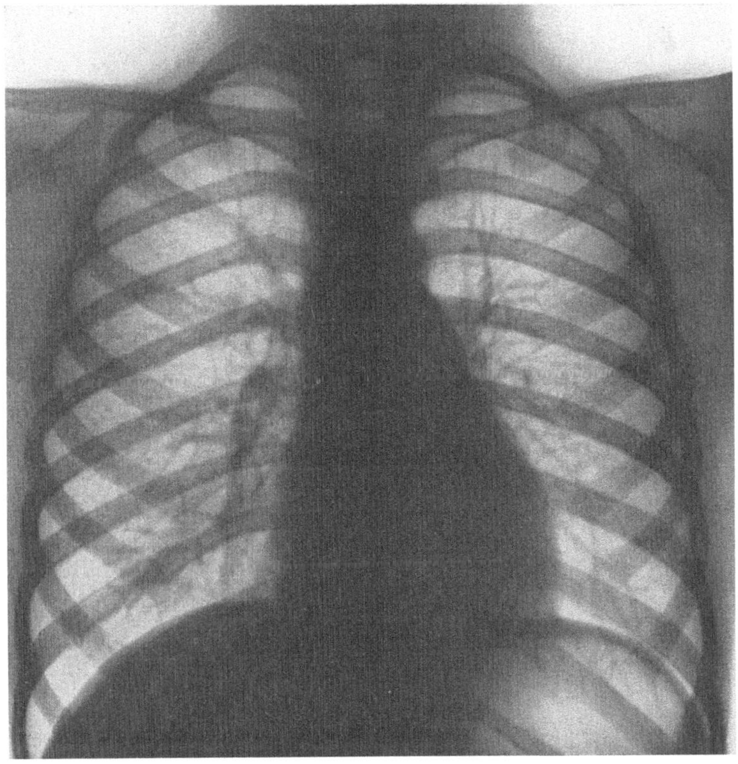

Abb. 82. Normales Lungenbild. Die starke Helligkeit der lufthaltigen Lungenfelder läßt den Herz-Gefäßschatten, trotzdem er nur durchschnittliche Weichteildichte besitzt, sehr kontrastreich hervortreten. Die dunklen Streifen innerhalb der Lungenfelder sind vorwiegend durch die Verzweigungen der Art. pulm. hervorgerufen. Der helle Zwischenraum zwischen rechtem Herzrand und rechtem Hilus ist auf den Luftgehalt des rechten unteren Hauptbronchus zurückzuführen (s. Subtraktionseffekt, S. 142). Man beachte auch den kaum millimeterbreiten, hellen Streifen, der die Kontur des rechten Zwerchfells begleitet; da, wo dieser Streifen die Rippen kreuzt, erscheinen diese unterbrochen. Es handelt sich um einen Randeffekt (s. S. 145).

Die röntgenologisch sichtbare Lungenstruktur rührt von den Verzweigungen der Art. pulmonalis her, die in dem hellen Lungenfeld als dunklere Streifen erkennbar werden. Auch der Hilusschatten ist im wesentlichen gleichen Ursprungs.

Die starke Helligkeit der Lungenfelder ist die Voraussetzung für die Sichtbarkeit des Herzens und der großen Gefäße; der scharfe Kontrast gegenüber dem Herzmuskel schafft schlagschattenartige Bilder. Wir erhalten reine Konturbilder, die aber dadurch, daß man in nahezu allen Strahlenrichtungen durchleuchten kann, eine vollendete Formauffassung gestatten. Eine Differenzierung innerhalb des Herzschattens ist unter normalen Verhältnissen nicht möglich.

Von den übrigen Weichteilorganen sind nur noch Milz und Leber manchmal deutlicher zu erkennen, besonders wenn luft- bzw. gashaltiger

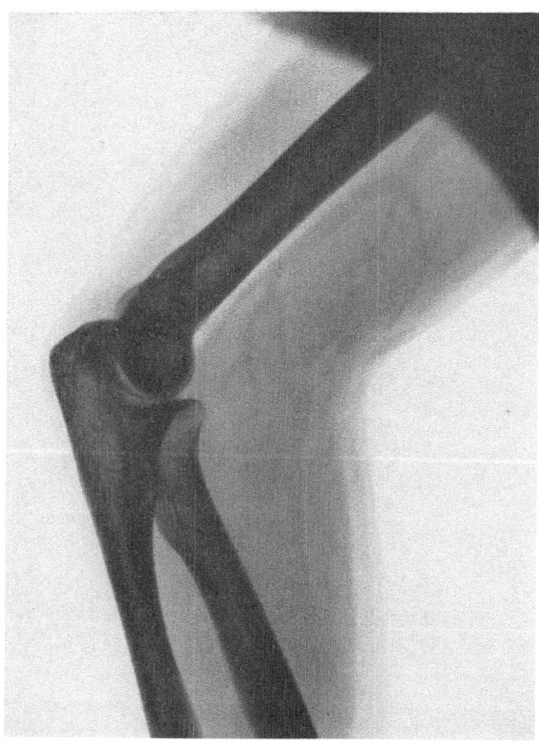

Abb. 83. Röntgenbild des Ellbogens. Abgesehen von den Knochen sind auch die Weichteile gut differenziert. Man erkennt das Unterhautzellgewebe, die oberflächliche und tiefe Beugergruppe, die Strecker und das oberflächliche und tiefe Venengeflecht. (Keine Kontrastfüllung! Keine Retusche! Weiche Aufnahme.)

Magen oder Darm in der Nachbarschaft zusätzlichen Kontrast schafft. Aus dem gleichen Grund ist mitunter die normale gefüllte Harnblase zu sehen. Auch die peripheren Gefäße werden öfter auf weichen Aufnahmen da sichtbar, wo sie eine längere Strecke im Fettgewebe verlaufen und günstige Projektionsverhältnisse vorliegen. So sieht man auf guten Aufnahmen die Gefäße der Ellenbeuge und die Gefäße des Unterschenkels oberhalb des Fersenbeins. Da die Venen nicht pulsieren, haben sie bei den langzeitigen weichen Aufnahmen mehr Aussicht dargestellt zu werden (Abb. 83).

Allgemeine Projektionslehre.

Die Röntgenaufnahme kommt den anatomischen Schnitten nahe, wenn wir die Einschränkung gelten lassen, daß im Röntgenbild nur diejenigen Objekte sichtbar werden, für die die physikalischen Vorbedingungen zutreffen. Aber auch dann besteht ein wesentlicher Unterschied noch darin, daß auf der Röntgenphotographie alle abgebildeten Organe und Teile jeweils mit der größten Schnittfläche erscheinen. Wo mehrere Organe hinter- und nebeneinander liegen, müssen sie sich also notwendigerweise überschneiden bzw. überdecken. Nur in den einfachsten

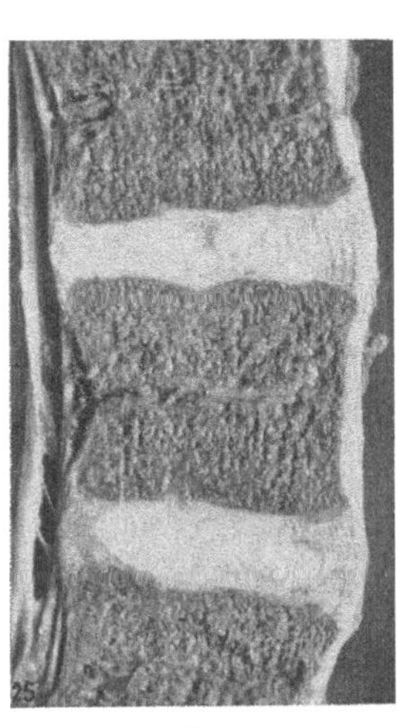
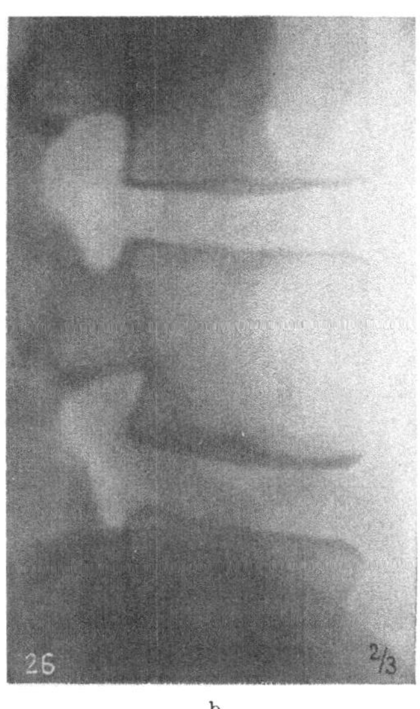

a   b

Abb. 84 a und b. Gegenüberstellung eines anatomischen Schnittes mit einem Röntgenbild. Der Sagittalschnitt der Lendenwirbelsäule (a) stimmt mit dem seitlichen Röntgenbild der Lendenwirbelsäule (b) überein. (Aus Böhmig und Prevot: Vergleichende Untersuchungen zur Pathologie und Röntgenologie der Wirbelsäule. F. d. R. Bd. 43, H. 5, Jg. 1931.)

Fällen kann daher das Röntgenbild dem anatomischen Schnitt entsprechen; meistens aber kommt es einem Summationsbild mehrerer Schnitte in paralleler Richtung gleich. Abb. 84 a und b zeigt den Fall, wo Röntgenbild und anatomischer Schnitt einander vollständig gleichen. Der Sagittalschnitt durch die Lendenwirbelsäule in Abb. 84 a unterscheidet sich durch nichts von der im frontalen Strahlengang gewonnenen Röntgenphotographie des gleichen Organteils in Abb. 84 b. Vergleichen wir dagegen einen Frontalschnitt durch den Thorax (Abb. 99) mit dem entsprechenden Röntgenbild (vgl. Abb. 82), so sind die Unterschiede hier schon von erheblicherer Art. Es fehlen dem anatomischen Frontalschnitt die überdeckenden Rippenschatten, die Hilusschatten und die Lungenstruktur. Im Röntgenbild wiederum vermissen wir die Interlobärspalten und die Herzkammern. Wesentlich größer wären die Differenzen zwischen den beiden Bildern, wenn die anatomische Schnittfläche weiter nach vorn oder nach hinten verlegt worden wäre.

Durch die Zentralprojektion und die Absorptionsgesetze kommt es zu besonderen Effekten, die das Röntgenbild noch weiter vom einfachen anatomischen Schnitt entfernen und ihm ein besonderes Gepräge geben. Man muß diese Effekte kennen; denn sie sind der Schlüssel zu dem Chiffrebild des Röntgenfilms. Sechs solche Effekte lassen sich aufzählen:

1. *Der Summationseffekt.* Zwei oder mehrere schattengebende Körper, die im Strahlengang hintereinander liegen, addieren sich in ihrer Absorptionswirkung. Durch diesen Effekt wird die Schattenwirkung ver-

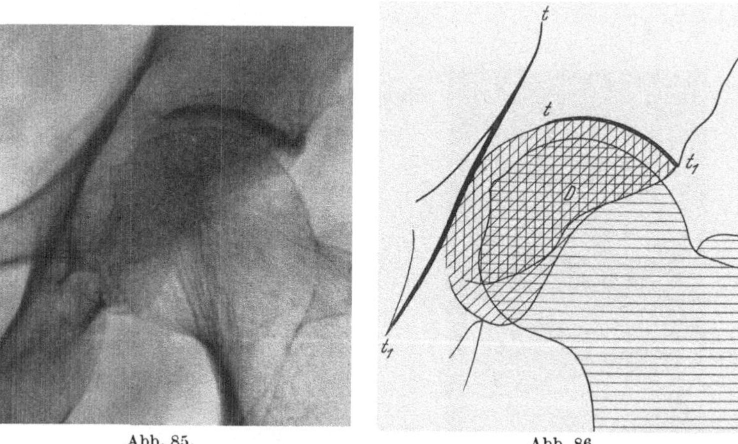

Abb. 85.   Abb. 86.

Abb. 85 und 86 (schematisch) zeigen das Zustandekommen und die Wirkung des Überdeckungseffektes. Am Schenkelkopf sind deutlich drei Helligkeitsstufen zu unterscheiden: Da, wo der Schenkelkopf freiprojiziert ist, erscheint er am hellsten; er ist dunkler, wo er von der hinteren, und am dunkelsten, wo er von der vorderen und hinteren Pfannenwölbung (*D* in Abb. 86) überdeckt ist.
An der gleichen Abbildung ist auch die Bildwirkung des Tangentialeffektes gut zu erkennen. Da, wo die Strahlen die Wölbung des Pfannendaches und die gekrümmte Wand des kleinen Beckens tangential durchsetzen, entstehen im Bilde dicke Schattenlinien ($t\,t_1$).

stärkt. Wir erkennen die Summation beispielsweise am Hüftgelenk (Abb. 85 und 86) oder an dem dichteren Schatten der Wirbelsäule, wo sie vom Herzen überdeckt ist usw. Sehr wichtig ist der Effekt dadurch, daß Schatten, die gerade an der Grenze der Darstellbarkeit stehen, durch ihn gut sichtbar werden können. So ist das getüpfelte Lungenfeld der akuten frischen Miliartuberkulose vorwiegend ein Summationsbild; denn wir wissen, daß das einzelne frische Tuberkelknötchen wenig Aussicht hat, dargestellt zu werden, wenn nicht dadurch, daß mehrere solcher Knötchen hintereinander liegen, seine Schattenwirkung verstärkt wird.

2. *Der Subtraktionseffekt.* Liegen ein absorbierender und ein im Verhältnis zum umgebenden Medium stark strahlendurchlässiger Körper im Strahlengang hintereinander, so wird die Schattenwirkung des absorbierenden Körpers um den Betrag der zwischen beiden bestehenden

Dichtedifferenz herabgesetzt. So erscheint der Wirbelsäulenschatten im Verlauf der Trachea wesentlich heller (Abb. 87). Durch diesen Effekt kann ein an sich darstellbares Gebilde im Röntgenbild „weggeleuchtet", werden. So ist an den Darmbeinschaufeln durch die gasgefüllten Darmschlingen hindurch keine Knochenstruktur zu sehen. Auch der Gallenblasenschatten kann durch eine gasgeblähte Flexur ausgelöscht werden.

Durch den Subtraktionseffekt kommt auch der helle Zwischenraum zwischen Herzrand und Hilus infolge der Bronchialaufhellung (vgl. Abb. 82) und das sogenannte Aortenfenster als Aufhellung des Aortenbogens durch die Trachea im II. schrägen Durchmesser zustande.

3. *Der Überdeckungseffekt.* Liegen ein stark absorbierender und ein schwach absorbierender Körper im Strahlengang hintereinander, so kann der stark absorbierende Körper den schwach absorbierenden überdecken. Für das Zustandekommen des Effekts ist es gleichgültig, ob der stark absorbierende Körper im Strahlengang vor dem schwach absorbierenden liegt oder umgekehrt. Die Überdeckung tritt immer dann ein, wenn einer der Körper oder beide besonders stark absorbieren. Bei geringerer Absorptionsfähigkeit hängt das Eintreten der Überdeckung von der Strahlenqualität ab; sie kommt dann

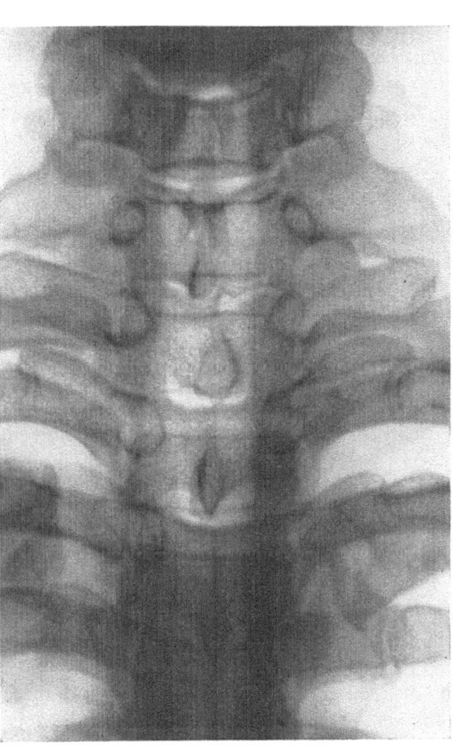

Abb. 87. Der Subtraktionseffekt. Durch den stark strahlendurchlässigen Luftraum der Trachea erscheint der Wirbelsäulenschatten im Verlauf der Luftröhre deutlich aufgehellt.

nur bei Verwendung weicherer Strahlung zustande. Bei härterer Strahlung dagegen werden beide Körper sichtbar und summieren sich in der Schattenwirkung.

Zur Überdeckung führen vor allem die künstlichen Kontrastmittel, besonders wenn sie in größerer Menge und in stärkerer Konzentration verwendet werden. Aber auch die normalen Organschatten ergeben stellenweise Überdeckungen; so verdeckt der Herzschatten die medialen Lungenteile und die Wirbelsäule (vgl. Abb. 82), die Schädelbasis im sagittalen Strahlengang Teile des Gesichtsschädels usw. Auch pathologische Schattenbildungen können dieselbe Wirkung haben; es verdeckt beispielsweise der Ergußschatten sämtliche Details der Lungenstruktur. Durch die Überdeckung können Bilddetails verloren gehen. Um sie wiederzugewinnen, muß man entweder härtere Strahlung anwenden, oder eine Strahlenrichtung wählen, bei der die Körper nicht hintereinander liegen.

4. *Der Tangentialeffekt.* Ein an sich schwach absorbierender Körper kann, wenn er mit seiner größten Ausdehnung im Strahlengang liegt, einen intensiven Schatten werfen. Diese Erscheinung erklärt sich aus dem Absorptionsgesetz, wonach die Strahlenschwächung abhängig ist von der Schichtdicke, d. h. der Länge des im absorbierenden Medium zurückgelegten Weges. Es ergibt daher ein flacher Körper, wenn er von der Fläche durchstrahlt wird, nur einen schwachen Schatten, während derselbe Körper, von der Kante durchstrahlt, eine starke Absorptionswirkung hat. Von der Wirkung dieses Effekts kann man sich überzeugen, indem man einen Pappkarton einmal von der Fläche und dann von der Kante durchleuchtet. Während man im ersteren Falle kaum einen Schatten erkennt, kann man im letzteren Falle eine intensive Schattenbildung wahrnehmen.

Seinen Namen hat der Effekt daher, daß er an gekrümmten Flächen da auftritt, wo die Strahlen tangential zur Krümmung verlaufen (s. Abb. 85). Auf Grund dieses Effekts erscheint eine Hohlkugel als Kreis mit betonter Umrandung und ebenso ein Hohlzylinder als Rechteck mit verstärkten Seitenkonturen. Die Verstärkung der Randstreifen entsteht dadurch, daß die Weglänge der Strahlen an den Rändern infolge des tangentialen Verlaufs wesentlich größer ist als an den anderen Flächenpunkten (Abb. 88).

Dem Tangentialeffekt kommt in der Bildwirkung eine wesentliche Rolle zu. So sind beispielsweise die Corticalisstreifen der Röhrenknochen und die Randkonturen der Schädelkalotte hauptsächlich auf den Tangentialeffekt zurückzuführen. Auch der Ringschatten der Kaverne verdankt ihm seine Entstehung, desgleichen die sogenannte Haarlinie des Interlobärspalts zwischen Ober- und Mittellappen der rechten Lunge.

Es gibt auch einen negativen Tangentialeffekt, der dann zustande kommt, wenn die Strahlen besonders durchlässige Gewebsschichten tangential durchsetzen. Der negative Tangentialeffekt entsteht insbesondere an den viele Weichteilorgane umhüllenden Fettkapseln. Er äußert sich in einer (im Negativ) dunklen Randlinie und führt vielfach zu einer Differenzierung der Weichteile (s. Abb. 81, S. 138).

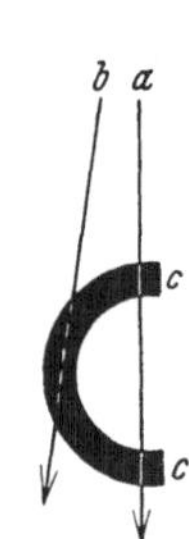

Abb. 88 Der Tangentialeffekt. Der Strahl *b* hat in der gekrümmten Zylinderfläche *c* einen etwa doppelt so langen Weg wie Strahl *a*.

5. *Der Projektionseffekt.* Ein Körper erscheint im Projektionsbild nur dann in regelrechter bzw. bekannter Gestalt, wenn eine seiner Hauptachsen senkrecht zum Strahlengang steht. Die Röntgenprojektion berücksichtigt in der Regel die Längs- und Querachse der Organe, indem sie den Zentralstrahl senkrecht zu diesen Achsen einstellt. Nur beim Schädel und beim Becken wird als dritte Achse noch die Höhenachse heran-

gezogen. Die normale Röntgenanatomie beschreibt die Form der einzelnen Organe bei Darstellung in den zwei bzw. drei Hauptachsen. Es ist dabei als Grundregel anzusehen, daß jeweils nur diejenigen Organteile in einem Längsschnitt erscheinen, deren Hauptachse senkrecht zum Zentralstrahl steht, alle anderen erscheinen in Schräg- oder Querschnitten. Da aber die Diagnostik hauptsächlich auf Längsschnitte angewiesen ist, müssen bei reichlich gegliederten Organen mehrere Aufnahmen in verschiedenen Achsenrichtungen angefertigt werden; dann können nacheinander die einzelnen Teile im Längsschnitt dargestellt werden. So erscheint auf der üblichen ventro-dorsalen Aufnahme des Schultergelenks der Humerus und das Schulterblatt im Längsschnitt, der Gelenkspalt im Schrägschnitt; der Proc. coracoideus und die Schultergräte sind axial getroffen und deshalb stark verkürzt und unübersichtlich. Durch ergänzende seitliche und axiale Aufnahmen lassen sich auch diese Gebilde und der Gelenkspalt gut darstellen.

6. *Randeffekte.* An den Rändern stark absorbierender Körper (Röhrenknochen, Herzmuskel, oberer Leberrand) treten schmale, im Negativ dunkle Streifen auf, die teils durch Streuung hervorgerufen sind, teils aber auf optischen Wirkungen, die an der Grenzlinie starker Helligkeitsunterschiede auftreten, beruhen (MACHsches Phänomen). Diese Linien wurden zuerst von A. KOEHLER beschrieben und als „Randstreifen" bezeichnet. Wenn solche Linien durch einen Knochen verlaufen (z. B. wo Tibia und Fibula sich überschneiden), können sie den Unerfahrenen zur irrtümlichen Annahme einer Fissur verleiten (s. Abb. 82).

Die anatomischen Grundformen und ihre Projektion im Zentralstrahl.

Die anatomischen Grundgebilde erfahren durch die Projektion eine geometrischen Gesetzen folgende Umgestaltung, die von der geometrischen Grundform und dem Winkel zwischen Zentralstrahl und Hauptachse des projizierten Gebildes abhängig ist. Um zu diesen Gesetzen zu gelangen, sind wir gezwungen, die anatomischen Grundformen zu geometrischen Gebilden zu idealisieren, wobei wir uns bewußt bleiben, daß diese einander nie ganz entsprechen. Unter dieser Einschränkung können wir folgende anatomische Grundgebilde gelten lassen:

1. Der Strang oder das stabförmige Gebilde; geometrisch: Linie.
2. Das flächenhafte Gebilde; darunter verstehen wir jedes Gebilde mit genügender Breiten- und Längenausdehnung, aber von geringer Höhenausdehnung; geometrisch: Fläche.
3. Das keilförmige Gebilde.
4. Der Quader und der Würfel.
5. Walzenförmige und röhrenförmige Organe; geometrisch: Zylinder.
6. Die kugelförmigen Gebilde; geometrisch: Kugel.
7. Die kegelförmigen Gebilde; geometrisch: der Kegel.

Als strangförmige Gebilde treten in der Röntgenanatomie vorwiegend die Gefäße und Bronchien der Lunge in Erscheinung, verkalkte Gefäße unabhängig von ihrer Lokalisation, ferner Knochenleisten und -furchen.

— Als flächenhafte Gebilde imponieren röntgenologisch meist pathologische Produkte (Ergüsse) in präformierten Spalten, die Gelenkspalten und die Zwischenwirbelscheiben, ferner manche Plattenknochen, wie Schulterblatt und Darmbeinschaufel. — Als keilförmig sind beispielsweise der Mittel- und Unterlappen der rechten Lunge zu betrachten. — Quader- oder würfelförmigen Gebilden sind nur die Hand- und Fußwurzelknochen ähnlich. Dagegen entspricht ein großer Teil der organischen Gebilde der Walzen- und Kugelform. Unter die ersteren sind fast der gesamte Magen-Darmkanal, die Brustaorta, alle Röhrenknochen und die Wirbelkörper einzureihen; zu den letzteren zählen die Schädelkapsel, die konvexen Teile der Kugelgelenke, das Antrum und die kontrastgefüllte Blase. — Der letzten Grundform, der Kegelform, kommt am nächsten der Bulbus duodeni. Doch können wir in weitläufigem Sinne auch den Lungen, dem Herzen und dem Thorax Kegelform zuerkennen.

Bei der Freiheit und Vielgestaltigkeit der anatomischen Formen ist damit der natürliche Formenreichtum noch lange nicht erschöpft; doch gestattet uns die Begrenzung auf die wenigen Grundformen, allgemein gültige Projektionsgesetze zu finden, die, auch auf verwandte Formen angewandt, ihre Richtigkeit bewahren. So lassen sich die Projektionsgesetze des Kegels gut auf die öfter vorkommende Birnform (z. B. bei der Gallenblase) anwenden, und ebenso lassen sich die sphäroid gekrümmten Gebilde häufig auf die Zylinder- oder Kugelform zurückführen. Die Veränderungen, die die einzelnen Grundformen bei verschiedener Winkellage zum Zentralstrahl erfahren, sind, unter der Voraussetzung, daß ihr Mittelpunkt im Zentralstrahl liegt und die Bildebene (Schirm oder Film) senkrecht im Zentralstrahl steht, folgende:

1. **Das stabförmige Gebilde** erscheint in seiner natürlichen Form und größten Ausdehnung, wenn seine Längsachse mit dem Zentralstrahl einen rechten Winkel bildet (Abb. 89 a). Wird der Winkel kleiner als ein rechter, so verkürzt sich das Projektionsbild des Stabes (Abb. 89 b) und wird schließlich punktförmig, wenn Längsachse des Stabes und der Zentralstrahl zusammenfallen, der Winkel also gleich Null wird (Abb. 89 c). Solche punktförmige Projektionen stab- bzw. röhrenförmiger Gebilde begegnen uns beispielsweise häufig auf Lungenbildern als „orthoröntgenograd" (d. h. in der Richtung des Zentralstrahls verlaufend) getroffene Gefäße oder Bronchien. Sie erscheinen als Kreis bzw. als ringförmige Schattenbildungen (s. Abb. 211 auf S. 300).

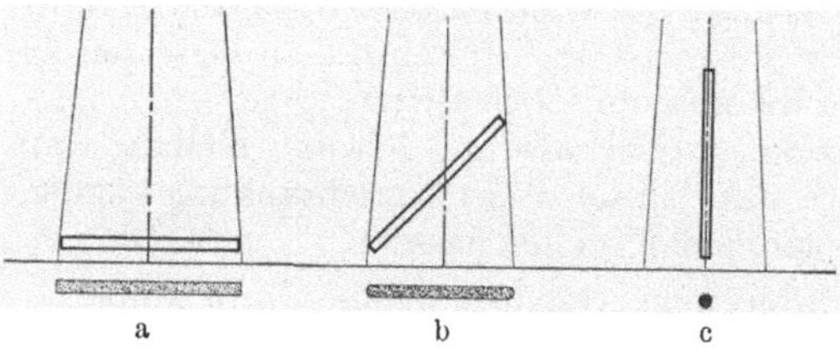

Abb. 89. Die Projektion eines stabförmigen Gebildes im Zentralstrahl.

2. **Das flächenhafte Gebilde** erscheint in seiner regelrechten Ausdehnung und Größe, wenn der Zentralstrahl senkrecht zur Fläche steht (Abb. 90 a). Sowie der Winkel zwischen Zentralstrahl und Längen- oder Breiten-

durchmesser der Fläche kleiner wird als ein rechter, verkürzt sich die Länge bzw. Breite der projizierten Ebene (Abb. 90 b). Dabei nehmen die viereckigen Flächen die Form eines schmalen Parallelogramms, die kreisförmigen die einer Ellipse an. Fällt der Breiten- oder Längen-durchmesser mit dem Zentralstrahl zusammen, so erscheint das flächenhafte Gebilde als bandförmiger Schatten (Abb. 90 c).

Die Flächenschatten können, wenn sie senkrecht zum Zentralstrahl liegen und eine dünne, schwach absorbierende Schicht darstellen, dem Nachweis entgehen, wie dies für die interlobären

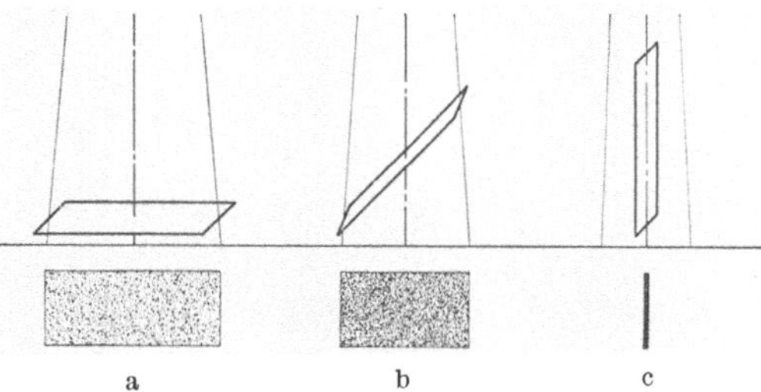

Abb. 90. Die Projektion eines flächenhaften Gebildes im Zentralstrahl.

Spaltflächen bekannt ist, die deutlich sichtbare Schatten nur dann ergeben, wenn der Zentralstrahl in der Fläche verläuft.

3. **Die räumlichen Gebilde.** Die nächsten Grundformen führen uns zu den eigentlich körperlichen Gebilden. Als solche sind sie von mehreren Flächen begrenzt. Ihre räumliche Ausdehnung wird durch drei Achsen (Höhen-, Breiten- und Längenachse) bestimmt. Für die Grenzflächen gelten, soweit es ebene Flächen sind, die oben beschriebenen Gesetzmäßigkeiten der flächenhaften Gebilde, für die Achsen in gleicher Weise die Projektionsgesetze der stabförmigen Gebilde. Durch Verwendung dieser beiden Grundregeln kommen wir zu folgenden gesetzmäßigen Beziehungen:

Von einem räumlichen Gebilde erscheinen im Röntgenbild nur diejenigen ebenen Flächen in regelrechter Ausdehnung und Größe, die senkrecht zum Zentralstrahl liegen. Alle anderen Flächen werden, je nach dem Winkel, den sie mit dem Zentralstrahl bilden, projektivisch verkürzt. Gleichmäßig gekrümmte Gebilde erscheinen zunächst als eben und werden nur an der bei der Drehung (fließende Rotation) gleichbleibenden Form und Randlinie als gekrümmt erkannt. Die Höhe des dargestellten Körpers wird nur dann richtig wiedergegeben, wenn seine Höhenachse, seine Länge, wenn seine Längsachse, seine Breite, wenn seine Querachse senkrecht zum Zentralstrahl steht.

Da jeweils im besten Fall nur zwei ebene Flächen und zwei Achsen diese Forderung erfüllen können, ergibt sich daraus die Notwendigkeit, mindestens zwei Aufnahmen in zueinander senkrechten Richtungen anzufertigen, wenn man über die räumliche Ausdehnung eines Körpers (Höhe, Breite und Länge) Aufschluß erhalten will, und drei Aufnahmen in zueinander senkrechten Richtungen, wenn wir die Beschaffenheit aller seiner Flächen erkennen wollen.

Räumliche Gebilde mit ebenen Flächen. Die räumlichen Gebilde mit ebenen Flächen sind bei der Röntgenprojektion dadurch charakterisiert, daß sie bei Drehung um jede Achse ihre Form wesentlich verändern.

Das räumliche Gebilde mit der kleinsten Flächenzahl ist der *Keil.*
Steht der Keil mit der Breitseite senkrecht im Zentralstrahl (Abb. 91 a),
so ergibt er einen Flächenschatten, der eine charakteristische Abnahme
der Schattenintensität nach der Schmalseite des Keils zu erkennen läßt
(s. auch S. 254, Abb. 175, Schema der Pneumonien). Steht der Keil schräg,
so wird er in seiner Länge
verkürzt, ohne sonst seine
charakteristischen Merkmale
zu verlieren (Abb. 91 b). Steht
er schließlich ganz seitlich, so
ergibt er einen dreieckigen
Schatten (Abb. 91 c).

Die *quader-* und *würfel-*
förmigen Körper bieten die
von den perspektivischen
Zeichnungen her bekannte

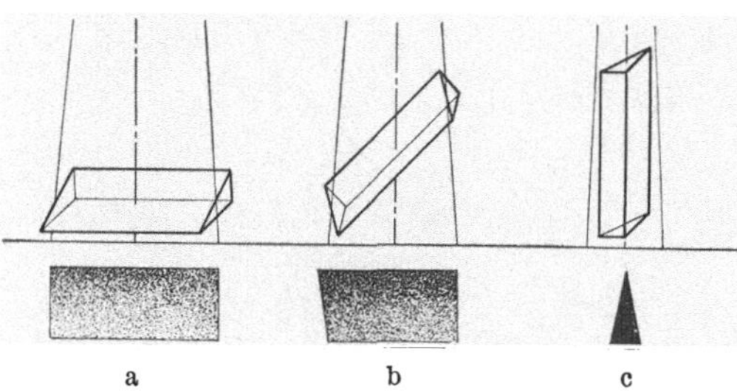

Abb. 91. Die Projektion des Keiles im Zentralstrahl.

Form und sind als solche leicht wiederzuerkennen. Schwierigkeiten bereitet nur die Unterscheidung von vorne und hinten, da die Perspektive
des Röntgenbildes eine andere ist als die des natürlichen Bildes (s. S. 91).

Räumliche Gebilde mit gekrümmten Flächen. Die geometrischen Gebilde
mit gekrümmten Flächen zeichnen sich dadurch aus, daß bei Rotation
um die Hauptachse (Längsachse des Zylinders, Durchmesser der Kugel,
Höhenachse des Kegels) ihr Projektionsbild im wesentlichen gleich bleibt.
Erst wenn die Winkelstellung der Hauptachse zum Zentralstrahl eine
andere wird, ändert sich auch das Projektionsbild.

Der *Zylinder* erscheint, wenn seine Längsachse senkrecht zum Zentralstrahl steht, als Rechteck (Abb. 92 a), wenn sie mit ihm einen spitzen
Winkel bildet, als querova-
les Gebilde (Abb. 92 b) und
wenn sie mit dem Zentral-
strahl zusammenfällt, als
Kreis (Abb. 92 c). Handelt
es sich — wie es meist der
Fall ist — um einen Hohl-
zylinder, so werden die Ränder infolge des Tangential-
effekts als betonte dicke
Linien abgebildet; ist der

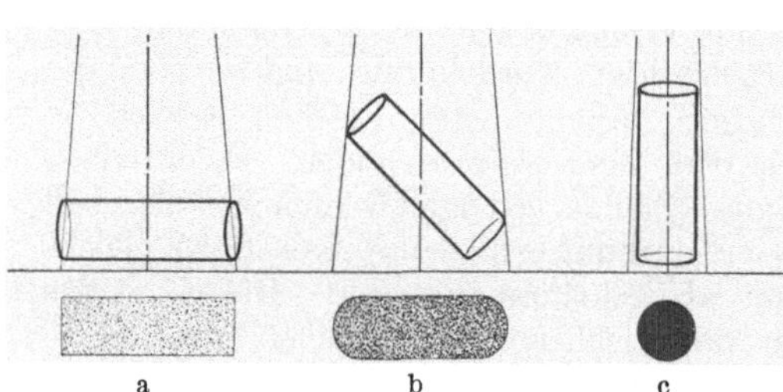

Abb. 92. Die Projektion des Zylinders im Zentralstrahl.

Zylinder dagegen massiv (z. B. der kontrastgefüllte Magenkörper), so erscheint das Zentrum schattendichter als die Ränder.

Die *Kugel* ist ein um einen Mittelpunkt allseits symmetrisch gestaltetes Gebilde; sie muß daher in jeder Zentralprojektion als kreisrunde
Fläche erscheinen. Die Projektion von kugelförmigen Gebilden wäre
also höchst einfach, wenn es sich wirklich um Kugeln im geometrischen
Sinne handeln würde. Da dies in der Wirklichkeit aber niemals der Fall
ist, sondern die anatomischen Formen sich der Kugelform nur nähern,
bietet gerade die Projektion kugelähnlicher Gebilde die größten Schwierig-

keiten, wenn man ihre wirkliche Form erkennen will. Hier gilt die Mindest-
forderung von drei Aufnahmen in drei zueinander senkrecht stehenden
Richtungen. Daß auch dies nicht für alle Fälle genügt, zeigen uns die
Erfordernisse der Schädel-, Becken- und Blasendiagnostik (s. diese).

Sehr wichtig, da manchmal irreführend, ist die Kenntnis der Projektion der *kegel-* und der *birnförmigen Gebilde*. Als solche begegnen uns
in der Diagnostik beispielsweise der Bulbus duodeni, der Lungeninfarkt,
die Gallenblase usw. Liegt
die Höhenachse des Kegels
senkrecht zum Zentralstrahl,
so ergibt das Projektionsbild
ein gleichschenkliges Dreieck
(Abb. 93 a). Bei schräger
Lage des Kegels erscheint die
Projektion des Gebildes verkürzt und die Projektion der
Kegelgrundfläche als Ellipse
(Abb. 93 b). Fällt die Kegel-

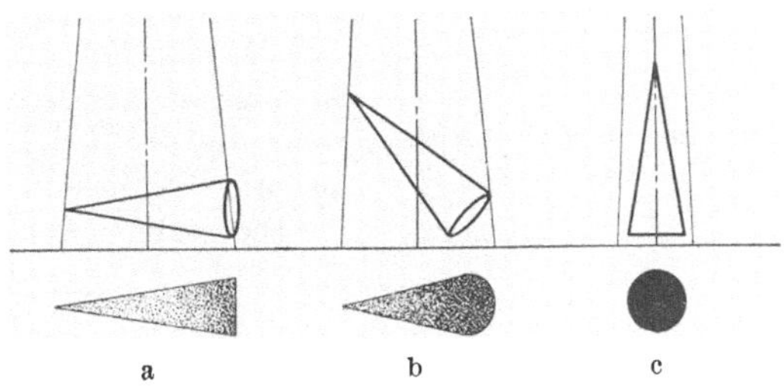

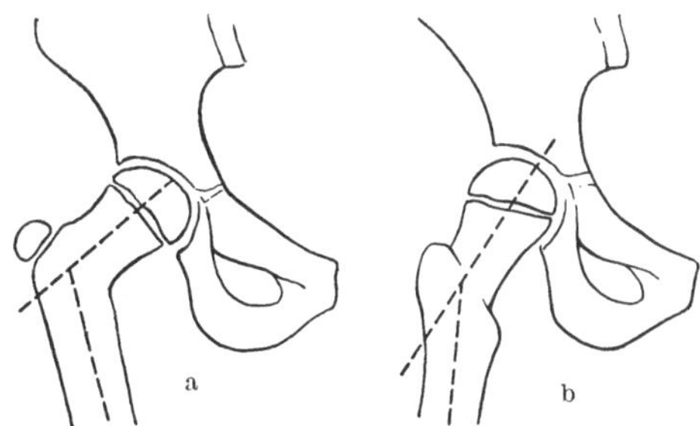

Abb. 93. Die Projektion des Kegels im Zentralstrahl.

achse mit dem Zentralstrahl zusammen, so ist das Projektionsbild ein
Kreis (Abb. 93 c). Als Beispiel kann die Projektion des Bulbus duodeni
in den verschiedenen Strahlenrichtungen gelten.

Da die Gesamtabsorption eines im Strahlengang liegenden Gebildes
unabhängig von seiner Achsenlage immer die gleiche bleibt, so folgt, daß
mit zunehmender Verkürzung des projizierten Gebildes seine Schattendichte wächst, da die Absorption auf eine geringe Fläche zusammengedrängt ist. Axial projizierte Gebilde erscheinen daher mit größerer
Schattenintensität als die in der Längsachse projizierten. Es sei nur an
den intensiven Schatten der orthoröntgenograd getroffenen Gefäße im
Lungenbild, der Schädelbasis
im sagittalen Schädelbild, des
Proc. coracoideus im ventro-
dorsalen Schulterbild usw.
erinnert.

**Die Projektion der Winkel-
schenkel.** Eine besondere Gesetzmäßigkeit zeigt die Projektion der Winkelstellungen.
Sie interessiert besonders bei
der Stellung des Schenkelhalses zum Schaft, bei der
Knickung der Knochenachsen
an Frakturstellen, beim Bifurkationswinkel usw. Hier
gilt nun folgende Beziehung:

Abb. 94. Projektion des Schenkelhalswinkels a bei
leichter Innenrotation des Beins; der Schenkelhals
liegt parallel zur Platte, der Winkel erscheint in
natürlicher Größe. Bei Außenrotation b erscheint der
Schenkelhalswinkel gestreckt.

Ein Winkel wird in der Zentralprojektion nur dann in natürlicher
Größe wiedergegeben, wenn die durch die Winkelschenkel gelegte Ebene
senkrecht zum Zentralstrahl und parallel zur Bildebene steht. Bei

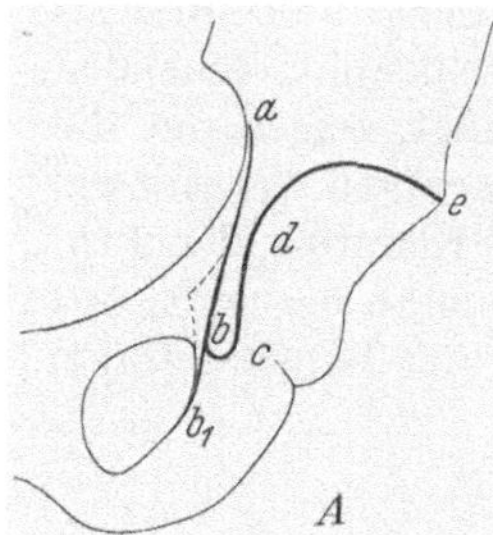

Abb. 95. Typische Projektionsfigur am Grunde der Pfannenwölbung, sog.Tränenfigur. (Nach ALBAN KÖHLER.)

Drehung um eine zum Zentralstrahl senkrechte Achse erscheint der stumpfe Winkel (z. B. der Schenkelhalswinkel in Abb. 94 oder der Winkel einer ad axin verschobenen Fraktur) gestreckter und nähert sich der Geraden. Es kann also die Stellung einer Coxa valga durch das Röntgenbild wohl übertrieben, niemals aber günstiger dargestellt werden, als sie in Wirklichkeit ist. Bei der Dislokation ad axin eines Röhrenknochens ist dagegen das Röntgenbild optimistisch, indem es häufig die Knickung geringer erscheinen läßt, als der Wahrheit entspricht, nie umgekehrt. Die spitzen Winkel dagegen verkleinern sich bei jeder Drehung um eine senkrechte Achse. Es erscheint daher der Bifurkationswinkel niemals durch das Röntgenbild übertrieben, wohl aber in manchen Fällen verkleinert.

Steht die Winkelebene schräg zum Zentralstrahl, so kann mitunter ein stumpfer Winkel spitz erscheinen und umgekehrt ein spitzer Winkel stumpf; doch kommen diese Fälle praktisch weniger in Betracht. Genauen Aufschluß über die wirkliche Winkelstellung gibt nur die stereoskopische Betrachtung (s. S. 360).

Unter Beachtung der genannten Gesetze der Projektion lassen sich die Schattenformen des Röntgenbildes bei Kenntnis des anatomischen Bildes auf die Ursprungsformen zurückführen. In manchen Fällen (wie z. B. am Gesichtsschädel und an der Schädelbasis) ist dies ohne eingehendes anatomisches Studium nicht möglich; in anderen Fällen ergibt sich die Zurückführung des Röntgenbildes auf das anatomische Bild von selbst.

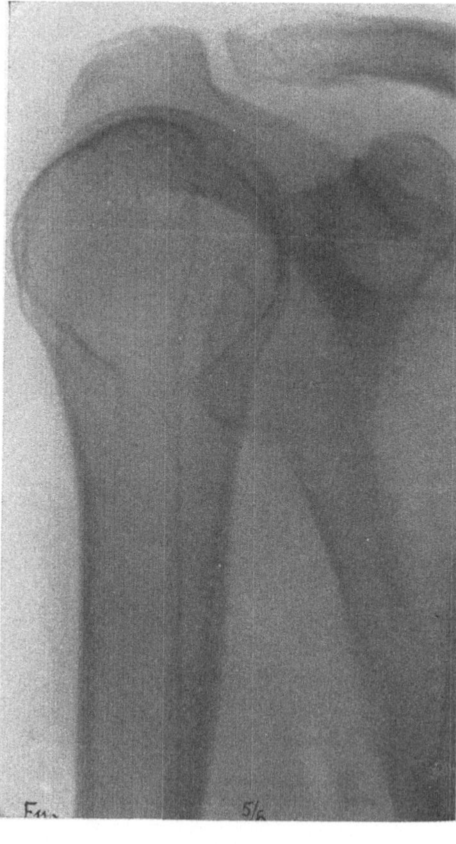

Abb. 96.   Die Furche des Sulcus intertubercularis bildet sich durch das starke Hervortreten der begrenzenden Knochenleisten deutlich ab. (Nach GRASHEY, aus Röpra, Jg. 5, H. 4, 1933.)

An vereinzelten Skeletteilen ist es durch besondere Projektionsbedingungen und das Zusammenfallen mehrerer Gebilde in eine Projektion zu eigenartigen Bildwirkungen gekommen, die röntgenologisch charakteristischen Formen entsprechen. So entsteht beispielsweise bei der ventro-dorsalen Aufnahme des Hüftgelenks (Abb. 95) durch die parallel laufenden Begrenzungslinien des Pfannengrundes $d\,c$ und der tangential getroffenen Seitenwand des kleinen Beckens $a\,b\,b_1$ infolge der kleinen bogenförmigen Verbindungslinie $b\,c$, die durch die Reliefgestaltung des Randes der Fossa acetabuli zustande kommt, eine eigenartige Figur, die nach ALBAN KÖHLER als Tränenfigur bezeichnet wird. Aber auch andernorts kommen häufig typische, auf den ersten Blick schwer zu entwirrende Formen zustande, die, der Projektion normaler anatomischer Bildungen entsprechend, zur normalen Röntgenanatomie gehören.

Für die einzelnen anatomischen Bildungen ergeben sich folgende Projektionsänderungen: Gut umschriebene Vorwölbungen, Vorsprünge, Leisten und Furchen werden im Röntgenbild nur dann sichtbar, wenn sie im Profil getroffen sind und auf den Rand des Organschattens treten. Fallen sie in den Organschatten selbst, so sind sie nicht zu sehen außer bei relativer Größe; dann kann eine Vorwölbung im Organschatten durch Summation als umschriebene Verdichtung, eine Furche oder Vertiefung durch Subtraktion als Aufhellung erscheinen (Abb. 96 und 97).

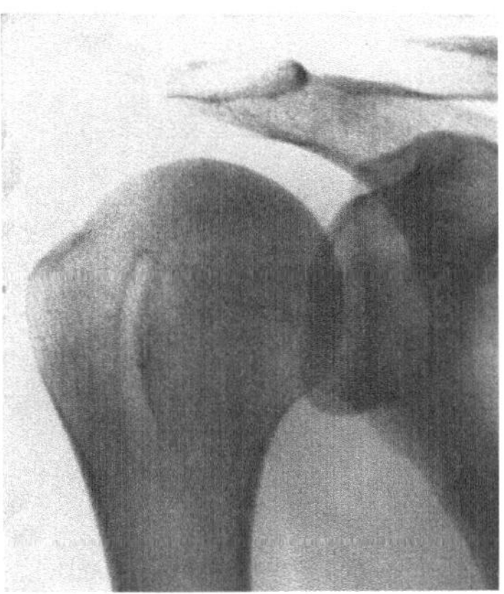

Abb. 97. Die gleiche anatomische Furche erscheint im obigen Bilde infolge Schattensubtraktion als längsverlaufender heller Streifen.

Spalten zwischen zwei Organteilen werden nur dann als scharf umrissene Aufhellung sichtbar, wenn die Spaltfläche genau im Strahlengang liegt. Bei schräger Lage der Spalten sind diese zwar durch die an den vorderen und hinteren Rändern der Spalten entstehenden Linien gut zu erkennen, sie erscheinen jedoch nicht als Aufhellung (Beispiel: Sacroiliacalgelenk, Zwischenwirbelscheiben des V. Lendenwirbels); der Spalt erscheint als Doppelkontur. Um seine wahre Breite zu beurteilen, muß man die Entfernung zwischen den anatomisch sich entsprechenden Randlinien abmessen.

Die wechselseitigen Beziehungen zwischen Anatomie und Röntgendiagnostik.

Durch Anwendung der Röntgenstrahlen in der Anatomie wurde auch der lebende Körper Gegenstand anatomischer Untersuchungen. Dadurch veränderte sich sowohl die Reichweite als auch das Blickfeld der Anatomie. An einem fast unbegrenzten Material konnte der Einfluß der Rasse, der Konstitution, der Vererbung und der Umweltbedingungen auf die Erscheinungsformen der menschlichen Bauteile nachgewiesen werden. Die große Reihe der Untersuchungen brachte neben diesen Kenntnissen auch eine bessere Vertrautheit mit den zahlreichen anatomischen Varietäten, namentlich des menschlichen Skelets.

Der Röntgenologe, der mit den anatomischen Elementen des Röntgenbildes als Voraussetzung seiner Tätigkeit immer wieder zu tun hat, muß auch diese, etwas entlegenen Gebiete der Anatomie beherrschen, um in der Bilddeutung nicht irre zu gehen. Neben der Kenntnis der Projektions-

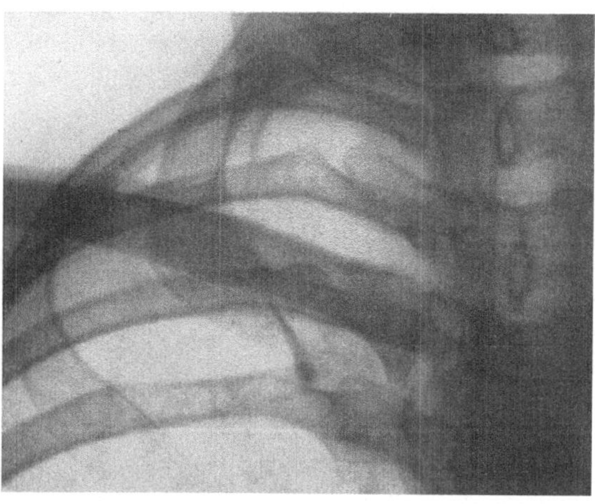

Abb. 98. Röntgenbild des Lobus venae azygos. Die bogenförmige Schattenlinie, die das rechte Spitzenfeld durchzieht, entsteht durch Tangentialeffekt an der Pleuraduplikatur, die den Lob. ven. azygos vom Oberlappen trennt. Die kolbenförmige Verdickung am unteren Ende der Linie entspricht der axial getroffenen Vena azygos an der Umbiegungsstelle vor der Einmündung in die Ven. cav. sup.

veränderungen ist die vollkommene Beherrschung der normalen Anatomie und ihrer Varietäten die Vorbedingung für das richtige „Lesen" der Röntgenbilder.

Wohl das lehrreichste Beispiel, wie röntgenologisch sichtbare Gebilde nur durch genaue anatomische Kenntnisse die richtige Deutung erfahren, bietet das Bild des Lobus venae azygos.

1923 war von JACHES und WESSLER eine merkwürdige bogenförmige Schattenlinie im rechten Spitzenfeld beschrieben worden, für die eine ausreichende Erklärung zunächst nicht gegeben werden konnte. Erst im Jahre 1928 konnten BENDICK und WESSLER auf Grund anatomischer Überlegungen diese Schattenlinie auf eine Varietät, nämlich den Lobus venae azygos, zurückführen. Die in der Abb. 98 sichtbare Schattenlinie entsteht durch Tangentialeffekt an der Pleuraduplikatur, die den akzessorischen Lappen von der übrigen Lunge trennt. Beteiligt ist an der Schattenbildung auch die in der Tiefe der Pleurafurche eingebettete Vena azygos. Die kommaförmige Verdickung der Schattenlinie am unteren Ende entspricht der axial getroffenen Vene (Abb. 99).

Das Beispiel ist in zweierlei Hinsicht sehr lehrreich. Erstens zeigt es, daß man ein Röntgenbild nur bei genauer anatomischer Kenntnis des Objekts richtig deuten kann; zweitens aber lehrt es, daß man im Röntgenbild nur das richtig deutet, was man bereits kennt, daß also das Plattenlesen eigentlich ein Wiedererkennen bekannter Dinge ist. Der Lobus

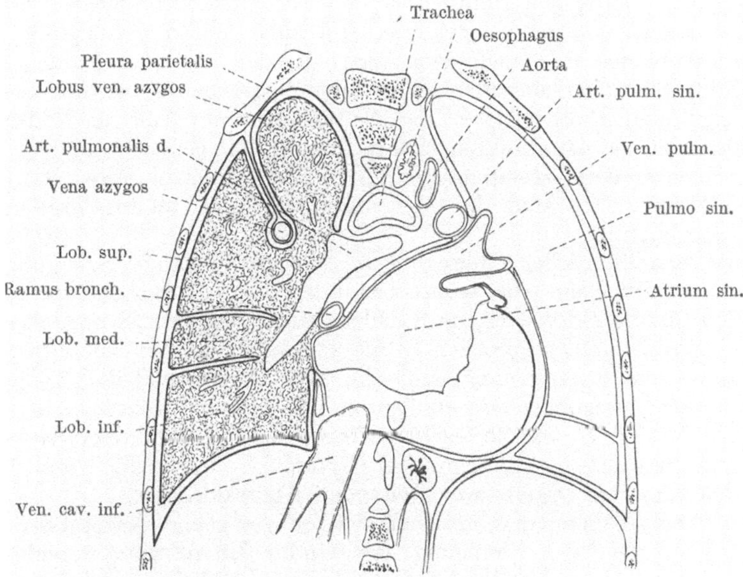

Abb. 99. Schematisierter Frontalschnitt durch die Brusthöhle mit akzessorischem rechten Lungenlappen (sog. Lobus venae azygos). Vgl. dazu das Röntgenbild Abb. 98.

venae azygos war bis zum Jahre 1923 auf Röntgenplatten sicher schon tausendmal abgebildet, aber nie erkannt worden. Kaum war er beschrieben und erklärt, so wurde er auch häufig festgestellt und richtig bewertet.

II. Allgemeine Röntgenphysiologie.

Die Gesamtheit der Äußerung von Lebensvorgängen, die mittels der Röntgenuntersuchung wahrgenommen werden können, bildet den Inhalt der Röntgenphysiologie. Die Lebensäußerungen erscheinen bei der Röntgenuntersuchung als *Bewegung*, als *Wachstum* und als *Reaktion auf äußere Reize*.

Bewegungsvorgänge.

Bewegungsvorgänge können röntgenologisch entweder bei der Durchleuchtung direkt beobachtet oder kymographisch analysiert werden. Die Bewegung selbst ist bei der Durchleuchtung gut zu erkennen. Die Art einer Bewegung und ihre Veränderungen lassen sich dagegen besser durch das Kymogramm beurteilen, da der Erkennung geringer Verschiebungen im Dämmersehen physiologische Grenzen gezogen sind (s. S. 94).

Die willkürlichen Bewegungen beanspruchen in der Praxis der Röntgenologie geringeres Interesse. Bedeutung haben sie nur gewonnen beim Studium der Physiologie der Gelenkbewegungen; hier sind sie allerdings recht aufschlußreich. Auch zur Erforschung der Bewegungen bei der Lautgebung wurde das Röntgenbild mit Erfolg herangezogen.

Die unwillkürlichen Bewegungen. Die dem Willen entzogenen Bewegungsvorgänge sind auch dem Auge entzogen. Vor der Entdeckung der Röntgenstrahlen konnte man in diese Vorgänge nur unzureichende Blicke gelegentlich operativer Eingriffe tun. Erst mit Hilfe der Röntgenstrahlen sind sie der direkten Wahrnehmung und genauen Analyse zugänglich geworden. Herzpulsation, Atembewegung und Peristaltik des Magen-Darmkanals sind für den Röntgenologen unmittelbare Anschauungsbegriffe.

Alle unwillkürlichen Bewegungen sind rhythmische Bewegungen, die von der Ruhelage (entspannte Lage) des Organs ausgehend zur Kontraktion führen und wieder zur Ruhelage zurückkehren. Es handelt sich also — physikalisch gesprochen — um Pendelbewegungen, die zwischen Spannung und Entspannung wechseln. Am Herzen sind die extremen Punkte der Bewegungsphase als Systole und Diastole bekannt. Bei der Atmung bezeichnen wir sie als Inspirium und Exspirium. Bei der Peristaltik äußert sich die Bewegung in rhythmisch einsetzenden und über das röhrenförmige Organ fortschreitenden Kontraktionen.

Zur Analyse dieser rhythmischen Bewegungen gehört die Feststellung der Schnelligkeit der Bewegung, der Größe der Amplitude und der Schwingungszahl in der Zeiteinheit. Alle diese Feststellungen lassen sich bei der Durchleuchtung vor dem Schirm treffen. Besser und eindeutiger hält das Kymogramm die Bewegung in Kurvenform fest.

Die Schnelligkeit der Bewegungen ist gegeben durch die Zeit, die zum Übergang von maximaler Erschlaffung zu maximaler Kontraktion benötigt wird. Diese Feststellung hat eigentlich nur bei der Herzpulsation Bedeutung; hier können wir beispielsweise die ruhigen, zweckmäßigen Bewegungen des gesunden Herzens von den zuckenden Pulsationen des erregten Herzens gut unterscheiden.

Unter der Amplitude verstehen wir die Volumdifferenz zwischen entspanntem und kontrahiertem Organ. Wir messen sie nach der Weglänge, die ein Randpunkt des Organs dabei zurücklegt. Bei der Atmung ist sie die sogenannte Atemexkursion, meßbar an der Verschiebung der Zwerchfellkuppe. Am Herzen bezeichnen wir sie als Pulsationsamplitude. Bei der Peristaltik ist mit ihr die Tiefe der peristaltischen Kontraktion gemeint.

Die Schwingungszahl gibt an, wie oft in der Zeiteinheit sich der Wechsel von Erschlaffung zur Kontraktion vollzieht. Wir bezeichnen diese Zahl als Frequenz der Bewegung und sprechen von Atemfrequenz, Pulsfrequenz und Frequenz der Peristaltik.

Die Entleerungs- und Ausscheidungsfunktion.

Bei ihrer Bewegung leisten die Organe Arbeit. Die Atembewegung ist der sichtbare Ausdruck des Gasaustausches, die Herzbewegung der des Blutaustausches. Bei der Peristaltik besteht die Arbeitsleistung in der Fortschaffung des Inhalts. Die Größe der geleisteten Arbeit ist durch die Menge des in der Zeiteinheit fortgeschafften Inhalts bestimmt.

Die Leistung eines Organs läßt sich röntgenologisch nur dann bestimmen, wenn die bei der Arbeit fortbewegten Stoffe einen sichtbaren Schatten geben, also Kontraststoffe sind. Es kann nur die Entleerung oder Ausscheidung von Kontraststoffen beurteilt werden.

Die Entleerungsfunktion, auch Motilität genannt, gibt an, wie lange ein Hohlorgan braucht, um einen von außen eingeführten Kontraststoff auf physiologischem Wege weiter zu befördern bzw. zu entleeren. Diese Funktion läßt sich am Magen-Darmkanal, an der Gallenblase und den abführenden Harnwegen unmittelbar beobachten, wenn diese Organe mit Kontraststoffen gefüllt sind. Die Zeit, die von der Aufnahme des Kontraststoffs bis zu seiner Entleerung vergeht, ist ein Maß für die Motilität des Organs. Beschleunigung oder Verzögerung der Entleerung lassen Rückschlüsse auf die Funktion des Organs, seine Muskelleistung und die Wegsamkeit seines Lumens zu.

Die Ausscheidungsfunktion. Mit der Ausscheidungsfunktion bezeichnen wir die Zeit, die nötig ist, bis ein direkt oder indirekt in die Blutbahn eingebrachter organotroper Kontraststoff in den Ausführungsgängen des für den Stoff affinen Organs sichtbar wird, so die Selektane im Nierenbecken oder die Phenolphthaleine in der Gallenblase. Die Ausscheidungsfunktion ist ein Gradmesser für die Sekretionstüchtigkeit des betreffenden Organs; sie hat besondere Bedeutung bei der intravenösen Urographie.

Die röntgenologischen Entleerungs- und Ausscheidungsfunktionsproben haben Parallelen in den klinischen Funktionsproben, so den Belastungsproben für den Magen-Darmkanal, den Farbstoffproben für die Niere und für die Leber. Soweit diese Proben die gleiche Teilfunktion eines Organs prüfen, indem sie solche Teststoffe verwenden, die durch die gleiche Organfunktion verarbeitet werden, verlaufen die Proben auch gleichsinnig. Das gilt beispielsweise für die Phenoltetrachlorphthaleinprobe nach S. M. Rosenthal und die Cholezystographie nach Graham-Cole. Unwesentlich sind auch die Unterschiede zwischen der Ausscheidung der Selektane und der Farbstoffe durch die Niere.

Auf größere Unstimmigkeiten stößt man dagegen manchmal bei den Belastungsproben des Magens, meist in der Art, daß die Entleerungsfunktion röntgenologisch normal erscheint, während das Probefrühstück Reste ergibt. Wir müssen bei solchen Differenzen bedenken, daß der Kontrastbrei keine physiologische Belastung für den Magen darstellt und sich daher mit dem Probefrühstück nicht ohne weiteres vergleichen läßt, besonders dann nicht, wenn dieses auch feste Bestandteile enthält wie das Boassche Frühstück. Wir müssen daher bei solchen Differenzen dem physiologischen Probefrühstück den Vorrang geben.

Wachstumsvorgänge.

Der Röntgenologie fällt die Beobachtung derjenigen Wachstumsvorgänge zu, die äußerlich nicht sichtbar verlaufen. Es kommen hier unter normalen Verhältnissen nicht so sehr die inneren Organe in Betracht als das Skeletsystem. Ein richtiges Bild von der Osteogenese erhielt man erst durch die röntgenologischen Forschungen; der Zeitpunkt des Auftretens und der Synostosierung der Knochenkerne konnte an einem großen Material bestimmt werden. Auch für den Einzelfall ermöglicht die Röntgenuntersuchung die Beobachtung des Knochenwachstums durch in größeren Zeitintervallen angefertigte Aufnahmen.

Solche in größeren Zeitintervallen von ein und demselben Objektteil angefertigte Aufnahmen bezeichnet man als *Serienaufnahmen*. Dies ist die Methode, langsam in der Zeit vorsichgehende Veränderungen zu verfolgen und objektiv festzuhalten. Die Zeitintervalle müssen dem Tempo des Entwicklungsganges angemessen gewählt werden. Besondere Bedeutung kommt dieser Art der Untersuchung in der pathologischen Physiologie zu, wo Wachstum und Veränderung pathologischer Produkte verfolgt werden sollen.

Reaktion auf äußere Reize.

Die Reaktion auf äußere Reize äußert sich röntgenologisch in besonderen Bewegungs- oder Wachstumsvorgängen; diese sind dann in der gleichen Art zu beurteilen, wie es oben für diese Vorgänge beschrieben wurde. Die Röntgenologie bedient sich bei ihren Untersuchungen physikalischer und pharmakodynamischer Reize.

Physikalische Reize.

Der Lagewechsel. Der einfachste physikalische Reiz ist der Lagewechsel; er wird besonders angewendet bei der Untersuchung des Magen-Darmtrakts. Er dient nicht nur zur Prüfung der Beweglichkeit und freien Formveränderung der Organe unter der Wirkung der Schwerkraft, sondern auch zur Beeinflussung ihrer Motilität. Besonders eindrucksvoll ist das für den Ösophagus, dessen Entleerungsfunktion in Horizontallage oder in Kopftieflage bedeutend langsamer abläuft als in Vertikallage. Der Magen hinwiederum entleert sich in rechter Seitenlage rascher als in anderen Körperlagen. Eine ähnliche Abhängigkeit der Entleerung von der Körperlage läßt sich auch an der Gallenblase beobachten; für diese bietet die horizontale Rückenlage die günstigsten Entleerungsbedingungen. Auch auf die Herzform und -lage hat der Lagewechsel Einfluß.

Dosierte Arbeit. Die dosierte Arbeit ist die Untersuchungsmethode für die Reservekraft des Herzmuskels. Wir können unmittelbar die Arbeitsverkleinerung des Herzens orthodiagraphisch feststellen. Auch der MÜLLERsche und der VALSALVAsche Versuch sind als dosierte Arbeit aufzufassen (s. S. 206).

Thermische Reize. Thermische Reize finden hauptsächlich in der theoretischen Physiologie Anwendung. So kann man beispielsweise die

Einwirkung von Kälte und Wärme auf Tonus und Peristaltik des Magens prüfen. Praktisch wird die Wärmewirkung der Diathermie zur Beschleunigung und Verbesserung der Resorption einverleibter Kontraststoffe z. B. in der Cholezystographie verwendet.

Nahrungsreize. Die Nahrungsreize stehen in der Mitte zwischen physikalischen und pharmakodynamischen Reizen; sie kommen naturgemäß nur in der Abdominaldiagnostik zur Anwendung. Schon die Aufnahme des Kontrastbreies wirkt auf den Magen als Reiz, der ihn sowohl zur tonischen Kontraktion als auch zur Sekretion zwingt. Die Änderung der Konsistenz des Kontrastbreies ist als besondere Abstufung des Reizes anzusehen. Sie wird insbesondere bei der Untersuchung des Schluckaktes gebraucht, wo man dickflüssigen Brei verwendet, oder den Kontraststoff in fester Form in Kapseln schlucken läßt. Viel gebraucht ist das Eigelb und der Rahm als Entleerungsreiz für die Gallenblase.

Die pharmakodynamischen Reize.

Die pharmakodynamischen Reize nehmen den breitesten Raum in der theoretischen physiologischen Forschung ein; in der röntgenologischen Praxis finden sie nur beschränkte Anwendung.

Die einfache Röntgenuntersuchung des Herzens ist ein zu grobes Verfahren, als daß es uns die Einwirkung von herzwirksamen Mitteln verraten könnte. Wohl aber kann das Kymogramm jede feine Reaktion des Herzens auf Cardiaca aufzeigen. — In der Magen-Darmdiagnostik sind es vor allem die Atropinderivate, deren Einwirkung auf Tonus und

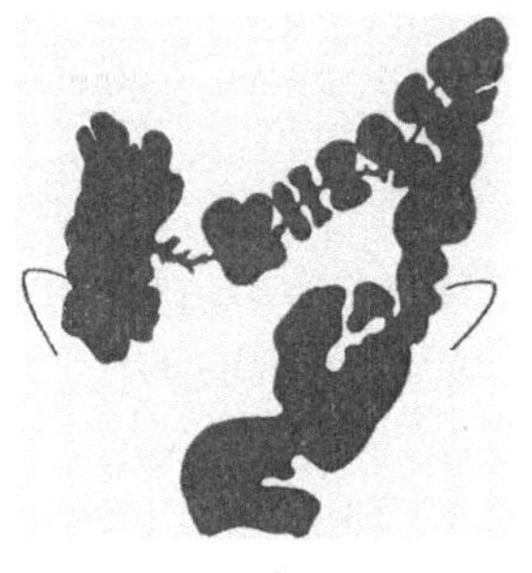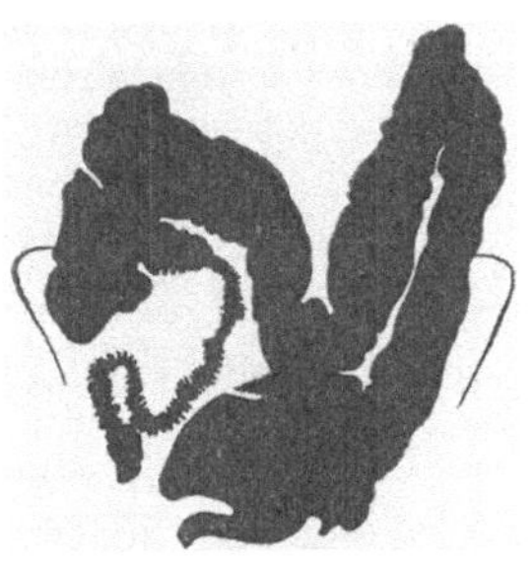

a   b

Abb. 100. a Atonischer Darm nach Atropinwirkung. b Hypertonischer Darm nach Pilokarpinwirkung. (Nach Bergmann, Funktionelle Pathologie.)

Motilität untersucht werden kann (Abb. 100). — An der Gallenblase können wir die Erweiterung durch Decholin beobachten. — Am Skeletsystem wiederum ist die Einwirkung des Vitamin-D-Faktors auf die Verkalkung der präparatorischen Zone der Epiphyse gut festzustellen.

Der theoretischen Physiologie und theoretischen Pharmakologie bietet sich die Möglichkeit, ihre experimentellen Forschungen auch röntgenologisch zu beobachten, soweit es sich um Dinge handelt, die sich röntgenologisch darstellen lassen. Der Physiologe kann einen großen Teil seiner

Tierexperimente röntgenologisch ausdeuten, wie etwa die Wirkung der Vagusbeeinflussung auf den Magen-Darmkanal (Abb. 101), oder die Reaktion der Knochen bei Ernährungsexperimenten usw. Die gleiche Möglichkeit besteht für die Pharmakologie; auch sie kann die Wirkung von Stoffen auf den Magen-Darmkanal, die Gallenblase und die Niere röntgenologisch beobachten. Die Resorption von Metall- oder Jodsalzen nach intramuskulärer oder subkutaner Injektion ist mittels Serienaufnahmen gut zu verfolgen. Namentlich für die Wismutverbindungen

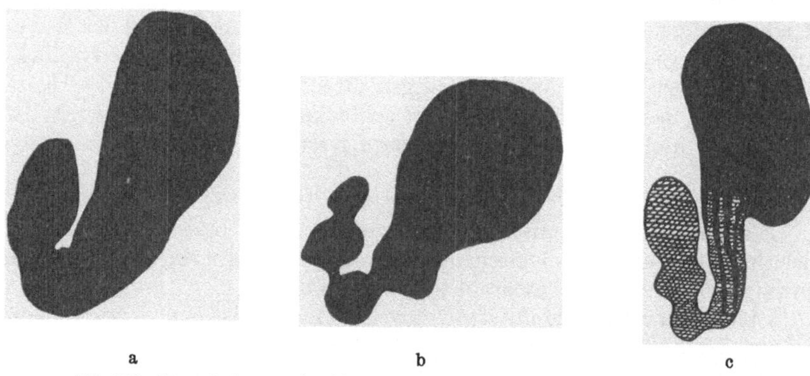

Abb. 101. Tonusänderung des Magens einer dezerebrierten Katze (nach KLEE).
a Sympathikustonus (nach Kühlung des Vagus). b Vagus- und Sympathikustonus (nach Erwärmung des Vagus). c Vagustonus (nach Durchschneidung der Nervi splanchnici).

ist das von einiger Bedeutung. Die Verwendung der röntgenologischen Methode zu Forschungszwecken bricht sich auf diesen Gebieten immer mehr Bahn und ist stetig im Zunehmen begriffen.

III. Die röntgenologische Darstellungslehre.

(Spezielle Röntgenanatomie und -physiologie.)

Die photographischen Voraussetzungen.

Die Voraussetzung jeder diagnostischen Tätigkeit bildet die Gewinnung des typischen Bildes, das die zu untersuchenden Organe oder Körpergegenden in zweckmäßiger Anschaulichkeit und unter gut reproduzierbaren Bedingungen wiedergibt. Diese Voraussetzungen sind sowohl photographischer als auch anatomischer Natur. Die Röntgenphotographie erfordert, abgesehen von dem vielen Detailwissen, auch eine gewisse Geschicklichkeit im Einstellen, nicht nur was die anatomisch-topographischen Verhältnisse anbetrifft, sondern auch soweit es sich um die rein körperliche und psychische Beherrschung des Patienten zur absoluten Ruhigstellung zur Photographie handelt. Über das erstere wird bei den einzelnen Körperteilen das Nötige gesagt werden, über das letztere einige allgemeine Worte: Eine geeignete und dabei bequeme Lagerung des Kranken ist von nicht zu unterschätzender Bedeutung. Mangelt es daran, so wird man selten auch bei kurzer Exposition ein scharfes Bild erzielen; denn selbst die beste Fixierung durch Binden, Gewichte und Sandsäcke wird illusorisch, wenn der Patient unter der Lagerung zu leiden hat. Hierüber bindende Angaben zu machen, ist nicht möglich. Jeder Untersucher wird von Fall zu Fall mit ein wenig Einfühlung und Erfindergabe für seinen Kranken die jeweils günstigste Stellung herausfinden. Die Klagen, die der Patient dabei äußert, sind ein sicherer Wegweiser; durch sie geleitet, wird man bald hier ein Kissen unterschieben, dort ein Gelenk beugen — und die Situation ist schon gebessert.

Bei manchen Aufnahmen ist nun eine unbequeme Lagerung unvermeidlich. In diesen Fällen wird man so vorgehen, daß man erst alle Vorbereitungen zur Photographie trifft, damit, sobald der Patient seine Stellung eingenommen hat, die Aufnahme sofort erfolgen kann. Überhaupt mache man sich zur Regel, den Kranken nicht unnütz und lange in unbequemer Stellung verharren zu lassen.

Wer nicht die Möglichkeit hat, Momentaufnahmen anzufertigen, wird bei der Photographie von Kindern sehr viel Ärger erleben. Es ist gut, sie durch eine Scheinphotographie mit leerer Kassette von der Harmlosigkeit des ganzen Vorgangs zu überzeugen. Allerdings sind sie solchen Argumenten nicht immer — und in einem gewissen Alter uberhaupt nicht zugänglich.

Derjenige Teil des Objekts, der klinisch verdächtigt wird, muß der Platte zunächst zu liegen kommen; denn nur so wird er sich in schärfster Strukturzeichnung abbilden. Auch muß diese Partie gleichmäßig glatt der Platte anliegen und in der Achse des Hauptstrahls sich befinden, damit sie in möglichst objektgetreuen Proportionen, ohne Verzeichnung durch Schrägprojektion (wie es bei den peripheren Teilen des Bildes der Fall ist), zur Darstellung gelange. Die projektivische Verzeichnung wird um so stärker, je schräger die Strahlen auf die Platte einfallen. Durch größtmögliche Entfernung des Fokus von der Platte wird sowohl schärfste Strukturzeichnung erreicht, als auch die Verprojizierung auf ein Minimum herabgedrückt (Fernaufnahme).

Damit stets mit den zentralen Strahlen gearbeitet werde, ist die Röhre mit ihrem Fokus über den Mittelpunkt des aufzunehmenden Objekts zu stellen und in dieser Lage zu fixieren. Dieses „Zentrieren‘‘ geschieht mit Hilfe eines Zentralstrahlzeigers. Man verwende nur Kassetten, die einen Bleiboden besitzen; dieser hat die Aufgabe, die Strahlung, die die Platte durchsetzt, zu absorbieren. Fehlt der Bleiboden, so wird die harte Strahlung, nachdem sie die Platte durchdrungen hat, in der Kassettenunterlage (Lagerungstisch usw.) Streustrahlung erzeugen, die ihrerseits von rückwärts her die Platte schwärzen kann. Photographiert man ohne Kassette, z. B. mit Film in Papierhülle, so unterlasse man aus genanntem Grunde nicht, durch eine Bleiunterlage (Bleigummi) den Film gegen Rückstreuung zu schützen.

Mindestens zwei Röhrenexemplare sind notwendig: eines mit einem feinen Fokus für Aufnahmen des Skeletsystems und ein zweites, das für schwere Belastung gebaut ist, mit dem sämtliche Aufnahmen für die interne Diagnostik sowie Fernaufnahmen hergestellt werden können.

Die mit scharfem Fokus ausgestattete Röhre darf nur mit geringen Stromenergien belastet werden. Man gehe deshalb mit der Kurbel des Heizstromkreises nur so weit vor, bis 20—30 Milliampere erreicht sind. Als Spannungsstufe eignet sich für Skeletaufnahmen am besten das Intervall zwischen 40—50 kV. *Bei der Einstellung: 20—30 mA, 40 bis 50 kV lassen sich sämtliche Extremitätenaufnahmen herstellen.* (Über Aufnahmen mit photographischer Vorderblende siehe Kapitel IV, S. 133.) Bei sehr strahlendurchlässigen Objekten (Säuglinge, Extremitätenenden, Thorax der Kinder, Zähne) kann man mit der Spannung noch um 5 kV heruntergehen, ebenso wie man bei korpulenten Personen die Spannung um den gleichen Betrag steigern kann.

Bei Aufnahmen der inneren Organe, die Eigenbewegung aufweisen bzw. fortgeleitete Bewegungen ausführen, wird man im Interesse der Bildschärfe die Expositionszeit, soweit dies möglich ist, abzukürzen suchen und daher stets mit der maximalen Leistung, die die Apparatur hergibt, arbeiten.

Normierung der Aufnahmen.

Um zu vergleichbaren Bildern und allgemeiner Zugänglichkeit der Untersuchungsergebnisse zu gelangen, ist — ohne dem einzelnen seine individuelle Freiheit zu nehmen — eine Normierung der Aufnahmerichtungen notwendig, die weiterhin auch den Zweck hat, die bisher gemachten praktischen Erfahrungen zu sammeln und anderen zu übermitteln. Die Aufstellung einer Norm erleichtert und verkürzt den Untersuchungsweg; denn für jede Verletzung und Erkrankung stehen uns sogleich die durch die vielfache Erfahrung bewährten Untersuchungsarten zur Verfügung. Erst wo diese nicht zum Ziele führen, hat die individuelle Untersuchungstechnik einzusetzen. Im allgemeinen beachte man folgende Grundregeln:

1. *Die Mindestforderung der Zweiebenenaufnahme.* Bei Frakturverdacht nach Verletzungen und bei Erkrankungen von Knochen und Gelenken sind stets mindestens zwei Aufnahmen in zueinander senkrechten Strahlenrichtungen anzufertigen. Beim Schädel und den großen Gelenken (Schulter und Hüfte) ist oft noch eine axiale Aufnahme zur Ergänzung notwendig. Bei Schädelverletzungen ist außer den typischen Einstellungen stets auch eine tangentiale Aufnahme an der Stelle der Gewalteinwirkung anzufertigen; nur so lassen sich Frakturen der Tabula externa oder interna exakt darstellen.

Die Mindestforderung der Zweiebenenaufnahme hat keine uneingeschränkte Gültigkeit in der Aufnahmetechnik von Herz und Lungen; hier begnügt man sich meist mit *einer* Aufnahme, die durch eine Durchleuchtung in mehreren Strahlenrichtungen ergänzt wird.

Bei den Magen- und Darmuntersuchungen geht man dagegen über diese Forderung hinaus und verlangt nicht nur Aufnahmen in mehreren Ebenen, sondern auch bei Lagewechsel und verschiedenem Füllungsgrad. Aus anatomischen Gründen hält man sich nicht nur an die senkrechten Hauptstrahlenrichtungen, sondern verwendet auch die schrägen Durchmesser.

2. *Die Vergleichsaufnahme*. Die Vergleichsaufnahme ist bei symmetrisch angelegten Körperteilen zur Erkennung beginnender krankhafter Veränderungen heranzuziehen, so namentlich bei der Knochentuberkulose und anderen mit Entkalkung einhergehenden Knochen- und Gelenkerkrankungen. Auch Epiphysenlösungen mit geringer Dislokation beurteilt man sicherer durch Heranziehung einer Vergleichsaufnahme. Ebenso muß man zur Entscheidung der Frage, ob ein akzessorischer Knochen oder alte Fraktur vorliegt, die gesunde Seite mitphotographieren; denn Varietäten sind so gut wie immer doppelseitig angelegt. Das gleiche gilt für persistierende Epiphysenfugen; auch sie sind doppelseitig, und lassen sich durch eine Vergleichsaufnahme von einer Fraktur unterscheiden.

3. *Identifizierungsmarken*. In allen Fällen, wo ein palpatorischer oder makroskopischer Befund mit einer Veränderung im Röntgenbild identifiziert werden soll, geht man am zweckmäßigsten so vor, daß man die sicht- oder fühlbare Veränderung mit einer nicht störenden Marke (dünner Drahtring) bezeichnet. Besonders ratsam ist ein solches Vorgehen auch bei Veränderungen an der Schädelkapsel sowie an Rippen und Wirbelsäule. Auch fühlbare Abdominaltumoren wird man zweckmäßig mittels Drahtring sichtbar machen.

4. *Die Festlegung der Aufnahmebedingungen*. Auf jeder angefertigten Photographie sind die Aufnahmebedingungen mit zu vermerken. Dies ist sowohl für die Beurteilung des Bildes als auch für eine eventuelle Wiederholung der Aufnahme zwecks Kontrolle von Wichtigkeit. Die Aufnahmebedingungen werden bestimmt 1. durch die Richtung des Hauptstrahls, 2. durch die vom Hauptstrahl beim Ein- und Austritt aus dem Objekt getroffenen Objektpunkte, 3. durch den Winkel, den der Hauptstrahl mit der Plattenfläche bildet, 4. durch die Entfernung des Fokus von der Platte, 5. durch die Strahlenqualität.

Die Strahlenrichtung wird bezeichnet nach dem Strahlengang, vom Brennpunkt der Röhre aus betrachtet. So besagt beispielsweise die Bezeichnung „*ventro-dorsal*", daß die Strahlen von der Röhre kommend zunächst die Vorderseite des Körpers treffen und diesen durchsetzend auf der Rückseite wieder austreten. Die umgekehrte Strahlenrichtung bezeichnet man mit „*dorso-ventral*". Der Strahlengang wird nach den Hauptebenen des Körpers als *sagittal* (Symmetrieebene, Richtung der Pfeilnaht) und senkrecht darauf als *frontal* oder seitlich bezeichnet. Daneben werden noch schräge Strahlenrichtungen verwendet. Einige sind als typisch anzusehen (s. unter „Herz" S. 202).

Im folgenden eine Zusammenstellung der in der röntgenologischen Aufnahmetechnik gebräuchlichen Raum- und Richtungsbezeichnungen:

Anterio-posterior .... Richtung vorne-hinten
Distal ....   „   fußwärts oder fingerwärts
Dorsal .... Rückseitig
Dorso-plantar .... Richtung Fußrücken-Fußsohle
Dorso-ventral ....   „   Rücken-vordere Körperfläche
Dorso-volar ....   „   Handrücken-Hohlhand

Fibulo-tibial .... Richtung kleiner Zeh-großer Zeh
Frontal...................   „   seitlich
Fronto-okzipital ....   „   Stirn-Hinterhaupt
Kranial .... Kopfwärts
Kaudal .... Fußwärts
Lateral .... Seitwärts, auswärts
Medial................... Einwärts
Okzipito-frontal .... Richtung Hinterhaupt-Stirn
Okzipito-mental ....   „   Hinterhaupt-Kiefergegend
Parieto-submental ....   „   Scheitel-Unterkinngegend
Posterio-anterior ....   „   von hinten nach vorn
Radio-ulnar ....   „   Daumen-kleinfingerwärts
Tibio-fibular ....   „   großer Zeh-kleiner Zeh
Ulno-radial ....   „   Kleinfinger-daumenwärts
Ventro-dorsal ....   „   vordere Körperfläche-Rücken
Volo-dorsal ....   „   Hohlhand-Handrücken

Das Skeletsystem.

Die spezielle Einstelltechnik.

Die Einstelltechnik ist eine leicht erlernbare Kunst. Die Hauptsache ist, daß man die anatomische Struktur des zu untersuchenden Körperteils kennt und sich beim Dirigieren des Zentralstrahls an einige sicht- und tastbare anatomische Punkte hält. Die jeweils zu wählende Fokus-Plattenentfernung richtet sich nach dem Schärfeindex der Röhre. Sie wird verschieden zu wählen sein, je nach dem Tiefendurchmesser des Objekts. Im allgemeinen kommt man bei *dünnen* Objekten mit *geringen* Entfernungen aus, während Objekte von *großem* Durchmesser einen *größeren* Röhrenabstand notwendig machen. Auch auf den Objektdetailabstand müssen wir Rücksicht nehmen; ist es nicht möglich, das Objektdetail, auf das es ankommt, nahe an die Platte heranzubringen, so kann man die Nachteile, die daraus erwachsen würden, nur ausgleichen, indem man die Röhrenentfernung entsprechend vergrößert. Das Objektdetail ist häufig auch für die Lagerung entscheidend: wir werden nämlich immer dafür Sorge tragen, das Objekt so zu lagern, daß der Teil, der nach den klinischen Zeichen vermutlich im pathologischen Sinne verändert ist, der Platte am nächsten zu liegen kommt.

Momentaufnahmen sind für das Skeletsystem im allgemeinen entbehrlich und nur bei Kindern anzuwenden. Im übrigen wird man mit Zeitaufnahmen sein Auskommen finden. Die gangbarste Arbeitsweise ist: scharfzeichnende Röhre mit Feinfokus, Belastung 20—40 mA bei zirka 50 kV. Aufnahmen des Rumpfskelets werden vorteilhaft unter Verwendung einer Streustrahlenblende angefertigt. Dazu wird sich eine stärker belastbare Röhre empfehlen (s. S. 134).

Durch geeignete Lagerung und Fixierung läßt sich in jedem Falle eine vollständige Ruhigstellung erzielen. Aufnahmen des Rumpfes und der großen Gelenke, die den Rumpf mit den Extremitäten verbinden, müssen bei Atemstillstand ausgeführt werden. Bei guter Kompression wird in manchen Fällen auch eine sehr flache Atmung statthaft sein.

Stets auf das nötige Bildfeld abblenden! Abdominalaufnahmen immer mit Kompression ausführen!

Der Schädel.

Es wird im sagittalen, frontalen, axialen und schrägaxialen Strahlengang untersucht. Die diagnostische Ausbeute betrifft die Schädelkapsel, den Gesichtsschädel mit den Augen, Kiefern und Zähnen, die Nebenhöhlen der Nase und das innere Ohr.

Die Anwendung einer Streustrahlenblende ist nicht unbedingt erforderlich. In der Diagnostik der Nasennebenhöhlen, der Kiefer und des Ohres ist es besser, ohne Blende zu arbeiten.

Die Schädelkapsel. Die Schädelkapsel setzt sich zusammen aus dem Schädeldach und der Schädelbasis. Für die Darstellung der Form, Größe und Struktur des Schädeldaches eignen sich am besten Übersichtsaufnahmen in sagittaler und frontaler Strahlenrichtung bei einem F. P.-Abstand von 75 cm.

1. *Die sagittale Aufnahme* kann in okzipito-frontaler oder fronto-okzipitaler Strahlenrichtung erfolgen. Man wird diejenige Lage wählen, bei der die vermutete Veränderung näher der Platte zu liegen kommt. a) *okzipito-frontal:* Patient in Bauchlage, Nasenspitze auf der Platte, Stirn durch Wattebausch gestützt, Kopf genau symmetrisch gelagert

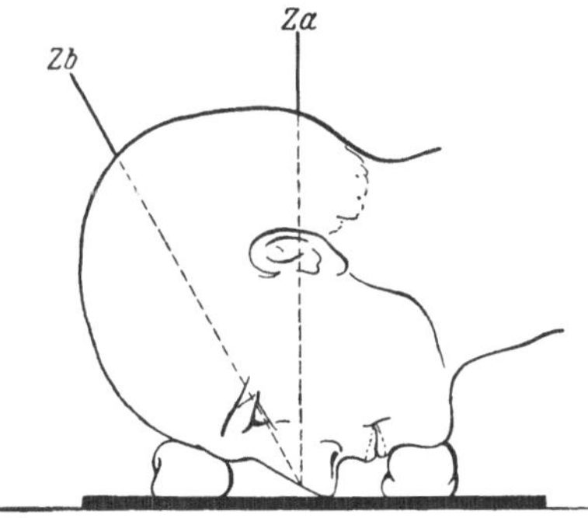

Abb. 102. Strahlengang bei der sagittalen Schädelaufnahme.

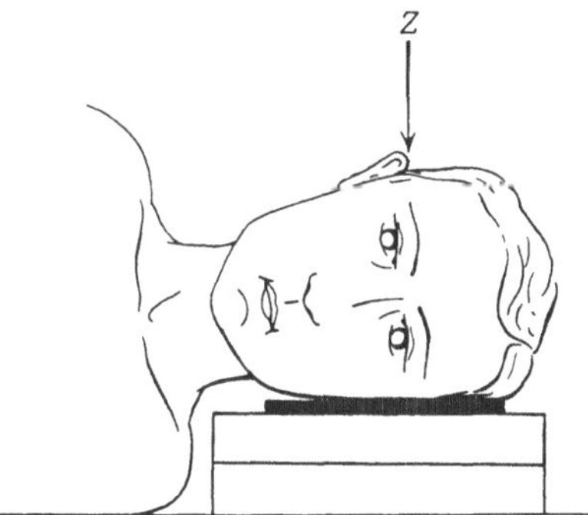

Abb. 103. Strahlengang bei der frontalen Schädelaufnahme.

(Abb. 102), Gehörgang beiderseits gleich weit von der Platte entfernt. Eingestellt wird auf die Protuberantia occipitalis externa *Za*, b) *fronto-okzipital:* Patient in Rückenlage, Kopf in ungezwungener Haltung genau symmetrisch. Eingestellt wird auf die Nasenwurzel.

2. *Die frontale Aufnahme.* Patient in Seitenlage, Platte dem Ohr anliegend, Schulterbreite durch Karton oder Holzeinlagen ausgeglichen. Man achte, daß die Sagittalebene des Kopfs genau horizontal zu liegen kommt (Abb. 103). Wird mit Streustrahlenblende photographiert, so legt man den Kranken auf den Bauch und läßt den Kopf seitwärts drehen. Bei starkbrüstigen Frauen stößt dies auf Schwierigkeiten; hier wird man von der Rückenlage aus den Kopf seitwärts drehen lassen. Eingestellt

wird auf die Mitte der Verbindungslinie zwischen Porus acusticus externus und lateralem Orbitalrand.

Das Bild zeigt die Umrisse der Schädelform von Haaren und Weichteilen befreit. So erkennt man gleich Asymmetrien der Schädelhälften, lokale Vorwölbungen oder Abflachungen, man erkennt die Beschaffenheit der Lamina externa und interna, und man kann die Dicke und Struktur des Knochens selbst beurteilen.

Für die Beurteilung der Schädelbasis benötigt man außer den eben erwähnten sagittalen und frontalen Übersichtsaufnahmen noch die axiale Aufnahme. Die Form- und Größenverhältnisse der drei Schädelgruben lassen sich aus den Übersichtsaufnahmen genügend übersehen. Die Längen- und Tiefendimensionen der Schädelgruben, die Größe des Basalwinkels sowie das Lageverhältnis der Schädelgruben in bezug auf die deutsche Horizontale, können am Profilbild ebenso exakt beurteilt werden wie die Breitendurchmesser und die Symmetrieverhältnisse an den Sagittal- und Axialbildern. Auch die Form und Größe der für den Durchtritt der Hirnnerven und der Gefäße der Hirnbasis bestimmten Foramina der Schädelbasis geht aus den sagittalen und axialen Bildern zur Genüge hervor.

3. *Die axiale Aufnahme.* Der Patient liegt in Bauchlage, Kopf und Kinn soweit wie möglich zurückgestreckt. Je nach der Einstellung und Führung des Zentralstrahls erhalten wir verschiedene Auskunft. 1. Röhre um 30⁰ nach hinten geneigt, Zentralstrahl trifft das Objekt an der Grenze

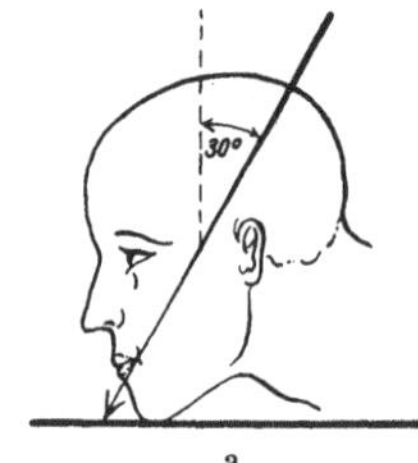

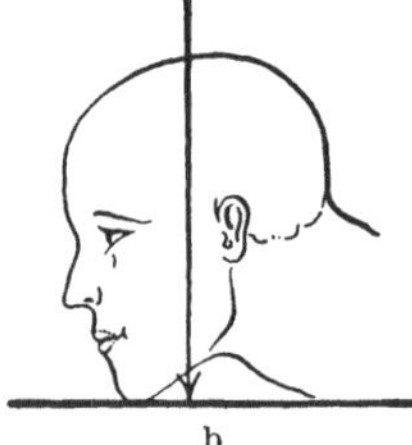

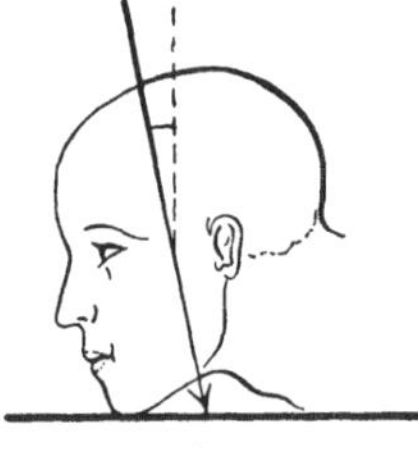

Abb. 104. Axiale Schädelaufnahmen.

zwischen Hinterhauptschuppe und Scheitelbein (Abb. 104a), Ergebnis: Axiale Aufnahme des Gesichtsschädels; dargestellt sind Oberkiefer, Unterkiefer, Kiefergelenke, Jochbeinbögen und Nebenhöhlen. 2. Zentralstrahl verläuft senkrecht; die Keilbeinhöhlen und die Felsenbeinpyramiden werden sichtbar (Abb. 104b). 3. Will man die Keilbeinhöhlen noch übersichtlicher haben, so muß man die Röhre ein wenig nach vorne neigen und den Zentralstrahl etwas von vorne eintreten lassen (Abb. 104c).

Die axiale Aufnahme ist auch in der umgekehrten Richtung als submento-vertikale Aufnahme ausführbar. Der Patient befindet sich zu diesem Zweck in Rückenlage. Unter die Schultern wird ihm eine Nackenrolle geschoben, so daß der Kopf stark nach hinten überhängt. Zur

Fixierung der Stellung wird übers Kinn ein Doppelsandsack gehängt. Der Zentralstrahl wird gegen den oberen Rand des Kehlkopfs gerichtet und verläuft bei seitlicher Visierung parallel zur Profillinie des Gesichts (Abb. 105).

Diese Stellung, wie auch die vorhergehende, wird von dem Kranken wegen des starken Blutandrangs zum Kopf oft unangenehm empfunden. Man kann dann die Aufnahme auch am sitzenden Patienten, wie es Abb. 106 und 107 zeigen, ausführen.

Bemerkenswert ist die nucho-frontale Aufnahme nach HAAS. Die Aufnahme wird so angefertigt, daß man den Zentralstrahl vom Nacken auf den Stirnknochen richtet und so Teile der Schädelbasis auf die Stirnknochen projiziert. Dabei werden sichtbar: die Sella turcica in halbaxialer Aufsicht und die Felsenbeine. Namentlich das Dorsum sellae

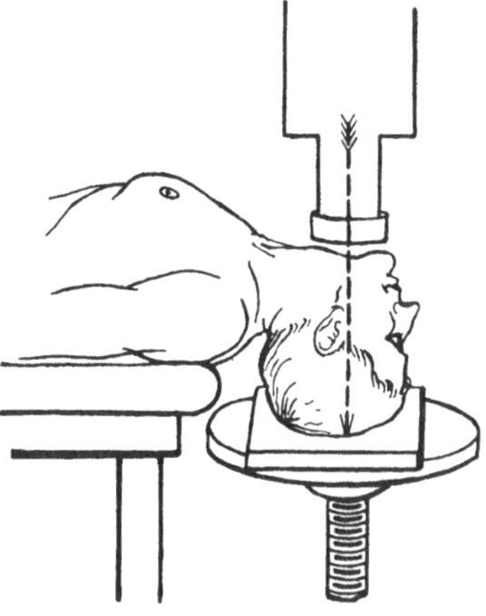

Abb. 105. Axiale Schädelaufnahme (submento-vertikale Einstellung).

ist in der Aufsicht gut zu übersehen (Strahlengang s. Abb. 108).

Für manche spezielle Fragestellung ist eine ganze Reihe von Aufnahmen notwendig. So verlangt beispielsweise SCHÜLLER für die exakte röntgenographische Untersuchung von Fällen, bei denen der Verdacht auf Akustikustumor besteht, sieben typische Aufnahmen. Im allgemeinen soll man sich bei der Schädeldiagnostik an die standardisierten Aufnahmen

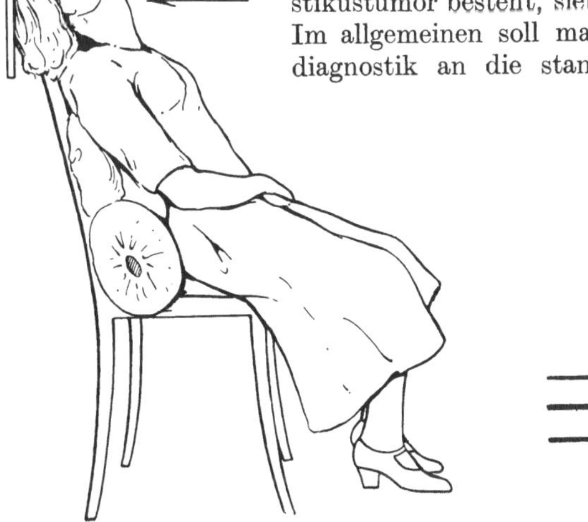

Abb. 106.

Abb. 107.

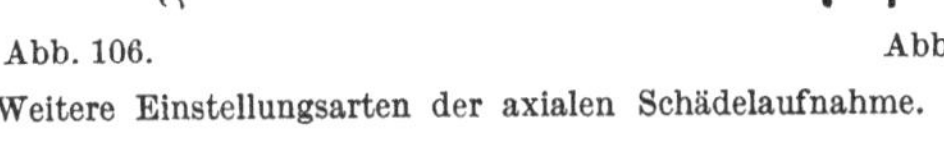

Weitere Einstellungsarten der axialen Schädelaufnahme.

halten, da deren Deutung nach festgelegten Richtlinien erfolgen kann.

Der Gesichtsschädel. Die Untersuchung des Gesichtsschädels teilt sich in mehrere Spezialgebiete auf, und zwar in die Untersuchung der Nasennebenhöhlen, des Auges samt Augenhöhle und der Kiefer und Zähne.

Abgesehen von diesen speziellen Erkrankungen ist das knöcherne Gerüst des Gesichtsschädels nicht selten der Sitz von traumatischen Verletzungen oder auch allgemeinen Erkrankungen. Soweit diese nicht unter die obengenannten Spezialgebiete fallen, muß für ihre Erkennung eine besondere Technik angewendet werden. Dies betrifft besonders das Os zygomaticum und das knöcherne Gerüst der äußeren Nase; an beiden sind traumatische Verletzungen nicht selten.

Das Os zygomaticum. Der Körper des Os zygomaticum ist auf axialen Aufnahmen nach Abb. 104 a und auf den Aufnahmen nach TSCHEBULL (Abb. 111, S. 169) gut zu übersehen. Will man die Jochbeinbögen isoliert darstellen, so verfahre man folgendermaßen: Die Kassette liegt auf einem Holzkeil, der einen Neigungswinkel von 20—25° hat. Der Patient liegt mit Kinn und Nase auf. Der Mund liegt auf dem Mittelpunkt der Platte. Die Röhre wird so eingestellt, daß der Zentralstrahl senkrecht steht auf einer Hilfslinie, die man bei seitlichem Visieren von der Protuberantia occipitalis zum oberen Orbitalrand zieht, und zielt in die Gegend des Mundes.

Die knöcherne Nase. Das knöcherne Gerüst der äußeren Nase umfaßt die Nasenbeine und die Nasenscheidewand. Die Nasenbeine sind auf Zahnfilmen, die seitlich an die Nase angelegt und vom Patienten gehalten

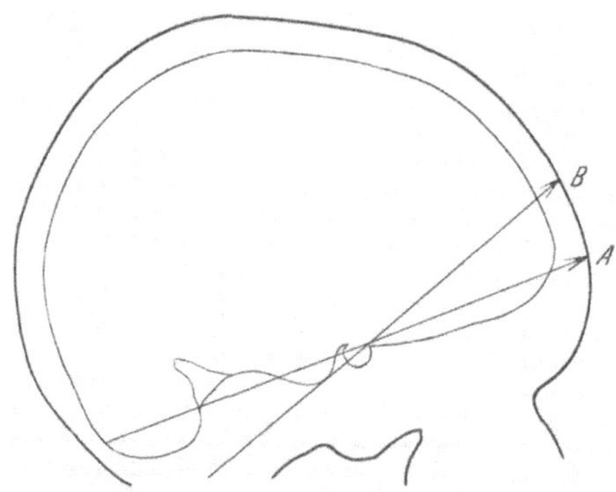

Abb. 108. Strahlengang und Projektionsverhältnisse bei der nucho-frontalen Aufnahme nach HAAS. Bei Strahlengang *A* wird die Sattellehne oberhalb, bei *B* in das Foramen magnum projiziert. Zwischen beiden Richtungen kann der Zentralstrahl variiert werden.

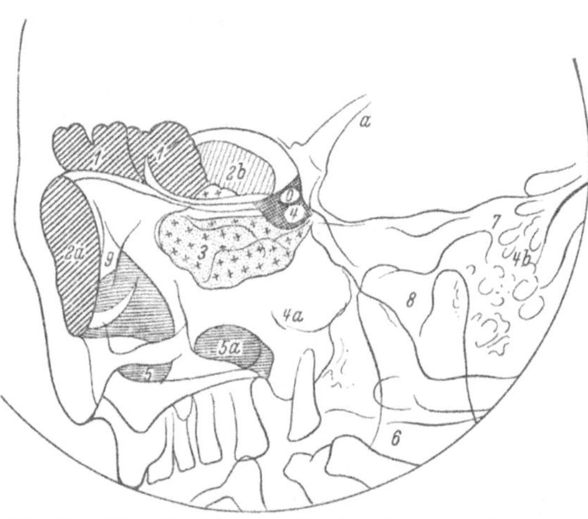

Abb. 109. Situationsskizze zur Schrägaufnahme nach RHESE-GOALWIN. *1* = Stirnhöhle; *2* = Orbita: *a* der Platte fernliegende, *b* der Platte anliegende Orbita; *3* = Siebbeinzellen. Keilbeinhöhle. *0* = Foramen opticum; *a* = Kleiner Keilbeinflügel. *4a* = Os zygomaticum; *4b* = Warzenfortsatz; *5* = Proc. palatinus maxillae; *5a* = Kieferhöhle; *6* = Unterkiefer; *7* = Pyramide mit Eminentia arcuata; *8* = Incisura mandibularis; *9* = Nasenbein.

werden, gut darzustellen. Die Nasenscheidewand sieht man auf der okzipito-frontalen und der axialen Aufnahme genügend deutlich.

Das Auge. Am Auge interessiert den Röntgenologen zunächst das knöcherne Gerüst der Orbita, in seltenen Fällen — hauptsächlich bei Fremdkörpern — der Augapfel selbst.

Bei Affektionen des Nervus opticus ist die Darstellung des Canalis opticus von Wichtigkeit. Hier hat sich die Aufnahmerichtung nach RHESE-GOALWIN bewährt. Der Patient befindet sich in Bauchlage, der Kopf ist soweit nach der kranken Seite gedreht, daß Nasenspitze und äußerer Orbitalrand der Platte aufliegen. Der Zentralstrahl zielt, das Scheitelbein hinter dem Scheitelbeinhöcker durchsetzend, auf den äußeren Orbitalwinkel und bildet mit der deutschen Horizontalen einen kranialwärts offenen Winkel von zirka 40⁰, mit der Medianebene des Kopfs einen solchen von zirka 50⁰. Es ist angebracht, auch eine Vergleichsaufnahme der gesunden Seite anzufertigen. Das Aufnahmeergebnis zeigt Abb. 109.

Das knöcherne Gerüst der Orbita übersieht man am besten auf okzipito-frontalen Aufnahmen des Schädels, wobei man nur dafür Sorge zu tragen hat, daß die Pyramiden aus dem Bereich der Augenhöhle nach abwärts projiziert werden. Dazu genügt schon eine Neigung des Zentralstrahls um 20⁰ kranialwärts. Eine stärkere exzentrische Neigung ist unzweckmäßig, da eine zu starke Verzeichnung eintritt. Die Aufnahme muß mit der größten Sorgfalt symmetrisch eingestellt werden, da sonst ein Vergleich mit der gesunden Seite kaum möglich ist.

Geringere Bedeutung hat die seitliche Aufnahme, da beide Orbitae sich überdecken. Die Einstellung ist sehr einfach. Der Patient befindet sich in Seitenlage. Der Kopf liegt mit der Medianebene parallel zur Platte. Eingestellt wird auf die Mitte des äußeren Orbitalrandes senkrecht zur Medianebene. Über Fremdkörper des Auges s. S. 349.

Die Nasennebenhöhlen. Die Nasennebenhöhlen sind luftgefüllte Hohlräume, die mit der Nase in Kommunikation stehen und sich in T-förmiger Anordnung dem Gesichtsschädel und dem Boden der Schädelbasis einfügen. Es entstehen so zwei durch ihre Anordnung gesonderte Gruppen, von denen die eine sich in frontaler (Stirnhöhle und Kieferhöhle), die andere in sagittaler Richtung (Siebbeinzellen und Keilbeinhöhlen) ausdehnt (Abb. 110). Die paarige Anlage der Hohlräume zwingt uns, den Zentralstrahl bei allen Aufnahmen durch die Symmetrieebene des Schädels zu führen, da bei den seitlichen Aufnahmen die paarigen Gebilde sich decken. Anderseits ermöglicht uns die sagittale Aufnahme die wertvolle vergleichende Betrachtung beider Seiten.

Alle Nebenhöhlen auf *einer* Aufnahme zur Darstellung zu bringen, scheitert schon an der verschiedenartigen Anordnung der beiden Gruppen, wird aber weiter noch dadurch unmöglich gemacht, daß, je nach dem Strahlenwinkel, bestimmte Nebenhöhlen durch kompakte Skeletteile, wie die Pyramiden und die Basis der hinteren Schädelgrube verdeckt werden. Es sind deshalb zur Untersuchung des gesamten Nebenhöhlensystems mehrere Aufnahmen (mindestens 3) erforderlich, und es ist zweckmäßig, die Untersuchung in drei Teilgebiete zu teilen, und zwar 1. die Untersuchung der Siebbeinregion, 2. die Untersuchung der Oberkiefer- und Stirnbeinhöhlen, 3. die Untersuchung der Keilbeinhöhlen. Jede weitere Untersuchung gibt nebenbei auch eine Kontrolle der vorhergehenden, und so wird es möglich, durch Vergleich der erhaltenen Bilder zu einem abschließenden Urteil zu kommen.

1. *Die Untersuchung der Siebbeinregion.* Zur Darstellung ist die gewöhnliche Sagittalaufnahme nötig, wie sie bereits Abb. 102 bietet. Wir sehen das Siebbein in der Ansicht von vorne; es wird in seinem größten Tiefendurchmesser von den Röntgenstrahlen durchquert, so daß normale Zellen besonders hell, erkrankte durch Summationswirkung besonders dunkel erscheinen. Leider ist eine strenge Scheidung in vordere und

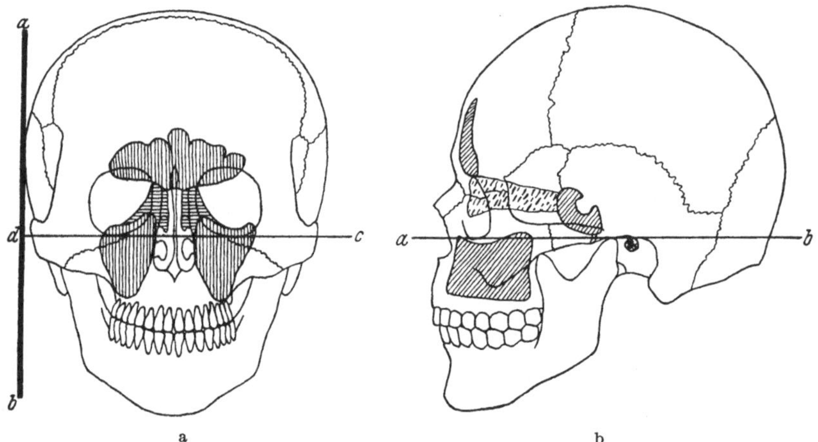

Abb. 110. Anatomische Anordnung der Nasennebenhöhlen a im sagittalen, b im frontalen Strahlengang.

hintere Siebbeinzellen nicht immer möglich, wenn auch erstere mehr medial-, letztere mehr lateralwärts projiziert werden. Störend ist, daß die Keilbeinhöhlen sich dem Bilde der Siebbeinzellen überlagern.

Auch die Stirnhöhlen sind gut zu erkennen, doch werden sie von den Strahlen in der Richtung ihrer geringsten räumlichen Ausdehnung durchsetzt, wodurch das Erkennen geringer Unterschiede in der Schattendichte erschwert wird. Außerdem projiziert sich in ihren unteren Anteil schon der Boden der vorderen Schädelgrube. Die Kieferhöhlen werden fast vollständig vom dichten Schatten der Pyramide überlagert.

2. *Untersuchung der Oberkieferhöhlen und Stirnhöhlen.* Zu diesem Zweck neigt man den Röhrenfokus um zirka 25° kranialwärts. Anstatt aber den Röhrenfokus zu neigen, ist es aus technischen Gründen besser, die Winkelstellung durch Änderung der Kopfhaltung des Patienten herbeizuführen. Das geschieht so, daß der Kranke jetzt Kinn und Nase der Platte auflegt. Bei spitzem Profilwinkel ist dadurch schon die nötige Winkelstellung erreicht. Bei flachem Profil muß man noch ein kleines Wattekissen unter die Stirn legen. Auf solchen Aufnahmen ist die Schädelbasis soweit nach abwärts projiziert, daß die Kieferhöhlen ober-

halb der Pyramiden zum Vorschein kommen und nur ihre untere Hälfte noch verdeckt bleibt. Das Dach der Oberkieferhöhlen wird annähernd tangential getroffen. Die ganze Höhle tritt als gleichmäßig helles, von klaren Konturen umgebenes Gebilde in Erscheinung. Die Siebbeinzellen erscheinen horizontal ausgebreitet. Eine Unterteilung in vordere und hintere Siebbeinzellen ist an sich dadurch erleichtert, jedoch können, wenn die Neigung zu steil war, die hinteren Siebbeinzellen in Deckung mit dem medialen Gebiet der Kieferhöhle kommen, während die mittleren Siebbeinanteile in die Nasenhöhle projiziert werden; hier können sie sich, namentlich bei Schwellungszuständen der Muscheln, der weiteren Differenzierung entziehen. Das gleiche gilt für die Keilbeinhöhlen, die in den untersten Bereich der Apertura piriformis fallen. Ausgiebige Kokainisierung der Nasenhöhle verbessert zwar das Bildresultat, verfälscht aber die ursprünglichen Verhältnisse. Will man die Kieferhöhlen ganz frei projizieren

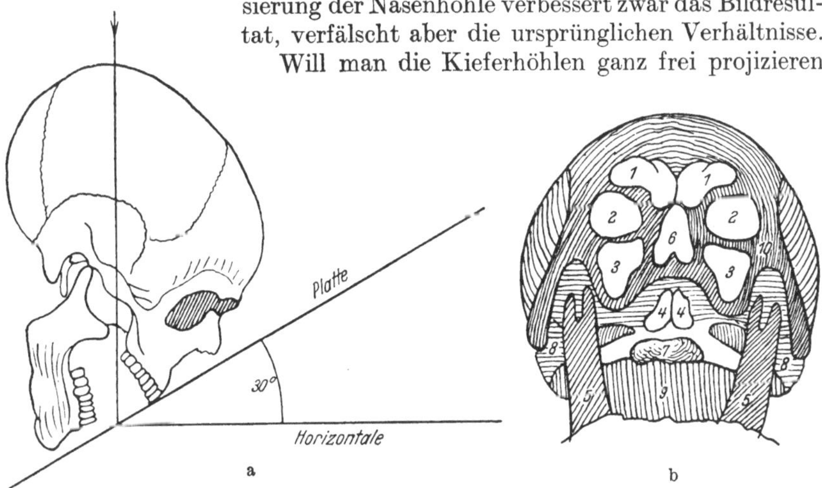

Abb. 111. a Vertico-orale Aufnahmerichtung nach TSCHEBULL. b Situationsskizze zum Röntgenbild in der Aufnahmerichtung nach TSCHEBULL. *1* = Stirnhöhle; *2* = Orbita; *3* = Kieferhöhle; *4* = Keilbeinhöhle; *5* = Aufsteigender Ast des Unterkiefers; *6* = Apertura piriformis; *7* = Zunge; *8* = Felsenbeinpyramide; *9* = Unterkiefer; *10* = Os zygomaticum.

und auch die Keilbeinhöhlen übersehen, so ist es ratsamer, statt einer weiteren Neigung des Zentralstrahls die Aufnahmerichtung nach TSCHEBULL zu wählen (Abb. 111 a und b). Bei diesem Strahlengang wird das Knochenmassiv der Felsenbeine und der Schädelbasis unter das pneumatische System der Nasennebenhöhlen projiziert. Die Technik ist folgende: Bei weit geöffnetem Mund (Korken zwischen den Zähnen) liegt der Patient mit Kinn und Nase der Platte auf, die von der Tischebene um 30° aufsteigt. Der Zentralstrahl tritt lotrecht am Scheitel ein und zielt gegen die Mundhöhle. Zur Darstellung kommen bei dieser Aufnahme die Kiefer- und Stirnhöhle und insbesondere die Keilbeinhöhlen, die frei von Überlagerungen in die Mundhöhle projiziert werden. Weniger günstig ist das Siebbein dargestellt, da es mit der unteren Muschel und den lateralen Nasenwänden zusammenfällt.

3. *Die Untersuchung der Keilbeinhöhlen.* Um diese zentral gelegenen Höhlen einwandfrei sichtbar zu machen, bedient man sich neben der Aufnahme nach Tschebull vornehmlich der axialen Schädelaufnahme. Die Technik der Aufnahme ist bereits auf S. 165, Abb. 105 und 106 dargestellt. Die Keilbeinhöhlen gelangen in idealer Projektion zur Darstellung. Form und Größe, sowie die nachbarlichen Beziehungen zu Teilen der Schädelbasis oder angrenzenden Zellgebieten sind gut zu beurteilen. Auch das Siebbein ist in günstiger Projektion getroffen. Da es jedoch vollständig von den Nasenmuscheln überdeckt wird, kann man das Bild nicht diagnostisch verwenden; höchstens über die hinteren Siebbeinzellen kann man sich noch ein Urteil bilden.

Es kommen also für die Darstellung der Nasennebenhöhlen im wesentlichen drei sagittale und zwei axiale Aufnahmen in Betracht. Von diesen läßt eine einzige alle Nebenhöhlen in gleicher Weise erkennen; es ist dies die vertico-orale Aufnahme nach Tschebull. Doch kommt bei ihr keine der Nebenhöhlen mit der für eine genaue Untersuchung zu fordernden Klarheit zur Ansicht, so daß sie nur für die Übersicht dienen kann. Als Spezialaufnahme eignet sich für das ganze Siebbein die okzipito-frontale Aufnahme, für die Stirnhöhlen und vorderen Siebbeinzellen die okzipito-frontale, kranial-exzentrische Aufnahme, für die Kieferhöhlen die Aufnahme nach Tschebull und für die Keilbeinhöhlen die axiale Aufnahme.

Die Kontrastfüllung der Nebenhöhlen. In letzter Zeit hat man sein Augenmerk auch auf Schleimhautschwellungen der Nebenhöhlen gerichtet. Sie sind als „Begleitschatten", die vom knöchernen Rand in das Lumen des Hohlraums ragen, auf allen guten Aufnahmen sichtbar. Ist die Schwellung aber stärker, so führt sie nur zu allgemeiner Verschattung, ohne distinkt sichtbar zu werden. Man kann die Schleimhautschwellung in diesem Stadium nur so nachweisen, daß man eine der üblichen Kontrastflüssigkeiten in die erkrankte Höhle einführt. Diese füllt den freien Hohlraum völlig aus, während die geschwollene Schleimhaut als Aussparung zwischen dem knöchernen Rand und dem Kontrastschatten sichtbar wird. Es darf aber nicht überraschen, daß man sie bei der Operation häufig nicht wiederfindet, da sie infolge der hierbei üblichen ausgedehnten Pinselung mit Novocain-Adrenalin leicht zum Abschwellen gebracht werden können.

Die Kontrastfüllung der Kieferhöhle wird vom mittleren Nasengang aus vorgenommen. Man führt zu diesem Zweck ein gebogenes Röhrchen in das Foramen accessorium ein oder durchstößt mit der Kanüle die laterale Nasenwand und injiziert mit einer Spritze das Kontrastmittel (Jodipin, Thorotrast). Die normale Kieferhöhle faßt etwa 6—10 ccm Flüssigkeit. In der Kieferhöhle vorhandener, dünnflüssiger Eiter wird durch das injizierte Kontrastmittel verdrängt. Ist die Schleimhaut entzündlich geschwollen, so läßt sich in die Kieferhöhle oft nicht mehr als nur $1/_2$ ccm Kontrastmittel einspritzen. Zur Kontrastfüllung der übrigen Nebenhöhlen, insbesondere der Stirnhöhlen gibt es noch kein brauchbares Verfahren. Die in die Stirnhöhle injizierte Kontrastflüssigkeit fließt schnell wieder ab, noch bevor eine Aufnahme angefertigt werden kann.

Die Zähne.

Die Photographie der Zähne, einst das schwierigste Kapitel der Aufnahmetechnik, ist durch fleißiges Studium der komplizierenden Projektionsverhältnisse auf einige wenige Grundregeln zurückgeführt worden, deren Kenntnis und richtige Anwendung ein Gelingen der Aufnahme verbürgt. Die Technik wird zu einer Präzisionsmethode, wenn man einen jener *Dentalapparate* benutzt, die sich dadurch auszeichnen, daß sie ein genaues Zentrieren und exakte Winkeleinstellung der Röhre gestatten. Aber auch ohne diese kann man durch Markieren einiger Winkelstellungen am Röhrenhalter und Anbringen einer einfachen Zentriervorrichtung mit einem gewöhnlichen chirurgischen Stativ ähnliches leisten.

Es werden *Detail-* und *Übersichtsaufnahmen* angefertigt. Erstere, die Verhältnisse des Zahnes selbst und seiner nächsten Umgebung wiedergebend (sekundäre Karies, marginale und apikale Periodontitis, Granulome, Zysten, Sequester, Alveolarpyorrhoe, Sitz der Kronen, Wurzelfüllungen usw.), bilden das Gros der für den Zahnarzt notwendigen Aufnahmen. Sie werden *intraoral* angefertigt, d. h. der kleine Film wird in die Mundhöhle eingebracht und an die linguale Fläche des Kieferfortsatzes angepreßt: *intraorale Aufnahme.*

Größere Übersichtsbilder ganzer Kieferteile, wie sie zur Darstellung von Zahnanomalien, Beziehung der Zähne zur Kieferhöhle, Erkrankungen oder Verletzungen der Kieferknochen selbst notwendig sind, erfordern eine andere Technik. Die Größe der erforderlichen Bildfläche verbietet von selbst ein Einlegen des Films in den Mund. Man muß deshalb die Platte *extraoral* anbringen: *extraorale Aufnahme.*

Die intraorale Aufnahme. Bei der Einstellung zur intraoralen Aufnahme müssen wir uns an zwei anatomisch-geometrische Hilfskonstruktionen halten, nämlich 1. an den *Alveolarbogen* (bogenförmige Begrenzungslinie der Seitenflächen der Zähne), 2. an die *Bißebene* (Ebene gelegt durch die Kauflächen der Zähne).

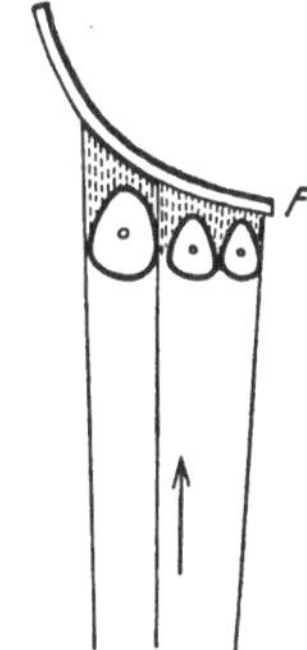

Abb. 112. Richtige Stellung des Zentralstrahls (↑) zum Alveolarbogen.

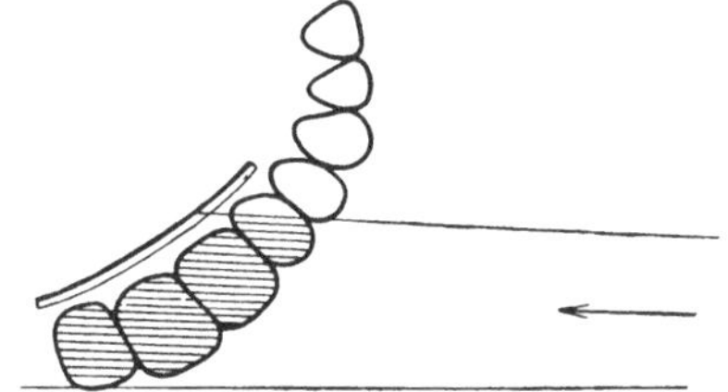

Abb. 113. Schiefe Einstellung führt zu gegenseitiger Überdeckung und Verbreiterung der Zahnschatten.

Die Einstellung muß nämlich zwei Bedingungen erfüllen, und zwar:

1. Der Zentralstrahl muß vertikal zur Tangente gerichtet sein, welche man sich an den Bogen der Zahnreihe im Standort des zu untersuchenden Zahnes gelegt denkt (Abb. 112). Durch schiefe Einstellung kommt eine

Verbreiterung der Zähne oder eine Überschattung einzelner Zähne durch die Nachbarzähne zustande (Abb. 113).

2. Der Zentralstrahl muß mit der Zahnachse einen bestimmten Winkel bilden, damit das Bild der natürlichen Größe des Zahnes entspreche.

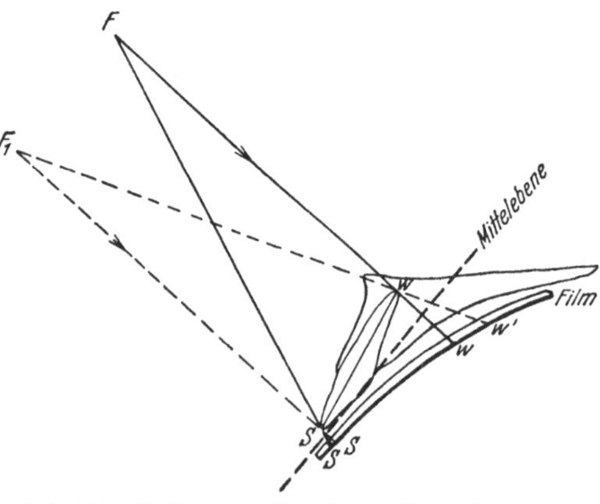

Abb. 114. Die DIECKsche Regel. Der Hauptstrahl von *F* steht vertikal zur Mittelebene und ist eingestellt auf die Wurzelspitze *W* (richtige Einstellung). Der Hauptstrahl von *F₁* steht zwar ebenfalls vertikal zur Mittelebene, ist aber auf die Schneide des Zahnes eingestellt. Das Schattenbild fällt um die Strecke *W W'* größer aus (falsche Einstellung).

Die reelle Bildgröße ist nämlich bei den Zahnaufnahmen dadurch gefährdet, daß — von wenigen Ausnahmen abgesehen — der Film niemals dem Zahn parallel anliegen kann; dies wird im Bereich der Zahnwurzeln durch die Gaumenwölbung bzw. Kieferwölbung verhindert (s. Abb. 118 und 119). Die Filmebene und die Zahnachse bilden daher immer einen Winkel miteinander. Nach einer Beziehung, die DIECK aufgestellt hat, wird der Zahn dann in natürlicher Größe dargestellt, wenn der Zentralstrahl senkrecht auf der Halbierungslinie dieses Winkels steht (Abb. 114). Da die Gaumenwölbung an verschiedenen Stellen des Kiefers verschieden ist und außerdem individuelle Schwankungen aufweist (es gibt flache und gewölbte Gaumen), muß auch der Einstellungswinkel diesen örtlichen und individuellen Verschie-

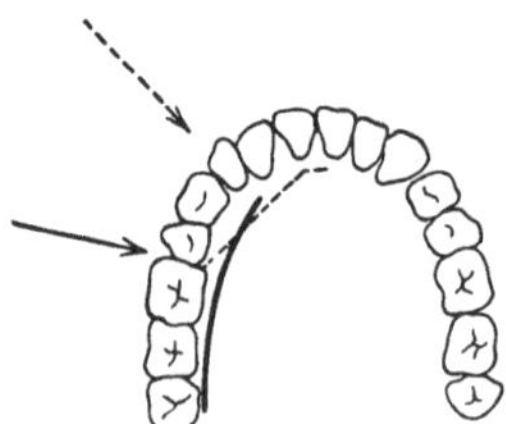

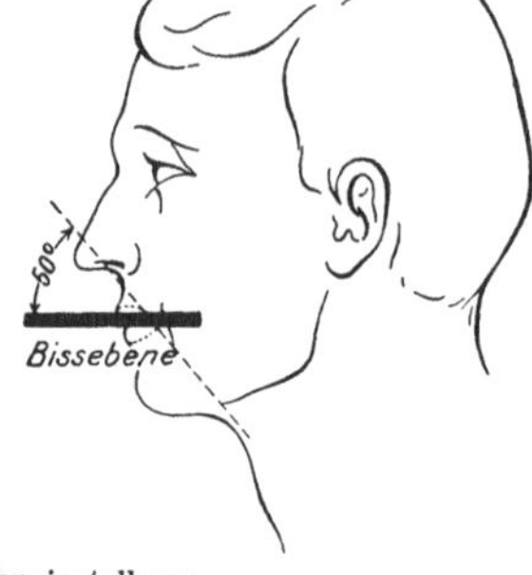

Die beiden Phasen der Zahneinstellung.

Abb. 115. Der Zentralstrahl wird senkrecht auf die Tangente des Alveolarbogens im Standort des zu untersuchenden Zahnes gerichtet.

Abb. 116. Der Zentralstrahl schließt mit der Bißebene einen bestimmten Winkel ein.

denheiten Rechnung tragen. Gleichzeitig ist darauf zu achten, daß auf die Wurzelspitze und nicht auf die Schneide des betreffenden Zahnes eingestellt wird.

Die intraorale Aufnahme kann 1. mit *anliegendem* Film (der Film an den Alveolarfortsatz angepreßt) ausgeführt werden oder 2. der Film liegt frei in der Bißebene.

Aufnahme mit anliegendem Film. Der kleine Film 3 × 4 cm wird in der Originalpackung in den Mund eingebracht und an die linguale Fläche des Kieferfortsatzes, der die zu untersuchenden Zähne trägt, angepreßt.

Bei Aufnahme der oberen Zahnreihe wird der Film von der Mundhöhle aus an den Gaumen angedrückt. Bei Aufnahme der unteren Zahnreihe schiebt man den Film zwischen Zunge und Alveolarfortsatz ein. (Röhrenseite und Deckseite des Films nicht verwechseln!) Die Fixierung des Films in dieser Lage besorgt der Patient selbst

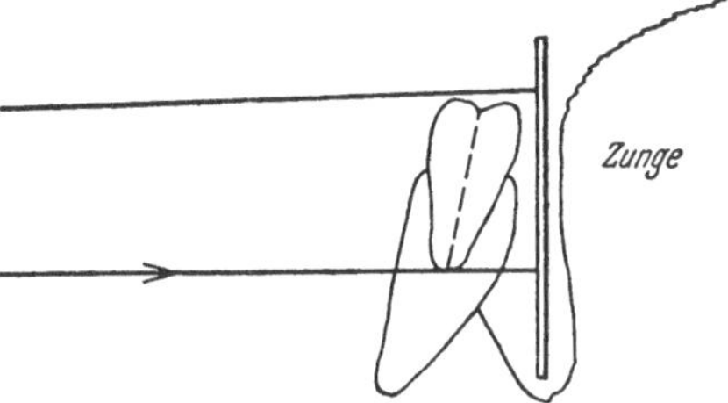

Abb. 117. Stellung der Zahnachse und des Films zum Zentralstrahl bei der Aufnahme der unteren Backzähne.

mit dem Daumen der Hand der entgegengesetzten Körperseite (die zum Halten nicht nötigen Finger müssen aus dem Bildfeld gebracht werden). Der Rand des Films überragt die Kauflächen der Zähne um einige Millimeter. Der Zentralstrahl wird nun senkrecht auf die Tangente des Alveolarbogens im Punkt des zu untersuchenden Zahnes gerichtet. Damit ist der eine Akt der Einstellung getan (Abb. 115). Nun muß

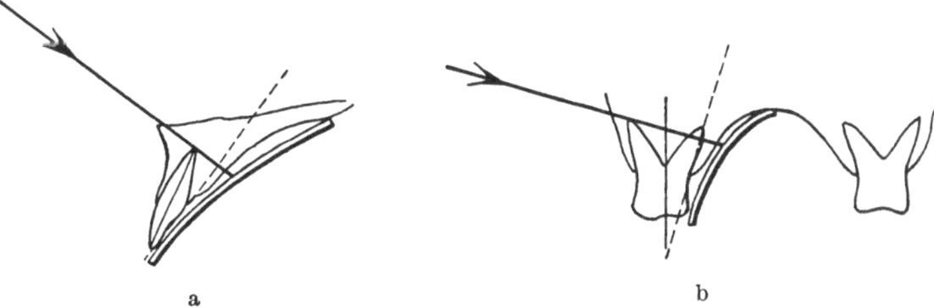

a   b

Abb. 118. Stellung der Zahnachse und des Films zum Zentralstrahl, a bei Aufnahme der oberen Frontzähne, b bei Aufnahme der oberen Backzähne. Die gestrichelte Linie entspricht der Winkelhalbierungslinie.

die Winkelstellung zur Bißebene eingestellt werden (Abb. 116). Diese ist je nach der Lage des Films zum Zahn verschieden groß zu wählen.

Nur bei den unteren Backzähnen kommt die Filmplatte fast parallel zur Zahnachse zu stehen (Abb. 117). Ein vertikal zur Filmplatte gerichteter Strahl ergibt nahezu unverzeichnete Bilder.

Schwieriger gestalten sich die Projektionsverhältnisse bei den oberen Zähnen, wo die Zahnachse mit der Filmplatte einen Winkel bildet. In der Gegend der oberen Frontzähne ist die Gaumenwölbung ziemlich flach (Abb. 118a); es muß deshalb relativ steil eingestellt werden, damit die Winkelhalbierende senkrecht getroffen wird. Nach der oberen Backzahngegend zu steigt die Gaumenwölbung allmählich an; der Zentralstrahl muß daher hier weniger steil von oben geführt werden als in der Frontzahngegend (Abb. 118 b).

Bei den unteren Frontzähnen kann die Filmplatte infolge des hohen Ansatzes des Musculus genioglossus nicht ganz dicht an den Alveolarfortsatz angedrückt werden, sondern wird in ihrem unteren Teil mehr oder weniger stark abgebogen (Abb. 119). Um Verzerrungen zu vermeiden, muß deshalb der Hauptstrahl schräg von unten dirigiert werden. Im Durchschnitt sind folgende Winkeleinstellungen einzuhalten: a) Oberkiefer: Schneidezähne 55—50⁰, Backzähne 45—35⁰. Der Winkel ist also distalwärts stufenweise immer kleiner zu wählen.

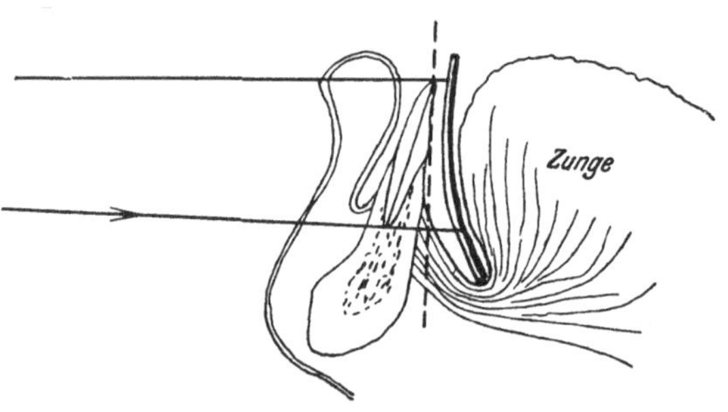

Abb. 119. Stellung der Zahnachse und des Films zum Zentralstrahl bei der Aufnahme der unteren Frontzähne. Der Musculus genioglossus verhindert das Anliegen des Films an die Zahnwurzel.

b) Unterkiefer: Minus 10—20⁰. Bildlich ist die Art der Einstellung aus der Serie der Abb. 120 ersichtlich. Fällt das Bild des Zahnes zu lang aus, so ist der Winkel größer zu wählen.

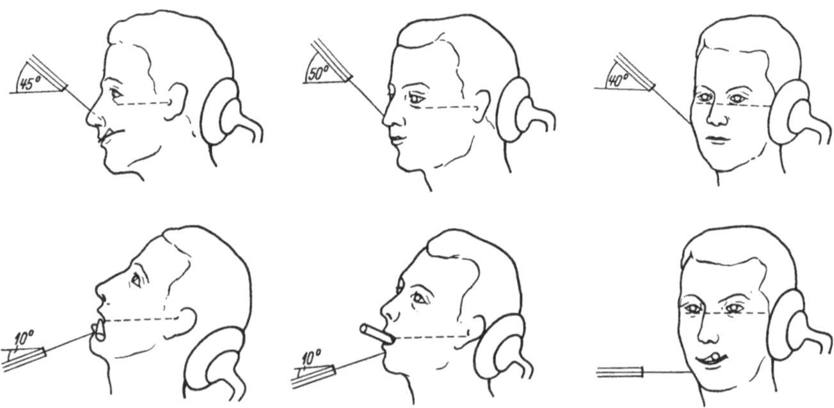

Abb. 120. Schema zur Einstellung der Zähne des Oberkiefers (obere Reihe) und des Unterkiefers (untere Reihe). Die erste Stellung zeigt die Aufnahme der Frontzähne, die zweite die des Eckzahns und der Prämolaren, die dritte die der Molaren. Die äußere Orientierung des Kopfes geschieht nach Linien, die parallel zur Bißebene verlaufen, also für den Oberkiefer nach der deutschen Horizontalen, für den Unterkiefer in der Gegend der Front- und Eckzähne nach einer Linie, die vom Mundwinkel zum äußeren Gehörgang zieht. (Berichtigung: erstes Bild lies 55⁰.)

Aufnahme mit Film in Bißebene. Eine größere Übersicht und größere Teile des Kieferknochens bekommt man zu Gesicht, wenn der Film (4 × 6 cm) in Bißebene liegt, d. h. vom Patienten bei leichter Okklusion zwischen den Zahnreihen gehalten wird: *Aufnahme mit Film in Bißebene.* Die Winkelstellungen sind dabei größer zu nehmen, nämlich 65—75⁰ für den Oberkiefer, 25—30⁰ für den Unterkiefer. Es kann mit diesen Aufnahmen die Lage retinierter Zähne gut dargestellt werden.

Als besondere Aufgabe kann in der Zahndiagnostik an den Röntgenologen die Beantwortung einiger spezieller Fragestellungen herantreten, so die Frage nach der wirklichen Zahnlänge, den Beziehungen der oberen Molaren zum Boden der Kieferhöhle und der Lage eines apikalen Herdes.

Die exakte Bestimmung der Zahnlänge nimmt man so vor, daß man eine glatte Nervennadel, die man sich vom Schaftansatz bis zur Nadelspitze auf eine bestimmte Länge, etwa 10—15 mm, zugeschnitten hat, in den Wurzelkanal einführt. Hierauf mißt man auf dem Röntgenogramm die Schattenlänge der Nadel nach. Nadelschatten und Nadel sind direkt proportional der Schattenlänge des Zahnes und seiner reellen Größe. Diese läßt sich daher aus der folgenden Proportion leicht

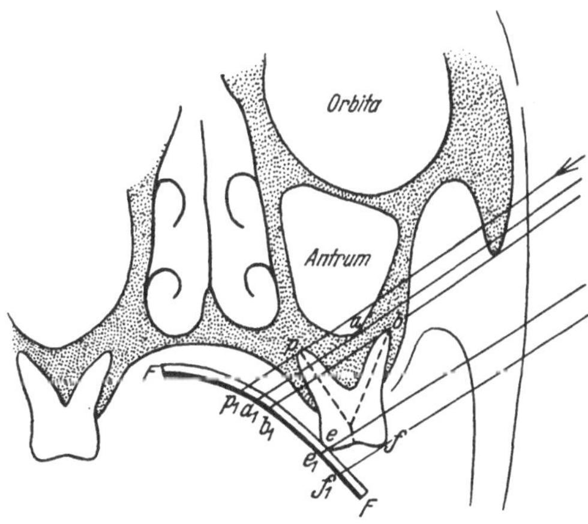

Abb. 121. Projektion der Wurzelspitzen der Molaren zum Boden der Kieferhöhle. Der Abstand der buccalen Wurzeln *b* vom Boden der Kieferhöhle *a* wird in den Projektionspunkten b_1 a_1 richtig wiedergegeben und dient zur Orientierung. Die palatinale Wurzel *p* kann entsprechend dem Projektionspunkt p_1 in die Kieferhöhle hineinprojiziert werden.

berechnen. Gesuchte Zahnlänge z : Zahnschatten im Röntgenogramm z_1 = bekannte Nadellänge n : Nadelschatten im Röntgenogramm n_1.

$$z = \frac{n \cdot z_1}{n_1}.$$

Die Beziehungen der oberen Molaren zum Boden der Kieferhöhle. Will man sich über die topographische Lage der Wurzeln zur Kieferhöhle informieren, so richte man sich nach den buccalen Wurzeln. Die Entfernung der buccalen Wurzelspitzen von dem Boden der Kieferhöhle gibt den wahren Abstand zwischen den Molarenwurzeln und dem Boden des Antrum. Die palatinale Wurzel dagegen erscheint infolge der besonderen Projektionsverhältnisse häufig in die Kieferhöhle hineinprojiziert, ohne in anatomischen Beziehungen zu ihr zu stehen. Abb. 121 veranschaulicht die hier herrschenden Projektionsverhältnisse.

Die topographische Bestimmung apikaler Herde interessiert besonders zur Vornahme der Wurzelspitzenresektion. Hier ist es wichtig zu wissen, ob der Herd mehr palatinal oder buccal gelegen ist. Ein Vergleich der Aufnahme bei angelegtem Film mit der Aufnahme in Bißebene bei axialem Strahlengang kann über die Lage des Herdes Aufschluß geben. Siehe darüber die Abb. 122 und den Bildtext.

Die extraorale Aufnahme. Mit der extraoralen Aufnahme können wir nicht nur den Zahn selbst und seine nächste Umgebung, sondern auch große Teile des Unterkiefers wie auch des Oberkiefers darstellen. Da das

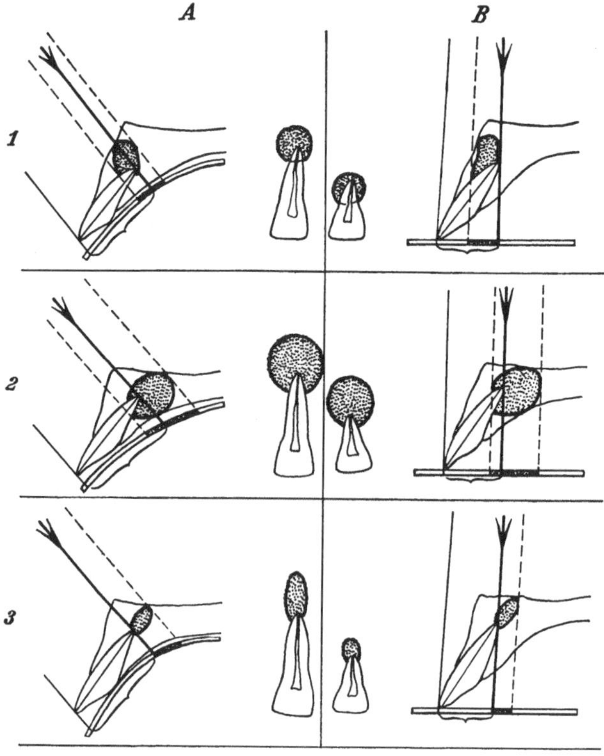

Abb. 122. Die topographische Bestimmung apikaler Herde.
Ein Vergleich der Form und Lage des Herdes zur Wurzelspitze bei Aufnahme mit anliegendem Film *A* und Aufnahme mit Film in Bißebene *B* läßt eine topographische Bestimmung des Herdes zu. *1* Das Granulom liegt nahe an der vorderen Kieferwand. Die Wurzelspitze erscheint bei Aufnahme *A* in der Mitte des Herdes, bei *B* projiziert sich der Herd tiefer. *2* Das Granulom ist nach dem Gaumen zu gelegen. Die topographische Lage und die Form des Herdes bleibt auf beiden Aufnahmen zur Wurzelspitze unverändert. *3* Das Granulom liegt in der Zahnachse. Die Lage des Herdes bleibt unverändert, seine Größe erscheint jedoch in Aufnahme *B* reduziert.

Bild des Zahnes infolge Anwendung der Folie nicht so scharf ausfällt wie bei den intraoralen Aufnahmen, eignet sich die extraorale Aufnahme nicht für die eigentlichen Zahnerkrankungen, sondern nur zur Übersicht und zur Diagnostik der Kiefererkrankungen.

Die extraorale Aufnahme stellt an das körperliche Vorstellungsvermögen des Photographierenden erhöhte Anforderungen. Der Strahlengang wird so gewählt, daß die der Platte entfernt liegende Kieferhälfte aus der Bildfläche wegprojiziert wird und nur die anliegende Kieferseite sich abbildet (Abb. 123). Um das zu erreichen, muß der Hauptstrahl zwischen abliegendem Kieferast und Halswirbelsäule hindurch gegen den abzubildenden Kiefer gerichtet werden.

Dazu ist erforderlich, daß man sowohl dem Kopf eine bestimmte Drehung erteilt, als auch der Röhre eine Neigung in kaudaler und okzipitaler Richtung verleiht. Je nach den Teilen, die man darzustellen beabsichtigt, muß die Kopfdrehung und Röhrenneigung eine andere sein. Für die Frontzahngegend wählen wir Abb. 124, Pos. I, für die Gegend des Eckzahns und der Prämolaren wie auch der Oberkieferhöhle Pos. II. Für die Molaren des Ober- und Unterkiefers Pos. III, für den Angulus mandibulae, den Ramus ascendens des Unterkiefers und den unteren Weisheitszahn Pos. IV.

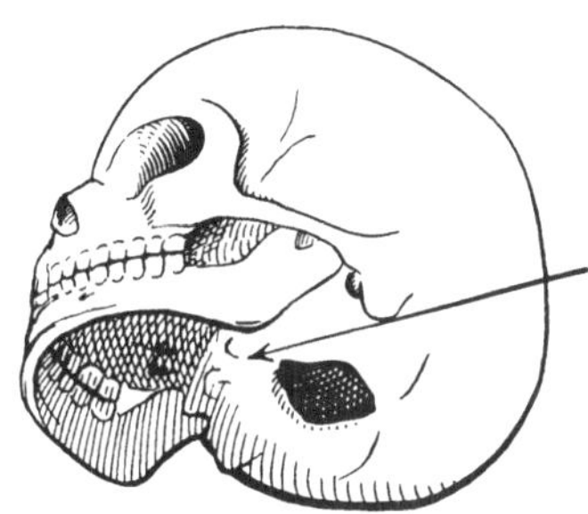

Abb. 123. Strahlengang bei der extraoralen Aufnahme des Kiefers und der Zähne. Der Zentralstrahl zielt schräg von hinten her am Angulus mandibulae der gesunden Seite vorbei durch die Weichteile des Mundbodens hindurch nach dem kranken Kiefer der anderen Seite.

Die genaue Einstellung der einzelnen Positionen in der Seitenansicht wie in der Vorderansicht gibt die Abb. 124.

Man nimmt die Aufnahmen am besten in horizontaler Bauchlage des

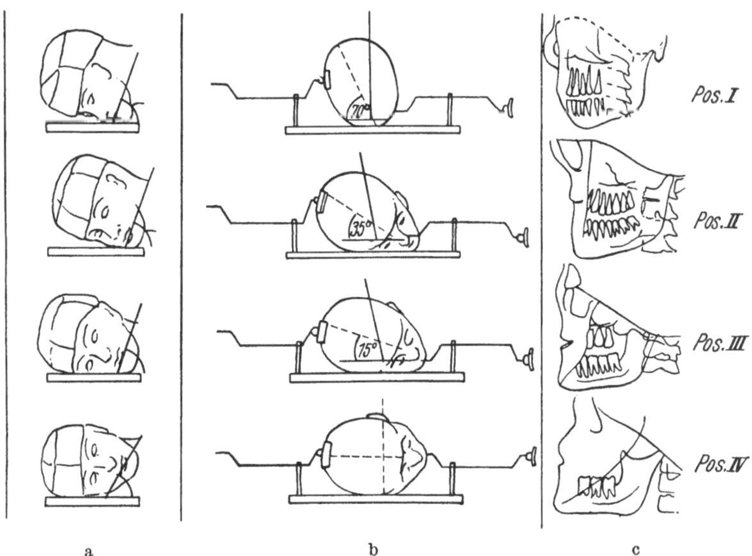

Abb. 124. Stellung des Kopfes und der Röhre zur Darstellung der einzelnen Abschnitte des Unterkiefers, a von der Seite, b vom Kopfende gesehen. c Skizze des sich ergebenden Röntgenbildes.

Patienten vor und dreht den Kopf nach der gewünschten Seite. Will man die Aufnahmen mit dem Dentalapparat im Sitzen ausführen, so muß man sich Abb. 124 um 90° gedreht denken.

Das innere Ohr.

Das Innenohr ist ein sehr kompliziertes Gebilde; nur eine Mehrzahl von Aufnahmen kann über das ganze Ohr Aufschluß geben. Von den zahlreichen in der Literatur angegebenen Projektionsrichtungen sind vier als Standardaufnahmen anzusehen, deren Gesamtheit eine lückenlose Übersicht über sämtliche Teile des Innenohrs gewährt. Es sind dies 1. die Pyramide in Seitenansicht (SCHÜLLER), 2. die Pyramide in der Vorderansicht (STENVERS), 3. die Pyramide in der Aufsicht (MAYER) und 4. die Übersicht über das pneumatische System durch eine Mastoidaufnahme nach LANGE-SONNENKALB.

Wendet man alle vier Aufnahmerichtungen an, so bekommt man Einblick in folgende Teile des Gehörorgans: in 1. das pneumatische System des Mastoids, 2. den äußeren knöchernen Gehörgang, 3. in Antrum, Attik und Aditus ad Antrum, 4. das Tegmen tympani, 5. die Bogengänge und die Schnecke, 6. den inneren Gehörgang, 7. die Pyramidenspitze und 8. den Sinus und seine topographischen Beziehungen.

Nur in seltenen Fällen wird eine Ergänzung durch sagittale oder axiale Aufnahmen, auf denen beide Felsenbeine zu Vergleichszwecken sichtbar sind, notwendig. Anderseits kann man, unter Verzicht auf die Darstellung des ganzen Gehörorgans, die Aufnahmezahl reduzieren, indem man sich, entsprechend der klinischen Fragestellung, auf jene Aufnahmen beschränkt, die für den Fall genügen.

Die Technik der Aufnahme. Genaue Einhaltung der Lagerungsvorschriften ist Vorbedingung für das Gelingen der Aufnahmen. Selbst geringe Abweichungen von der vorgeschriebenen Winkelstellung und kleine Zielfehler führen schon zu unbrauchbaren oder schwer zu deutenden Bildern. Richtige Ohraufnahmen, ohne meßbare Winkelstellung der Röhre, lassen sich kaum anfertigen.

Wie bei der Einstellung zu den Zahnaufnahmen, so richten wir uns auch hier nach anatomisch-geometrischen Hilfsebenen, und zwar nach der Sagittalebene, nach der durch die deutsche Horizontale gelegten Ebene und der dazu senkrecht durch beide äußere Gehörgänge gelegten „Ohrebene". Mit Hilfe dieser drei senkrecht zueinander stehenden Ebenen lassen sich sämtliche Punkte am Kopf sowie alle Winkelstellungen bestimmen.

Für alle Aufnahmen ist der äußere Gehörgang der zu untersuchenden Seite der Fußpunkt des Zentralstrahls; dieser muß auf dem Plattenmittelpunkt liegen. Man geht zweckmäßig so vor, daß man erst der Röhre die nötige Winkelstellung verleiht, die so geneigte Röhre aus einer Entfernung von 60 cm auf den Plattenmittelpunkt zentriert und nun — ohne irgendetwas zu verschieben — den Kopf des zu Untersuchenden mit dem äußeren Gehörgang über dem Plattenmittelpunkt orientiert. Ist diese Maßnahme nicht durchführbar, so muß man sich beim Leiten des Zentralstrahls an Hilfszielpunkte halten, die auf der abliegenden Seite des Schädels markiert werden.

Aufnahme nach Schüller (Seitenansicht der Pyramide).

Patient in Seitenlage, Sagittalebene parallel zur Plattenebene, Zentralstrahl weicht von der deutschen Horizontalen um 30⁰ kranialwärts ab und

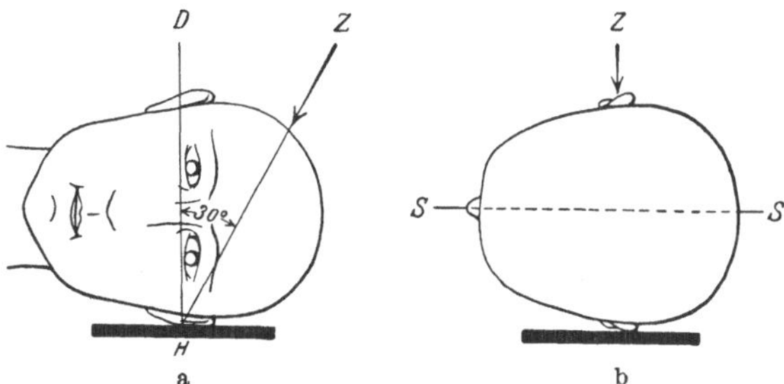

Abb. 125 a und b. Strahlengang bei der Aufnahme des inneren Ohres nach SCHÜLLER.
DH = Deutsche Horizontale; *SS* = Sagittalebene; *Z* = Zentralstrahl.

zielt nach dem der Platte anliegenden Ohr (Abb. 125 a und b). Als Hilfszielpunkt dient ein Punkt vier Querfinger kranial vom äußeren Gehörgang der abliegenden Seite.

Aufnahme nach Lange-Sonnenkalb (Übersicht über das pneumatische System des Mastoids).

Einstellung die gleiche, doch wird der Zentralstrahl nicht nur kranial, sondern auch okzipital um 30⁰ gegen die Ohrebene geneigt (Abb. 126 a und b). Besser ist die Reduktion des Winkels auf 15⁰.

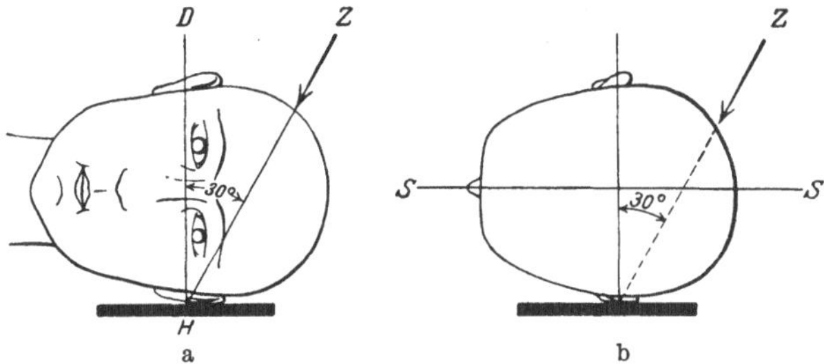

Abb. 126 a und b. Aufnahme des inneren Ohres nach SONNENKALB.

Aufnahme nach Stenvers (Vorderansicht der Pyramide).

Das Prinzip der STENVERSschen Aufnahme beruht darauf, den Zentralstrahl senkrecht auf die Pyramidenachse fallen zu lassen. Man muß deshalb die Pyramidenachse parallel zur Plattenebene stellen.

Patient in Bauchlage, Kopf um 45⁰ gedreht, so daß Nasenspitze, Jochbein und Orbitalrand der kranken Seite der Platte anliegen. Der Zentralstrahl weicht von der durch die deutsche Horizontale gelegten Ebene kaudalwärts um einen Winkel von 10—15⁰ ab und zielt durch die Gegend der Protuberentia occipitalis externa gegen den Mittelpunkt der Verbindungslinie zwischen äußerem Orbitalrand und äußerem Gehörgang der zu untersuchenden Seite (Abb. 127a und b).

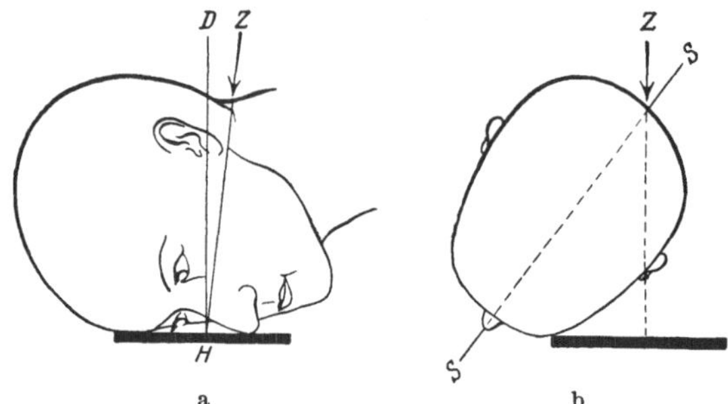

Abb. 127a und b. Aufnahme des inneren Ohres nach STENVERS.

Aufnahme nach E. G. Mayer (Aufsicht auf die Pyramide).

Patient in Rückenlage, Kopf um 45⁰ nach der zu untersuchenden Seite gedreht, Ohrmuschel nach vorne geklappt, Platte liegt dem Ohr an. Der Zentralstrahl zielt von der gesunden Seite in der Gegend des

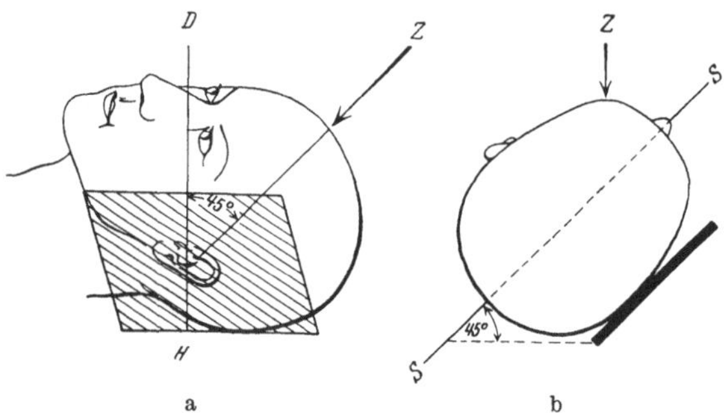

Abb. 128a und b. Aufnahme des inneren Ohres nach E. G. MAYER.

Bregma nach dem äußeren Gehörgang der kranken Seite und weicht kranialwärts um 45⁰ von der Senkrechten ab (Abb. 128a und b).

Modifizierte Aufnahmen. Dadurch, daß bei den letzten zwei Aufnahmen neben der Röhre auch noch der Schädel eine bestimmte Winkelstellung einnehmen muß, sind zwei Faktoren der Unsicherheit in die Einstellung hineingetragen, die sich gegenseitig verstärken können. In richtiger Erkenntnis dieser Gefahr versuchte man, diese Aufnahmen so zu modifizieren, daß die Drehungen des Schädels, die sich besonders schwer abschätzen und kaum messen lassen, vermieden und durch entsprechende Neigung der Röhre ersetzt werden. Es entstanden so die nach LÖW-BEER und HERRNHEISER modifizierte STENVERSsche und MAYERsche Aufnahme. Beide Aufnahmen gehen von der horizontalen Seitenlage des Schädels als Grundstellung aus.

Die modifizierte STENVERS*sche Aufnahme.* Die Schwierigkeiten, die sich für die STENVERSchen Aufnahmen hierbei ergeben, sind die, daß die Pyramidenachse bei dieser Lage des Schädels einen Winkel von 65—70⁰ mit der Plattenebene bildet. Um Größenverzeichnungen der Pyramide zu vermeiden, muß man, wie in der Zahnröntgenologie, sich der DIECKschen Regel bedienen. Für die Pyramidenaufnahme in der Vorderansicht bedeutet das, daß der Zentralstrahl senkrecht auf der Halbierungslinie des Winkels zwischen Pyramidenachse und Platte liegen muß (s. Abb. 129). Da die Pyramidenachse außer dieser Neigung noch schräggestellt ist, so muß auch in der zweiten, dazu senkrechten Ebene die Röhrenstellung entsprechend geändert werden. In der Modifikation gestaltet sich die Aufnahme daher folgendermaßen: Schädel in Seitenlage, Medianebene des Schädels

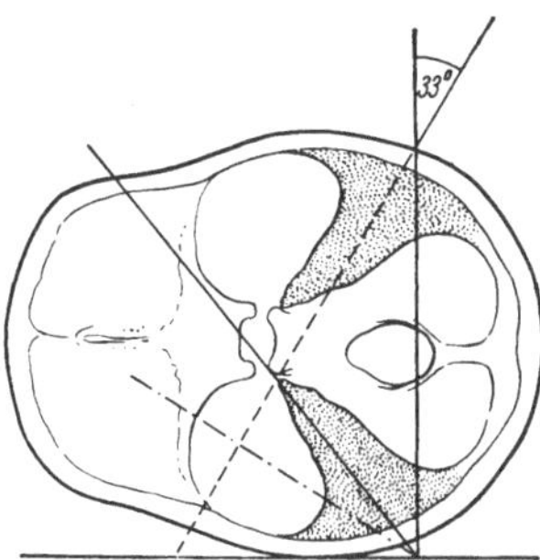

Abb. 129. Anwendung des DIECKschen Prinzips auf die Darstellung der Pyramide. Der Zentralstrahl steht senkrecht auf der Winkelhalbierungslinie (gestrichelt).

parallel zur Platte. Der Zentralstrahl bildet mit der Ohrebene einen okzipital offenen Winkel von 33—35⁰ und mit der deutschen Horizontalen einen kaudal offenen Winkel von 10—12⁰. Eingestellt wird

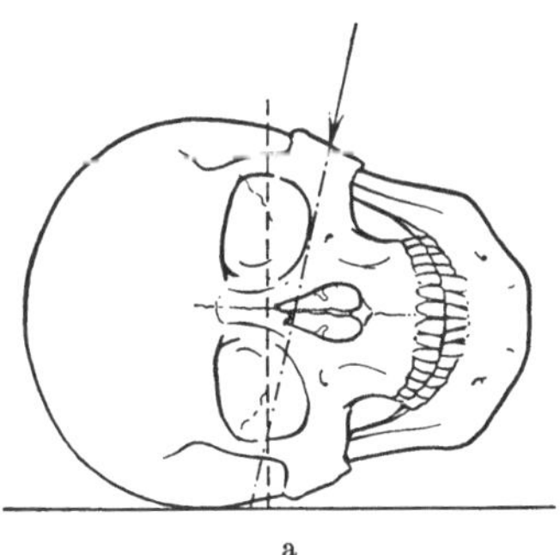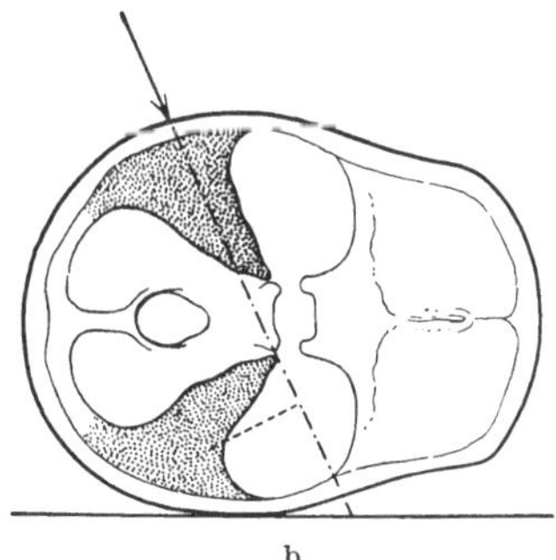

a   b

Abb. 130. Führung des Hauptstrahls zur Einstellung der modifizierten STENVERSschen Aufnahme nach LÖW-BEER. a Ansicht von vorne, b vom Kopfende.

auf einen Punkt, der vier Querfinger hinter dem äußeren Gehörgang des abliegenden Ohres gelegen ist (Abb. 130 a und b).

Die modifizierte MAYER*sche Aufnahme.* Auch die MAYERsche Aufnahme ist leicht in Seitenlage ausführbar. Lagerung und Einstellung sind folgende: Sagittalebene des Kopfes parallel zur Plattenebene. Der Zentralstrahl zielt auf den äußeren Gehörgang der zu untersuchenden Seite; er bildet mit der deutschen Horizontalen einen kranial offenen Winkel von 45⁰ und mit der Ohrebene einen stirnwärts offenen Winkel von der gleichen Größe (Abb. 131 a und b).

Tabelle 5.

Art der Aufnahme	1. Röhrenneigung	2. Röhrenneigung
SCHÜLLER................	30⁰ scheitelwärts	—
SONNENKALB-LANGE	15⁰ ,,	15⁰ hinterhauptwärts
MAYER-HERRNHEISER	45⁰ ,,	40⁰—45⁰ stirnwärts
STENVERS-LÖW-BEER	10⁰ kaudalwärts	33⁰—35⁰ hinterhauptwärts

Durch Rückführung der Aufnahmen auf die horizontale Seitenlage als Grundstellung vereinfacht sich die Aufnahmetechnik und gewinnt an Übersichtlichkeit, wie man sich an Hand der Tabelle 5 überzeugen kann.

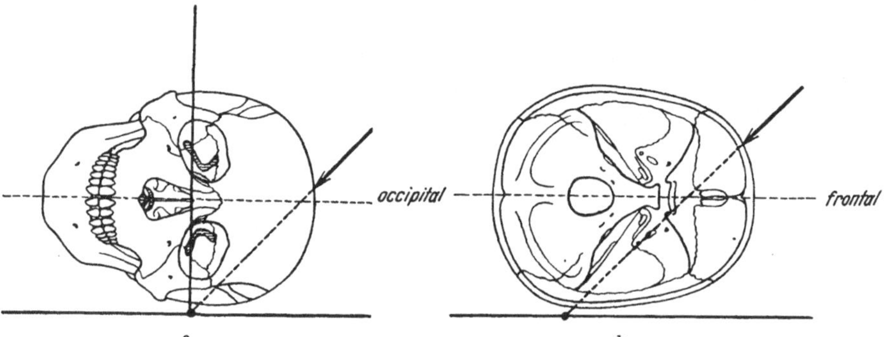

Abb. 131. Führung des Hauptstrahls zur Einstellung der modifizierten MAYERschen Aufnahme nach HERRNHEISER. a Ansicht von vorne, b vom Kopfende.

Ein weiterer Vorteil ist der, daß es möglich ist, diese vier Aufnahmen mittelst eines exakten Einstellapparates als Serienaufnahmen durchzuführen.

Bei dem von LAHM-SCHAARSCHMIDT konstruierten und von BAENSCH modifizierten Einstellungsgerät ist die Röhre auf einer, einem Kreissegment entsprechenden Doppelschiene verschieblich angeordnet. Diese Doppelschiene ist wiederum auf einem zweiten Kreisbogen, der in einer zum ersten Kreisbogen senkrechten Ebene steht, drehbar. Das Gestell ist auf einem verstellbaren Tisch montiert, der die Kassettenlade trägt, aber auch durch eine Buckyblende ersetzt werden kann. Der Mittelpunkt der Tischfläche ist gleichzeitig geometrischer Mittelpunkt der Kreissegmente. Die Winkelgrade der Einstellung werden auf den Bogensegmenten abgelesen. Um die zentrale Einstellung des Ohres zu gewährleisten, ist der Mittelpunkt der Tischfläche mit einem Konus versehen, der in den Gehörgang der anliegenden Seite hineinpaßt. Man kann aber auch nach einem Vorschlag von F. HERZ die Tischfläche aus Zelluliod herstellen und die richtige zentrische Lagerung des anliegenden Ohres von unten her mit Hilfe eines beleuchteten Spiegelreflektors kontrollieren. Ein solcher Apparat ist bei einer größeren Ohrenpraxis für exakte Ohraufnahmen ebenso unentbehrlich wie die Dentalapparate für die Zahnaufnahmen.

Die Schrägaufnahmen nach SCHÜLLER und LANGE-SONNENKALB zeigen im wesentlichen das pneumatische System unter Vernachlässigung der Pyramide.

Bei der Aufnahme nach Stenvers gelangen die Labyrinthorgane (mit Ausnahme des rückwärtigen Bogenganges) und der innere Gehörgang gut zur Darstellung. Dagegen lassen sich Antrum und Attikus nicht differenzieren. Die Aufnahme leistet auch gute Dienste bei Veränderungen im Felsenbein (Frakturen, Tumoren, Karies), gleichgültig, ob die Veränderungen in der Pyramidenspitze oder in der Pars mastoidea liegen.

Die Aufnahme nach Mayer läßt erkennen Antrum, Attikus und inneren Gehörgang. Alle anderen Gebilde sind bei dieser Aufnahmerichtung schwieriger zu beurteilen.

In unklaren Fällen wird die Anwendung aller vier Aufnahmearten zu empfehlen sein.

Beide Warzenfortsätze zu Vergleichszwecken bekommt man gleichzeitig auf die Platte durch einen modifizierten fronto-okzipitalen Strahlengang: der Patient befindet sich in Rückenlage; das Kinn ist stark an die Brust herangezogen; der Zentralstrahl tritt an der Stirnhaargrenze ein und zielt gegen das Foramen occipitale. Auf solchen Aufnahmen ist die Struktur der freiprojizierten Warzenfortsätze hinreichend zu erkennen, nur ist die Basis des Warzenfortsatzes meist durch das Hinterhaupt verdeckt. Über die Lage des Sinus, sowie über die Ausbreitung des pneumatischen Zellsystems nach hinten und nach vorne gibt diese Aufnahme ungenügenden Aufschluß. Auch auf den axialen Schädelaufnahmen sind beide Pyramiden, namentlich die Pyramidenspitzen, vergleichsweise sichtbar.

Die Kontrastfüllung des Innenohrs. Zur Feststellung von Einschmelzungsherden muß man oft die Kontrastfüllung zu Hilfe nehmen. Dies gilt besonders für die kleinen Cholesteatome in der Gegend des Paukenhöhlendaches und des Recessus epitympanicus. Schon kleine Einschmelzungsherde des Recessus epitympanicus können zur Zerstörung des Tegmen tympani und damit zu endokraniellen Komplikationen in der mittleren Schädelgrube und zur Arrosion des lateralen Bogengangs führen. Solche kleine Hohlräume der Rezessusgegend lassen sich nur durch Füllung mit Kontrastmitteln zur Darstellung bringen.

Voraussetzung der Kontrastfüllung ist, daß eine Trommelfellperforation vorliegt. Man verfährt nach O. Steurer folgendermaßen: Nach Ausspülen der Cholesteatomhöhle wird unter Leitung des Auges die angewärmte Jodipinlösung mit Hilfe des Paukenröhrchens durch die Trommelfellperforation in die Paukenhöhle eingespritzt. Der Kopf des Patienten muß dabei nach hinten überhängen. Nach Einfüllung der Jodipinflüssigkeit wird ein dicker Wattepfropfen bis nahe an das Trommelfell fest in den Gehörgang hineingestopft. Dann bleibt der Patient mit zurückgebeugtem Kopf zirka $^1/_4$ Stunde liegen. Nach Ablauf dieser Zeit kann dann die Röntgenaufnahme gemacht werden.

Die Wirbelsäule.

Das Bild der Wirbelsäule ist definiert durch zwei Aufnahmen, angefertigt in zwei zueinander senkrechten Ebenen. Die erste *Aufnahme im ventro-dorsalen Strahlengang* gibt eine Übersicht über den Verlauf

der Wirbelsäule, die Wirbelkörper, die Proc. transversi und über die
Zwischenwirbelscheiben. Letztere aber sind bei den physiologischen
Biegungen der Wirbelsäule infolge Schrägprojektion nicht immer gut
dargestellt. Auch die Wirbelkörper lassen sich in ihrer Gestalt aus dem
gleichen Grunde nicht immer genügend beurteilen; ferner sind der Wirbel-
bogen und der Proc. spinosus in den Wirbelkörper projiziert, wodurch
das Bild kompliziert wird. Aufschlußreicher, aber etwas schwieriger
anzufertigen sind die *seitlichen Aufnahmen*; sie gestatten uns oft einen
tieferen Einblick in Erkrankungsprozesse der Wirbelsäule als das dor-
sale Bild. Ganz besonders deutlich sieht man die Form der Wirbelkörper und ihrer Zwischenscheiben. Die Anfertigung eines seitlichen
Bildes ist also indiziert bei der Wirbelkaries, Wirbelfrakturen sowie
bei allen mit Kompression des Rückenmarks einhergehenden Prozessen. Vor allem aber sind sie anzuraten, wenn bei belastendem klinischen Befund das ventro-dorsale Röntgenogramm negativ ausgefallen
ist. — Die frontale Aufnahme der Wirbelsäule läßt sich manchmal
nicht herstellen im oberen Brustanteil; hier sind die Schultergelenke
hinderlich. Schrägaufnahmen im I. bzw. II. schrägen Durchmesser müssen
in diesen Fällen das frontale Bild ersetzen. Fernaufnahmen sind vorteilhaft.

Die Halswirbelsäule. *Ventro-dorsales Bild.* Patient liegt in Rückenlage
mit möglichst weit nach hinten zurückgebeugtem Kopfe. Der Tubus ist
etwas schräg kopfwärts zu richten, damit das Kinn nach oben projiziert

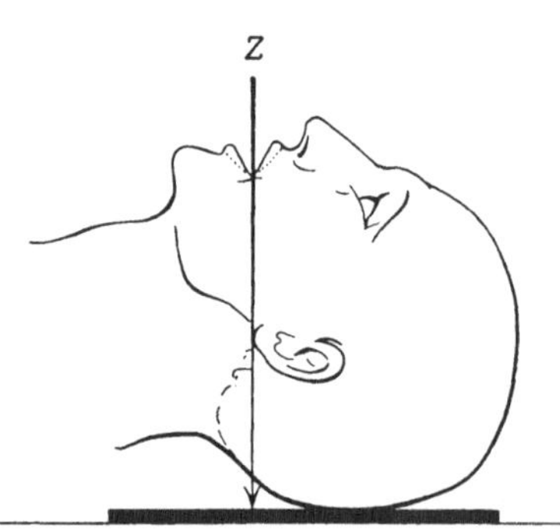

Abb. 132. Strahlengang bei der peroralen Aufnahme des ersten und zweiten Halswirbels.

werde und die oberen Wirbel noch
frei auf der Platte erscheinen. Der
Zentralstrahl ist gegen den oberen
Rand des Schildknorpels zu dirigieren. Trotzdem erscheinen der I
und II Halswirbel nicht auf der
Platte. Sie sind einer *Spezialaufnahme durch den Mund* vorbehalten
(Abb. 132). Die Zahnreihen werden
durch ein Stück Kork weit ausein-
andergesperrt. Der Zentralstrahl wird
so gerichtet, daß er durch die Mitte
der Mundöffnung gegen die zwei
oberen Halswirbel (1—2 Querfinger
unterhalb der Protub. occipitalis)
zielt. Bei seitlicher Visierung müssen der Zentralstrahl, die Mitte der
Mundöffnung und der Ansatz des Ohrläppchens auf einer Linie
liegen. Dies ist entweder durch Reklination des Hinterhaupts oder,
wenn dies die vorliegende Erkrankung verbietet, durch entsprechende
Neigung des Tubus zu erreichen.

Behelfsweise kann man die oberen Halswirbel in sagittaler Richtung
auch so darstellen: Patient in Rückenlage (auf der Blende). Das Kinn
wird etwas auf die Brust gezogen, indem man ein kleines Wattekissen
unter das Hinterhaupt legt. Nun wird der Kopf so weit zur Seite gedreht,

daß der der Röhre zugewendete Kieferwinkel im Zentralstrahl oder jenseits der Körpermittellinie liegt. Dann überdeckt nur noch der zarte Schatten des Ramus ascendens des Unterkiefers die Halswirbelsäule und stört das Bild fast gar nicht.

Seitliches Bild: Hier begegnen wir wieder Schwierigkeiten bei der Darstellung der *unteren* Anteile. Diese sind bei kurzhalsigen, dicken Individuen mitunter nur schwer auf die Platte zu bekommen. Patient liegt in Seitenlage, Arm nach hinten geschlagen. Kopf ruht auf einer Holzunterlage von Schulterhöhe (im Notfalle auch Bücher oder Pappkartons); Platte, seitlich am Halse, wird fest an die Schulter angepreßt, wobei die Schulter am Arm stark nach abwärts gezogen wird. Der Zentralstrahl trifft den Hals senkrecht zirka zwei Querfinger unter dem Angulus mandibulae (Abb. 133). Trotz allem Bemühen sind oft genug bei kurzhalsigen Individuen auf diesem Wege die zwei untersten Halswirbel doch nicht darstellbar. Legt man die Platte der seitlichen Schulterwölbung an, so sind die Wirbel um eine ganze Schulterbreite von der Bildebene entfernt und erscheinen daher unscharf. Man hilft sich in diesen Fällen am besten durch eine Fernaufnahme, wobei der Kranke, den Kopf gerade haltend, in seitlicher, aufrechter Stellung mit der Schulter gegen die Platte lehnt.

Die übrigen Teile der Wirbelsäule bieten für die Einstellung keine Schwierigkeiten. Da nach Einführung der Streustrahlenblende auch für die Photographie alle Schwierigkeiten über-

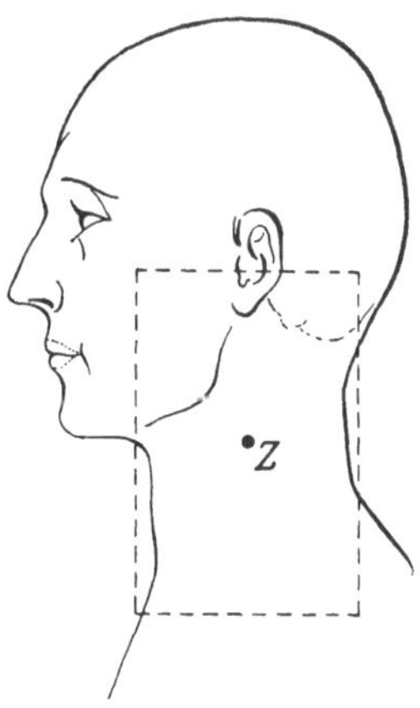

Abb. 133. Seitliche Aufnahme der Halswirbelsäule. Z = Fußpunkt des Zentralstrahls.

wunden sind, ist die Darstellung der Wirbelsäule, bis hinab zur Steißbeinspitze, eine recht einfache. Eine Ausnahme machen nur der 5. Lendenwirbel und das Kreuzbein. Wegen ihrer geneigten Stellung sind sie im sagittalen Strahlengang und infolge ihrer Lage zwischen den Darmbeinschaufeln in der seitlichen Strahlenrichtung nicht gut zu erfassen. Ein gutes sagittales Bild dieser Teile der Wirbelsäule bekommt man nur, wenn man die Lendenlordose durch geeignete Lagerung ausgleicht. Dies läßt sich nach TESCHENDORF dadurch erreichen, daß der Patient in der Rückenlage die Beine maximal anzieht und auseinanderspreizt.

Für die ventro-dorsale Aufnahme ist es notwendig, die Projektionspunkte der Wirbel auf die vordere Körperfläche zu kennen (Abb. 134). Dem Jugulum entspricht der 2. bis 4. Brustwirbel (Punkt 1), dem Processus xyphoideus der 12. Brustwirbel (Punkt 2), der Crista ilii der 4. Lendenwirbel (Punkt 3); in Höhe der Spinae iliacae ant. sup. trifft man die Mitte des Kreuzbeines (Punkt 4); zwei Querfinger oberhalb der Symphyse projiziert sich die Spitze des Steißbeines (Punkt 5). Diese fünf Fixpunkte genügen, um durch entsprechende Teilung der von ihnen begrenzten Entfernungen jeden beliebigen Teil der Wirbelsäule mit einiger Annäherung zu treffen. Ganz genau können diese Angaben nicht sein, da die Projektionspunkte, je nach Körperbau des Individuums, etwas verschieden ausfallen. Sicherer ist es daher, die Punkte am Rücken des Patienten an den Wirbelkörpern auszuzählen und mit Hautstift auf die vordere Bauchwand einzuzeichnen.

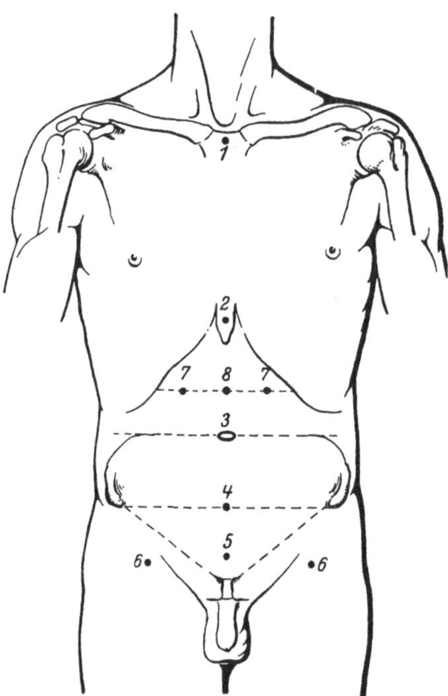

Abb. 134. Projektion einiger Skelet- und Organpunkte auf die vordere Körperfläche. Es entsprechen: *1* dem 2.—4. Brustwirbel, *2* dem 12. Brustwirbel, *3* dem 3.—4. Lendenwirbel, *4* der Mitte des Kreuzbeins, *5* der Steißbeinspitze, *6* dem Hüftgelenk, *7* dem Nierenlager. Von *8* aus können beide Nieren symmetrisch aufgenommen werden.

Der Schultergürtel.

Das Knochengerüst der Schultergegend hat einen ziemlich komplizierten Bau. Es treffen hier die Knochenvorsprünge des Schulterblattes (Proc. coracoideus, Akromion) mit der Clavicula und dem Humeruskopf zusammen. Um alle diese, in verschiedenen Raumebenen liegenden Teile einzeln und übersichtlich darzustellen, sind drei Aufnahmerichtungen anzuwenden.

1. Darstellung des Humeruskopfes und seines Verhältnisses zur Gelenkpfanne. Patient liegt in Rückenlage mit leicht erhöhtem Oberkörper (30⁰). Unter die kranke Schulter wird die Platte geschoben, die gesunde Seite wird durch ein Kissen unterstützt, damit der Patient sich mehr nach der kranken Seite herüberlege und das zu untersuchende Gelenk der Platte gut anliege. Liegt Verdacht

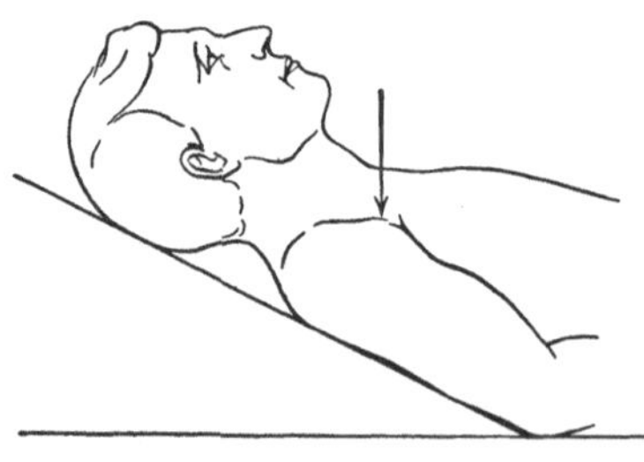
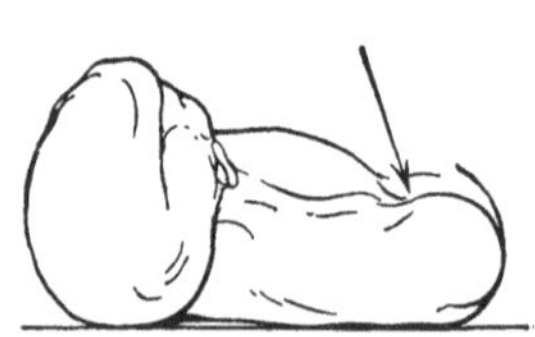

Abb. 135. Strahlengang bei der Darstellung des Schultergelenks, a von der Seite, b vom Kopfende gesehen.

auf eine Collumfraktur vor, so wird man den Arm in der typischen
Stellung des Desaultschen Verbandes (Arm rechtwinklig im Ellbogen
gebeugt auf dem Abdomen ruhend) belassen müssen. Soll aber aus
irgendwelchen Gründen das Tuberc. majus dargestellt werden, so muß
der Arm so weit nach außen rotiert werden, bis die Hand in vollständiger Supination auf dem Untersuchungstisch liegt. Sie wird in dieser
Stellung mit einem Sandsack beschwert. Der Zentralstrahl verläuft
etwas schräg von innen nach außen (trifft also bei der Lage des Kranken
das Gelenk schräg von oben innen) und wird gegen einen Punkt
3—4 Querfinger oberhalb der Achselfalte gerichtet (Abb. 135).

Wenn es sich darum handelt, kleine Absplitterungen vom Humeruskopf zu identifizieren, so kommt
man ohne Aufnahmen bei möglichst extremen Rotationen des
Humerus nicht aus. In den drei
Stellungen, wie sie Abb. 136 zeigt,
wird jeweils eine andere Relief-
bildung des Kopfes und Halses
deutlich sichtbar.

Häufig pflegen vollständige
Querfrakturen des Collum chirur-
gicum seitlich fast gar nicht zu
dislozieren. Nach dem Sagittalbild könnte man den Bruch als
recht einfach ansehen, während
doch eine beträchtliche Dislokation in der Sagittalebene besteht.
Handelt es sich um eine frische
Fraktur, so soll man auf die axiale
Aufnahme zunächst verzichten

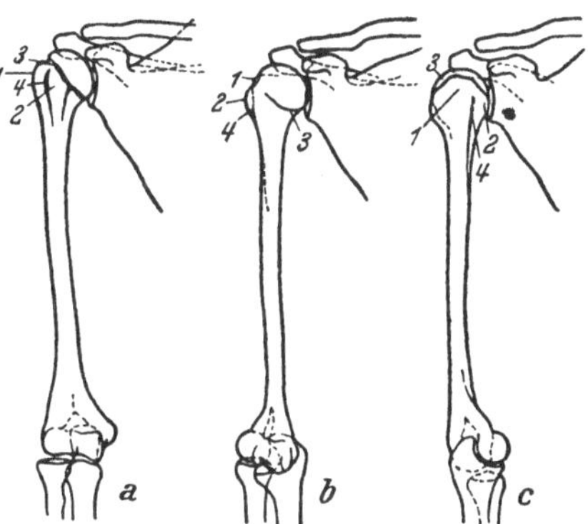

Abb. 136. Projektion der Reliefgliederung des
Humeruskopfes bei verschiedener Armstellung.
a Normalstellung, b Außenrotation, c Innenrotation. _1_ = Tuberculum majus; _2_ = Tuberculum minus, _3_ = Collum anatomicum; _4_ = Sulcus intertubercularis. (Nach R. Schinz.)

und den Humerus, so wie er dem Körperstamm anliegt, in nahezu
seitlicher Richtung photographieren, wobei man bei der Einstellung
vor dem Schirm darauf achtet, daß nicht der Herzschatten, sondern
die hellen Lungenfelder in das Bildfeld gelangen. Auf solchen Bildern
kann man deutlich genug die Dislokation in der Sagittalebene erkennen.

2. Anders geht man vor, wenn mehr das **Schulterblatt mit dem Proc.
coracoideus** zur Ansicht kommen sollen, und man das Akromion sowie
seine knorpelige Verbindung mit dem peripheren Ende der Clavicula
dargestellt haben will. Zu diesem Zwecke legt man den Kranken völlig
horizontal. Der Arm wird in der Horizontalen bis zur Schulterhöhe
abduziert und nach außen rotiert. Der Ellbogen wird stumpfwinklig
gebeugt und gegen eine Unterlage gestützt. Der Zentralstrahl weicht
lateralwärts um 30° von der Lotrechten ab. Gezielt wird auf die vordere
Achselfalte (Abb. 137). Man übersieht fast die ganze Fläche des Schulterblatts in der Aufsicht, namentlich auch den medialen Rand und den
Angulus inferior.

Bei Verdacht auf Zerreißung des Ligamentum acromio-claviculare empfiehlt es sich, neben der Aufnahme in Rückenlage auch eine Aufnahme im Stehen bei hängendem Arm anzufertigen; nur so läßt sich eine Diastase zwischen Klavikulaende und Schulterblatt nachweisen.

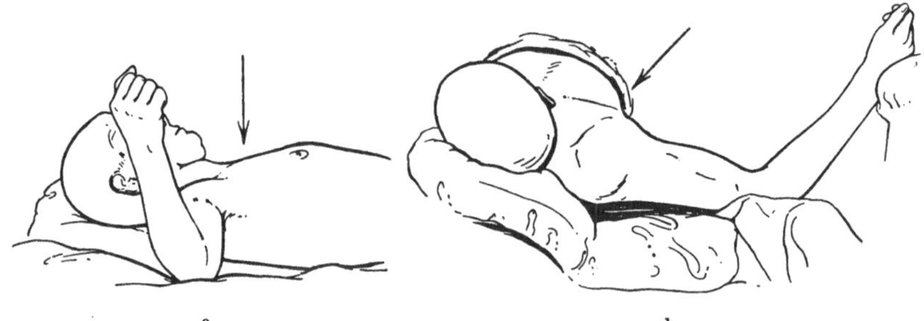

a   b

Abb. 137. Strahlengang zur Darstellung des Schulterblatts, a von der Seite, b vom Kopfende gesehen.

3. Die axiale Schultergelenkaufnahme muß die sonst bei den Gelenken übliche seitliche Aufnahme ersetzen. Sie ist deshalb, wenn die Art der Verletzung dem nicht entgegensteht, immer auszuführen. Der Patient wird auf den Rücken gelagert, der Arm bis zur Horizontalen abduziert. Der Film liegt auf der Schulterhöhe und wird in dieser Lage durch einen Sandsack fixiert. Der Patient hält sich mit der pronierten Hand an einem Stativ oder beliebigen Gerät fest (Abb. 138). Der Zentral-

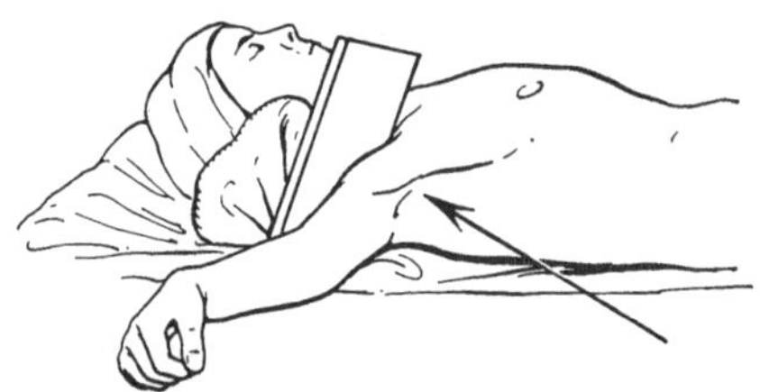

Abb. 138. Einstellung zur axialen Aufnahme des Schultergelenks.

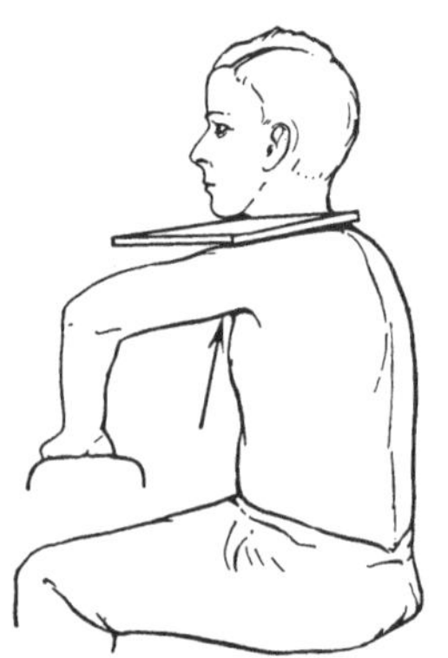

Abb. 139. Vereinfachte Einstellung der axialen Aufnahme des Schultergelenks mit hochspannungssicherem Apparat.

strahl ist von kaudal nach kranial gegen die Axilla gerichtet. Die Aufnahme zeigt Humeruskopf, Facies glenoidalis scapulae und besonders gut den Proc. coracoideus. Auch der Gelenkspalt ist sehr gut zu übersehen. Sehr leicht ist die axiale Aufnahme am Krankenbett oder im Schienenapparat mit den hochspannungssicheren Apparaturen zu machen. Dann kann man die in Abb. 139 wiedergegebene Strahlenrichtung wählen.

Die seitliche Schulterblattaufnahme. Patient liegt in Bauchlage; der Arm ist kräftig quer über die Brust herübergezogen, indem der Kranke mit der Hand der verletzten Seite nach der gesunden Schulter greift.

Dabei kommt die Scapula senkrecht an die seitliche Brustwand zu stehen und kann im sagittalen Strahlengang erfaßt werden (Abb. 140). Statt den Arm über die Brust zu ziehen, kann dieser auch hochgeschlagen und wie zum Schlaf vor die Stirn gelegt werden.

Die Profilaufnahmen der Schulter nach LILIENFELD eignen sich nicht zur Beurteilung des Gelenks oder des Humeruskopfes, sondern sind mehr für Fremdkörperlagebestimmungen (Sitz des Fremdkörpers ventral oder dorsal von der Scapula) ferner für die Darstellung der Spina scapulae und der lateralen Kante des Akromion vorbehalten.

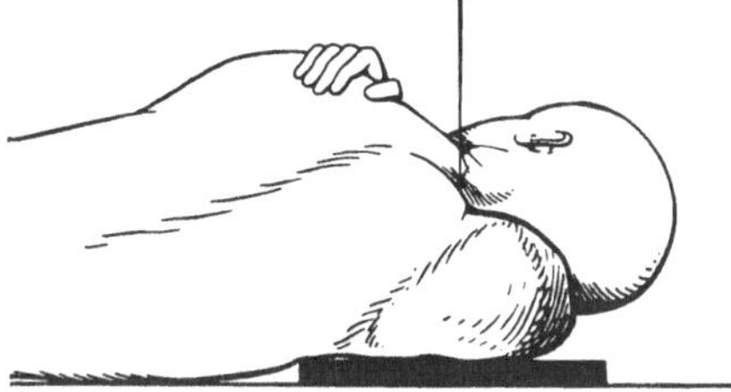

Abb. 140. Seitliche Schulterblattaufnahme nach LILIENFELD.

Vergleichsaufnahmen der Schulter zur Feststellung geringfügiger Veränderungen sind deshalb so schwer anzufertigen, weil es geradezu unmöglich ist, die beiden Aufnahmen in der genau gleichen Art einzustellen. Einwandfreie Vergleichsaufnahmen erhält man nur, wenn man bei weit offener Blende beide Schultergelenke auf einmal photographiert. Man stellt dabei auf das Manubrium sterni ein.

Das Schlüsselbein. Um dem Prinzip, das abzubildende Objekt nahe an die Platte zu bringen, gerecht zu werden, muß die Clavicula eigentlich in Bauchlage aufgenommen werden: Man legt dem Kranken einen Sandsack unters Kinn; die Arme werden nach abwärts gezogen. Diese Lage ist für Verletzte recht unangenehm. Steht nur ein chirurgischer Aufnahmetisch zur Verfügung, so wird man in solchen Fällen die Photographie lieber doch bei ventro-dorsalem Strahlengang in Rückenlage vornehmen und den vermehrten Objekt-Plattenabstand durch Vergrößerung des Röhrenabstandes wieder einbringen. Verfügt man über das nötige Stativ, so ist es vorzuziehen, die Aufnahme im Stehen bei dorso-ventralem Strahlengang und der vorderen Brustwand anliegender Platte anzufertigen.

Das Brustbein. Das Sternum wird bei dorso-ventralem Strahlengang vom intensiven Schatten der Wirbelsäule zugedeckt. Zu seiner Darstellung muß man daher die Strahlen so dirigieren, daß die Wirbelsäule wegprojiziert wird, am einfachsten, indem man bei aufrechter Stellung des Kranken die Strahlen schräg von rechts oder links hinten nach links bzw. rechts vorne einfallen läßt

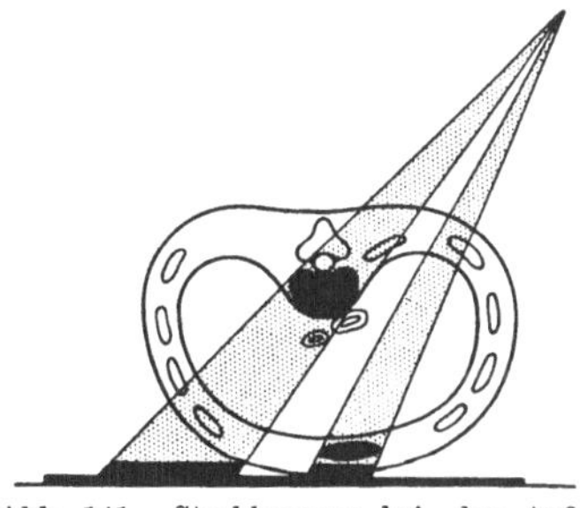

Abb. 141. Strahlengang bei der Aufnahme des Brustbeins.

(Abb. 141). Man kann die Einstellung vor dem Schirm kontrollieren. In der gleichen Art geht man vor bei der Darstellung des Sternoclaviculargelenks.

Auch die seitliche Aufnahme wird vorteilhaft im Stehen gemacht. Die Einstellung erfolgt vor dem Leuchtschirm. Der Patient lehnt mit der seitlichen Brustwand am Schirm, Brust heraus, Hände auf den Rücken verschränkt, tiefe Einatmung. Das Sternum wird tangential in den Strahlengang gebracht. Da der Objekt-Plattenabstand ein beträchtlicher ist, ist es ratsam, die Photographie als Fernaufnahme durchzuführen.

Das Ellbogengelenk.

Das Ellbogengelenk wird in seine Details aufgelöst durch drei typische Aufnahmen 1. die seitliche, 2. die sagittale, 3. die schräge Aufnahme.

Seitliche Aufnahme: Der Patient hält den Arm im Ellbogengelenk rechtwinklig gebeugt, Hand ruht in Pronation auf der Tischplatte. Damit das Gelenk der Platte gut anliege, muß der Arm bis zur Schulterhöhe gehoben werden und mit dieser eine Ebene bilden. Zu diesem Zwecke nimmt der Kranke auf einem niedrigen Schemel vor dem Unter-

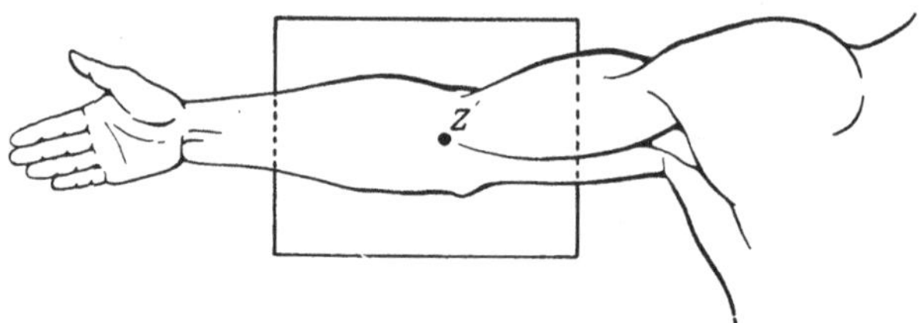

Abb. 142. Einstellung zur Aufnahme des Ellbogengelenks.

suchungstische Platz, legt den Arm in der beschriebenen Weise auf den Tisch, wobei er die Achselhöhle fest an die Tischkante preßt.

Sagittale Aufnahme. Arm gestreckt, Hand in Supinationsstellung. Das Olecranon bildet den Objektmittelpunkt (Abb. 142). Die Aufnahme kann in der obenbeschriebenen Stellung oder auch in Rückenlage vorgenommen werden. Bei Verletzungen oder Erkrankungen ist häufig genug eine Streckung im Gelenk nicht möglich; dann tritt die dritte Aufnahmerichtung in ihre Rechte.

Schräge Aufnahme: Der Arm wird wie bei 1. gelagert, nur daß der Zentralstrahl in einem Winkel von 40⁰ schräg von außen gegen das Olekranon gerichtet wird.

Bei Stellung 1 sind Humerus und Ulna sowie das Gelenk, das die beiden Knochen miteinander bilden, gut sichtbar. Der Radius ist dagegen von der Ulna größtenteils überdeckt. Erst bei Stellung 2 und 3 kommt auch der Radius und seine Gelenkverbindung mit dem Humerus deutlich zum Vorschein.

Besteht eine stärkere Kontraktur im Ellbogengelenk, oder ist infolge der Verletzung der Ellbogen nicht zu strecken, so muß die sagittale Aufnahme in zwei verschiedenen Positionen ausgeführt werden. Bei der einen Aufnahme setzt man den Patienten hoch und lagert den Unterarm horizontal auf die Platte. Bei der zweiten Aufnahme wird dagegen der Oberarm aufgelegt, während der gebeugte Vorderarm gegen Sandsäcke gestützt wird (Abb. 143 a und b). Indem man beide Aufnahmen zur Diagnose heranzieht, lassen sich die Verhältnisse im Gelenk gut beurteilen.

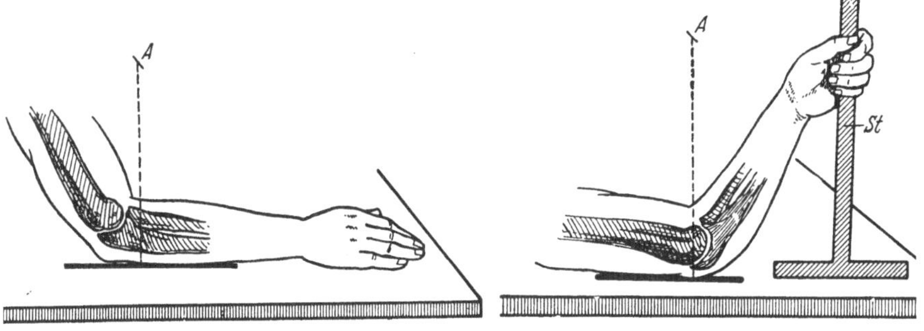

Abb. 143. Darstellung des Ellbogens bei Kontraktur im Gelenk. Bei a wird der Unterarm, bei b der Oberarm der Platte aufgelegt.

Die Hand.

Die Hand ist das erste und älteste Objekt der Röntgendiagnostik. Die dorso-volare Übersichtsaufnahme der Hand ist nämlich die am einfachsten auszuführende Aufnahme, die jeder ohne weitere Anleitung herstellen kann. Eine gesonderte Betrachtung verdienen die Phalangen, die Mittelhand und die Handwurzel.

Die Phalangen sind auf der Übersichtsaufnahme der Hand gut zu übersehen. Seitlich werden die einzelnen Phalangen in radioulnarer Richtung aufgenommen, indem die übrigen Finger gebeugt werden. Dabei kann natürlich die Grundphalanx nur teilweise mit abgebildet werden.

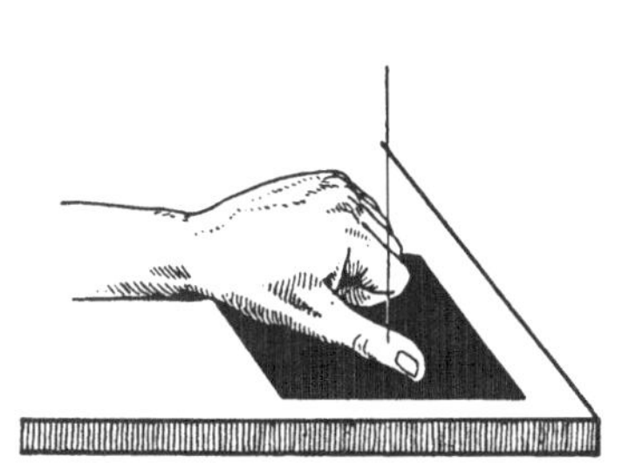

Abb. 144. Seitliche Einstellung des Daumens.

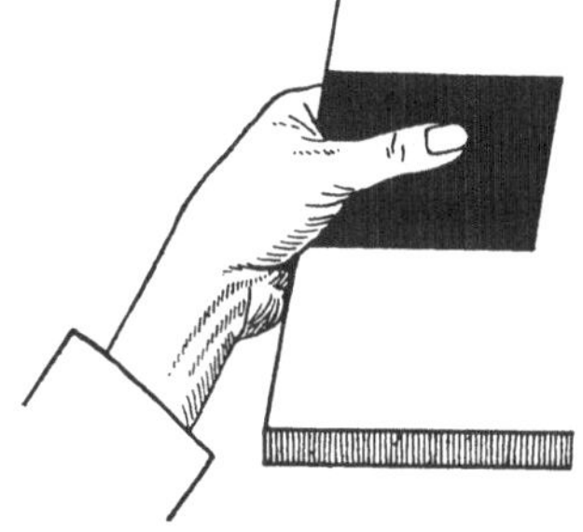

Abb. 145. Dorso-volare Einstellung des Daumens.

Der Daumen. Nicht ganz so einfach ist der Daumen einzustellen. Seitlich nimmt man ihn so auf, daß die Hand, zur Faust geballt, mit abgestrecktem Daumen auf die Platte gelegt wird (Abb. 144); nur so kann man es erzielen, daß der Daumen wirklich seitlich liegt. Zur dorso-volaren Aufnahme wird der Daumen, wie aus Abb. 145 ersichtlich, gelagert.

Die Hand umfaßt von unten her den Film mit den Fingern, während der Daumen auf der oberen, der Röhre zugewandten Seite der Platte liegt. Zur Aufnahme in der umgekehrten, volodorsalen Richtung liegt der Vorderarm in Pronation und Außenrotation auf dem Tisch, die Hand extrem gestreckt. Der Daumen liegt auf einer entsprechend erhöhten Unterlage und wird mit Hilfe einer Schlitzbinde fixiert (Abb. 146).

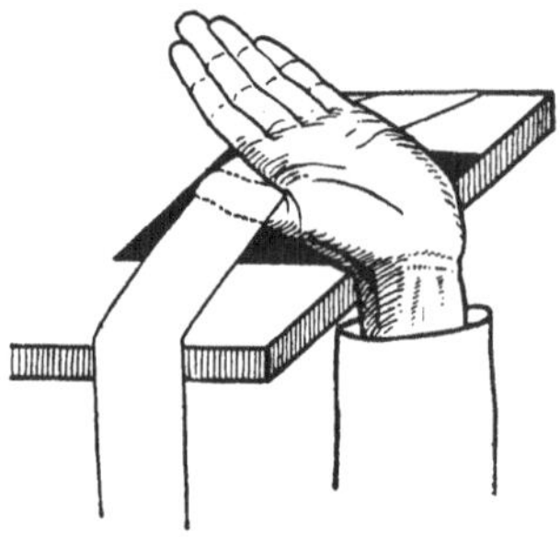

Abb. 146. Volo-dorsale Einstellung des Daumens.

Die Mittelhand. Die Mittelhandknochen sind in dorso-volarer wie auch in der umgekehrten Strahlenrichtung gut zu übersehen. Eine rein seitliche Aufnahme ist zwecklos, da sich hier sämtliche Mittelhandknochen überdecken. Man macht in diesem Falle eine schräge Aufnahme, wobei man die Hand seitlich, die Röhre aber ein wenig schräg stellt.

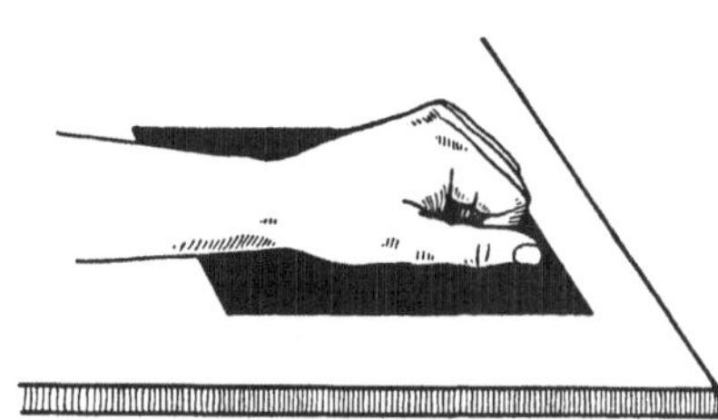

Abb. 147a. Einstellung der Handwurzelknochen bei geballter Faust.

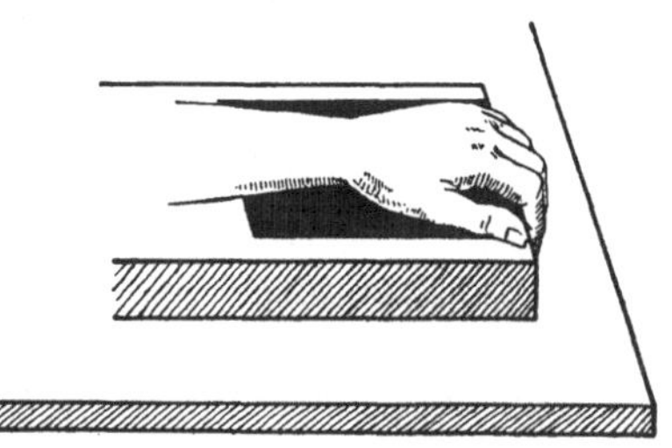

Abb. 147b. Einstellung der Handwurzel bei gebeugter Vorhand.

Die Handwurzel. Legt man die Hand vollständig gestreckt auf, so kommen die Handwurzel und das distale Vorderarmende etwas hohl zu liegen. Diesen Mangel kann man beseitigen, indem man die Finger der Hand zu einer Faust schließen läßt (Abb. 147a). Bei dieser Stellung muß man jedoch verzichten, gleichzeitig ein brauchbares Bild der Mittelhand zu bekommen. Deshalb ist es manchmal zweckmäßiger, den Vorderarm auf eine erhöhte Unterlage zu lagern und die Finger über die vordere Kante der Unterlage beugen zu lassen (Abb. 147b). Besondere Erwähnung verdient noch die Darstellung des Os pisiforme. Sie kann manchmal zum Nachweis von Frakturen bedeutsam sein.

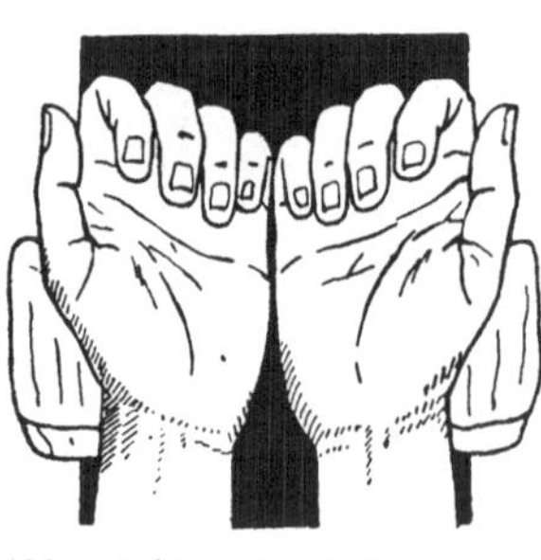

Abb. 148. Symmetrische Darstellung des Os pisiforme.

Beide Hände werden in Supinationsstellung um zirka 40° auf der radialen Seite schräggestellt und in dieser Stellung durch Sandsäcke gestützt (Abb. 148).

Das Becken.

Übersichtsaufnahme: Die gewöhnliche Übersichtsaufnahme des Beckens bietet keine technische Schwierigkeiten. Der Patient befindet sich in Rückenlage, Beine in mittlerer Rotationsstellung, Fersen und Zehen geschlossen. Zentriert wird auf den Mittelpunkt der Verbindungslinie der Spinae iliacae ant. sup. (s. Abb. 134, Punkt 4).

Darmbeinschaufel seitlich. Patient in halber Bauchlage, die kranke Seite der Platte anliegend. Der Zentralstrahl wird senkrecht von oben gegen das Sacro-iliacal-Gelenk gerichtet.

Die geburtshilfliche Beckenmessung. Das Röntgenbild ist bezüglich der Größenbestimmung der Conjugata vera bei Berücksichtigung der mathematisch-physikalischen Voraussetzungen als unbedingt zuverlässig anzusprechen. Die Beckenaufnahmen in Rückenlage sind für die Bestimmung der Beckenmaße allerdings nicht zu gebrauchen, da man den vorspringendsten Punkt des Beckens, das Promontorium, nicht erkennen kann. Zweckmäßig sind nur zwei Projektionsarten: die Aufnahme in Sitzstellung und die seitliche Beckenaufnahme.

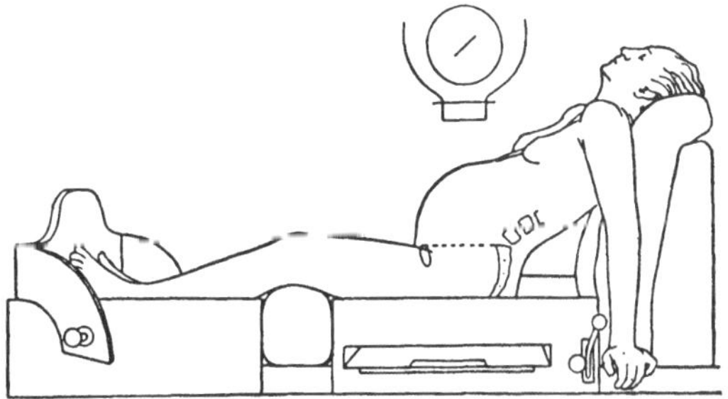

Abb. 149. Aufnahme des Beckens in Sitzstellung zwecks Darstellung des Beckeneingangs (nach ALBRECHT). Die Verbindungslinie zwischen 5. Lendenwirbel und Symphyse (gestrichelt) steht parallel zur Platte.

Aufnahme in Sitzstellung. In der Sitzstellung (Abb. 149) sucht man die Beckeneingangsebene parallel zur Platte zu bringen; das ist dann der Fall, wenn der obere Rand der Symphyse und der Proc. spinosus des 5. Lendenwirbels gleich weit von der Platte entfernt sind. Dabei befindet sich die Schwangere in einer halbsitzenden Lage, wie etwa in einem Liegestuhl. Die Röhre wird möglichst senkrecht über die Mitte des Beckeneingangs gebracht, indem auf die Mittellinie in der Höhe der Verbindungslinie der beiden Spinae iliacae ant. sup. zentriert wird. Es ist aber sehr schwer, Beckeneingang und Platte wirklich parallel zueinander zu bringen. Es kommen da Fehler bis 25⁰ vor, und namentlich bei pathologischen Becken sind diese Fehler kaum zu vermeiden.

Am aufschlußreichsten ist die *seitliche Fernaufnahme des Beckens* aus 3 m Entfernung. Der praktische Wert solcher Fernaufnahmen liegt in den durch die annähernd parallele Strahlung gegebenen, genaueren Größenverhältnissen des kindlichen Kopfes zum mütterlichen Becken. Man kann die Aufnahme sowohl im Stehen wie im Liegen vornehmen. Die liegende Stellung ist vorzuziehen, weil nur so eine genaue seitliche Lage gewährleistet ist. Zentriert wird auf einen Punkt, den man folgendermaßen bestimmt: man sucht zunächst die Pulsationsstelle der Art.

femoralis über dem knöchernen Schambeinast auf und zieht von hier eine Horizontale lateralwärts. Wo sich diese Linie mit einer durch die mittlere Trochanterbreite in der Längsachse des Körpers gezogenen Geraden schneidet, ist der Zentrierpunkt anzusetzen (Abb. 150).

Die seitliche Aufnahme des Beckens ermöglicht es, die knöchernen Endpunkte der Conjugata vera an der Symphyse und dem Promontorium einwandfrei festzulegen. Es ist nur noch zu bedenken, daß der knöcherne Symphysenpunkt nicht immer dem wirklichen Endpunkt der Conjugata vera entspricht, weil die oft vorhandene Hypertrophie des Symphysenknorpels, der sogenannte Symphysensporn, einen Meßfehler bis zu 1,2 cm bewirken kann. Da die Prognose der Geburt auch von Millimetern abhängt, ist zu fordern, daß die Dicke des Symphysensporns berücksichtigt wird. Nach einem Vorschlag von Gauss ist es deshalb

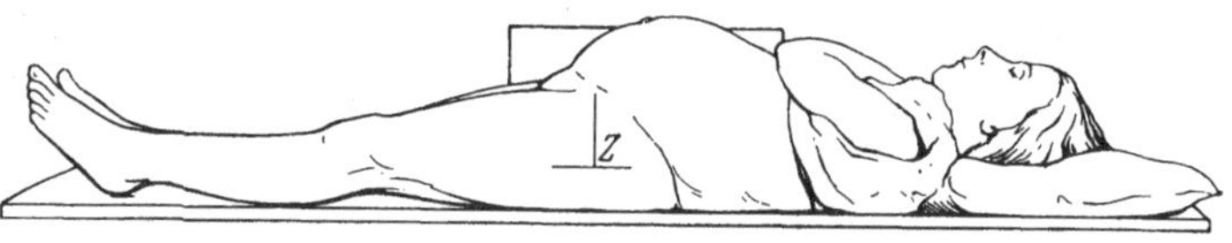

Abb. 150. Seitliche Aufnahme des Beckens bei horizontaler Rückenlage. Z = Zentrierpunkt.

angebracht, durch eine metallische Sonde, die durch den Druck einer Klemme fest an die hintere Symphysenwand angedrückt wird, diese sichtbar zu machen.

Einwandfrei erhält man die Beckenmasse auch durch stereoskopische Aufnahmen. Man verwendet die gleichen Projektionsrichtungen, braucht aber über den gewöhnlichen Fokus-Filmabstand von 80—100 cm nicht hinauszugehen.

Im Hinblick auf die Dicke des zu durchstrahlenden Objekts und die Möglichkeit einer Haut- oder Fruchtschädigung durch zu lange Expositionen, verwende man das empfindlichste Aufnahmematerial mit besten Folien und die härteste für Diagnostik zulässige Strahlung, also 85 kV effektiv.

Das Hüftgelenk.

Im allgemeinen ist die *ventro-dorsale* Aufnahme mit sagittalem Strahlengang üblich; sie gibt über die an diesem Gelenk und seiner Umgebung vorkommenden Affektionen genügend Aufschluß. Nur selten wird man zu den seitlichen Aufnahmen oder atypischen Stellungen greifen müssen. Besondere Beachtung verdient die korrekte Darstellung des *Schenkelhalses*; er wird nur dann ohne wesentliche Verzeichnung abgebildet, wenn seine Achse parallel oder annähernd parallel zur Platte verläuft. Dies ist dann der Fall, wenn das Bein des zu Untersuchenden in mittlerer Rotationsstellung steht, d. h. bei Rückenlage des Patienten Fersen und Zehen geschlossen sind und die Patellae nach oben sehen. Stellt man dabei den Zentralstrahl 2—3 Querfinger nach unten und außen von der Mitte des Poupartschen Bandes (Verbindungslinie der Spina iliaca ant. sup. mit der Symphyse) ein (s. Abb. 134, Punkt 6), so erhält man das typische Bild des Hüftgelenks mit Übersicht über die Pfanne, den Gelenkspalt, Schenkelkopf, Schenkelhals, Trochanter minor und major.

Die gleiche Einstellung, jedoch bei *Außen*rotation des Beines, läßt den Trochanter minor deutlicher hervortreten; dagegen verkürzt sich der Schenkelhals sehr und kommt zum großen Teil mit dem Trochanter major in Deckung. Schenkelhalsfrakturen würden sich dabei nur undeutlich abzeichnen und könnten übersehen werden. Leider liegt gerade bei Schenkelhalsfrakturen das kranke Bein in Außenrotation, und wir werden uns wohl hüten, diese pathologisch bedingte Stellung der typischen Aufnahme zuliebe zu korrigieren. Um so größere Vorsicht ist bei der Beurteilung solcher Bilder erforderlich.

Innenrotation läßt den Schenkelhals in seiner größten Länge erscheinen; der Trochanter minor tritt in Deckung mit dem Schenkelschaft; am Schenkelkopf wird die Fovea capitis randbildend.

Die *seitliche (frontale) Aufnahme* des Hüftgelenks gibt Aufschluß über Affektionen, die die vorderen und hinteren Anteile der gelenkbildenden Knochen betreffen, ferner orientiert sie rasch und sicher, ob ein Fremdkörper vor oder hinter dem Gelenk liegt, was für die Wahl des Operationsweges entscheidend ist. Der Patient liegt auf der kranken Seite, jedoch in

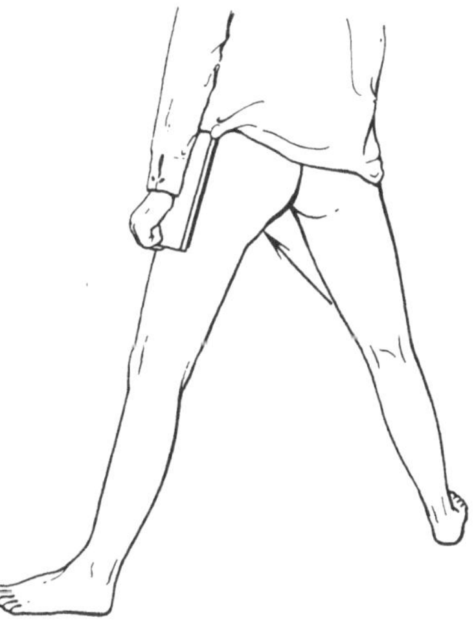

Abb. 151. Einstellung der axialen Hüftgelenkaufnahme mit der hochspannungssicheren Apparatur.

halber Bauchlage, die Hüft- und Kniegelenke gestreckt. Der Trochanter major liegt auf der Platte und bildet den Fußpunkt des Zentralstrahls. Der Expositionswert ist wegen der Dicke der zu durchdringenden Weichteile recht groß.

Mit den hochspannungssicheren Apparaturen lassen sich jetzt auch axiale Hüftgelenkaufnahmen in der Einstellung der Abb. 151 anfertigen. Diese Aufnahmen bieten eine weitere Bereicherung der Diagnostik. Leider sind sie mit den gewöhnlichen Apparaten nicht auszuführen.

Das Kniegelenk.

Zur Klärung der Verhältnisse an diesem kompliziertesten Gelenk reichen meist zwei Aufnahmen, die sagittale und frontale, vollständig hin.

Die *sagittale Aufnahme* wird gewöhnlich in ventro-dorsalem Strahlengang angefertigt, wohl weil die Rückenlage die bequemere ist. Bein gestreckt, in Mittelstellung, d. h. der mediale Fußrand steht senkrecht zur Tischebene. Eingestellt wird 1—2 Querfinger unter dem unteren Rand der Patella. Die Aufnahme in entgegengesetzter Strahlenrichtung, bei Bauchlage des Patienten, hat keine praktische Bedeutung. Man glaube nicht, daß hierbei etwa die Patella besser zur Darstellung kommt.

Die *seitliche Aufnahme* kann sowohl fibulo-tibial, als auch tibio-fibular vorgenommen werden. Für die Wahl der Strahlenrichtung sind klinische Gründe maßgebend. Erwarten wir beispielsweise einen Herd im medialen Condylus, so wird natürlich dieser an die Platte angelegt und umgekehrt, falls die Vermutungen auf den lateralen Condylus deuten. Patient in Seitenlage, Bein in leichter Beugestellung. Eingestellt wird auf den Gelenkspalt, der sich 1—2 Querfinger unter dem unteren Patellarrand befindet.

Die Patella ist bei der letztgenannten Aufnahme im Profil gut sichtbar. Schwieriger ist es, sie *sagittal darzustellen.* Einigermaßen gelingt dies auf folgende Weise: Patient in Bauchlage. Bein stark nach innen rotiert. Die Patella läßt sich in dieser Lage manuell etwas nach innen subluxieren. Die Röhre wird schräg gestellt, so daß der Zentralstrahl schräg von innen nach außen durch die Kniekehle verläuft.

Manchmal kann auch die *axiale Aufnahme* wertvoll werden. Patient in Bauchlage, Knie maximal gebeugt, Unterschenkel soweit es geht an die Rückseite des Oberschenkels herangezogen. Platte halb unter dem gebeugten Knie vorragend. Zentralstrahl axial zur tastbaren Patella (Abb. 152). Auf einer solchen Aufnahme sind auch die Gelenkflächen der Femurkondylen gut zu übersehen.

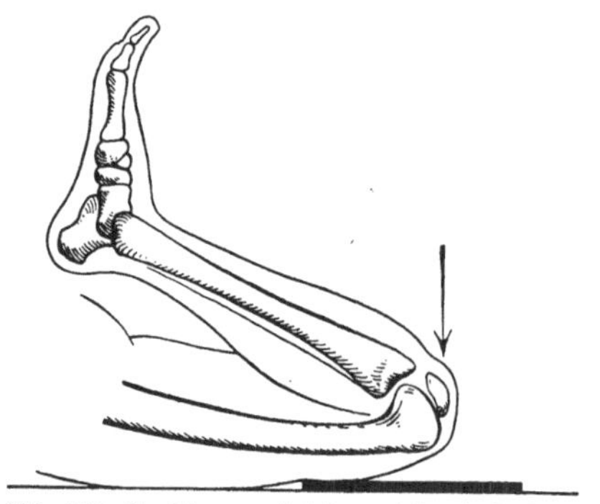

Abb. 152. Strahlengang bei der axialen Aufnahme der Patella nach SETTEGAST.

Der Fuß.

Sprunggelenk. a) *Ventro-dorsal:* Patient in Rückenlage, untere Extremität auf eine rechtwinklige Holzschiene gelagert. Fuß durch einige Bindenzüge fixiert. Eingestellt wird auf den Gelenkspalt in der Mitte der Verbindungslinie beider Knöchel. b) *Seitlich:* Je nach Bedarf wird der äußere oder der innere Knöchel der Platte angelegt. Eingestellt wird auf den Knöchel. Die Aufnahme zeigt auch Talus, Calcaneus, Naviculare und Cuboideum; die Ossa cuneiformia dagegen überdecken sich.

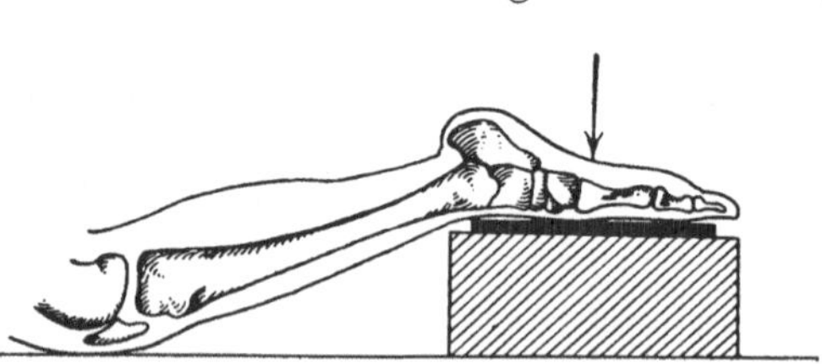

Abb. 153. Einstellung zur Aufnahme der Fußwurzelknochen und der Knochen des Mittelfußes. Nach R. GRASHEY: Atlas typischer Röntgenbilder.

Kommt es darauf an, die *Fußwurzelknochen,* sowie die Knochen des *Mittelfußes* übersichtlich, ohne Überschneidungen und Deckungen darzustellen, so wird man folgende Lage wählen: Patient in Bauchlage, Bein etwas nach innen rotiert, Fuß in Spitzfußstellung. Platte unter dem Fußrücken. Die Strahlen treten von der Fußsohle her ein. Eingestellt wird auf die Basis des Metatarsus II (Abb. 153).

Der Mittelfuß und die Zehen werden folgendermaßen photographiert: Patient hockt mit hochgezogenem Knie am Untersuchungstisch. Die Fußsohle wird flach auf die Platte gestellt. Einstellung auf die Basis des Metatarsale III.

Zu erwähnen ist noch die *axiale Aufnahme des Fersenbeins*, die einige Schwierigkeiten bereiten kann. Folgende zwei Einstellungen sind möglich: 1. Patient steht, Kniegelenke leicht gebeugt, über eine Sessellehne geneigt, mit den Händen sich auf die Sitzfläche des Stuhls stützend.

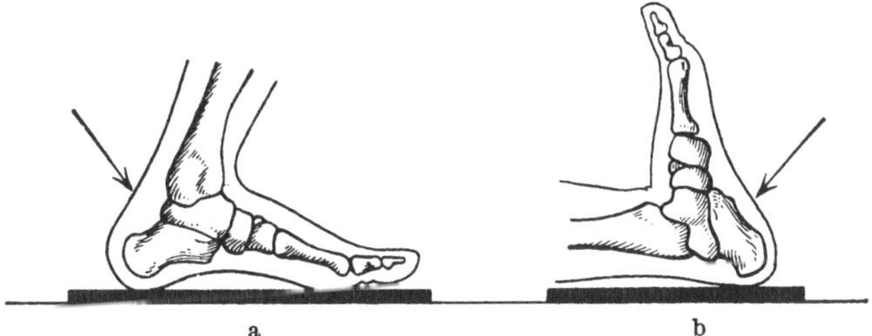

Abb. 154a und b. Einstellung und Strahlengang bei der axialen Aufnahme des Fersenbeins. Nach R. GRASHEY: Atlas typischer Röntgenbilder.

Platte unter der Fußsohle, den hinteren Fersenrand überragend (Abb.154a). Oder 2. Patient in Rückenlage, Fuß durch Bindenzug kräftig dorsal flektiert. Einstellung wie aus Abb. 154b ersichtlich.

Innere Organe.

Die inneren Organe werden *unwillkürlich* bei ihrer *Funktion, willkürlich* bei der *Atmung* bewegt; ihre Bewegung ist also zumeist eine kombinierte Funktions- und Atmungsbewegung. Läßt sich letztere durch Atemstillstand ausschalten, so ist erstere dem Einfluß des Willens entzogen. Damit keine Unschärfe des Bildes eintrete, sind daher Momentaufnahmen notwendig. Die Expositionszeit ist soweit wie möglich abzukürzen. Man verwende deshalb eine hochbelastbare Röhre an einem leistungsfähigen Apparat und ziehe die maximale Leistung der Apparatur zur Photographie heran.

Die Expositionszeit soll um so kürzer gewählt werden, je schneller die Eigenbewegung des darzustellenden Organs ist. Der Reihenfolge nach erfordern die kürzeste Expositionszeit das Herz, dann die Lungen, dann folgen weniger rasch bewegte Organe, wie Magen, Darm und Gallenblase. Die Niere hat keine Eigenbewegung und kann bei guter Kompression und sicherer Atemausschaltung durch Zeitaufnahme dargestellt werden. Nur bei der Kontrastfüllung ist wegen der Peristaltik des Nierenbeckens und der Ureteren eine kurze Expositionszeit anzustreben.

Die Lungen.

Durchleuchtung. Die Untersuchung der Lungen hat zunächst mit einer Durchleuchtung zu beginnen. Die Durchleuchtung wird im Stehen vorgenommen, vor allem im dorso-ventralen Strahlengang; hierbei wirken die Rippenschatten wegen des breiteren Zwischenrippenraums weniger störend als in umgekehrter Richtung. Die Spitzenfelder werden dagegen im ventro-dorsalen Strahlengang, bei leichtem Vorwärtsneigen des Kranken und Zurückbeugen des Kopfs in den Nacken, vergrößert und besser sichtbar.

Man achte auf die Beweglichkeit des Zwerchfells, die scharfe, spitzwinklige Kontur der Sinus phrenico-costales und prüfe die Aufhellung der Spitzen beim Hustenstoß. Man schätze die Helligkeit der Spitzenfelder gegeneinander ab. Das läßt sich sicherer aus einiger Entfernung beurteilen, als wenn man mit den Augen am Schirm klebt. Ergibt sich auch auf diese Weise keine sichere Entscheidung, so gehe man mit der Belastung der Röhre immer weiter zurück, bis auf dem Leuchtschirm kaum noch etwas zu differenzieren ist. Das Spitzenfeld, das weniger hell ist, wird bei dieser Probe früher im Dunkel verschwinden (*Auslöschphänomen*).

Man achte auf Skoliosen oder andere Asymmetrien des Skelets: die an der Konkavseite der Skoliose gelegenen Lungenteile sind an sich infolge Einengung und verringerter Atemexkursion weniger lufthaltig. — Die vom Herzen und den Gefäßen verdeckten Teile des Mediastinum müssen durch Untersuchung im schrägen und frontalen Strahlengang sichtbar gemacht werden. — Rundliche Aufhellungen oder Ringschatten sind nur dann als Kavernen anzusprechen, wenn sie ihre Form in verschiedenen Strahlenrichtungen einigermaßen beibehalten. Ein interlobäres Exsudat wird als solches am besten im frontalen Strahlengang erkannt; der flächenhafte Ergußschatten wird dabei je nach der Projektion als mehr oder minder breiter band- oder spindelförmiger, bei Verschwartung als strichförmiger Schatten erscheinen. Verändert man die Projektionsrichtung durch Heben und Senken der Röhre, so wechselt der Flächenschatten seine Breite, was den Eindruck des Schwenkens einer Fahne erweckt (Fahnenzeichen).

Verschiebungsprobe pleuraler Ergüsse. Ob Erguß oder Schwarte, läßt sich oft durch Lagewechsel entscheiden, da hierbei jede Flüssigkeitsansammlung in den Spalträumen der Pleura oder der Lunge ihre Gestalt nach hydrostatischen Gesetzen in charakteristischer Weise verändert. — Die in aufrechter Stellung basale Verschattung hellt sich in Horizontallage auf, während gleichzeitig das über dem Erguß liegende helle Lungenfeld sich etwas verdunkelt. Ist die Verschiebungsprobe negativ, so kann man dies als Zeichen der Abkapselung oder Organisation des Ergusses deuten. Deutlicher fällt die Verschiebungsprobe aus, wenn man den Patienten horizontal auf die kranke Seite lagert. Dann verändert sich der Befund ganz wesentlich: der mediale Teil der basalen Verschattung wird stark aufgehellt, dagegen erscheint an der seitlichen Brustwand, auf der der Kranke liegt, ein intensiver länglicher Schatten als Zeichen der Umlagerung der Flüssigkeit. Der Erguß nimmt eine wandständige Lage an.

Legt man den Kranken auf die gesunde Seite, so legt sich der Flüssigkeitsschatten dem Mittelschatten an. Kleinere Ergüsse verschwinden dabei vollkommen hinter dem Schatten des Herzens und der großen Gefäße; in den Fällen größerer Flüssigkeitsansammlungen wird die Grenze des Mittelschattens durch das Niveau der Flüssigkeit, welche sich im mediastinalen Pleuraspalt sammelt, gebildet. In manchen Fällen tritt die Umlagerung der Flüssigkeit erst nach einigen tiefen Atemzügen ein.

Bewegungsprobe intrapulmonaler Gebilde. Um zu entscheiden, ob ein Schatten dem Lungengewebe oder der Brustwand angehört, lasse man tief einatmen. Ein im Lungengewebe liegender Schatten tritt dabei tiefer, während ein der Brustwand angehörender Schatten dabei höher steigt. Diese Regel gilt nur für die unteren $^2/_3$ der Lunge; im Spitzengebiet ist eine Atembewegung nicht zu beobachten. Dagegen kann man bei Hustenstößen ein Höhersteigen intrapulmonaler, in der Spitze gelegener Gebilde bemerken. In zweifelhaften Fällen kann oft erst die stereoskopische Aufnahme Aufklärung schaffen. Auch leichtes Hin- und Herdrehen des Patienten läßt uns nach der Bewegung des Schattens im Verhältnis zum knöchernen Thorax seine Lage erkennen.

Die Lungenphotographie soll ein ideales *Summationsbild* sein, d. h. alle in der Lunge vorhandenen Gebilde sollen mit gleicher Deutlichkeit und Schärfe auf die Ebene des Films geworfen werden. Diese Forderung ist nur dann erfüllt, wenn der Fokus-Plattenabstand dem Schärfeindex der Röhre entsprechend gewählt wird. Beträgt dieser beispielsweise 1:5, so ist, wenn wir die Tiefe des Brustkorbs mit durchschnittlich 20 cm annehmen, eine geringste Fokus-Plattendistanz von 1 m einzuhalten. Ein Hinausgehen auf etwa 1,50 m über die auf diese Weise gegebene Entfernung bringt den weiteren Vorteil, daß der Schatten des Mittelfeldes sich verkleinert und dadurch die Lungenwurzeln freigegeben werden. Verfügt man über die entsprechende Apparatur, so kann man sich den Luxus der 2—3-m-Fernaufnahme leisten. Die Schärfe der Zeichnung nimmt mit dem Abstand kaum mehr zu und steht daher in keinem Verhältnis zum gewaltigen Anwachsen der Apparat- und Röhrenbelastung.

Die Lungenspitze. Mit der geläufigen dorso-ventralen Übersichtaufnahme darf man sich nicht immer zufrieden geben. In jedem Falle von Verdacht auf beginnende Lungentuberkulose muß, besonders wenn das Übersichtsbild negativ ausgefallen ist, eine *Spitzenaufnahme* angeschlossen werden. Die Lungenspitze umfaßt anatomisch den Teil der Lungen, der die erste Rippe nach oben überragt; sie ist entsprechend dem Verlauf der ersten Rippe stark von hinten-oben nach vorne-unten geneigt, bei normaler Haltung um zirka 40—60° zur Horizontalebene. Dagegen ist der klinische Begriff der Lungenspitze nicht exakt definierbar; es wird gewöhnlich entweder die perkutorische Projektion des oberen Lungenrandes über dem Schlüsselbein, bzw. über der Spina scapulae bestimmt, oder nach Krönig die Projektion des medialen und lateralen

Lungenrandes über den Schultern perkutiert. Noch weniger ist der röntgenologische Begriff der Lungenspitze einheitlich aufzufassen. Wir verstehen darunter das ganze, über dem Schlüsselbein liegende Lungenfeld. Dieses ist in seiner Ausdehnung von der Thoraxform, Körperhaltung und Röhrenstellung abhängig. Dieselbe Lungenveränderung, die bei strammer Haltung unter dem Schlüsselbein liegt, kann bei Vornüberneigen des Körpers oder bei tiefstehender Röhre in das Spitzenfeld projiziert werden, manchmal auch Veränderungen, die ihren Sitz in der Spitze des Unterlappens haben. Die untere Abgrenzung der Lungenspitze ist also nur eine willkürliche.

Die Spitzenaufnahme verfolgt den Zweck, die Schatten der ersten, zweiten und dritten Rippe, die bei der Übersichtsaufnahme sich decken, auseinander zu projizieren und die engen Interkostalräume freizugeben. Am besten bewährt sich die folgende Aufnahmerichtung: Patient liegt in Rückenlage auf einem unter die Schultern geschobenen Holzkeil. Halswirbelsäule und Kopf rekliniert, Platte unter den Schultern, oberer Plattenrand am sechsten Halswirbel. Zentralstrahl wird schräg von oben gegen das Jugulum gerichtet (Abb. 155). Aufnahme erfolgt in tiefster Exspiration, damit die Clavicula möglichst weit nach abwärts tritt und das Spitzenfeld in größerer Ausdehnung freiliegt.

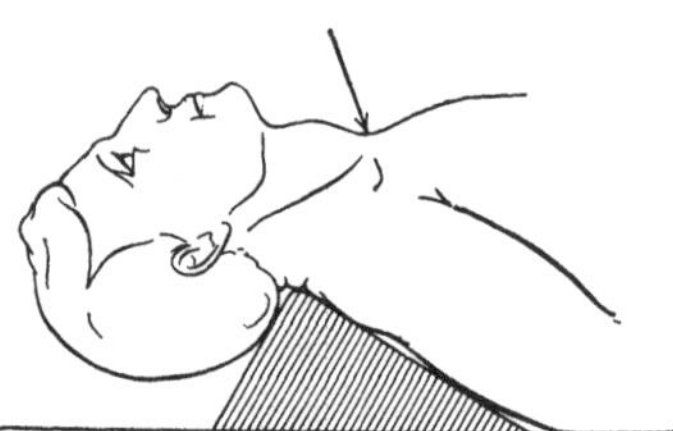

Abb. 155. Einstellung zur Aufnahme der Lungenspitzen nach ALBERS SCHÖNBERG.

Manche Autoren treten dafür ein, die Spitzenaufnahmen ohne Folien anzufertigen. A. KÖHLER bezeichnet es als einen Kunstfehler, bei Spitzenaufnahmen Folien zu verwenden. Diese Einstellung ist sicher zu extrem. Man kann wohl versuchen, in Fällen, wo die Spitzenaufnahme negativ war, der klinische Befund trotzdem für eine Spitzenaffektion spricht, eine weitere Aufnahme ohne Folie anzufertigen; aber daraus eine Regel herzuleiten, dafür liegt keine Ursache vor.

Die seitliche Lungenaufnahme. Manche Fälle wiederum erfordern eine *Frontalaufnahme*, und zwar dann, wenn es sich darum handelt, eine Affektion auf den Rand eines Lungenlappens oder auf einen Interlobärspalt zu lokalisieren, oder eine Kaverne von einem pleuralen Ringschatten zu unterscheiden. Diese Aufnahmen, wie auch die Übersichtsaufnahme, werden am besten vor dem Schirm eingestellt.

Die *Strahlenqualität* ist für die Güte eines Lungenbildes von großer Bedeutung. Mit geeigneter Strahlung läßt sich auf Momentaufnahmen die Lungenzeichnung bis in ihre feinsten, peripheren Ausläufer darstellen. Bei zu harter Strahlung, oder bei Überexposition, wird nur der Hilus und seine nächste Umgebung sichtbar. Am zweckmäßigsten ist eine mittelharte Strahlung, die eine gute Durchzeichnung des gesamten Bildes gewährleistet. Die Befürworter der extrem weichen Strahlung (CHANTRAINE) übersehen nämlich, daß auf einem zu weichen Lungenbild die Kontraste so hart aufeinanderstoßen, daß die mittleren Helligkeitsstufen verlorengehen. Daher kann man hinter den Rippenschatten und durch den Herzschatten hindurch nichts mehr erkennen; es sind große Teile der Lungenfelder der Diagnostik nicht zugänglich. Man sollte aus diesem Grund keineswegs unter 55 kV hinuntergehen, anderseits 90 kV nicht überschreiten.

Die Lungenzeichnung rührt ausschließlich von den Blutgefäßen der Lunge her; sie unterliegt daher den pulsatorischen Erschütterungen und läßt sich aus diesem Grund auf kurzzeitigen Aufnahmen nicht in absoluter Schärfe darstellen. Namentlich die dem Herzen benachbarten Lungenteile, inbesondere der Hilus, werden nicht nur infolge eigener Pulsation, sondern auch durch die Erschütterungen, die von der Herzpulsation ausgehen, im Bild unscharf erscheinen, dies um so mehr, je kräftiger und rascher die Herzaktion ist. Daher die Schwierigkeit der Darstellung der Lungenzeichnung bei jugendlichen, erregten Personen im Gegensatz zu der ausgesprochenen Lungenzeichnung bei älteren, emphysematischen Individuen mit verminderter Elastizität des Lungengewebes. Auch auf Momentaufnahmen ($^1/_{50}$—$^1/_{60}$ Sek.) erscheint die Lungenzeichnung nicht immer in der gleichen Schärfe, abhängig davon, in welcher Herzaktionsphase die Aufnahme erfolgte. In der Systole wird infolge der Vibration durch die plötzliche Blutinjektion sich stets ein gewisser Grad von Unschärfe geltend machen, während in der späten Diastole die Lungenzeichnung stets scharf ausfällt.

Die *Expositionszeit* für eine Lungenaufnahme ist kurz genug bemessen, wenn die Lungenzeichnung bis in die feinsten Ausläufer scharf sichtbar ist. Die *Strahlenqualität* ist richtig gewählt, wenn bei harmonischer Deckung der Lungenfelder der Herzschatten fast ungeschwärzt bleibt, und die Konturen der Wirbelsäule durch ihn eben erkennbar hervortreten.

Das Herz.

Eine röntgenologische Herzuntersuchung setzt sich zusammen aus einer Durchleuchtung und einer Darstellung des Herzens in der natürlichen Größe. Die Herzdurchleuchtung soll uns über die morphologischen Verhältnisse des gesamten Herzens und der einzelnen Herzhöhlen, sowie über die funktionellen Verhältnisse Aufschluß geben. Die Darstellung des Herzens in natürlicher Größe gibt dagegen, neben den morphologischen Verhältnissen, die zur Beurteilung der Herzgröße nötigen Unterlagen.

Die Herzdurchleuchtung.

Die anatomische Analyse.

Die Herzuntersuchung beginnt man mit einer Übersichtsdurchleuchtung im sagittalen dorso-ventralen Strahlengang. Man stelle zunächst die Lage des Herzens fest und achte ferner auf Verdrängungen oder Verziehungen.

Der nächste Blick gilt der Formgestaltung des Herzens; sie wird bestimmt durch die Gliederung der Herzränder. Die Herzränder sind durch

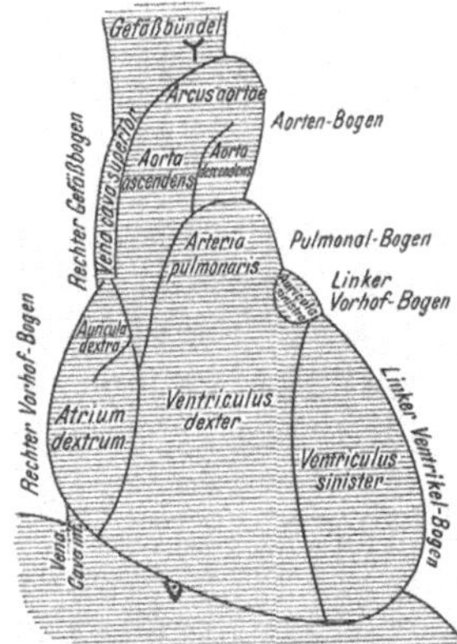

Abb. 156. Anteilnahme der einzelnen Herzabschnitte an der Begrenzung des sagittalen Herzbildes (nach GROEDEL). Die Begrenzung des rechten oberen Bogens durch die Vena cava superior ist umstritten. An den Vorhof anschließend ist zunächst die Aorta randbildend.

die Wölbung der einzelnen Herzabschnitte in mehrere Bögen geteilt, die durch seichte Einkerbungen und durch die verschiedene Pulsation voneinander zu trennen sind (Abb. 156).

Rechts unterscheiden wir zwei solche Bögen, links drei. Der rechte obere Bogen wird von der Aorta ascendens, der untere Bogen vom rechten Vorhof gebildet.

Der linke obere Bogen entspricht dem nach abwärts umbiegenden Aortenbogen (auch als Aortenknopf bezeichnet). Daran schließt sich der flach gewölbte Pulmonalbogen und nach unten der Bogen des linken Ventrikels an. Zwischen beiden kann man bei genauer Beobachtung eine kleine pulslose Strecke des Herzrandes feststellen, die dem linken Herzohr entspricht.

Von den vier Herzkammern sind im Sagittalbild demnach nur der Bogen des linken Ventrikels und der des rechten Vorhofs sichtbar. Um auch die anderen Herzabschnitte zu beurteilen, muß man in mehreren Strahlenrichtungen untersuchen, indem man entweder den Kranken vor dem Schirm dreht oder die bewegliche Röhre im Kreis um den Patienten herumführt. Nur so werden die einzelnen Herzkammern randbildend und der Diagnostik zugänglich. Von den zahlreichen schrägen Durchstrahlungsrichtungen haben einige durch die diagnostische Ausbeute, die sie gewähren, besondere Bedeutung gewonnen. Abb. 157 gibt die Strahlenrichtung und die Bezeichnung der Stellung wieder.

I. schräger Durchmesser (Abb. 158). Diese Stellung, rechte vordere Schrägstellung, auch Fechterstellung genannt

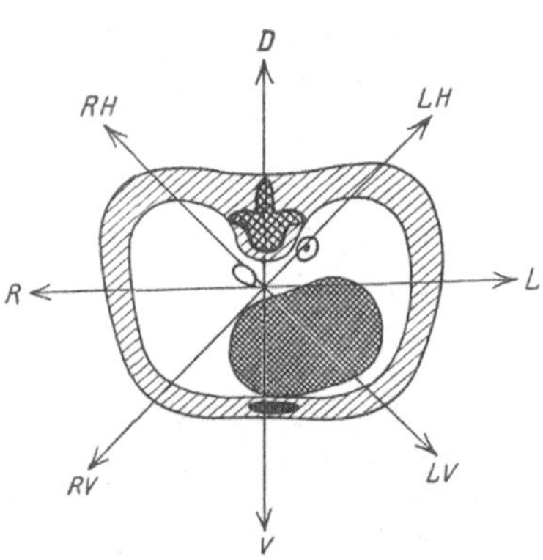

Abb. 157. Die zur Durchleuchtung des Thorax gebräuchlichsten Strahlenrichtungen.

$D-V$ = dorso-ventrale sagittale Strahlenrichtung.
$LH-RV$ = Rechtsvorne-Stellung (Fechterstellung).
= dorso-ventraler I. schräger Durchmesser.
$L-R$ = links-rechte seitliche (frontale) Strahlenrichtung.
$LV-RH$ = Rechtshinten-Stellung.
= ventro-dorsaler II. schräger Durchmesser.
$V-D$ = ventro-dorsale sagittale Strahlenrichtung.
$RV-LH$ = Linkshinten-Stellung.
= ventro-dorsaler I. schräger Durchmesser.
$R-L$ = rechts-linke seitliche (frontale) Strahlenrichtung.
$RH-LV$ = Linksvorne-Stellung.
= dorso-ventraler II. schräger Durchmesser.

(weil die rechte Schulter nach vorne sieht), wird aus der Sagittalebene durch eine Drehung des Patienten um 45⁰ nach links erreicht. Dabei erscheint das Herz, als kegelförmiger Schatten dem Zwerchfell aufsitzend, freistehend zwischen Wirbelsäule und Brustwand. Den zwischen Herz und Brustwand liegenden freien Raum nennt man Retrosternalraum; den zwischen hinterem Herzrand und Wirbelsäule liegenden Raum bezeichnet man als Retrokardialraum (auch HOLZKNECHTscher Raum genannt). Die Begrenzung dieses letzteren von Seiten des Herzens und der Gefäße wird gebildet: oben von der Aorta und Vena cava superior, darunter vom linken und rechten Vorhof und dicht oberhalb des Zwerchfells von der Vena cava inferior. Der Anteil des rechten und linken Vorhofs an der Randbildung ist je nach der Größe des Drehungswinkels verschieden: beim Freiwerden des HOLZKNECHTschen Raumes durch die Drehung wird zunächst nur der rechte Vorhofbogen sichtbar; bei zunehmender Drehung tritt jedoch oberhalb des rechten der linke Vorhofbogen hervor und löst nach

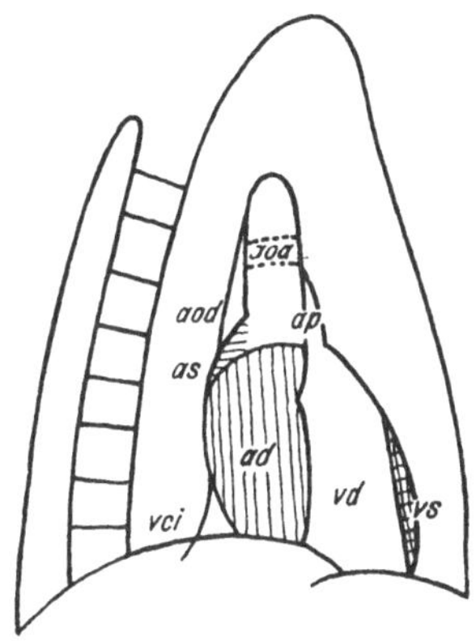

Abb. 158. Situationsskizze des Herzens im I. schrägen Durchmesser. *vs* = Ventriculus sinister. *vd* = Ventriculus dexter. *as* = Atrium sinistrum. *ad* = Atrium dextrum. *aoa* = Aorta asc. *aod* = Aorta desc. *ap* = Arteria pulm. *vci* = Vena cava inf.

unten zu den rechten Vorhof immer mehr in der Randbildung ab. Leider sind die Konturen des linken Vorhofs nicht ganz eindeutig zu erkennen, weil die aus dem Vorhof entspringenden Lungenvenen, und darüber die rechte Pulmonalarterie, Schattenbildungen hervorrufen, die sich vom Vorhofschatten nicht trennen lassen.

Am vorderen Herzgefäßrand sind beteiligt: oben die Aorta, die Arteria pulmonalis und der Conus art. pulmonalis. Der untere Bogen wird vom linken Ventrikel gebildet.

Bei der Durchleuchtung im umgekehrten ersten schrägen Durchmesser (*RV—HL*) ist das sich ergebende Schirmbild ein Spiegelbild des eben geschilderten; nur liegt dabei das Herz weiter vom Schirm entfernt und erscheint dementsprechend etwas unschärfer.

II. schräger Durchmesser (Abb. 159). Bei einer Halbrechtswendung, also mit links vorstehender Schulter, zeigt der Herzgefäßschatten folgende Einzelheiten: der Aortenbogen, der im ersten schrägen Durchmesser in maximaler Verkürzung erscheint (da sich seine beiden Schenkel decken), wird jetzt in voller bogiger Entfaltung sichtbar. Gut zu übersehen ist die Aorta ascendens

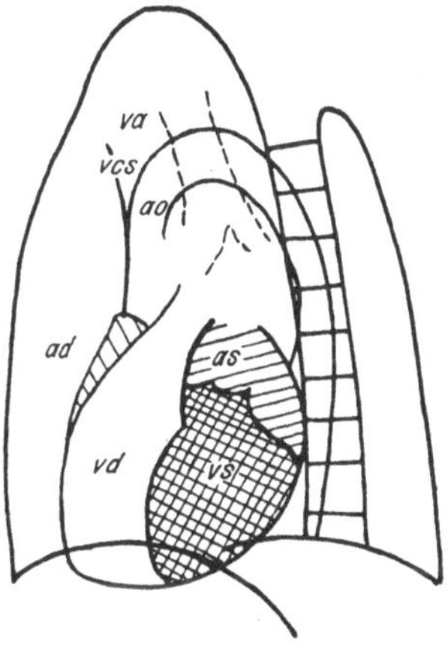

Abb. 159. Situationsskizze des Herzens im II. schrägen Durchmesser.

in ihrem Ursprung aus dem Conus arteriosus. Der Arcus aortae ist in seinem mittleren Teil durch das helle Band der Trachea so stark aufgehellt, daß er nur undeutlich wahrgenommen wird. Die Aorta descendens liegt zum Teil mit der Wirbelsäule in Deckung. Die ganze Brustaorta ist nur dann sichtbar, wenn sie sklerosiert ist.

Der vordere Rand der Herzfigur wird zum größten Teil vom rechten Vorhofbogen gebildet. Nur im unteren Abschnitt ist der rechte Ventrikel auf eine kurze Strecke randbildend und übernimmt — von unten aufsteigend — immer mehr die Konturbildung, je stärker die Drehung ist. Bei reiner Frontalstellung übernimmt er vollständig das Profil.

Der hintere Rand der Herzfigur wird oben vom linken Vorhof, unten vom linken Ventrikel gebildet.

Der umgekehrte ventro-dorsale zweite schräge Durchmesser (*LV—RH*) zeigt so ziemlich die gleichen Verhältnisse, jedoch seitenverkehrt.

Frontale Durchleuchtung (Abb. 160). In dieser Stellung wird der vordere Herzgefäßrand oben von der Aorta, darunter ein kurzes Stück vom rechten Herzohr oder dem Anfangsteil der Arteria pulmonalis und dem Conus arteriae pulmonalis gebildet. Die ganze übrige vordere Kontur bestreitet der rechte Ventrikel. Am hinteren Herzrand ist oben der linke Vorhof, unten die in den rechten Vorhof einmündende Vena cava inferior an der Randbildung beteiligt.

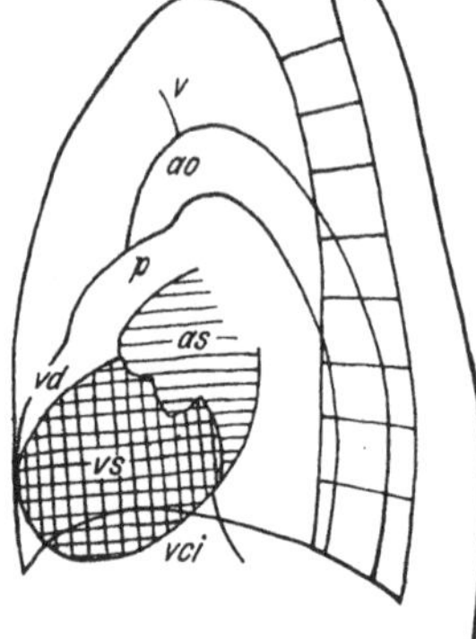

Abb. 160. Situationsskizze des Herzens im frontalen Strahlengang.

Bei der Durchführung der Untersuchung ist es nicht angebracht, sich winkelgenau an die in Abb. 157 gegebene Gradeinteilung zu halten. Man wird vielmehr durch langsames Drehen vor dem Schirm erst diejenige Stellung aufsuchen, die für den betreffenden Fall die geeignetste ist.

Um die Durchleuchtung zu erleichtern, lasse man den Kranken die Arme über den Kopf hochnehmen. Trotzdem beeinträchtigen gerade in pathologischen Fällen die gestauten Lungenvenen, die Hilusschatten sowie die Aufhellungen der Bronchiallumina in den schrägen Stellungen die klare Übersicht über das Relief der hinteren Herzwand. Bei starken Mammaschatten ist diese oft überhaupt unmöglich. In solchen Fällen ist es ratsam, auch in den Schrägstellungen Aufnahmen anzufertigen.

Die funktionelle Analyse.

Die funktionelle Analyse tritt zwar an Bedeutung hinter den klinischen Methoden (Blutdruckmessung und Elektrokardiographie) zurück, gehört nichtsdestoweniger zur Abrundung des gesamten Befundes. Die radiologische Beurteilung der Herzfunktion stützt sich auf die Beobachtung der Pulsation und die Bestimmung des Tonus der Herzmuskulatur.

Die Herzpulsation. Die Ausmaße der systolischen Kontraktionen der Kammern, namentlich der linken, sind ein Maßstab für die Größe der systolisch beförderten Blutmenge. Ist diese vergrößert (Aorteninsuffizienz), so finden wir besonders ausgiebige Kontraktionen. Umgekehrt verrät sich mangelnde Kompensation bei frisch entstandenen Dilatationen (Infektionskrankheiten), oder beginnende Dekompensation bisher leistungsfähiger Herzen, durch das Fehlen normalgroßer Kontraktionen. Minimale, oft nur bei Entfernung des Schirms von der Brustwand eben noch erkennbare Kontraktionen beobachtet man bei hochgradig dilatierten Herzen, vielleicht besonders häufig bei starken Blutdrucksteigerungen, gegen die der linke Ventrikel nicht mehr die nötige Kontraktionskraft aufbringen kann (Erreichung des isometrischen Spannungsmaximums). Ein Kunstgriff ist nötig: durch möglichste Vergrößerung des Herzschattens bei vermehrtem Schirmabstand sich die Bewegungen zu vergrößern.

Der Herztonus. Der Herztonus wird beurteilt nach dem Verhalten der Herzform gegenüber forcierter In- und Exspiration. Bei ruhiger Atmung sind die passiven Veränderungen des Herzens sehr gering, bei tiefer Atmung sind sie meist deutlich ausgesprochen.

ZEHRE nimmt als Maß für den Tonus die Veränderung des Neigungswinkels des Herzens bei tiefster In- und Exspiration. Der Neigungswinkel ist gegeben durch den Winkel, den die Längsachse des Herzens (s. weiter unten) mit der Horizontalen bildet. Bei normalem Tonus ändert sich der Neigungswinkel des Herzens im Verlauf der Atmungsphasen fast gar nicht; es erfolgt nur eine Hebung und Senkung des Herzens, wobei Form und Größe desselben unverändert bleiben. Bei Hypotonus des Muskels verkleinert sich dagegen der Neigungswinkel. Diese Bestimmung kann man sowohl am stehenden als auch am liegenden Patienten in Zentralprojektion vor dem Schirm vornehmen. Man markiere erst bei tiefer Inspiration die Herzspitze und das obere Ende des rechten Vorhofbogens und bestimme sodann die gleichen Punkte bei tiefster Exspiration. Bilden die Linien, die diese Punkte verbinden, einen Winkel miteinander, so ist der Tonus des Herzens herabgesetzt.

Auch die Beobachtung der Herzzwerchfellwinkel und die Lage des Herzens auf dem Zwerchfell sind sehr aufschlußreich. Zur Beurteilung benützt man am vorteilhaftesten den zweiten schrägen Durchmesser. Bei einem schlaffen Herzen sind die Herzzwerchfellwinkel verstrichen; das Herz sitzt breitbasig dem Zwerchfell auf.

Die Funktionsproben.

Mehr für sportärztliche Zwecke, zur Prüfung der Leistungsfähigkeit am Gesunden, als zur Untersuchung Kranker eignen sich die Funktionsproben.

Die Funktionsproben verfolgen den Zweck, ein Urteil über die motorische Kraft des Herzmuskels zu gewinnen und auch bei fehlenden klinischen Zeichen von Insuffizienz festzustellen, wieviel Mehrleistung dem Herzen zugemutet werden kann. Manche stehen diesen Proben skeptisch gegenüber und halten die klinischen Funktionsproben (Elektrokardiogramm, Arbeitsproben) für völlig ausreichend. Man bedient sich zu diesen Proben des VALSALVAschen und des MÜLLERschen Versuches.

Beim MÜLLERschen Versuch (maximale Ausatmung, Glottisschluß, Inspirationsanstrengung [Saugbewegung]) beobachtet man eine Vergrößerung des Herzens, die so zu erklären ist, daß die Füllung des Herzens infolge der Ansaugung des Blutes aus der Peripherie die Entleerung überwiegt. Die Probe fällt bei einem hypertrophen Herzen negativ, bei einem dilatierten Herzen stark positiv aus.

Beim VALSALVAschen Versuch (maximale Inspiration, Glottisschluß, forcierte Exspirationsanstrengung [Preßbewegung]) sieht man eine deutliche Abnahme der Herzgröße, die einerseits aus der Behinderung der diastolischen Herzfüllung (Erschwerung des Blutzuflusses in den Brustkorb), anderseits aus stärkerer Entleerung zu erklären ist. Die Verkleinerung des Herzens erfolgt dabei stufenweise, bei jeder Systole mehr und mehr. Die Verkleinerung beginnt zunächst am rechten Vorhof, der zu pulsieren aufhört, und geht dann auf die Kammern über. Beim Nachlassen der Pressung schießt das Blut wieder in das Herz hinein.

Wertvoll ist besonders der dosierte Valsalva, dessen Höhe man im dunklen Röntgenzimmer am besten durch Blasen in ein Maximalbarometer bestimmt.

Die Gefahr des Valsalva liegt beim hypertrophen Herzen in der anfänglichen Drucksteigerung, beim debilen Herzen im raschen Leerlaufen. Die Phasen der Herzform vor und auf der Höhe des Versuchs werden am besten durch Fernaufnahmen festgehalten.

Die Herzgrößenbestimmung.

Unter der *Herzgrößenbestimmung* verstehen wir die Wiedergabe der Herzumrisse in natürlicher Größe. Das Herz wird bei zentraler Projektion (Abb. 161a) und der üblichen Röhrenschirmentfernung beträchtlich vergrößert. Die Vergrößerung ist um so stärker, je tiefer der Brustkorb des zu Untersuchenden, je größer das Herz an und für sich und je weiter es von der vorderen Brustwand entfernt ist. Um ein Objekt in natürlicher Größe darzustellen, stehen uns zwei Wege offen: Entweder vergrößert man die Entfernung zwischen Röhrenfokus und Objekt so weit, daß der Strahlengang nahezu parallel ist — *Teleröntgenographie* —, oder man arbeitet bei normaler Fokusdistanz, benutzt aber nur die zentralen, senkrecht auffallenden Strahlen, mit denen man die Grenzen des darzustellenden Organs umfährt, Punkt für Punkt im Weiterschreiten markierend — *Orthodiagraphie* (Abb. 161 a und b).

Das Teleröntgenogramm muß bei einer minimalen Entfernung von 2 m zwischen Fokus und Platte ausgeführt werden. Auch dann erscheint das Herz noch um zirka 3 mm größer, als der Wirklichkeit entspricht. Die plattenfernen Teile der Aorta werden noch mehr vergrößert. Die Aufnahme geschieht in mittlerer Inspirationsstellung (man lasse den Kranken langsam einatmen und zähle bis drei, wobei der Atem angehalten und die Röhre eingeschaltet wird).

Die Fernaufnahme hat den Vorteil der objektiven Zuverlässigkeit. Nachteilig ist, daß man die Abgrenzung der einzelnen Herzbögen an der leblosen Photographie oft nur schwer erkennen kann. Unmöglich ist beispielsweise die Abgrenzung zwischen dem zweiten und dritten linken Herzbogen und die Erkennung der Herzspitze. Die Herzspitze kann man allenfalls noch nach dem Verfahren von BORDET bestimmen. Die Grenze zwischen linker Kammer und linkem Herzohr ist dagegen nur bei der

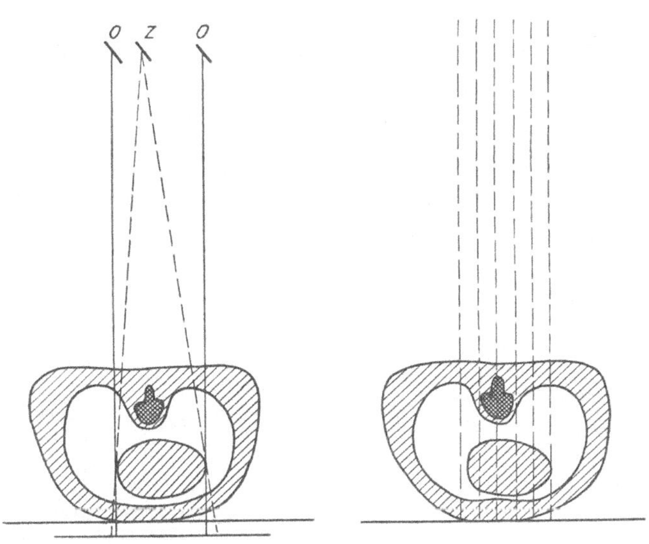

<table>
<tr><td>Abb. 161 a.</td><td>Abb. 161 b.</td></tr>
<tr><td>Z = zentrale Projektion; OO = Orthoprojektion.</td><td>Parallelprojektion.</td></tr>
</table>

Durchleuchtung festzustellen. In dieser Hinsicht ist die Orthodiagraphie der Fernaufnahme überlegen; an der Pulsation lassen sich die Bögen genau voneinander abgrenzen.

Die Orthodiagraphie. Es verfügen nicht alle Institute über einen Orthodiagraphen. Sie müssen zu *Ersatzmethoden* greifen. Die einfachste ist folgende: Das Gesichtsfeld eines Tubus wird durch zwei, im Mittelpunkt des Tubusausschnitts sich kreuzende Metalldrähte markiert. Zur Orthodiagraphie befestigt man diesen Tubus vor die vorher *genau zentrierte* Röhre. Mit dem durch den Schnittpunkt der Drähte gekennzeichneten Zentralstrahl werden die für die Herzsilhouette wichtigen Punkte bei frei beweglicher Röhre auf dem feststehenden Schirm mit dem Stift markiert. Wer ein zielsicheres Auge und eine treffsichere Hand hat, wird auf diese Weise zu gleichen Resultaten gelangen wie mit dem im Prinzip gleichen aber technisch elegant ausgeführten Orthodiagraphen. Um ganz sicher zu gehen, ist es aber angebracht, ein solches Ersatzorthodiagramm durch eine Fernaufnahme zu ergänzen. Gibt diese die Herzkonturen in einwandfreier Weise wieder, so gestattet jenes, die Bogen-

einteilung in die Herzsilhouette einzutragen. Die beiden Methoden ergänzen sich in glücklicher Weise und führen zu einwandfreien Untersuchungsergebnissen.

Im allgemeinen wird die Herzgrößenbestimmung als *Vertikalortho-
diagraphie* geübt. Für die *Horizontalorthodiagraphie*, also die Messung
im Liegen, tritt hauptsächlich F. MORITZ ein mit der Begründung, daß
in horizontaler Rückenlage die Herzspitze und der untere Herzrand
leichter zu bestimmen sind und das Herz seine physiologisch maximale
Größe darbietet und daher kleine Vergrößerungen leichter erkannt werden
können, Vergrößerungen, die im Stehen oft gar nicht nachzuweisen sind. Dies
gilt besonders für sportwissenschaftliche Untersuchungen. Überdies bietet
der Vergleich der Herzform im Stehen und im Liegen wertvolle Aufschlüsse.

Messung und Bewertung des Orthodiagramms. *Die Herzdurch-
messer.* Die ersten Anweisungen für die Ausmessung der Orthodiagramme
stammen von F. MORITZ. Im Prinzip befolgen wir dieselben noch
heute, aber in modifizierter Form. In Frankreich und zahlreichen
anderen Ländern hat sich dagegen durch Anregung von VAQUEZ und
BORDET eine andere Art der Bewertung der Diagramme durchgesetzt
und gewinnt immer mehr an Boden.

Nach dem Verfahren von MORITZ messen wir folgende drei Strecken
des Orthodiagramms (s. Abb. 162).

1. Medianabstand links $= Ml$ ⎫
2. Medianabstand rechts $= Mr$ ⎬ $=$ Transversaldurchmesser $= Tr$
3. Längsdurchmesser $= L$. ⎭

Mit Medianabstand links bezeichnen wir den größten Abstand des
linken Herzrandes von der Mittellinie, mit Medianabstand rechts den
größten Abstand des rechten Herz-
randes von der gleichen Linie. Die
Summe der beiden Medianabstände
ergibt den Transversaldurchmesser
des Herzens; er ist das wichtigste
und sicherste Orthodiagrammaß.

Den Längsdurchmesser erhält man,
indem man den Grenzpunkt zwischen
rechtem Vorhof und Aorta ascendens
mit der Kuppe der Herzspitze verbindet.

Dazu wird nach dem Vorgehen
anderer Autoren außerdem noch der
Breitendurchmesser des Herzens be-

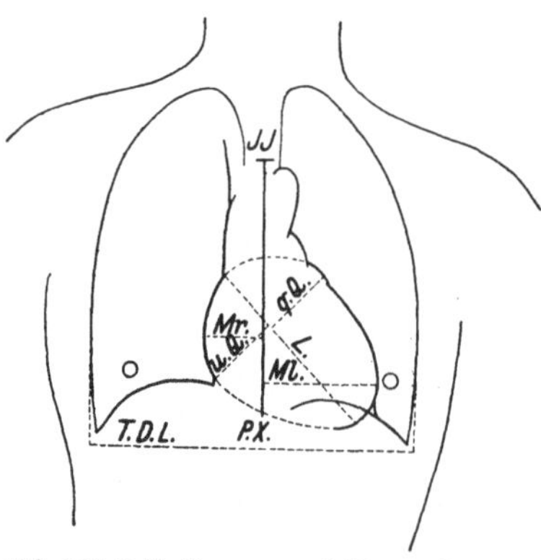

Abb. 162. Orthodiagramm mit Herzmaßen und
Flächenbegrenzung (nach GROEDEL).
JJ—P.X. = Mittellinie des Körpers.
T.D.L. = Transversaldurchmesser der Lunge.

stimmt. Dieser setzt sich aus dem
oberen und unteren Querabstand
$(oQ + uQ)$ zusammen. Das sind Maße,
die man erhält, indem man Lote von
den am linken und rechten Herzrand am weitesten entfernten Punkten
auf den Längsdurchmesser zieht. Der linke obere Punkt liegt meist
an der Auricula sinistra, der rechte untere Punkt am Herzzwerchfell-

winkel. Im ganzen folgt der Breitendurchmesser der rechten Auriculo-ventricular-Furche (s. Abb. 162).

Die Herzfläche. Und schließlich kann man auch die Herzfläche bestimmen. Diese gibt, besser als die Summe der Quer- und Längsdurchmesser, ein zuverlässiges Maß der Herzgröße. Zu diesem Zweck muß man die orthodiagraphisch festgestellten Herzkonturen durch eine sinngemäß konstruierte obere und untere Abschlußlinie vervollständigen (s. Abb. 162). Die obere verbindet den Bogen des rechten Herzrandes vom Vorhof-Cava-Winkel aus in leichter stetiger Kurve mit dem flachen Bogen des linken Herzrandes, indem sie in den Winkel zwischen Art. pulmonalis und Rand des linken Ventrikels einmündet. Die untere Verbindungslinie verläuft (ganz leicht nach unten konvex) gradlinig zwischen den möglichst weit nach unten durchgezeichneten Bogen des rechten Herzrandes und der Herzspitze. Unter Benutzung eines Planimeters, oder durch Abzählen der Quadrate eines unter das Orthodiagramm gelegten Millimeterpapiers, läßt sich dann der Flächeninhalt in Quadratzentimetern angeben. Leider ist aber die Ergänzung der Herzgrenze nach oben und besonders nach unten so ziemlich der Willkür überlassen. Die genannten Verbindungslinien fallen auch bei guten Orthodiagrammen sehr verschieden aus, bald flach und bald mehr geschwungen, und je größer das Herz, um so größer auch die zu ergänzenden Strecken, um so größer auch die Fehlerquellen. (Tabellen über die Größe der Herzfläche finden sich bei MORITZ und HAMMER, F. d. R. 38, 6. Jahrg. 1928.)

Ein vollständig ausgemessenes Herzorthodiagramm müßte demnach die in Abb. 162 eingezeichneten Geraden und Linien enthalten. Aus der Messung ergibt sich dann: 1. der Transversaldurchmesser Tr, 2. der Längsdurchmesser L, 3. der Breitendurchmesser Q und 4. die Herzfläche Fl. Tabellen für die Maße sind in allen größeren Lehrbüchern der Röntgendiagnostik zu finden.

Die Herzmaße sind relative Maße, die nach Tabellen mit Gewicht, Größe und Alter der Person in Relation gebracht werden müssen. Aber auch untereinander stehen einige dieser Maße normalerweise in einem bestimmten Verhältnis. Das gilt für den Quotienten $Mr : Ml$, und Tr : Transversal-Lungendurchmesser $T. D. L.$ In beiden Fällen beträgt das normale Verhältnis 1 : 1,92.

Die Herzgrößenbestimmung beim Kinde. Auch im Kindesalter hat die Herzorthodiagraphie ihre Bedeutung; doch ist es praktischer, zur Bestimmung der Herzgröße die Fernaufnahme heranzuziehen. Die Schwankungsbreite der Herzmaße ist im Kindesalter ungewöhnlich groß. Es existieren zwar Tabellen für Kinderorthodiagramme von DIETLEN, TH. GRÖDEL, VEITH und anderen, es ist aber zweckmäßiger, das Kinderherz nicht nach der orthodiagraphischen Methode auszumessen, sondern zur Beurteilung den Quotienten von BERNUTH zu verwenden. Dieser setzt die Herzfläche zur idealisierten Körperlängsschnittfläche in Beziehung. Der Index wird gewonnen, indem man die Körperlänge, multipliziert mit dem Transversal-Lungendurchmesser, durch die Herzfläche dividiert.

$$\frac{\text{Körperlänge} \times \text{Transversallungendurchmesser}}{\text{Herzfläche}} \gtreqqless 31 < 47.$$

(F. von BERNUTH, Erg. d. inneren Medizin u. Kinderheilkunde. Bd. 39, Jg. 1931.)

Ist der Quotient kleiner als 31, so muß man eine Herzvergrößerung annehmen, ist er größer als 47, so handelt es sich um ein relativ kleines Herz. Der Quotient bleibt durch das ganze Kindesalter gleich. Nur im Säuglingsalter liegen die Grenzen tiefer, weil in diesem Alter die Herzen relativ größer sind als später. In der Pubertät ändert sich der Quotient nicht.

Die anatomische Analyse des Orthodiagramms. Es ist an den Maßen einerseits zuviel gedeutet, anderseits auch zu viel Kritik geübt worden. Die Ansichten über den Wert der Maße sind auch heute noch reichlich widersprechend.

Dem Transversaldurchmesser wirft man vor, daß er in seiner Größe vom Neigungswinkel, den die Längsachse des Herzens mit der Mittellinie des Körpers bildet, abhängig ist. Da dieser Neigungswinkel weitgehend durch den Zwerchfellstand bestimmt wird, so hat ein Herz, je nachdem es bei tiefem Zwerchfellstand steil oder bei hohem mehr quer gestellt ist, eine kleinere oder größere Herztransversale aufzuweisen.

Am Längsdurchmesser wird bemängelt, daß man seinen Endpunkt an der Herzspitze nicht genau feststellen kann, da die Herzspitze nur schwer darzustellen ist. Dem Breitendurchmesser kommt an sich schon keine große diagnostische Bedeutung zu. Dem Flächenmaß haftet die Ungenauigkeit der oberen und unteren Begrenzung an. Abgesehen davon, daß die Maße also keinen Anspruch auf Genauigkeit erheben können und die quantitative Diagnose nicht auf Millimeter stimmt, ist ein anderer fühlbarer Mangel der, daß die Linien, die man zieht, nicht bestimmten Herzhöhlen angehören und eine Qualitätsdiagnose aus ihnen allein unmöglich ist.

Man darf sich nämlich nicht der Täuschung hingeben, daß *Mr* die Größe des rechten Vorhofs, *Ml* die des linken Ventrikels angibt, oder daß eine Zunahme von *L* unbedingt auf eine Vergrößerung des linken Ventrikels hinweist. Aus der Abb. 163 kann man ersehen, daß *Mr* von dem Zustand des rechten Vorhofs *und* Ventrikels und *Ml* von den Veränderungen des rechten *und* linken Ventrikels abhängig sind. *L* dagegen wird vom Zustand des rechten Vorhofs und beider Ventrikel beeinflußt.

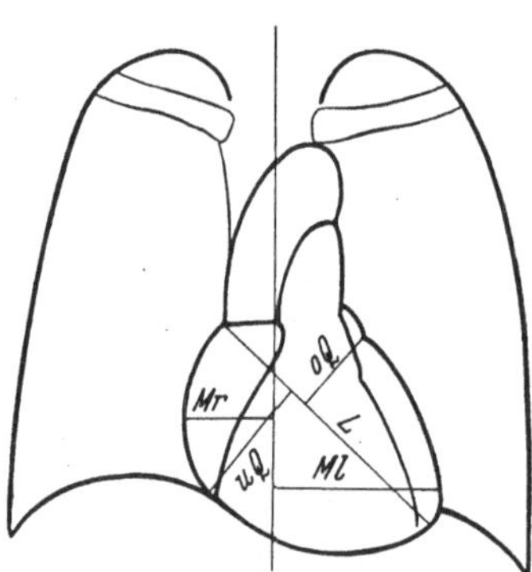

Abb. 163. Topographische Situationsskizze des Herzens im Sagittalbild mit eingezeichneten orthodiagraphischen Maßen. Das Bild zeigt die fehlende Übereinstimmung zwischen den Herzmaßen und den einzelnen Herzhöhlen.

Man ist daher bloß auf Grund der Veränderungen von *Mr*, *Ml*, *Tr*, *L* oder *Q* noch nicht berechtigt, irgendwelche Schlüsse auf den Zustand des einen oder anderen Herzsegments zu ziehen. Dazu ist noch eine

Untersuchung in den schrägen Durchmessern unerläßlich, wobei man jedes Herzsegment randbildend einstellen muß.

Die modifizierte Messung nach Bordet. Um eine genaue Verwendung der Ergebnisse der Orthodiagraphie für die qualitative Herzdiagnose zu gewinnen, schlägt Bordet[1] eine neue Methode der Messung des Orthodiagramms vor. Er behält den Transversal- und den Längsdurchmesser als Grundlage der Herzgröße bei, mißt aber daneben, um zu einer qualitativen Diagnose zu kommen, die Sehnen der orthodiagraphisch ermittelten Herzbögen. Voraussetzung dafür ist die genaue Bestimmung der vier Punkte DD_1, GG_1 (Abb. 164).

D liegt im Winkel zwischen rechtem Aorten- und Vorhofbogen und ist im allgemeinen leicht festzulegen. Etwas schwieriger ist die genaue Ermittlung des Punktes G, der das obere Ende des linken Ventrikelbogens darstellt; es gehört dazu eine genaue Beobachtung der Pulsationen des linken Horzrandes. Der Achsenpunkt zwischen der entgegengesetzten Pulsation der Art. pulmonalis und des linken Ventrikels ist der gesuchte Punkt. Manchmal sieht man an dieser Stelle noch eine kleine Strecke ohne Pulsation, die anatomisch dem linken Herzohr entspricht. In diesen Fällen ist der Punkt G an der Grenze zwischen Herzohr

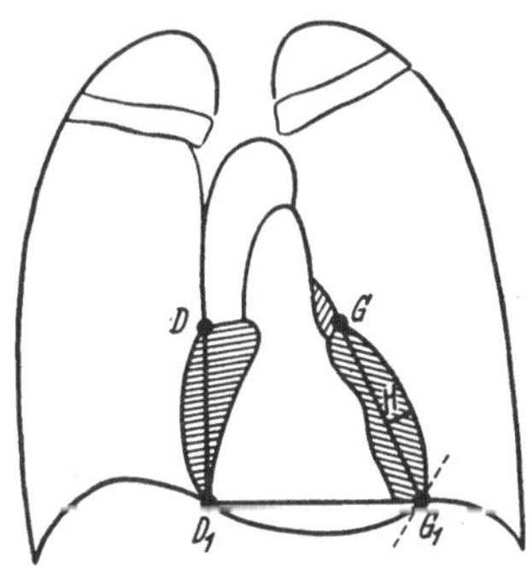

Abb. 164. Sehnenmessung der einzelnen Herzbogen nach Bordet. DD_1 entspricht dem rechten Vorhof, D_1G_1 dem rechten Ventrikel, GG_1 dem linken Ventrikel. Die Höhe H ist ein Maß für die Wölbung des linken Ventrikelbogens.

und Ventrikel anzusetzen. G_1 liegt nach dem Vorgehen Bordets an dem Berührungspunkt der Tangente, die parallel zur Herzbasis D_1G an die linke untere Kontur gelegt wird. D_1 wird in den rechten Herz-Zwerchfellwinkel gesetzt.

Die Linie DD_1 (a. d.) dient als Ausdruck der Größe des rechten Vorhofs. D_1G_1 (v. d.) ist das Maß des rechten Ventrikels, GG_1 (v. s.) das Maß des linken Ventrikels und Hvs der Ausdruck für Tonus und Volumen des linken Ventrikels. Als Norm für den Durchschnitt gibt Bordet an: a. d. 6,0, v. d. 12,0, v. s. 7,5 und Hvs. 2,0.

Die Aortenmessung.

Normalerweise ist (Abb. 165) auf der rechten Seite die Aorta nur im unteren Aszendensteil randbildend, dann übernimmt die Vena cava sup. die rechte Randkontur. Auf der linken Seite erscheint der Aortenschatten in der verkürzten Projektion des Arcus aortae als Aortenknopf wieder und geht dann in die Aorta descendens über. Diese verschwindet nach kurzem Verlauf hinter dem Schatten des Herzens. Stellung und Lage des Gefäßschattens in den schrägen Durchleuchtungsrichtungen wurden auf S. 203, Abb. 158 bis 160 bereits geschildert.

---

[1] Die Herzerweiterung im Durchleuchtungsbild, Leipzig: G. Thieme. 1928.

Eine der wichtigsten Aufgaben der Herzuntersuchung ist die Messung der Aorta. Die indirekten Maße des Gefäßschattens, wie die Aortenlänge und die Aortentransversale der Abb. 166, sind für eine Beurteilung des

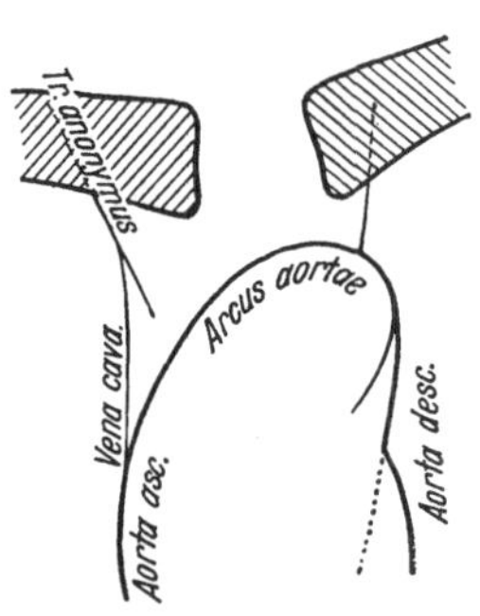

Abb. 165.   Topographische Situation des Gefäßschatten-bandes.

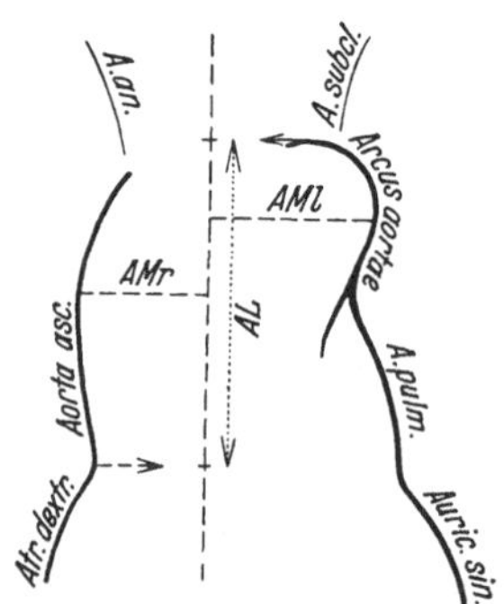

Abb. 166. Indirekte Aortenmessung nach GRÖDEL. AL = Aortenlänge, $AMr + AMl$ = Aortentransversale.

Gefäßbandes unzureichend, weil sie infolge Übereinanderprojektion verschiedener Teile nicht der anatomischen Realität der Aorta entsprechen; überdies sind sie von mittelbaren Einflüssen, wie Zwerchfellstand und Verbiegungen der Wirbelsäule sehr abhängig. Wir müssen deshalb, um zu einer realen Aussage über die Aorta zu gelangen, die Aortenbreite direkt messen.

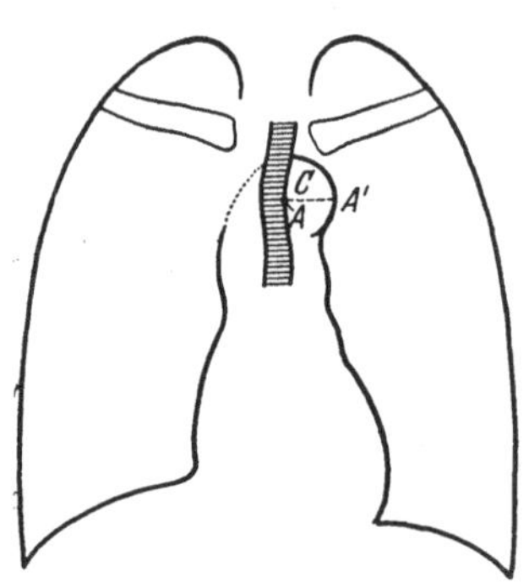

Abb. 167. Messung der Aorta nach KREUZFUCHS mittels Kontrastfüllung des Ösophagus.

Die derzeit gebräuchlichen Methoden sind die orthodiagraphische Messung der Aorta ascendens im I. schrägen Durchmesser (s. Abb. 158) und die Messung des Isthmus aortae. Dazu ist zu bemerken, daß es im ersten schrägen Durchmesser niemals gelingt, die Aorta ascendens gänzlich frei zu projizieren. Das ist nur möglich für den vorderen Rand; der Hinterrand fällt immer mit dem Schatten der Vena cava sup. oder der Aorta descendens zusammen, von dem er sich auf keine Weise trennen läßt. Die orthodiagraphisch gewonnenen Maße sind aus diesem Grunde an der Aorta ascendens nicht einwandfrei; sie müssen mit den Maßen am Isthmus kontrolliert werden.

Die Bestimmung der Aortenbreite am Isthmus (nach KREUZFUCHS) geschieht in der Weise, daß man den Patienten bei dorso-ventralem Strahlengang unmittelbar vor der Orthodiagraphie Kontrastpaste in den Mund nehmen und während der Messung schlucken läßt (Abb. 167). Dann bezeichnet man den tiefsten Punkt der Ösophagusimpression A und mißt von diesem zum am weitesten nach links reichenden Punkt des Aortenknopfes A'. Das Maß C gibt den Durchmesser der Aorta im Gebiet des Isthmus. Die Verbindungslinie verläuft nicht immer horizontal, sondern öfters nach oben oder unten geneigt. Die anatomische Projektion ergibt sich aus Abb. 168. Um den geringen Betrag der Dicke der Ösophaguswand erscheint der Aortenschatten breiter.

Die Messung ist nur dann einwandfrei auszuführen, sofern nicht abnorme topographische Verhältnisse zwischen Arcus aortae und Ösophagus vorliegen, bedingt durch Verkrümmungen der Wirbelsäule, durch intrathorazische Strumen usw. Steht der Arcus infolge starker Schlängelung der Aorta im Sagittalbild nicht orthoröntgenograd, so fällt das Maß der Gefäßbreite zu lang aus. Man muß dann die Stellung durch Drehung in den I. schrägen Durchmesser korrigieren, wie es Abb. 168 b zeigt, wobei man den Arcus aortae axial einstellt.

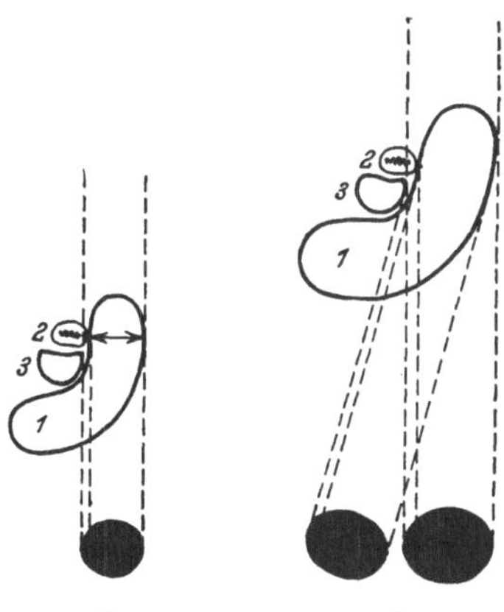

Abb. 168. Die Projektionsverhältnisse bei der Messung der Aorta nach KREUZFUCHS. a im sagittalen Strahlengang, b bei korrigierter Stellung. 1 = Aortenbogen, 2 = Ösophagus, 3 = Trachea.

Indem man die Messung sowohl an der Ascendens als auch am Isthmus zur gegenseitigen Kontrolle zusammen ausführt, gelangt man zu genügend sicheren Meßergebnissen, die ein genaues Urteil über die Gefäßbreite ermöglichen.

Der Verdauungstrakt.

Wenn auch manches schon ohne Hilfsmittel erkannt werden kann, wird das Verdauungsrohr doch erst durch Füllung mit Kontrastmitteln der Diagnostik zugänglich. Als Kontrastmittel dient jetzt fast ausschließlich Bariumsulfat. Da dieses unlöslich ist, wird es vom Körper nicht resorbiert. Lösliche Bariumverbindungen sind ein schweres Gift. Präparate, die lösliche Bariumsalze enthalten, können zu schweren Vergiftungen führen. Man achte auf die chemische Reinheit des Kontrastmittels und verwende, um sicher zu gehen, nur absolut einwandfreie Präparate des Barium sulf. purissimum für Röntgenzwecke.

Die alte RIEDER-Mahlzeit, bestehend aus Bismutum carbonicum, ist wohl schon überall verlassen. Allgemein im Gebrauch stehen jetzt fast ausschließlich die fertigen Bariumpräparate, die, mit lauwarmem Wasser angerührt, sogleich eine gleichmäßige, haltbare und gut schattengebende Suspension liefern. Die bekanntesten Präparate sind das Citobaryum, das Röntyum, das Laktobaryt, das Roebaryt und das Neobar. Die Kontrastmittel werden in kleinen Mengen gegeben, wenn man die Schleimhaut darstellen will; größere Mengen verwendet man zur vollen Entfaltung des Organs und zum Sichtbarmachen von Konturdefekten. In manchen Fällen nimmt man außerdem die Luftaufblähung zu Hilfe.

Die Speiseröhre.

Der Ösophagus liegt im hinteren Mediastinum; er wird im sagittalen Strahlengang vom Schatten der Wirbelsäule und des Herzens fast vollständig verdeckt. Deshalb muß man als Untersuchungsrichtung entweder den ersten und zweiten schrägen Durchmesser im dorso-ventralen, oder den ersten schrägen Durchmesser im ventro-dorsalen Strahlengang wählen.

Man lasse zunächst einen Bissen steifer Bariumpaste schlucken. Stenosen werden auf diese Weise gut sichtbar, über Fremdkörpern bleibt die Bariumpaste stehen. Nicht stenosierende Fremdkörper werden mit Barium imbibiert und auf diese Weise sichtbar (falls es sich nicht um von vornherein schattengebende Körper gehandelt hat). Manchmal kann es vorkommen, daß der dicke Bariumbrei nur sehr langsam herabgleitet, an manchen Stellen längere Zeit haften bleibt und dadurch eine Unwegsamkeit vortäuscht; deshalb lasse man stets zur Kontrolle dünnflüssigen Brei nachtrinken. Man muß dann dasselbe, nur in schnellerem Zeitablauf sehen. Abzuschließen ist die Untersuchung bei negativem Ausgang durch Schluckenlassen einer Bariumkapsel. Die käuflichen Kapseln aus Stärkemehl werden mit Barium gefüllt. Die Gelatinekapseln sind zu verwerfen, da sie eine bestehende Stenose völlig unwegsam machen können. Die Kapseln bleiben an den physiologischen Engen kurze Zeit stehen. Stenosen oder Stellen, an denen die Ösophaguswand infiltriert ist (Ca.), werden von den Kapseln nicht passiert. Mit der Kapselmethode lassen sich daher ansonsten schwer sichtbare Ösophaguskarzinome noch entdecken. Auch an spastischen Stenosen bleiben die Kapseln stehen, werden aber durch die kräftige Peristaltik heftig hin und her bewegt.

Will man den Schluckakt zwecks genaueren Studiums verlangsamen, so wähle man zur Untersuchung die Horizontallage oder gar Kopftieflage. Dadurch wird der Einfluß der Schwere ausgeschaltet, und man gewinnt ein besseres Urteil über die Kraft der Peristaltik. Außerdem verteilt sich das Kontrastmittel viel gleichmäßiger über den ganzen Ösophagus, und man kann nach dem Hinabgleiten des Bissens ein vollständiges Schleimhautbild gewinnen.

Besonders gelten diese Hinweise für die *Cardia*. Hier ist die Untersuchung im Stehen unzureichend; die Füllung ist so flüchtig, und die Vorgänge laufen so schnell ab, daß eine genaue Beobachtung der Funktion oder ein Studium des Schleimhautreliefs nicht möglich ist.

Der Magen.

Wenn irgendwo, so entscheidet bei der Untersuchung des Magens die Vollkommenheit der Technik über den Erfolg der Untersuchung. Läßt man den Kranken, wie in der Urzeit der Röntgendiagnostik, seinen Brei auslöffeln und beschränkt sich nachher auf Durchleuchtung und Photographie im dorso-ventralen Strahlengang, so wird manche Diagnose nicht gestellt werden können. Der Untersuchungsbericht muß sich auf Beschreibung grober morphologischer Veränderungen beschränken und fällt meist recht nichtssagend aus.

Es ist nicht richtig, den Patienten den Brei aufessen zu lassen und dann erst mit der Untersuchung anzufangen. Die Durchleuchtung hat vielmehr am nüchternen Patienten zu beginnen; Nüchternsekret kann festgestellt werden, oft besser und sicherer als mit der Magensonde. Allerdings ist ein kleiner Kunstgriff notwendig: man muß mit der Hand einen Druck auf das linke Abdomen ausüben, um bei hypotonischen Mägen die Flüssigkeit nach oben zu drücken.

Darstellung der Magenschleimhaut.

Der nächste Schritt der Untersuchung ist die Darstellung der Schleimhaut. Man verwendet dazu einige Schluck Kontrastflüssigkeit.

Zur Darstellung der Schleimhaut verlangen wir von der Kontrastsubstanz, daß sie, nach Verabreichung geringer Mengen, sich als schattentiefer, kornloser und gleichmäßiger Belag auf der Schleimhaut verteilt. Es ist demnach notwendig, daß die Emulsion in trinkbar-flüssiger Form genügend viel Röntgenlicht absorbiert, keine festen Bestandteile enthält und ein gewisses Haftvermögen besitzt. Zur guten Verteilung und zum Eindringen in die Vertiefungen des Reliefs ist eine Konsistenz der Flüssigkeit notwendig, die etwa der des Öles gleichkommt.

Nicht alle marktgängigen Bariumpräparate erfüllen diese Bedingungen vollkommen. Die Unvollkommenheiten werden verursacht teils durch Beimengung zu grober Geschmackskorrigentien (Kakao u. ä.), teils durch die physikalischen Eigentümlichkeiten der Bariumsalze selbst (Kornbildung). Um allen diesen Mängeln, die in der Substanz selbst liegen, aus dem Wege zu gehen, versuchte FRICK, kolloidale, auf der Schleimhaut zur Ausfällung gelangende Lösungen in die Reliefdiagnostik einzuführen. Am Magen ist das auf Grund dieser Überlegungen hergestellte Tordiol nicht verwendbar, weil die Magensäure die Ausfällung des Sols verhindert. In rektaler Verabreichung ergibt es dagegen ausgezeichnete Bilder. Jedoch steht der hohe Preis des Mittels in keinem Verhältnis zu seiner Brauchbarkeit. Außerdem hat es den Nachteil, daß es bei längerem Verweilen im Darmrohr verklumpt.

Für die Schleimhautdarstellung kommen hauptsächlich die Präparate Laktobaryt, Unibaryt und Neobar in Frage. Daneben verwenden einige auch eine Aufschwemmung von Barium sulf. pur. in Wasser. Die günstigsten Mischungsverhältnisse für diese Präparate sind in Volumteilen a) Barium sulf. pur. 1 : 2, b) Laktobaryt 1 : 1 und c) Neobar 1,8 : 1. Das Neobar hat den Nachteil, daß es zu stark schäumt. Die Schaumperlen können gerade in der Schleimhautdiagnostik irreführen. Am besten eignen sich Unibaryt und Laktobaryt. Die Zubereitung der Emulsion geschieht am besten durch Schütteln in einer Flasche, die einige Glasperlen enthält. Sodann wird die Emulsion durch ein Haarsieb gezogen; dadurch wird die Verteilung der Substanz außerordentlich fein.

Die Untersuchung beginne man im Stehen oder (nach BERG) bei einer Neigung von etwa 45⁰ in rechtsschräger Rückenlage. Durch geeignete Manipulationen versuche man, die kleine Menge des Kontrastmittels in dünner Schicht langsam über alle Teile der Magenschleimhaut auszubreiten und das Relief zu studieren.

Man kann die Schleimhautbilder photographisch fixieren. Während BERG unter Kompression mit dem Tubus des Duodenalgeräts kleine Schleimhautbilder anfertigt, tritt CHAOUL für die Aufnahme von Schleim-

hautübersichtsbildern ein; diese werden auf dem Buckytisch in Bauchlage angefertigt, wobei schon durch die Lagerung die Kompression
bewirkt wird. Die Anfertigung solcher Übersichtsbilder sollte man
namentlich bei Verdacht auf Karzinom in keinem Falle unterlassen.

Die Entfaltung des Magens.

Ist dieser wichtige und manchmal schon entscheidende Teil der Untersuchung beendet, so gehe man zu stärkeren Füllungsgraden über, die
bereits das Organ entfalten, aber immer noch bei Anwendung von Druck
das Schleimhautrelief hervortreten lassen. Diese Untersuchung mit
geringeren Kontrastmengen hat die früher übliche pralle Füllung voll-

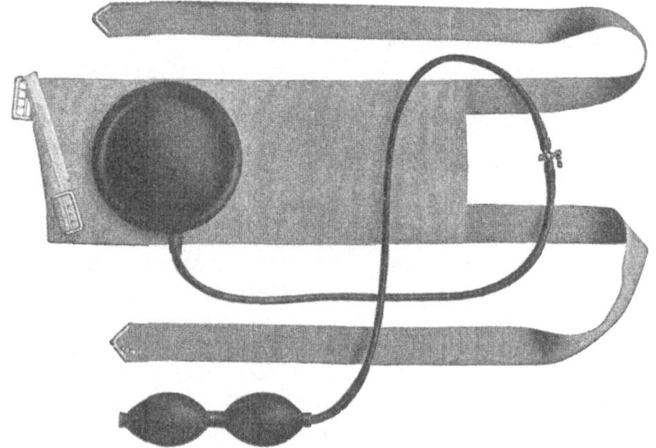

Abb. 169. Der CHAOULsche Kompressionsgurt.

ständig verdrängt; denn durch letztere werden viele Details der Magenwand verdeckt; die geringe Füllung bietet dagegen viel bessere Übersicht und mehr Einzelheiten.

Bei geringeren Füllungsgraden des Magens hat man immer die Möglichkeit, durch Anwendung von Druck den Brei wegzudrängen und das
Schleimhautrelief wieder sichtbar zu machen. Dies gelingt um so sicherer,
wenn man den Druck leicht abstufen kann. Das CHAOULsche Kompressorium (Abb. 169) ist ein ganz ausgezeichnetes Hilfsmittel hierfür.
Es besteht aus einem Gummiballon, der auf einem mit Schnallen und
Gurten versehenen Leinengurt befestigt ist und mittelst eines Gebläses
aufgeblasen werden kann. Das Gebläse besitzt einen Dreiwegehahn, so
daß man immer Luft ab- und zulassen kann. So läßt sich der Grad der
Kompression unter der Kontrolle des Leuchtschirms genau abstufen.
Das Kompressorium ist natürlich für den ganzen Magen-Darmtrakt zu
gebrauchen. Besonders aber eignet es sich zur Untersuchung von
Pylorusstenosen, Gastro-Enteroanastomosen und zum Studium der
Appendixgegend. Man verwendet es mit Vorteil nicht nur am stehenden
Patienten, sondern auch in Rückenlage und halbrechter Seitenlage.

Auch die Auffüllung des Magens hat langsam und unter ständiger Beobachtung zu geschehen. Beim Herabfließen des Speisebreis in den Magen kann man sehr wichtige Beobachtungen machen, die später verlorengehen können: ein Stocken des Breies beim Einfließen, kleine Ausbuchtungen an dem ersten herabgleitenden Kontrastbreistreifen sind wichtige Fingerzeige. Spastische Einziehungen sind häufig genug nur bei schwacher Füllung ausgeprägt, während sie bei voller Entfaltung verschwinden können. Manche Nischen, besonders die an der Hinterwand gelegenen, sind gerade bei den ersten Bissen gut sichtbar, während sie später vom Kontrastschatten zugedeckt werden und nur schwer auffindbar sind.

Lagewechsel. Manche Veränderungen (Nischen, Verwachsungen) treten erst bei Lagewechsel hervor oder werden erst dann gut erkennbar. Das Antrum und das Duodenum füllen sich manchmal nur in bestimmten Körperlagen. Obwohl sich aus den zahlreichen Möglichkeiten einige bestimmte als besonders geeignet herauskristallisiert haben (rechte Seitenlage, halbrechte Bauchlage oder CHAOUL-Lage, Rücken-, Bauchlage), ist es doch wünschenswert, ein Stativ zur Verfügung zu haben, das mitsamt Patient und Röhre in jeglicher Richtung des Raumes eingestellt werden kann.

In rechter Seitenlage sinkt der Magen quer über die Wirbelsäule nach rechts herüber. Magenausgang und Duodenum füllen sich gut. Verwachsungen suchen den Magen in seiner ursprünglichen Lage festzuhalten, wobei scharfe Knicke an der Kontur entstehen. Extraventrikuläre Tumoren machen die Verschiebung nicht mit, lassen sich dadurch gut von echten Magentumoren differenzieren. In Rückenlage füllt sich der Fornixteil des Magens besser, der Pylorusteil wird fast leer. Veränderungen an der Kardiagegend sowie hochsitzende Ulkusnischen werden gut erkennbar. Spastische Einziehungen, in stehender Position nur angedeutet, werden in Rückenlänge deutlich und können den Magenschatten in zwei Teile zerlegen.

In Bauchlage füllen sich oft (aber erst nach einiger Zeit) Nischen der kleinen Kurvatur in der Korpus- und Antrumgegend, die sonst nicht sichtbar sind. Das Canalis- und Pylorusgebiet wird besonders gut gefüllt.

Von besonderem Wert ist die Rückenlage für die Kontrolle von Druckpunkten. Durch den Vergleich mit der am stehenden Patienten gewonnenen Lokalisation läßt sich feststellen, ob ein gefundener Schmerzpunkt einem kontrastgefüllten Darmabschnitt angehört oder nicht. So bringt jede Körperlage gewisse Vorteile mit bestimmter diagnostischer Ausbeute und muß zweckentsprechend in den Gang der Untersuchung eingereiht werden.

Auch dann kann noch manches entgehen, erstens dadurch, daß gewisse Veränderungen nur in bestimmten Bewegungsphasen des Magens sichtbar werden, und zweitens andere wieder nur eine Störung des peristaltischen Bewegungsablaufs verursachen. Die ersteren lassen sich durch die sogenannte *gezielte Momentaufnahme* auf der Platte fixieren: Das Bild des Leuchtschirms wird durch eine Visiervorrichtung beobachtet.

Hinter einer schützenden Bleiverschalung steht die Platte bereit. Im Moment, da die Veränderung gut sichtbar wird, kann durch einen einzigen Handgriff die Aufnahme der gewünschten Phase erfolgen. Die gezielte Momentaufnahme ist nur mit einer Spezialeinrichtung, die es erlaubt, von der Durchleuchtung direkt zur Aufnahme überzugehen, ausführbar.

Den Ablauf peristaltischer Bewegungen am Schirm zu beobachten, ist nicht immer leicht, namentlich an der kleinen Kurvatur, auf die es gerade ankommt; hier ist der Verlauf peristaltischer Wellen nur schwer zu verfolgen. Nur in Bauchlage ist die Peristaltik oft sehr gut zu sehen. Durch die Einwirkung der Atembewegungen ist aber der Untersucher vielen Täuschungen und Irrtümern ausgesetzt. In objektiver und einwandfreier Weise läßt sich die Peristaltik nur durch eine Reihe, bei Atemstillstand in kurzen Zeitabständen aufeinanderfolgender Aufnahmen im Bilde festhalten (*Serienaufnahmen, Kinographie*. Siehe auch Kymogramm S. 360). Durch Übereinanderzeichnen der Bewegungsphasen nach bestimmten Fixpunkten kann man einen Bewegungsausfall an der kleinen oder großen Kurvatur in einwandfreier Weise darstellen. Ein solcher Nachweis ist von weittragender diagnostischer Bedeutung.

Aufblähung des Magens. Um eine Starre der Magenwand einwandfrei festzustellen, kann man auch die Aufblähung des Magens heranziehen. Man geht zweckmäßig so vor: Man verabreicht auf nüchternen Magen eine Mischung von 1 Teelöffel Ac. tartaric. mit 10 g Kontrastmittel (Neobar, Laktobaryt o. dgl.), die mit 75 ccm Wasser angerührt sind, und lasse gleich darauf den Inhalt eines zweiten Glases trinken, das 1 Teelöffel Natr. bicarb. mit gleichen Mengen Wasser und Kontrastmittel enthält. Die Aufnahme erfolgt am besten in Bauchlage auf der Buckyblende. Rückenlage bei Beckenhochlagerung ist besonders bei Untersuchung der Antrum- oder Pylorusgegend empfehlenswert. Bei Ulkusverdacht Vorsicht wegen Perforationsgefahr!

Feststellung der schmerzhaften Druckpunkte: Man verabsäume nicht, im Verlauf der Untersuchung die empfindlichen Druckstellen aufzusuchen. Hat man einen Druckpunkt festgestellt, so prüfe man seine Konstanz und sein Verhalten bei Lagewechsel. Ein echter Organdruckpunkt, der am stehenden Patienten festgestellt wurde, macht die bei Rückenlage eintretende kraniale Verschiebung des Magendarmrohres gleichsinnig mit.

Die Magenuntersuchung ist ohne Palpation und Kompression nicht auszuführen. Vor zu ausgiebigem und brutalem Druck bei Vorhandensein eines Magengeschwürs ist jedoch zu warnen, namentlich dann, wenn durch eine Pylorusstenose der Magen überfüllt und überdehnt ist. Da der Brei keine Möglichkeit zum Ausweichen hat, kann es bei kräftigem Druck zur Perforation des Geschwürs kommen.

Prüfung der Magenmotilität: Obwohl man die eigentliche Untersuchung mit geringen Breimengen ausführen kann, muß man, wenn ein Urteil über die Magenmotilität abgegeben werden soll, den Magen doch mit zirka 300 ccm Kontrastbrei auffüllen. Man untersucht dann nach $1^1/_2$, nach 3 und — wenn der Magen noch nicht leer ist — nach 6 Stunden nach. Bis zu der Zeit der Nachuntersuchung darf der Kranke keine Nahrung zu sich nehmen. Die Größe des Restes wird nach dem Füllungsgrad des Magens abgeschätzt. Der Vergleich mit der in den Darm entleerten Breimenge ist täuschend, da der Brei dort über eine große Fläche verteilt ist und sich mit der schüsselförmigen Ansammlung im Magen nicht vergleichen läßt.

Man beobachtet außerdem die tonische Zusammenziehung der Magenwand um den Restinhalt, eventuell sieht man an den schon entleerten Stellen Breireste. Hat man Zweifel bezüglich ihrer topographischen Zugehörigkeit, so kann man durch geringes Nachfüllen des Magens ihre Lage bestimmen.

Vorbereitung zur Untersuchung: Zur Kontrastfüllung muß der Magen vollständig leer sein; andernfalls können durch Aufschichtung kontrastgebender und nichtkontrastgebender Speisen Füllungsdefekte entstehen, die einen Tumor vortäuschen. Deshalb ist die Untersuchung morgens am nüchternen Magen zu beginnen. Größere Mengen Nüchternsekret müssen abgesogen werden. Die Verabfolgung eines Probefrühstücks vor der Untersuchung ist zu vermeiden, da doch immer Reste von Flüssigkeit im Magen bleiben können.

Die Untersuchung des operierten Magens: Als wichtigster Grundsatz gilt, daß man diese Untersuchung zunächst mit ganz geringen Breimengen beginnt; denn wenn erst der Magen vollgefüllt ist, und die Dünndarmschlingen mit Kontrastbrei überflutet sind, ist das Auffinden der Anastomosenschenkel fast unmöglich.

Nachdem der Patient einen Schluck Brei zu sich genommen hat, versuche man (am besten sogleich in Bauchlage), über die Art der durchgeführten Operation ein Urteil zu gewinnen. Ist die Füllung der Anastomosenschenkel eingetreten, so suche man nun in Rückenlage die Nahtstellen sowie die Schleimhaut in der näheren und weiteren Umgebung der Anastomose ab. Besonders zu achten ist auf den Anastomosenring und den abführenden Schenkel. Erst jetzt gehe man zur vollen Füllung im Stehen über, um die Funktion der Anastomose zu beobachten. Auch Raffungen oder Taschenbildung sind nur bei stärkerer Füllung zu sehen.

Mit zur Anastomosenuntersuchung gehört auch die Darstellung des Transversum in der Gegend des Mesokolonschlitzes. Die Darstellung einer Magen-Kolonfistel gelingt meist nur durch die Untersuchung mittels Kontrasteinlaufs, die deshalb bei Ulcus pepticum jejuni niemals unterlassen werden sollte.

Der Bulbus duodeni.

Die Füllung des Bulbus.

Der Bulbus duodeni, in dem die Mehrzahl aller Magen-Darmulzera lokalisiert ist, ist ein kleines kegelförmiges Gebilde, das eben infolge seiner geringen Größe der Diagnostik gut zugänglich ist. Leider aber ist die Füllung nicht so leicht zu erzielen und, wenn sie eintritt, oft nur sehr flüchtig. Nur in den normalen Fällen füllt sich der Bulbus ohne weiteres Zutun und bleibt längere Zeit sichtbar. In pathologischen Fällen wird die Füllung durch Spasmen, Reizzustände und Sekretionsanomalien aus dem normalen Rhythmus gebracht. Es gibt Phasen, wo durch einen Pylorusspasmus kein Brei in den Bulbus übertritt oder durch Sekret, das sich im präpylorischen Raum angesammelt hat, der Kontrastbrei, der in den Bulbus gelangt, ungleichmäßig wird. Anderseits kann bei erfolgter Füllung diese durch den bestehenden Reizzustand so rasch exprimiert werden, daß zu einer eingehenden Beobachtung keine Zeit bleibt.

Hier muß man auf die günstigen Augenblicke lauern. Diese sind in den einen Fällen (mit klaffendem Pylorus und rascher Anfangsentleerung) die ersten Breiübertritte durch den Pylorus; man wird diesen Moment zweckmäßig für die Aufnahmen benutzen, weil sich nachher

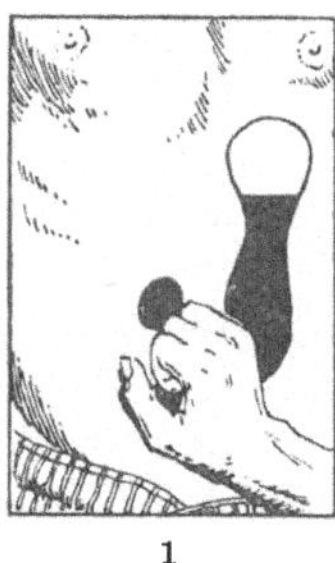 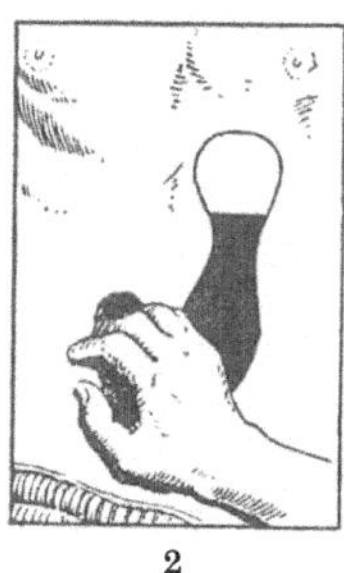 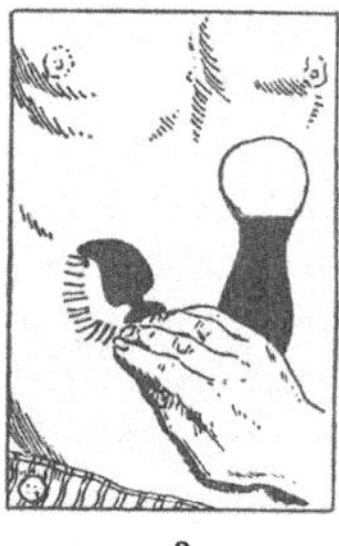

1   2   3

Abb. 170. Handgriff zur Füllung des Bulbus (nach BERG). 1. Die geschlossene Faust drückt mit dem Kleinfingerballen auf den unteren Magenpol und verhindert ein Zurückströmen des Kontrastbreies. 2. Unter langsamem Öffnen der Hand wird der Mageninhalt ausgepreßt. 3. Hand entfaltet, Bulbus gefüllt.

die Füllungsverhältnisse verschlechtern. In den anderen Fällen (mit Pylorusspasmus) kommt es anfangs zu gar keiner oder nur zu einer flüchtigen Bulbusfüllung. Hier ist es besser zu warten; denn in späteren Stadien der Magenentleerung füllt sich meist der Bulbus in durchaus brauchbarem Grade.

Kommt man auf diese Weise nicht zum Ziel, so muß man einige Kunstgriffe zu Hilfe nehmen. Es gibt deren drei: die manuelle Expression, den Lagewechsel und die Kompression der Pars horizontalis inferior duodeni.

Die manuelle Expression führt man mit der rechten Hand aus, indem die geschlossene Faust mit dem Kleinfingerballen gegen den unteren Magenpol gestemmt und die Hand unter gleichmäßigem Druck der Finger geöffnet wird. Die Fingerspitzen gleiten dabei mit einer massierenden Bewegung pyloruswärts. Ballen und Kante der Hand verhindern ein Zurückströmen der Kontrastmasse in den Magen (Abb. 170). Durch wiederholte, rasch aufeinanderfolgende Expressionen ermüdet der Pylorus und die Wandmuskulatur des Bulbus, und es tritt eine länger anhaltende Bulbusfüllung ein.

Der Lagewechsel wirkt auf die Bulbusfüllung verschieden ein. In Rückenlage sind die Füllungsbilder infolge des Abströmens des Kontrastbreies in den Fornix nicht gut; dagegen tritt oft das Schleimhautrelief um so deutlicher hervor. In Bauchlage, in rechter Seitenlage und in halbrechter Bauchlage kommt es meist zu ausgiebigen Bulbusfüllungen. Die pralle Füllung kann aber die feineren Details zudecken.

Der dritte Kunstgriff, der *Druck auf die Pars horizontalis inferior duodeni* führt, wenn er richtig ausgeführt wird, zu einer Behinderung des Breiabflusses und zu einer Stauung des Breies in oraler Richtung. Man verwendet zu diesem Zweck entweder den Distinktor oder die Pelotte eines Bruchbandes. Letzteres ist praktischer, weil man so beide Hände frei behält. Auch auf diese Weise kommt eine pralle Füllung zustande.

Ist man mit der ersten Untersuchung nicht zum Ziele gekommen, so empfiehlt es sich, nach Entleerung des Magens — also nach drei Stunden — mit einigen Schluck Kontrastbrei die Füllung nochmals zu versuchen. Oft gelingt sie dann doch, weil in Fällen von Hypersekretion und Schleimbildung der Magen durch die erste Mahlzeit gereinigt ist und bessere Bedingungen für das Haften des Kontrastmittels bietet.

Die Untersuchung des Bulbus.

Ist die Voraussetzung für die Untersuchung — die Füllung erfüllt, so kann man darangehen, die Form des Bulbus zu studieren. Ähnlich wie bei der Herzuntersuchung ist es auch hier unerläßlich, mehrere Strahlenrichtungen anzuwenden.

Man geht zunächst von der Sagittalprojektion aus. Sie ist zwar nicht sehr günstig, weil der Bulbus in den Wirbelsäulenschatten fällt und das absteigende Duodenum meist hinter den Bulbus hinabzieht

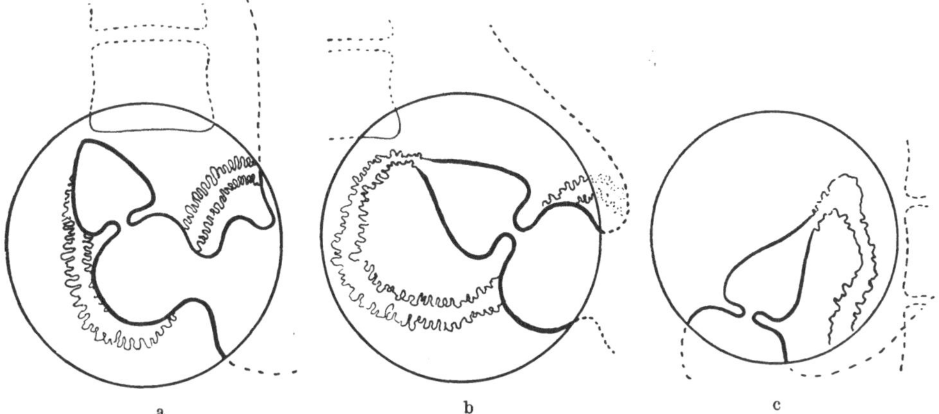

a   b   c

Abb. 171. a) Normaler Bulbus in Sagittalstellung. Leichte Projektionsverkürzung; Übersicht durch den Schatten der Wirbelsäule etwas gestört.
b) Normaler Bulbus in der I. Position. Die Bulbusachse liegt parallel zur Platte. Es entstehen daher keine Projektionsverkürzungen; der Bulbus erscheint in seiner normalen Form. Das Bild gewährt außerdem einen guten Überblick über das obere Duodenalknie und über den absteigenden Ast des Duodenum.
c) Normaler Bulbus in der II. Position. Diese Stellung bringt meist eine stärkere Projektionsverkürzung mit sich. Gute Übersicht über Vorder- und Hinterwand des Bulbus.

und dessen Abgrenzung erschwert. Außerdem erscheint das Duodenum in schräger perspektivischer Verkürzung (Abb. 171 a). Die Stellung dient nur zur ersten Orientierung.

Sodann drehe man den Patienten so weit in den I. schrägen Durchmesser (also mit der rechten Schulter nach vorne), bis die Bulbusachse am längsten erscheint; dann steht der Bulbus parallel zur Platte (I. Pos., Abb. 171 b), und man bekommt eine Übersicht über die in diesem Falle randbildenden Fortsetzungslinien der großen und der kleinen Kurvatur am Bulbus und oberen Duodenalknie. Bei Adipösen muß man dabei mit der Drehung sehr weit, fast bis zur frontalen Strahlenrichtung hinausgehen; bei Asthenischen genügt bereits ein kleinerer Drehungswinkel.

Durch Drehen im entgegengesetzten Sinne gelangt man in den II. schrägen Durchmesser (II. Pos., Abb. 171 c). Meist ist man dabei genötigt, die den Bulbus verdeckende Antrumpartie beiseite und nach abwärts zu drängen, um so die Aussicht auf den Bulbus frei zu bekommen. Durch Verstärkung des Druckes läßt sich die Bulbusachse aufrichten, so daß man einen guten Überblick über seine Vorder- und Hinterwand gewinnt. Diese Stellung ist für die Lagebestimmung des Ulkus von größter Bedeutung. Bei höheren Graden von Fettleibigkeit, wo die Bulbusachse meist horizontal nach hinten verläuft, ist die Anwendung dieser Strahlenrichtung unzweckmäßig, weil das Duodenum meist vom Antrum verdeckt wird.

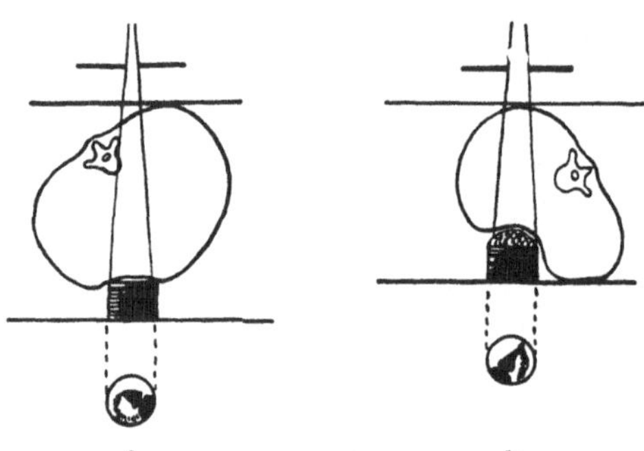

a   b

Abb. 172. Schräge Durchleuchtungsrichtungen bei der Untersuchung des Bulbus (nach BERG). a = Strahlengang bei der I. Position. b = Strahlengang bei der II. Position.

Manchmal ist auch der umgekehrte II. schräge Durchmesser vorteilhaft, besonders in den Fällen, wo der Bulbus nach rechts und hinten gelagert ist. Bei diesem Strahlengang ist der Bulbus und der absteigende Duodenalschenkel der Platte sehr nahe; es kommt daher zu recht scharfen Abbildungen. Überdies wird bei dieser Durchleuchtungsrichtung die Rückenhaut, die ohnehin bei Duodenaluntersuchungen stark beansprucht wird, entlastet. Über den Verlauf der Strahlenrichtung s. Abb. 172 und Abb. 157 auf S. 202.

Innerhalb der angegebenen Durchleuchtungsrichtungen wird das Füllungsbild des Bulbus unter stetiger Drehung tangential abgeleuchtet. In jeder dieser Stellungen versucht man, durch dosierte Kompression auch das Schleimhautbild darzustellen. Nur so kann die Duodenaldiagnostik bis zu fast 100%iger Sicherheit gebracht werden.

Die tieferen Abschnitte des Duodenum kommen meist schon im Stehen oder in Bauchlage spontan ausreichend zur Darstellung. Ist das nicht der Fall, so versuche man die flache oder rechtsgeneigte Rückenlage.

Besondere Aufmerksamkeit schenke man der Gegend der Papilla Vateri, die sowohl Sitz von Karzinomen als auch von Divertikeln sein kann. Zur Darstellung der letzteren muß man oft die Kompression der Pars horizontalis inferior duodeni zu Hilfe nehmen.

Zu den Aufgaben der Duodenaluntersuchung gehört auch die *Überprüfung des Sitzes einer Duodenalsonde*. Manchmal kann Schlingenbildung der Sonde im Antrum zu der irrtümlichen Annahme führen, daß die Sonde richtig liegt. Sicherer ist es deshalb, zur einwandfreien Entscheidung mittels der Pravazspritze durch den Schlauch etwas Luft einzublasen: liegt die Olive im Duodenum, so sammelt sich die Luft im oberen Duodenalknie, sonst aber steigt sie in die Magenblase.

Die kombinierte Luft-Barium-Untersuchung des Duodenum, wie sie von PRZIBRAM angegeben wurde, ist ein Verfahren, das eindrucksvolle schöne Bilder liefert, im übrigen aber entbehrlich ist, zumal es bei bestehendem Ulkus nicht ganz ungefährlich für den Kranken ist. Allenfalls kann man es bei Verdacht auf Divertikel, und namentlich Karzinom der Papilla Vateri, mit Nutzen zur Diagnostik heranziehen. Die Ausführung geschieht folgendermaßen:

Die Duodenalsonde wird bis in den mittleren Teil der Pars descendens duodeni eingeführt. Am liegenden Patienten werden sodann 15—20 ccm Bariumaufschwemmung ins Duodenum gespritzt und durch Massage und Lagewechsel (rechte und linke Seitenlage) gleichmäßig verteilt. Bei aufrechter Stellung des Kranken wird mittels Gummiballon etwas Luft eingeblasen (unter Kontrolle vor dem Schirm, Perforationsgefahr!) und, wenn das Duodenum genügend entfaltet ist, photographiert.

Die Untersuchung des Dünndarms.

Die Dünndarmdiagnostik ist noch sehr wenig entwickelt. Die enorme Länge und variable Lage des Organs sind einem eingehenderen Studium im Röntgenbild sehr hinderlich. Verschiedentlich wurde die Untersuchung dadurch zu fördern gesucht, daß man Serienaufnahmen in Abständen von je $^{1}/_{4}$ Stunde anfertigte. Dieses Verfahren, das wohl das exakteste wäre, läßt sich wegen der Gefahr der Strahlenschädigung nicht allgemein anwenden. Auch die Untersuchung mit fraktionierter Füllung bringt keine besonderen Vorteile. Die Dünndarmdiagnostik muß sich deshalb vorderhand mehr auf die indirekte Symptomatik (Stauung, Verdrängung, Verzögerung der Motilität usw.) als auf die Lokaldiagnose stützen. Es gelingt zwar, Ulcera, Tumoren, ja sogar Askariden im Dünndarm direkt nachzuweisen, doch hängt die Auffindung von günstigen Umständen ab.

Die Untersuchung der Appendix.

Die perorale Darstellung. Im allgemeinen wird die Beobachtung nach Kontrastmahlzeit bevorzugt. Die Doppelmahlzeit (12 Uhr mittags und 9 Uhr abends, und Untersuchung am nächsten Morgen) ist gegenüber allen anderen Verfahren vorzuziehen und führt fast immer zum Ziel. Durch die doppelte Verabfolgung des Kontrastbreis ist die Sicherheit, daß die Appendix sich vom Coecum aus füllt, erhöht. Überhaupt gilt für die Untersuchung der Appendix der Grundsatz: mehrmalige Beobachtung und Wiederholung!

Untersuchung per Klysma. Die Mängel der peroralen Methode sind die, daß sie viel Zeit beansprucht, mehrere Wiederholungen erfordert, um einigermaßen zuverlässig zu sein, und doch in Ungewißheit läßt, ob bei fehlender Appendixfüllung nicht gerade der Zeitpunkt ihrer Füllung verpaßt wurde. Die Verwendung des Kontrasteinlaufs sucht diesen Mängeln aus dem Wege zu gehen. Es ist zunächst schon ein großer Gewinn, daß *eine* Untersuchung genügt; ferner kann man durch geeignete Maßnahmen die Füllung der Appendix — vorausgesetzt, daß ihr Lumen offen ist — erzwingen. Ein weiterer Vorteil ist, daß das Kontrastmittel in dünnflüssigem Zustand das Untersuchungsobjekt ausfüllt und daher, ähnlich wie im Magen, einen genauen anatomischen Ausguß des Organs liefert. Der Einwand, daß die Methode unphysiologisch ist, trifft nur auf die Entleerungsfunktion zu; doch ist das exakte anatomische Bild wertvoller als die Funktionsprüfung.

Technisch geht man folgendermaßen vor: Der Patient wird, nach besonders gründlicher Reinigung des Darms mit hohen Einläufen am Vor- und -Untersuchungstage, morgens nüchtern zur Untersuchung bestellt. Zwei Stunden nach dem letzten Einlauf wird das Kontrastklysma verabfolgt. Die Untersuchung wird in Rückenlage vorgenommen. Oft erfolgt die Füllung der Appendix spontan mit dem Einlauf. Ist das nicht der Fall, so sucht man durch Massage in der Richtung vom Coecum zur Symphyse den Sphinkter der Appendix zu überwinden. Füllt sich die Appendix auch dadurch nicht, so läßt man den Patienten stark pressen oder Bewegungen ausführen, bei denen die Bauchpresse benutzt wird. Dies bewirkt in den meisten Fällen, wo eine Wegsamkeit des Lumens besteht, ein Einschießen der Kontrastflüssigkeit in den Wurmfortsatz.

Versagt auch dies, so breche man die Untersuchung noch nicht ab, sondern lasse den Patienten sich ankleiden und nehme ihn nach 1 bis 2 Stunden wieder vor; häufig findet man dann doch die Appendix gefüllt. Durch weitere Massage sucht man nun eine optimale und totale Auffüllung zu erzielen. Ist dies erreicht, und hat man von dieser Phase ein Bild angefertigt, so läßt man den Einlauf wieder ablaufen, um nun die Schleimhaut der Appendix und ihrer Umgebung (Coecum und untere Ileumschlinge) zu studieren. Dann läßt sich auch ein retrozoekal gelegener Wurmfortsatz durch das Coecum hindurch erkennen.

Die Untersuchung geschieht hauptsächlich in Rückenlage. Man versuche aber auch die rechte und linke Seitenlage und vergesse gegebenenfalls nicht die seitliche Durchleuchtung, um einen retrozoekal gelegenen Wurmfortsatz nicht zu übersehen.

Werden die Palpations- und Kompressionsmanöver nicht über die natürliche Kraft der Bauchpresse hinaus gesteigert, so stellen sie keine Gefahr für den Untersuchten dar. Fälle mit Anzeichen von akuten Erscheinungen sind von der Untersuchung natürlich auszuscheiden.

Die Untersuchung des Dickdarms.

Abgesehen von Appendix und Coecum ist die Dickdarmdiagnostik ausschließlich der Irrigoskopie vorbehalten. Man unternehme es auf keinen Fall, aus der Beobachtung der peroralen Darmpassage ein Urteil über den Dickdarm abzugeben. Dies ist nur durch die Irrigoskopie möglich; sie ist die souveräne Methode der Dickdarmuntersuchung.

Das Einfließen des Kontrasteinlaufs ist vor dem Röntgenschirm zu beobachten. Das Verfolgen des Eindringens der Kontrastflüssigkeit ist der wichtigere Teil der Untersuchung. Die Photographie ist nur Ergänzung und Festlegung des Durchleuchtungsbefundes. Ein Füllungsdefekt, ein Stocken des Einlaufs beim Durchfließen an der gleichen Stelle, oder etwa ein lokaler Druckschmerz weisen uns auf die Stelle hin, die durch die Photographie, eventuell unter Kompression, zur näheren Betrachtung festgehalten werden muß.

Hat man die Auffüllung genau verfolgt, so beobachtet man am entfalteten Darmrohr die Haustrierung, Peristaltik und die Konturen. Dann läßt man den Einlauf auslaufen und betrachtet das Reliefbild des entleerten Darmrohrs, wobei man von verdächtigen Stellen kleine Aufnahmen, eventuell unter Anwendung von Kompression, macht. Sodann wird mit Hilfe eines Doppelgebläses, das an das Darmrohr angesetzt wird, der Dickdarm mit Luft aufgebläht, wobei besonders auf die Dehnbarkeit der Darmwand, als ausgezeichnetes Differentialdiagnostikum zwischen organischer und spastischer Enge, zu achten ist.

Auch die Ausheberung des Einlaufs ist zu verfolgen. Eine Stenose muß sich auch bei der Ausheberung bemerkbar machen; dann entleert sich nur der distale, hinter der Stenose gelegene Darmteil, während der proximale gefüllt bleibt. — Die Vorbereitung ist die gleiche wie zur rektalen Appendixuntersuchung (s. diese).

Zum Kontrasteinlauf verwende man das gleiche Kontrastmittel wie zur peroralen Untersuchung, in der nämlichen Konzentration, aber in entsprechend größerer Menge. Gewöhnlich nimmt man 750 g Kontrastsubstanz auf 1500 g Wasser. Damit ist aber nicht gesagt, daß man auch diese ganze Menge einfließen lassen muß. Das ist durchaus nicht zweckmäßig; man sucht vielmehr mit der jeweils kleinsten Menge, die eben ausreicht, das Darmlumen bis zum Coecum zu füllen, auszukommen. Man ist, ebenso wie beim Magen, von der prallen Füllung, durch die viele Details zugedeckt werden, abgekommen. Dies gilt besonders für das Rectum und untere Sigma. Die gedehnte Ampulle kann größere Teile des Sigma verdecken, wie auch Veränderungen der Ampulle selbst der Beobachtung entgehen können. In diesen Fällen empfiehlt es sich, unter geringem Druck aufzufüllen.

Das Fassungsvermögen des Darms ist verschieden; bei Reizzuständen kann es verringert, in anderen Fällen (bei Obstipation) kann es vergrößert sein.

Auf die richtige Temperatur des Einlaufs ist wohl zu achten, denn ein kalter Einlauf führt zu Darmspasmen und Hypertonus. Auch ein zu warmer Einlauf wird schlecht vertragen und führt zu unphysiologischen Tonusveränderungen.

Der Einlauf erfolgt in liegender Stellung am Trochoskop. Man hat die Wahl zwischen Bauch- und Rückenlage des Patienten. In Bauchlage kann man die distalen Abschnitte, Ampulla recti, Sigma, besser sehen, da sie dem Schirm näherliegen; Transversum und Coecum besser in Rückenlage. Man wird also den Einlauf in Bauchlage beginnen und in Rückenlage zu Ende führen. Sigma und Ampulle können auch am stehenden Patienten sehr gut seitlich abgeleuchtet werden. Tritt während des Einlaufs starker Stuhldrang ein, so kann man durch Senken des Trichters die Ampulle entlasten und den Drang beheben.

Das durchgehende Prinzip der Magen-Darm-Untersuchung ist also die Kombination der Schleimhautdarstellung mit dem Füllungsbild. Auf diese Weise werden die Schleimhaut und die Randkonturen der mit Kontrastbrei gefüllten Organe abgesucht. In der Regel läßt sich bei Befolgung der gegebenen Richtlinien eine Sicherheit der Diagnostik erzielen, die unter Zuhilfenahme der klinischen Symptome zur Stellung der Diagnose ausreicht.

Ist dennoch keine Klarheit erzielt worden, indem z. B. okkultes Blut positiv, der Röntgenbefund aber negativ ist, so kann man die *Untersuchung mittels einer Wasserstoffsuperoxyd-Kontrastaufschwemmung* zur Entscheidung heranziehen. Diese Methode ist von L. DINKIN (F. d. R., Jg. 1930, Bd. 41, H.3) empfohlen worden. Das Verfahren beruht auf der Tatsache, daß nach der Verabreichung eines Kontrastbreies mit einem relativ geringen Zusatz von H_2O_2 an Stellen, die bluten, eine röntgenologisch gut darstellbare Schaumbildung auftritt.

Zur Untersuchung des Magens verabreicht man eine Aufschwemmung von 2 gehäuften Eßl. Barium in 200 g Wasser mit einem Zusatz von 50—70 ccm der gewöhnlichen H_2O_2-Lösung. Zur Untersuchung des Darmes verwendet man als Einlauf die doppelte Menge (400 ccm) Wasser, 150 g Ba und 150 g H_2O_2.

Nach dem Genuß des Breies verspüren die Patienten manchmal ein leichtes Brennen, das bald verschwindet. Irgendwelche schädliche Nebenwirkung ist nach Angabe des Verfassers nicht beobachtet worden. Die Aufschwemmung stellt eine $^1/_2$—$^3/_4$%ige Lösung von H_2O_2 dar. In dieser Konzentration wurde das Wasserstoffsuperoxyd früher therapeutisch (zur Bekämpfung der Hyperazidität und des Erbrechens) gegeben, ohne daß ein Nachteil beobachtet wurde.

Die Verträglichkeit und der Geschmack des H_2O_2 hängen von dem Grade der Reinheit des Präparates ab. Es ist deshalb zu empfehlen, ein chemisch besonders reines Präparat zu verwenden, z. B. das Perhydrol „Merck", das entsprechend zu verdünnen ist.

Das uropoetische System.

Vorbedingung für die deutliche Darstellung der Niere ist die gründliche Vorbereitung des Kranken für die Aufnahme. Sie besteht in Reinigung des Darms von Kotresten und Beseitigung seines Gasgehalts. Man verfahre wie folgt: Abends 6 Uhr Reinigungsklysma mit 2 l lauwarmen Wassers. Am nächsten Morgen, 10 Minuten vor der Untersuchung, nochmaliges Reinigungsklysma. Schlackenarme, nicht blähende Kost.

Bei sehr mageren Menschen erscheint auch bei guter Technik meist nur der untere Nierenpol, während bei beleibten Personen die ganze Niere durch den hohen Kontrast gegen das Fettgewebe des Nierenlagers deutlich sichtbar wird. Warzen, kleine Lipome usw. können steinähnliche Schatten auf der Platte ergeben. Die Rückenhaut des Patienten ist vor der Untersuchung daraufhin nachzusehen.

Die *Nierenaufnahmen* müssen unter kräftiger Kompression ausgeführt werden. Dabei kommt es nicht so sehr darauf an, die Niere als solche zu komprimieren (dies ist wegen ihrer Lage im Schutze des Rippenbogens oft nicht möglich), als durch Druck auf die Bauchdecken die Bauchorgane zu fixieren und die abdominale Atmung auszuschalten. Die Kompression ist daher nicht etwa auf den Rippenbogen, sondern unterhalb desselben anzusetzen und erfüllt ihren Zweck, auch wenn sie die Niere selbst nicht ganz trifft.

Der Mittelpunkt der Niere ist zu suchen auf einer Linie, die in der Mitte zwischen Proc. xyphoideus und Nabel hindurchgeht, vier Querfinger seitwärts der Mittellinie (s. Abb. 134, S. 186). Wird auf diesen Punkt (Punkt 7) der Zentralstrahl gerichtet, so erscheint auf einer Platte (18 × 24 Hochformat) der Nierenschatten im knöchernen Rahmen der zwei untersten Rippen, der Lendenwirbelsäule und des Beckenkammes. Als Kriterium der guten Weichteildifferenzierung ist die Sichtbarkeit des Psoasrandes und des Quadratus lumborum anzusehen.

Die *Ureteren* sind nicht sichtbar, sollen aber auf Konkremente abgesucht werden. Zu diesem Zweck muß die Gegend ihres Verlaufs photographiert werden. Die Harnleiter ziehen entlang den Querfortsätzen der Lendenwirbelsäule über das Darmbein-Kreuzbeingelenk herab und streben von da in sanftem Bogen, dem Kreuzbeinrand entlang, gegen die Steißbeinspitze. (Dies ist als Projektion gegen das Skeletsystem zu verstehen, s. Abb. 242, S. 336.) Ihr oberer Abschnitt (bis zur Kreuzung mit dem Darmbeinkamm) wird schon bei der Nierenaufnahme mitberücksichtigt. Für den unteren Teil ist eine Spezialaufnahme erforderlich.

Da man aber, ohne daß die Güte des Bildes leidet, mit Hilfe der Buckyblende auch große, nichtabgeblendete Bilder herstellen kann, ist man von der früher üblichen Unterteilung ganz abgekommen und fertigt nur noch große Übersichtsaufnahmen des ganzen uropoetischen Systems auf Format 30 × 40 an. Eingestellt wird auf die Mitte zwischen Proc. xyphoideus und Symphyse. Auf der Aufnahme muß der untere Rand der Symphyse noch zu sehen sein, sonst könnten Blasensteine oder Steine im Ureterostium übersehen werden.

Die Aufnahmen sind fast ausnahmslos im Liegen (Rückenlage) anzufertigen, da nur dann die Bauchdecken erschlaffen und eine wirksame Kompression möglich ist. Eine im Liegen bei manchen Personen auftretende Lendenlordose kann durch einen dreieckigen Bock, der unter die Kniegelenke geschoben wird, ausgeglichen werden.

Nur bei Verdacht auf Wanderniere darf man keine Kompression anwenden, da durch den Druck auf das Abdomen die Niere in ihr normales Lager zurückgedrängt werden kann. Am besten ist es, bei Nierensenkung die Aufnahme im Liegen und im Stehen auszuführen; nur so ist es möglich, den Einfluß der Körperhaltung auf die Lage der Niere zu erkennen.

Die Darstellbarkeit der Nierenkonkremente hängt von ihrem Absorptionsvermögen für Röntgenstrahlen ab. Ist dieses, verglichen mit dem des Gewebes, diesem gleich oder beinahe gleich, so bleiben die Steine im Bild unsichtbar. Die Vergleichswerte bezogen auf Gewebe = 1 sind folgende:

Harnsäure	0,97	} unsichtbar
Xanthin	1,00	
Cystin	1,18	
Phosphorsaure Ammoniakmagnesia	1,20	
Phosphorsaurer Kalk	1,25	} sichtbar (H. Schlecht)
Kohlensaurer Kalk	1,25	
Oxalsaurer Kalk	1,36	

Der Darstellung entgehen auch meist die sogenannten Bakteriensteine; das sind weiche elastische Gebilde von konzentrischer Schichtung und Erbsen- bis Walnußgröße, die fast ganz aus Massen von Bact. coli bestehen.

Zum Glück kommen chemisch reine Steine selten vor, und es werden auch die Harnsäure- und Xanthinsteine durch Beimischung anderer Bestandteile sichtbar. So ist denn der Prozentsatz nicht darstellbarer Nierenkonkremente — richtige Technik vorausgesetzt — ein sehr geringer.

Die Endoradiographie.

Darunter verstehen wir die Darstellung von an sich nicht schattengebenden *Hohlorganen* oder *Gewebsspalten* durch Einführung kontrastgebender Substanzen. Man bedient sich meist schweratomiger, stark absorbierender Stoffe, die *positive*, und der Luft, die *negative* Kontraste erzeugt. Bei Verwendung von Luft als Kontrastmittel bezeichnet man das Verfahren auch als Pneumoradiographie.

Die Kontrastmittel.

Die Endoradiographie wurde erst dadurch möglich, daß es gelang, Kontrastmittel herzustellen, die ohne Schaden für den Körper in Organhohlräume gebracht werden können, oder nach Resorption vom Darm aus oder durch intravenöse Injektion in bestimmte Hohlorgane ausgeschieden werden. Da die Körperhöhlen meist von sehr empfindlichen Epithelien ausgekleidet sind, dürfen die Präparate auf keinen Fall eine Reizwirkung ausüben. Aus diesem Grunde sind manche der früher gebräuchlichen Substanzen, wie das Kollargol und das Umbrenal, aus dem Gebrauch gezogen worden. Abgesehen von den spezifischen Mitteln, die durch die Blutbahn oder vom Darmkanal aus aufgenommen werden, sind alle diejenigen Kontrastsubstanzen, die direkt in ein Organ eingebracht werden, meist Salze der Halogene Jod oder Brom, oder eine Verbindung dieser Substanzen mit Öl. In letzter Zeit wurden auch Thoriumverbindungen mit gutem Erfolg angewendet (s. aber S. 238 oben!).

Von einem idealen Kontrastmittel, das zur Hohlraumdarstellung dienen soll, müssen wir verlangen, daß es 1. die Röntgenstrahlen stark absorbiert, 2. physiologisch indifferent und ungiftig ist, 3. reizlos vertragen wird und 4. mit allen Körperflüssigkeiten unbeschränkt mischbar ist.

ad 1. Die Absorption für Röntgenstrahlen hängt vom Atomgewicht bzw. der Atomzahl der verwendeten Grundsubstanz ab. Bisher wurden versucht: das Brom (A. Gw. 79,92, A. Z. 35), das Silber (A. Gw. 107,88, A. Z. 47), das Jod (A. Gw. 126,92 A. Z. 53) und das Thorium (A. Gw. 232,15 A. Z. 90).

Natürlich absorbieren die elementaren Substanzen, wie metallisches Silber oder reines Jod, die Röntgenstrahlen stärker als ihre Salze, in denen sie nur zu einem bestimmten Prozentsatz enthalten sind. Daher übertrifft die Kontraststärke der Metalle in kolloidaler Lösung die der Metallsalze. Ebenso ist das in Öl gelöste Jod kontrastreicher als die Jodsalze. Die stärksten Kontraste erzielt man mit den Thoriumverbindungen, weil Thorium von allen verwendeten Substanzen das höchste Atomgewicht hat.

Beim photographischen Vergleich der Kontrastmittel muß man berücksichtigen, daß bei einem gewissen Grad der Absorptionskraft ein photographischer Indifferenzpunkt erreicht wird, wenn praktisch Strahlenundurchlässigkeit besteht. Von diesem Punkt an sind sie photographisch nicht mehr zu messen, da sie alle gleich erscheinen. Wieviel Reservedeckkraft die Kontrastmittel über diesen Punkt besitzen, zeigt sich erst, wenn man sie auf die Hälfte verdünnt; dann hellen sich die einen stark auf, während die anderen ihren Metallschatten behalten. Wir werden die starkdeckenden Kontrastmittel besonders für jene Fälle bevorzugen, wo ein voraussichtlich großer, flüssigkeithaltiger Hohlraum — etwa eine große Sackniere oder Empyemresthöhle — mit wenigen Kubikzentimetern Kontraststoff deutlich dargestellt werden soll.

ad 2. Da die Kontraststoffe mit empfindlichen und stark resorbierenden Schleimhäuten und Endothelien in Berührung kommen, ist zu fordern, daß sie indifferent und ungiftig sind. Die Halogensalze und die Silberkolloide mußten, da sie diesen Ansprüchen nicht genügen, aus dem Gebrauch gezogen werden. Die Jodöle verlieren dadurch die giftige Wirkung, daß das Jod außerordentlich langsam resorbiert wird. Die vollständige Resorption von 2 ccm Jodöl durch das Peritoneum dauert beim Kaninchen 8—12 Wochen. Das Thorium ist als Kontrastmittel insofern noch günstiger, als es zu den am wenigsten giftigen Schwermetallen gehört.

ad 3. Ein wichtiger Punkt ist die Reizlosigkeit. Alle hypertonischen Salzlösungen führen zu osmotischen Verschiebungen, beeinflussen also die Zellmembran. Die öligen Halogenlösungen und das kolloidal gelöste Thorium bewirken im Gegensatz zu den ional-dispersen Stoffen keine osmotische Verschiebungen. Solche Präparate wirken daher dem Protoplasma gegenüber nur als Fremdkörper. Da sie keine Schädigung der Schleimhaut verursachen, werden sie völlig schmerzlos vertragen.

ad 4. Die Forderung nach unbeschränkter Mischbarkeit mit allen Körperflüssigkeiten gilt nicht für alle Fälle; z. B. nicht für die Myelographie und Enzephalographie. Sonst aber besteht die Gefahr, daß ölige Kontraststoffe in Hohlräumen, die Flüssigkeit enthalten, sich in Kugeln zusammenballen oder Stellen, die mit Eiter ausgefüllt sind, nicht ausfüllen. Für solche Fälle sind also die Jodöle nicht geeignet. Es fehlt diesen öligen Substanzen auch die Fähigkeit, die Wandung der Hohlräume so zu benetzen, wie es wässerige Flüssigkeiten tun. Die Kohäsionskraft des Öls verhindert das Eindringen in enge Spalten oder kleine Hohlräume; es fehlt daher am Füllungsbild die feine Konturzeichnung; zuweilen können künstliche Füllungsdefekte entstehen. Wir werden daher zur besseren Darstellung feiner Details das Thorotrast vorziehen. Ebenso kann man auch das Uroselektan und das Abrodil zur direkten Kontrastfüllung verwenden. Da es sich bei diesen Substanzen um komplexe Jodverbindungen handelt, die in Lösung keine freie Jodionen abspalten, fehlt ihnen die Giftigkeit und Reizwirkung der einfachen Jodsalze.

Die Endoradiographie mit positivem Kontrast wird angewandt bei der Darstellung der Gallenblase (*Cholezystographie*), des Nierenbeckens und der Harnleiter (*Urographie*), der Harnblase (*Zystographie*), der Harnröhre (*Urethrographie*), der Gebärmutter und Eileiter (*Hystero-Salpingographie*), der Bronchiallumina (*Bronchographie*), des Subduralspalts (*Myelographie*); ferner lassen sich Fistelgänge, die Tränenwege sowie die Nasennebenhöhlen durch Kontrastfüllung darstellen. Auch die übliche Magen-Darmfüllung ist eine Endoradiographie mit positivem Kontrast. Doch ist diese Untersuchung uns so vertraut und alltäglich, daß wir sie nicht als spezielle Untersuchungsart rechnen.

Durch Lufteinblasen können dargestellt werden die Ventrikel des Gehirns (*Enzephalo-* oder *Ventrikulographie*), der Peritonealspalt (*Pneumoperitoneum*), die Gelenkhöhlen, das Nierenlager und die Nierenhohlräume.

Endoradiographien mit positivem Kontrast.

Die Cholezystographie.

Nach der Sichtbarmachung der Gallenblase stand seit langem schon der Ehrgeiz und das Streben der Röntgenologen; denn die Differentialdiagnose zwischen Ulcus duodeni, Cholelithiasis und Appendizitis bereitet den klinischen Untersuchungsmethoden unlösbare Schwierigkeiten. Wenn auch die Erkennung des Ulcus duodeni bereits zu den festen Errungenschaften der Röntgendiagnostik zählt, bliebe die abdominelle Differentialdiagnostik immer noch ein Rechnen mit mehreren Unbekannten, hätten die Fortschritte der letzten Jahre hier nicht Wandel geschaffen.

Der im Jahre 1910 durch ABEL und ROSENTHAL erbrachte Nachweis, daß Phenolphthalein durch die Galle ausgeschieden wird, führte zum Ausbau einer Leberfunktionsprüfung mit Chlorphenolphthalein (ROSENTHAL 1922): Durch die Substitution des Chlors durch Brom oder Jod, Stoffe mit wesentlich höherem Atomgewicht, gelang es GRAHAM und COLE, eine Methode zur Darstellung der Gallenblase auszuarbeiten, die zum ersten Male im Jahre 1924 veröffentlicht wurde.

Die Darstellung der Gallenblase wird dadurch ermöglicht, daß das Mittel mit der Galle aus der Leber ausgeschieden wird und durch den Ductus cysticus in die Gallenblase gelangt. In der Gallenblase wird durch Resorption von Wasser und anderen Bestandteilen der Galle der Farbstoff soweit konzentriert, daß der Unterschied des spezifischen Gewichts des Gallenblaseninhalts und der Umgebung so groß wird, daß wir im Röntgenbild eine Schattendifferenz erhalten.

Von den zahlreichen Präparaten, die zu diesem Zweck versucht worden sind, hat sich das Natriumsalz des Tetrajodphenolphthaleins am besten bewährt. In die Blutbahn injiziert (*intravenöse Methode*) oder nach Resorption des per os gegebenen Mittels durch den Dünndarm (*perorale Methode*) erreicht es nach zirka 16—20 Stunden eine solche Konzentration in der Gallenblase, daß auf photographischem Wege ein kontrastierendes Füllungsbild erhalten werden kann.

Die intravenöse Methode. Zur Herstellung der Injektionsflüssigkeit werden 3—4 g des Salzes in 40 ccm sterilem, destilliertem Wasser gelöst, die Lösung filtriert und 15—20 Minuten im Wasserbad sterilisiert. Die auf Körperwärme abgekühlte Lösung ist zur Injektion fertig. Die Flüssigkeit muß langsam, tropfenweise eingespritzt werden. Die Injektion soll 20—30 Minuten in Anspruch nehmen. Sicherer ist es, in zwei Teilen mit je $1/_2$stündigem Abstand zu injizieren. Die Substanz reizt die Venenwand nicht, subkutan oder intramuskulär macht sie Nekrose.

Die perorale Methode. Die perorale Methode ist nach den ursprünglichen Fehlschlägen, die durch die unsicheren Resorptionsverhältnisse des Kontrastmittels hervorgerufen waren, jetzt zu relativ großer Vollkommenheit gebracht worden. Es waren hier ziemlich große Schwierigkeiten zu bewältigen. Da nämlich das Kontrastmittel durch die Magensäure in eine unlösliche, nicht resorbierbare Form ausgefällt wird, wäre eine orale Darstellung nicht möglich, wenn nicht durch Hinzufügung von Fruchtsäuren dieser Vorgang gestört würde. Bei Anwesenheit von Fruchtsäuren kommt es nämlich im Magen zu einer Komplexverbindung, die vom alkalischen Darmsaft in die lösliche Form rückverwandelt wird. Das Oral-Tetragnost von MERCK enthält 4 g der Substanz nebst dem nötigen Zusatz von Fruchtsäuren. Die Zubereitung der Lösung ist nach folgender Vorschrift vorzunehmen.

Der Inhalt einer Originalpackung wird in einem etwa $1/_4$ l fassenden Trinkglas mit lauem Leitungswasser unter allmählicher Auffüllung sorgfältig und ständig verrührt, bis die anfangs tiefblaue Flüssigkeit eine graue bis blauweiße Farbe angenommen hat und keine gröberen Flocken mehr sichtbar sind. Die Flüssigkeit bleibt dann etwa 5—10 Minuten stehen, wird abermals sorgfältig umgerührt und ist dann erst trinkfertig. Die Lösung soll langsam schluckweise, in einem Zeitraum von etwa 20—30 Minuten getrunken werden. Als Lösungsmittel kann des besseren Geschmacks halber auch ein Mineralbrunnen (Fachinger- oder Wildungerwasser) genommen werden.

Nach dem Einnehmen des Präparats soll der Patient, wenn möglich, eine halbe Stunde in rechter Seitenlage ruhen.

Die Röntgenaufnahme erfolgt nach 14—15 Stunden, also, wenn die Lösung um 6 Uhr abends getrunken wurde, um 8—9 Uhr vormittags. Bis dahin ist jede Nahrungsaufnahme verboten. Trinken von Wasser oder Mineralwässern gestattet.

Das Oral-Tetragnost verbleibt zirka 2—3 Stunden im Magen und erscheint in weiteren 2—3 Stunden im Coecum. Am nächsten Morgen ist es über den ganzen Dickdarm als feinflockiger Niederschlag verbreitet.

Von hier aus wird es nicht mehr wesentlich resorbiert. Die hauptsächliche Resorptionsarbeit wird vom Dünndarm geleistet.

Modifizierte Methoden. Vielfach befriedigt die perorale Methode nicht, während man die intravenöse Methode wegen der recht unangenehmen Thrombophlebitiden, die häufig nach der Injektion auftreten, doch vermeiden möchte. Man griff deshalb zu Modifikationen, die die Resultate ohne Erschwerung der Applikation verbessern sollen.

Die kombinierte Methode. Sehr empfehlenswert ist die Kombination der intravenösen und oralen Methode, durch die die Nachteile beider vermieden werden können. Man gibt die halbe Dosis Oral-Tetragnost per os, die niemals Übelkeit oder Durchfälle hervorruft, und spritzt kurze Zeit danach 2 g Jodtetragnost intravenös ein, die ebenfalls ohne die geringsten Beschwerden vertragen werden. Die kleine intravenöse Gabe sichert eine Kontrastgrundlage, die zusammen mit dem aus dem Darm resorbierten Kontrastmittel ein gutes, auch im negativen Sinne auswertbares Bild gewährleistet.

Von amerikanischen Autoren wird eine andere Modifikation der oralen Cholezystographie, die als „double-oral method" bezeichnet wird, empfohlen. Dabei werden zwei volle Dosen Jod-Tetragnost in einem Abstand von 6—8 Stunden verabreicht. Zwischen Dosis 1 und 2 darf nur Kohlehydratnahrung genossen werden, damit keine Gallenentleerung eintritt. Am zweckmäßigsten geht man so vor: Der Kranke nimmt mittags noch eine gewöhnliche Mahlzeit ein. Unmittelbar danach nimmt er 4 g Tetragnost zu sich. Er erhält dann bis 8 Uhr abends nur Wasser. Um 8 Uhr wird eine Kohlehydratmahlzeit verabfolgt, und im Anschluß daran die zweite Dosis eingenommen. Bis zur Röntgenaufnahme am nächsten Morgen darf nur noch Wasser getrunken werden. Die Schattendichte der Gallenblase soll der mit der intrav. Methode erzielbaren gleichen. Angeblich keine toxische Schädigungen.

Nach Untersuchungen italienischer Autoren erscheint der Gallenblasenschatten bereits nach 3—4 Stunden, wenn man die Kontrastsubstanz zusammen mit 125 ccm 40%iger Glukoselösung injiziert.

Unterstützende Maßnahmen. Unterstützend kann in die Cholezystographie eingegriffen werden, indem einerseits die Resorption des Kontraststoffs gefördert, anderseits die Ausscheidung durch die Leber angeregt wird.

Die Resorption vom Dünndarm kann verbessert werden, indem man durch kleine Gaben von Opiumtinktur die Peristaltik stillegt und die Verweildauer des Kontrastmittels, das sonst auf die Peristaltik beschleunigend wirkt, erhöht. Auch Insulininjektionen (10 E) sollen die Resorption verbessern. Ebenso ist es wichtig, alles, was die Dünndarmtätigkeit stören könnte, zu unterlassen, so namentlich die zur Vorbereitung gebräuchlichen Abführmittel und die Tierkohle, die durch ihre Adsorptionsfähigkeit das Kontrastmittel an sich reißt und die Resorption verhindern kann. Besser wird das Tetragnost vertragen, wenn man es nicht in einem Male, sondern in drei Teildosen in Abständen von je 2 Stunden trinken läßt.

Die Ausscheidung des Mittels durch die Leber kann gefördert werden durch Decholininjektionen (s. Dehnungsprobe) und durch Diathermie. Eine Diathermieeinwirkung von 15—20 Minuten Dauer läßt schon nach 3—5 Stunden eine gute Gallenblasenfüllung erzielen, während sonst die Gallenblase erst nach 12—15 Stunden gefüllt ist.

Bei der peroralen Einverleibung spielen auch individuelle Zustände mit eine Rolle. Da die Resorptionsarbeit hauptsächlich vom Dünndarm geleistet wird, ist dessen Zustand zunächst von ausschlaggebender Bedeutung. Bei Dünndarmerkrankungen ist die Resorption sehr schlecht. Schlecht ist auch die Resorption immer bei alten Leuten; bei jugendlichen Personen tritt in normalen Fällen stets ein recht kräftiger Schatten auf.

Auch allgemeine Erkrankungen sind für den Ausfall der Probe maßgeblich. Beim Ikterus katarrhalis ist auf der Höhe der Erkrankung (Harn: Bilirubin +++, Urobilinogen ————) die Gallenblase nicht darstellbar. Erst wenn wieder Urobilinogen im Urin auftritt, wird die Gallenblase als zarter Schatten nachweisbar, bis schließlich im Verlauf der Rekonvaleszenz ein normal dichter Schatten sichtbar wird, zu einer Zeit, wo noch deutlich Ikterus besteht. Bei Diabetes mellitus fehlt der Gallenblasenschatten sehr häufig, öfter ist er auch bei Morbus basedowii nicht zu sehen. Dies beruht wahrscheinlich darauf, daß die Gallenblase sich bei Morbus basedowii abnorm rasch entleert. In solchen Fällen soll man die Röntgenaufnahme schon 6—8 Stunden nach Einnahme des Kontrastmittels anfertigen.

Bei Dekompensation des Herzens bleibt die Gallenblasenfüllung immer aus. Der Grund liegt im mangelhaften Ausscheidungsvermögen der gestauten Leber.

Die intravenöse Methode hat ihre *Gefahren:* toxische Reaktion (Blutdrucksenkung bis zum Vasomotorenkollaps) und Thrombophlebitis an der Injektionsstelle. Um der ersteren zu begegnen, verabreicht man kurz vor der Injektion 1 mg Atropin. Die Phlebitis ist durch Nachspritzen von Ringerlösung vor Zurückziehen der Nadel zu vermeiden. Wegen der starken Vagusreizwirkung und der Gefahr des Vasomotorenkollapses ist bei senilen Patienten, bei Myokardschädigungen und bei Vorhandensein kardiorenaler Symptome die Injektion zu unterlassen. Ein unschädliches Mittel ist bisher nicht gefunden worden. Als weniger giftig hat sich das Isomere des Tetrajodphenolphthaleins, nämlich das *Phenoltetrajodphthalein* erwiesen. Dieses Mittel ist zwar wesentlich teurer, läßt sich aber gleichzeitig als Farbstoffprobe für die Leberfunktion verwenden.

Bei der peroralen Methode sind Gefahren nicht vorhanden. Nach vielfachen Beobachtungen treten keine Schädigungen ein, wenn eine zweite Untersuchung in kurzem Abstand erfolgt. Auch bei Ikterus scheinen schwerere Schädigungen nicht bekannt geworden zu sein.

Die Vorbereitung des Patienten wird sehr verschieden gehandhabt. Die einen unterlassen jede Vorbereitung, während die anderen sehr einschneidende Maßnahmen ergreifen. Es ist besser, sich nicht an ein starres Schema zu halten, sondern von Fall zu Fall verschieden zu verfahren.

Hat man sich durch die Testaufnahme überzeugt, daß keine besondere Gasbildung vorliegt, so ist es besser, auf jede Vorbereitung zu verzichten. Ist dagegen Luft und Darminhalt in reichlichem Maße vorhanden, so gehe man wie folgt vor:

Am Morgen des Vorbereitungstages ein leichtes salinisches Abführmittel (kein Rizinusöl!). Tagsüber flüssige Kost und nach jeder Mahlzeit 4 Dragées Enzypan oder Festal zur Beseitigung störender Darmgase (keine Tierkohle per os!). Am nächsten Tag, eine viertel Stunde vor der Aufnahme, Einlauf mit Tierkohle (2 g auf 1 Liter) zur Beseitigung von Darmgasen und noch im Darm vorhandener Kontrastmittelreste.

Die Aufnahme wird meist in Bauchlage gemacht. Die Platte wird vom rechten Rippenbogen gequert. Eingestellt wird vom Rücken her, 4 Querfinger rechts von der Mittellinie, in Höhe des 1.—2. Lendenwirbels. Bei der Wahl der Projektion ist vor allem darauf zu achten, daß der Schatten der Gallenblase nicht mit dem Wirbelsäulenschatten zusammenfällt. Ferner ist zu vermeiden, daß das Bild der Gallenblase in den Leberschatten projiziert wird. Der ersten Forderung wird Genüge getan, indem etwas schräg von rechts außen eingestellt wird; die Wirbelsäule wird dadurch nach links wegprojiziert. Neigt man dabei das Röhrenkästchen leicht kranialwärts, so tritt der Gallenblasenschatten tiefer und aus der Leber heraus. Die Aufnahme erfolgt in tiefster Exspiration. Bei nicht zu dicken Patienten kann man in Rückenlage photographieren, wobei man genau wie zur Nierenaufnahme einstellt, aber den Zentralstrahl etwas schräg von oben nach unten einfallen läßt. Auch im Stehen läßt sich die Aufnahme unter Kompression wie eine Magenaufnahme ausführen. An die Übersichtsaufnahme auf der Blende sind die Durchleuchtung in verschiedenen Körperlagen, sowie gezielte Blendenaufnahmen mit dosierter Kompression anzuschließen. Durch letztere lassen sich Solitärsteine, die vom Kontrastschatten verdeckt werden, noch nachweisen; denn für sie gilt das Pelottensymptom.

Die Gallenblase erscheint in dem Viereck, das gebildet wird durch den unteren Leberrand, die rechte Axillarlinie, die Crista ilii und die Lendenwirbelsäule. Die Achse der Gallenblase kann vertikal oder schräg nach außen oder innen verlaufen. Der Schatten wird gewöhnlich nach 12 Stunden sichtbar, verkleinert sich etwas und wird dichter nach weiteren 4 Stunden.

Form und Größe der Gallenblase sind im allgemeinen abhängig vom Habitus des Kranken; asthenische Menschen haben meist eine lange schmale, untersetzte eine mehr kurze kugelige Gallenblasenform.

Die Kriterien der *Güte eines Gallenblasenbildes* sind: Sichtbarkeit des unteren, vorderen Leberrandes und der Niere. Der Nierenschatten zeigt ein Maximum der Intensität vor dem Erscheinen des Gallenblasenkontrastbildes. Besonders kontrastreich wird der Nierenschatten in Fällen verzögerter oder behinderter Farbstoffausscheidung durch die Leber. Es hängt dies damit zusammen, daß die Niere die Ausscheidung an Stelle der Leber übernimmt und sich mit dem Farbstoff anreichert.

Für die Schattendichte sind die normale Funktion der Leber und die Konzentrationskraft der Gallenblase die wesentlichsten Faktoren.

Die Funktionsprüfung. Die Cholezystographie gibt nicht nur über Form und Lage des Organs, sondern auch über seine Funktion Auskunft. Diese Funktionsprüfung der Gallenblase ist zumindest ebenso wichtig wie der Nachweis pathologischer Form- und Lageveränderungen. Um alle Möglichkeiten, die sich aus dem Gang der Untersuchung ergeben, voll auszunützen, empfiehlt sich folgendes Vorgehen:

Die Dehnungsprobe mit Decholin. Ist der Gallenblasenschatten auf der Platte festgehalten, so verabreicht man intravenös 2 g Decholin. Hierauf beginnt sich die Vesica schon nach 15 Minuten stärker zu füllen und erreicht nach 45 Minuten ihr Füllungsmaximum, das mehr als das Doppelte des ursprünglichen Schattenbildes betragen kann. Auf diese Weise wird das Organ bis an die Grenze seines physiologischen Fassungsvermögens gefüllt, und es läßt sich die Ausdehnungsfähigkeit der Gallenblase prüfen. Man macht die Aufnahme 45 Minuten nach der Injektion oder, wenn man den Vorgang der Dehnung in einzelnen Phasen festhalten will, drei Serienaufnahmen in Abständen von je 15 Minuten.

Die Entleerungsprobe mit Eigelbmahlzeit. Einen besonders guten Überblick über die Wandbeschaffenheit und kinetische Funktion der Gallenblase gewinnt man, wenn die Decholindehnung

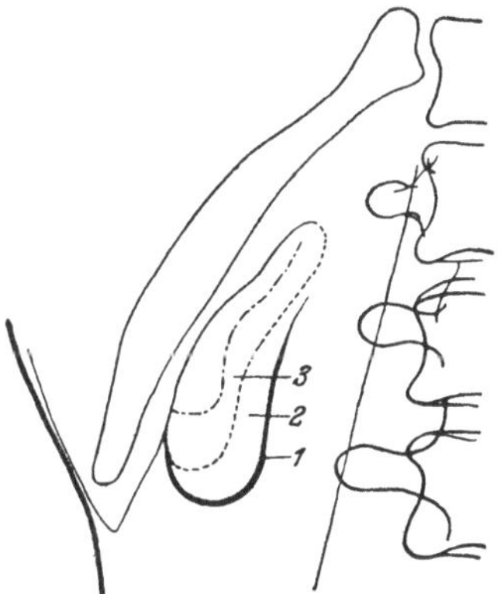

Abb. 173. Füllungsphasen der Gallenblase. 1 Maximal entfaltete Gallenblase nach Decholininjektion. 2 Normale Gallenblasenfüllung. 3 Kontrahierte Gallenblase nach Eigelbmahlzeit.

mit der nachfolgenden „Eigelbentleerung" kombiniert wird.

Die Entleerung der Gallenblase erfolgt durch die aktive Kontraktion der Blasenmuskulatur auf bestimmte Nahrungsreize hin. Als Funktionsreiz ist am zweckmäßigsten die BOYDENsche Eigelbmahlzeit, bestehend aus 3 Eigelb, die in etwas Milch aufgerührt sind. Im Verlaufe der Entleerung füllt sich der Ductus cysticus und kann photographisch festgehalten werden. Um dies zu erzielen und auch tiefere Einblicke in das Funktionsspiel der Gallenblase zu gewinnen, sind aber Serienaufnahmen notwendig. Für ein eingehenderes Studium ist folgendes Vorgehen geeignet:

Ohne daß der Patient mehr als notwendig seine Lage auf dem Blendentisch ändert, wird ihm aus einer Schnabeltasse die Eidottermahlzeit gereicht. 15 Minuten p. c. Anfertigung des ersten Bildes. Zeigt die Aufnahme noch keine nennenswerte Schattenverkleinerung, so genügt es, die zweite Aufnahme zirka 30 Minuten p. c. folgen zu lassen, die dritte nach 45 Minuten anzufertigen und mit einer vierten Aufnahme, 1 bis 1¹/₂ Stunden p. c., die Serie zu beenden. (Der Haut des Patienten dürfen wir, wenn keine längere Durchleuchtung vorgenommen wird, die 9 Aufnahmen, die bei einer vollständigen Untersuchung, einschließlich der eigentlichen Aufnahme und der Festhaltung der Dehnungsphasen notwendig sind, ohne weiteres zumuten, da die bei der einzelnen Aufnahme verabfolgte Strahlendosis schätzungsweise etwa 6,5 r beträgt, also bei den 9 Aufnahmen eine Gesamtdosis von 60 r verabfolgt wird.)

Die Entleerung geht in der Weise vor sich, daß sich der Fundus allmählich hebt und die Gallenblase sich gleichzeitig verschmälert. Die Verkleinerung erfolgt lateral exzentrisch, weil die Gallenblase mit ihrer rechten Wand in die Leber eingebettet ist (Abb. 173).

Mit Hilfe dieser beiden Proben lassen sich Wandveränderungen der Gallenblase (Adhäsionen und Infiltrationen) nachweisen.

Die Urographie.

Die Urographie bezweckt die Darstellung der abführenden Harnwege bis zu ihrer Einmündung in die Blase. Die Kontrastfüllung dieser Hohlorgane kann entweder direkt durch Einführung der Kontrastsubstanz in Ureter und Nierenbecken erfolgen: *transvesikale oder retrograde Urographie*; oder das Kontrastmittel wird in die Vene injiziert und füllt bei der Ausscheidung die abführenden Harnwege aus: *intravenöse Urographie.* Die transvesikale Urographie gibt das anatomische Ausgußbild, ist aber insofern unphysiologisch, als das Kontrastmittel gegen den natürlichen Harnstrom in die Harnwege eingespritzt wird. Mit der intravenösen Urographie gewinnt man physiologische Dokumente; Ausgußbilder der Harnwege, die durch keine mechanische Insulte verändert sind.

Die transvesikale Urographie.

Die transvesikale Urographie setzt die Beherrschung der Ureterensondierung voraus. Der Katheter wird unter den für die urologische Technik geltenden Kautelen in den Ureter eingeführt und gewöhnlich bis ins Nierenbecken vorgeschoben. Meist ist das Nierenbecken erreicht, wenn der Katheter auf 25 Ringe eingeschoben ist. Man bedient sich mit Vorteil dünner Sonden von 4—5 Charrière für die Untersuchung. Solche dünne Katheter haben den Vorteil, daß sie das Harnleiterlumen nicht völlig verlegen, sondern noch ein Abströmen von Kontrastflüssigkeit neben sich ermöglichen. Es bleibt so bei unvorhergesehenen intrapelvinen Drucksteigerungen ein Notausgang für das Kontrastmittel, und die sehr schmerzhaften Überspannungen des Nierenbeckens werden vermieden.

Besser und schonender als die allgemein übliche Injektion ins Nierenbecken ist die WOODRUFFsche *Methode* der Füllung vom Harnleiter aus mittels eines konischen Katheters mit endständiger Öffnung [1], der nur wenige Zentimeter ins Ostium eingeführt wird und dieses abdichtet. Hierbei gelangt die Kontrastflüssigkeit nicht durch den Spritzendruck, sondern durch die sogleich einsetzende Antiperistaltik des Harnleiters ins Nierenbecken. Da die Injektion in den Harnleiter erfolgt, kann dieser den möglicherweise erzeugten Überdruck auffangen und unschädlich machen. Die mit der WOODRUFFschen

---

[1] WOODRUFF-PFLAUMER-Katheter der Willi Rüsch A. G., Cannstatt.

Methode erzielten Urogramme ergeben ein natürlicheres Bild des Harnleiters und Nierenbeckens als die mittels direkter Füllung des Nierenbeckens hergestellten.

Die Vermeidung von Überdruck ist bei der Ausführung der transvesikalen Urographie eine der wichtigsten Vorbedingungen. Denn der Überdruck ist erstens sehr schmerzhaft, zweitens begünstigt er das Eindringen der Kontrastflüssigkeit in Venen- oder Lymphgefäße und drittens schafft er das unnatürliche Bild eines künstlich erweiterten Nierenbeckens. Im allgemeinen wird empfohlen, das Kontrastmittel ganz langsam so lange zu injizieren, bis der Kranke Schmerzen in der Nierengegend äußert. Die Äußerung von Schmerz ist aber bereits ein Zeichen der Überdehnung, zu der es gar nicht kommen sollte; sie ist ein Alarmsignal, das zum Abbruch der Einspritzung auffordert. Um dieses Signal nicht zu übersehen, führt man Urographien meist nicht in Betäubung aus. Ein besseres und frühzeitigeres Kriterium der optimalen Füllung ist das Zurückfedern des leichtgehenden Spritzenstempels bei fraktionierter Injektion. Wenn man bei langsamer Injektion nach jedem halben Kubikzentimeter den Stempel losläßt, um zu sehen, ob er zurückfedert, so läßt sich das Füllungsmaximum schon feststellen, bevor der Kranke Schmerz äußert.

Wie kann man die Überdehnung sicher vermeiden? Die selbstverständliche Antwort wäre: nicht mehr injizieren, als dem Fassungsvermögen des Nierenbeckens entspricht. Dieses ist aber verschieden und schwankt schon unter normalen Verhältnissen zwischen 2—10 ccm. Um einen Anhaltspunkt zu gewinnen, läßt man, sobald der Katheter sitzt, den Urin aus dem Nierenbecken abfließen und fängt ihn auf. Jedoch liegt die aufgefangene Menge unter dem optimalen Füllungsgrad.

Die Nierenbeckenextravasate. Die Folgen zu großen Druckes sind Nierenbeckenextravasate. Diese erscheinen im Bilde 1. als hornförmige Schatten, die dem Kelchrand mit ihrer Basis aufsitzen. Es handelt sich um Rupturen am Kelchpapillenansatz. Die Flüssigkeit tritt in das Binde- und Fettgewebe des Sinus renalis ein (*Initiales Sinusextravasat*), 2. als Schattenstriche, die vom Kelchrand rindenwärts ziehen. Diese entstehen durch Eindringen des Kontrastmittels in den Perivaskulärraum eines Interlobärgefäßes (*Lymphspaltfüllung*), 3. als Büschelbildung, die noch am häufigsten im Bilde festgehalten wird. Hierbei handelt es sich um eine *Tubulusinjektion*; 4. als eigentlicher *pyelovenöser Rückfluß*, der charakterisiert ist durch bogenförmig verlaufende, arkadenartig angeordnete Schattenstriche.

Durch den pyelovenösen Reflux findet eine Eröffnung der Venenbahnen statt; die Pyelographie wird zu einer intravenösen Injektion. Man muß deshalb bei infizierten Nieren, oder Anwendung von Luft, besonders vorsichtig sein.

Für die Urographie werden noch immer verschiedene Kontrastmittel empfohlen, so das Umbrenal, die Jodöle, das Uroselektan, das Abrodil und das Thorotrast. Von diesen Kontrastmitteln ist zunächst das Umbrenal wegen seiner starken Reizwirkung und der Gefahr des Jodismus auszuscheiden. Die Jodöle haben den Nachteil, daß sie mit Flüssigkeiten nicht mischbar sind und bei ihrer dickflüssigen Konsistenz in feine

Spalten nicht eindringen können. Abrodil und Uroselektan stellen sich teuer, sind sonst aber als die geeignetsten Kontraststoffe anzusehen.[1] Ein gutes Kontrastmittel ist auch das Thorotrast, da es dünnflüssig ist, die Schleimhaut nicht reizt und absolut ungiftig ist. Leider hat es den einen Nachteil, daß es von der Schleimhaut resorbiert wird und längere Zeit im interstitiellen Gewebe in Form von strichförmigen Schatten nachweisbar ist. Dies wird bei Kontrolluntersuchungen sehr störend empfunden. Aber auch die Möglichkeit einer Ausflockung des Mittels im Nierenbecken läßt einige Zurückhaltung gegenüber der Verwendung des Thorotrast zur Pyelographie geboten erscheinen.

Da das Kontrastmittel nach der Injektion neben dem Ureterkatheter wieder abläuft, so muß die Aufnahme sogleich nach beendeter Injektion erfolgen, andernfalls das Füllungsbild unvollständig und irreführend wird. Deshalb ist der Patient, sobald der Katheter sitzt, auf den Aufnahmetisch zu lagern und die Aufnahme, bevor noch mit der Injektion begonnen wird, bis auf das letzte Signal vorzubereiten. Eingestellt wird wie für die Nierenaufnahme (siehe diese).

Hat man sich überzeugt, daß die Aufnahme technisch gelungen ist, so kann man den Katheter wieder herausziehen. Nur in Fällen von Retention (Hydronephrose, Pyonephrose) kann es zweckmäßig sein, den Katheter längere Zeit liegen zu lassen, um dem injizierten Kontrastmittel völligen Abfluß zu bieten. Manchmal wird sich sogar eine Nachspülung mit indifferenten Lösungen empfehlen. Nach Anwendung von Halogensalzen ist aber vor dem Gebrauch von quecksilber- oder silberhaltigen Spülflüssigkeiten zu warnen, da giftige Verbindungen entstehen.

Die Pneumopyelographie. Die Füllung der Harnwege mit Luft hat nur da ihre Berechtigung, wo es sich um die Darstellung kleinster Nierenbecken- oder Uretersteine handelt, die den gleichen Absorptionskoeffizienten haben wie Gewebe. Hier nämlich kann ein kleiner Stein vom positiven Kontrastmittel vollständig zugedeckt werden. In der Tat gelingt es, mit der Luftfüllung Steine nachzuweisen, die, wie die Uratsteine, auf dem gewöhnlichen Röntgenbild nicht sichtbar sind. Es ist also diese die beste Methode, die über Vorhandensein oder Fehlen von Steinen im Harntrakt entscheiden läßt.

Die Technik ist die gleiche wie bei Anwendung positiver Kontrastmittel. Die Luft (oder besser Sauerstoff) wird mittels einer leicht gehenden Rekordspritze ganz langsam ins Nierenbecken eingeblasen. Dabei muß man mit größter Aufmerksamkeit auf Schmerzempfindungen von Seiten des Patienten achten und beim geringsten Widerstand und leisesten Spannungsgefühl in der Gegend der Niere sofort mit der Einblasung aufhören; denn die Möglichkeit des Übertritts von Luft in die Nierenbeckenvenen ist hier wegen der Gefahr der Embolie besonders bedrohlich.

---

[1] Das Abrodil ist jetzt in kleinen Packungen für die Pyelographie erhältlich.

Die intravenöse Urographie.

Die intravenöse Methode ist eine Ausscheidungsmethode. Das Kontrastmittel wird durch die Nieren ausgeschieden und liefert, falls diese Ausscheidung in genügend starker Konzentration erfolgt, das Bild der Niere und der ableitenden Harnwege.

Die Ausführung der Idee geht auf ROSENO zurück, dem es als Erstem gelang, durch Anwendung einer Jod-Harnstoffverbindung (Pyelognost) röntgenologisch brauchbare Bilder zu erzielen. Die häufig auftretenden schädlichen Nebenwirkungen dieses Mittels zwangen jedoch, andere Wege zu suchen. Ein Zufall führte auf die richtige Spur: das von BINZ und RÄTH dargestellte Selektan-Neutral, das 54% Jod enthält, wurde in der medizinischen Abteilung des Altonaer Krankenhauses bei Kokkeninfektionen der verschiedensten Art versucht. Therapeutische Erfolge bei Infektionen der Gallenblase und der ableitenden Harnwege legten es nahe, die Ausscheidung dieses Stoffes zu untersuchen. Es wurde festgestellt, daß diese sowohl durch die Galle als auch durch die Niere erfolgte. Man sah sich daher veranlaßt, die Brauchbarkeit des Selektans als röntgenologische Kontrastsubstanz zu untersuchen. Der erste Versuch am Tier zeigte keine Darstellung der Gallenblase, sondern ein so gutes Hervortreten des Nierenschattens, daß die Versuche der Darstellung der Niere und Harnwege auf dem gleichen Wege fortgesetzt wurden. Das Selektan-Neutral erfuhr dann noch in Zusammenarbeit von BINZ und LICHTENBERG die nötigen chemischen Abänderungen, bis es als gut verträgliches und kräftige Schatten lieferndes Kontrastmittel unter dem Namen Uroselektan Aufnahme fand. In kurzen Zeitabständen folgten dann weitere Verbesserungen durch Einführung des Abrodils, und jetzt sind beide Substanzen als *Uroselektan B* und *Perabrodil* so zweckmäßig umgestaltet, daß die Injektion von 20 ccm der fertigen Lösung genügt, gut brauchbare, deutliche Füllungsbilder der ableitenden Harnwege zu ergeben. Chemisch handelt es sich bei diesen Substanzen um Pyrinderivate, bei denen das Jod direkt an den Pyridinring gekuppelt ist. Durch diese Stellung des Jod-Atoms ist die Verbindung vor der Abspaltung von freiem Jod im Organismus geschützt und kann deshalb ohne Bedenken in großen Mengen gegeben werden.

Die Applikation des Kontrastmittels geschieht folgendermaßen: Man erwärmt im Wasserbad die Ampulle auf Körpertemperatur und injiziert dann die Lösung möglichst langsam in die Kubitalvene. Wie bei der Injektion jeder anderen hypertonischen Lösung ist auch hier, um Intimaschädigungen zu vermeiden, darauf zu achten, daß die Nadel zentral im Venenlumen liegt und daß möglichst langsam (5 Minuten lang) injiziert wird, um so durch den Blutstrom eine möglichst große Verdünnung der Injektionsflüssigkeit herbeizuführen. Bei richtiger Vornahme der Injektion ist eine Thrombosierung der Vene nicht zu befürchten.

Die Aufnahme des Urogramms. Ist nur eine anatomische Orientierung beabsichtigt, so wird man in der Regel mit einer einzigen Aufnahme, die nach 20 bis 30 Minuten vorzunehmen ist, auskommen. Steine, Verlagerungen und ähnliche Anomalien lassen sich auf diese Weise fast immer exakt darstellen.

Wird aber eine weitgehende urologische Prüfung, die auch ein Bild von der Funktion und Dynamik der Harnwege ergeben soll, erstrebt, so empfiehlt es sich, eine Serie von Aufnahmen vorzunehmen. In diesem Falle ist es üblich, die erste Aufnahme 10 Minuten, die zweite Aufnahme 30 Minuten und die dritte Aufnahme 50 Minuten nach erfolgter Injektion zu machen. Vor der zweiten und dritten Aufnahme muß die Blase entleert werden, damit die einmündenden Teile der Ureteren freiliegen. In Fällen von erheblicher Störung der Nierenfunktion treten die Füllungsbilder später hervor und können 6—24 Stunden nach der Injektion erst die für die bildliche Darstellung notwendige Dichte erreichen. Ist die Niere zerstört (schwerste Hydronephrose oder Tumor) oder im Stadium einer momentanen Funktionssperre (bei Steineinklemmung), so wird kein Kontraststoff ausgeschieden; eine bildliche Darstellung der Niere fällt aus.

Im allgemeinen ist Vorsicht am Platze mit der Injektion bei Patienten, bei denen eine Schädigung der Leberfunktion oder eine akute oder chronische Urämie bestehen, bei der ohnehin keine diagnostisch brauchbaren Röntgenbilder erhalten werden; schließlich in den Fällen, in denen neben der Erkrankung der Nieren noch eine schwere Allgemeinerkrankung vorliegt.

Um besonders kontrastreiche Bilder zu erhalten, lasse man den Kranken vom vorangehenden Abend an nichts mehr trinken. Die Injektion mache man morgens nüchtern. Auch vermeide man tunlichst Einläufe vor der Untersuchung, da die im Kolon zurückbleibenden Wassermengen durch ihre Resorption den Urin verdünnen und die Schattendichte des Kontrastmittels herabsetzen. Legt man größeren Wert auf die morphologischen Verhältnisse am Nierenbecken, so kann man, um diese deutlicher und prall gefüllt hervortreten zu lassen, die Ureterkompression nach ZIEGLER anwenden. Von der Beobachtung ausgehend, daß bei vollständigem Harnleiterverschluß die Nieren- und Nierenbeckenschatten am intensivsten und deutlichsten sind, versuchte Ziegler durch Kompression der Ureteren von außen das gleiche zu erzielen. Man bedient sich dazu eines aufblähbaren Gummikissens oder CHAOULschen Kompressoriums. Der Druck wird gegen das knöcherne Becken in der Gegend der Art. sacro-iliaca gerichtet. Statt der unphysiologischen Kompression, die, wenn sie ihren Zweck erfüllen soll, schmerzhaft ist und dennoch bei dickleibigen oder muskelstarken Individuen versagt, kann man eine stärkere Nierenbeckenfüllung auch dadurch erzielen, daß man bei voller Blase die Injektion macht.

Die perorale Verabreichung des Kontrastmittels (mittels Duodenalsonde) hat ebensowenig wie die rektale Methode zu einem befriedigenden Ergebnis geführt.

Bei der intravenösen Urographie werden dem Körper zirka 10 g Jod zugeführt. Daß diese nicht giftig wirken, liegt daran, daß — wie bereits erwähnt — das Jod nicht abgespalten und die Substanz sehr rasch ausgeschieden wird. Bei normaler Nierenfunktion ist ungefähr eine Viertelstunde nach der Injektion kein Jod mehr im Blute nachzuweisen. 95% der eingeführten Jodmenge werden innerhalb 6—8 Stunden mit dem Urin ausgeschieden und davon die Hauptmenge innerhalb der ersten 2 Stunden nach der Injektion.

Es lag nahe, diese Verhältnisse zu einer physikalisch-chemischen Ausscheidungsprüfung auszubauen. Am einfachsten ist die Bestimmung des spezifischen Gewichts, das sich bei normaler Ausscheidung auf 1050—52 erhöht. Bei gestörter Funktion werden so hohe Werte nicht erreicht.

Als physiologische Ausscheidungsmethode ist die intravenöse Urographie auch von patho-physiologischen Verhältnissen abhängig, so namentlich von der Nierenfunktion. Wo eine Schädigung des sezernierenden Parenchyms vorliegt, tritt kein, oder sehr verspätet ein Kontrastbild auf. Außerdem ist die Bildstärke abhängig von der Konzentrationsfähigkeit der Niere (s. auch S. 338).

Indikationen. Die beiden Methoden, die transvesikale und die intravenöse Urographie, ergänzen einander in idealer Weise. Zur Beurteilung der morphologischen Verhältnisse ist die tr. U. besser geeignet, so bei beginnender Tuberkulose und Tumor. Ein Vorteil der i. U. ist, daß sie vom *ganzen* uropoetischen System ein Bild ergibt und auch über die Nierenfunktion orientiert. Die Nierenbecken sehen wir in natürlicher Größe; hingegen kann bei der tr. U. eventuell durch zu starke Füllung eine Vergrößerung vorgetäuscht werden.

Die i. U. ist besonders da indiziert, wo mechanische Abflußhindernisse bestehen oder wo wir bei einer geschädigten Niere ein Bild von beiden Nierenbecken wünschen. Bei Nierenbeckenerweiterungen zeigt die i. U. die tatsächlichen Verhältnisse. Nur wenn das Nierenparenchym nicht ausscheidet, muß man die tr. U. anwenden. In den Fällen, in welchen eine Infektion der Blase vorliegt, oder die Katheterisierung aus anderen anatomischen, technischen oder pathologischen Gründen nicht ausgeführt werden kann, führt die i. U. immer zum Ziele.

Bei Entwicklungsanomalien sind beide Methoden gleich gut anwendbar. Im Anfangsstadium der Tuberkulose und bei sich entwickelnden Tumoren sind nur die mit der tr. U. erhaltenen Bilder beweisend. Doch wird von manchen Autoren bei Tuberkuloseverdacht die tr. U. wegen der Propagationsgefahr abgelehnt.

Die Zystographie.

Für eine Reihe von Erkrankungen der Blase ist die Zystographie eine wertvolle, ja fast unentbehrliche Untersuchungsmethode, die verhältnismäßig leicht auszuführen ist. Die Blase wird mit Hilfe eines Katheters mit dem körperwarmen sterilen Kontrastmittel bis zum Auftreten von Spannungsgefühl aufgefüllt. Dazu benötigt man 100—200 ccm Flüssigkeit.

Als Kontrastmittel sind am beliebtesten, da sehr billig, die Halogenlösungen, namentlich das Bromnatrium, das schon in 10%iger Konzentration genügend gut sichtbare Schatten liefert. Es ist auch nicht ratsam, mit der Konzentration der Lösung höher hinaufzugehen, da diese sonst eine zu starke osmotische Wirkung auf die Schleimhaut ausübt. Man darf natürlich bei Verwendung der Halogenlösungen nicht den Fehler begehen, die Flüssigkeit zu lange in der Blase zu belassen, da sonst unfehlbar eine chemische Entzündung auftritt. Es muß deshalb die Blase nach erfolgter Aufnahme sogleich entleert und mit einer indifferenten Lösung gespült werden.

Diese Maßregeln fallen weg, wenn man Jodöle oder Thorotrast als Kontrastmittel verwendet; das letztere ist besonders zu empfehlen. In einer Verdünnung von 1 : 8 mit physiologischer Kochsalzlösung stellt es sich für eine Untersuchung nicht zu teuer. Man hat dafür auch die Möglichkeit, das Kontrastmittel so lange in der Blase verweilen zu lassen, bis sämtliche Aufnahmen angefertigt und besichtigt sind.

Solcher Aufnahmen bedarf es zur Diagnose manchmal mehrerer, und zwar

1. *die antero-posteriore Aufnahme.* Patient in Rückenlage; Zentralstrahl vertikal, etwa zwei Querfinger oberhalb der Symphyse.

2. *Die axiale Aufnahme.* Lage wie oben. Tubus um 45⁰ kopfwärts geneigt. Der Zentralstrahl verläuft parallel zur Beckenachse und trifft die Bauchdecken in der Mitte zwischen Nabel und Symphyse.

Oder: Patient sitzt auf der Platte, den Oberkörper leicht nach hinten geneigt. Der Zentralstrahl durchsetzt in axialer Richtung die Blase, knapp hinter der Symphyse einfallend (s. Schwangerschaftsaufnahme).

In manchen Fällen von Divertikel ist noch

3. *die schräge Aufnahme* erforderlich. Patient liegt in Halbseitenlage bei leicht angezogenen Knien. Aufnahme wie zur Urethrographie (s. unten).

4. *Die seitliche Aufnahme.*

Bei der Untersuchung auf Blasendivertikel ist die Zystographie in „zwei Zeiten" besonders wertvoll. Man versteht darunter das Bild bei gefüllter Blase und nach spontaner Miktion. Durch die spontane Miktion wird meist die Mündung des Divertikels geschlossen und dessen Füllung besser garantiert.

Die Indikationen für die Zystographie sind vor allem das Blasendivertikel, die Blasenscheiden- und Blasenmastdarmfistel, ferner die Insuffizienz der vesikalen Harnleitermündung. Die Zystographie ist auch da indiziert, wo in Fällen von starker Blasenschrumpfung oder Blutung die Ausführung der Zystoskopie nicht möglich ist. Bei traumatischen Blasenrupturen im Gefolge von Beckenbrüchen wird man die Darstellung der Blase lieber durch die intravenöse Urographie vornehmen.

Die Luftfüllung der Blase. Für die einfache Blasensteindarstellung ist die Luftfüllung der vorher entleerten Blase vorzuziehen. Die Luft wird durch den Katheter mit einer ganz leicht gehenden Handspritze langsam injiziert. Das Gefühl des Widerstandes verrät ganz deutlich, wann der beste Füllungsgrad erreicht ist. Die Gefahr der Embolie ist gering, wenn man Fälle mit Blasenblutung und Insuffizienz der Harnleitermündung von der Untersuchung ausschließt. Außerordentlich zweckmäßig ist die Luftfüllung auch zur Darstellung der Prostataadenome. Die Beziehungen einer vergrößerten Prostata zum Blaseneingang, und besonders zum Blasenlumen, können nur so zur Darstellung gebracht werden. Eine wertvolle Ergänzung bietet hier noch die Urethrographie.

Die Urethrographie.

Obwohl die Urethrographie sehr leicht auszuführen ist, wird sie in der Praxis noch wenig geübt. Als Instrumentarium benötigt man nur eine leichtgehende Spülspritze von 100 ccm Fassungsvermögen, die mit einem Gummikonus armiert ist. Als Kontrastmittel verwendet man am besten Thorotrast, da feinste Fistelgänge und schmale Strikturen nur durch ein dünnflüssiges und dabei schattendichtes Kontrastmittel gut dargestellt werden können. Die gleichen Dienste leisten verdünntes Uroselectan und Perabrodil, die aber etwas teuerer sind. Jodöle sind für den Gebrauch zur Urethrographie zu dickflüssig.

Zur Untersuchung befindet sich der Patient in halb-rechter Rückenlage auf dem Blendentisch mit einer Seitenneigung des Beckens nach rechts von zirka 30—40⁰. Der Penis wird straff seitwärts gegen den rechten Oberschenkel gezogen. Zentriert wird auf die Symphyse. Vor der Injektion muß der Patient vollständig ausurinieren, damit das Kontrastmittel nicht mit Urin verdünnt wird.

Die einfache Auffüllung der Urethra, mit nachfolgender Abklemmung des Penis hinter der Eichel, ist ganz zwecklos, weil dabei nur die Anterior gefüllt wird, die Posterior aber völlig unsichtbar bleibt. Um ein Bild der ganzen Urethra zu erhalten, muß man während der ganzen Dauer der Aufnahme, wie bei einer Janetspülung, in ununterbrochenem Strahl gleichmäßig injizieren. Wesentlich ist, daß der Patient den Sphinkter erschlaffen läßt; das läßt sich erzielen, indem man ihn zum Wasserlassen auffordert. Man fühlt dann deutlich, wie mit der einsetzenden Erschlaffung des Sphinkters der Widerstand in der Spritze schwindet und der Weg zur Blase frei wird. Jetzt gibt man das Zeichen zur Röntgenaufnahme. Man kann aber auch zunächst die Blase mit 50 ccm Kontrastflüssigkeit auffüllen und, während man den Patienten zur Entleerung auffordert, den Rest injizieren, indes die Belichtung vorgenommen wird. Diese letztere Methode scheint sogar zweckmäßiger zu sein. Man braucht dazu mindestens 80—100 ccm Kontrastflüssigkeit.

Die Hysterosalpingographie.

Als Kontrastmittel dient Lipiodol oder 20proz. Jodipin. Die Uterusfüllung kann nach zwei prinzipiell verschiedenen Methoden ausgeführt werden, und zwar 1. bei *nicht verschlossener* Cervix, 2. bei *fest verschlossener* Cervix. In ersterem Falle füllt man mit einem kurzen, nur über den inneren Muttermund reichenden Metallkatheter tropfenweise in Mengen von 1—5 ccm die Uterushöhle. Die Aufnahme muß dabei sofort nach erfolgter Füllung vorgenommen werden. Nach der anderen Methode hingegen wird der Katheter mit einer Gummieichel armiert, die nach Einführung des Katheters fest gegen den äußeren Muttermund angepreßt wird.

Die Cervix wird im Spekulum eingestellt, mittelst Kugelzange an der vorderen Muttermundlippe gefaßt und nach vorne gezogen. Reinigung und Jodanstrich des Muttermundes. Nun wird der mit einer 5-ccm-

Spritze verbundene Uteruskatheter in den Cervixkanal eingeführt, die Eichel, die sich 5—7 cm vor seinem Ende befindet, fest an den Muttermund angepreßt, und der Inhalt der Spritze unter gelindem Druck in das Uteruscavum entleert. Um die Luft aus dem Katheter zu verdrängen, wird vor der Einführung der Katheter gefüllt (zirka 1 ccm Kontrastflüssigkeit). Die Uterushöhle faßt durchschnittlich 1,5—2,5 ccm. Um auch die Tuben darzustellen, sind durchschnittlich 5 ccm notwendig.

Patient in Rückenlage, der Zentralstrahl wird auf den oberen Rand der Symphyse eingestellt. Es genügt eine Platte 18×24 Hochformat. Stereoskopische Aufnahmen sind sehr vorteilhaft. Zur Feststellung der Tubendurchgängigkeit reicht *eine* Aufnahme nicht aus. Es ist unbedingt eine Kontrollaufnahme 10 Minuten nach erfolgter Füllung anzuschließen, und in manchen Fällen auch in 24 Stunden, da sich nur dann das frei in der Bauchhöhle befindliche Jodöl von dem in einer Sactosalpinx befindlichen durch seine veränderte Form und Lage unterscheiden läßt.

Kontraindikationen sind: frische Blutung, noch nicht völlig zur Ruhe gekommene Entzündung (Leukozytenzahl, Senkung, Temperatur beachten!), Entzündung im Zervikalkanal, vorausgegangene intrauterine Eingriffe, extrauterine oder uterine Gravidität, bei der eine ärztliche Unterbrechung nicht beabsichtigt ist, infizierte Zervikal- oder Uteruspolypen.

Die Untersuchung ist am besten während der zweiten oder dritten Woche des Intermenstruums vorzunehmen.

Trotz der Reizlosigkeit von Jodipin und Lipiodol kommt es in manchen Fällen zum Aufflammen alter Infektionen und zur Bildung von entzündlichen Adnextumoren.

Die Bronchographie.

Unter Bronchographie versteht man die Einführung von Jodöl in das Bronchialsystem der Lunge. Die Einführung kann auf zweierlei Art geschehen. Entweder wird das Öl, nach gründlicher Anästhesie des Kehlkopfes und des oberen Teils der Trachea, in die Luftröhre injiziert — *supraglottische* oder *transglottische* Methode. Zu diesem Zwecke wird eine gebogene Kanüle an eine Spritze gesetzt, hinter den Zungengrund gebracht und in die Stimmritze eingeführt. Oder es wird, nach Anästhesie der Haut und Unterhaut, eine gebogene Nadel durch die Membrana krikothyreoidea direkt in das Tracheallumen gestoßen. Zu einer Untersuchung benötigt man durchschnittlich 20 ccm Öl, bei Verdacht auf große Hohlräume kann man auch das Doppelte einverleiben.

Während der Injektion muß der Kranke in die zweckentsprechende Lage gebracht werden, damit das visköse Öl, der Schwere folgend, sich in die gewünschten Lungenteile ausbreite. Also: sollen die mittleren oder die unteren Teile des Bronchialsystems einer Seite dargestellt werden, so muß sich der Kranke mit leicht erhobenem Oberkörper auf die entsprechende Seite legen; kommt es mehr auf die oberen Lungenabschnitte an, so muß eventuell die Beckenhochlage angewendet werden. Dabei ist darauf zu achten, daß das Lipiodol nicht in den Pharynx zurückfließt. Überhaupt ist sorgfältig zu vermeiden, daß Jodöl in den Magen-Darmtrakt gelangt. Die Lunge resorbiert es in so geringen Mengen, daß eine toxische Wirkung nicht zu befürchten ist. Anders aber, wenn durch fehlerhafte Technik oder durch heftige Hustenstöße des Kranken das Öl ausgehustet, verschluckt wird und in den Magen gelangt. Von hier aus wird es rasch resorbiert und kann zu Jodismus führen. Man sei also mit der Indikation der Bronchographie in Fällen von Hyperthyreoidismus, Störungen der Nierenfunktion, sowie bei Idiosynkrasie gegen Jod sehr zurückhaltend.

Während der Injektion kann man vor dem Schirm das Hinabgleiten des Öls verfolgen und durch Lagerung des Kranken an die gewünschten Stellen dirigieren. Die Aufnahme erfolgt am besten 2—3 Minuten nach der Injektion.

Die Bronchographie ist indiziert in Fällen, wo bei klinischem Verdacht auf Bronchiektasien diese im gewöhnlichen Lungenbild sich nicht darstellen oder von vornherein nicht sichtbar werden, weil sie entweder durch eine allgemeine Verschattung des Lungenfeldes zugedeckt sind oder hinter dem Herzschatten oder der Zwerchfellkuppe verborgen bleiben. Sehr wertvoll ist die Methode beim Bronchuskarzinom, wo sie eine direkte Diagnosestellung ermöglicht.

Wird das Jodöl dem Licht, feuchter Luft oder hohen Temperaturen ausgesetzt, so scheidet sich freies Jod ab, und die Flüssigkeit färbt sich braun. So verfärbtes Öl darf zur Injektion nicht gebraucht werden. Es ist ratsam, das Öl, um es flüssiger zu machen, zur Injektion leicht anzuwärmen.

Die Myelographie.

Die Myelographie versetzt uns in die Lage, den Subduralspalt mit Hilfe eines Kontrastmittels röntgenologisch zu durchforschen. Das Kontrastmittel wird durch Subokzipitalstich in den Subduralspalt eingebracht. *Technik*: Patient in Seitenlage. Eingehen mit der Injektionsnadel in der Mittellinie in der Mitte zwischen Protuberantia occipitalis externa und Tuberculum atlantis posterius. Sobald die Kanüle sitzt, läßt man den Patienten aufsitzen und injiziert nun langsam 1—2 ccm Jodipin oder Lipiodol. Die Nadel wird nicht sogleich wieder entfernt, damit das Öl nicht durch den Stichkanal entweiche. Nach Entfernung der Nadel wird der Rücken des sitzenden Kranken leicht beklopft, um das Herabsinken des Jodipins zu beschleunigen. $^{1}/_{2}$—1 Stunde nach der Injektion kann die Aufnahme erfolgen.

In normalen Fällen sinkt das Kontrastöl in sirupähnlichen Strängen und Tropfen nach abwärts, unregelmäßige, längliche, dunkle Flecken in einer Ausdehnung über 4—6 Wirbel ergebend.

Man kann den Vorgang beim Durchleuchten des auf einem drehbaren Stuhl sitzenden Patienten verfolgen. Man gewinnt dabei einen Überblick über die Ausbreitung und eventuell Fixierung des Kontrastmittels und kann den Zeitpunkt der Aufnahme richtig wählen. Diese soll erst dann erfolgen, wenn kein weiteres Hinabsinken des Jodipins mehr zu beobachten ist. Bis dahin kann $^{1}/_{2}$—1 Stunde vergehen.

Das Kontrastmittel sammelt sich bei freier Durchgängigkeit des Subduralspalts allmählich in der Cauda equina. Dieser Vorgang beansprucht längere Zeit. Aus dem Subduralspalt entweicht ein Teil des Kontrastmittels durch die Foramina intervertebralia und kann später längs der Rippen und spinalen Wurzeln in den Nervenscheiden nachgewiesen werden.

Der größte Teil bleibt 1—2 Jahre im Spinalkanal liegen. Die Resorption des Kontrastmittels erfolgt sehr langsam. Die Ausscheidung des Jodipins im Harn ist sehr gering; sie beträgt nur 5—6 mg pro Tag. Ob dieses lange Verweilen des Jodöls im Duralsack Reizerscheinungen hervorruft, ist noch fraglich.

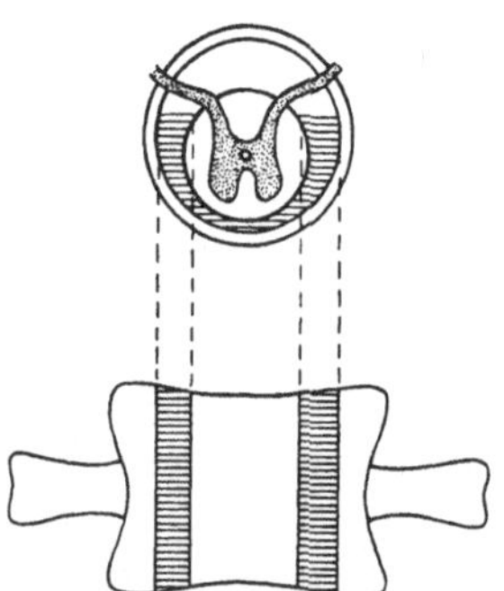

Abb. 174. Die Myelographie. In Rückenlage des Patienten wird das Kontrastöl durch das dorsal sinkende Mark nach den Seitenwänden des Subduralspalts verdrängt und erscheint im Bilde in Form von parallelen Randstreifen (nach E. REISER).

Es gibt ein weiteres Kontrastmittel, das Lipiodol ascendant, welches leichter als der Liquor ist und daher nach aufwärts steigt. Mit diesem Kontrastmittel kann man vom viel einfacheren und ungefährlicheren Lumbalpunktionsstich aus die Myelographie ausführen. Diese Methode ist jedoch nur angebracht, wenn eine vollständige Blockierung des Rückenmarks wahrscheinlich ist. Bei unvollständiger oder fehlender Blockierung gelangt nämlich das Kontrastmittel in die Liquorräume des Gehirns und führt hier zu unangenehmen meningealen und ependymären Reizerscheinungen.

Die Aufnahmen werden im Sitzen oder im Liegen am Blendentisch vorgenommen. Dieser muß dabei mit dem Kopfende so weit gehoben werden, daß die Tischebene einen Winkel von etwa 30⁰ bildet. Nach Möglichkeit sind auch Aufnahmen in den schrägen Durchmessern und in der Seitenlage anzufertigen.

Das Kontrastmittel umschließt bei aufrechter Stellung des Kranken in Form eines Hohlzylinders das Rückenmark. In Rückenlage dagegen sammelt es sich in den Seitenteilen des Subduralspaltes an; denn vom Boden wird es durch das dorsal sinkende Mark verdrängt (Abb. 174). Es ergeben sich daraus zwei parallele Randstreifen des Rückenmarkkanals, die im Bilde der Wirbelsäule sichtbar werden.

Es soll nicht verabsäumt werden, noch vor der Injektion eine Aufnahme des zu untersuchenden Wirbelsäulenabschnittes anzufertigen, um eventuell Knochenveränderungen, die differentialdiagnostisch von Bedeutung sein können, unverdeckt durch Lipiodol auf die Platte zu bekommen. Ist eine Kompression des Subduralspalts festgestellt worden, so muß diese Stelle in aufrechter Stellung im sagittalen und auch frontalen Strahlengange photographiert werden. Auch eine Aufnahme in liegender Stellung kann von Nutzen sein, indem sie die Kompressionsstelle als Aussparung zwischen den zwei Randstreifen anzeigt. Die Befunde müssen durch Kontrollaufnahmen in den folgenden Tagen nachgeprüft werden.

Nebenerscheinungen können mitunter beobachtet werden. Sie bestehen in Temperaturanstieg, Kopfschmerzen, Rückensteifigkeit, Schmerzen in den unteren Extremitäten. Die Beschwerden klingen nach 2—4 Tagen ab.

Die Fistelfüllung.

Vor der Vornahme eines operativen Eingriffs an einer Fistel ist es wichtig, ihre Topographie genau zu kennen. Vor allem interessiert die Feststellung des Ursprungsherdes der Eiterung und dessen genaue Lokalisation, ferner Ausdehnung, Form und Verlaufsrichtung des Fistelsystems sowie die Frage nach einem Fremdkörper im Bereich der Fistelkanäle. Erst wenn man das Fistelsystem genau kennt, läßt sich die Operation planmäßig gestalten. Die vollständige Darstellung der Fistelkanäle ist nur durch die Kontrastfüllung möglich.

Als Kontraststoffe stehen uns halbfeste und flüssige Substanzen zur Verfügung. Während die flüssigen Kontrastmittel den Vorteil haben, daß sie sich rasch in die Fistelgänge ausbreiten und auch dünne feine Spalten ausfüllen, haben die halbfesten Stoffe den Vorteil, daß sie nicht so schnell ausfließen und daher manchmal besser zu handhaben sind. Leider ist bei ihnen nicht die Gewähr gegeben, daß sie auch den *ganzen* Fistelgang füllen.

Um dies zu erreichen, muß man flüssige Kontraststoffe wählen, die dünnflüssig sind und sich mit den Wundsekreten gut mischen. Hier ist vor allem das Thorotrast zu nennen. Abrodil und Uroselektan sind für solche Zwecke teuer. Die billigen Halogensalze dürfen wegen der Gefahr der Intoxikation nicht verwendet werden. Gut verwendbar sind auch die Jodöle, die jedoch den einen Nachteil haben, daß sie zu viskös sind und sich mit den Fistelsekreten nicht mischen.

Von den halbflüssigen Kontraststoffen sind am empfehlenswertesten die von HOLZKNECHT angegebenen, Zirkonoxyd (Kontrastin) enthaltenden Schmelzstäbchen, die nach folgendem Rezept hergestellt werden:

Zirkonoxyd chem. pur.
Butyri cacao $\quad\quad\quad$ āā
Xeroformi 5%.
S. Fiant bacilli longitudine 8 mm, crassitudine 2 mm.

Im Notfall kann Ba. sulf. das Zirkonoxyd ersetzen. Die Stäbchen werden mittels Pinzette gefaßt und in die Fistelöffnung eingeführt. Da der Schmelzpunkt der Kakaobutter etwas unterhalb der Körpertemperatur liegt, zerfließen die Stäbchen, sowie sie in den Fistelgang eingedrungen sind. Die früher häufig verwendete BECKsche Paste, bestehend aus 1 Teil Wismut und 2 Teilen Vaselin, ist wegen der Gefahr der Wismutvergiftung jetzt nicht mehr in Gebrauch.

Man wird immer versuchen, erst mit der dünnflüssigen Kontrastsubstanz zu füllen. Sollte sich das als unmöglich erweisen, weil der Fistelgang eine breite Ausmündung besitzt, den ein eingeführter Gummischlauch nicht genug abdichten kann, so greife man zu den Kontraststäbchen. Bei diesen läßt sich, wenn sie eingeführt sind, die Fistelöffnung durch die Kältewirkung eines Chloräthylsprays abdichten.

Vor jeder Füllung ist unbedingt eine Leeraufnahme des zu untersuchenden Bereiches vorzunehmen, da nach Auffüllung mit der Kontrastmasse durch diese wichtige Details verdeckt und übersehen werden können. Die Füllung hat möglichst unter Einhaltung der Sterilität zu geschehen. Die Kontraststäbchen werden mit steriler Pinzette und Tupfer eingeführt, die flüssige Kontrastsubstanz mit der Spritze durch einen in die Fistelöffnung eingeführten Gummikatheter injiziert. Bei enger Fistel kann eine Metallhohlnadel mit Knopfende Verwendung finden.

Der Patient ist so zu lagern, daß die Fistelöffnung den höchsten Punkt des Körpers bildet. Manchmal ist dazu Beckenhochlagerung oder Seitenlage notwendig. In anderen Fällen muß man die Füllung im Stehen vornehmen. Es ist gut, wenn man die Füllung vor dem Schirm kontrollieren kann.

Die Gefahr, die bei den Fistelfüllungen droht, besteht darin, daß der Kontraststoff in die Blutwege gelangt. Dies kann besonders dann eintreten, wenn durch vorhergehende Sondierungen oder Auskratzungen Blutgefäße eröffnet worden sind. Man mache sich deshalb zur Regel, Fistelfüllungen nur dann vorzunehmen, wenn die Fistel vollständig von Granulationen ausgekleidet ist, also nur Eiter, aber kein Blut mehr entleert, und im Fisteltrichter die Granulationsauskleidung sichtbar ist.

Die Füllmasse wird innerhalb 3, spätestens innerhalb 24 Stunden von selbst ausgestoßen. Die Ausstoßung kann durch heiße Umschläge beschleunigt werden.

Endoradiographien mit negativem Kontrast.

Die Enzephalographie (Ventrikulographie).

Die Enzephalographie gestattet, Lage, Form und Größe der Ventrikel und (durch Füllung des Subarachnoidalraums) das Oberflächenrelief des Gehirns zu erkennen. Die Hirnkammern und die Hirnoberfläche werden dadurch sichtbar gemacht, daß der Liquor durch Luft oder Sauerstoff ersetzt wird. Vom aszendierenden Jodöl als Füllungsmittel ist man ganz abgekommen, da es nicht resorbiert wird und sterile Reizerscheinungen an den Ventrikelwänden verursacht.

Die Enzephalographie ist nicht nur zur Lokalisation von Hirntumoren, sondern auch zur Erkennung von Hirnhautverwachsungen und Passagestörungen zwischen den Ventrikeln wertvoll. Die Indikationen sind: Tumor, Epilepsie, Paralyse, Porencephalie, Hirntraumen, Hydrocephalus congen. und ex vacuo.

Die Lufteinblasung kann geschehen 1. *direkt* in einen der Seitenventrikel (Ventrikulographie, Methode nach DANDY), 2. *indirekt* durch den Lumbalsack (Methode nach BINGEL und WIDEROE). Die direkte Methode wird nur wenig angewendet. Meist wird das Gas durch Lumbalpunktion in den Lumbalsack eingebracht. Da dieser mit den Hirnventrikeln sowie mit dem Subarachnoidalraum normalerweise in offener Kommunikation steht (Foramen Magendi, Foramina Luschka, Aquaeductus Sylvii, Foramen Monroi), so füllt die Luft, bei aufrechter Stellung des Kranken natürlich nach oben steigend, die Ventrikel und den Subarachnoidalraum aus. Ist eine oder sind mehrere der Kommunikationsöffnungen verschlossen, so füllen sich nur die kommunizierenden Teile. Bei supratentorialen Tumoren und allen übrigen Indikationen ist der lumbale Weg vorzuziehen, bei Tumoren der Schädelbasis, der Kleinhirngrube und allen Fällen, die mit schweren Hirndruckerscheinungen einhergehen, ist dagegen die direkte Ventrikelpunktion angezeigt. Bekanntlich besteht bei diesen Erkrankungen bei Herabsetzung des Lumbaldrucks die Gefahr der Aspiration der Medulla in den Rückenmarkskanal.

Die Lumbalpunktion wird durch Subokzipitalstich ausgeführt. Es wird so viel Liquor abgelassen, als man Luft einzublasen beabsichtigt. 50—80 ccm sind hinreichend. In Quantitäten von je 15 ccm und Intervallen von je $^1/_4$ Stunde läßt man Liquorflüssigkeit abfließen und bläst gleich darauf mit der Pravazspritze das gleiche Volumen Luft ein. Es ist sogar ratsam, das Luftquantum stets etwas geringer zu halten, da unter dem Einfluß der Körpertemperatur die Luft sich ausdehnt und den intrakraniellen Druck vermehrt, und das Gas einen Anreiz zu stärkerer Liquorproduktion gibt. Die Luft dringt zunächst in die Ventrikel und breitet sich erst danach in den Subarachnoidalraum aus. Die Resorption erfolgt in umgekehrter Reihenfolge: erst verschwindet die Luft aus dem Subarachnoidalraum und dann erst aus den Ventrikeln.

Sehr wichtig ist die Haltung des Kopfes während der Insufflation. Es ist jede Seitwärtsneigung strengstens zu vermeiden, da sonst eine stärkere Füllung des höher stehenden Ventrikels eintritt und eine Asymmetrie vorgetäuscht werden könnte.

Bei den Aufnahmen halte man sich an eine bestimmte Reihenfolge: Nach der Durchleuchtung im Sitzen schließe man je eine Aufnahme in aufrechter Stellung im okzipito-frontalen und im seitlichen Strahlengang an. Darauf schreite man zur Sagittalaufnahme in Hinterhauptslage und anschließend in Gesichtslage, stets bei streng symmetrischer Kopfhaltung; die deutsche Horizontale steht dabei senkrecht auf der Plattenebene. Erst wenn diese Aufnahmen beurteilt sind, wird die Aufnahme in der rechten und linken Seitenlage vorgenommen, wobei die Luft stets in den der Platte abliegenden Ventrikel hinüberströmt und diesen gänzlich ausfüllt. Statt dieser sechs Aufnahmen sind zwei stereoskopische Aufnahmen, nämlich seitlich und okzipito-frontal, nicht nur praktischer, sondern auch diagnostisch wertvoller.

Die Enzephalographie ist keine harmlose Methode; sie sollte daher nur dann angewendet werden, wenn ein Hirntumor sich auf keine andere Weise feststellen läßt, oder eine Lokaldiagnose aus Sicherheitsgründen gestützt werden muß. Die Ventrikulographie hat eine Mortalität von 8% (!). Die Enzephalographie dagegen eine von kaum 1%.

Das Pneumoperitoneum.

Gründliche Vorbereitung des Patienten wie zur Nierenaufnahme. Kurz vor der Untersuchung nochmalige Reinigung des Darms durch Einlauf.

Patient in Rückenlage. Nach Desinfektion der Haut, Eingehen mit einer 1 mm dicken Kanüle etwas lateral von der Mitte der Verbindungslinie zwischen Nabel und Spina iliaca auf der linken Seite. Sobald man glaubt, in der Bauchhöhle zu sein, spritzt man zunächst aus einer Rekordspritze zirka 10 ccm physiologische Kochsalzlösung ein. Geht der Spritzenkolben leicht, so können wir sicher sein, daß die Nadel im Cavum peritoneale sitzt. Durch die Kochsalzlösung werden die zunächst liegenden Darmschlingen beiseite gedrängt, und man kann mit der Nadel gefahrlos etwas tiefer gehen. Jetzt nimmt man die Spritze ab und verbindet die Kanüle mit dem Schlauch eines Pneumothoraxapparats.

Die Gasmenge, die erforderlich ist, schwankt zwischen 1—4 l. Man wird etappenweise in Teilportionen einblasen, wobei man auf das subjektive und objektive Verhalten des Patienten achtet. Schulterschmerz, Atemnot und Pulsverkleinerung mahnen zum Abbruch der Insufflation. Am leichtesten ist das Pneumoperitoneum anzulegen bei Vorhandensein von Ascites, da man nur zu punktieren und die abgelassene Flüssigkeit durch Luft zu ersetzen braucht.

In *aufrechter Stellung* sind sichtbar: die oberen Konturen von Leber und Milz, sowie die Bögen des Zwerchfells. In *rechter Seitenlage* stellt sich die Seitenkontur der Milz, in *linker* die Seitenkontur der Leber dar. Die beste Übersicht bietet die *Bauchlage auf dem Trochoskop*; Leber, Milz und Nieren werden in vollem Umfang sichtbar.

Gefahren: 1. *Anstechen einer Darmschlinge.* Bei guter Vorbereitung des Patienten (1—2 Tage fasten vor Vornahme des Eingriffs) sind die Folgen nicht weiter schlimm und gehen ohne Zwischenfall vorüber. Schon nach Einblasen der ersten Luftmenge kann man bei seitlicher Durchleuchtung sehen, ob die Nadel frei in den Luftraum hineinragt oder in Darm oder Netz eingespießt ist, und kann ihre Lage korrigieren. 2. *Emphysem der Bauchwand:* Um dieses zu verhüten, spritzt man, wie oben beschrieben, nach Einstoßen der Nadel zunächst Kochsalzlösung ein.

Die Pneumoradiographie der Gelenke.

Die Gasfüllung der Gelenke hat nur für das Kniegelenk mit seinem komplizierten intraartikulären Band- und Knorpelapparat praktische Bedeutung. Gewisse Veränderungen werden erst auf diese Weise sichtbar, so Bandzerreißungen, Dislokation und Zerreißung der Menisken.

Technik: Nach Lokalanästhesie der Haut, Einführung der Nadel am unteren Rand der Patella bei leichter Beugestellung des Gelenks. Bis 75 ccm Gas sind notwendig, am besten chemisch reiner Sauerstoff oder Kohlensäure, die durch chemische Reaktion frisch erzeugt werden und durch einen geeigneten Drägerapparat der Punktionsnadel zugeführt werden. Der Gasdruck darf nicht zu hoch ansteigen, da sonst Kapselrisse, namentlich im oberen Rezessus eintreten können, wobei das Gas in die Muskelinterstitien eindringt. Man benütze zur Punktion möglichst dünne Kanülen, um ein Entweichen des Gases durch den Stichkanal zu verhüten.

Wie bei allen Lufteinblasungen besteht auch hier die Gefahr der Luftembolie.

Die Pneumoradiographie der Niere.

In Höhe des ersten Lendenwirbels, 5 cm seitlich von der Medianlinie, wird die Punktionsnadel eingestoßen und Luft in den Retroperitonealraum eingelassen. *Technik* wie bei der Füllung der Gelenke. Die Niere wird auf dem mit Gas infiltrierten, lockeren perirenalen Gewebe kontrastreich sichtbar. Das Verfahren hat seine großen Gefahren (Luftembolie). Man wird es meist entbehren können, da bei vollendeter Technik und Verwendung einer Streustrahlenblende sich bei der intravenösen Urographie die ganze Nierenkontur, auch der obere Pol, ja in vielen Fällen sogar die Nebenniere einwandfrei darstellen lassen. Kommt man auf diese Weise nicht zum Ziel, so ist das Pneumoperitoneum vorzuziehen.

3. Die Röntgenstrahlen als klinische Methode.

Mit Hilfe der beschriebenen Methoden und unter Einhaltung der angegebenen Technik lassen sich in den meisten Organen des menschlichen und tierischen Körpers pathologische Vorgänge unter bestimmten Bedingungen röntgenologisch darstellen und erkennen. Die Gesamtheit der typischen Erscheinungen, die die Röntgenuntersuchung erbringt, und ihr gesetzmäßiger Zusammenhang mit den pathologisch-anatomischen Veränderungen bildet den Inhalt der Röntgenpathologie.

I. Allgemeine röntgenologische Pathologie.

Die Röntgenpathologie ist ein Teil der klinischen Pathologie; sie befaßt sich mit den Veränderungen der Transparenz, Form, Größe, Lage und Funktion der röntgenologisch sichtbaren Organe bzw. Organteile. Die Veränderungen können gesondert in einzelnen Symptomen oder gemeinsam in Symptomkomplexen auftreten.

Gegenüber der klinischen Pathologie hat die Röntgenpathologie den Vorteil der unmittelbaren anatomischen Anschaulichkeit und steht durch diese Eigenschaft der pathologischen Anatomie näher, deren Begriffsbestimmungen sie zum Teil auch übernimmt. Im übrigen aber teilt sie die Nachteile und Mängel der klinischen Pathologie, nämlich die Zwei- und Vieldeutigkeit der Symptome, die Latenz und den Schwellenwert der Veränderungsgröße. Als besondere Einschränkung kommt aber noch hinzu, daß eine ganze Reihe klinisch-pathologisch gut umschriebener Veränderungen röntgenologisch nicht in Erscheinung tritt, da die physikalische Voraussetzung für die Darstellbarkeit, die Kontrastwirkung des pathologischen Produkts, fehlt.

Die Abhängigkeit von Dichtedifferenzen bringt es mit sich, daß der gleiche pathologische Vorgang in verschiedenen Organen sehr verschiedene Bedingungen für die röntgenologische Erkennbarkeit vorfindet. Die schwerste Nierenentzündung beispielsweise läßt auf dem besten

Röntgenbild niemals eine Veränderung erkennen, während der gleiche pathologische Vorgang im Lungenparenchym oder in der Pleurahöhle sogleich auch die deutlichsten röntgenologischen Veränderungen hervorruft. Im Knochen wird der Entzündungsprozeß erst nach Zerstörung der Knochensubstanz sichtbar. Die drei Gewebegruppen: lufthaltiges Gewebe, Parenchymgewebe und Knochengewebe haben, wie wir sehen, infolge ihrer verschiedenartigen Dichte ihre besonderen Gesetzmäßigkeiten. Aber auch unter gleichen physikalischen Bedingungen entspricht nicht immer dem gleichen anatomischen Substrat dasselbe Röntgensymptom. So ergibt beispielsweise nicht jedes Ulcus des Magen-Darmkanals das bekannte Nischenbild; dieses kommt nur den gereinigten peptischen Geschwüren des Magens zu. Die speckig belegten Geschwüre des Dickdarms zeigen selten, und zwar nur bei unterminierten Rändern nischenartige Bilder.

Die Röntgenpathologie sieht sich also anderen Bedingungen der Erkennbarkeit und des Verlaufs pathologischer Vorgänge gegenüber, als wir sie von der klinischen und anatomischen Pathologie her gewohnt sind. Teils sind es Beschränkungen, die in den Gegebenheiten der Schattenbildung liegen, teils ist die Röntgenologie den konkurrierenden Disziplinen, dank der Durchdringungsfähigkeit ihres optischen Apparats, weit voraus. Daß die Beschränkungen wie die Vorteile gewissen Gesetzmäßigkeiten folgen, soll nun an den Veränderungen der vier Bildattribute (Transparenz, Form, Größe, Lage) und der Funktion gezeigt werden.

1. Änderungen der Transparenz.

Änderungen der Transparenz werden durch drei pathologische Vorgänge, nämlich Entzündung, Tumorbildung und Konkrementbildung hervorgerufen. Nur in besonderen Fällen können auch andere Ursachen bei lufthaltigen Organen und bei den Knochen zu Transparenzveränderungen führen. Die physikalische Vorbedingung für jede Änderung der Transparenz (Zu- oder Abnahme der normalen Schattenintensität) ist eine Änderung im spezifischen Gewicht des betreffenden Organs oder Organabschnitts durch den pathologischen Prozeß. Es darf aber der Betrag dieser Änderung nicht zu gering sein. Zu- oder Abnahme des spezifischen Gewichts, die sich in einem geringeren Wert als der ersten Dezimale aussprechen, kommen als optisch (auf Film oder Schirm) wahrnehmbare Änderungen der Schattenintensität nicht zum Ausdruck. Von diesem physikalischen Gesichtspunkt muß die allgemeine Röntgenologie die Frage der Darstellbarkeit pathologischen Geschehens studieren.

Die Entzündung und der Tumor können eine Zu- oder Abnahme der Transparenz bewirken, wenn sie im Sinne der eben besprochenen Bedingungen zu einer Zu- (z. B. in der Lunge) oder Abnahme (z. B. im Knochen) des spezifischen Gewichts führen, sie können vollkommen verborgen bleiben, wenn durch sie das spezifische Gewicht nicht um den notwendigen Betrag geändert wird (z. B. in einem parenchymatösen Organ). Die Konkrementbildung geht, soweit sie röntgenologisch darstellbar ist, mit Ausnahme der Urat- und Cholestearinablagerungen, immer mit einer Verminderung der Transparenz einher. Wir bezeichnen die Herabsetzung der Transparenz als *Verdichtung* oder *Verschattung*, ihre Vermehrung als *Aufhellung*. Die Verdichtung erscheint im Röntgennegativ als heller, die Aufhellung als dunkler Schatten. Die Bezeichnungen sind begrifflich also auf das Positivbild bezogen.

Der höchste Grad der Transparenzvermehrung tritt durch Zerstörung oder Verdrängung des normalen Gewebes und dessen Ersatz durch Luft ein (Kaverne, Pneumothorax, Gewebsemphysem, Gasabszeß). Die stärkste Verminderung der Transparenz kommt durch Kalk- und Knochenneubildung zustande (knochenbildende Tumoren, osteoplastische Metastasen, Marmorknochen usw.).

Die Veränderungen der Transparenz können besonders bei der Tumorbildung mit Veränderungen der Form und Größe der erkrankten Teile einhergehen. Sekundär kann es auch zu Lage- und Funktionsänderungen kommen.

Änderung der Transparenz durch Entzündungsvorgänge. Die Entzündungen treten unter Bildung entzündlicher Stoffe, die etwa das spezifische Gewicht des Wassers haben, auf; sie sind daher in Geweben von mittlerer Dichte, entsprechend dem spezifischen Gewicht des Wassers, im Röntgenbild unmittelbar nicht zu erkennen, da eine Kontrastwirkung ausbleibt. In Geweben von geringerer Dichte (Lunge) wird das Entzündungsprodukt in kurzer Zeit als Verschattung sichtbar. In Geweben von höherer Dichte (Knochen) tritt die Entzündung erst nach Abbau des Grundgewebes und Ersatz durch das Entzündungsprodukt als Aufhellung in Erscheinung. Eine Ausnahme bilden die mit Gasbildung einhergehenden Entzündungen; sie sind in jedem Gewebe infolge des starken Kontrasts des entstehenden Gases gut zu erkennen. Wo die Entzündungsprodukte sich in einem präformierten oder durch Einschmelzung entstandenen Hohlraum sammeln, der entweder durch Kommunikation mit der Außenwelt oder durch Gasbildung Luft enthält und nicht unter negativem Druck steht, stellen sich die flüssigen Sekrete mit horizontaler Fläche ein. Es kommt dann zu typischen Bildern, die durch Spiegelbildung mit überwölbender Gasblase gekennzeichnet sind. Solche Bildungen beobachtet man beispielsweise beim durchgebrochenen Lungenabszeß, beim subphrenischen Abszeß und beim Empyem der Kieferhöhle.

Da alle Entzündungsprodukte und entzündlichen Gewebe die gleiche spezifische Dichte aufweisen, kann man aus dem Grade der Transparenzveränderung nicht auf die Aetiologie des Prozesses schließen. Erst die Lage, Form, Ausdehnung, Anordnung und Begrenzung der sichtbaren Verdichtungen bzw. Aufhellungen, sowie die sekundären Symptome, die sie hervorrufen, lassen eine weitere Differenzierung zu. Über eine Vermutungsdiagnose kommt man aber sehr häufig nicht hinaus; die Klärung der Ätiologie der Entzündung muß meistens der klinischen Untersuchung überlassen bleiben. Bemerkenswert, und für die Erkennung entzündlicher Prozesse in der Lunge von Wichtigkeit, ist die Tatsache, daß der Luftersatz durch entzündliche Exsudate oft kein vollständiger ist, indem einzelne Alveolen luftgefüllt bleiben (schaumige Flüssigkeit beim Abstreifen der Schnittfläche einer pneumonischen Lunge!). Das führt natürlich zu einer geringeren Schattenintensität als z. B. der völlige Ersatz lufthaltigen Lungenparemchyms durch substituierende Prozesse (z. B. Tumoren) und kann differentialdiagnostisch von der größten Bedeutung sein. Im gleichen Sinne ist die öfters feststellbare Sichtbarkeit der Lungenstruktur (Gefäßverzweigung) innerhalb entzündlich veränderter Lungenabschnitte zu verstehen und zu verwerten (LENK).

Die Verdichtungen und Aufhellungen sind, wie auch die normalen anatomischen Bildungen, den physikalisch-optischen Bedingungen unterworfen; sie folgen daher den geltenden Darstellungs- und Projektionsgesetzen des Röntgenbildes. Abgesehen von der pathologisch-anatomischen Bedingtheit, die ihr Auftreten als geschlossenes Gebilde, ihre Auflösung in Teile, ihre Form und Abgrenzung gegen die Umgebung bestimmt, wird ihre Erscheinungsform im Röntgenbild durch die Projektionsgesetze noch vielfach variiert und führt in manchen Fällen zu typischen Bildungen.

Solche typische Bildungen finden wir immer dann, wenn der pathologische Prozeß auf anatomisch präformierte Gebilde beschränkt ist, diese vollständig ergreifend. Das Röntgenbild gibt in solchen Fällen eine Projektion dieser anatomischen Gebilde, die, je nach der Strahlenrichtung, immer das gleiche Bild ergeben muß. Das Röntgenbild der Lappenpneumonien ist nichts weiter als die Zentralprojektion der keil-

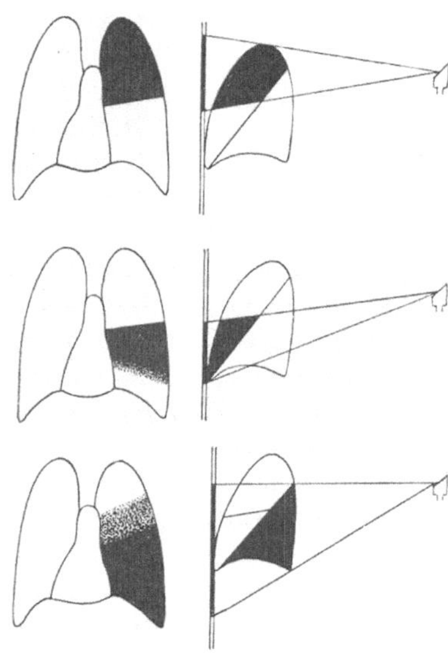

Abb. 175. Projektion der Lappenpneumonien der rechten Lunge im sagittalen Strahlengang (nach SANTE).

oder kegelförmigen Lungenlappen. Die dabei sich ergebenden Schattenbildungen zeigt Abb. 175. An den keilförmigen Mittel- und Unterlappen erkennen wir die allmähliche Abnahme der Verschattung an der Schmalseite, die sich aus der Verschmälerung der absorbierenden Schicht ergibt.

Eine ähnliche Gesetzmäßigkeit finden wir auch beim freien Pleuraerguß; die Flüssigkeit sammelt sich im Pleuraraum in der Gestalt eines nach oben an Dicke abnehmenden Kegelmantels. Der Projektionsschatten dieses Gebildes muß daher nach oben allmählich an Dichte abnehmen. An den Seiten tritt diese Abnahme langsamer ein, da die Schattenwirkung hier durch den Tangentialeffekt verstärkt wird. Als Resultat ergibt sich die unscharfe, lateralwärts aufsteigende Begrenzung des Ergußschattens (Abb. 176). Der höchste Punkt dieser Linie entspricht annähernd der wirklichen Höhe des Ergusses.

Wesentlich durch den Tangentialeffekt bedingt sind die typischen Bilder der Ergüsse in den interlobären Spaltflächen der Lunge. Wenn die Ergußfläche im Strahlengang verläuft, entsteht ein intensiver bandförmiger Schatten. Wird die Fläche dagegen schräg von den Strahlen

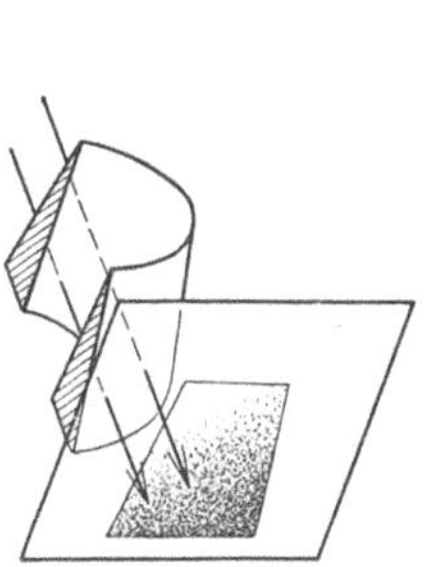

Abb. 176. Schematische Darstellung des Zustandekommens des Ergußschattens im freien Pleuraraum.

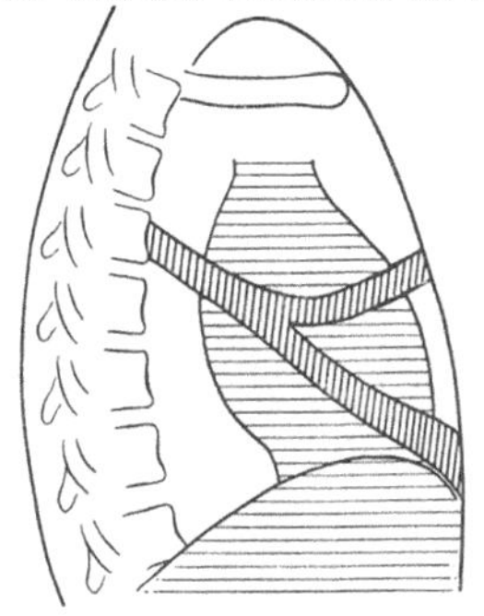
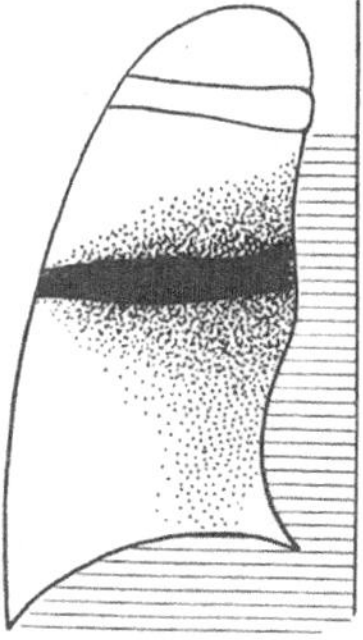

Abb. 177. Typisches Bild des interlobären Ergusses auf Grund der besonderen Projektionsbedingungen. a = seitlich, b = sagittal.

durchsetzt, so kommt eine unscharfe, zarte Verschattung zustande, die bei dünnen Ergüssen so schwach ist, daß sie im Bilde nicht mehr auffällt (Abb. 177 a und b).

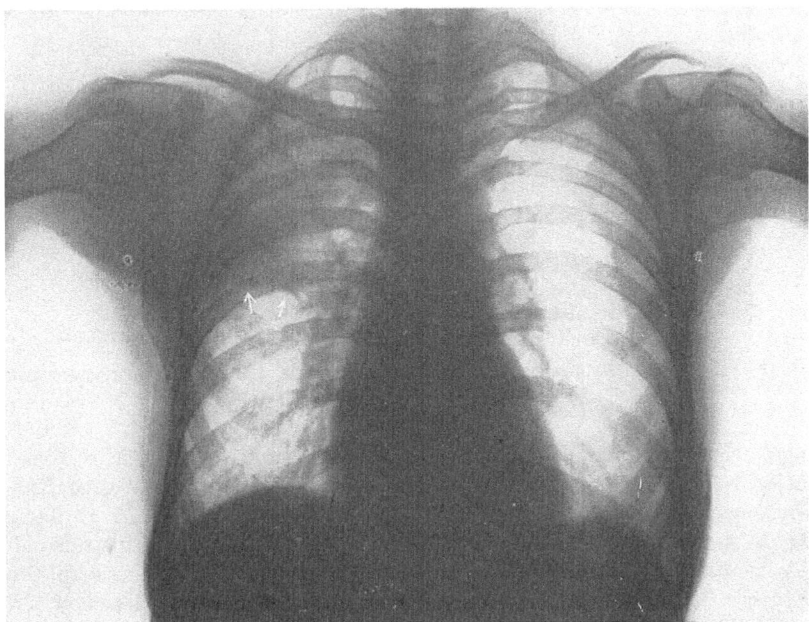

Abb. 178. Herabsetzung der Lungentransparenz durch rechtsseitige Oberlappenpneumonie. Man beachte die ungleichmäßige Dichte und Struktur des Schattens im Vergleich zur Abb. 183. Entsprechend der anatomischen Grenzlinie des Lappens, schließt die Verschattung nach unten mit scharfer Linie ab (↑↑). (Aus CHAOUL: Klinische Röntgendiagnostik der Erkrankungen der Brustorgane.)

Die nun folgenden Abbildungen zeigen in typischen Beispielen die
verschiedenen Erscheinungsformen des entzündlichen Prozesses in verschiedenen Gewebsarten und seine Einwirkung auf die Gewebstransparenz.

Abb. 178 ist das Röntgenbild einer rechtsseitigen Oberlappenpneumonie. Die Aufnahme ist nur wenige Tage nach Beginn der Erkrankung

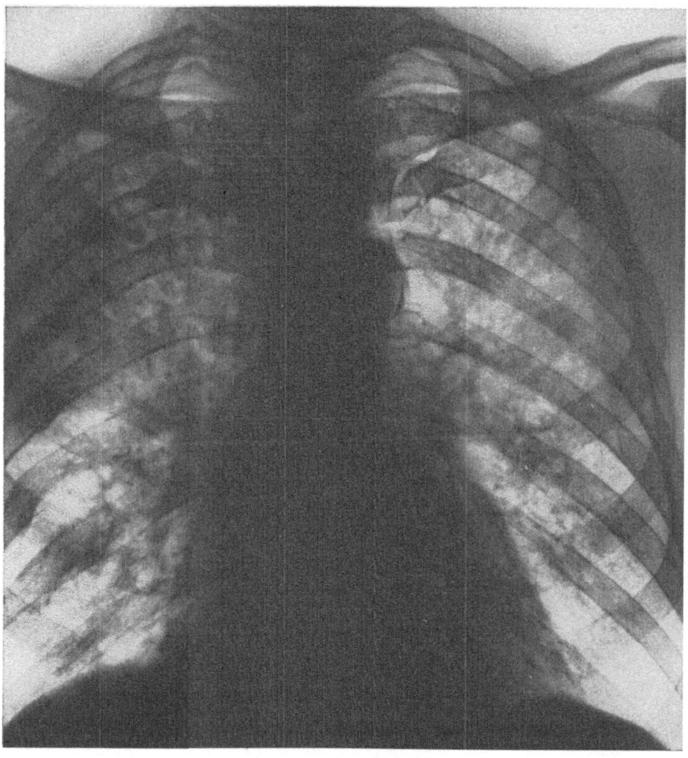

Abb. 179. Fleckförmige Herabsetzung der Lungentransparenz durch konfluierende Bronchopneumonie
(nach ASSMANN).

angefertigt worden. Durch die Anschoppung und entzündliche Exsudation ist die Luft aus den Alveolen verdrängt und durch flüssige Entzündungsprodukte ersetzt; der befallene Lungenlappen weist ähnliche
Dichte auf wie der Herzschatten. Der Entzündungsprozeß hat also in
diesem Falle zu einer Herabsetzung der Transparenz des erkrankten
Gewebes geführt; er erscheint als Verdichtung. In Abb. 179 sehen wir
etwas Ähnliches, doch ist die Verschattung in diesem Falle nicht
gleichmäßig auf die ganze Fläche verbreitet, sondern auf kleine Flecken
verteilt, die stellenweise konfluieren; es handelt sich um eine Bronchopneumonie.

Das nächste Röntgenbild (Abb. 180) zeigt ebenfalls einen entzündlichen Prozeß, aber im Knochengewebe. Man erkennt, daß in einem gut
umschriebenen Bezirk die Knochendichte aufgehellt, die Knochenstruktur
nur undeutlich zu erkennen
ist. Infolge Zerstörung der
Kalksubstanz erscheint in
diesem Falle der entzünd-
liche Herd heller als die gesunde Umgebung. Wir spre-
chen von einer Aufhellung.

Im nächsten Falle (Abb.
181) hat der Entzündungs-
prozeß eine besondere Form
angenommen. Durch eitrige
Einschmelzung wurde das
Lungengewebe in einem etwa
apfelgroßen Bereich zerstört.
Der Eiter brach in einen
Bronchus durch und wurde
ausgehustet. Durch diesen

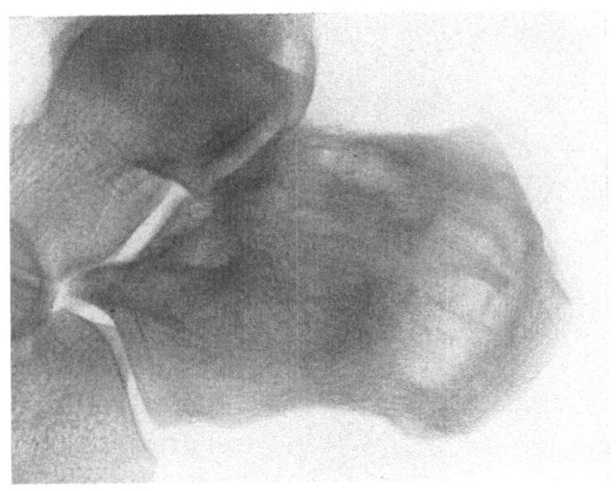

Abb. 180. Vermehrung der Gewebstransparenz durch entzündlichen Herd im Knochen.

gleichen Bronchus gelangte Luft in den durch den Eiterabfluß geschaffenen Raum. Nun stellen sich die Sekrete wie in einer Schale mit
horizontalem Spiegel ein, und wir erhalten das typische Bild des horizon-

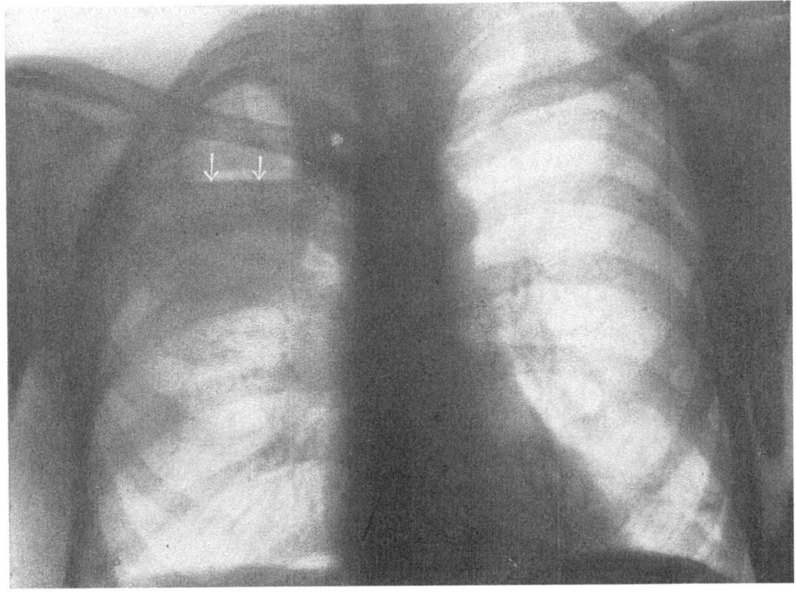

Abb. 181. Besondere Form des Entzündungsprozesses in der Lunge als Abszeß mit horizontalem
Flüssigkeitsspiegel (↓↓) und überwölbender Luftblase (nach Chaoul).

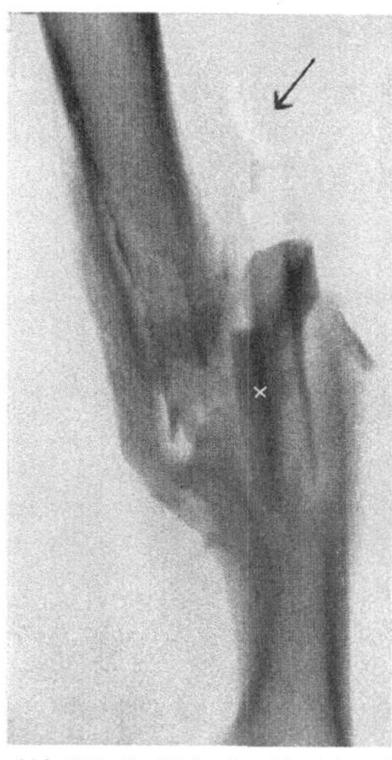

Abb. 182. Gasbildender Abszeß nach komplizierter Oberschenkelfraktur (nach DE QUERVAIN).

talen Flüssigkeitsspiegels mit überwölbender Gasblase. Das Bild entspricht der typischen Form des unter positivem Druck stehenden Abszesses.

Das letzte Bild schließlich (Abb. 182) zeigt einen Gasabszeß. Wir sehen hier zwar nicht das entzündliche Infiltrat selbst, sondern nur ein besonderes Nebenprodukt der Entzündung, das Gas.

Änderungen der Transparenz durch Tumorbildung. Eine ähnliche Gesetzmäßigkeit finden wir auch bei den Tumoren. Da der solide Tumor gewöhnlich die Dichte der Weichteilschatten hat, hebt er sich im lufthaltigen Gewebe als intensive Verschattung ab, die jede Strukturbildung vermissen läßt (Abb. 183). Im Knochen erscheint der Tumor nach Zerstörung des Grundgewebes als Aufhellung (Abb. 184). In Geweben von der spezifischen Dichte des Wassers kann er nur dann unmittelbar

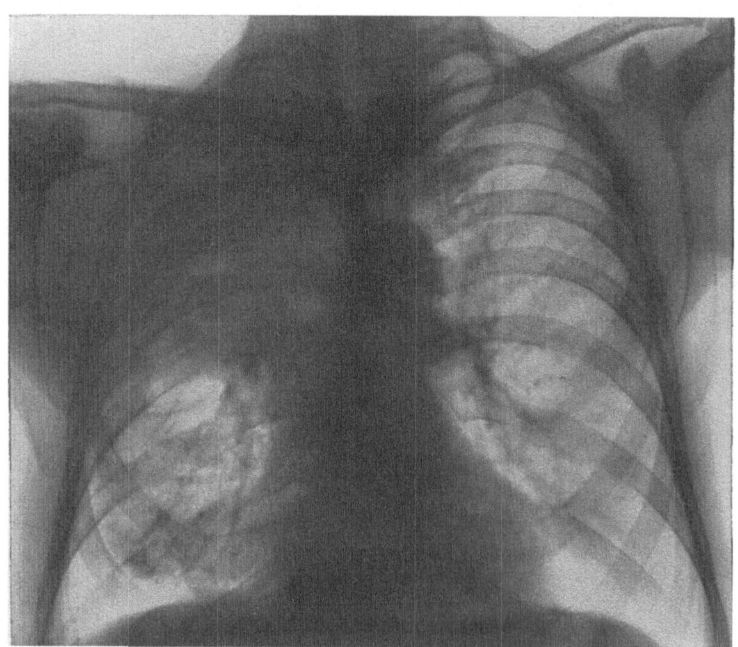

Abb. 183. Herabsetzung der Transparenz von lufthaltigem Gewebe durch Tumorbildung. Es handelt sich um einen Tumor des rechten Oberlappens. Man beachte die Dichte des Schattens und seine Strukturlosigkeit im Vergleich zur Abb. 178.

erkannt werden, wenn die betreffenden Organe, wie etwa die Nieren, einen distinkten Schatten ergeben, oder an Gewebe von größerer Transparenz angrenzen, wie das Mediastinum. Dann wird die Tumorbildung an der Vorbuchtung der Organkonturen sichtbar (s. Abb. 220).

Meist aber können die Geschwülste in solchem Milieu nur indirekt durch die Verdrängungserscheinungen und typischen Druckwirkungen auf starre Organe erkannt werden, so die Pankreastumoren durch Verdrängung des Magens oder Duodenum (Abb. 185), die Hirntumoren durch Druckerscheinungen auf die knöcherne Schädelkapsel. Zu typischen Verdrängungen kommt es auch bei den Tumoren der Hohlorgane, die mittelst Kontraststoffen gefüllt sind. Der Tumor erscheint dann bei

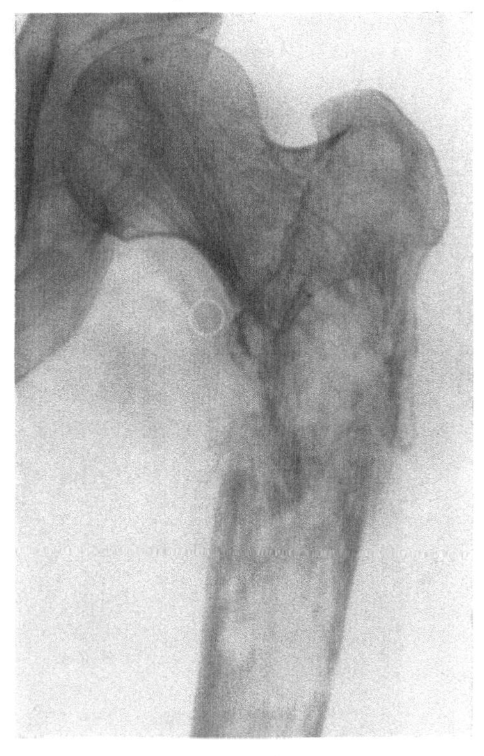

Abb. 184. Aufhellung der Knochentransparenz durch Tumor (Metastase nach Mammakarzinom).

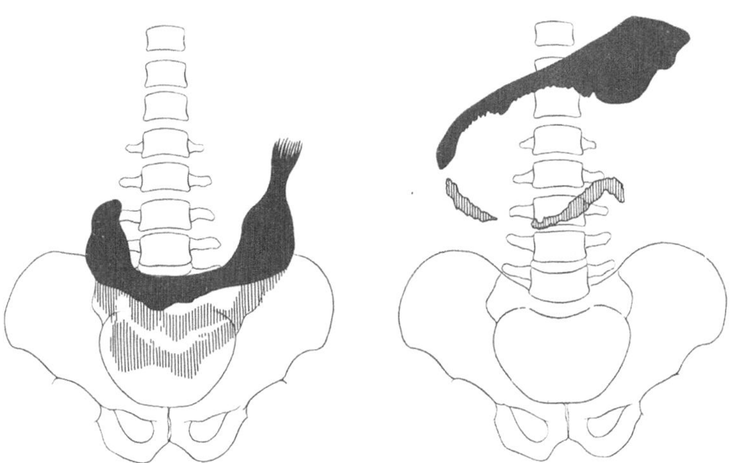

Abb. 185. Typische Verdrängungserscheinungen am Magen durch Pankreastumoren.

17*

Anwendung deckender Kontraste als „Aussparung", bei Anwendung von Luft als „Verschattung" im Lumen des untersuchten Organs (Abb. 186). Tumoren, die Kalkeinschlüsse enthalten (wie die Dermoidzysten) oder zur Verkalkung neigen (wie manche Hirntumoren), sind, unabhängig von ihrer Lokalisation, überall gut zu erkennen.

Die durch den Tumor eintretenden Transparenzänderungen unterscheiden sich in den meisten Geweben durch nichts von den durch Entzündungsprodukte bewirkten. (Siehe aber die auf S. 299 bezüglich der Lungenverschattung genannte Ausnahme!) Erst das Hinzutreten weiterer Symptome (Form und Schärfe der Begrenzung, Druck- und Verdrängungserscheinungen, bestimmte charakteristische Komplikationen) können sie als solche kenntlich machen.

Die Erscheinungsformen der durch die Tumorbildung hervorgerufenen Verschattungen bzw. Aufhellungen sind sehr mannigfaltig.

Glatte Begrenzung wird als Zeichen der Benignität gewertet. Unscharfe Begrenzung ist ein Zeichen für destruktives Wachstum und daher ein Symptom der Malignität. Die

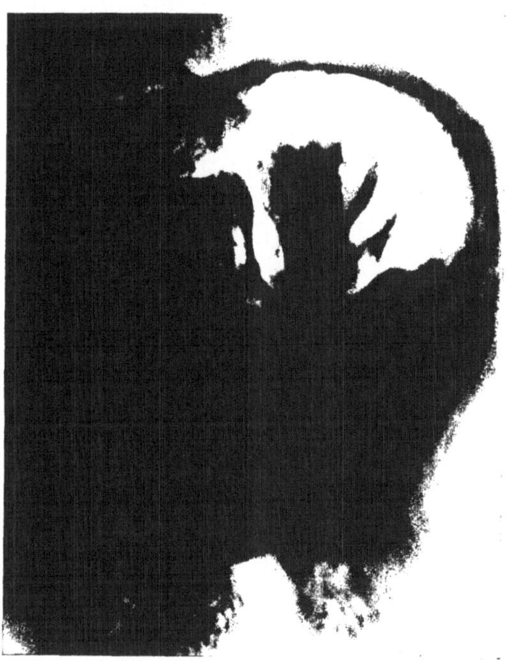

Abb. 186. Weichteiltumor innerhalb eines lufthaltigen Hohlorgans. Der Kardiatumor erscheint in der Magenblase als „Verschattung".

Unterscheidung auf Grund dieser Symptome ist jedoch nicht immer verläßlich, da zahlreiche Ausnahmen vorkommen. Eine Ergänzung des Befundes durch andere, lokal verschiedene Merkmale (wie direkte oder indirekte Zeichen von Metastasen) ist notwendig.

Änderung der Transparenz durch Konkrementbildung. Die Konkrementbildung, sei es als freie Steinbildung in Hohlorganen, sei es als Verkalkung von Entzündungsprodukten, Geschwülsten oder Parasiten, ist eine der Hauptdomänen der Röntgenpathologie. Die Verkalkungen sind in jedem Gewebe gut zu erkennen, da sie einen dichten Schatten erzeugen. Konkremente anderer chemischer Zusammensetzung bilden sich ohne Hilfsmittel nur dann ab, wenn die Dichte der Konkrementsubstanz größer als die des Wassers ist. Es fallen somit unter die Grenze der Sichtbarkeit von den Steinen der Harnwege die Urat- und Xanthinsteine, in der Gallenblase die Cholestearinsteine. Da aber viele dieser Konkremente einen Kalkkern oder Kalkmantel besitzen, können sie an diesen erkannt werden. Fehlt ein solcher, so können sie durch den Kontrast gegen Luft oder Kontraststoffe sichtbar gemacht werden.

Die Konkrementbildungen treten aber nicht nur als sekundäre Erscheinung, sondern auch als selbständiges Leiden auf, so als Calcinosis interstitialis und als Myositis ossificans, ziemlich generalisiert auch als Sehnenverkalkung. Alle diese Erkrankungen bieten den röntgenologisch exakt darstellbaren, kalkdichten, strukturierten oder amorphen Schatten. In diese Gruppe sind auch die Konkrementbildungen der Gicht einzureihen. Da die Urate die Dichte des Wassers besitzen, ist ihre Sichtbarkeit im Röntgenbild milieubedingt. Alle Uratdepots in weichteildichten Schatten (Knorpel, Sehnen, Bänder) entgehen dem Nachweis, da Harnsäure und deren Salze ungefähr gleich stark absorbieren und somit sich von der Umgebung nicht abheben. Erst wenn in den späteren Stadien die Urate sich auch in den Knochen ablagern, entstehen die für Gicht typischen rundlichen Defekte im Knochen. In dem dichteren kalkhaltigen Milieu tritt die Uratablagerung als Aufhellung deutlich hervor.

Typische Bildungen und Gruppierungen sind besonders bevorzugt bei den freien Konkrementen und den verkalkten Parasiten. Manche konzentrisch geschichtete Gallensteine, die Gruppierung kleinerer Gallensteine, die Venensteine, die Ausgußsteine des Nierenbeckens bieten unverkennbare Bilder. Ebenso kommen die verkalkten Zystizerken nur in besonderer Form und Größe vor. Als weiteres Kennzeichen kommt noch hinzu, daß alle diese Bildungen an bestimmte Lokalisationen im Körper gebunden sind. Die Konkrementbildungen in entzündlichen Produkten oder in Tumoren treten dagegen meist in unregelmäßigen Formen auf.

Transparenzveränderungen aus anderen Ursachen. An der Lunge und am Knochengewebe können Transparenzänderungen auch aus besonderen Gründen auftreten.

An den Lungen ist der pathologisch vermehrte Luftgehalt unter dem Bilde des universellen Emphysems bekannt. Röntgenologisch geht dieser Zustand entsprechend dem vergrößerten Luftgehalt mit einer vermehrten Transparenz der Lungenfelder einher. Umgekehrt finden wir bei der Atelektase, z. B. infolge Bronchostenose, eine verminderte Transparenz in dem von dem stenosierten Bronchus versorgten Lungenraum. Bei vollständigem Verschluß des Bronchus kommt es zum völligen Verlust des Luftgehalts und demnach zu weiterer Verringerung der Transparenz, die denselben Grad erreichen kann wie die Verschattungen durch Exsudation oder Tumorgewebe, da das luftleere Lungenparenchym annähernd die gleiche spezifische Dichte hat wie die genannten pathologischen Bildungen.

Die Knochen können unter verschiedenen Umständen mit einer Herabsetzung des Kalkgehalts reagieren. Man kennt die akute, die chronische, sowie die senile Knochenatrophie; sie gehen alle mit vermehrter Transparenz, mit einer Aufhellung des Knochens einher. Eine verminderte Transparenz finden wir dagegen bei den verschiedenen

Formen der entzündlichen und neoplastischen Sklerosierung, bei der Osteopoikilie und generalisiert bei der Marmorknochenerkrankung.

Die Art der Transparenzveränderung. Der Charakter einer Aufhellung bzw. Verschattung wird bestimmt durch Form und Größe der Veränderung, durch die Stärke der Verdichtung bzw. Aufhellung und durch ihre Abgrenzung. Alle diese Eigenschaften werden durch den zugrunde-liegenden pathologischen Prozeß bedingt. Form und Größe der Verschattung sind ein Ausdruck ihrer anatomischen Erscheinungsform. Die Dichte der Verschattung bzw. die Stärke der Aufhellung sind ein Maß für die Tiefenausdehnung in der Richtung des Strahlengangs. Die Begrenzungslinie des in seiner Transparenz veränderten Gewebes gibt uns Auskunft über seine Einfügung in die normale Umgebung.

Die glatte Begrenzungslinie zeigt an, daß das röntgenologisch sichtbare, pathologische Produkt sich scharf von der Umgebung absetzt. Das kann verschiedene Ursachen haben: entweder ist das pathologische Produkt auf eine anatomische Grenzfläche gestoßen, die dem weiteren Vordringen einen Widerstand entgegensetzt (Lappentumor, Mediastinaltumor, Senkungsabszeß), oder es hat sich von der gesunden Umgebung demarkiert (demarkierter Knochenabszeß, Zyste).

Die unscharfe Begrenzung der Verschattung bzw. Aufhellung spricht gewöhnlich dafür, daß der zugrunde liegende pathologische Prozeß nicht zum Stillstand gekommen, sondern noch in Ausbreitung begriffen ist. So können wir beispielsweise an der Unschärfe der tuberkulösen Verdichtungen in der Lunge auf den exsudativen Charakter des Prozesses schließen, oder aus der unscharfen Begrenzung eines Knochenherdes seine Tendenz zum weiteren Wachstum erkennen. Ebenso verrät auch die unscharfe Begrenzung eines Tumorschattens den malignen Charakter dieses Tumors.

Während also die unscharfe Begrenzungslinie ein verwertbares diagnostisches Zeichen für die Progredienz des röntgenologisch dargestellten pathologischen Prozesses abgibt, ist die scharfe Begrenzungslinie, da sie durch Zusammenfallen mit anatomischen Grenzflächen hervorgerufen sein kann, nicht immer im umgekehrten Sinne für den Stillstand oder Abschluß der pathologischen Veränderung zu bewerten.

2. Formveränderungen.

Die Formveränderungen sind führende Symptome vor allem bei homogenen Röntgenschatten ohne erkennbare innere Struktur. Zu diesen gehören das Herz und die Aorta, die Nieren, die Leber, die Milz, sowie die Kontrastschatten der Hohlorgane (mit Ausnahme der Schleimhautreliefbilder).

Die Formveränderungen entstehen durch lokale Zunahme oder Abnahme des Organvolumens. Diese äußert sich im Röntgenbild als Vorwölbung oder Einziehung an den Randkonturen. Lokale Zu- und Abnahme des Volumens können, wie z. B. beim Herzen oder Magen, gleichzeitig am selben Organ nebeneinander auftreten. Am Füllungsbild der

Hohlorgane bezeichnet man die lokale Kontureinziehung auch als Defekt (s. Abb. 233 auf Seite 327).

Während auch hier die Größe, Lage und Begrenzung der lokalen Formveränderung durch den pathologischen Grundvorgang bestimmt wird, gilt für die Darstellbarkeit als Hauptbedingung, daß die lokale Formveränderung auf den Rand des Organs projiziert wird (Abb. 187 a). Fällt sie *in* den Organschatten, so kann sie zwar manchesmal durch den Summations- bzw. Subtraktionseffekt noch zur Darstellung kommen, oder bei den Kontrastfüllungen durch besondere Kunstgriffe (Kompression) noch sichtbar gemacht werden (Abb. 187 c). Kleinere Veränderungen können aber unter schlechten Darstellungsbedingungen entgehen.

Die lokale Volumzunahme ist bei soliden Geweben das Zeichen der entzündlichen oder zelligen Tumorbildung (z. B. Nierentumor oder Nierenabszess). Bei Hohlorganen ist sie das Kennzeichen der Muskelhypertrophie (parabolische Krümmung des linken Ventrikels bei Hypertonie) oder der vermehrten Nachgiebigkeit der Wand gegenüber dem Innendruck (Aneurysmenbildung, Divertikelbildung).

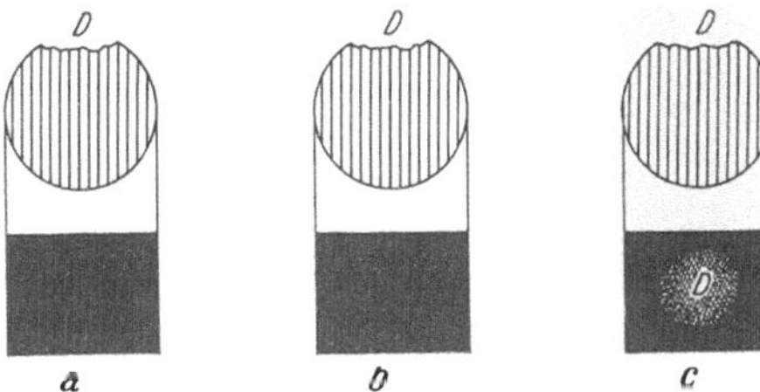

Abb. 187. Die Bedingungen der Darstellung von Defekten an schattengebenden Organen. Ein Defekt wird am sichersten darstellbar, wenn er a randständig in den Strahlengang eingestellt ist. Er kann unsichtbar bleiben, wenn er b zentral im Strahlengang liegt. Aber auch bei dieser Lage kann er noch sichtbar werden, wenn man c härtere Strahlung anwendet.

Die lokale Volumabnahme als Defektbildung läßt sich nur an den Kontrastsubstanz- und Knochenschatten nachweisen. Sie kommt am Knochengewebe durch Druck von außen zustande, wie z. B. die Arrosion der Wirbelkörper durch Aneurysma oder die Selladestruktion durch Hirntumor. An den Hohlorganen betrifft die Defektbildung nur das kontrastgefüllte Lumen, während das Organ selbst, anatomisch gesehen, an Volumen zugenommen hat. Im Röntgenbild tritt am kontrastgefüllten Organ aber nur die Abnahme des Innenraums in Erscheinung; sie ist durch Hineinwachsen des Tumors in den Hohlraum bedingt (s. Abb. 233).

An plastischen Hohlorganen mit dünnen Wandungen können Defektbildungen vorgetäuscht werden durch Impression von Tumoren oder anderen Gebilden, die an das Organ angrenzen und eine Druckwirkung auf dieses ausüben. Solche scheinbare Defekte beobachtet man hauptsächlich am Magen, aber auch an Dickdarm, Gallenblase, Nierenbecken und Harnblase. Am Magen sind es besonders Tumoren des Pankreas, der Leber oder der Niere, die zu Pseudodefekten führen (Abb. 188). Am Dickdarm und an der Blase kommen solche scheinbare Defekte hauptsächlich durch den Druck gynäkologischer Tumoren zustande. Die Unterscheidung gegen einen echten Defekt ist oft sehr schwer, manchmal unmöglich. Wo eine Schleimhautstruktur vorhanden ist, entscheidet ihre Unversehrtheit gegen einen echten Defekt. Wo Peristaltik vorhanden ist, spricht ihr über den Defekt hinweggehender, ungestörter Durchgang für einen Pseudodefekt. Ist bei palpablem Tumor dieser nach Markierung mit einem Drahtring bei Lagewechsel in verschiedenem Sinne gegen den Defekt beweglich, so ist auch damit der Beweis erbracht, daß es sich um einen unechten Defekt handelt. Häufig aber verraten sich die Pseudodefekte durch ihre verschwommene Begrenzung.

Pseudodefekte kommen nur in Kontrastschatten vor; sie sind am besten zu sehen, wenn sie im Profil getroffen sind. Fallen sie in den Kontrastschatten, so zeigen sie bei Kompression eine typische unscharfe Aufhellung (Pelottenwirkung).

Aus Form und Begrenzung der Vorwölbung bzw. Defektbildung lassen sich manchmal Rückschlüsse auf die Art des der Formveränderung zugrunde liegenden Prozesses ziehen. Rundliche Formen und glatte Begrenzung sprechen auch hier mit einiger Wahrscheinlichkeit für gutartige oder entzündliche Tumoren. Unregelmäßige Form und zerklüftete oder unscharfe Konturen spre-

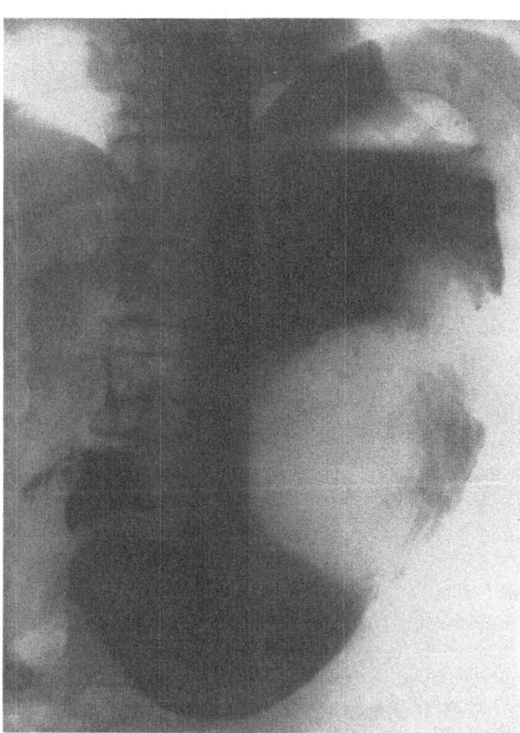

Abb. 188. Pseudodefektbildung an der großen Kurvatur des Magens durch große linksseitige Hydronephrose. Man beachte die verschwommenen Konturen des Defektes. (Aus HERMANN MEYER: Röntgendiagnostik in der Chirurgie.)

chen meistens für einen malignen Tumor. Diese Regel muß mit Vorsicht angewendet werden, da sie nach beiden Unterscheidungsrichtungen hin zahlreiche Ausnahmen hat. So zeigen manchmal die entzündlichen Coecaltumoren stark zerklüftete Konturen (s. Abb. 238), während mancher maligne Tumor im Kardiateil des Magens glatt gerundet erscheint (s. Abb. 186). — Die Formveränderungen zeigen manchmal typische Bildungen, wie die Ulkusnische am Magen oder die Formveränderungen des Herzens bei Fehlbildungen am Klappenapparat.

3. Veränderungen der Größe.

Die Veränderungen der Größe kommen, soweit sie ohne Formveränderung einhergehen, zustande durch allgemeine gleichmäßige Volumzunahme bzw. -abnahme eines Organs. Wenn die Voraussetzungen der Darstellbarkeit gegeben sind, ist die Größenveränderung eines Organs im Röntgenbild ohne weiteres zu erkennen. Wo es sich um genaue Bestimmungen handelt, wie etwa beim Herzen, muß man die durch die Projektion entstehende Vergrößerung durch Anwendung der orthodiagraphischen Methode bzw. Fernaufnahme ausschalten.

Nicht immer ist der Röntgenologe in der Lage zu sagen, ob es sich bei dem großen oder kleinen Organ um eine Vergrößerung bzw. Verkleinerung und gar um pathologische Größenveränderungen handelt. Nur beim Herzen und den typischen Stauungsdilatationen der Hohlorgane kann man erkennen, daß funktionelle Vergrößerungen vorliegen. Organen, die kleiner sind als der Norm entspricht, kann man aber meist nicht ansehen, ob sie durch Reduktion aus ursprünglich normaler Größe entstanden sind. Hier kann man häufig nur die unterhalb der Norm liegende Größe feststellen.

Jede Volumzunahme führt infolge Vergrößerung des Tiefendurchmessers zu stärkerer Absorption und also zur Verminderung der Transparenz des Organs. Wo diese dem Auge nicht auffällig ist, kann sie photometrisch mittels einer lichtelektrischen Zelle bestimmt werden (Densographie nach STUMPF). Man kann mit dieser Methode die Tiefenausdehnung eines Organs aus dem Sagittalbild beurteilen (s. S. 363).

4. Veränderungen der Lage.

Lageveränderungen können durch Druck oder Zug eintreten. Im ersteren Falle sprechen wir von *Verdrängung*, im letzteren von *Verziehung*. Ist die Verziehung durch die Schwerkraft bedingt, so bezeichnet man die eintretenden Lageveränderungen als Senkung oder Ptose.

Eine *Verdrängung* tritt durch die Wirkung raumbeengender Prozesse ein. Als solche sind zu betrachten: Tumoren, Flüssigkeitsansammlungen und unter Druck stehende Gase. Bei der Verdrängung weicht das gedrängte Organ in der Richtung des Drucks nach dem Ort des geringsten Widerstandes aus. So weicht bei großer einseitiger Struma die Trachea nach der anderen Seite bogenförmig aus (Abb. 189); so wird der Magen durch Milztumoren nach rechts, durch Lebertumoren nach links gedrängt; und aus dem gleichen Grunde werden Herz und Mediastinum durch größere freie Ergüsse im Pleuraraum nach der gesunden Seite verdrängt.

Unter Druck gestellte Flächen werden bogenförmig vorgewölbt und an den schwächsten Stellen ausgebuchtet, wie uns aus der Pathologie des Pneumothorax und des Zwerchfells bekannt ist. So kommt es bei der sogenannten Überblähung zu hernienartigen Ausstülpungen am oberen vorderen und am hinteren unteren Mediastinum oder zur Hochdrängung des linken Zwerchfells durch starke Gasansammlung an der linken Flexur. Unnachgiebige Gewebe können durch Druckwirkung zerstört werden, wobei typische Druckusuren entstehen (Usur der unteren Brustwirbelkörper durch Aneurysma der Aorta descendens, Usur der Schädelbasis, Vertiefung der Impressiones digitatae bei vermehrtem Hirndruck).

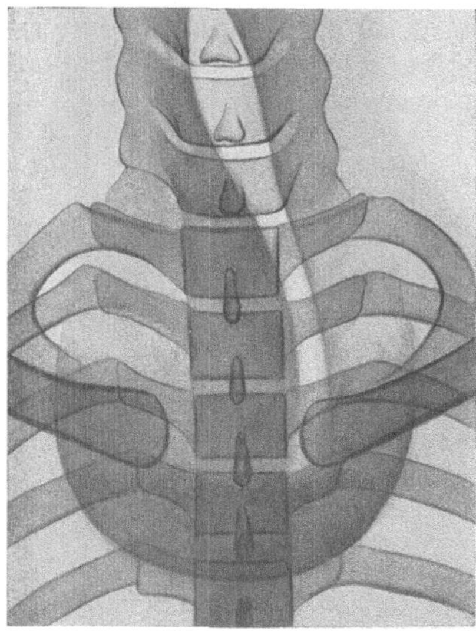

Abb. 189. Verdrängung der Trachea nach links durch rechtsseitigen Tauchkropf (nach BREITNER).

ıpfenden Prozessen infolge Narbenzug Schwerkraft bei gelockertem Bandapparat. Durch die Verziehung wird das unter Zugwirkung stehende Organ in der Richtung nach dem Krankheitsherd zu, bzw. in der Richtung der Schwerkraft, verlagert. Eine Verziehung kann weiterhin eintreten durch die Wirkung negativen Drucks (Ansaugung).

Bekannt ist die starke Zugwirkung schrumpfender Lungenprozesse, die, wenn sie einseitig sind, zu erheblichen Verlagerungen von Herz und Mediastinalorganen nach dem Krankheitsherd führen (Abb. 190). Die ptotischen Verlagerungen sind besonders ausgeprägt an jenen Organen, die einen Hängeapparat besitzen, wie Nieren, Darm, Gallenblase und Leber. Diese Verlagerungen sind hauptsächlich im Stehen oder durch Vergleich der Lage in horizontaler und vertikaler Körperhaltung zu beurteilen, weil nur so die volle Einwirkung der Schwerkraft auf diese Organe erkannt werden kann.

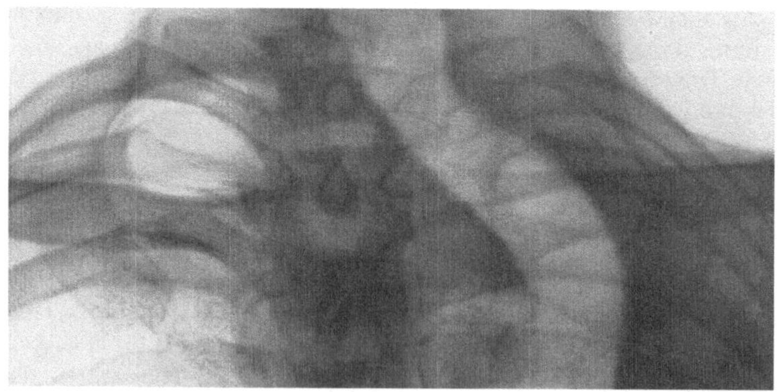

Abb. 190. Verziehung der Trachea nach links durch schrumpfenden Prozeß der linken Lunge.

Der negative Druck als wirkende Kraft ist hauptsächlich bei den Bronchostenosen in Betracht zu ziehen. Bei der einfachen Bronchostenose (durch Ca., Aneurysma usw.) ist der negative Druck bei der Inspiration auf der stenosierten Seite größer als auf der gesunden; das Mittelfell wird daher bei jedem Inspirium nach der kranken Seite hin angesaugt (HOLZKNECHT-JACOBSONsches Zeichen). Auch das Zwerchfell unterliegt unter gewissen Umständen, namentlich bei gleichzeitiger Fixation des Mediastinum, dieser Zugwirkung und steht in solchen Fällen auf der kranken Seite höher. Ähnliche Verhältnisse liegen bei der einseitigen Zwerchfellähmung vor, wo in manchen Fällen das Mediastinum durch die Saugwirkung der normal sich entfaltenden gesunden Seite rhythmisch nach der gesunden Seite gezogen wird (Mediastinalwandern).

Die Unterscheidung zwischen Verdrängung und Verziehung ist dann leicht zu treffen, wenn der zugrunde liegende pathologische Vorgang erkannt ist; dann spricht die Annäherung des in seiner Lage veränderten Organs an den Krankheitsherd für eine Verziehung, die Entfernung vom Krankheitsherd weg für eine Verdrängung. Ist die

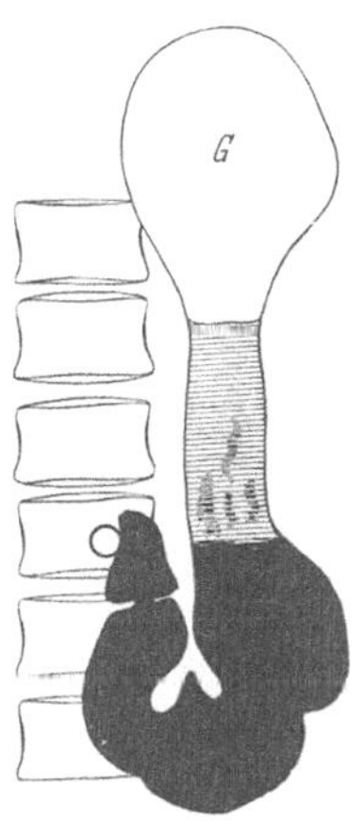
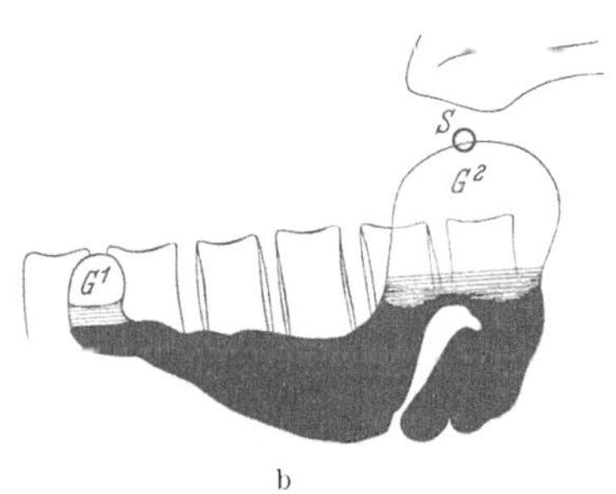

Abb. 191. Fixierung des unteren Magenpols durch Adhäsionen, a im Stehen nicht erkennbar, b in rechter Seitenlage wird die Fixierung deutlich sichtbar (nach SCHLESINGER).

Ursache der Lageveränderung nicht klar ersichtlich, so kann die Unterscheidung Schwierigkeiten bereiten. Bei frei beweglichen Organen, wie Magen, Darm oder Herz, läßt sich die Unterscheidung durch das Ausweichen bei Lagewechsel und eventuell eintretende Formveränderung treffen. So zeigt beispielsweise ein links fixierter Magen bei rechter Seitenlage eine Lage- und Formveränderung, wie sie Abb. 191 zeigt.

Neben den fixen Verlagerungen hat die Röntgenuntersuchung auch die abnorme Beweglichkeit von Organen unter pathologischen Bedingungen zu prüfen. Die Feststellung geschieht durch Palpation vor dem Schirm und durch Lagewechsel. Man beobachtet eine abnorme Beweglichkeit bei allen gesenkten Organen, aber auch bei Organen, die mit einem abnorm langen Aufhängeband ausgestattet sind, wie manchmal das Sigma und das Coecum. Besonders das Sigma elongatum zeichnet sich durch eine abnorme Beweglichkeit aus.

Zu den durch Druckwirkung entstandenen Lageveränderungen sind auch die Hernien zu zählen. Der Röntgenologie fällt eine besondere

Rolle bei der Erkennung der inneren Hernien zu. Hier hat sie wesentlich zur Erkennung der Zwerchfellhernien beigetragen, die sonst durch kein anderes Verfahren nachzuweisen sind. Andere innere Hernien, wie etwa die TREITZsche Hernie, ließen sich bisher röntgenologisch nicht nachweisen, wenn es nicht zur Inkarzeration gekommen ist; diese gibt dann das Bild eines Verschlusses im Bereich der Flexura duodeno-jejunalis. Bei den äußeren Hernien kommt der Röntgenuntersuchung nur dann eine Bedeutung zu, wenn nachgewiesen werden soll, in welchem Ausmaß die Hernie Darmschlingen enthält, und wie die Rückwirkungen auf die Darmpassage sind.

5. Veränderungen der Funktion.

Die Störungen der Funktion äußern sich in den röntgenologisch erfaßbaren Veränderungen der Bewegung, des Wachstums, bzw. der Entwicklung und der Reaktion auf äußere Reize. Die Störungen der Funktion treten meist im Gefolge der besprochenen röntgenologischen Veränderungen auf; nur selten sind sie ausschließliches oder selbständiges Symptom.

Störungen der Bewegungsfunktion.

Unter pathologischen Bedingungen kann die Bewegung eines Organs eine Verlangsamung oder Beschleunigung erfahren; sie kann sich verringern oder verstärken, ihren Charakter ändern und vollständig oder stellenweise aufhören.

Änderungen in der Schnelligkeit der Bewegung sind an den inneren Organen, die rhythmische Bewegungen vollführen, röntgenologisch gut zu erkennen; doch kommt der Feststellung nur beschränkte Bedeutung zu, da sie auch klinisch in vielen Fällen ohne Hilfsmittel zu diagnostizieren sind. Nur an den Abdominalorganen ist die Erkennung von einigem Belang. Man bezeichnet die Veränderungen der Bewegungsgeschwindigkeit als Hyper- bzw. Hypomotilität. Wir finden im allgemeinen eine Beschleunigung der Bewegung bei gesteigerter Erregbarkeit des autonomen Nervensystems, eine Verlangsamung bei Störungen in der Reizleitung. Am Magendarmkanal führen auch sekretorische Störungen oder entzündliche Erkrankungen benachbarter Organe zur Änderung der Motilität. Die Beschleunigung der Bewegung ist meist mit einer Vermehrung, die Verlangsamung mit einer Herabsetzung des Tonus des Organs verbunden.

Hypo- und Hypermotilität kommen unter pathologischen Verhältnissen an verschiedenen Abschnitten ein und desselben Organs auch gleichzeitig vor. Am Magen-Darmkanal ist dieses Verhalten beim Ulcus oder bei der Stenose eine typische Erscheinung, die dem BAYLISS-STARLINGschen Dissoziationsgesetz entspricht. Danach kommt es am Darm, nach Ausschaltung der extramuralen Nerven, aboralwärts von einer Reizstelle zu Hypotonie, oralwärts zu Hypertonie der Darmmuskulatur. Dementsprechend finden wir bei Hohlorganen vor einem Ulcus oder einem organischen oder spastischen Hindernis beschleunigte (und gleichzeitig verstärkte) Bewegung, hinter dem Hindernis verlangsamte (und abgeschwächte) Bewegung.

Änderungen der Bewegungsamplitude. Eine Vergrößerung der Bewegungsamplitude finden wir gewöhnlich dann, wenn vermehrte Ansprüche an die Entleerungsfunktion des Organs gestellt werden, indem ein Stromhindernis die Fortbewegung des Inhalts behindert. Am Herzen sind es die erworbenen und angeborenen Klappenfehler; am Magen-Darmkanal, an den abführenden Harnwegen und an der Gallenblase sind es die spastischen oder mechanischen Verengerungen des Lumens.

Wird der Organmuskel gegenüber der gesteigerten Anforderung insuffizient, so verkleinert sich die Bewegungsamplitude und sinkt schließlich unter die normale Größe. An der Grenze der Kompensation ist die Bewegung am kleinsten (Erreichung des isotonischen Spannungsmaximums). Gleichzeitig erweitert sich das Hohlorgan (Dilatation, Ektasie).

Die vergrößerte Amplitude ist das Zeichen verstärkter, die verkleinerte Amplitude das Zeichen verminderter Muskelleistung.

Eine Herabsetzung der Bewegungsamplitude kommt auch manchmal durch entzündliche Ursachen zustande. So finden wir am Zwerchfell verringerte Exkursionen bei der Pleuritis diaphragmatica und beim subphrenischen Abszeß infolge Übergreifens der Entzündung oder eines kollateralen Ödems in die Zwerchfellmuskulatur.

Veränderungen der Bewegungsart. Die Art der Bewegung kann sich am ganzen Organ oder nur an einzelnen seiner Teile ändern. So ist am Herzen die wellenförmige, peristaltikähnliche Pulsation bei der akuten Myokarditis sowie bei der Myodegeneratio bekannt, und die ähnliche Pulsationsänderung bei der diffusen Mesaortitis der Brustaorta.

Die lokale Bewegungsänderung findet sich sowohl beim Herzaneurysma wie beim beginnenden Aortenaneurysma. Eine lokale Bewegungsänderung ist auch an Teilen des Magen-Darmkanals zu beobachten. So findet man am Magen beim Brechakt und im Duodenum bei entzündlichen Reizzuständen eine Peristaltik, die entgegen der üblichen Bewegungsrichtung verläuft (sogenannte Antiperistaltik). Auch am Zwerchfell beobachtet man ähnliche Richtungsänderungen der Bewegung, sogenannte paradoxe Zwerchfellbewegungen, bei einer größeren Anzahl von Erkrankungen, die zur Herabsetzung oder Aufhebung der aktiven Kontraktionsfähigkeit des Zwerchfellmuskels führen, z. B. bei der Zwerchfellähmung und der Relaxatio diaphragmatica.

Eine genaue Analyse der Bewegungsart gibt das Kymogramm (siehe S. 361). Die Beobachtung vor dem Schirm bleibt bei geringen und wenig auffälligen Veränderungen unsicher und subjektiv; sie kann nur Verdachtsmomente liefern, die zur kymographischen Untersuchung auffordern.

Der lokale Bewegungsausfall. Der lokale Bewegungsausfall ist ein sehr wichtiges Symptom, das immer einer schweren organischen Veränderung der Wandschichten des sich bewegenden Organs entspricht. Besondere Bedeutung hat das Symptom in der Magendiagnostik, wo der lokale Peristaltikausfall eine entzündliche oder maligne Infiltration anzeigen kann, lange bevor andere sichere Röntgensymptome vorhanden sind. Auch bei Herz- und Aortenaneurysmen, die mit Thromben ausgefüllt sind, kann man Bewegungsausfall beobachten.

Die objektive Feststellung des Bewegungsausfalls kann, wenn es sich nicht um grobe Befunde handelt, nur mit Hilfe des Kymogramms getroffen werden.

Ein partieller Bewegungsausfall wird auch am Zwerchfell beobachtet; hier ist die mit Hochstand verbundene Bewegungslosigkeit einer Zwerchfellkuppe eine typische Begleiterscheinung mancher subphrenischer Abszesse. Auch manche Zwerchfellähmung und Relaxatio zeigt dieses Symptom.

Der totale Bewegungsausfall eines Organs kann, das liegt in der Natur der Sache, nur selten beobachtet werden. Wohl die einzigen Beispiele sind der paralytische Ileus, wo man das vollständige Sistieren der Peristaltik feststellen kann, und die beiderseitige Zwerchfellähmung, die hier und da in Extremis bei der Querschnittsläsion des Halsmarks beobachtet wurde.

Die Entleerungsstörungen. Die Bewegungsänderungen sind meist mit Entleerungsstörungen verbunden. Wo die Organe Kontraststoffe enthalten, ist die zu rasche Entleerung oder das Verbleiben von Resten über längere Zeit der sichtbare Ausdruck der gestörten Funktion.

Die gestörte Entleerungsfunktion ist ein wichtiges Symptom in der Magen-Darmdiagnostik. Die beschleunigte Entleerung des Magen-Darmkanals finden wir bei der akuten Gastro-Enteritis, bei sekretorischen Störungen (Achylie, Pankreaserkrankungen), am Magen auch beim Ausfall der normalen Pylorusfunktion (durch skirrhöse Infiltration). Das stärkste Ausmaß der beschleunigten Entleerung kann der Magen nach Resektion oder die Gastro-Enterostomie in Form von Sturzentleerungen darbieten.

Diagnostisch wichtiger sind die Behinderungen der Entleerung; sie sprechen, wenn sie stärkeren Grades sind, für ein organisches Hindernis in der Abflußbahn. Wir finden diese Störung meist mit vermehrter und vertiefter Auspreßbewegung des Hohlmuskels verbunden. Pathognomonisch ist nur eine stärkere Überschreitung der normalen Entleerungszeit, so der 6-Stunden-Rest des Magens, der 24-Stunden-Rest des Dünndarms und der 2-Stunden-Rest der Gallenblase.

Die Verzögerungen der Ausscheidung sind Zeichen einer herabgesetzten Funktion bzw. Schädigung des sezernierenden Parenchyms des Organs, das die Ausscheidungsarbeit des bei der Funktionsprüfung verwendeten Kontraststoffs zu leisten hat. Die Ausscheidungsprobe hat besondere Bedeutung bei der intravenösen Urographie, da man durch ihren Ausfall reversible von irreversiblen Schädigungen unterscheiden kann. Die Verbindung der intravenösen Cholezystographie mit einer Funktionsprüfung der Leber ist möglich, wird aber nur selten geübt.

Veränderte Reaktion auf Reize.

Eine veränderte Reaktion auf Reize liegt dann vor, wenn die erwartete Reaktion entweder überhaupt nicht eintritt oder ihre Stärke ändert. Daneben gibt es auch paradoxe Reaktionen, worunter man einen entgegengesetzten Ausfall der Reaktion versteht.

Das Ausbleiben der normalen Reaktion ist ein sicheres Symptom für das Vorliegen pathologischer Verhältnisse. So spricht das Fehlen der typischen Verschiebung beweglicher Organe oder Flüssigkeitsansammlungen bei Lagewechsel für Fixation dieser Organe bzw. Flüssigkeiten; der negative Ausfall der Hustenreaktion, d. h. das Ausbleiben der Aufhellung der Lungentransparenz beim Hustenstoß, kennzeichnet die durch entzündliche Veränderungen herabgesetzte Elastizität der entsprechenden Lungenpartie. Das Fehlen der typischen Arbeitsverkleinerung des Herzens unmittelbar nach dosierter Arbeit verrät die Verminderung seiner Reservekräfte. Der negative Ausfall der Cholezystographie sowie das Ausbleiben der Dehnungs- und Entleerungsreaktion sind bedeutsame Symptome. Unsicher ist die Bewertung des Ausbleibens der spasmolytischen Wirkung des Atropins und seiner Derivate bei Verengerungen des Magen-Darmkanals; denn auch bei spastischen Verengerungen kann die Probe negativ ausfallen. Das Ausbleiben der reaktiven Knochenneubildung nach traumatischer Kontinuitätstrennung der Knochen ist das Zeichen der Pseudarthrose.

Die zu starke, über das Ziel schießende Reaktion ist eine bekannte physiologische Erscheinung, die therapeutisch bei der Anwendung kleiner Reize beabsichtigt ist. Als unbeabsichtigte Wirkung kann sie manchmal röntgenologisch beobachtet werden als hypertrophischer Callus bei manchen Frakturen, ferner als lokale allergische Reaktion auf Tuberkulininjektion; letztere äußert sich in einer Vergrößerung herdförmiger tbc.-Verschattungen in den Lungen infolge der Injektion.

Weniger bedeutsam ist der schwächere Ausfall der Reaktionen; er spricht für die gleiche Störung wie das Fehlen der Reaktion, jedoch für einen leichteren Grad. Die Beurteilung der abgeschwächten Reaktion ist häufig der subjektiven Willkür ausgesetzt.

Paradoxe Reaktion ist dann zu verzeichnen, wenn die Reaktion dem normalen Ablauf entgegengesetzt ausfällt. Wir kennen paradoxe Reaktionen am Zwerchfell, das bei einseitiger Zwerchfellähmung auf forcierte Atmung, MÜLLERschen Versuch und Schnupfversuch (Technik s. S. 314) mit entgegengesetzt gerichteten Bewegungen reagiert. Eine paradoxe Reaktion ist auch die Arbeitsvergrößerung des Herzens, das normalerweise mit Verkleinerung oder Beibehaltung der Größe reagiert; der paradoxe Ausfall der Probe spricht für Myokardschädigung. Wir kennen schließlich auch eine paradoxe Reaktion bei der Gallenblase; hier besteht sie in einer weiteren Größenzunahme nach Eigelbmahlzeit.

Veränderungen der Wachstumsvorgänge. Die röntgenologische Beobachtung der Störungen der Wachstumsvorgänge erstreckt sich vorwiegend auf die Entwicklung und Synostosierung der Knochenkerne und auf die Vorgänge in der präparatorischen Verkalkungszone der Epiphysen. Aus der Verzögerung oder Störung dieser Vorgänge lassen sich wichtige Schlüsse auf inkretorische Ausfallserscheinungen oder Veränderungen im intermediären Stoffwechsel ziehen.

Ein weiterer sehr wesentlicher Teil der Röntgenpathologie befaßt sich mit der Beobachtung der Entwicklung pathologischer Produkte mittelst der Serienuntersuchung. Durch die Möglichkeit der fortlaufenden Bildkontrolle gewinnt man einen Einblick in das pathologische Geschehen, wie sonst durch keine Untersuchungsmethode. Man beobachtet die Rückbildung oder Zunahme des pathologischen Produkts oder seine Umwandlung in inaktives Gewebe. Abgesehen von den wichtigen Ergebnissen für die Forschung kann man Aufschluß über die Wirksamkeit von therapeutischen Maßnahmen gewinnen und aus den gemachten Beobachtungen weitgehende Schlüsse auf die Prognose ziehen. Man sieht beispielsweise die Wirkung des Lungenkollapses auf eine Kaverne, man erkennt die allmähliche Umwandlung exsudativer Herde in produktives Gewebe. Man kann die Wirkung einer Ulkuskur am allmählichen Verschwinden des Nischensymptoms erkennen (s. Abb. 231 auf Seite 325). Man kann auch die Ausheilung einer Rachitis durch Höhensonne und Vigantol beobachten usw. Auch die Differentialdiagnose kann durch die Beobachtung des Verlaufs entscheidend gefördert werden. So wird man z. B. kleine Herde in beiden Oberfeldern der Lunge, wenn sie nach wenigen Wochen vollständig resorbiert sind, als grippöse Bronchopneumonien auffassen und von der schwerwiegenden Diagnose einer Tuberkulose Abstand nehmen. Ebenso kann die Diagnose ex juvantibus durch die Serienuntersuchung gesichert werden. So spricht das Verschwinden pneumonischer Infiltrate nach spezifischer Kur für ihren luetischen Charakter oder die rapide Verkleinerung eines Tumors nach Bestrahlung für seine lymphatische Natur.

II. Der Röntgenbefund.

Bei drei Gelegenheiten bietet sich dem Arzt ein unmittelbarer Einblick in die inneren Organe des Menschen: bei der Röntgenuntersuchung, bei der Operation und bei der Obduktion.

Der pathologische Anatom sieht bei der Obduktion die Organe in voller Klarheit, aber außer Funktion. Der Chirurg hat während der Operation in einem engen Bereich und in der kurzen Zeit kaum die Möglichkeit, den Ablauf der Lebensfunktionen genau zu studieren. Der Röntgenologe ist in einer vorteilhafteren Lage; er kann Funktion und Morphologie der Organe genügend lange beobachten; aber er sieht die Dinge nur als Schatten. Diese verhalten sich zur Wirklichkeit wie eben ein Schatten zum Objekt.

Der Röntgenologe sieht also, wie jener Mensch in Platos Gleichnis von der Höhle, nur die Schatten von Dingen, die — wie Plato sich ausdrückt — von Gauklern an der Wand vorbeigeführt werden. Erst wenn er sich — um das Gleichnis weiterzuführen — emporgerafft und das Feuer

hinter sich erblickt hat, das die Ursache der Schattenbildung ist, dann
erst kann er die richtige Erkenntnis der Dinge haben. Röntgenologische
Anschauung an sich ist beschränkt — eine Schattenwelt. Erst durch das
Feuer des allgemein-medizinischen Wissens erhellt, gewinnt sie Leben
und Bedeutung.

Röntgendiagnostik ist also nur im Rahmen der allgemeinen klinischen
Diagnostik möglich; denn die Diagnose ist stets das Ergebnis einer
Wertung aller anamnestischen, klinischen, Laboratoriums- und Röntgen-
symptome des Falles, und sie wird um so sicherer stehen, je breiter die
Basis dieser Wertung ist.

Der röntgenologische Untersuchungsplan.

Die Röntgenuntersuchung fügt sich als ein Teil der klinischen Diagnostik organisch in den Untersuchungsgang ein. Ihr Ergebnis — der
Röntgenbefund — ist nur ein Teilresultat, wenn ihm auch häufig ausschlaggebende Bedeutung zukommt. Das Ziel der Röntgenuntersuchung
ist die Gewinnung eines Befundes.

Für die meisten Fälle gibt es einen festgelegten Untersuchungsgang
mit typischen Aufnahmen und technischen Grundregeln. Über diese
ist im Kap. III, S. 158, bereits abgehandelt worden. Dennoch ist man
oft gezwungen, von der typischen Untersuchung abzuweichen und die
Methode der Besonderheit des Falles anzupassen.

Als obersten Grundsatz muß der Röntgenologe das Streben nach
größter Exaktheit und Sicherheit seiner Untersuchungsergebnisse festhalten. Diesem Streben sind alle Bedenken vor zu vielen Wiederholungen,
zu langer Ausdehnung der Untersuchung, Unbequemlichkeiten für den
Kranken oder zu großen Kosten rücksichtslos zurückzustellen. Denn die
verhängnisvollsten Fehler sind gerade diejenigen, die durch *Unterlassung*, sei es einer Kontrolle, einer weiteren Untersuchung, der Anwendung einer anderen Untersuchungsart oder Vergleichsaufnahme
zustande kommen. Sie grenzen an Fahrlässigkeit und schädigen das
Ansehen des Untersuchers. Beispiele: Zur sicheren Beurteilung der
Lungen gehört neben der Durchleuchtung immer eine Aufnahme. —
Dickdarmveränderungen können durch die orale Untersuchung allein
nicht beurteilt werden; eine Irrigoskopie ist nötig. Die Unterlassung
der richtigen Vorbereitung kann bei Magen-Darmuntersuchungen zu
falschen Karzinomdiagnosen führen.

Sind mehrere Organuntersuchungen vorzunehmen, so wähle man
die Reihenfolge so, daß die Untersuchungen sich gegenseitig nicht stören
und die Zeit für die Gesamtuntersuchung möglichst abgekürzt wird.
So muß man beispielsweise bei der Untersuchung des Magen-Darmkanals
und anderer Abdominalorgane erst die letzteren untersuchen und danach diejenige des Magen-Darmtraktes anschließen. Umgekehrt hätte
man große Mühe, den Darm von Bariumresten zu säubern und wäre
bei den erhaltenen Bildern nie sicher, ob man es mit Bariumflecken
oder Konkrementen zu tun hat.

Soll z. B. bei unklaren Beschwerden im rechten Oberbauch eine vollständige Untersuchung des Magen-Darmkanals, der Gallenblase und der Niere in möglichst kurzer Zeit durchgeführt werden, so disponiert man am zweckmäßigsten wie folgt: am ersten Tag Vorbereitung zur Gallenblasenuntersuchung, die ebenso der Nierenuntersuchung dienlich ist. Nachmittags Testaufnahme der Gallenblase und Aufnahme der Niere. Abends Tetragnost (oral oder intrav.). Am nächsten Tag Cholezystographie. Daran anschließend Irrigoskopie und zum Schluß die Untersuchung des Magens und Duodenum.

Die Befunderhebung.

Sind alle diese Vorbedingungen erfüllt, so beginnt die eigentliche Tätigkeit des Diagnostikers. Diese besteht im Wahrnehmen, im Festhalten des Wahrgenommenen und in seiner Deutung.

Das Wahrnehmen ist nicht ohne weiteres gegeben; denn es handelt sich nicht um den optischen Sinneseindruck an sich, sondern um das *Wahrnehmen einer Veränderung*. Der Diagnostiker muß das normale Bild als Maßstab in seinem Auge tragen, um alles, was aus dieser Norm herausfällt, zu erkennen. Das Erkannte ist nach Lage, Größe, Form und Begrenzung zu analysieren.

Die Veränderung muß also *wahrgenommen* und *analysiert* werden. Sie bietet sich meist nicht ohne weiteres dar, sondern muß aufgesucht werden. Dazu sind alle technischen Hilfsmittel in Anwendung zu bringen, die zum Auffinden des Gesuchten geeignet sind, wie Drehung und Lagerung des Patienten, Röhrenverschiebung, Blendentechnik, Palpation, dosierte Kompression, gezielte Aufnahmen usw.

Ist das erforderliche Bild oder, bei der Durchleuchtung, die genügende Übersicht gewonnen, so beginnt die Analyse des Bildes. Diese besteht in einer Beschreibung der wahrnehmbaren Veränderungen. Die Befunderhebung besteht im wesentlichen im Vergleich des vorliegenden Bildes mit dem normalen Idealbild. Es sind daher nur die zwei Möglichkeiten gegeben: entweder fällt das vorliegende Bild mit dem Normalbild zusammen, dann ist der Röntgenbefund negativ; oder es unterscheidet sich von ihm, d. h. es ist ein Befund vorhanden. Der „Befund" besteht dann darin, daß das Bild entweder eine Vermehrung oder Verminderung einzelner Bilddetails über oder unter die Norm oder Lageveränderungen der Organe aufweist.

Es ist daher nur mit den zwei Grundelementen der Vermehrung bzw. Verminderung und den Lageveränderungen zu operieren. Die Veränderung kann betreffen:

1. *Die Schattenintensität.*

Vermehrung über die Norm: Verdichtung, Infiltrierung, Sklerosierung, Verkalkung, Konkrementbildung.

Verminderung unter die Norm: als Aufhellung (in den Lungen bei vermehrtem Luftgehalt und Kavernen, im Knochen bei Atrophie oder lokaler Osteolyse, in kontrastgefüllten Organen durch Verdrängung der Kontrastsubstanz infolge Tumor.)

2. *Die Größe und Form des ganzen Organs oder seiner Teile.*

Vermehrung über die Norm: als Hypertrophie, Dilatation, Ektasie, Tumor, Nischenbildung.

Verminderung unter die Norm: als Schrumpfung, Hypoplasie, Atrophie, Defektbildung, Stenose.

3. *Die Funktion eines Organs* (Tonus, Bewegung, Entleerung oder Ausscheidung).

Vermehrung über die Norm: Hypertonie, Spasmus, Hyperkinese, Vertiefung und Vermehrung einer Pulsation.

Verminderung unter die Norm: Hypotonie, Atonie, Stase.

Die Lageveränderungen treten als Senkungen, Verdrängungen oder Verziehungen auf.

Alle diese Veränderungen sind im Röntgenbefund anzuführen. Die Beschreibung soll nichts präjudizieren, sondern nur das Sichtbare in einfacher, verständlicher Form wiedergeben und phantasievolle Bezeichnungen meiden. Die Konklusionen gehören erst in den Schlußsatz.

Dieser Schlußsatz ist der sogenannte *Röntgenbefund.* Durch ihn wird entweder ein klinisch bereits stark eingeengter Fall entschieden, oder die Differentialdiagnose weiter eingeengt, oder — bei negativem Befund — eine Klärung manchmal nicht erzielt. Nur selten aber ist es möglich, aus der Röntgenuntersuchung allein eine Diagnose zu stellen. Denn die Auswertung kann nur im Rahmen der gesamten diagnostischen Ergebnisse des Falles geschehen. Sie wird nur dann ergebnisreich sein, wenn der Einklang mit der klinischen Untersuchung gewahrt bleibt.

Die Bewertung des Befundes.

Der positive Befund.

Wenn die Röntgenuntersuchung eine Abweichung vom Normalbild oder von der normalen Funktion ergeben hat, so spricht man von einem positiven Befund. Der positive Befund ist, soweit technische und Deutungsfehler ausgeschlossen werden können, absolut beweisend für das Vorhandensein einer anatomischen bzw. funktionellen Veränderung. Er sagt aber nichts darüber aus, ob die gefundene Veränderung die krankmachende Ursache, die „materia peccans" ist. Und das ist der Unterschied zwischen den klinischen und röntgenologischen Untersuchungsergebnissen: die klinische Untersuchung deckt auf, was krank macht, was zur pathologischen Funktion führt. Die Röntgenuntersuchung sagt darüber nichts aus; sie zeigt nur die morphologische oder funktionelle Veränderung an, gleichgültig, ob es sich um aktive oder latente Prozesse handelt; sie gleicht hierin der Obduktion.

Auf den röntgenologisch erkennbaren Veränderungen, den Röntgensymptomen, baut sich die Röntgendiagnostik auf. Die bei der Durchleuchtung oder durch die Aufnahme gewonnenen Symptome sind in ihrem Wert für die Diagnose verschieden. Es gibt Symptome, die eindeutig sind, wie das Nischensymptom am Magen, die typischen Konkrementgruppen bei Gallensteinen oder das unverkennbare Bild des Pneumothorax; es sind dies Symptome erster Ordnung; sie sind selten. Meist haben wir es mit zwei- und mehrdeutigen Symptomen zu tun. Während die ersteren ganz allein und für sich zur Stellung der Diagnose ausreichen, müssen die letzteren durch die klinische und röntgenologische Differentialdiagnostik eingeengt werden.

Die klinische Differentialdiagnostik der Röntgensymptome. Ein mehrdeutiges Röntgensymptom wird durch die vorhandenen klinischen Symptome eindeutig festgelegt.

Beispiel: Bogenförmige Schattenbildungen im Mediastinum können röntgenologisch nur unter den weitläufigen Begriff „Mediastinaltumor" eingereiht werden. Der klinische Befund eines lymphoiden Blutbildes und multipler Drüsenschwellungen läßt den Mediastinaltumor als leukämische Drüsenschwellung erkennen.

Ein mehrdeutiges Röntgensymptom wird durch die vorhandenen klinischen Symptome zwar nicht eindeutig festgelegt, gibt aber der Differentialdiagnose in einer bestimmten Richtung die größere Wahrscheinlichkeit.

Beispiel: Eine glatte Verengerung und Starre des präpylorischen Antrumteiles des Magens erscheint bei herabgesetzten Säurewerten, wechselndem Befund von occ. Blut, starker Gewichtsabnahme und sec. Anämie auch bei fehlenden Schleimhautveränderungen auf Pyloruskarzinom verdächtig. Bei positivem Ausfall der Wassermann-Reaktion wird man aber zunächst an eine Magenlues denken.

Röntgenologische Differentialdiagnostik der Röntgensymptome. Das Hauptsymptom ist an und für sich uncharakteristisch, kann aber durch das Auffinden weiterer, sekundärer Symptome zum charakteristischen Syndrom werden.

Ein sehr vieldeutiges Symptom ist beispielsweise die Verschattung eines Lungenlappens; sie kann sowohl eine chronische Pneumonie als auch eine besondere Form der Tuberkulose anzeigen; sie kann aber auch einem Lappenkarzinom entsprechen. Finden wir nun an einem solchen Schatten die Zeichen von expansivem Wachstum, indem die Lappengrenze stellenweise vorgeschoben oder vorgebuckelt erscheint, oder zeigen sich Zeichen von destruktivem Wachstum, indem die Lappengrenze stellenweise unscharf wird, so wird das an sich uncharakteristische Symptom des Lappeninfiltrates zum charakteristischen Syndrom des Lappenkarzinoms.

Differentialdiagnose durch Kontrolluntersuchung. Manches mehrdeutige Symptom wird erst durch die Beobachtung seiner weiteren Entwicklung deutbar.

So wird man nicht fehlgehen, wenn man Fleckschatten, die unter fieberhaften Erscheinungen in den oberen Lungenfeldern aufgetreten sind, als grippöse Bronchopneumonien auffaßt, sofern die Verdichtungen innerhalb von 6—8 Wochen sich zurückbilden. Ebenso wird man ein tumorverdächtiges Gebilde, das sich im Verlauf von Monaten vergrößert, für einen malignen Tumor halten.

Indifferente Symptome. In manchen Fällen bietet das Röntgenbild völlig uncharakteristische Symptome und gibt nur Lage und Ausdehnung der anatomischen Veränderung an. Die ätiologische Ausdeutung bleibt dann der klinischen Untersuchung vorbehalten.

Solche uncharakteristische Symptome bieten beispielsweise die Verschattungen bei der Aktinomykose und der Syphilis der Lungen.

Die Bewertung des positiven Befundes. In dem bekannten KÖHLERschen Buch „Grenzen des Normalen und Anfänge des Pathologischen im Röntgenbilde" steht sozusagen als Leitmotiv die folgende Äußerung: „In keinem einzigen Falle bestand der Gedanke, daß der Röntgenbefund allein maßgebend sein sollte. Hinter jeden Gegenstand dieses Buches muß man sich den Nachsatz denken: ‚wenn die Anamnese und der klinische Befund dafür oder wenigstens nicht dagegen sprechen' ".

Während man dem ersten Satz ohne weiteres zustimmen kann, verlangt der Nachsatz einige Einschränkungen. Es gibt kein Röntgensymptom, das wegen Inkongruenz mit dem klinischen Befund abgelehnt oder bei der Gesamtdiagnose vernachlässigt werden könnte. Das Gewicht des positiven Röntgenbefundes hat, wenn Irrtümer und andere Fehlerquellen ausgeschlossen werden können, ausschlaggebende Bedeutung. Eine Infiltration der Lunge ist eine Infiltration, auch wenn die klinische Untersuchung, wie bei der zentralen Pneumonie, nichts ergibt, und ein Schleimhautdefekt im Magen-Darmtrakt, der auf mehreren Aufnahmen immer wieder nachzuweisen ist, entspricht einem Tumor, auch wenn Anamnese und klinischer Befund noch nichts Sicheres verraten.

Das sind natürlich extreme Fälle. Meistens aber muß sich der klinische Befund am Röntgenbefund orientieren, wie umgekehrt der Röntgenbefund die klinischen Daten berücksichtigen muß. Erst durch die richtige Einfügung des Röntgensymptoms in die allgemeinen diagnostischen Überlegungen erhält der positive Befund den Wert, der ihm in Wirklichkeit zukommt.

Der negative Befund.

Während der positive Befund unter den bereits besprochenen Vorbedingungen stets ein Beweis dafür ist, daß eine organische Veränderung vorliegt, besagt der negative Befund nur, daß *keine durch Röntgenstrahlen nachweisbare* Veränderung vorhanden ist. Das heißt aber noch nicht für alle Fälle, daß eine organische Veränderung nicht besteht; denn es gibt eine ganze Reihe gut umschriebener Krankheitsbilder, die im Röntgenbild keine entsprechende Veränderung erkennen lassen.

Die Vorbedingung für die Darstellbarkeit einer pathologischen Veränderung ist erstens: das Vorhandensein von Dichtedifferenzen zwischen dem pathologischen und normalen Gewebe, und zweitens: die Überschreitung einer gewissen Größe der Veränderung. Durch diese zwei Bedingungen sind der Diagnostik Grenzen gezogen, außerhalb derer der negative Befund eine besondere Stellung hat. Denn der Befund kann in solchen Fällen negativ sein, weil entweder Dichtedifferenzen fehlen, oder die Veränderung unter die notwendige Größe fällt. Die Erlangung eines Befundes liegt dann außerhalb der technischen Möglichkeiten; der Befund ist *fakultativ negativ.*

Der latent negative Befund. Es kann aber der Befund aus den genannten Gründen zwar negativ sein, er wird aber erfahrungsgemäß nach Ablauf einer gewissen Zeit, sobald sich Dichtedifferenzen einstellen, oder eine Größenzunahme der Veränderung eingetreten ist, positiv. Der Befund ist also latent negativ.

Das bekannteste Beispiel eines latent negativen Befundes bietet das Röntgenbild der Osteomyelitis (Abb. 192). Die Latenz beruht in

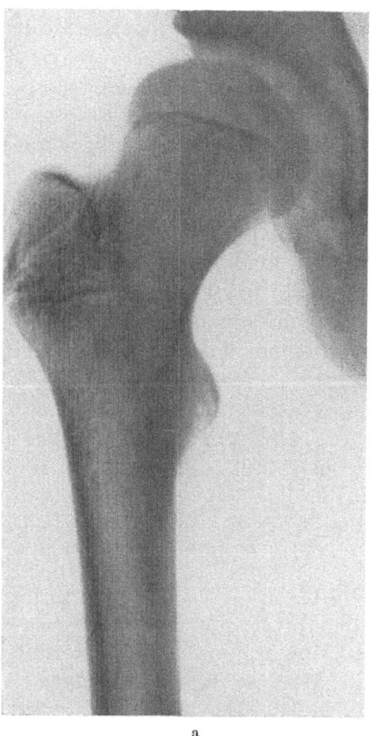 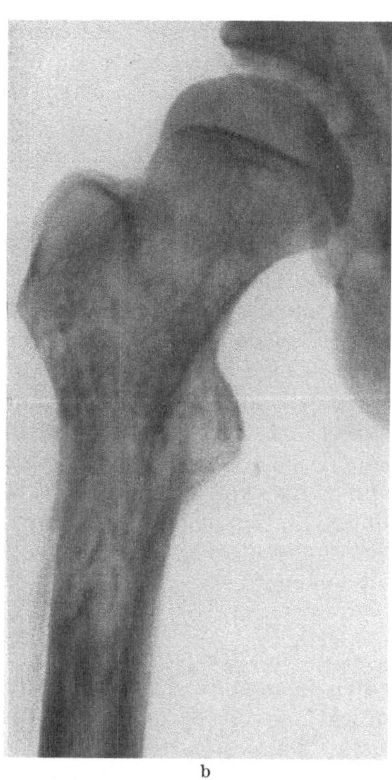

a   b

Abb. 192. Osteomyelitis des Oberschenkels. a 4 Tage; b 4 Wochen nach Beginn der Erkrankung.
(Aus VIKTOR HOFFMANN: Knochen- und Gelenkerkrankungen im Röntgenbilde.)

diesem Falle auf dem anfänglichen Mangel an Dichtedifferenzen. In den Anfangsstadien, wenn die Knochenbälkchenstruktur unverändert, der periostitische Saum noch nicht verkalkt ist, werden wir das anatomische Substrat der Entzündung nicht feststellen können. Wenige Wochen später zeigt das Röntgenbild die schwersten Veränderungen. — Latent negativ ist der Röntgenbefund auch bei der frischen hämatogenen Aussaat von Tuberkeln in den Lungen und in diesem Falle deshalb, weil das anatomische Substrat, die Tuberkel, zu klein ist und unter die Schwelle der Darstellbarkeit fällt. Erst wenn sich um den Herd eine genügend große perifokale Entzündung ausgebildet hat oder der spezifische Herd selbst größer geworden ist, wird es sichtbar.

Die Länge der Latenz bis zur Sichtbarkeit des Befundes ist einesteils von physikalischen Bedingungen, andernteils von der Progredienz und Wachstumstendenz des pathologischen Prozesses abhängig. So wird eine Infiltration des Lungengewebes meist schon frühzeitig erkannt, weil die Dichtedifferenz gegenüber dem lufthaltigen Gewebe groß ist. Dagegen wird eine Destruktion der Knochenbälkchen, die zentral im Knochen einsetzt, erst spät sichtbar, weil die Dichtedifferenz zwischen entkalktem und normalem Knochen nicht groß ist und daher erst bei genügender Ausdehnung sichtbar wird. Liegt der erkrankte Knochen überdies ungünstig für die Photographie, wie etwa ein Lendenwirbelkörper, so wird die Latenz der Darstellbarkeit noch wesentlich verlängert.

Pathologisch-anatomisch hängt die Latenz des Röntgenbildes bei entzündlichen Erkrankungen von der Virulenz der Infektion, bei Tumoren von ihrer Wachstumstendenz ab. So wird beispielsweise die akute Bronchopneumonie viel früher im Röntgenbild sichtbar als ein tuberkulöser Herd, und eine Staphylokokkenosteomyelitis ist eher erkennbar als eine tuberkulöse Knochenerkrankung. Das rasch wachsende Lymphosarkom wird im Mediastinum sehr bald erkannt, während ein Bronchuskarzinom lange Zeit röntgenologisch latent bleiben kann. Die längste Latenzzeit hat wohl das kavernöse Hämangiom der Wirbelsäule, weil hier zu der geringen Progredienz noch ungünstige photographisch-technische Bedingungen hinzukommen. Die Latenzzeit beträgt hier bis zu mehreren Jahren.

Die Bewertung des negativen Befundes. Die Latenz und die Begrenzung der Darstellbarkeit durch technisch-photographische Bedingungen müssen bei der Bewertung des negativen Befundes gebührende Berücksichtigung finden. Während der positive Befund stets sein volles Gewicht in die diagnostische Wagschale wirft, kann der negative Befund nicht immer voll gewertet werden. Aus dem negativen Röntgenbefund kann nicht ohne weiteres auf anatomische Integrität geschlossen werden. Denn wir dürfen die Möglichkeit nicht außer acht lassen, daß das pathologisch-anatomische Substrat für die Darstellung noch ungeeignet sein kann, indem es zu geringe Ausdehnung hat oder nicht die nötige Dichtedifferenz aufweist und sich so vorläufig der Darstellung entzieht. In einem späteren Zeitpunkt aber kann die Veränderung durch Verdichtung oder Größenzunahme erkennbar werden. Man darf also bei klinischem Verdacht auf Osteomyelitis oder Coxitis tuberculosa auf Grund eines negativen Röntgenbefundes die Diagnose noch nicht verwerfen, ebensowenig wie man bei anhaltenden okkulten Blutungen sich durch den negativen Röntgenbefund von der Annahme einer organischen Wanderkrankung des Magen-Darmkanals abbringen lassen darf. Für diese röntgennegativen Fälle gilt KÖHLERS Satz. Der negative Befund kann nur dann als solcher gewertet werden, „wenn Anamnese und klinischer Befund ... nicht dagegen sprechen".

Grenzen der Diagnostik. Die Wertung des negativen Befundes bringt uns notwendigerweise an die Grenzen der röntgenologischen Diagnostik überhaupt. Soweit sie mit den durch die physikalisch-optischen Gesetze gezogenen Darstellungsgrenzen zusammenfallen, sind sie eindeutig bestimmt. Wo Dichtedifferenzen fehlen, wo das pathologische Substrat unter der makroskopischen Größe liegt, hört jede Röntgendiagnostik auf. Die Kenntnis dieser Grenzen muß vorausgesetzt und bei der röntgenologischen Fragestellung beachtet werden.

Es gibt nun aber diagnostische Situationen, wo wir eine Entscheidung durch die Röntgenologie erwarten dürfen, diese Erwartung aber durch das Fehlen von Röntgensymptomen enttäuscht wird. Wir befinden uns hier in einem Grenzland, wo die Ergebnisse des Röntgenbildes, bei gleichen klinischen Voraussetzungen, teils positiv, teils negativ ausfallen können. Über diese praktisch so wichtigen Grenzfälle ist zwischen Röntgenologen und Klinikern ein heißer Streit entbrannt; viel ist über die Grenzen der Darstellbarkeit debattiert und geschrieben worden. Die richtige Bestimmung der Möglichkeiten ist für die Diagnostik von größter Bedeutung.

Zum ersten Male wurde die Frage aufgeworfen im Zusammenhang mit der Erkennung der beginnenden Lungentuberkulose und ihrer larvierten Formen. Hier stieß man auf ungeahnte Schwierigkeiten. Man sah Fälle, die klinisch absolut dem Bilde der Lungentuberkulose entsprachen, röntgenologisch aber keine Veränderungen erkennen ließen. Aus der Literatur läßt sich sogar entnehmen, daß auch bei positivem Bazillenbefund das Röntgenbild in sehr vereinzelten Fällen negativ ausfiel. Diese Vorkommnisse sind zwar selten (und werden mit fortschreitender Verbesserung der Bildtechnik noch seltener werden), aber ihre erwiesene Existenz ist von prinzipieller Bedeutung; denn wir müssen zugeben, daß — wenn auch sehr vereinzelt — bei klinisch einwandfrei feststehender Tuberkulose der Röntgenbefund mitunter negativ ausfallen kann.

Aus den gleichen Gründen kann man die Frage, ob bei zweifelhaftem klinischem Befund durch ein negatives Röntgenbild bewiesen wird, daß wirklich kein tuberkulöser Herd vorhanden ist, nicht mit Bestimmtheit bejahen; kleinste Herde können, wenn sie fern von der Platte liegen, oder durch zu große Strahlenhärte, der Darstellung entgehen. Aber auch größere Herde können übersehen werden, wenn sie vom Mittelschatten oder vom Zwerchfell verdeckt werden.

An solchen Situationen, die den Diagnostiker in Zweifel stürzen, ist die Röntgenologie nicht arm. Um nur noch einige zu erwähnen, sei an die lamelläre Pleuritis erinnert, deren feine Flüssigkeitsschicht dem Nachweis entgehen kann, oder an die Erosionen der Magenschleimhaut, die meist nicht darstellbar sind. Aus der Herzpathologie ist bekannt, daß manche angeborene Vitien keinerlei Formveränderungen aufweisen, und die erworbenen Herzfehler in den Anfangsstadien röntgenologisch nicht zu diagnostizieren sind. In der Nierenpathologie machen manche kleinere Konkremente, sowie die Anfangsstadien der Tuberkulose an den Kelchpapillen die größten Schwierigkeiten. Ähnliches ist auch aus der Knochenpathologie bekannt; auch hier begegnen wir Fällen, wo das Röntgenbild Herde, die anatomisch bereits vorhanden sind, trotz makroskopischer Größe nicht aufzeigt.

Diese mehr kursorische Aufzählung, die weiter unten in den betreffenden Abschnitten näher ausgeführt wird, gibt einen Begriff von der Gefahr und der Verantwortung, die der Diagnostiker in diesen Grenzfällen auf sich nehmen muß. Er kann seiner Aufgabe nur dann gerecht werden, wenn er, gestützt auf eine gründliche Kenntnis der physikalischen und pathologisch-anatomischen Voraussetzungen des Röntgenbildes an seine Deutung herangeht. Über diese Voraussetzungen belehrt uns der folgende Abschnitt.

III. Spezielle Röntgenpathologie.

Die Erkrankungen des Skeletsystems.

Der Knochen, als lebendiges Organ, besteht aus dem eigentlichen Knochengerüst (der Tela ossea), dem Knochenmark, dem Knorpel, den Blutgefäßen und dem Periost. Im Röntgenbild sehen wir unter normalen Verhältnissen nur das Knochengerüst und stellenweise die Gefäßkanäle (die Vasa nutritia), also im wesentlichen das, was der Anatom am mazerierten Knochen erkennt. Das Knochenröntgenbild gleicht auch weitgehend dem Sägeschnitt eines mazerierten Knochens (Abb. 193a und b). Wie in der

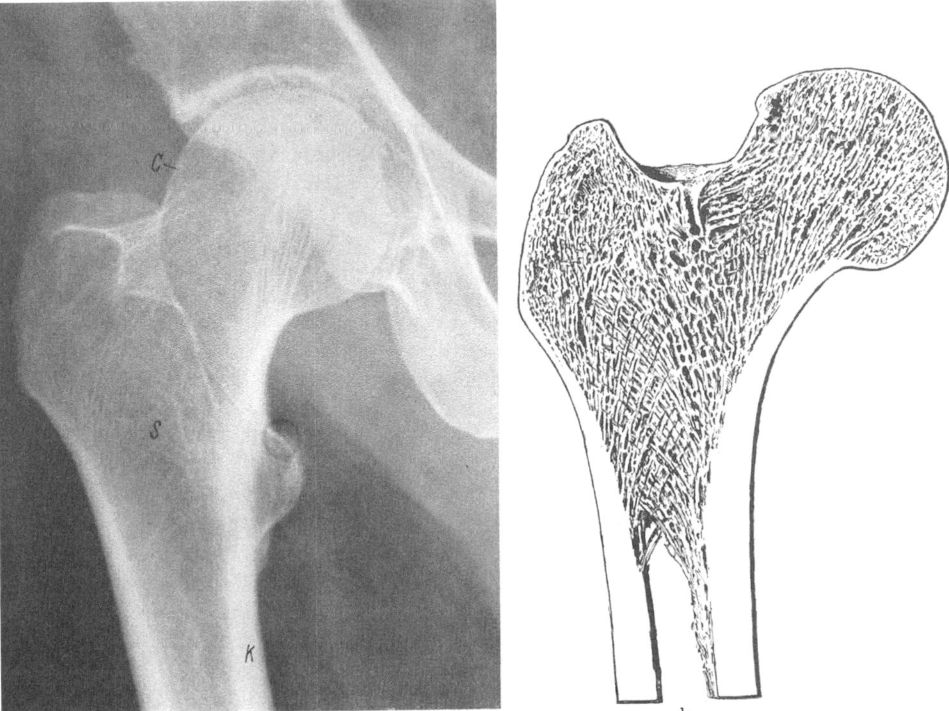

Abb. 193. Gegenüberstellung eines Röntgenbildes des Oberschenkels (a) mit einem Sägeschnitt des mazerierten Oberschenkelknochens (b). C = Corticalis, K = Compacta, S = Spongiosa.

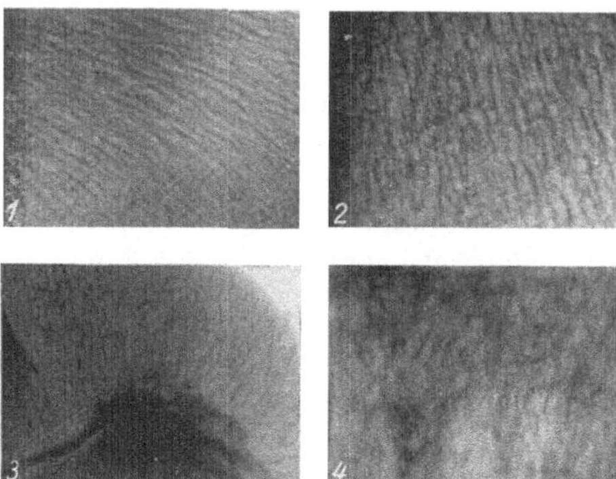

Abb. 194. Verschiedenartige Strukturen der Spongiosa.
1 streifige, 2 geflechtartige, 3 netzartige, 4 grobmaschige
Knochenstruktur. Die letztere Struktur ist pathologisch;
sie ist durch Umbau und Verdickung der einzelnen
Knochenbälkchen nach. chronisch entzündlichem Prozeß
entstanden.

Anatomie unterscheiden wir an ihm die Bauteile erster Ordnung, nämlich Compacta, Spongiosa und Corticalis; weiter erkennen wir aber auch die makroskopischen Strukturen.

Die Compacta entspricht dem dichten Streifen, der alle größeren Röhrenknochen und auch die großen Plattenknochen als fester Kalkmantel umgibt; er ist im Röntgenbild strukturlos und nach außen hin glatt und scharf begrenzt. Nur bei jugendlichen Individuen hat die Compacta manchmal einen längsgeschichteten Bau. Die Spongiosa besteht aus einem Gerüstwerk feiner Knochenbälkchen, die untereinander zusammenhängen; sie können streifige, geflechtartige und netzartige Strukturen haben (Abb. 194). Die Zwischensubstanz hat Weichteildichte. Die Corticalis ist jene dünne Knochenhülle, die alle kurzen Knochen sowie die Epiphysen abgrenzt und auch die Knorpelknochengrenze bildet; sie erscheint im Röntgenbild als feine dünne Randlinie.

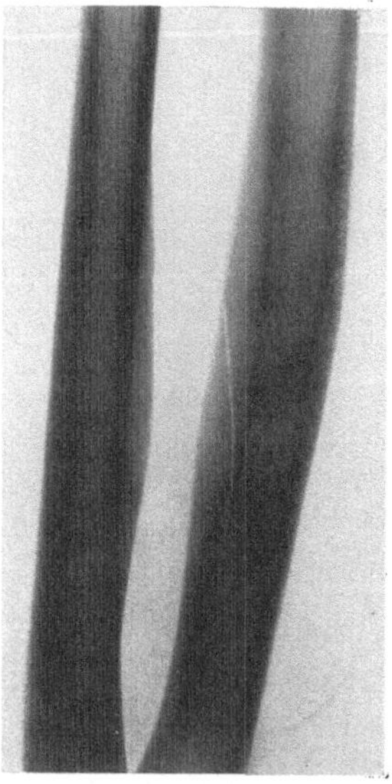

Zu den normalen Strukturen gehören auch die Gefäßkanäle, die besonders deutlich am Schädeldach, im Unterkiefer und in den Darmbeinschaufeln als regelmäßige Erscheinung anzutreffen sind. Man sieht aber auch Knochenkanäle an den Röhrenknochen, wo sie als schräge Streifen die Compacta durchsetzen (Abb. 195).

Während die übrigen Knochenteile unter allen Umständen im Röntgenbild unsichtbar bleiben, kann das Periost unter pathologischen Verhältnissen zu sichtbaren Schattenbildungen führen. Die bei der knochenproduzierenden Periostitis entstehenden Osteophyten ergeben infolge ihres Kalkgehaltes knochendichte Schatten, die der Corticalis aufsitzen,

Abb. 195. Gefäßkanal, schräg die
Compacta des Radius durchsetzend.

von dieser durch einen dünnen Saum getrennt. Form und Struktur dieser periostitischen Bildungen sind je nach Art der Grundkrankheit verschieden.

Dies sind die Elemente, aus denen sich die röntgenologische Skelet-diagnostik aufbaut; sie hat sich mit den Erkrankungen des Knochens, den Wachstumsveränderungen, den traumatischen Verletzungen und den Knochenanomalien zu befassen.

Knochenerkrankungen.

Die Symptomatik der Knochenerkrankungen zeigt eine ausgesprochene Latenz von 4—6 Wochen bei den akuten, von mehreren Monaten oder Jahren bei den chronischen Leiden. Der Prozeß muß makroskopische Dimensionen angenommen haben, um röntgenologisch in Erscheinung zu treten. Die Frühstadien sind im Röntgenbild niemals nachweisbar; denn das typische Bild kommt ja erst dadurch zustande, daß Knochen- oder Kalksubstanz verschwindet oder neugebildet wird. Zur Beurteilung der Erkrankung hat man folgende Punkte festzustellen:

1. *Der Sitz der Erkrankung.* Man unterscheidet a) einen monostotischen, b) einen diostotischen, c) einen polyostotischen, d) einen generalisierten, und e) einen systematisierten Sitz der Erkrankung.

Beim diostotischen Sitz der Erkrankung können zwei weit voneinander entfernt liegende Skeletabschnitte befallen sein, wobei homologe Knochen erkrankt sind, oder es können aneinanderstoßende, durch ein Gelenk getrennte Knochen erkranken. Ähnlich ist es bei der polyostotischen Verteilung. Bei den generalisierten Skeleterkrankungen ist im Prinzip das ganze Skeletsystem affiziert; häufig bleiben aber bestimmte Knochen vom Krankheitsprozeß verschont. Als systematisiert bezeichnet man eine Knochenaffektion dann, wenn zahlreiche Herde über das ganze Skelet verteilt sind. Unverkennbar ist aber auch hier, daß für bestimmte Stellen und bestimmte Knochen eine Bevorzugung besteht.

2. Als zweiten Punkt haben wir *die Form des erkrankten Knochens* ins Auge zu fassen. Der Knochen kann (im Vergleich zur normalen Seite) *verlängert, verkürzt oder verkrümmt* sein; er kann ferner *verdickt* oder *verdünnt* sein. Den letzteren Zustand bezeichnet man als Hyper- bzw. Hypostose. Die Hypostose geht meist mit einem Abbau der Knochensubstanz (Porose) einher; man bezeichnet diesen Zustand deshalb als porotische Hypostose. Die Verdickung des Knochens dagegen kann sowohl mit Porose als auch mit einer Verdichtung der Knochenstruktur (Sklerose) einhergehen. Diese Zustandsbilder werden als porotische bzw. sklerotische Hyperostose bezeichnet.

3. Es folgt nun *die Beurteilung von Compacta und Spongiosa* des Knochens und ihrer gegenseitigen Abgrenzung. Die Compacta kann verdickt sein oder verdünnt bis zum vollständigen Schwund. Sie soll normalerweise scharf sein; verwaschene, unscharfe Konturen sind pathognomonisch. Die Spongiosa kann von normaler Struktur sein oder sie kann dichter sein als normal, grobmaschig oder stellenweise ganz fehlen.

4. Nachdem so das Knochensystem und der erkrankte Knochen als Ganzes betrachtet wurden, folgt nun die *Untersuchung des ossären Einzel-herdes* und seiner engeren Umgebung. Man bedient sich dabei am besten

des folgenden Schemas (nach SCHINZ: Lehrbuch der Röntgendiagnostik, 3. Aufl.):

a) Sitz in bezug auf den Längsdurchmesser: diaphysär, metaphysär, epiphysär, parostal, artikulär.

b) Sitz in bezug auf den Querschnitt: extraossär, subperiostal, kortikal, zentral, panostal.

c) Größe.

d) Gesamtform: rundlich, längsoval, unregelmäßig, lappig usw.

e) Konturierung: glatt, wellig, unscharf, gefranst usw.

f) Form- und Strukturveränderung durch Knochenabbau und Knochenanbau: knotige, spindelige, diffuse Verdickung durch Auftreibung, Sklerosierung, Porosierung; hypertrophische Atrophie; Knochenschwund durch Karies; Knochenneubildung mit lamellärer Struktur oder ohne solche durch Verkalkung.

g) Weichteilveränderungen in der Nachbarschaft.

h) Sekundäre Deformierungen durch Belastung, Frakturen, Infraktionen.

Die Symptomatik der Knochenerkrankungen.

An den Knochenerkrankungen können Knochengewebe, Knochenmark und Knorpel beteiligt sein. Im Röntgenbild sind nur diejenigen Veränderungen nachweisbar, die sich unter Mitbeteiligung des Knochengewebes (der Tela ossea) abspielen. Die Veränderungen müssen schon eine größere Ausdehnung erlangt haben, ehe sie im Röntgenbild auffallende Erscheinungen machen.

Die Größenschwelle, die einen Knochenherd als markante Veränderung im Röntgenbild hervortreten läßt, ist sowohl nach der Lage des Herdes im Knochen als auch nach der Größe des Knochens und seiner anatomischen Lage im Körper verschieden. Was zunächst den ersten Punkt betrifft, so werden Herde, die die Corticalis oder Compacta zerstört haben, viel früher sichtbar als zentral im Knochen gelegene Herde. Besonders günstig sind für den ersten Fall die Darstellungsbedingungen, wenn der Herd als randständiger Defekt im Profilbild eingestellt wird.

Diese Bedingtheiten vorausgesetzt, nimmt die Erkennbarkeit der Knochenherde mit der Dicke der Knochen und der umhüllenden Weichteile proportional ab. Während wir am Hand- und Fußskelet Defekte von Stecknadelkopfgröße auf guten Aufnahmen immer zu sehen bekommen (es sei nur an die Zysten der Handwurzelknochen erinnert), sind an der Lendenwirbelsäule zentral gelegene Defekte, die ein Viertel des Wirbelkörpers einnehmen, oft auch auf guten Aufnahmen nicht zu erkennen. Zwischen diese Extreme können wir uns selbst die Größenschwellen in richtiger Abstufung einreihen. Für die Femur- und Tibiakondylen beispielsweise hat CHASIN (F. d. R., 1929, Bd. 39, H. 3) an Leichenversuchen die Größenschwelle der röntgenologisch darstellbaren Herde bei einer Volumgröße des Defektes von 1,5—2 ccm gefunden.

Die im einzelnen an der Tela ossea sich abspielenden Elementarprozesse sind die folgenden (nach SCHINZ l. c.): 1. die Osteoporose oder

Knochenatrophie, 2. die Osteolyse oder Knochendefektbildung, 3. die Osteonekrose, 4. die Osteosklerose und 5. die Periostose. Diese Veränderungen können Haupt- oder Nebensymptome einer Knochenerkrankung sein. Sie können isoliert auftreten oder kombiniert vorkommen. Meist überwiegt aber ein Elementarprozeß und wird zum Leitsymptom.

Die Osteoporose oder Knochenatrophie. Unter dieser Bezeichnung faßt man alle jene Prozesse zusammen, die zum Schwund schon gebildeter Knochensubstanz in einem, mehreren oder allen Knochen führen. Die Beurteilung kann nur durch Vergleich mit der Norm erfolgen. Es sind deshalb Vergleichsaufnahmen der gesunden Seite oder gesunder, gleichaltriger Individuen heranzuziehen. Anatomisch liegt dem Vorgang eine Verdünnung der Spongiosabälkchen, bis zum völligen Schwund derselben, und eine Erweiterung der HAVERSschen und VOLKMANNschen Kanälchen zugrunde. Im Röntgenbild erscheint der atrophische Knochen gegenüber dem normalen aufgehellt. Der Compactamantel ist verdünnt, aufgeblättert, die Corticalis papierdünn und kann stellenweise ganz unsichtbar sein. Die Spongiosa ist weitmaschig.

Die häufigste Form der Osteoporose ist die akut beginnende oder SUDECKsche

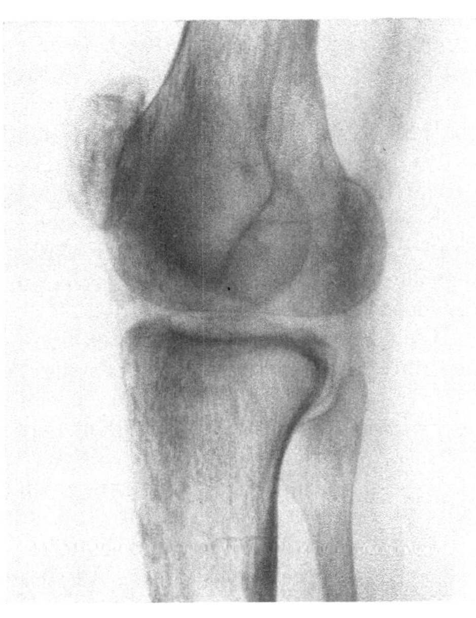

a

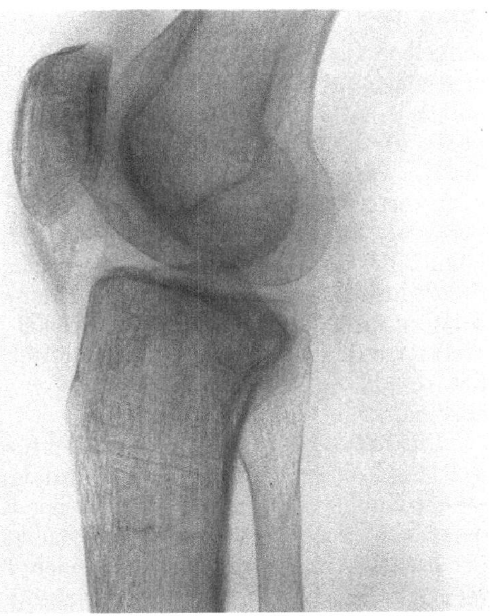

b

Abb. 196. Die Knochenatrophie. a akute, b chronische Atrophie. Man beachte auch das scharfe Hervortreten der Gelenklinien.

Form; sie ist eine sekundäre Veränderung, hervorgerufen durch ein naheliegendes oder entferntes Leiden am Skelet oder an den Weichteilen. Sie äußert sich in fleckförmiger Aufhellung der Knochenschatten (Abb. 196a). Die akute Knochenatrophie tritt vorwiegend nach eitrigen, sowohl akuten wie chronischen Prozessen, und nach Traumen auf, sei es, daß diese die Weichteile, sei es, daß sie Knochen und Gelenke betroffen haben. Die Erfahrungen des Krieges haben gezeigt, daß auch nach Nervenverletzungen eine Knochenatrophie auftreten kann. Der Grad der Porosierung ist bei der akuten Knochenatrophie von hervorragender Bedeutung für die Abschätzung der Aktivität des zugrunde liegenden entzündlichen Prozesses.

Die chron. Knochenatrophie ist eine generalisierte Osteoporose, kenntlich durch die starke Verdünnung der Compacta und Rarefizierung der Knochenbälkchen. Sie entsteht durch Erschöpfung der Osteoplastentätigkeit bei fortschreitendem physiologischen Knochenabbau. Sie ist nur im Präsenium pathologisch, während sie im hohen Alter eine normale Erscheinung ist. Der Kalkschwund ist bei der chron. Atrophie gleichmäßig über den Knochen verteilt (Abb. 196 b).

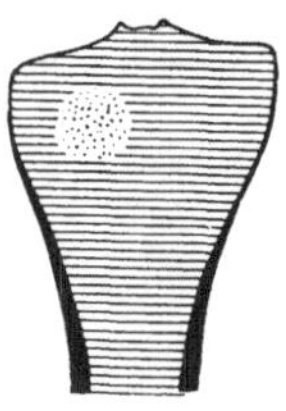

Abb. 197.
Der osteolytische
Herd.

Die Osteolyse. Mit diesem Namen bezeichnet man eine lokale Knochendefektbildung, die dadurch zustande kommt, daß das Knochengewebe nicht nur atrophisch wird, sondern stellenweise vollständig verschwindet. Es handelt sich um eine herdförmige Affektion. Die Defekte können verschiedene Größe und die verschiedensten Formen annehmen; manchmal erscheinen sie wie ausgestanzt, vom gesunden Knochen umgeben, in den anderen Fällen gehen sie allmählich in eine osteoporotische Knochenpartie über (Abb. 197). Die Defektbildung kann dadurch eintreten, daß der Knochen durch Druck arrodiert wird (hierher gehören z. B. die Wirbelkörperarrosion durch Aneurysmen und die Druckusuren durch extraperiostale Sarkome) oder infolge Ernährungsstörungen der Osteolyse anheim fällt (Defekte an den Nagelendgliedern der Finger und Zehen bei Sklerodermie und RAYNAUDscher Krankheit) oder durch Tumorgewebe zerstört wird (wie bei den osteolytischen bzw. osteoplastischen Knochenmetastasen). Die Defektbildungen durch entzündliche Prozesse, namentlich durch die Staphylokokken-Osteomyelitis und die Tuberkulose, bezeichnet man als Karies.

Die Osteonekrose. Bei der Osteonekrose gehen die Knochenkörperchen, d. h. die Zellen der Tela ossea zugrunde, während die Zwischensubstanz — der Kalk — erhalten bleibt. Da der Kalkgehalt der nekrotischen Tela ossea sich nicht verändert, ist die nekrotische Knochenpartie, wenn sie im Zusammenhang mit dem lebenden Knochen bleibt, röntgenologisch nicht erkennbar. Erst wenn die nekrotische Knochenpartie sequestriert ist, hebt sie sich im Röntgenbild ab, indem sie von einem weichteildichten Hof aus Granulationsgewebe abgegrenzt ist (Abb. 198). Zur Absequestrierung kommt es jedoch nur bei hinzutretender Infektion. Die aseptische Osteonekrose bleibt dagegen meist im Zusammenhang mit dem gesunden Knochen. Sie kann dann nur noch erkannt werden, wenn der gesunde Knochen atrophisch wird; indem nämlich der nekrotische Knochen unter allen Umständen seinen Kalkgehalt beibehält, erscheint er in atrophischer Umgebung als dichterer Knochenbezirk. Eine andere Möglichkeit der Entwicklung ist, daß sich um die Osteonekrose eine endostale Sklerose ausbildet. Auch in diesem Falle läßt sich die Nekrose an dem sklerotischen Wall erkennen.

Eine Osteonekrose kann aus vielerlei Ursachen eintreten. Fast alle entzündlichen Knochenerkrankungen gehen mit Osteonekrose einher. Ätiologisch ungeklärt sind die aseptischen Epiphyseonekrosen und Apophysenerkrankungen, die unter der Bezeichnung Morbus PERTHES, KÖHLER, KIENBÖCK und SCHLATTER bekannt sind.

Die Osteosklerose. Die Osteosklerose ist gekennzeichnet durch eine Vermehrung der Knochensubstanz, die Schicht für Schicht neu angesetzt wird. Erfolgt der Knochenanbau an den Spongiosabälkchen, so werden diese durch Verengerung der Maschen schließlich in eine Compacta umgewandelt.

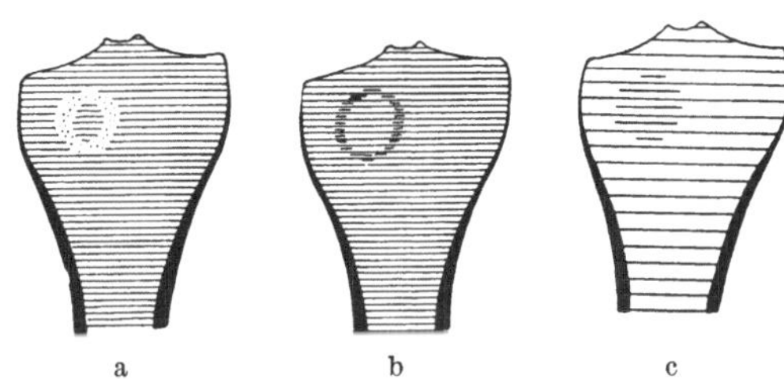

Abb. 198. Der osteonekrotische Herd a von Granulationsgewebe, b von endostaler Sklerose umgeben. In c tritt die Nekrose als dichterer Herd in der atrophischen Umgebung hervor.

Diesen Verdichtungsprozeß bezeichnet man als *Ostitis condensans* oder *Eburnisation*. Den auf diese Weise neugebildeten Knochen bezeichnet man als *Enostose*. In allen diesen Fällen wird das Volumen des Knochens nicht vergrößert, die Spongiosastruktur dagegen aufgehoben; der Knochen erscheint im Röntgenbild gleichmäßig dicht und von vermehrtem Kalkgehalt. Besonders auffallend ist das an spongiösen Knochen, z. B. den Wirbeln, wo man von Elfenbeinwirbeln spricht. Bei den Röhrenknochen kommt es zu einer partiellen oder totalen Ausfüllung des Markraums mit kompaktem Knochen.

Geht die Knochenneubildung vom Periost aus, so sprechen wir von *Periostosen*. Der periostotisch gebildete Knochen kann von spongiösem oder kompaktem Bau sein; letzterer tritt meist in übereinandergeschobenen Lamellen auf. Die Periostose kann zirkumskript auftreten oder auch die ganze Knochenoberfläche überziehen. Dann kommt es zu einer Verdickung der ganzen Compacta, also zu einer Hyperostose.

Die Osteosklerose kann lokalisiert oder auch generalisiert auftreten. Die lokalisierte Osteosklerose ist eine ständige Begleiterscheinung der Staphylokokkenosteomyelitis und der Knochenlues. In seltenen Fällen findet man auch bei ossären Lymphogranulomherden und bei der Knochentuberkulose eine reaktive, aber meist geringgradige Osteosklerose.

Es gibt Fälle von idiopathischer Osteosklerose mit ungeklärter Ätiologie; sie wird hauptsächlich am Schädel und an den Gesichtsknochen beobachtet.

Die Osteosklerose kann auch generalisiert oder systematisiert vorkommen. Die vollständigste diffuse Osteosklerose in der Form der Endosklerose findet sich bei der Marmorknochenerkrankung. Auch die Osteopoikilie ist eine generalisierte, polytope enostale Sklerose. In beiden Fällen handelt es sich um Erkrankungen auf genotypischer Grundlage.

Die Periostosen. Eine lokalisierte Periostreaktion finden wir immer in der Gegend eines aktiven entzündlichen Knochenherdes, ferner bei destruierenden Knochentumoren und parostalen Tumoren.

Die im Röntgenbild sichtbare Periostreaktion geht auf die von der proliferierenden Kambiumschicht des Periost gebildeten Auflagerungen zurück. Das entstehende osteoide Gewebe bleibt zunächst unsichtbar, bis im Verlauf von zirka 3 Wochen genügend Kalk aufgespeichert ist. Der frisch gebildete periostitische Knochen ist anfangs strukturlos und verschwommen. Erst im Verlauf von Wochen nimmt er die Form unregelmäßiger Faserzüge und Verdichtungen an und bekommt eine glatte Oberfläche (Abb. 199). Gegen die Corticalis ist er durch einen dünnen Saum abgegrenzt. Nach Monaten wird der periostale Knochen dichter, compactaähnlicher und verschmilzt schließlich mit der Compacta oder wird abgebaut, wenn die auslösende Ursache beseitigt ist.

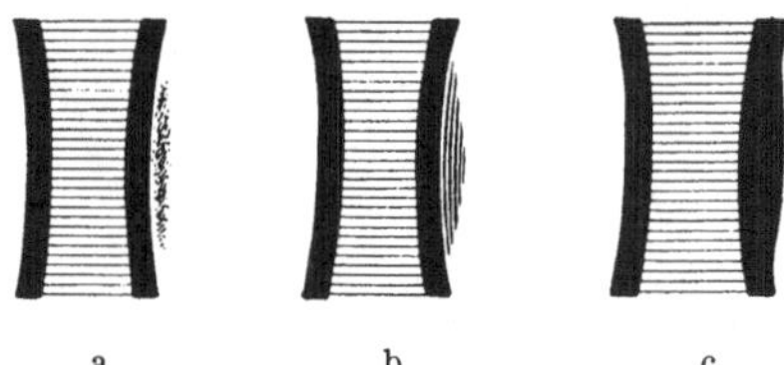

Abb. 199. Die Phasen der periostalen Reaktion. a die strukturlose, b die geflechtartig strukturierte periostale Auflagerung. c Der periostal gebildete Knochen ist mit der Compacta verschmolzen.

Als Ausdruck einer Reaktion des Knochensystems auf toxische Stoffwechselprodukte finden sich *allgemeine Periostosen.* Man rechnet dazu: 1. die Melorheostose, 2. die Periostose und Osteosklerose bei Blutkrankheiten (Leukaemie, Chloroleukaemie, bestimmte Anaemien), 3. die Arthropathia hypertrophicans toxica (meist als proliferierende Periostitis) bei chronischen Lungenaffektionen mit Eiterungs- und Einschmelzungsprozessen, bei Lungen- und Mediastinaltumoren und bei chronischem Ikterus infolge biliärer Leberzirrhose, 4. die allgemeine Periostitis der Perlmutterarbeiter als gewerbliche Erkrankung.

Die Erkrankungen des wachsenden Knochens. Die Veränderungen des wachsenden Knochens äußern sich am deutlichsten an den Epiphysenlinien (Abb. 200 a). Normalerweise besteht zwischen dem Epiphysenkern K und der Ossifikationszone der Diaphyse D ein 2—3 mm breiter Spalt, der vom Fugenknorpel C ausgefüllt ist. Beide Ränder des Spalts zeichnen sich bei regelrechter Entwicklung im Röntgenbild als glatte, etwas betonte Linien ab. Die diaphysäre, etwas dichtere Grenzlinie P entspricht der präparatorischen Verkalkungszone, die epiphysäre Grenzlinie, auch Basallinie B genannt, stellt die epiphysäre Verkalkungszone dar.

Bei gestörter Knochenentwicklung beobachtet man eine Verbreiterung der Epiphysenfuge und das Verschwinden der Grenzlinien (Rachitis) (Abb. 200 b) oder eine unregelmäßig zackige Begrenzung der verdickten präparatorischen Verkalkungszone (Trümmerfeldzone beim MÖLLER-

BARLOW)˙ (Abb. 200 c). Auch die Osteochondritis syphilitica äußert sich
in Veränderungen der Epiphysenfuge, die in Verdickung und Unregel-
mäßigkeiten der präparatorischen Verkalkungszone bestehen.

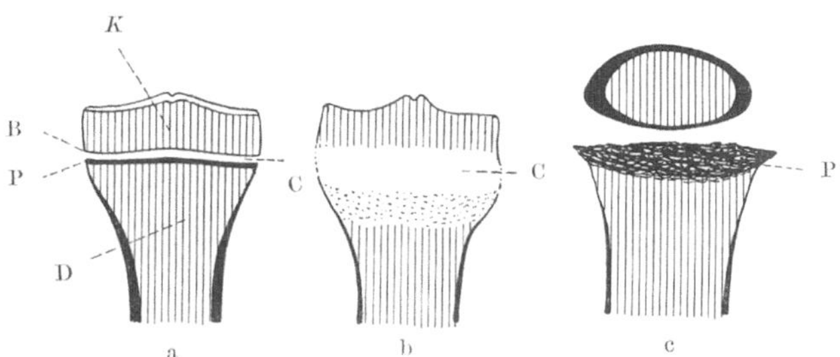

Abb. 200. Schematische Darstellung der Epiphysengegend des proximalen Tibiaendes. a normal,
b bei Rachitis, c bei MÖLLER-BARLOWscher Erkrankung.

Die Frakturen.

Die Röntgenuntersuchung der Knochenfrakturen erstreckt sich zunächst auf ihre Erkennung, dann auf Art und Größe der Dislokation und
den Heilungsverlauf.

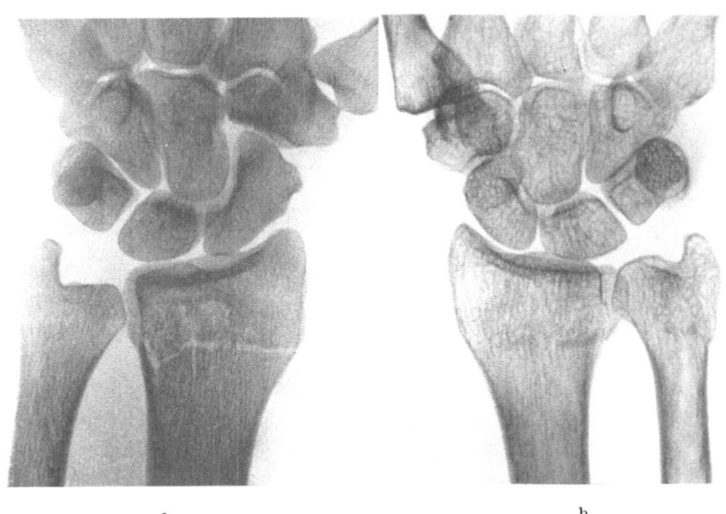

Abb. 201. Frakturlinie durch die Radiusepiphyse; a als heller Spalt zwischen den Bruchenden, b als
Verdichtungslinie.

Die Erkennung der Fraktur. In der Aufzeigung von Frakturen ist das
Röntgenbild ziemlich eindeutig. Es kommt selten vor, daß eine Frakturlinie sich im Röntgenbild nicht darstellt und erst später als Verdichtungslinie sichtbar wird oder an anderen Veränderungen (beispielsweise dem
Zusammensinken eines Wirbels) erkannt wird. Zu den schwer darstell-

baren und daher leicht zu übersehenden Frakturen gehören die Brüche
des Gesichtsschädels, der Schädelbasis und der Wirbelsäule.

Sind die Frakturenden voneinander getrennt, so stellt sich die
Frakturlinie als Spalt dar (Abb. 201 a). Sind die Fragmente ineinander

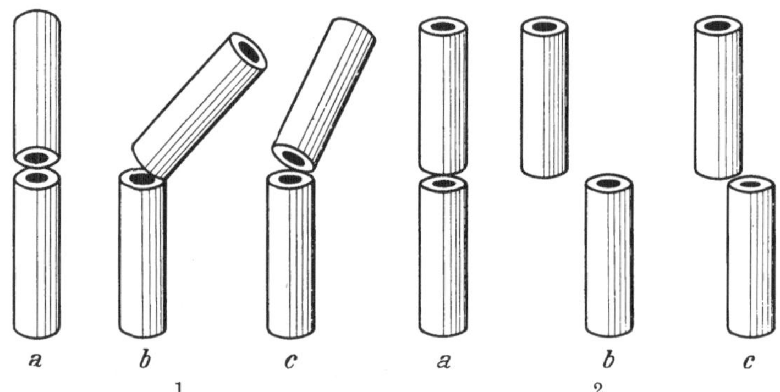

Abb. 202. Die Dislocatio ad axin (1) und die Dislocatio ad latus (2) in der Projektion des Röntgenbildes.
Nur wenn die Verschiebungsebene parallel zur Platte bzw. senkrecht zur Strahlenrichtung liegt (Fall b),
wird die Verschiebung in ihrer wahren Größe aufgezeigt. Steht die Verschiebungsebene senkrecht zur
Platte bzw. parallel zur Strahlenrichtung (Fall a), so kommt die Verschiebung in der Projektion überhaupt nicht zur Geltung. In allen anderen Lagen (Fall c) zeigt sich die Verschiebung scheinbar geringer, als der Wirklichkeit entspricht.

verzahnt, so wird die Fraktur nur an der Verdichtung und Unregelmäßigkeit der Spongiosastruktur im Bereich des Bruches erkennbar
(Abb. 201 b). Meist aber leitet schon eine Knickung oder Unterbrechung der Randkonturen auf die Frakturstelle hin.

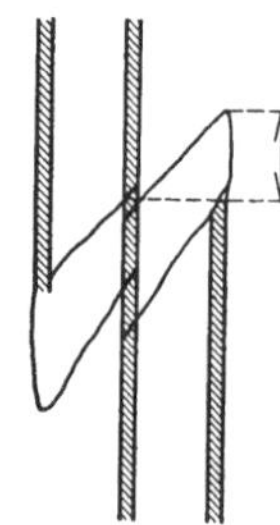

Abb. 203. Richtige
Messung der Zu-
sammenschiebung
der Frakturenden.
Der Pfeil gibt die
wahre Größe der
Verkürzung an.

Die Dislokation kommt im Röntgenbild sehr eindrucksvoll zur Geltung. Man muß aber wissen, daß nur die
Dislocatio ad longitudinem richtig angegeben wird,
während alle anderen Verschiebungen in den seltensten
Fällen (nur wenn die Verschiebung in der Ebene des
Films liegt) gleich, meist aber kleiner als der Wirklichkeit
entspricht, in der Röntgenprojektion erscheinen. Dies
gilt in gleicher Weise für die Dislocatio ad axin wie
ad latus. Die Abb. 202, 1 u. 2 zeigen, wie die Täuschungen
zustande kommen. Zur Messung der Verkürzung muß
man natürlich die richtigen Knochenpunkte der Fragmente wählen. Man mißt die Entfernung vom höchsten
Punkt der Frakturlinie zum höchsten Punkt des
Fragments (Abb. 203).

Weniger gut zu beurteilen ist aus dem Röntgenbild
die Dislocatio ad peripheriam. Man kann sie nur er-
kennen, wenn einige charakteristische Skeletteile die Drehung verraten,
wie der Trochanter minor am Oberschenkel. Um so leichter läßt sich
aber diese Art der Dislokation klinisch feststellen.

Der Heilungsverlauf. Die Überbrückung der Knochenlücke erfolgt
durch Knochenneubildung. Diese geht bei den Röhrenknochen in erster

Linie von der Kambiumschicht des Periosts aus. Das Endost ist nur wenig an der Knochenneubildung beteiligt. Frisch gebildeter Knochen (Kallus) wird röntgenologisch erst dann sichtbar, wenn sich in ihm Kalksalze eingelagert haben; dies erfolgt frühestens 14 Tage nach dem Trauma, durchschnittlich aber erst nach 5—6 Wochen. Der erste im Röntgenbild sichtbare Kallus ist amorph und präsentiert sich in Form kleiner weißlicher Flecken, welche besonders den Spitzen und Kanten der Frakturfragmente aufsitzen (Abb. 204 a). Strukturierter Kallus tritt erst nach 8—10 Wochen oder auch später (je nach der Schwere der Verletzung) auf.

Gegen die Peripherie wird der Kallus durch eine dünne Periostschale abgeschlossen. Diese Schale verdickt sich immer mehr und rückt unter konzentrischem Umbau der Kallusmassen näher an den Knochen heran. (Ganz im Beginn fehlt diese periostale Knochenschale; die knöchernen Kalluswölkchen sind unscharf begrenzt.) Da, wo der periostale Kallus an der Compacta des gebrochenen Knochens ansetzt, ist er durch eine etwa 1 mm breite, kalkärmere Zone von dieser getrennt (Abb. 204 b). Erst wenn der periostale Knochen mit der Compacta verschmilzt (was im Verschwinden dieser hellen Zone sich ausdrückt) und der Bruchspalt allseitig von Knochenkallus überbrückt ist, ist die Fraktur als konsolidiert zu betrachten, auch wenn der Bruchspalt zentral noch sichtbar ist;

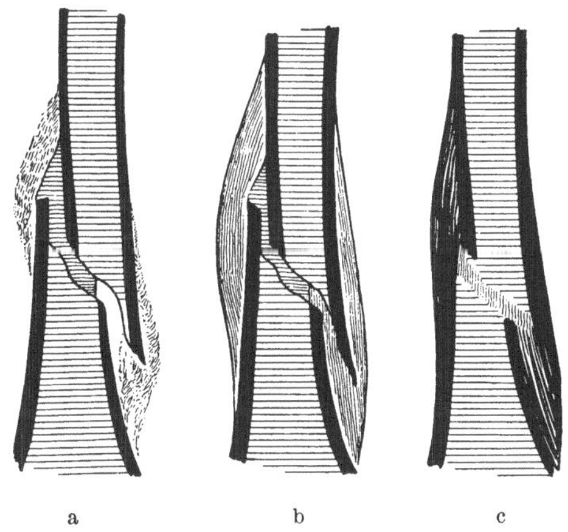

Abb. 204. Die Phasen der Kallusbildung. a Stadium des amorphen Kallus, b Stadium des strukturierten Kallus, c konsolidierte Fraktur.

das ist auch meist mehrere Monate lang der Fall. Die unblutige Reposition einer schlecht stehenden Fraktur kann nur im Stadium des amorphen Kallus vorgenommen werden; im Stadium des strukturierten Kallus ist dies nur mehr durch die Osteotomie möglich.

Im weiteren Verlauf strebt die natürliche Wiederherstellung den anatomischen Verhältnissen zu; es wandelt sich der neugebildete geflechtartige Knochen in lamellären Knochen um und reduziert sich bei der Beanspruchung auf das statisch notwendige Maß.

Von den eben beschriebenen Vorgängen unterscheidet sich die Frakturheilung der kleinen und platten Knochen, sowie der spongiotischen Enden der Röhrenknochen dadurch, daß die Konsolidierung hauptsächlich vom endostalen Kallus ausgeht; dagegen ist die periostale Kallusbildung nur unbedeutend. Die endostale Kallusbildung ist im Röntgenbild kaum auffällig; man sieht so gut wie gar nichts von diesen Vorgängen. Die knöcherne Vereinigung des Bruchspalts durchläuft folgende Phasen: erst werden die scharfen Frakturlinien breiter und unscharf; später verdichtet sich die Spongiosa in der Umgebung der Fraktur, und der Spalt verschwindet allmählich.

Auch das Schicksal von *Knochensplittern* muß verfolgt werden. Splitter, die nicht ganz aus dem Verband mit dem Knochen gelöst sind, werden von Kallus umgeben, porosiert und dann durch innere Knochenapposition zu lebendem Knochen umgebaut. Die eintretende Porose ist das sichere Zeichen, daß sie einheilen werden. Knochensplitter, die ganz aus dem Zusammenhang mit dem Knochen gelöst sind, verfallen der Nekrose. Bei der Atrophie des lebenden, vom Trauma ergriffenen Knochens erscheinen sie kalkdichter; diese kalkdichteren Knochenstückchen heilen nicht ein.

Die Pseudarthrose. Erfolgt die knöcherne Vereinigung der Frakturenden nur sehr langsam, so spricht man von verzögerter Frakturheilung. Kommt die knöcherne Vereinigung überhaupt nicht zustande, so bezeichnet man den bleibenden Bruchspalt als Pseudarthrose. Die beginnende Ausbildung der Pseudarthrose erkennt man im Röntgenbild daran, daß sich die Frakturenden glätten, ehe der Bruchspalt von Kallus überbrückt ist. In frischen Fällen ist daher der Pseudarthrosenspalt unscharf, während bei älteren Pseudarthrosen die Bruchflächen geglättet und von gelenkflächenartiger Schärfe sind. Die Breite des Pseudarthrosenspalts beträgt im Durchschnitt nur einige Millimeter.

Die Gelenkerkrankungen.

Da der Knorpel und die Gelenkkapsel keinen von den Weichteilen sich merkbar abhebenden Schatten ergeben, erscheint ein Gelenk im Röntgenbild als „Spalt" zwischen den knöchernen Gelenkenden

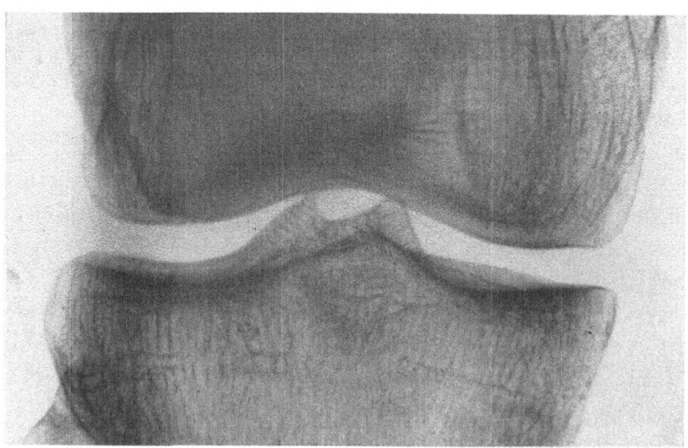

Abb. 205. Der Gelenkspalt des Kniegelenks im Röntgenbild. Vgl. dazu Abb. 206.

(Abb. 205). Alle Gelenkteile von Weichteildichte, wie Knorpel, Gelenkkapsel, Bandscheiben und Bänder, bleiben im Röntgenbild unsichtbar. Die gestrichelten Bildteile der Abb. 206 fallen also für die direkte Gelenkdiagnostik im Röntgenbild aus. Die Symptomatik baut sich auf Breite, Form und Begrenzung des Gelenkspalts auf.

Die Breite des Gelenkspalts ist ein Maß für die Knorpeldicke beider Gelenkflächen. Bei Diskusgelenken — wie z. B. beim Kniegelenk — kommt noch die Dicke der Zwischenbandscheibe hinzu. Da die Gelenkenden durch Muskelzug und durch die physikalischen Kohäsionskräfte fest aufeinandergepreßt werden, tritt auch unter pathologischen Bedingungen meist keine Verbreiterung des Gelenkspalts ein. Bei exsudativen Entzündungen erfolgt die Exsudation fast immer nur in die Kapselfalten. Erst durch große Ergüsse kann es bei freihängenden Gelenken (z. B. Schultergelenk) zur Aufhebung des Kontakts der Gelenkflächen und demzufolge zu einer Verbreiterung des Gelenkspalts kommen. Die Verbreiterung des Gelenkspalts ist ein sehr seltenes und daher wenig verwertbares pathognomonisches Zeichen.

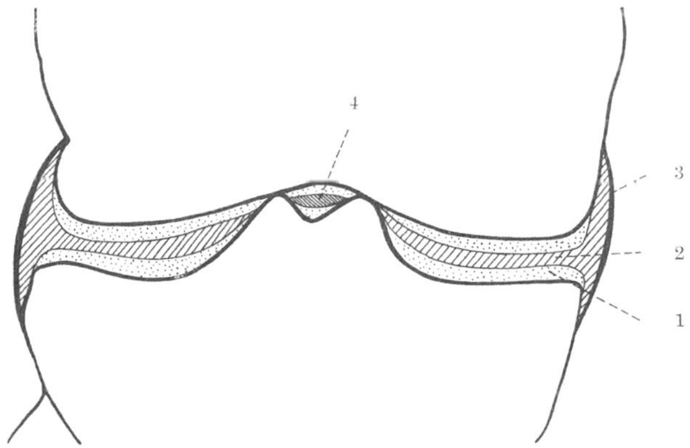

Abb. 206. Anatomischer Schnitt durch das Kniegelenk. 1 = Gelenkknorpel, 2 = Meniskus, 3 = Gelenkkapsel, 4 = Lig. cruciatum.

Um so wertvoller und kennzeichnender ist die Gelenkspaltverschmälerung; sie ist das untrügliche Zeichen des Knorpelschwundes, wie er bei den meisten langwährenden, entzündlichen Erkrankungen und natürlicherweise durch Abnutzung mit dem Alter sich einstellt. Um die Gelenkspaltbreite richtig zu beurteilen, muß man seine normale Weite kennen. Im Durchschnitt mißt die Gelenkbreite in Millimetern:

Schultergelenk	4	Hüftgelenk	4—5
Ellbogengelenk	3	Kniegelenk	6—8
Handgelenk	2—2¹/₂	Sprunggelenk	3
Mittelhandgelenke	1¹/₂—2	Mittelfußgelenke	2—2¹/₂
Fingergelenke	1¹/₂	Zehengelenke	1¹/₂

Bei jugendlichen Personen ist die Gelenkspaltbreite, wenn die Gelenkenden Epiphysen tragen, größer, da der noch wachsende Epiphysenkern von einem breiten Knorpelmantel umgeben ist. Senile Gelenke zeigen dagegen infolge der Knorpelabnutzung eine verringerte Spaltbreite.

Weitere wichtige Aufschlüsse gibt uns die *Form und Begrenzung des Gelenkspalts.* Die im Röntgenbild sichtbaren knöchernen Gelenkränder, die Gelenklinien, werden gebildet von der verkalkten Knorpelbasis und der dünnen Corticalis der Metaphyse. Diese Linie verläuft immer glatt und biegt an den Rändern mit leichter Rundung in den Knochenschaft, bzw. den freien Knochen um. Die Gelenkränder sind sehr beachtenswert, da hier die Gelenkkapsel ansetzt. Chronisch entzündliche Erkrankungen, die primär die Kapsel ergreifen, führen an diesen Stellen zu den ersten, im Röntgenbild sichtbaren sekundären Veränderungen der knöchernen Gelenkteile. Die primären Chondropathien führen bei Zerstörung des Knorpels zu reaktiven Wucherungen des darunterliegenden Knochengewebes; es kommt dadurch zu unregelmäßiger Begrenzung der knöchernen Gelenklinie, wie besonders bei der Arthritis deformans.

Da die verkalkte Knorpelbasis nur wenig vaskularisiert ist, nimmt sie an atrophischen Vorgängen des subchondralen Knochens nicht teil. Deshalb tritt sie gerade bei Erkrankungen, die zur Knochenatrophie führen, besonders scharf hervor (s. Abb. 196). Dieses Verhalten erleichtert die Erkennung zerstörender Vorgänge, die entweder vom Gelenk auf den Knochen oder umgekehrt vom Knochen auf das Gelenk übergreifen. In diesen Fällen ist die Gelenklinie am Ort des Durchbruchs unscharf (Abb. 207).

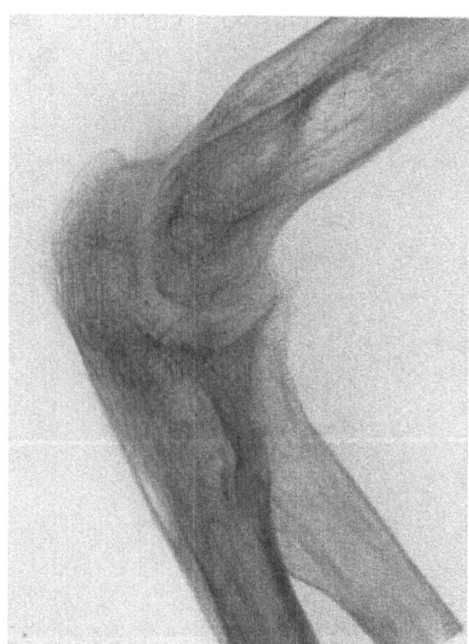

Abb. 207. Zerstörung der Gelenklinien des Ellbogengelenks durch ·Übergreifen eines tuberkulösen Kapselprozesses auf den Knochen.

Kommt es an einer Stelle des Gelenks durch Zerstörung des Knorpels zur Berührung der knöchernen Gelenkteile, so verdickt sich die Gelenklinie an dieser Stelle durch reaktive Sklerose des Knochens. Man bezeichnet eine solche Veränderung des Gelenkrandes als Schlifffläche. Der Gelenkspalt ist an den Schliffflächen natürlich sehr schmal. Berühren sich die knöchernen Gelenkenden auf breiter Fläche durch ausgedehnte Knorpelzerstörung, so kann es zur knöchernen Vereinigung der Gelenkenden, zur Ankylose, kommen. Dabei verschwinden die die Gelenkenden trennenden Gelenklinien und die Knochenbälkchen ziehen ohne Unterbrechung über den früheren Gelenkspalt hinüber (Abb. 208). Ankylosiert das Gelenk nur teilweise, so erkennt man zwar noch den Gelenkspalt, aber die Knochenbälkchen ziehen über ihn hinweg.

Ergüsse äußern sich, wie bereits erwähnt, nicht in Erweiterung des Gelenkspalts, sondern, infolge Entwicklung des Ergusses in die Gelenkbuchten, in Wegdrängung der umgebenden Weichteilschatten oder beweglichen Knochenschatten (Patella). Die praktische Bedeutung dieses

Symptoms ist allerdings gering, da Ergüsse durch die Palpation gut erkannt werden können. Nur beim Hüftgelenk kommt dem Symptom der Weichteilverdrängung eine größere Bedeutung zu, namentlich bei den Frühstadien der Coxitis tuberculosa.

Eine einheitliche Klassifikation der Gelenkerkrankungen hat sich bisher nicht durchgesetzt. Am verbreitetsten ist die Einteilung, die FRIEDRICH MÜLLER 1913 gegeben hat. Danach teilt man die Gelenkerkrankungen ein 1. in *infektiös-entzündliche Arthritiden* und 2. in die *nichtinfektiösen degenerativen Arthropathien* oder *Arthrosen*. Die Arthritiden sind in der Regel primäre Synovitiden, die Arthrosen primäre Chondropathien.

Die infektiös-entzündlichen Arthritiden.

Akute Arthritiden. Der Röntgenbefund der Arthritiden ist meist sehr unergiebig. Ergüsse lassen sich durch Inspektion und Palpation besser nachweisen als durch das Röntgenbild. Gewöhnlich sieht man bei reiner Synovitis mit fibrinösem oder serösem Exsudat keine röntgenologische Veränderungen, höchstens daß man am Kniegelenk die Vorwölbung des Lig. patellae und am Hüftgelenk die Wegdrängung der Muskelschatten durch die erweiterte Kapsel erkennt. Nur beim Pyarthros kommt es rasch zu einer akut einsetzenden Knochenatrophie. Wir können also mit Hilfe der Röntgenuntersuchung die prognostisch wichtige Entscheidung treffen, ob eine etwa während einer Infektionserkrankung auftretende Gelenkschwellung einer reinen toxischen Synovitis oder einer hämatogenen metastatischen Erkrankung des Gelenks — einem Pyarthros — entspricht.

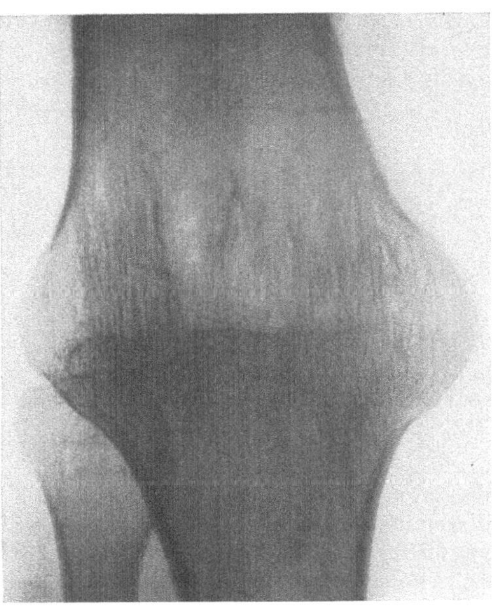

Abb. 208. Knöcherne Ankylose des Kniegelenks. (Aus VIKTOR HOFFMANN: Knochen- und Gelenkerkrankungen im Röntgenbilde.)

Bei den akuten Gelenkerkrankungen muß sich die Deutung des Befundes auf diese Unterscheidung zwischen reiner Synovitis und Pyarthros beschränken. Beim Pyarthros gewährt schon die Grunderkrankung klinisch eine Unterscheidungsmöglichkeit. In manchen Fällen läßt der Verlauf der Erkrankung eine Differentialdiagnose zu. So unterscheidet sich die gonorrhoische Arthritis durch ihren eminent akuten Verlauf im Röntgenbild deutlich von der Gelenktuberkulose.

Chronische Arthritiden. Eindrucksvollere und deutliche Röntgenbefunde erhält man bei den chronischen Arthritiden, weil der sekundäre Knorpelschwund und die entzündlich-reaktiven Knochenprozesse Veränderungen bewirken, die sich im Bilde deutlich ausprägen; pathognomonisch sind diese Bilder leider auch nicht. Doch lassen sich die beiden Krankheiten, um die es sich hier handelt, nämlich die primäre und sekundäre chronische Polyarthritis klinisch-anamnestisch meist gut auseinanderhalten. Die röntgenologischen Einzelsymptome, die in der mannigfachsten Kombination vorkommen, sind: 1. Gelenkspaltverschmälerungen, 2. periartikuläre Weichteilverdickungen, 3. ossäre Ulzerationen der Gelenkenden, 4. bindegewebige oder knöcherne Ankylosen, 5. Deviationen und Subluxationen der Knochen durch einseitige Kapsel-

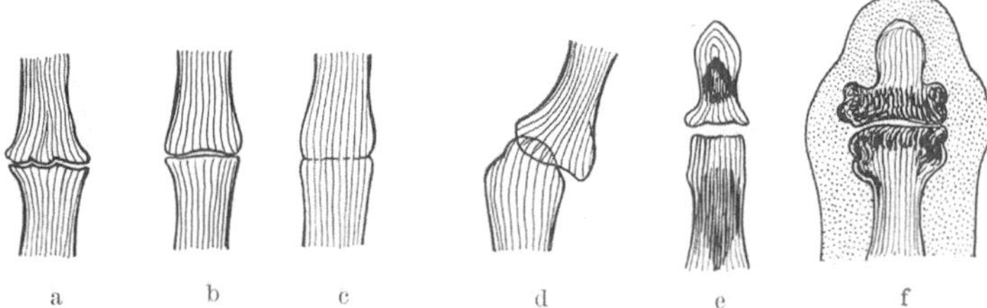

Abb. 209. Einzelsymptome der Gelenkveränderungen bei chronischer Arthritis (nach Schinz). a ossäre Ulzeration der Gelenkflächen, b Verschmälerung des Gelenkspalts, c knöcherne Ankylose, d Deviation und Subluxation der Gelenkenden, e endostale Sklerosen, f Heberdensche Knoten mit Weichteilverdickung.

schrumpfung, 6. Hyperostosen in Gestalt von Heberdenschen Knötchen oder endostalen Sklerosen und 7. hochgradige Knochenatrophie. Infolge der Vielfalt der Symptome zeigen diese Gelenkerkrankungen ein sehr wechselndes Röntgenbild (Abb. 209).

Die nichtinfektiösen Gelenkleiden (Arthrosen).

Die Arthrosen werden erst dann röntgenpositiv, wenn der degenerative Prozeß, der am Knorpel beginnt, auf den Knochen übergegriffen hat. Sie haben deshalb eine außergewöhnlich lange Latenz der Symptome. Die röntgenologische Diagnose ist hier immer eine Spätdiagnose.

Die häufigste Erkrankung dieser Gruppe ist die durch abnorme statisch-mechanische Beanspruchung entstehende Osteoarthrosis deformans. Sie kann aber auch nach jeder Schädigung des Gelenkknorpels durch Trauma oder durch entzündliche Gelenkerkrankung als Nachkrankheit sich einstellen. Wir sprechen dann von einer symptomatischen Osteoarthrose im Gegensatz zur genuinen oder trophostatischen Osteoarthrose. Daneben gibt es auch durch Stoffwechselstörungen (Gicht, Alkaptonurie), durch endokrine (Kaschin-Becksche Krankheit) und durch neuropathische Störungen (Tabes, Syringomyelie, Myelodysplasie) bedingte Osteoarthrosen.

Die diagnostischen Merkmale der Osteoarthrosen sind: 1. die Randwülste, 2. die Deformierung der Gelenkflächen, 3. Schliffflächen, 4. die subchondralen Zysten; diese sind Blutungs- und Detrituszysten im subchondralen Knochen (Abb. 210).

Bei den trophoneurotischen Gelenkerkrankungen herrschen die Deformierungen vor und können phantastische Ausmaße erreichen.

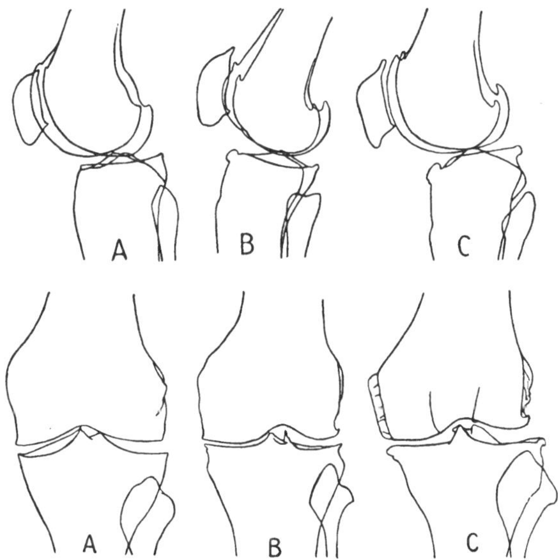

Abb. 210. Einzelsymptome der Gelenkveränderungen bei deformierender Gelenkerkrankung im seitlichen und im Sagittalbild (nach ALBAN KÖHLER).
A. Zuspitzung der Gelenkränder, B. Verschmälerung des Gelenkspaltes, C. Wulstbildung an den Gelenkrändern.

Die Erkrankungen der Atmungsorgane.

Die Atemorgane stellen infolge ihres hohen Luftgehalts und ihrer geringen spezifischen Dichte das für die Röntgenstrahlen durchsichtigste Gewebe dar. Das besagt aber noch nicht, daß sie deshalb auch der Diagnostik am leichtesten zugänglich wären. Es ist wahr, daß sich Veränderungen krankhafter Natur gerade in den Lungen sehr rasch durch das Röntgenbild verraten, dennoch gibt es auch hier Grenzen, die zu einer Beschränkung der diagnostischen Möglichkeiten führen. Wie in der Klinik ist es auch für die Röntgenologie zweckmäßig, zwischen den Erkrankungen der zuführenden Atemwege und des Lungenparenchyms zu unterscheiden.

Erkrankungen der zuführenden Atemwege.

Die zuführenden Atemwege bilden sich im Röntgenbild nur ab, soweit sie ein großes Kaliber haben. Dementsprechend sind nur die Trachea und die Hauptbronchien sichtbar. Kleinere Bronchien sind nur dann zu erkennen, wenn sie orthoröntgenograd getroffen sind. Unter pathologischen Verhältnissen können kleinere Bronchien dargestellt werden, wenn sie mit Sekret gefüllt sind; sie erscheinen dann als plumpe fingerförmige Schatten.

Von den *Erkrankungen der Trachea* interessieren den Röntgenologen vornehmlich die Verengerungen und Verdrängungen, wie sie durch äußeren Druck, insbesondere durch die Struma zustande kommen. Hier sind die säbelscheidenförmige Einengung und die seitliche bogenförmige Verdrängung zu erwähnen. Sehr beachtenswert ist die im seitlichen Strahlengang erkennbare Kompression von vorne nach hinten, die besonders durch die maligne Struma hervorgerufen wird. Von großer Wichtigkeit ist es auch, die durch anhaltenden Druck entstehende Tracheomalacie zu erkennen; die erweichte Luftröhrenwand reagiert auf intratracheale Drucksteigerung beim VALSALVAschen Versuch mit einer abnormen Erweiterung, bei Drucksenkung durch den MÜLLERschen Versuch mit starker Einengung.

Abgesehen von der Struma kann eine Trachealstenose noch durch hochsitzende Mediastinaltumoren und durch ein Arcusaneurysma hervorgerufen werden. In seltenen Fällen kann eine Stenose auf einer syphilitisch-gummösen Erkrankung an der Bifurkationsstelle beruhen.

Von den *Affektionen der Bronchien* sind die akute oder chronische Bronchitis nicht Gegenstand der Röntgenuntersuchung, da sie, wenn das Lungenparenchym nicht mit ergriffen ist, im Röntgenbild nicht erkennbar sind. Hier dient das Röntgenbild lediglich zum Ausschließen ernsterer Erkrankungen, insbesondere der Bronchopneumonie.

Für erweiterte Bronchien sind, ebenso wie für die Trachea und die Hauptbronchien, die physikalischen Voraussetzungen der Darstellbarkeit gegeben; denn es handelt sich um ziemlich große Hohlräume, die dementsprechend als rundliche, ovale oder längliche Aufhellungen erscheinen müssen. Die Deutlichkeit ihrer Abbildung hängt allerdings davon ab, ob die Wandungen der erweiterten Bronchien durch Hypertrophie und Peribronchitis verdickt oder ob sie atrophisch sind, ferner von ihrem Füllungszustand. Je nach dem Füllungszustand erscheinen sie als Aufhellung oder Verschattung. Zylindrische Bronchiektasen ergeben im Querschnitt einen Ringschatten, im Längsschnitt doppelt konturierte Bänder. Bei multiplem Auftreten ergeben die sich berührenden Ringschatten eine charakteristische Wabenstruktur (s. Abb. 214). Die Erkennung der Bronchiektasen wird dann vereitelt, wenn chronisch pneumonische Vorgänge oder Schwartenbildung die Ektasien verdecken. In diesen Fällen muß die Kontrastfüllung der Bronchien, die Bronchographie, herangezogen werden.

Die einseitige Bronchostenose ist bei der Durchleuchtung ohne weiteres Hilfsmittel an den funktionellen Erscheinungen des Mediastinum und des Zwerchfells gut zu erkennen (s. S. 266 u. 314).

Lungenparenchymerkrankungen.

1. Die Lappenerkrankungen.

Die Lungenparenchymerkrankungen können anatomisch vorgebildete Teile der Lungen befallen oder als herdförmige Erkrankungen auftreten. Sie äußern sich in Verminderung oder Vermehrung der normalen Lungentransparenz. Die Verminderung der Transparenz kann entweder durch Verlust des Luftgehalts der Alveolen (wie bei der Atelektase) oder durch Verdrängung der Alveolenluft durch Entzündungsprodukte oder Tumorgewebe zustande kommen. Umgekehrt tritt eine Vermehrung der Lungentransparenz ein, wenn der Luftgehalt der Alveolen zunimmt (wie beim Emphysem) oder, nach Zerstörung des Lungengewebes, Luft durch einen Bronchus in die Zerfallshöhle eindringt.

Soweit die Lungenerkrankungen anatomisch vorgebildete Teile befallen, ergeben sie typische Bilder. Die Projektion der infiltrierten Lungenlappen führt zu Verschattungen, wie sie auf S. 254, Abb. 175 geschildert sind. Solche massive Verschattungen beobachtet man bei den akuten Pneumonien, den tuberkulösen und luetischen Prozessen und den Lappentumoren.

Die Abstufungen der Schattendichte eines Lappeninfiltrats hängen nicht so sehr von der physikalischen Zusammensetzung des Infiltrates, als vielmehr von den pathologisch-anatomischen Bedingungen ihres Auftretens ab. Vom physikalischen Standpunkt aus haben exsudative Entzündungsprodukte und solide Zellgewebe die gleiche Absorptionskraft. Da aber die Exsudation die Alveolarluft nie vollständig verdrängt, sondern zahlreiche lufthaltige Alveolen vom Exsudat eingeschlossen werden, erscheint die exsudative Verschattung in den Lungen heller als die solide, zellige Infiltration (Granulations- oder Tumorgewebe), die das normale Lungengewebe substituiert. Aus dem gleichen Grund schwankt die Schattendichte atelektatischer Lungenpartien; je nach dem Grad des Luftverlusts kann eine Atelektase als massive Verdichtung, bzw. als zarte hauchartige Verschattung auftreten.

Im engen Zusammenhang mit der Schattendichte steht die Struktur des infiltrierten Lappens. Durch die geringere Schattendichte der Exsudation oder der inkompletten Atelektase hindurch erkennt man die normale Lungenzeichnung, da die Gefäße gegenüber dieser Schattendichte noch eine genügend große Kontraststufe besitzen. Von dem Hintergrund des soliden Zellinfiltrats dagegen hebt sich die Lungenzeichnung nicht mehr ab. Man vergleiche dazu die Abb. 178 auf S. 255 mit Abb. 183 auf S. 258. Im pneumonisch veränderten Lungenlappen treten sogar die Bronchien als helle Streifen hervor, die im normalen Lungengewebe durch das Fehlen eines Kontrasts unsichtbar bleiben. Im atelektatischen Lungenlappen und im Lappentumor können dagegen keine Bronchialaufhellungen entstehen, da die Bronchien keine Luft mehr enthalten. Diese Einzelheiten der Struktur, die auf technisch einwandfreien Aufnahmen deutlich hervortreten, lassen also wichtige Unterscheidungen an den Verschattungen des Lungenparenchyms treffen.

2. Die herdförmigen Lungenerkrankungen.

Verschattungen des Lungenfeldes, die kleiner sind als die anatomischen Teile erster Ordnung, die Lungenlappen, bezeichnen wir als herdförmige Verdichtungen. Die anatomische Einheit dieser Verschattungen bildet das Lungenläppchen, der Lobulus. Die Ursache der lobulären Erkran-

kungen ist das Eindringen pathologischer Keime auf dem Blut-, Lymph-
oder Luftwege. Die Veränderungen können aber auch an Ort und Stelle
als autochthone Gebilde ihren Ursprung nehmen, wie die Tumoren.

Die Lungenstruktur. Um pathologische herdförmige Bildungen zu
erkennen, muß man von der normalen Lungenzeichnung abstrahieren;
was dann bleibt, ist pathologisches Substrat. Diese Abstraktion ist,

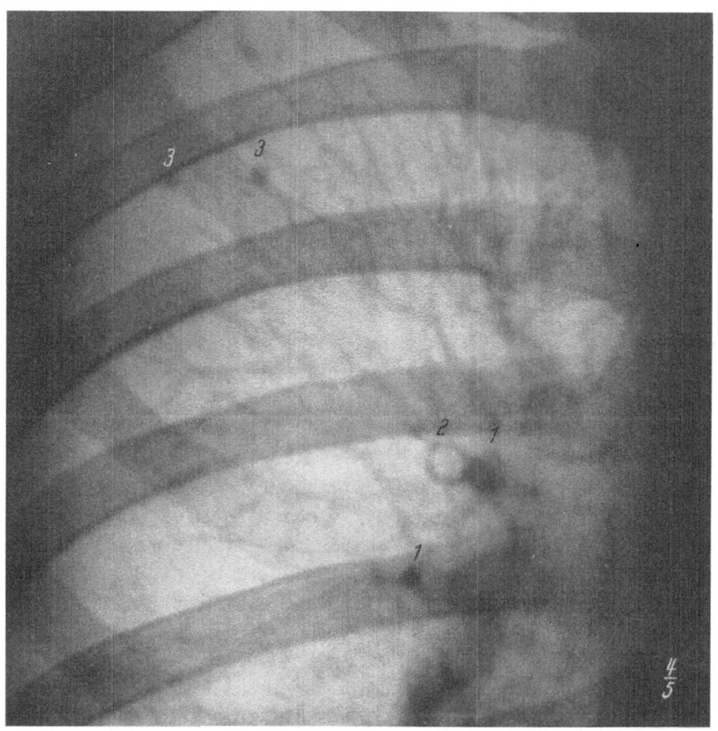

Abb. 211. Normale Lungenstruktur. Astförmige Aufgabelung der Lungenzeichnung vom Hilus aus.
1 = orthoröntgenograd getroffene Gefäße, 2 = orthoröntgenograd getroffener Bronchus, 3 = indurierte Herdschatten.

wenn es sich um kleine Herde handelt, nicht immer leicht. Zur Beurteilung geht man am besten von der normalen Lungenstruktur aus. Diese
besteht aus zarten Schattenlinien, die, vom Hilus ausgehend, sich wie das
Astwerk eines Baumes aufgabeln (Abb. 211). Und wie die Zweige des
Baumes, streben die einzelnen Äste vom Stamm weg nach außen, mit jeder
Gabelung an Dicke abnehmend. Sie werden daher an der Peripherie
immer dünner. Der Vergleich mit einem Astwerk ist nicht nur sinnbild-
lich zu verstehen, denn es handelt sich ja tatsächlich um die Äste der
Art. pulmonalis. Da, wo ein solcher Ast in der Strahlenrichtung verläuft, gibt es einen rundlichen Fleck. Man findet solche Flecke nur an

den Gabelungen; ihre Durchmesser entsprechen der Breite der angrenzenden, längsgetroffenen Gefäße (Punkt 1 in Abb. 211). Die meisten der
kleinen runden, dichten Schatten in und neben den Hili sind nur Blutgefäßschatten. Sie sind schon an ihrer homogenen Struktur und dem
angrenzenden Bronchialquerschnitt als solche zu erkennen. Im Zweifels-
fall entscheidet die Durchleuchtung: Blutgefäßschatten sind nur in der
axialen Strahlenrichtung zu sehen, verschwinden dagegen bei schrägem
Strahlengang. Kalkschatten bleiben, unabhängig von der Strahlenrichtung, immer gut sichtbar.

Schwieriger ist die Analyse derjenigen herdförmigen Flecken, die in
den peripheren Teilen der Lunge liegen; hier muß man sich nach folgendem

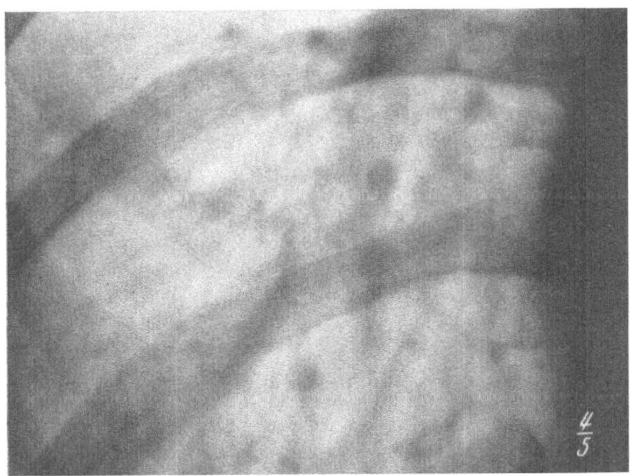

Abb. 212. Vergröberung der Lungenstruktur und Vermehrung der axial getroffenen Gefäßschatten
bei Stauung im Lungenkreislauf.

Grundsatz richten: ist der Durchmesser des Flecks kleiner oder so groß
wie die größten, in seiner Gegend vorkommenden Gefäße, so kann er
auch einem Gefäß entsprechen, es sei denn, daß er durch seine besondere
Struktur sich von vornherein anders charakterisiert. Überschreitet er
dagegen deutlich die Gefäßbreite, so ist er als Herd anzusprechen
(Abb. 211, Punkt 3).

Die Veränderungen der Lungenstruktur. Die Umwandlungen, die die
normale Lungenstruktur unter pathologischen Verhältnissen erfahren
kann, bestehen darin, daß die Zeichnung entweder im ganzen gröber wird,
ohne ihre besondere Art und Anordnung zu verlieren, oder aber ihre
charakteristische Struktur von Grund auf geändert erscheint.

Das erstere tritt bei allen Stauungen im Lungenkreislauf ein. Da die
Lungenzeichnung im wesentlichen von den Ästen der Art. pulmonalis
herrührt, so äußert sich die Stauung in einer Dickenzunahme der
Schattenlinien. Bei allgemeiner Stauung ist diese Verbreiterung zunächst
am Hilus und seiner Umgebung ausgeprägt; sie pflanzt sich in den

schweren Fällen aber von den zentralen schließlich auf die äußeren Lungenteile fort. Die axial getroffenen Gefäße, die durch ihre Breitenzunahme jetzt besonders auffallend sind und das Bild beherrschen, verleihen der Lungenstruktur ein grobes, plumpes Aussehen. Von dieser Vergröberung abgesehen behält die Lungenzeichnung aber ihren regelmäßigen Charakter (Abb. 212).

Eine Umwandlung der Struktur tritt ein, wenn außer den Blutgefäßen noch andere Gewebselemente in die Strukturbildung eingreifen, so vor

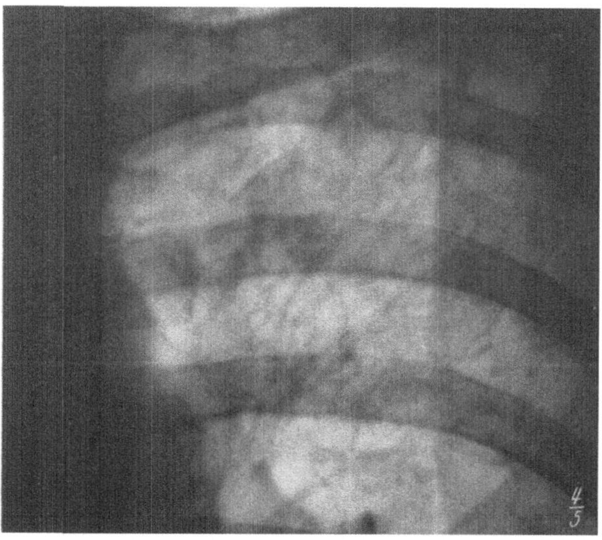

Abb. 213. Streifenzeichnung der Lunge durch Vermehrung des interstitiellen Bindegewebes nach Ausheilung einer subklavikulären tuberkulösen Herderkrankung.

allem das pathologisch vermehrte interstitielle Gewebe und die Lymphgefäße. Zu einer Vermehrung des interstitiellen Bindegewebes kommt es in allen Fällen von langdauernden chronischen Entzündungen, namentlich der Tuberkulose und der Lues. Wenn der zugrunde liegende krankhafte Vorgang zur Ausheilung gekommen ist, bleibt als Rest des stattgefundenen biologischen Kampfes das vermehrte interstitielle Gewebe als dichte, zum Hilus ziehende streifige Zeichnung sichtbar. Diese Streifen zeigen keine Aufgabelung, sondern verlaufen in fast gerader Richtung vom früheren Krankheitsherd zum Hilus, wobei sie in charakteristischer Weise konvergieren (Abb. 213). Auf interstitieller Bindegewebswucherung beruht auch die Lungenzeichnung bei den multiplen Bronchiektasen. Allerdings ergeben sich hier durch die rundlichen, nebeneinander liegenden und teilweise sich überdeckenden Ringschatten an Stelle der Streifen Wabenstrukturen, die ein besonderes Gepräge haben (Abb. 214).

Ein anderes Bild kommt zustande, wenn die Lymphbahnen erkrankt sind. Die normalen Lymphgefäße bleiben röntgenologisch unsichtbar. Anatomisch unterscheidet man ein oberflächliches, subpleural gelegenes und ein tiefes, im Lungenparenchym gelegenes Lymphgefäßsystem. Das subpleurale Lymphsystem hat netzförmige Anordnung. Das tiefe Lymphsystem umscheidet die Gefäße in der Adventitia und die Bronchien im peribronchialen Gewebe. Zwischen beiden Systemen, die gemeinsam in die Hiluslymphknoten münden, bestehen zahlreiche Kommunikationen. Im Röntgenbild ergibt die Projektion so zahlreicher, nach allen Raum-

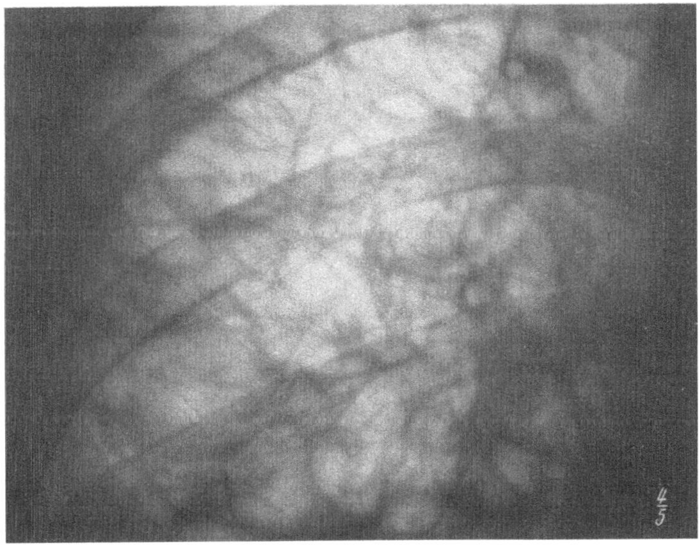

Abb. 214. Wabenstruktur der Lunge bei multiplen sackförmigen Bronchiektasen.

richtungen verlaufender Bahnen eine dichte netzförmige Zeichnung mit Fleckschatten an den Knotenpunkten des Netzes. Da die Bahnen zum Hilus laufen, muß die Dichte der Zeichnung nach dem Hilus zu zunehmen. Gegenüber der Gefäßzeichnung fehlt der Lymphzeichnung die Abnahme des Kalibers gegen die Peripherie; die Lymphbahnen zeigen in allen Teilen annähernd gleiche Breite (Abb. 215). Röntgenologisch sichtbar wird das Lymphgefäßsystem bei der karzinomatösen Lymphangitis und bei manchen Pneumonokoniosen.

Der Herdschatten. Jede Verschattung des normalerweise hellen Lungenfeldes, die weder auf die normale noch auf eine pathologisch veränderte Lungenzeichnung zurückgeführt werden kann, entspricht einer Erkrankung des Lungenparenchyms, das durch das pathologische Produkt seinen Luftgehalt eingebüßt hat. Man bezeichnet die Verschattung als Herd und charakterisiert ihn durch seine Form, Größe, Struktur, Schattendichte, Abgrenzung, Lage und Anordnung.

Die herdförmigen Verschattungen sind in bezug auf ihre Erscheinungsform viel variabler als die pathologisch-anatomischen Bildungen der
Lappenerkrankungen. Ihre Entstehungsursache ist auf Form und Art
ihres Auftretens nicht ohne Einfluß, so daß aus dieser in gewisser Hinsicht
Rückschlüsse auf das zugrunde liegende pathologische Geschehen gezogen werden können.

Struktur und Schattendichte. Bezüglich der Schattendichte und dem
strukturellen Aufbau folgen die herdförmigen Verschattungen im großen
und ganzen den gleichen Gesetzen wie die lobären Herdbildungen. Auch

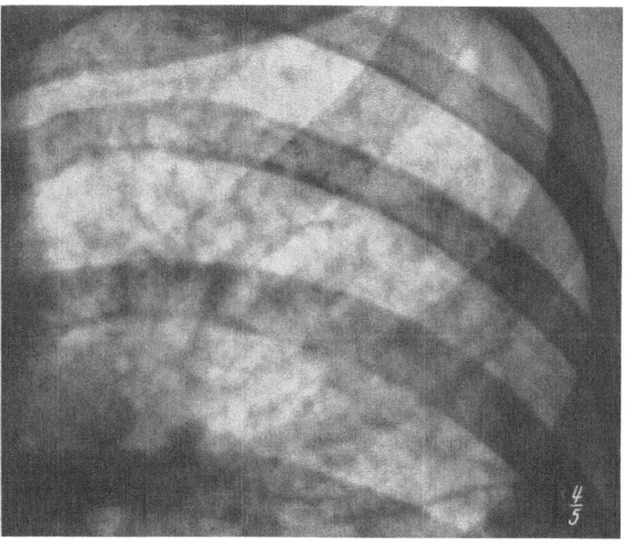

Abb. 215. Netzförmige Lungenstruktur bei Lymphangitis carcinomatosa (bei Magenkarzinom).

hier beobachten wir eine geringere Schattendichte bei vorwiegend
exsudativen und eine größere Schattendichte bei den soliden, aus Zellen
bestehenden Herden. Der Grund dieser Erscheinung ist auch hier im
anatomisch-histologischen Bau des Herdes zu suchen.

Die exsudative Herdbildung setzt histologisch mit einer Ansammlung
von Zellen und Flüssigkeit in einem oder mehreren Lungenazini ein und
dehnt sich innerhalb kurzer Zeit auf mehrere, nebeneinander liegende
Lobuli aus. Es kommt zur lobulären Herdbildung. Anatomisch ist der
lobuläre Herd in seiner Peripherie nicht scharf begrenzt, vielmehr finden
sich hier exsudaterfüllte Alveolen neben normallufthaltigen. Außerdem
führt die perifokale Entzündung am Rande des Herdes zu einer Verminderung des Luftgehalts der Alveolen in seiner weiteren Umgebung.
Dieser anatomische Aufbau ist die Ursache der besonderen Struktur
und Begrenzung der exsudativen Herde. Der kompakteren Infiltration
des Herdzentrums entspricht röntgenologisch ein dichterer Kernschatten,

der von einem etwas helleren Saum, entsprechend den teilweise lufthaltigen Alveolen, umgeben ist. Das perifokale Ödem äußert sich in der verschwommenen unscharfen Abgrenzung gegen die lufthaltige Umgebung. Da der makroskopisch sichtbare Herd meist aus mehreren solchen nebeneinander liegenden, konfluierenden Einzelherden besteht, so ergibt sich daraus, entsprechend der Form und Anordnung der Azini, ein unregelmäßig polyzyklisch gestaltetes Schattengebilde, das mehrere dichte Kerne aufweist. Die dazwischenliegenden luftreicheren Partien verleihen dem Gebilde ein unregelmäßig geflecktes Aussehen; man spricht

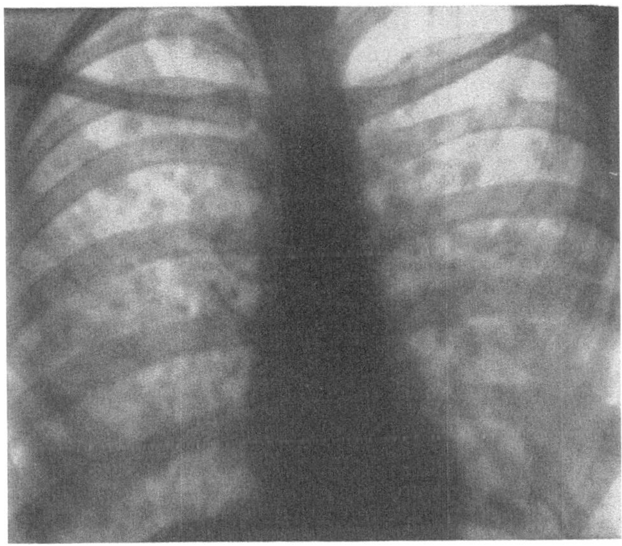

Abb. 216. Tüpfelung des Lungenfeldes bei submiliarer Karzinose. (Aus LENK: Die Röntgendiagnostik der intrathorakalen Tumoren.)

von einem *gesprenkelten Fleckschatten*. Diese Struktur und die polyzyklische Form der Verschattung kennzeichnen den exsudativ-entzündlichen lobulären Herd.

Bei der Umwandlung in den produktiven Herd wird infolge Resorption des Exsudats und des kollateralen Ödems der Herd kleiner und schärfer. Dabei tritt seine charakteristische polyzyklische Form prägnanter hervor, und man kann die anatomisch als Rosettenform bezeichnete Gestalt auch röntgenologisch vielfach wiedererkennen.

Es ist wichtig, diese Grundform der entzündlich lobulären Herde festzuhalten: durch die Bindung an die anatomische Grundform der Azini müssen diese eine unregelmäßige Gestalt annehmen. Demgegenüber bevorzugen die Tumoren, besonders beim multiplen metastatischen Auftreten, in den Lungen die rundliche Form. Diese Unterscheidung läßt sich von den großknotigen Formen bis zu den miliaren Knötchen der hämatogenen Aussaat hinab treffen (s. Abb. 216 und 217). Weiter kennzeichnen sich die herdförmigen Tumorschatten durch das Fehlen jeglicher röntgenologischen Struktur.

Charakteristische Anordnungen der Herde kommen zustande, wenn die Ausbreitung der herdbildenden Noxe systematisch auf dem Blutwege oder aerogen durch den Bronchialbaum vor sich geht. Die systematische Ausbreitung auf dem Blutwege führt zu sogenannter Tüpfelung des Lungenfeldes, d. h. beide Lungenfelder sind ziemlich gleichmäßig von

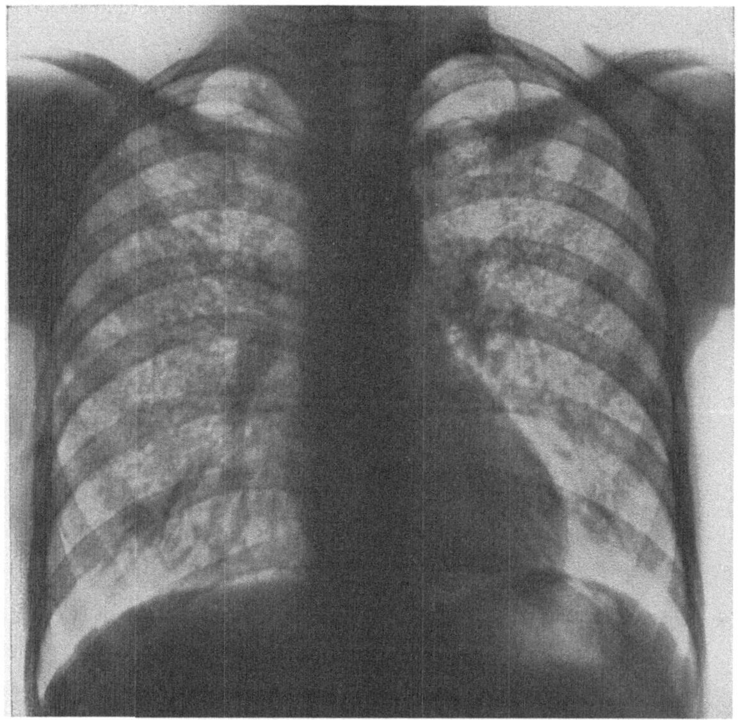

Abb. 217. Tüpfelung des Lungenfeldes bei Miliartuberkulose.

den Herdschatten übersät. Eine solche Herdaussaat findet sich bei der miliaren Tuberkulose, den miliaren septischen Bronchopneumonien und der miliaren Karzinose (Abb. 216 und 217). Die Ausstreuung ist nie ganz gleichmäßig, sondern bevorzugt in charakteristischer Weise einmal mehr die Ober-, das andere Mal mehr die Unterfelder.

Die systematische Aussaat auf dem Bronchialwege führt ebenfalls zur Übersäung der Lungenfelder mit Herdschatten, jedoch bevorzugen diese die zentralen Lungenpartien der Hilusgegend und die Oberfelder, während die Spitzenfelder weniger stark befallen sind oder auch frei bleiben. Nicht immer aber ist der Unterschied sehr deutlich, und die bronchogene Aussaat kann durchaus der hämatogenen ähneln. Eine solche systematische bronchogene Aussaat beobachtet man hauptsächlich bei den gewerblichen Staubinhalationskrankheiten, wie den Silikosen und den Siderosen.

Typische Lokalisationen beobachtet man bei der aerogenen Infektion und bei der bronchogenen Aussaat infektiösen Materials, namentlich bei der Tuberkulose. Die bevorzugte Ansiedlung auf dem Luftwege eingeschleppter Keime erfolgt in den Gebieten zwischen Clavicula und Hilus. Diese Lokalisation ist so typisch, daß man von sub- bzw. infraklavikulären Herden als von einem festen Begriff spricht.

Ziemlich gesetzmäßig geht auch die Ausbreitung infektiösen Materials von einem Zerfallsherde auf dem Bronchialwege vor sich. So tritt bei rechtsseitigem Sitz einer tuberkulösen Zerfallshöhle die erste bronchogene Metastase meist an der Basis des rechten Oberlappens auf. Die zweite Metastase befällt die Basis des linken Oberlappens, die dritte die Basis des linken Unterlappens und die vierte die des rechten Unterlappens. Entsprechend umgekehrt erfolgt die Aussaat bei linksseitigem Sitz des Zerfallsherdes.

Trotz der vielen Besonderheiten in Form und Auftreten der Verschattungen ist eine ätiologische Differenzierung der Herdschatten röntgenologisch häufig nicht möglich. Die herdförmige Infiltration bleibt ein vieldeutiges Symptom, das erst durch eine eingehende klinische Differenzierung richtig gedeutet werden kann.

Die Grenzen der Diagnostik. Die Grenzen der Diagnostik insbesondere des tuberkulösen Herdes liegen dort, wo die Kleinheit des Herdes seine Darstellung vereitelt. Über diese Frage ist mehrfach experimentell gearbeitet worden. Die minimale Größe eines nachweisbaren tuberkulösen Herdes beträgt an der herausgenommenen und aufgeblähten Leichenlunge $1^{1}/_{2}$—2 mm. Am Lebenden dürfte sie wesentlich größer sein, da die Abbildungsbedingungen durch die Atembewegungen, durch fortgeleitete Pulsation von den Gefäßen und durch die Weichteile des Thorax viel schlechtere sind. Es dürfte wohl richtig sein, wenn man die minimale Größe der im Bilde erfaßbaren Herdbildung mit 3—4 mm ansetzt. Aber auch andere Bedingungen spielen bei der Darstellbarkeit eine Rolle, namentlich, wenn es sich um isolierte Herde handelt, so die Lage des Herdes zur Platte, der Grad der Induration, die verwendete Strahlenqualität und die Fokus-Plattendistanz.

Kleinste Herde, die im Strahlengang hintereinander liegen, können, auch wenn sie von der Platte entfernt liegen, einen Summationseffekt erzeugen, der zu einer Schattenbildung und damit zu ihrer Darstellung führt. Bei massenhafter Aussaat kleinster Herde, wie bei der Miliartuberkulose, ist ihre Darstellung daher immer gegeben. Bei spärlicher Aussaat der Tuberkeln kann eine Miliartuberkulose manchmal übersehen werden oder im ungünstigsten Falle im Bilde unsichtbar bleiben.

Die Hiluserkrankungen.

Die Hilusschatten werden im wesentlichen von den Hauptästen der Art. pulmonalis gebildet. Die Abtrennung vom Herzschatten geschieht durch den negativen Kontrast der lufthaltigen Hauptbronchien.

Durch diese erscheinen die Hilusschatten durch eine helle Zone vom Herzschatten abgegrenzt. Man bezeichnet diese Zone als intervaskokardiale Aufhellung (Abb. 218).

Da der Stammast der linken Pulmonalarterie etwas höher liegt als der der rechten, und die Bronchien rechts und links verschieden verlaufen, erscheint auch das linke und rechte Hilusbild verschieden. Der rechte Hilusschatten ist immer deutlich vom Mittelschatten getrennt. Er hat im allgemeinen Kommaform. Treffend ist auch der Vergleich mit der halben Schmetterlingsfigur der grauen Substanz auf Rückenmarksquerschnitten. Das kolbige Vorderhorn entspricht dann der oberen Teilung des Oberlappenastes der Pulmonalarterie, das aufgefaserte Hinterhorn dem gemeinsamen Stamm der Arterien für den Mittel- und Unterlappen.

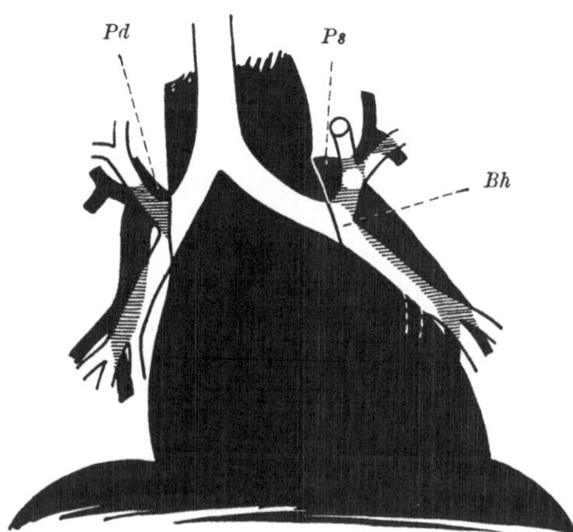

Abb. 218. Schematische Skizze des Hilus. Weiß die Bronchien, schwarz die Pulmonalgefäße, schraffiert die Überschneidungen von Bronchien und Gefäßen. *Pd* = Art. pulmonalis dextra, *Ps* = Art. pulmonalis sinistra, *Bh* = Bronchus hyparterialis.

Links bildet der Hilus einen von der Herzbucht ausgehenden Bogen, der mit seiner Konvexität unten wieder zum Herzrand zurückkehrt. Nach außen löst er sich unregelmäßig in die radial abgehenden Schatten der Gefäßäste auf. Nur sein oberer Pol erscheint scharf und geradlinig. Diese gerade Linie entspricht der oberen Kontur des Stammes der Art. pulmonalis sinistra. In der Konkavität des Hilusschattens liegt eine helle Stelle, die fast ausschließlich vom linken Hauptbronchus (Bronchus hyparterialis), der sich hier in den Ramus apicis und den Ramus ventralis teilt, gebildet wird. Dies ist der einzige Bronchus, der links an der Gestaltung des Hilus beteiligt ist. Der schräg absteigende Bronchus des Unterlappens ist im Vorderbild durch den Herzschatten verdeckt. Nur bei median gestellten Herzen tritt er hervor; dann erscheinen die Hilusbilder rechts und links einander ähnlich.

Als Grundlage der Beurteilung muß man das anatomische Bild des Ursprungs der Pulmonalarterien und deren Aufgabelung im Auge behalten. Dieses muß von dem jeweils vorliegenden Bild abstrahiert werden; dann wird man wohl niemals den regelrechten Hilus-Gefäßschatten mit krankhaft veränderten Lymphdrüsen verwechseln. Man achte auch stets auf die glatte Begrenzung der Pulmonalarterien gegenüber der gekerbten Bogenform, die durch vergrößerte Drüsen hervorgerufen wird. Ein weiteres Zeichen des normalen Hilus ist der charakteristische Zwischenraum zwischen medialem Hilusrand und Herzrand.

Das Fehlen dieses freien Raums deutet immer auf pathologische Vorgänge im Hilus hin.

Eine Veränderung des normalen schlanken, glatt begrenzten Hilusschattens kann aus drei Ursachen eintreten: 1. bei Kreislaufstörungen mit Lungenstauung, 2. bei Parenchymveränderungen in der Hilusgegend oder bei Mediastinitis und 3. bei Vergrößerung der tracheobronchialen Lymphknoten infolge Tuberkulose, Tumor u. dgl.

Die Erkrankungen der Pleura.

Die Pleurablätter sind dünne seröse Häute, die normalerweise im Röntgenbild unsichtbar bleiben. Nur die im Strahlengang verlaufenden interlobären Pleuraduplikaturen (meist des Interlobärspalts zwischen Ober- und Mittellappen der rechten Lunge) können auf guten Aufnahmen als zarte Linien (Haarlinien) in Erscheinung treten. Erst die flüssigen Sekrete, die von diesen serösen Häuten unter krankhaften Verhältnissen abgesondert werden, ergeben im Kontrast mit dem hellen Lungenfeld deutliche Schatten, die Gegenstand der Röntgenuntersuchung werden können. Da, wo ein Kontrast gegen das Lungenfeld fehlt (wie bei der Pleuritis diaphragmatica, wo der Ergußschatten sich vom Leberschatten nicht abgrenzen läßt), oder die Entzündungsprodukte nur fibrinösen Charakter haben, kommen keine direkten Röntgensymptome zustande. Nur die verringerte Zwerchfellbewegung der erkrankten Seite kann dann als Verdachtsmoment gelten.

Freie Ergüsse. Pleuraexsudate oder Flüssigkeitsansammlungen im Pleuraspalt sind nur dann früh und leicht erkennbar, wenn sie sich infolge ihres hydrostatischen Drucks an den tiefsten Punkten in größeren Mengen ansammeln. Die erste Ansammlung der Flüssigkeit erfolgt in den hinteren unteren Sinuspartien. Nimmt die Flüssigkeit an Menge zu, so wird sie auch seitlich im Sinus sichtbar. Das Zustandekommen des typischen Ergußschattens ist aus Text und Abb. 176 auf S. 255 ersichtlich.

Verteilt sich aber die Flüssigkeit in dünner Schicht im Pleuraspalt, so daß das Exsudat mantelartig die ganze Lunge umgibt (sogenannte Pleuritis lamellaris), so kommt nicht immer ein Tangentialeffekt zustande, durch den das Exsudat am Rand der Lungenwölbung sich als strichförmiger Schatten darstellen würde. Bei der lamellären Pleuritis können so bis 250 ccm Flüssigkeit dem röntgenologischen Nachweis völlig entgehen. Man muß also immer damit rechnen, daß kleine Ergüsse sich nicht nachweisen lassen.

Das typische Bild des vollentwickelten freien Ergusses stimmt perkutorisch und röntgenologisch fast überein, nur muß man wissen, daß die im Röntgenbild sichtbare obere Begrenzung des Exsudatschattens nicht mit der wirklichen Höhe des Exsudats zusammenfällt: die Flüssigkeit reicht namentlich in den medialen Partien höher hinauf. Die dünne obere Flüssigkeitsschicht wird durch das Röntgenlicht nämlich weggeleuchtet.

Freie Ergüsse zeigen die den hydrostatischen Gesetzen entsprechende Verschieblichkeit bei Lagewechsel (s. S. 198). Verklebungen verhindern die Verschiebung; deshalb lassen manche Exsudate jede Verschieblichkeit vermissen, während sie bei Transsudaten immer nachweisbar ist. Die freien Ergüsse führen zur Verdrängung von Herz und Mediastinum nach der gesunden Seite.

Die abgesackte Pleuritis. Durch Verklebung kann die Form der Exsudatschatten in vielfacher Weise abgeändert werden. Eine bestimmte Gesetzmäßigkeit für Sitz und Gestalt solcher umschriebener Ergüsse kann bei den von Fall zu Fall wechselnden Verhältnissen nicht aufgestellt werden. Sie sind durch ihre vom freien Erguß abweichende Form und Lage, sowie durch schärfere, meist bogenförmige Begrenzung als solche kenntlich (Abb. 219).

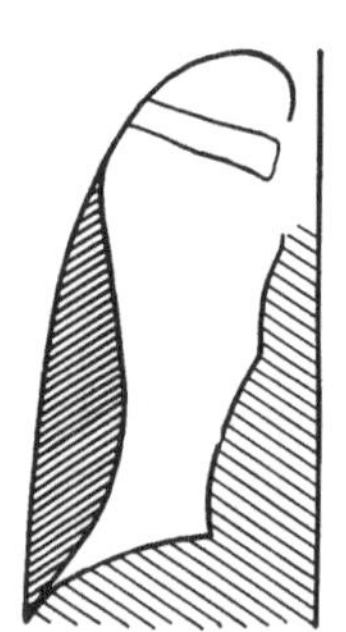

Abb. 219. An der seitlichen Brustwand abgesackter Erguß (schematisch).

Die interlobären Ergüsse. Die interlobären Ergüsse können sich über den ganzen Interlobärspalt erstrecken oder absacken. Im ersteren Fall ergeben sie bei tangentialem Strahlengang bandförmige, im letzteren Fall spindelförmige Schatten. Die Schattenbildungen sind allseitig scharf begrenzt. Ergüsse, die schräg von den Strahlen durchsetzt werden, ergeben ganz uncharakteristische Verschattungen. Im sagittalen Strahlengang wird nur der obere horizontale Spalt der rechten Lunge tangential getroffen (s. S. 255). Im seitlichen Strahlengang werden alle Pleuraspalten in der Schicht durchsetzt; es ist daher diese Strahlenrichtung bei Verdacht auf interlobäre Affektion immer anzuwenden.

Die Pleuratumoren. Die durch Tumoren der Pleura verursachten Verschattungen gleichen, wenn sie mit Ergüssen einhergehen, den typischen Ergußschatten, wenn sie ohne Erguß auftreten, den abgesackten Pleuritiden. Bei der ersteren Form ist häufig das Fehlen von der Größe des Ergusses entsprechenden Verdrängungserscheinungen verdächtig; manchmal findet man eine Retraktion nach der kranken Seite. Bei großem Erguß kann die Punktion und die Anlegung eines Pneumothorax die Klärung bringen, da man dann die Tumorschatten der Brustwand aufsitzen sieht.

Die Erkrankungen des Mediastinum.

Das Mediastinum ist für den Röntgenologen ein fiktives Gebilde, ein schmaler Raum, der, von den Lungenflügeln flankiert, zwischen Sternum und Wirbelsäule gelegen ist. Durch den Herz-Gefäßschatten wird dieser Raum in einen vorderen, mittleren und hinteren Abschnitt geteilt. Im Sagittalbild ist vom Mediastinum nichts zu erkennen, da es durch den Schatten des Brustbeins, der Gefäße und der Wirbelsäule verdeckt wird. Dieser dichte Summationsschatten überschreitet nur um wenige Millimeter den Wirbelsäulenrand. In den schrägen und seitlichen Durchmessern erscheint der Zwischenraum zwischen Sternum, Herz und

Wirbelsäule mit Lungenhelligkeit. Als einzig sichtbare Gebilde erkennen wir in ihm das helle Band der Trachea und bei Kontrastfüllung das dunkle Band des Ösophagus.

Alle pathologischen Veränderungen des Mediastinum äußern sich im Sagittalbild in einer Verbreiterung des Mittelschattens, der bei weiterer Entwicklung sich bogenförmig gegen die hellen Lungenfelder vorwölbt. Die Grenzen der Vorwölbung erscheinen meist scharf, da alle diese Veränderungen an der Pleuraduplikatur, die das Mediastinum von den Lungen trennt, eine natürliche Begrenzung finden (Abb. 220a und b).

In den schrägen und seitlichen Durchmessern erscheint die Veränderung als Verschattung des hellen Zwischenfeldes; sie läßt sich in diesen Strahlenrichtungen auf ihren Ursprung im Mediastinum lokalisieren.

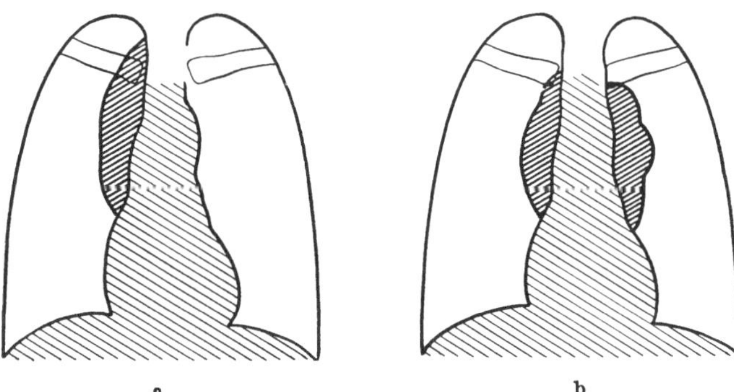

a   b

Abb. 220. a Einseitige, b beiderseitige Verbreiterung des Mittelschattens durch Mediastinaltumor (schematisch).

Alle mediastinalen Verschattungen, die an Herz oder Gefäße angrenzen, zeigen fortgeleitete Pulsation. Durch manche Veränderungen wird eine Druckwirkung auf die Trachea oder den Ösophagus ausgeübt.

Aus den Konturveränderungen der sich in die Lungen vorwölbenden Schatten lassen sich Rückschlüsse nicht ziehen, da fast allen — selbst den malignen — Mediastinalerkrankungen in den Pleurablättern, die beiderseits das Mediastinum einschließen, eine schwer überschreitbare Grenze gesetzt ist. Durch diesen Pleuraüberzug erscheinen die meisten Mediastinaltumoren in den Anfangsstadien lateralwärts scharf bogenförmig begrenzt. Nur wenn die Pleurablätter durchbrochen werden, wird die Randkontur unscharf. Aus diesem Grunde macht die Differentialdiagnose der Mediastinaltumoren oft unüberwindliche Schwierigkeiten. Lymphosarkom, leukämischer Tumor, Rethotheliom, das Lymphogranulom und die tuberkulöse Drüsengeschwulst ergeben ganz gleiche Röntgenbilder. Hier ist eine probatorische Röntgenbestrahlung zur Stellung der Diagnose sehr wertvoll (s. S. 432).

Manche Mediastinaltumoren sehen durch ihre Form und Lage Aneurysmen so täuschend ähnlich, daß eine Unterscheidung ohne genaue Untersuchung der Pulsationserscheinungen mit Hilfe des Kymogramms unmöglich ist. Die Beobachtung mit dem bloßen Auge ist unsicher, da einerseits die Tumoren fortgeleitet pulsieren, anderseits große Aneurysmen infolge Thrombosierung jede Pulsation vermissen lassen können.

Die mediastinale Pleuritis. Während die mediastinalen Tumoren, entzündliche wie nichtentzündliche, verschiedenartig bogige und gekerbte

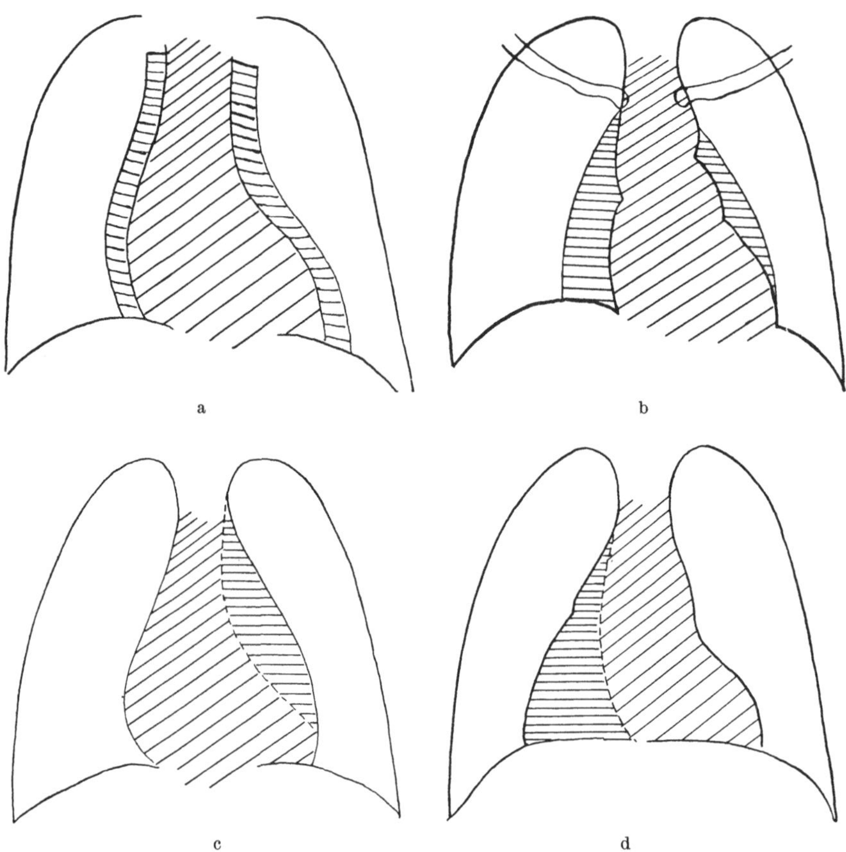

Abb. 221. Schema der mediastinalen Pleuritiden.

Pleuritis mediastinalis; a als beiderseitiger bandförmiger Schatten, b als beiderseitiger bogiger Schatten, c und d einseitige Pleuritis, auf den Sinus costo-mediastinalis übergreifend.

Verschattungen ergeben, zeigen die meisten mediastinalen Pleuritiden etwas typischere Bildungen in Form von breiten bandförmigen Schatten, die beiderseits den Herz-Gefäßschatten begleiten (Abb. 221). In Beziehung auf eine durch die Lungenwurzeln gelegte vertikale Ebene unterscheidet man eine vordere und hintere Pleuritis mediastinalis, und in der Lage zu einer horizontal durch die Hili verlaufenden Fläche einen oberen und unteren Mittelfellerguß. Natürlich kann auch das ganze Mittelfell einseitig oder doppelseitig erkrankt sein. — Häufig greifen die pleuritischen Veränderungen des Mediastinum auch auf den Sinus costo-mediastinalis über.

Das Zwerchfell.

Die dünne Zwerchfellplatte bekommt der Röntgenologe isoliert selten zu Gesicht, und zwar nur bei der freien Gasansammlung unterhalb des Zwerchfells, also beim Pneumoperitoneum und dem subphrenischen Gasabszeß; sie erscheint dann als zarter, glattgeschwungener Bogen. Sonst aber ist das Zwerchfell röntgenologisch die Grenzfläche zwischen Thorax und Abdomen. Der starke Kontrast läßt diese Grenze als Linie scharf hervortreten.

Überschritten wird die Grenze unter pathologischen Verhältnissen, indem Abdominalorgane durch angeborene oder traumatisch erworbene

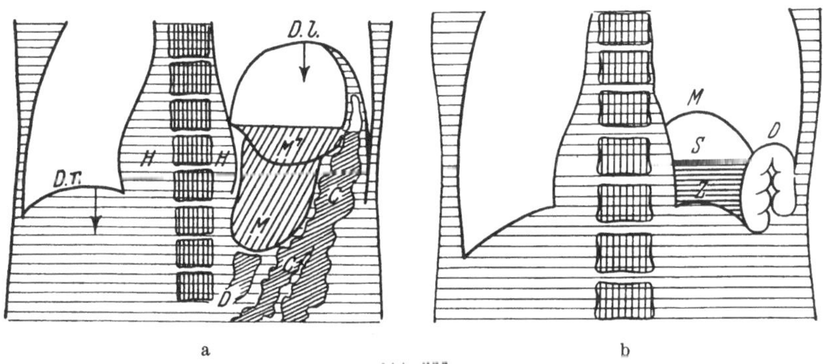

Abb. 222.
a Relaxatio diaphragmatica.
Die in den Thoraxraum verlagerten Abdominalorgane haben das nachgiebige Zwerchfell vor sich hergedrängt. *Dr* und *Dl* = rechtes und linkes Diaphragma, *M* = Magen, *D* = Duodenum, *C* = Colon.
b Linksseitige Zwerchfellhernie.
Das Zwerchfell *Z* steht unterhalb des vorgelagerten Magens *M* und Dickdarms *D*.

schwache Stellen der Muskelplatte in den Thoraxraum sich hinein-drängen. Diese Zwerchfellhernien kommen hauptsächlich links vor, wo der Hiatus oesophageus, das Trigonum lumbo-costale und sterno-costale angelegte Bruchpforten darstellen. Bei der Zwerchfellhernie erkennt man die Zwerchfellkuppe unterhalb der vorgelagerten Organe. Dieses Verhalten ist wichtig zur Unterscheidung gegen die Relaxatio diaphragmatica, bei der ebenfalls eine Verlagerung von Abdominalorganen in den Thoraxraum eintritt, diese aber nicht in den Pleuraraum übertreten, sondern das atrophische Zwerchfell vor sich herdrängen. Die in den Thorax verlagerten Organe sind also in diesem Falle vom Zwerchfell überzogen (Abb. 222 a und b).

Formveränderungen des Zwerchfells kommen durch lokale Verdrängung oder Verziehung zustande. An der rechten Zwerchfellkuppe können sich besonders die Formen der erkrankten Leber (bei Lues, Neoplasma, Echinokokkus und Abszeß) an den Konturen als Vorwölbungen kenntlich machen (Abb. 223). Die Einkerbungen der Zwerchfellkontur durch Muskelzüge (sogenannte Hustenfurchen) sind dagegen ein harmloser Befund. Verziehungen kommen in Form von „Zeltbildungen" als spitze, nach oben gerichtete Zacken an beiden Zwerchfellkuppen besonders bei tiefer Inspiration zur Beobachtung (Abb. 223). Nicht immer aber entsprechen die Zacken pleuritischen Adhäsionen; auch bei basalen Lungenretraktionen kann das Zwerchfell in die entstandenen Hohlräume hineingezogen werden und, ohne adhärent zu sein, ebenfalls Zackenbildungen zeigen.

Sehr wichtig sind die funktionellen Veränderungen. Man prüft die Zwerchfellfunktion erst bei ruhiger, dann bei forcierter Atmung. Sodann prüft man die Hustenreaktion und stellt den MÜLLERschen oder — nach HITZENBERGER — den Schnupfversuch an. Dieser besteht in einer kurzen kräftigen Inspiration bei leicht zusammengekniffenen Nasenflügeln.

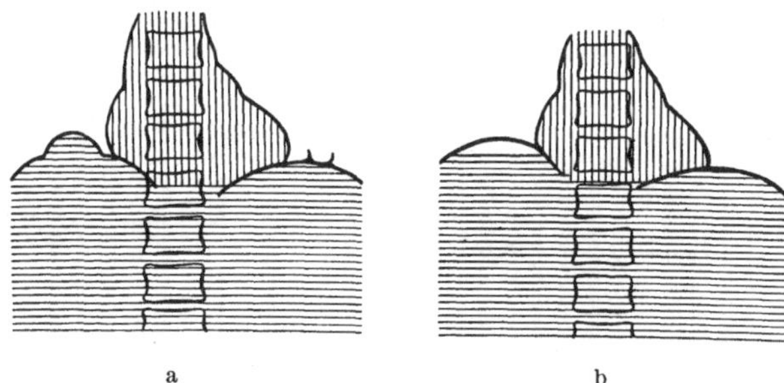

a   b

Abb. 223. Symptomatik der Zwerchfellwölbung (schematisch). a Rechtes Zwerchfell: buckelige Vorwölbung durch Lebertumor; linkes Zwerchfell: zeltförmige Adhäsionszacken. b Hochstand des rechten Zwerchfells mit Gasbildung und Flüssigkeitsspiegel bei subphrenischem Abszeß.

Die Funktionsausfälle äußern sich in Bewegungslosigkeit und Hochstand einer Zwerchfellkuppe (bei der Lähmung, der Relaxatio und dem subphrenischen Abszeß) oder in paradoxer Bewegung (Zwerchfellähmung, Bronchostenose). Geringe Funktionsausfälle können durch die Hustenreaktion, sowie durch den MÜLLERschen und den Schnupfversuch, deutlich gemacht werden. Die funktionellen Veränderungen sind nicht obligatorisch; sie können bei der gleichen Erkrankung manchmal auch vermißt werden.

Die Erkrankungen des Herzens und der Aorta.

Herzerkrankungen.

Das Herz erscheint als strukturloser Schatten, der vermöge seiner Lage im hellen Thoraxraum deutlicher als sonst ein Organschatten seine Konturen erkennen läßt. Form-, Größen- und Pulsationsveränderungen sind daher sehr gut zu beobachten. Auf ihnen baut sich die Diagnostik auf. Innerhalb des Herzschattens sind Differenzierungen selten möglich; hier und da wurden Verkalkungen am Klappenapparat, Perikardverkalkungen und ganz selten die Verkalkung der Koronararterien festgestellt (ein Fall von LENK). Die einzelnen Herzkammern sind nur an der Bogengliederung und ihrer Pulsation zu unterscheiden; innerhalb des Herzschattens bilden sie sich nicht als verschiedene Teile ab.

Die Symptomatologie der Herzerkrankungen stützt sich auf 1. die Formveränderungen, 2. die Größenveränderungen und 3. die Änderungen der Pulsation und des Herztonus. Diese Symptome kommen gesondert oder zu Syndromen vereinigt vor.

Die Formveränderungen des Herzens sind das Zeichen eines Hindernisses in der Strombahn des Kreislaufs. Dabei ist es gleichgültig, ob dieses Hindernis zentral im Herzen selbst oder peripher im Kreislauf liegt. Die Hypertonie führt zu einer Vergrößerung des linken Ventrikels ebenso wie die Aortenstenose; das Emphysem führt zu einer Vergrößerung des rechten Herzens, wie sie sekundär bei manchen Klappenfehlern auf-

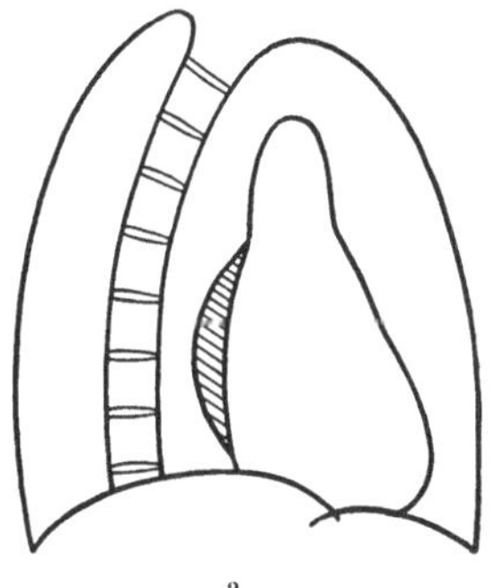
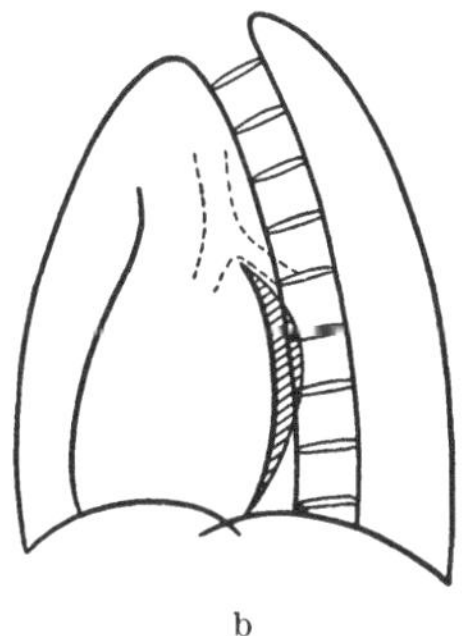

Abb. 224. Darstellung der Hinterwand des Herzens (Vorhöfe). a Im I. schrägen, b im umgekehrten I. schrägen Durchmesser (Vorhöfe schraffiert).

tritt. Hindernisse im großen Kreislauf führen zu einer Vergrößerung des linken, Hindernisse im kleinen Kreislauf zu einer Vergrößerung des rechten Herzens. Diese Vergrößerungen kennzeichnen sich röntgenologisch in einer Verlängerung und stärkeren Wölbung der entsprechenden Bogenabschnitte, also am linken Herzen an der Verlängerung und Wölbung des linken unteren Bogens, sowie an der Abrundung und am Hinausrücken der Herzspitze; am rechten Herzen durch stärkere Wölbung und vermehrte Rechtsdistanz des rechten unteren Bogens, ferner, infolge Hinaufrückens des Konus der Art. pulmonalis, durch Ausfüllung der sogenannten Herzbucht.

Soweit gibt das Röntgenbild nur das wieder, was jede exakte Perkussion auch bieten kann. Dadurch aber, daß wir die Möglichkeit haben, auch in schrägen Strahlenrichtungen zu durchleuchten, geht die Röntgenuntersuchung über die klinische Untersuchung hinaus. Bei der schrägen Durchleuchtung können wir die Vorder- und namentlich die Hinterwand des Herzens sehen und so ein Urteil über den Zustand der Vorhöfe gewinnen (Abb. 224). Das ist für die Beurteilung mancher Klappenfehler von besonderer Bedeutung.

Die Größenveränderungen. Noch immer bestehen die innigsten Beziehungen zwischen der Röntgendiagnostik und der Klinik der Herzinsuffizienz in der Größenbestimmung des Herzens und seiner Abschnitte. Eine Vergrößerung des Herzens, eine Dilatation, kann auf verschiedene Arten zustande kommen. Greift die Schädigung, wie z. B. bei der Diphtherie, Anämie oder Beri-Beri und anderen Erkankungen, am Herzmuskel selbst an, so kommt es zur sogenannten *myogenen* oder *Erschlaffungsdilatation*. Solche Herzen erscheinen vor dem Röntgenschirm schlaff und ungegliedert; der Tonus des Herzmuskels ist herabgesetzt.

Ganz anders ist jene Vergrößerung des Herzens aufzufassen, die dann eintritt, wenn ein Hindernis in der peripheren Strombahn oder ein Klappenfehler an einen gesunden und anpassungsfähigen Herzmuskel vermehrte Ansprüche stellt; das nennen wir die *kompensatorische Dilatation*. Diese Vergrößerungen gehen mit einer Vermehrung des Tonus des Herzmuskels und einer verstärkten Gliederung der Bogenanteile einher. Sie zeigen auch immer eine typische Vergrößerung der vermehrt beanspruchten Herzabschnitte. Die beiden Arten der Vergrößerung sind sowohl therapeutisch wie prognostisch ganz verschieden zu beurteilen.

Bei der Beurteilung der Herzgröße darf man sich nicht zu sehr an Zahlen halten. Erst Abweichungen von mehr als $1^1/_2$ cm über den Durchschnittswert der betreffenden Alters-, Gewichts- und Größenklassen sind als krankhaft zu bezeichnen. Handelt es sich nur um kleine Differenzen, so sind die Zahlenwerte nicht zu überschätzen. — Das einmal festgestellte Orthodiagramm ist eine exakte Unterlage für weitere vergleichende Untersuchungen.

Die funktionellen Erscheinungen.

Eine der wichtigsten Voraussetzungen für die funktionelle Beurteilung des Herzmuskels ist die Beobachtung der Pulsationen. Veränderungen der Pulsationen können bedingt sein 1. durch Störungen in der Kompensation, 2. durch Störungen in der Funktion des Herzmuskels und 3. durch Klappenfehler.

Bei Kompensation ist die Pulsation normal, der Herzfehler zeigt die seinem Sitz entsprechenden funktionellen Erscheinungen. Im Stadium der Dekompensation werden die Pulsationen immer schwächer, zuletzt fibrillär wie bei der Myokarditis, der linke Herzbogen gestreckter, seine Exkursionen rascher und kleiner. Im Anfang lassen sich die Erscheinungen nur an der Spitze des Herzens nachweisen. Im Stadium der Muskelentzündung erinnern die Bewegungen an die fibrillären Kontraktionen, wie sie für die Myodegeneratio cordis typisch sind.

Der Klappenfehler. Bei den Klappenfehlern ist nicht die Erkennung des Fehlers an sich das wichtigste, sondern allein die Beurteilung des Grades der Stauung und ihrer Folgen, also die quantitative Diagnose. In erster Linie handelt es sich dabei um die Erkennung des Grades der Erweiterung des befallenen Herzabschnitts (z. B. Dilatation des linken Vorhofs bei den Mitralfehlern). Weitere Aufschlüsse gibt die Beobachtung der Pulsation der betreffenden Herzabschnitte über die Funktion des Herzmuskels. Dazu kommt dann die Erkennung der Neben- oder Folgeerscheinungen, wie Lungenstauung, Transsudatbildung, Lebervergrößerung usw.

Die Kardinalfrage aber ist die: Ergibt jedes Vitium auch einen Röntgenbefund? Diese Frage ist für die kongenitalen Vitien zunächst zu verneinen; es gibt angeborene Herzfehler, die keine Veränderung der Herzform verursachen. Die erworbenen Herzfehler machen anfangs keine Röntgensymptome; aber auch in späteren Stadien muß nicht jeder Klappenfehler eine typische Veränderung nach sich ziehen. Das Fehlen einer typischen Veränderung schließt also einen Klappenfehler nicht aus. Es ist deshalb eine röntgenologisch häufig unlösbare Frage, ob ein Geräusch organischen oder nichtorganischen Ursprungs ist.

Zur Begutachtung von Vitien gehört auch die Beurteilung des Hilusschattens besonders der rechten Seite. Ein verbreiterter rechter Hilusschatten (über 15 mm) findet sich bei jedem Vitium, auch wenn sonst keine Dekompensationserscheinungen nachzuweisen sind. Am deutlichsten ist dieses Zeichen bei Mitralvitien, insbesondere bei der Stenose zu beobachten. Bei den letzteren tritt auch die Vermehrung der Lungenzeichnung viel früher ein, als der Stauungskatarrh sich durch Kurzatmigkeit oder Herzfehlerzellen äußert. Manches Stenosenherz kann erst durch den röntgenologischen Befund der Stauungslunge oder des verbreiterten rechten Hilus diagnostiziert werden.

Die Bezeichnungen „Mitralkonfiguration“ und „Aortenkonfiguration“ sind irreführend; sie sollten nur dann angewendet werden, wenn der typischen Konfiguration auch ein Vitium zugrunde liegt. Eine Pseudomitralkonfiguration findet man häufig bei wachsenden Individuen, ferner bei Tiefstand des Zwerchfells, Skoliosen und bei schrumpfenden Prozessen des linken Oberlappens. In gleicher Weise kann die Aortenkonfiguration vorgetäuscht werden durch Zwerchfellhochstand und durch Hinabdrängung der großen Gefäße infolge Struma substernalis oder Mediastinaltumor. Eine Pseudoaortenkonfiguration stellt sich auch ein bei Hypertonie und Aortensklerose.

Sehr wesentlich wirkt die Röntgenuntersuchung mit bei der Erkennung des nervösen Herzens. Dieses verrät sich durch seinen charakteristischen Aktionstypus bei vollständig normalen Form- und Größenverhältnissen.

Die Analyse der *Herzrhythmusstörungen* muß dagegen der Elektrokardiographie überlassen werden. Die Röntgenuntersuchung hat nur die Aufgabe, zu entscheiden, ob die betreffende Rhythmusstörung eine sinnfällige organische Grundlage als unmittelbare Ursache erkennen läßt. Bei Veränderungen am Herzen und den großen Gefäßen (Vergrößerung, Myokardschädigung, Sklerose) werden wir eine organische Ursache annehmen. Erweist sich das Herz als morphologisch und funktionell normal, so ist eine nervöse Ursache wahrscheinlich. Zu achten ist auch auf intrathorakale Prozesse (substernale Struma, Tumoren usw.), die durch Druck auf die Herznerven den Rhythmus stören können, wie auch auf pleuro-perikarditische Verwachsungen, die die gleichen Folgen haben können.

Es sind also der röntgenologischen Herzdiagnostik manche Grenzen gezogen. Wesentliche Veränderungen entgehen der Untersuchung. So läßt sich auf keinen Fall eine Koronarsklerose nachweisen. Es ist schon vorgekommen, daß ein Herz bei der Durchleuchtung als völlig normal befunden wird und sein Träger wenige Tage darauf unter den Anzeichen einer schweren Angina pectoris stirbt.

Erkrankungen der Aorta.

Während beim Herzen die Größenmessung gegenüber der funktionellen Betrachtung zurücktritt, beherrscht in der Röntgenuntersuchung der Aorta noch immer die Messung das Feld. Allerdings sind nur die Querschnittsmaße nach BORDET und KREUZFUCHS brauchbar.

Die Analyse der Pulsationserscheinungen ist an der Aorta sehr schwer. Deshalb ist auch eine funktionelle Diagnostik ohne Zuhilfenahme der Kymographie meist unmöglich. Das einzige funktionelle Symptom, das einer objektiven Feststellung zugänglich ist, ist die lokal verstärkte Pulsation. Eine einwandfreie Analyse der Pulsationsphänomene wird nur durch die Kymographie geliefert. Es ist zu erwarten, daß dieses Verfahren bald allgemein in die Herzdiagnostik Aufnahme findet.

Die Symptomatik der Aortenerkrankungen beschränkt sich im Röntgenbild auf drei Veränderungen: 1. die diffuse Verbreiterung des Aortenbandes, 2. die lokale spindelförmige Erweiterung und 3. die Schattenverdichtung. Zur Diagnose stehen auch im wesentlichen nur drei Affektionen, nämlich die Aortensklerose, die Aortitis luica und das Aneurysma.

Die Aortenverbreiterung. Zur Aortenverbreiterung führen beim Erwachsenen vier Erkrankungen: 1. Die Mesaortitis; sie ist röntgenologisch nur in bereits vorgeschrittenen Fällen zu diagnostizieren. 2. Die Hypertonie; jede länger bestehende Hypertonie kann zu leichter diffuser Dilatation führen. 3. Die endokarditischen Klappenfehler; auch diese führen häufig zur Aortenverbreiterung; eine Erklärung steht noch aus. 4. Die Erweiterung durch die Atheromatose.

Bei der Vieldeutigkeit des Symptoms ist es nicht möglich, aus der diffusen Verbreiterung auf eine Aortitis zu schließen. Auch der positive serologische Befund kann die Diagnose nicht eindeutig ergänzen, da ja nur zirka 60% aller Syphilitiker an einer Aortitis erkranken. Solange keine unverwechselbaren pulsatorischen Veränderungen durch das Kymogramm festzustellen sind, ist aus einer gleichmäßigen Erweiterung nur dann auf eine Aortitis zu schließen, wenn kein Klappenfehler vorliegt, keine Hypertension besteht bzw. bestand und der Patient unter 40 Jahren ist. Lokalisierte Verbreiterung mit vermehrter Pulsation ist dagegen an sich schon, wenn eine spezifische Infektion anamnestisch vorliegt, für eine Aortitis beweisend. Hier handelt es sich jedoch bereits um Übergänge zum Aneurysma.

Das Aneurysma. Die Erkennung des Aneurysma ist, wenn man von der Schwierigkeit der Abgrenzung gegen Mediastinaltumoren absieht, durch die Röntgenuntersuchung einwandfrei gegeben. Das ist sehr wichtig; denn so kann das Röntgenbild in Fällen von Aortitis entscheiden, ob eine einfache Dilatation oder bereits Aneurysmenbildung vorliegt.

Abgesehen davon ist es die Aufgabe der Röntgenuntersuchung, die Lokalisation der Ausbuchtung festzustellen und seine Größe zu bestimmen. Hierzu muß man die Durchleuchtung in mehreren Strahlenrichtungen heranziehen.

Die Aortensklerose. Die Schattentiefe des Aortenbandes ist abhängig einmal von der Wandbeschaffenheit und dem Durchmesser des Gefäßes, zum anderen Mal von indirekten Faktoren, wie der Helligkeit der Lungenfelder, der Dicke der Brustwand usw. Durch diese indirekten Faktoren wird die an sich schon sehr subjektive Schätzung in ihrem Wert noch weiter herabgemindert. Sind keine kalkdichte Schatten an den Aortenwänden bei der tangentialen Ableuchtung zu erkennen, so ist die Grenze zwischen Normalem und Pathologischem kaum noch zu bestimmen. Größere Beweiskraft kommt den indirekten Symptomen der Aortensklerose zu, wie Verlängerung der Aorta, stärkere Krümmung und vermehrtes Vorspringen des Aortenknopfs in das linke Lungenfeld.

Die Erkrankungen des Verdauungsrohres.

Die Symptomatik des Verdauungskanals ist — mit Ausnahme des kompletten Ileus — an das Kontrastbild gebunden. Dieses kann als Füllungsbild den plastischen Ausguß und als Reliefbild die Schleimhautstruktur des Verdauungsrohrs darbieten. Zur vollständigen Untersuchung gehört die Heranziehung beider Bilder.

Die morphologische Symptomatik ist einfach; sie beschränkt sich am Füllungsbild auf die lokale Vorwölbung und den lokalen Defekt, am Schleimhautbild auf Vergröberung und unregelmäßigen Verlauf der Falten, ferner auf Verlust der Schleimhautstruktur und Strukturdefekte.

Die lokale Vorwölbung kann als Divertikel oder als Ulkus auftreten. Der lokale Defekt entspricht im Magen-Darmkanal vorwiegend dem Tumor. Nur das Gumma, die Magenwandphlegmonen, der entzündliche Coecaltumor und schwere Dickdarmentzündungen können ebenfalls zu Defektbildungen führen. Pseudodefekte sind nicht selten; Pankreas-, Leber-, Milz-, Nieren- und Netztumoren können durch Druck zu scheinbarer Defektbildung führen.

Am Schleimhautbild spricht die Vergröberung und der unregelmäßige Verlauf der Falten für entzündliche Schleimhautveränderungen. Der Verlust der Schleimhautstruktur ist ein Zeichen der Wandinfiltration, der Schleimhautdefekt ein Zeichen der Tumorbildung. Der Schwellenwert der Erkennbarkeit von Veränderungen ist am Schleimhautbild kleiner als am Füllungsbild; jenem kommt daher für die Frühstadien der Erkrankungen besondere Bedeutung zu. Zur Unterscheidung echter Defekte von falschen Defekten ist das Schleimhautbild unentbehrlich.

Von den funktionellen Symptomen ist der lokale Bewegungsausfall als Symptom einer Wandinfiltration höchst bedeutungsvoll. Demgegenüber kommt den übrigen funktionellen Symptomen, wie verstärkte Peristaltik, Atonie, Herabsetzung der Motilität, geringere Bedeutung zu.

Der Ösophagus.

Der Ösophagus stellt einen bandförmigen Schatten dar, der das hintere Mediastinum durchzieht. Man beobachtet an ihm drei physiologische Engen, nämlich in der Höhe des Ringknorpels, am Arcus aortae und am Zwerchfellschlitz. Die Schleimhautfalten verlaufen in der Längsrichtung des Organs, ziemlich parallel zueinander.

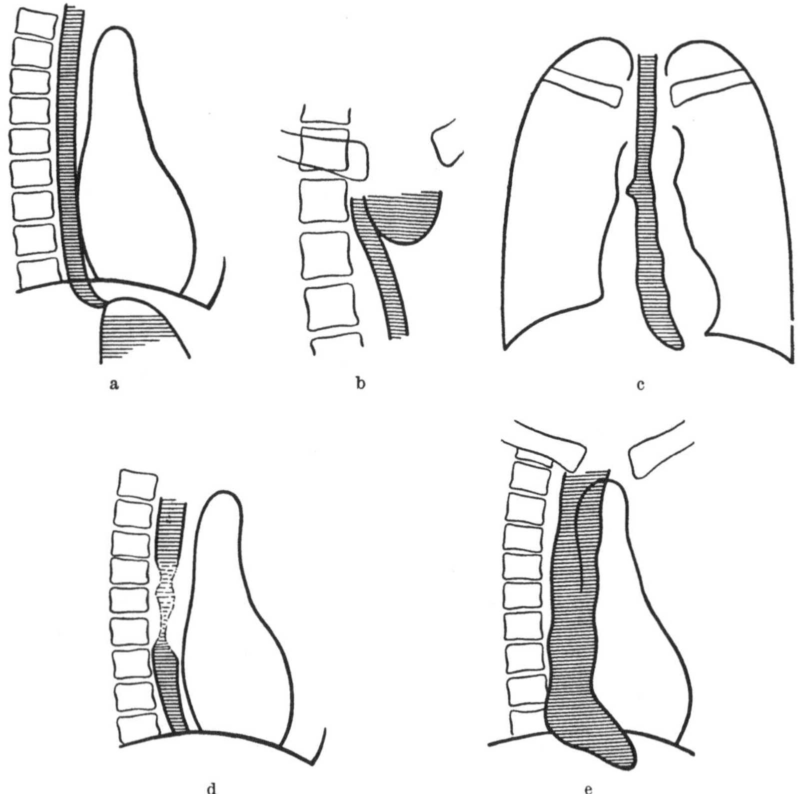

Abb. 225. Die Symptomatik der Ösophaguserkrankungen im Röntgenbild. a Normaler Ösophagus im I. schrägen Durchmesser, b ZENKERsches Divertikel, c Traktionsdivertikel, d Füllungsdefekt, e Ösophagusdilatation (nach E. MARCOVITS).

Die Symptomatik der Veränderungen deckt sich im großen und ganzen mit der des übrigen Verdauungsrohrs. Man beobachtet Verdrängungen, Verziehungen, Verengerungen und Defekte, ferner lokale Vorwölbungen als Divertikel und als Ulkus. Spastische Erscheinungen an der Kardia können zur Erweiterung des Organs führen (Abb. 225).

Mit Ausnahme der untersten Ösophagusabschnitte ist die ganze Speiseröhre infolge ihres geringen Durchmessers der Diagnostik gut zugänglich. Im kardialen Teil dagegen sind bei der Unterscheidung der organischen von den spastischen Verengerungen häufig größere Schwierigkeiten zu überwinden.

Die Magenerkrankungen.

Das Kontrastbild des gefüllten Magens fällt im wesentlichen mit dem anatomischen Bild zusammen. Auch die Nomenklatur kommt den anatomischen Benennungen sehr nahe (s. Abb. 226 a und b). Gebräuchlich ist außerdem noch die Bezeichnung des Canalis egestorius als Antrum oder Pars pylorica. Die große äußere Grenzlinie wird große Kurvatur, die innere kürzere Begrenzung kleine Kurvatur genannt. Den Winkel, den die kleine Kurvatur zwischen Korpus und Canalis pyloricus bildet, pflegt man als Angulus ventriculi zu bezeichnen.

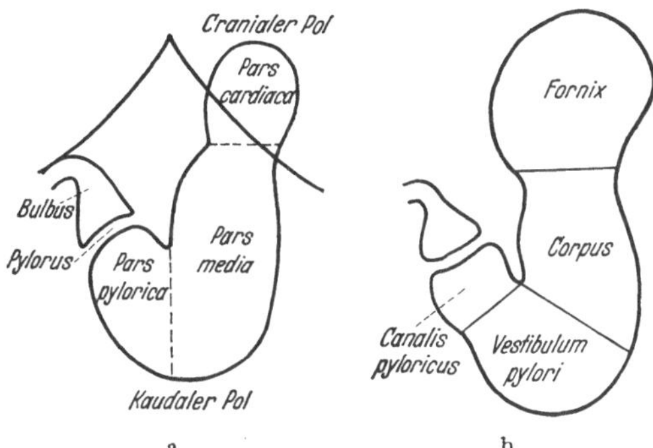

Abb. 226. Nomenklatur des Magens; a nach HOLZKNECHT, b nach ASCHOFF.

Bei gefülltem Bulbus duodeni erscheint der geschlossene Pylorus als 3—5 mm breiter heller Spalt zwischen den Kontrastfüllungen. Öffnet sich der Pylorus, so überbrückt ein zentraler Kontrastfaden diesen Spalt.

Die Schleimhautstruktur. Die Schleimhautstrukturen sind im Röntgenbild deutlicher und besser erkennbar als am anatomischen Präparat (Abb. 227). Die Falten der kleinen Kurvatur (meist zwei äußere und zwei innere Falten) sind die direkte Fortsetzung der Ösophaguslängsfalten. Sie verlaufen gestreckt, nach der Mitte des Magenkörpers leicht konvergierend, von da aus nach der Pars pylorica mäßig divergierend. Der Konvergenz entspricht eine mehr oder weniger ausgesprochene taillenförmige Einschnürung der Kontur des mittleren Magenabschnitts, die dem ASCHOFFschen Isthmus entspricht.

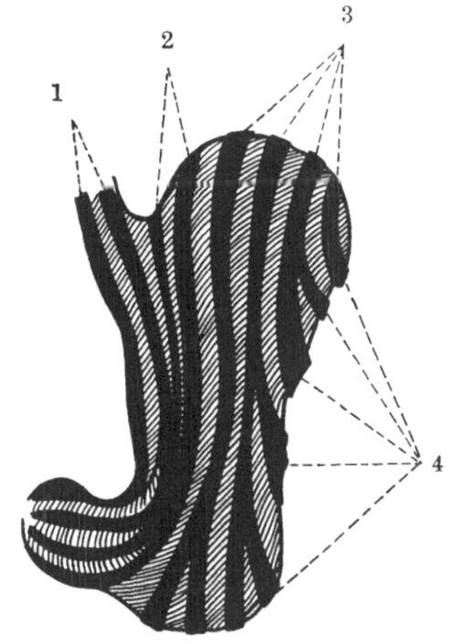

Abb. 227. Schleimhautrelief des Magens (schematisch). 1 = Falten der kleinen Kurvatur = Magenstraße, 2 = Grenzfalte, 3 = Falten des Magenkörpers, 4 = Umbiegungsstellen der Magenkörperfalten.

Die *Grenzfalte* ist der der kleinen Kurvatur am nächsten gelegene Faltenzug der Magenwand. Er nimmt seinen Ursprung nicht im Ösophagus, sondern im Fornix ventriculi. Er trennt den Magensack von der Magenstraße, den Austreibungskanal vom Digestionsraum. Die Faltenzüge verlaufen im Bogen zur kleinen Kurvatur und überlagern deren Falten eine Strecke weit.

Der Magenkörper besitzt an der Vorder- und Hinterwand je 4—5 Längsfalten, die in mäßiger Schlängelung und nahezu parallel zueinander nach abwärts verlaufen. Sie bilden geschlossene elliptische Schleifen, deren obere Krümmung im Fundus, deren untere Krümmung an der großen Kurvatur liegt. Die Umbiegungsstellen an der großen Kurvatur erscheinen im Röntgenbild, bei Hypertrophie der Schleimhaut, als Zähnelung.

In der Röntgenpathologie des Magens handelt es sich im wesentlichen um drei Affektionen, die dargestellt werden können: 1. die Gastritis, 2. das Ulcus und 3. das Karzinom.

Die Gastritis.

Die pathologisch-anatomischen Arbeiten am Resektionsmaterial von Magenkranken und die Anwendung der Gastroskopie haben die in früheren Zeiten zu oft diagnostizierte und später verpönte Gastritis

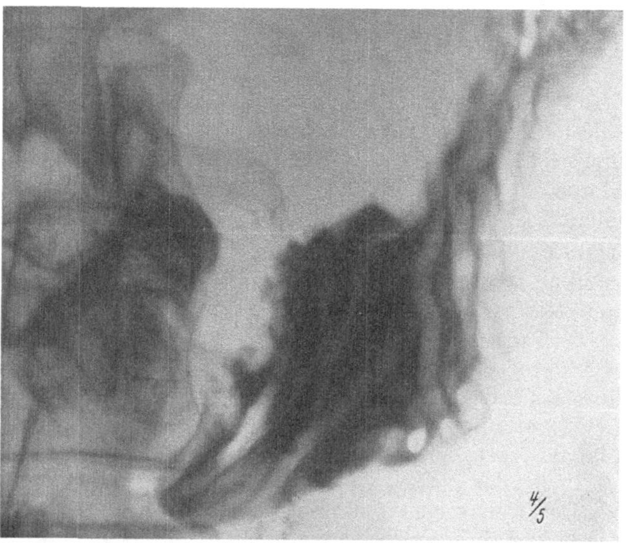

Abb. 228. Normales Schleimhautrelief des Magens.

wieder auf den ihr gebührenden Platz gestellt. Durch das Reliefstudium des Magens ist sie auch in der Röntgenologie gefördert worden. Aus dem Röntgenbild können wir die Faltenbreite, den Faltenverlauf und die Elastizität der Magenwand erkennen.

Die normalen Schleimhautfalten sind etwa 3—5 mm breit und bilden glatt begrenzte, parallele Streifen (Abb. 228). Bei der Palpation geben die Falten dem Druck plastisch nach. Das erste Röntgensymptom der hypertrophischen Schleimhautentzündung ist die Verbreiterung und Schlängelung der Schleimhautzüge (Abb. 229), die in den schweren Fällen meist mit einer gewissen Starre der Falten verbunden ist. Diese Starre wird bei der Palpation an der herabgesetzten Plastizität erkannt.

In den schwersten Fällen mit polypöser Wucherung der Schleimhaut zeigt das Relief kleine rundliche Aufhellungen; man spricht dann von Körnelung der Schleimhaut.

Durch Beobachtung dieser Symptome lassen sich ausgesprochene Gastritisfälle mit Hypertrophie oder Körnelung des Reliefs gut erkennen. Sehr unsicher ist dagegen die Diagnose der Schleimhautatrophie und aller beginnenden Formen, da die Übergänge vom Normalen sich wenig unterscheiden. Frühdiagnosen sind unmöglich. Es ist nach den Unter-

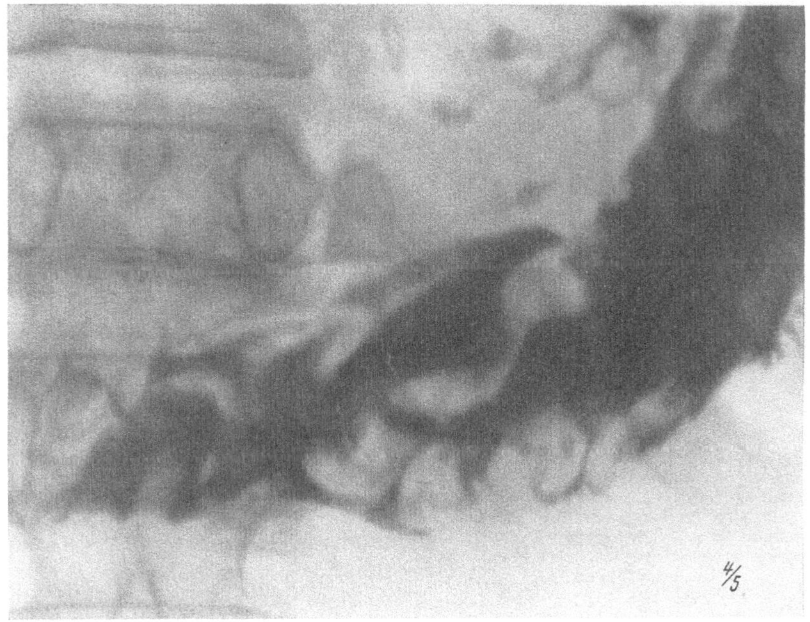

Abb. 229. Hypertrophische und geschlängelte Schleimhautfalten.

suchungen KONJETZNYS und KAUFMANNS erwiesen, daß die Gastritis sich zunächst nicht an der Oberfläche, sondern in der Tiefe des Drüsenparenchyms abspielt. Klinisch kann sich daher eine Gastritis an den Sekretionsstörungen früher äußern, als sie gastroskopisch oder röntgenologisch erkennbar wird.

Das Magenulkus.

Das Magenulkus stellt einen umschriebenen Substanzverlust der Magenwand von meist rundlicher Form dar. Infolge der peptischen Fähigkeiten des Magensaftes können sich entzündliche Beläge im Geschwürsgrund nicht ansammeln; das Magengeschwür ist — wie man sagt — gereinigt. Der flüssige Kontrastbrei kann daher den Geschwürskrater lückenlos ausfüllen. Im Kontrastbild verrät sich demzufolge das Geschwür, bei entsprechender Größe, seitlich getroffen als umschriebene

Vorwölbung der glatten Randkontur, in der Aufsicht unter gewissen Bedingungen als umschriebener Breifleck.

Das Ulcus simplex. Voraussetzung für die Darstellbarkeit des Magengeschwürs ist eine gewisse Tiefe des Substanzverlustes. Geschwüre, die nur bis zur Muscularis propria reichen und eine Tiefe von kaum 2 mm haben, sind röntgenologisch nur ausnahmsweise darstellbar; meist entgehen sie dem Nachweis. Denn an dem flachen Substanzverlust kann, namentlich wenn er mit Schleim überzogen ist, der Kontrastbrei in der Regel nicht fester und nicht reichlicher haften als an der gesunden Schleimhaut. Es wird also auf der Fläche eines einfachen Schleimhautulkus entweder nichts retiniert oder so wenig, daß keine charakteristische Schattenbildung zustande kommt.

Auch im Profil wird eine Vorwölbung der Magenkontur um Millimeterbreite kaum auffallen. Es handelt sich dabei so gut wie immer um akute frische Geschwürsbildungen, die pathologisch-anatomisch an die erosive Gastritis grenzen und die bei interner Behandlung in kurzer Zeit in Heilung übergehen.

Das Ulcus callosum. Das Ulcus ventriculi wird röntgenologisch erst dann nachweisbar, wenn sein Boden sich ausbuchtet, so daß der den Hohlraum ausfüllende Kontrastbrei in der Seitenansicht als Vorwölbung, in der Aufsicht als Kontrastfleck erscheint (Abb. 230). Das letztere kann man allerdings nur dann erwarten, wenn das Ulkus unterminierte Ränder hat, da nur dann das Kontrastmittel im Geschwür retiniert wird. Diese Geschwüre müssen eine Tiefe von mindestens 3 mm haben. Setzt man die durchschnittliche Dicke der Magenwand mit ebenfalls 3 mm an, so hat man Grund zur Annahme, daß solche Geschwüre bereits die Magenwand durchsetzt und sich außerdem in das subseröse Gewebe eingefressen haben. Pathologisch-anatomisch handelt es sich also bereits um das Ulcus callosum.

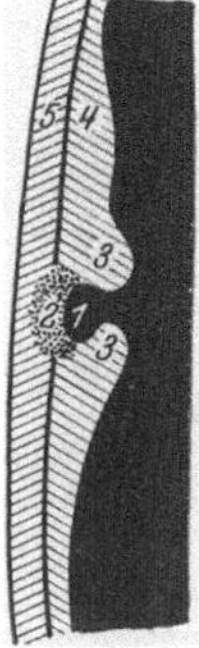 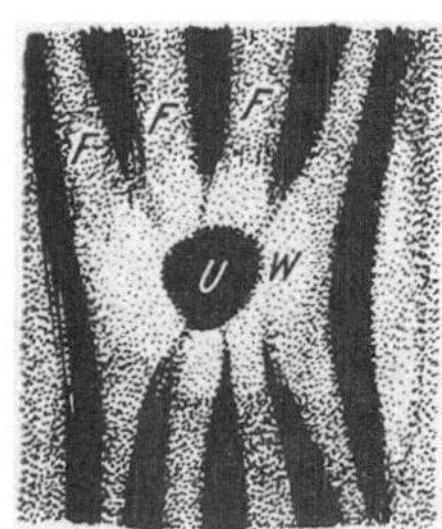

a   b

Abb. 230. Schematisches röntgenanatomisches Bild der Ulkusnische; a in der Seitenansicht: 1 = Ulkuskrater, 2 = zellige Infiltration, 3 = Randwülste, 4 = Muscularis mucosae, 5 = Muscularis propria, 6 = Serosa, in der Aufsicht: *U* = Ulkusgrund, *W* = Ringwall, *FFF* = die zum Ulkus konvergierenden Schleimhautzüge, der sogenannte Faltenstern.

Im weiteren Verlauf kommt es nämlich in der angrenzenden Magenwand zu kleinzelliger Infiltration und subseröser Bindegewebsentwicklung, die auf die Muskelinterstitien übergreift. Das Ulkus liegt dann in einer Schwiele. Dieses am Ulkusgrund und an den Ulkusrändern sich entwickelnde Bindegewebe erzeugt den in das Magenlumen vorspringenden Ulkuswall, der durch ein Submukosaödem verstärkt wird (Abb. 230 a). Obliterierende Endarteriitis und Schrumpfung führen zur Kraterbildung und im Fortschreiten zu einem tiefen Rezessus, der im Bild als flache oder mehr divertikelartige Ausbuchtung erscheint. Der Rezessus ist zuerst von REICHE beschrieben und von HAUDEK richtig gedeutet und als *Nischensymptom* in die Diagnostik eingeführt worden. Der Ringwall tritt in der Seitenansicht durch das Einspringen der Konturen zu beiden Seiten der Nische zutage. In der Aufsicht erscheint er als konzentrische

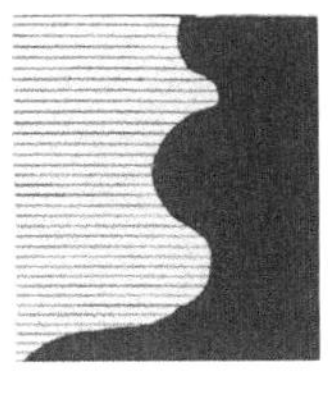
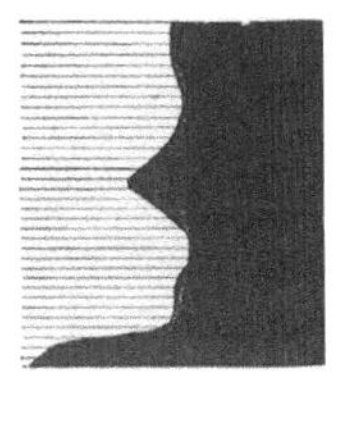
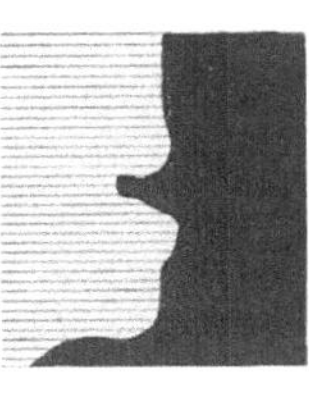

a   b   c

Abb. 231. Die Formen des Ulcus callosum. a Die Fingerkuppenform des floriden Ulcus, b die Trichter- und c die Dornform, den Retraktionsphasen des Ulcus entsprechend.

Aufhellung um den Breifleck. Vervollständigt wird das Bild durch das Einstrahlen der Schleimhautfalten in das narbig retrahierte Gebiet.

Beim floriden Ulcus sitzt die Nische meist breitbasig der Magenkontur auf und ist halbkugel- bis fingerkuppenförmig. In der unter Retraktion einhergehenden Ausheilung wandelt sich diese Form in die Trichter- oder Dornform um (Abb. 231). Zugleich mit der Nischenverkleinerung pflegt sich eine Abflachung des Ringwalls einzustellen. Schließlich kann bei erfolgter Ausheilung die Nische ganz verschwinden. Nur die strahlenförmige Konvergenz der Schleimhautfalten verrät noch längere Zeit die Stelle des Geschwürs (s. Abb. 230 b).

Das Ulcus penetrans. Bei tiefgreifenden Geschwürsbildungen mit Verengerung des Geschwüreingangs kommt es aus rein physikalischen Gründen zu einer Dreischichtung des Nischeninhalts in Kontrast, Sekret und Gasblase (Abb. 232). Man glaubte früher daraus auf eine Penetration des Ulkus schließen zu müssen. Diese Ansicht ist insofern nicht ganz richtig, als nicht die Dreischichtung des Inhalts, sondern allein die Tiefe der Ulkusnische den Verdacht der Penetration nahelegt. Nischen von über 1 cm Tiefe sind mit Wahrscheinlichkeit als penetrierend anzusehen. Doch auch dieser Schluß ist nur unter gewissen Einschränkungen zulässig. Denn es ist schon vorgekommen, daß relativ flache Krater bei der Operation als dicht vor der Perforation stehend befunden wurden, während anderseits relativ tiefe Nischen die Muskelschicht nicht durchbrochen zu haben brauchen. Es gibt also genau genommen kein sicheres Zeichen der Penetration im Röntgenbild. Die Trennung in Ulcus callosum und Ulcus penetrans ist daher unsicher.

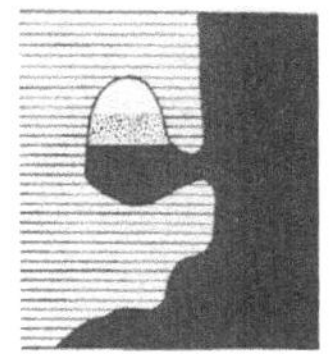

Abb. 232. Tiefgreifendes Geschwür mit Dreischichtung des Inhalts.

Die Ulkuskomplikationen. Als weitere Aufgabe fällt dem Röntgenologen zu, die Komplikationen, die ein Ulcus ventriculi oder duodeni hervorrufen kann, so weit sie der Röntgendiagnostik zugänglich sind, aufzusuchen und im Befund zu vermerken. Es sind dies 1. die Perforationsneigung, 2. die Stenosenbildung, 3. die karzinomatöse Degeneration, 4. die Begleitgastritis.

1. *Die Perforationsneigung.* Die Perforation tritt am häufigsten an Geschwüren der Vorderwand des Magens oder Duodenum ein. Eine genaue Lokalisation ist daher wichtig. Im Röntgenbild deutet bei wiederholter Untersuchung zunehmende Vertiefung der Nische auf drohende Perforation hin. Die stattgefundene Perforation kann das Röntgenbild durch den Nachweis von Luft zwischen Leber und Zwerchfell oder zwischen Magenfornix und Zwerchfell aufzeigen.

2. *Die Stenosenbildung.* Jedes Ulcus kann durch Schrumpfung zu einer Stenose führen. Sitzt das schrumpfende Ulcus am Magenkörper, so entsteht der Sanduhrmagen; sitzt es parapylorisch, diesseits oder jenseits des Pylorus, so kommt es zur Pylorusstenose. Die suprapapilläre Duodenalstenose verläuft klinisch unter den gleichen Symptomen wie die Pylorusstenose. Bei der größeren Häufigkeit der Duodenalulzera geht man in der Annahme nicht fehl, daß die meisten Pylorusstenosen eigentlich hochsitzende (bulbäre) Duodenalstenosen sind, durch ein retrahierendes Ulcus bulbi duodeni hervorgerufen.

3. *Die karzinomatöse Degeneration* kommt in etwa 3—5% aller Fälle vor. Es ist aber unzweifelhaft, daß die präpylorischen Ulcera besonders dazu neigen (in 30% der Fälle). Röntgenologisch ist als Verdachtsmoment für maligne Entartung anzusehen, wenn eine nachgewiesene Ulkusnische nach strenger interner Behandlung nicht zurückgeht, sondern sich vergrößert. Überhaupt ist jede Ulkusnische, die mehr als 1,5 cm in der Breite mißt, auf maligne Entartung verdächtig. Starrheit wie Unregelmäßigkeit des Schleimhautreliefs und plötzliches Abbrechen der Schleimhautfalten am Ulkusrand sind weitere Verdachtsmomente.

4. *Die Ulcusgastritis.* Eine Erscheinung des Ulkusmagens hat in den letzten Jahren zunehmende Beachtung gefunden, nämlich die das Geschwür begleitende Entzündung der Magen- und Duodenalschleimhaut. Es ist noch nicht eindeutig erwiesen, ob das Ulcus eine Folge der Gastritis ist, oder umgekehrt eine Gastritis sich im Gefolge eines Ulcus einstellt. Die Erfahrung zeigt, daß jedes länger bestehende Ulcus mit einer Gastritis einhergeht, daß man jedoch bei kurzer Anamnese noch eine normale Schleimhaut finden kann. — Die Ulcusgastritis (sogenannte Begleitgastritis) betrifft meist nicht gleichmäßig den ganzen Magen, sondern bevorzugt die Antrumpartie; sie ist also, genau genommen, eine Antrumgastritis.

Das Magenkarzinom.

Beim Magenkarzinom, und überhaupt beim Magentumor, handelt es sich nicht um einen Substanzverlust, sondern, im Gegenteil, um eine Substanzzunahme der Magenwand. Soweit diese in das Magenlumen hinein erfolgt, erscheint sie im Kontrastbild als Füllungsdefekt, der sich im Profil durch Einspringen der Randkontur (Abb. 233), in der Aufsicht als unscharfe Aufhellung kundgibt. Die subserös sich entwickelnde Tumorbildung bleibt im Röntgenbild dagegen unsichtbar.

Solange der Tumor intramural wächst, bleibt die Schleimhaut unverändert; nur manchmal können die Faltenzüge durch den vermehrten Gewebsdruck auseinandergedrängt erscheinen. Ist der Tumor durch die Schleimhaut durchgebrochen, so kommt es an dieser Stelle zu einem Defekt der Schleimhautstruktur (Abb. 234). — Es ist selbstverständlich, daß durch die starre Infiltrierung der Magenwand die Peristaltik gehemmt wird, bzw. vollständig ausfällt.

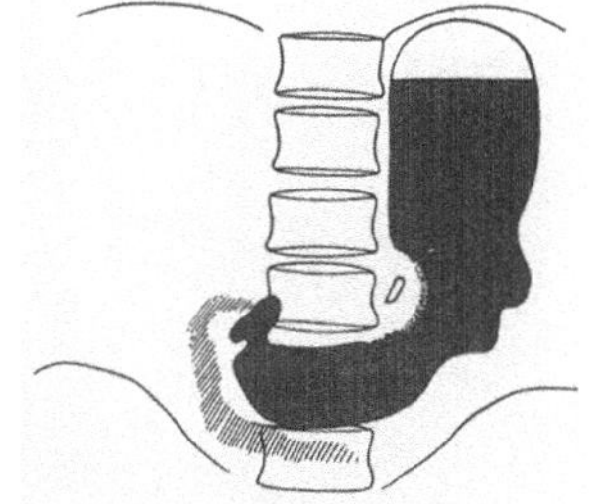

Abb. 233. Füllungsdefekt des Magens. D = Defekt.

Die Diagnose. Die Symptomatologie stützt sich demnach auf drei Punkte: auf den lokalen Peristaltikausfall, auf das maligne Schleimhautrelief und auf den Füllungsdefekt.

Der Peristaltikausfall, der die Infiltration der Magenwand anzeigt, ist bei der Durchleuchtung, wenn sonstige Symptome noch fehlen, nur sehr schwer festzustellen. Der einwandfreie objektive Nachweis gelingt

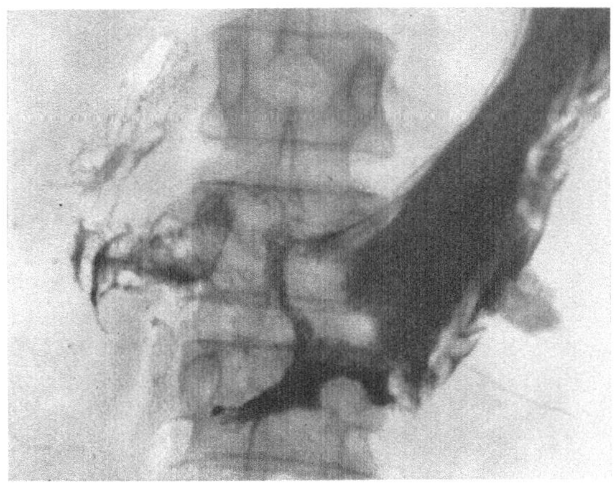

Abb. 234. Schleimhautdefekt im Antrumteil des Magens.

nur mit Hilfe der Kymographie, die in zweifelhaften Fällen stets zu Rate zu ziehen ist.

Der sicherste Weg, ein Karzinom darzustellen oder auszuschließen, ist die Anfertigung von Übersichtsaufnahmen der Schleimhaut. Da bei der Schleimhautdarstellung mit dünner Schicht untersucht wird, und das Reliefbild eine subtile Struktur besitzt, liegt die diagnostische Schwelle der Schleimhautbilder tiefer als die der Füllungsbilder. Ein Füllungsdefekt wird also, wie Abb. 235 a und b zeigen, im Reliefbild früher zu erkennen sein als bei voller Auffüllung des Organs. Die Darstellung des Schleimhautreliefs sollte daher, namentlich bei der Untersuchung des Magens älterer Leute, ein *regelmäßig* anzuwendendes Verfahren sein.

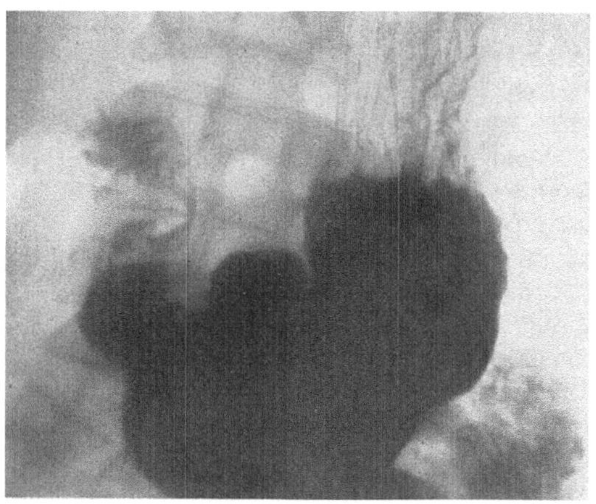

a

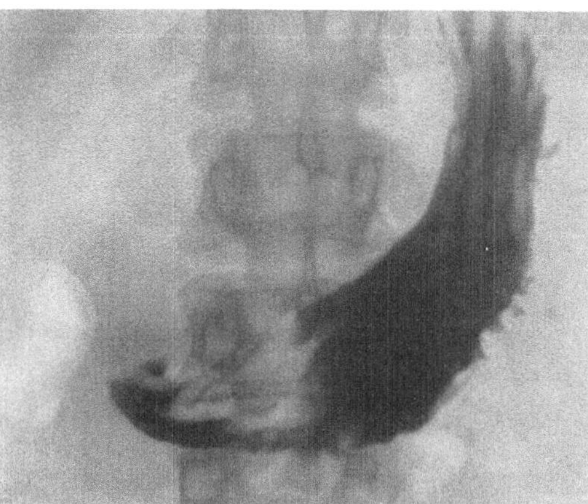

b

Abb. 235. Karzinom des Antrumteils des Magens; a bei voller Kontrastfüllung nicht sichtbar, b im Schleimhautbild gut hervortretend.

Während man mit der Schleimhautdiagnostik bereits Tumoren von Kirsch- bis Mandelgröße — unbeschadet ihrer Lokalisation — nachweisen kann, ist das Symptom des Füllungsdefekts bereits das Zeichen einer vorgeschrittenen Geschwulstbildung, dem aber höchste Beweiskraft zukommt.

Die karzinomatöse Geschwulst kann in den zentralen Teilen zerfallen und so zur karzinomatösen Nischenbildung führen, die einer Ulkusnische durchaus ähnlich sieht, sich aber stets aus infiltrierter Umgebung erhebt und auffallend groß ist. Nicht zu verwechseln damit ist das Ulcus carcinomatosum, das ein karzinomatös degeneriertes Ulcus callosum darstellt (s. S. 326). Es unterscheidet sich von der gewöhnlichen Ulkusnische nur durch seine Größe, manchmal auch durch seine etwas unregelmäßige Gestalt.

Die Operabilität. Hat man ein Karzinom festgestellt, so ist die nächste Frage die: Ist der Tumor resezierbar? Drei Faktoren bestimmen die Resezierbarkeit eines Magenkarzinoms: günstige Lokalisation, das Fehlen von Verwachsungen und das Fehlen von Metastasenbildung.

Über Sitz und Ausdehnung des Tumors gibt die Röntgenuntersuchung meist genügend Auskunft. Der Krebs der oberen Magenhälfte ist im allgemeinen nicht resezierbar; bei Lokalisation an der kleinen Kurvatur nur dann, wenn die Infiltration oralwärts nicht sehr weit über die Incisura angularis reicht. Bei stumpfem epigastrischen Winkel ist die Resektion auch dann noch ausführbar, wenn die Infiltration einige Zentimeter weiter nach oben reicht. Die letzte Entscheidung in dieser Frage hängt von der Unternehmungslust und Geschicklichkeit des Operateurs ab. Die Operationsindikation wird wesentlich erleichtert, wenn die Tumorgrenzen genau bestimmt sind. Diese Bestimmung ist beim fungösen Karzinom leichter als beim Skirrhus, bei dem immer mit einem Fehler der röntgenologischen Abgrenzung von 2—3 cm zu rechnen ist.

Sehr unsicher ist die Feststellung von Verwachsungen. Bei großen Tumoren ist meist mit Adhäsionen zu rechnen. Fungöse Karzinome neigen mehr zur Adhäsionsbildung als der Skirrhus, Hinter- und Vorderwandtumoren weniger als die der kleinen Kurvatur. Das Karzinom der großen Kurvatur greift gern auf das Transversum über, wovon man sich durch Kontrastklysma stets überzeugen sollte. Gute Beweglichkeit des palpablen Tumors ist das sicherste Zeichen für das Fehlen von Verwachsungen.

Leider aber sind Metastasen röntgenologisch niemals auszuschließen. Und deshalb ist es nicht möglich, auf Grund des Röntgenbefundes allein zu bestimmen, ob ein Karzinom reseziert werden kann oder nicht. Ein kleiner, röntgenologisch resezierbar erscheinender Tumor kann infolge klinisch noch nicht feststellbarer Lebermetastasen oder Übergreifens auf den Choledochus, die Vena portae usw. inoperabel sein. Anderseits können große, mehr als die Hälfte des Magens einnehmende Karzinome noch mit Erfolg reseziert werden. Die definitive Entscheidung, ob ein Tumor, der im Röntgenbild resezierbar erscheint, operabel ist, kann der Chirurg erst bei der Laparotomie stellen. Der Röntgenologe enthalte sich daher in dieser Hinsicht jedes Urteils und beschränke sich darauf, Größe, Lage und Ausdehnung des Tumors festzustellen und Laparotomien nur bei manifesten Metastasen in der Leber oder der Lunge zu verhindern. Es sind also stets die obere Leberkontur und die Lunge nachzusehen.

Der röntgenologische Nachweis des Karzinoms des Magens bietet keine 100%ige Sicherheit; jedoch ist die exakt durchgeführte Röntgenuntersuchung, wobei besonderes Gewicht auf das Schleimhautstudium zu legen ist, die sicherste Methode, das Vorhandensein eines Neoplasma zu erkennen oder auszuschließen. Hierin ist die Röntgenuntersuchung jeder anderen klinisch-diagnostischen Methode überlegen.

Erkrankungen des Darmes.

Die Röntgenuntersuchung des Darms hat zu berücksichtigen: 1. den Tumor, 2. die entzündlichen Erkrankungen, 3. den Ileus, 4. die Divertikel und 5. die Lageanomalien. Die Symptomatik ist im Darm schärfer ausgeprägt, die Differentialdiagnose daher leichter als bei den Magenerkrankungen.

Für die untersten Abschnitte des Darms, wie Rektum und Sigmoid, ist die Rektoskopie der Röntgenuntersuchung überlegen; bei guter Technik und einwandfreier Apparatur gibt jene über die Beschaffenheit der Schleimhaut bis in 25—35 cm Tiefe Auskunft. Sie soll zur Röntgenuntersuchung stets ergänzend herangezogen werden.

Das Dickdarmkarzinom. Röntgenologisch ist das Dickdarmkarzinom durch den Konturdefekt (Abb. 236), das maligne Relief und die Wandstarre nachzuweisen. Dieser Nachweis ist am Darm dank seines kleinen Kalibers viel einfacher zu führen als am Magen. Neben der Auffindung des Tumors ist es wichtig, seine Ausdehnung festzustellen und seine Beziehungen zu Nachbarorganen sowie seine Beweglichkeit zu prüfen. Die Aussichten einer Resektion lassen sich aus dem Röntgenbild gut ablesen mit der einen Einschränkung, daß Metastasen sich nicht immer klinisch und röntgenologisch sicherstellen lassen. Daher hat das letzte Wort der Chirurg bei der Laparatomie.

Die entzündlichen Darmerkrankungen. Wir müssen bei den entzündlichen Darmerkrankungen unterscheiden zwischen den akuten und chronischen Darmkatarrhen, die sich über große Teile des Dünn- und Dickdarms erstrecken, und den geschwürig-eitrigen Entzündungen, die sich auf bestimmte Abschnitte des Dickdarms beschränken.

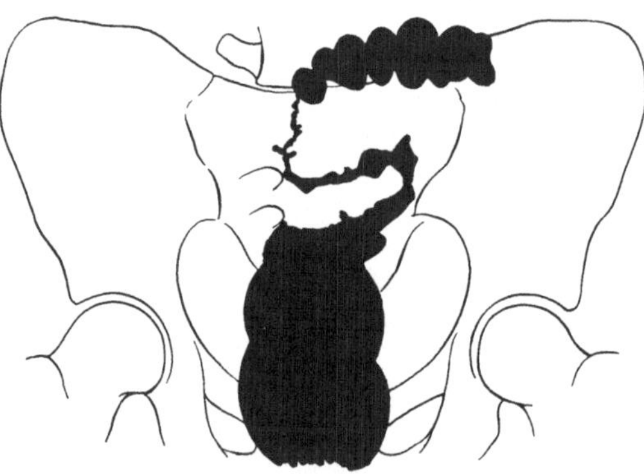

Abb. 236. Maligner Konturdefekt am Sigma durch Tumorbildung.

Die ersteren sind bisher röntgenologisch wenig beachtet worden. Erst die Arbeiten von Gutzeit weisen auf die Wichtigkeit der Röntgenuntersuchung dieser Erkrankungen hin.

Zur Untersuchung kommt gewöhnlich nur die chronische Enteritis. Diese ist immer eine Gastro-Enteritis, da die Magenschleimhaut stets mitbeteiligt ist. Schleimhautveränderungen sind im Dünndarm, abgesehen vom Duodenum und den obersten Jejunumschlingen, röntgenologisch nicht nachzuweisen. Die Entzündung äußert sich nur in vermehrter Sekretion, die in schweren Fällen schon im Dünndarm als Spiegelbildung, in leichteren Fällen am flüssigen Inhalt im Coecum erkannt wird. Von den prinzipiell gleichen Bildern des Ileus unterscheiden sich die enteritischen Flüssigkeitsspiegel in Dünn- und Dickdarm durch die fehlende Erweiterung des Darmlumens.

Ein weiteres Kennzeichen der Enteritis ist die Beschleunigung der Breipassage. Es findet schon 1—2 Stunden p. c. ein Übertritt des Breies ins Coecum statt. Nach 3—4 Stunden ist der Brei meist schon über die rechte Kolonflexur hinaus vorgedrungen.

Die geschwürigen Dickdarmerkrankungen. Hier fällt der Röntgenuntersuchung die wichtige Aufgabe zu, diese Fälle von den Karzinomen, die oft ähnliche klinische Symptome machen können, abzugrenzen.

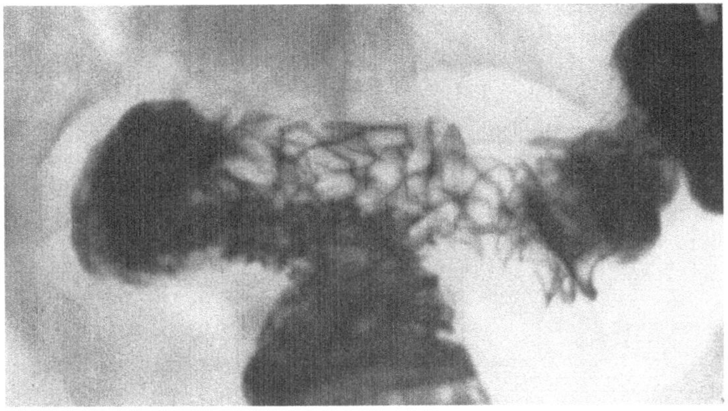

Abb. 237. Hypertrophie und Querstellung der Schleimhautfalten im Sigma.
(Obwohl das Sigma als harter, höckeriger Tumor zu palpieren war, ließ die Unversehrtheit der Schleimhautstruktur ein Karzinom ausschließen. Es handelte sich um eine luetische Sigmoiditis, die durch eine spezifische Kur vollständig ausheilte.)

Besonders bevorzugt sind die Zoekalgegend, das Sigma und das Colon descendens. Während die Zoekalgegend vorwiegend Sitz von tuberkulösen Erkrankungen ist, lokalisieren sich im Sigma die dysenterischen, syphilitischen und allergischen oder durch Parasiten hervorgerufenen Entzündungen. Röntgenologisch kennzeichnen sich alle diese Erkrankungen durch die Verdickung und veränderte Anordnung der Schleimhautfalten und die infolge erhöhter Reizbarkeit und vermehrter Schleimbildung mangelhafte Kontrastfüllung (Abb. 237). Geschwüre als nischenartige Gebilde sind selten zu beobachten, und zwar nur bei großen Geschwürsdefekten mit unterminierten Rändern. Die tumorbildende Tuberkulose führt natürlich zu Defekten, die von malignen Tumoren kaum zu unterscheiden sind (Abb. 238). Die röntgenologische Symptomatik ist für alle diese entzündlichen Erkrankungen gleich; eine ätiologische Klärung ist daher durch das Röntgenbild nicht möglich.

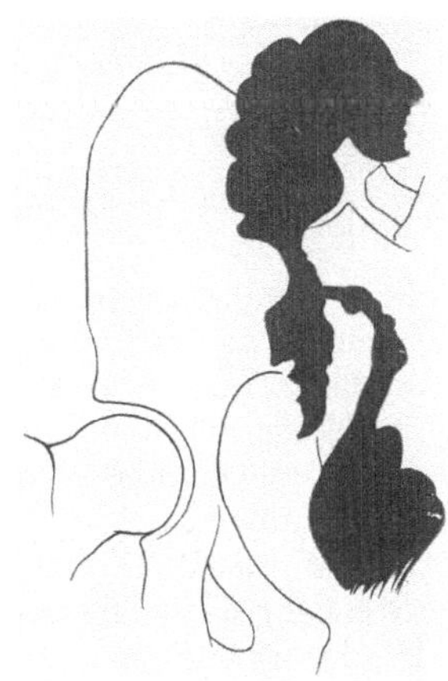

Abb. 238. Defektbildung am Coecum durch tumorbildende Tuberkulose.

Für die klinische Beurteilung des Falls ist es sehr wichtig, die Ausdehnung des Entzündungsprozesses und sein Übergreifen auf die tieferen Darmwandschichten festzustellen. Das erstere geschieht durch die Schleimhautdarstellung, das letztere durch Prüfung der Dehnbarkeit der Darmwand bei der Luftaufblähung; durch die tiefgreifende Entzündung wird der Darm zu einem starren Rohr, das sich nicht dehnen läßt.

Der Ileus. Bei akuten Ileuserscheinungen ist die Röntgenuntersuchung von allergrößter Bedeutung. Man beginnt zunächst mit der Leeraufnahme, die die beim kompletten Darmverschluß niemals fehlenden Sekretspiegel im Darm erkennen läßt (Abb. 239). Die Entscheidung, ob es sich um einen Dünndarm- oder Dickdarmileus handelt, ist aus dieser Aufnahme oft nicht zu treffen.

Um genauen Aufschluß zu bekommen, muß man die Dickdarmfüllung anwenden. Auf Dünndarmverschluß kann man meist nur per exclusionem schließen, da eine perorale Füllung womöglich unterlassen werden soll. Stets ist besonderes Augenmerk auch auf die Beweglichkeit des Zwerchfells und auf die Entfaltbarkeit der Sinus zu richten; bei Ileus infolge diffuser Peritonitis findet man meist doppelseitige kleine Pleuraexsudate.

Das Symptom der Gasentwicklung und Spiegelbildung beobachtet man nur beim kompletten Darmverschluß. Die Gasentwicklung beginnt beim Dünndarmverschluß bereits 4—5 Stunden nach Eintritt des Ileus. Befindet sich das Hindernis im Kolon, so tritt die Gasbildung wesentlich später auf. Ist der Verschluß nicht vollkommen, besteht auch nur eine geringe Wegsamkeit des Lumens, so fehlt das Symptom; ebenso schwindet es nach erfolgreich durchgeführter Operation.

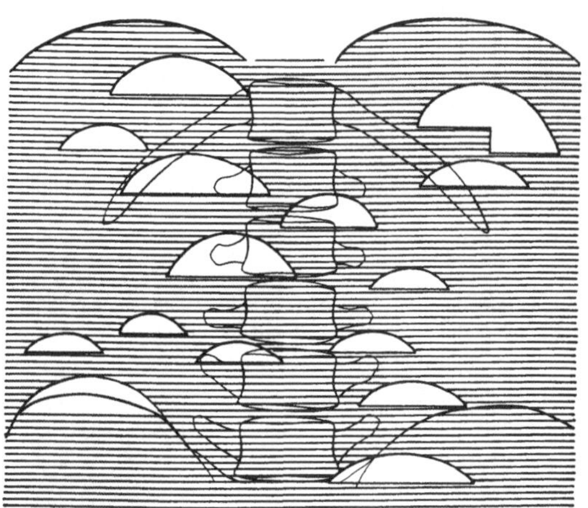

Abb. 239. Sekretspiegel bei Dünndarmileus.

Kleine Sekretspiegel ohne wesentliche Erweiterung des Lumens findet man im Dünndarm auch bei schwerer Enteritis oder bei Pankreaserkrankungen.

Der subakute Ileus läßt sich im Dickdarm meist am Lokalbefund (Stenose) leicht erkennen. Im Dünndarm wird man nicht immer das Hindernis auffinden können. In solchen Fällen spricht der Befund von Ba-Resten 24 Stunden p. c. im Dünndarm, bei fehlender Erkrankung des Dickdarms, für einen subakuten Obstruktionsileus des Dünndarms.

Die Divertikel. Divertikel sind im Dünndarm, abgesehen von den Duodenaldivertikeln, selten; wenn sie vorhanden sind, gehören sie meist dem Jejunum an. Das MECKELsche Darmdivertikel, das nach Sektionsbefunden ziemlich häufig vorkommt und zirka 1 m oral von der Valvula Bauhini sitzt, ist bisher röntgenologisch noch nie dargestellt worden. Im Kolon finden sich multiple Divertikel besonders bei älteren Personen recht häufig, namentlich in den unteren Darmpartien, vorzugsweise im Sigma.

Die Divertikel sind hernienartige Ausstülpungen des Darmlumens von glatten, rundlichen Formen; sie sitzen entweder breitbasig oder gestielt der Darmwand auf. Im Dünndarm erreichen sie Kirsch- bis Hühnereigröße, im Dickdarm werden sie linsen- bis erbsengroß. Die Dünndarmdivertikel füllen sich meist nur flüchtig, während in den Divertikeln des Dickdarms der Brei häufig längere Zeit retiniert wird.

Die Divertikel sind an sich ein harmloser Befund; durch sekundäre Entzündungsvorgänge können sie aber zu schweren klinischen Erscheinungen führen. Hierbei kommt es zu geschwürigen Prozessen der Schleimhaut und zu Abszedierungen mit phlegmonösen Infiltraten der Darmwand. Man spricht dann von einer Diverticulitis. Bei chronischem Verlauf derartiger Entzündungsvorgänge kommt es durch Umwandlung der Wandinfiltrationen in schwieliges Narbengewebe zur sogenannten Diverticulitis fibro-plastica, die sich in einer derben, bindegewebigen Einmauerung der befallenen Darmschlinge (meist erkrankt ist das Sigma) äußert. Es resultieren dann tumorähnliche Bilder, die nur durch das Vorhandensein von Schleim-

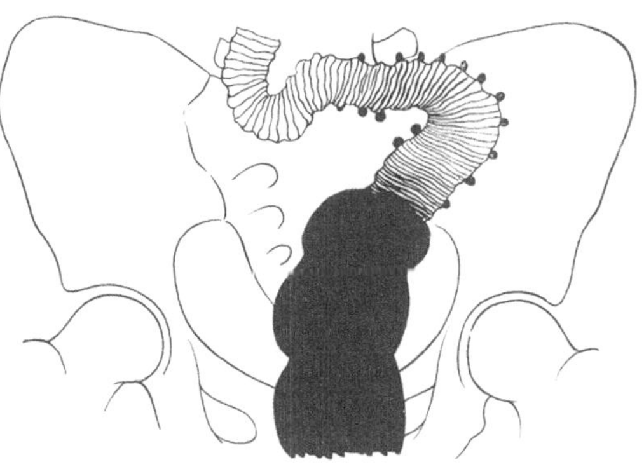

Abb. 240. Diverticulitis am Sigma.

hautstruktur von einem malignen Tumor zu unterscheiden sind (Abb. 240).

Die Lageveränderungen des Dickdarms. Die Lageveränderungen des Dickdarms beruhen meist auf kongenitaler Grundlage; sie sind selten durch Adhäsionen bedingt. Die wichtigste kongenitale Lageveränderung ist das Mesenterium commune; dabei finden wir den Dünndarm auf der rechten, den Dickdarm auf der linken Seite des Abdomens gelagert. Der ganze verlagerte Darmabschnitt hat ein gemeinsames freies Mesenterium und ist daher abnorm beweglich. Die abnorme Beweglichkeit kann zu Volvulus oder Invagination führen. Die Linkslage der Appendix ist für den Fall einer Operation von Bedeutung.

Klinisch fast bedeutungslos sind die Lageanomalien, die sich in Hochstand des Coecum, Retroposition des Transversum, Medianlage des Kolon descendens und Rechtslage des Colon sigmoideum äußern. Diese kongenitalen Lageanomalien sind nicht mit adhäsiven Veränderungen zu verwechseln.

Auch bei den Adhäsionen spielen kongenitale Veränderungen eine Rolle. Diese äußern sich besonders an der rechten Flexur als sogenannte JACKSONsche Membranen, die das Coecum-Ascendens mit dem rechten Schenkel des Transversum verbinden. Auf erworbenen Adhäsionen beruhen die PAYERsche Krankheit, die fixierte Transversoptose und das hochfixierte Sigma.

Außer diesen typischen Adhäsionen können natürlich noch ganz andere Verlötungen zustande kommen. Der Nachweis ist dann sehr schwer und manchmal nur durch das Pneumoperitoneum zu erbringen. Bei der gewöhnlichen Untersuchung muß zur Verhütung von Fehldiagnosen ausgiebig von der Palpation und vom Lagewechsel Gebrauch gemacht werden.

Die Gallenblase.

Die anatomisch normale Gallenblase tritt röntgenologisch unter keinen Umständen in Erscheinung. Da die Gallenblase nämlich die durchschnittliche Weichteildichte besitzt, und eine umhüllende Fettkapsel, die durch Tangentialeffekt zur Umreißung der Konturen führen könnte, nicht vorhanden ist, fehlt jede physikalische Voraussetzung für eine Bildwirkung. Auch die pathologisch veränderte Gallenblase bleibt unsichtbar, solange keine schwere schwielige Veränderungen der Blasenwand vorliegen; dann erst kann unter Umständen die Gallenblase auf sehr guten Aufnahmen sichtbar werden. Doch handelt es sich um Zufallsbefunde, denen ein regelmäßiges, diagnostisch verwertbares Auftreten fehlt.

Die vergrößerte Gallenblase kann sich indirekt durch Verdrängung von Nachbarorganen bemerkbar machen, ohne selbst sichtbar zu sein. Einigermaßen charakteristisch ist die Impression an der Majorseite des Bulbus duodeni, die sich in einer gleichmäßig geschwungenen Einbuchtung des lateralen Bulbusrandes äußert. Bei veränderten topographischen Beziehungen kann die Impression sich in gleicher Weise an der Pars descendens duodeni oder am Antrumteil des Magens bemerkbar machen.

Da die Gallenblase nach links und unten an bewegliche und plastische Organe grenzt, führen Adhäsionen zu Lage- und Gestaltsveränderungen dieser Organe. Sie können sich — ebenso wie die Impression — am Bulbus, am Antrumteil des Magens, an der Pars descendens duodeni oder auch an der rechten Flexur des Dickdarms ausprägen. Die adhäsiven Veränderungen sind naturgemäß sehr vielgestaltig; sie können auch durch andere entzündliche Prozesse der Nachbarschaft (Appendizitis, subhepatische Abszesse, Tumoren) verursacht werden.

Von den Gallenkonkrementen sind nur die kalkhaltigen Steine unmittelbar zu erkennen. Reine Cholestearinsteine müßten, da ihre Dichte geringer ist als die des Wassers, eine Aufhellung ergeben; doch ist eine Verwechslung mit Gasblasen im Duodenum und an der rechten Flexur so schwer auszuschließen, daß man kaum jemals die Diagnose stellen kann. Die Pigmentsteine geben im Röntgenbild keinen distinkten Schatten.

Die kontrastgefüllte Gallenblase. Erst die Gallenblasenfüllung mit Kontraststoffen führt zu einer unmittelbaren Organdiagnostik, die die Symptomatologie nicht nur wesentlich bereichert, sondern auch auf eine gesicherte Grundlage stellt (s. Abb. 241 a bis e).

Die Symptomatologie der cholezystographischen Befunde umfaßt folgende wesentliche Elemente: 1. die normale Füllung, 2. die verminderte Schattendichte, 3. Aussparungen innerhalb der kontrastgefüllten Gallenblase, 4. das Fehlen des Gallenblasenschattens, 5. Größenveränderungen, 6. Formveränderungen und 7. die abnorme Funktion. Wenn alle diese Symptome richtig gewertet und eingeschätzt werden, so ist es möglich, auch die schwierigsten Fälle zu klären.

Das erste Symptom, normale Füllung, läßt uns bei ungestörter Entleerungsfunktion eine Gallenblasenerkrankung ausschließen.

Die Schattendichte kann nur dann bei der Beurteilung berücksichtigt werden, wenn die Untersuchung mittels intravenöser Injektion vorgenommen wurde. Ein deutlicher, dichter Schatten (Vergleich mit dem Lendenwirbelquerfortsatz) ist noch kein Beweis, daß die Gallenblase voll-

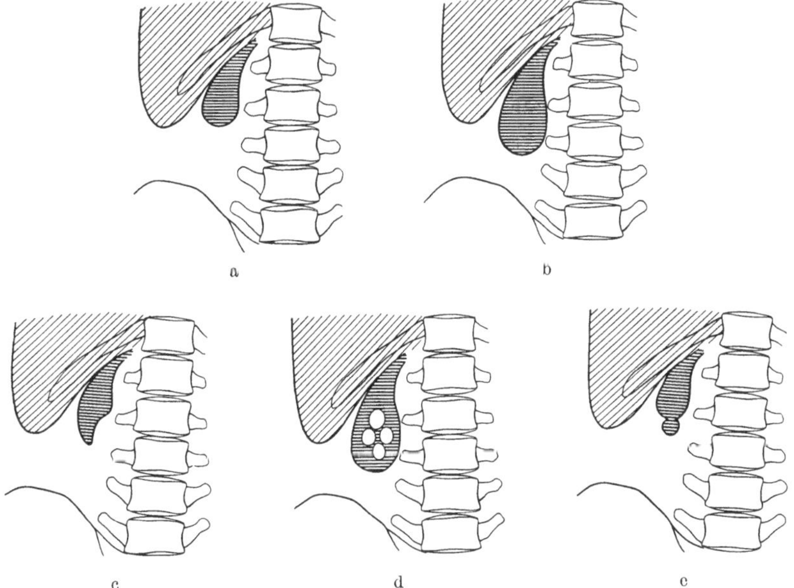

Abb. 241. Die Symptomatik der kontrastgefüllten Gallenblase im Röntgenbild. a Normaler Gallenblasenschatten, b Stauungsgallenblase, c Formveränderung durch Adhäsionen, d negative Steinschatten, e Divertikelbildung am unteren Pol.

kommen intakt ist, sondern nur dafür, daß sie über eine gute Konzentrationskraft verfügt. Ein flauer Schatten bedeutet dagegen nicht immer eine Verminderung der Konzentrationskraft und ist auch nicht als pathologisch anzusehen, wenn nicht gleichzeitig Stauung und verzögerte Entleerung bestehen. Beide Schatten, der flaue und der dichte, beweisen, daß der Gallengang frei ist.

Das dritte Symptom ist für Gallensteine beweisend. Der Nachweis von Gallensteinen besagt aber noch nicht, daß die Beschwerden von diesen herrühren. Erst wenn die Cholezystographie auch eine herabgesetzte Entleerungsfähigkeit nach Eigelbmahlzeit aufdeckt, oder wenn Steine in den Gallenwegen nachweisbar sind, oder bei steingefüllter Gallenblase das Kontrastmittel in diese nicht eindringt, ist die Annahme berechtigt, daß die Beschwerden von der Gallenblase herrühren. Diese Hinweise sind bei der Untersuchung zu beachten.

Das Ausbleiben des Gallenblasenschattens nach intravenöser Injektion ist ein sehr wichtiges Symptom, da es bei Ausschluß anderer Ursachen auf einen Verschluß des Ductus cysticus hinweist. Gelingt es in solchen Fällen nicht, mit der Duodenalsonde Blasengalle zu gewinnen, so ist der Zystikusverschluß sicher und die Indikation zum operativen Eingriff gegeben.

Abweichungen von der normalen Größe finden sich bei der großen Stauungsblase und der kleinen Schrumpfblase. Formveränderungen sind meist durch Tumoren, Adhäsionen oder Divertikel bedingt.

Die Erkrankungen der Niere.

Die Nieren ergeben einen strukturlosen Weichteilschatten. Da sie von Geweben umgeben sind, die nahezu die gleiche Dichte haben, würden sie kaum hervortreten, wenn nicht durch die umhüllende Fettkapsel ihre Konturen sich abzeichneten. Es sind daher nur die Konturen sichtbar, aber auch diese nicht immer vollständig. Die Diagnostik dieser Bilder ist daher, wenn wir von den Konkrementen absehen, recht unergiebig. Einzelheiten können infolge des geringen Kontrastes bei den gerade hier sehr dicken Deckschichten nicht hervortreten. Schräge und seitliche Bilder sind äußerst schwierig anzufertigen. Eine Durchleuchtung ist zwecklos, da dabei die Nierenschatten unter die Schwelle der Wahrnehmbarkeit fallen. Merkwürdigerweise ist auch die Erkennung derjenigen Krankheiten, die mit einer Formveränderung der Nieren einhergehen, unsicher. So sind der Nierentumor und der paranephritische Abszeß im Röntgenbild meist nicht zu erkennen. Es liegt dies wahrscheinlich daran, daß die Fettkapsel, die durch ihren negativen Kontrast die Nierenkonturen hervortreten läßt, bei

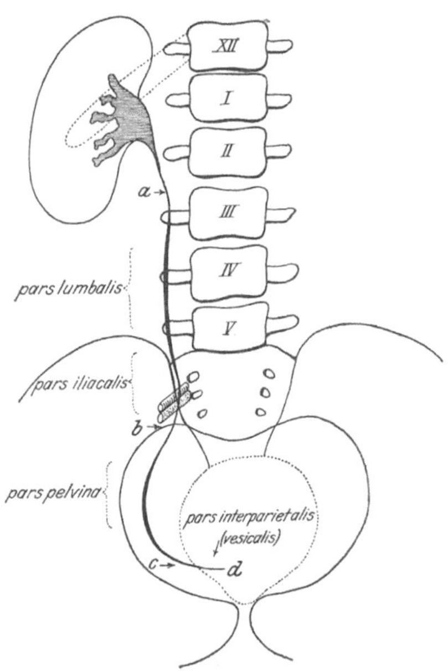

Abb. 242. Niere und abführende Harnwege nach Kontrastfüllung. a, b und c die physiologischen Engen des Ureters (nach H. SCHLECHT).

diesen Veränderungen durch Spannung und Verdünnung über den erkrankten Stellen ihre bildwirkende Kraft verliert und die Nierenkonturen daher nicht deutlich hervortreten.

Erst die Kontrastfüllung der abführenden Harnwege erweitert ganz wesentlich die diagnostischen Möglichkeiten. Die so erhaltenen Bilder gleichen dann morphologisch dem anatomischen Bild (Abb. 242). Im

Mittelpunkt der Diagnostik steht dann nicht mehr die Niere, sondern das Nierenbecken.

Das kontrastgefüllte Nierenbecken zeigt drei Typen mit fließenden Übergängen: 1. ein deutlich ausgesprochenes Nierenbecken, von dem zwei oder drei sich weiter verzweigende Kelche ausgehen, 2. einen direkten Übergang der Kelche erster Ordnung in den Ureter ohne eine erkennbare beckenförmige Erweiterung und 3. ein ziemlich weites Nierenbecken, dem die Kelche zweiter oder dritter Ordnung direkt aufsitzen (Abb. 243).

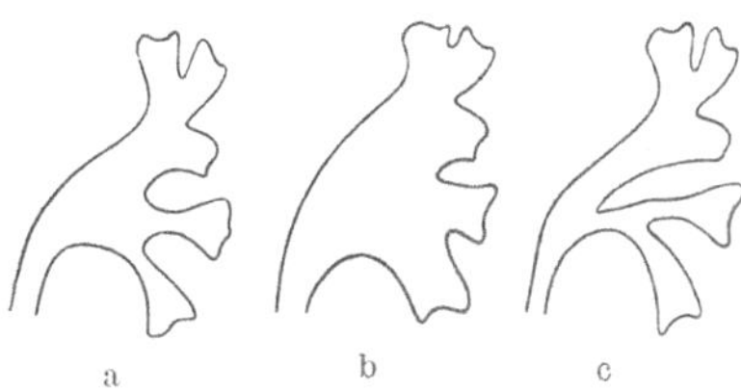

Abb. 243. Die physiologische Variationsbreite der Nierenbeckenform. a Durchschnittliche Form und Gliederung, b ampulläres, c durchgeteiltes Nierenbecken.

Gegenstand der röntgenologischen Nierenuntersuchung sind die Lage- und Formveränderungen, die Steinkrankheiten, die Tuberkulose und die Tumorbildung. Die Nephrosen, Nephritiden und die Nephrosklerosen sind ausschließlich der klinischen Untersuchung vorbehalten, da sie keine Röntgensymptome ergeben.

Die Nierendystopien. Von den Lageveränderungen ist die Wanderniere schon im gewöhnlichen Röntgenbild erkennbar. Die Urographie (die intravenöse Urographie ist vorzuziehen) wird man nur anwenden, um Abklemmungen des Nierenbeckens oder Ureters zu erkennen oder Steine auszuschließen. Die Aufnahmen sollen im Stehen angefertigt werden. Den Aufnahmen im Liegen kommt keine große Beweiskraft zu, besonders dann nicht, wenn durch Anwendung von Kompression die Niere in ihr Lager zurückgedrängt wurde.

Kongenitale Anomalien. Eine andere, aber angeborene Dystopie der Nieren, die *Hufeisenniere*, hat nur insofern klinisches Interesse, als sie infolge der abweichenden Bildung des Nierenbeckens und des abweichenden Harnleiterverlaufs relativ häufig zur Entwicklung von Hydronephrosen neigt. Dagegen sind Doppelung der Niere und des Harnleiters klinisch ohne Bedeutung.

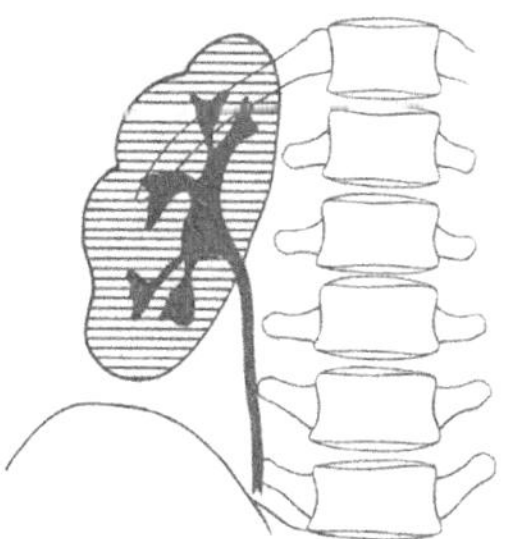

Abb. 244. Die Zystenniere.

Sehr wichtig ist der Röntgenbefund bei einer anderen kongenitalen Veränderung, nämlich der *Zystenniere*. Im Röntgenbild fällt sie durch Vergrößerung des Nierenschattens und lappige Kerbung der Konturen auf. Das Pyelogramm läßt die durch die Zysten auseinandergedrängten und glatt deformierten Kelche erkennen (Abb. 244). Die Veränderung tritt fast immer doppelseitig auf.

Die Steinkrankheiten der Niere. Bei den Steinerkrankungen obliegt es der Röntgenologie, 1. das Vorhandensein eines Konkrements festzustellen, 2. seine Lage und Beweglichkeit, 3. seine Größe zu bestimmen und 4. die Folgezustände für die Nierenfunktion aufzudecken.

Der Nachweis, ob ein Stein vorhanden ist oder sicher *nicht* vorliegt, läßt sich nicht immer einwandfrei erbringen; denn erstens sind bei vorhandenem Steinschatten die Fehlerquellen nicht ganz unerheblich, zweitens aber gibt es Steine, die infolge ihrer chemischen Zusammensetzung oder ihrer Kleinheit sich dem Nachweis entziehen. Der negative Röntgenbefund schließt also in einem kleinen Prozentsatz die Steindiagnose nicht aus. Durch Heranziehung aller technischen Möglichkeiten (s. S. 238) gelingt es allerdings, diesen Prozentsatz sehr weit hinunterzudrücken. Man muß daher bei Nierenkoliken und ständigen mikroskopischen Blutungen an der Diagnose Nierenstein unter Umständen festhalten, auch wenn der Röntgenbefund negativ ist.

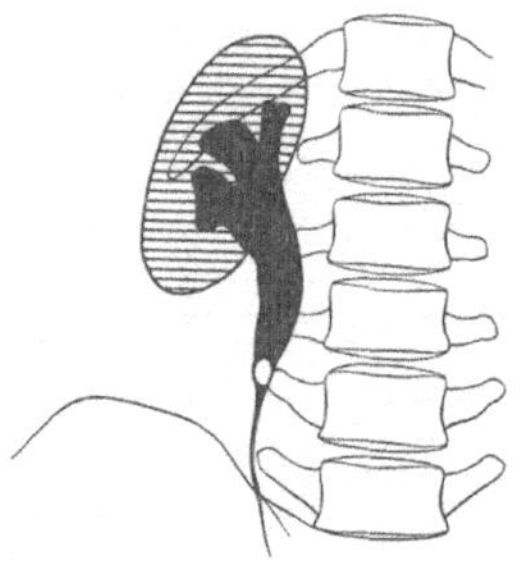

Abb. 245. An der Isthmusenge eingeklemmter Ureterstein mit sekundärer Nierenbeckenerweiterung.

Für Behandlung und Prognose ausschlaggebend sind Lage, Beweglichkeit und Größe des Steins. Alle diese Fragen können nur durch das Röntgenbild geklärt werden.

Sehr wichtig ist die Unterscheidung, ob es sich um ruhende Kelch- und Parenchymsteine oder um bewegliche Nierenbecken-, Isthmus- oder Uretersteine handelt. Die große Gefahr der kleinen Nierensteine liegt im Abwandern durch den Harnleiter. Die wandernden Steine können in einer der drei physiologischen Harnleiterengen steckenbleiben. Für etwas größere Steine ist die Isthmusenge die gefährlichste, da es bei Einklemmungen an dieser Stelle sehr rasch zu Schädigungen des Nierenparenchyms kommen kann. Es erfordern deshalb alle im Harnleiter steckengebliebenen Steine (auch wenn sie nur von kleinen Ausmaßen sind) den Nachweis, ob hinter der Enge sich die Nierenbeckenerweiterung bzw. die Hydronephrose einzustellen droht, die schließlich zum Verlust der Nierenfunktion führen muß, falls nicht gar eine Pyonephrose zur Ausbildung kommt (Abb. 245).

Alle diese Fragen lassen sich jetzt sehr exakt durch die intravenöse Urographie klären. Außerdem ist die Urographie ein verläßlicher Gradmesser für die Wiederherstellungsfähigkeit der Nierenfunktion nach Stauungsschädigung. Sie gibt genauere Aufschlüsse als die Funktionsprüfung mit Indigokarmin. Findet man $^3/_4$ Stunden nach der intravenösen Injektion des Kontrastmittels auf dem Röntgenbild keinerlei Darstellung des Nierenhohlraums und des obersten Harnleiterabschnitts, so kann man nach Beseitigung des Hindernisses nicht mehr auf eine zur Norm zurückkehrende Funktion des Organs rechnen. Findet man dagegen schon nach 15 Minuten ein sichtbares Nierenbeckenbild, so besteht Aussicht, daß nach Behebung des mechanischen Hindernisses die Funktion dieser Niere sich bessern wird.

Fast selbstverständlich ist die Beurteilung der Größe des Steins. Kleineren Steinen, die im Durchmesser 4 mm nicht überschreiten, wird man unter unterstützenden Maßnahmen eine Durchwanderung des

Ureters zutrauen, während bei größeren Steinen diese Aussicht nicht immer besteht.

Die Nierentuberkulose. Die Nierentuberkulose entsteht auf hämatogenem Wege. Die häufigere, die beiderseitige miliare Nierentuberkulose, interessiert den Röntgenologen nicht; diagnostisch kommt für ihn nur die seltenere Pyelitis tuberculosa in Betracht. Diese nimmt ihren Ausgang von den Rändern der Nierenbeckenkelche an der Einmündungsstelle der Papillen.

In der Diagnostik der Nierentuberkulose fällt der Röntgenologie nur eine beschränkte Rolle zu; denn in den Fällen, wo die tuberkulöse Zerstörung des Parenchyms einer Niere dem Harn der betreffenden Seite pathologische Bestandteile, wie Eiter und Blutkörperchen beimengt und wo vor allem der Nachweis von Tuberkelbazillen gelingt, ergibt sich, zusammen mit dem zystoskopischen Befund, der äußerst charakteristische Veränderungen am Ostium der Harnleiter zeigt, ein so eindeutiges Bild, daß röntgenologisch nur noch die Ausdehnung der Veränderungen festzustellen ist. Fehlt dagegen ein Symptom in der Trias (Bazillen, Blut und Eiter im Harn, typische Veränderungen am Ostium), dann hat die Urographie die Frage zu beantworten, ob eine chirurgisch zu behandelnde, tuberkulöse Erkrankung der Niere vorliegt. Häufig ist das nicht möglich, weil man bei Verdacht auf Tuberkulose die transvesikale Urographie nur

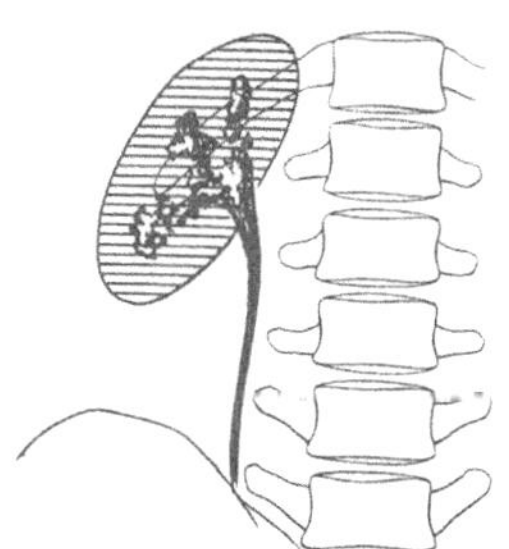

Abb. 246. Füllungsbild des Nierenbeckens bei tuberkulösen Zerfallshöhlen im Parenchym der Niere.

ungern vornimmt, da durch diesen Eingriff eine Propagation des Krankheitsprozesses bis zur miliaren Aussaat befürchtet werden muß. Die intravenöse Urographie, die in diesen Fällen ungefährlich ist, muß aber gerade, wo geringe Formveränderungen vorliegen, versagen. Dies gilt besonders für die Ulzerationen an den Papillenspitzen. Im allgemeinen gehen aber gerade diese Fälle fast stets mit einem positiven Bazillenbefund einher, so daß die Diagnose, auch bei negativem urographischen Befund, klinisch eindeutig gestellt werden kann.

Ist es dagegen zu Zerstörungen im Parenchym gekommen, ohne daß eine Kommunikation der entstandenen Hohlräume mit dem Nierenbecken besteht, so bleibt die klinische Diagnose wegen des fehlenden Bazillenbefundes unsicher. Die Darstellung solcher Einschmelzungsherde durch die intravenöse Urographie ist dagegen möglich; freilich gibt es auch hier Versager, wenn nämlich die Hohlräume mit käsigen Massen angefüllt sind. Die transvesikale Urographie fällt bei solcher Lage des Falls negativ aus. Steht dagegen der tuberkulöse Zerfallsherd in ständig offener Kommunikation mit den abführenden Harnwegen, so gelingt sein Nachweis sowohl durch die intravenöse als auch durch die transvesikale Urographie (Abb. 246). Bei freiem Abfluß der Zerfallsprodukte sind dies jene Fälle, in denen die klinische Diagnose durch den charakteristischen Befund im Urin bereits feststeht, so daß die Kontrastfüllung nur ihre Bestätigung bedeutet. Bei beginnenden Prozessen aber und bei solchen, die sich innerhalb des Parenchyms ohne Durchbruch in die Hohlräume abspielen, kann das Urogramm negativ ausfallen.

Die Geschwülste der Niere. Die gutartigen Nierengeschwülste, wie die Fibrome, Myxome und Angiome besitzen nur pathologisch-anatomisches Interesse. Dagegen sind die bösartigen Geschwülste, die Hypernephrome, Sarkome und Karzinome von großer praktischer Bedeutung.

Das Röntgenbild zeigt Vergrößerung und Formveränderung des Nierenschattens und Deformierungen oder Konturdefekte des Nierenbeckens im Pyelogramm (Abb. 247). Zur Untersuchung ist die transvesikale Urographie der intravenösen vorzuziehen, da sie genauere Ausgußbilder des Nierenbeckens ergibt, während bei der intravenösen Methode das Nierenbecken durch die schlechtere Ausscheidung auf der kranken Seite schon an sich mangelhaft gefüllt erscheint und zur Stellung der Diagnose meist nicht ausreicht.

Im Anfangsstadium kann das peripher wachsende Hypernephrom und Karzinom jede Alteration des Nierenbeckens vermissen lassen; es ist dann nur der große Nierenschatten auffällig. Bei dringendem klinischen Verdacht muß man dann das Pneumoperitoneum oder die Pneumoradiographie der Niere zu Hilfe nehmen. Erst wo alle diese Befunde zusammenstimmen, kann man die Diagnose als feststehend betrachten.

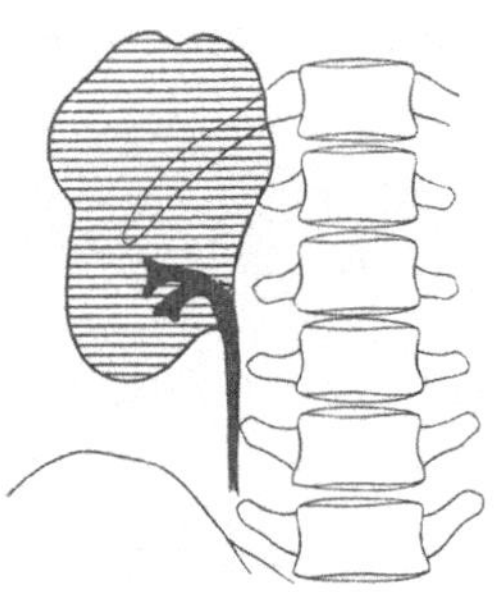

Abb. 247. Nierentumor mit Füllungsdefekt am Nierenbecken.

Danach ist die Frage, ob eine erfolgreiche operative Entfernung der Niere möglich ist, ins Auge zu fassen. Die Operabilität hängt einmal davon ab, ob die Niere örtlich umfangreiche krebsige Einwachsungen zeigt, ob bereits Lungen- und Knochenmetastasen bestehen und schließlich, ob die andere Niere eine normale Leistungsfähigkeit besitzt. Auf alle diese Dinge ist sowohl klinisch wie röntgenologisch zu achten.

Die Symptomatik der Kontrastsubstanzschatten.

Während die bisher besprochenen Organe (mit Ausnahme des Verdauungsrohrs und der Gallenblase) auch ohne Anwendung von Kontrastmitteln der Diagnostik zugänglich sind, zeigen die nun zu besprechenden Organe nur bei Anwendung von Kontraststoffen Schattenbildungen, die eine Möglichkeit der Diagnostik bieten. Zu diesen Organen zählen die Blase, die Harnröhre, der Uterus samt Adnexen, die Hirnventrikel und der Subduralspalt.

Die Symptomatik ist bei allen diesen Spalt- oder Hohlraumfüllungen auf den gleichen Nenner zu bringen. Es handelt sich immer um Formveränderungen des Hohlraums als Defekt oder Ausstülpung, oder um Unwegsamkeit eines Ganges oder Spaltes. Unter Voraussetzung der Kenntnis des Normalbildes treten die Veränderungen an den Kontrastschatten sehr sinnfällig auf.

Die Blasenerkrankungen. Die normale Blase hat bei geringer Füllung flachschüsselförmige Gestalt; der untere Rand des Schattens fällt gewöhnlich mit der oberen Begrenzung der Symphyse zusammen. Bei starkem Füllungsgrad nimmt die Blase Kugel- bis Birnform an. Die Konturen des normalen Blasenschattens sind scharf; bei Hypertrophie

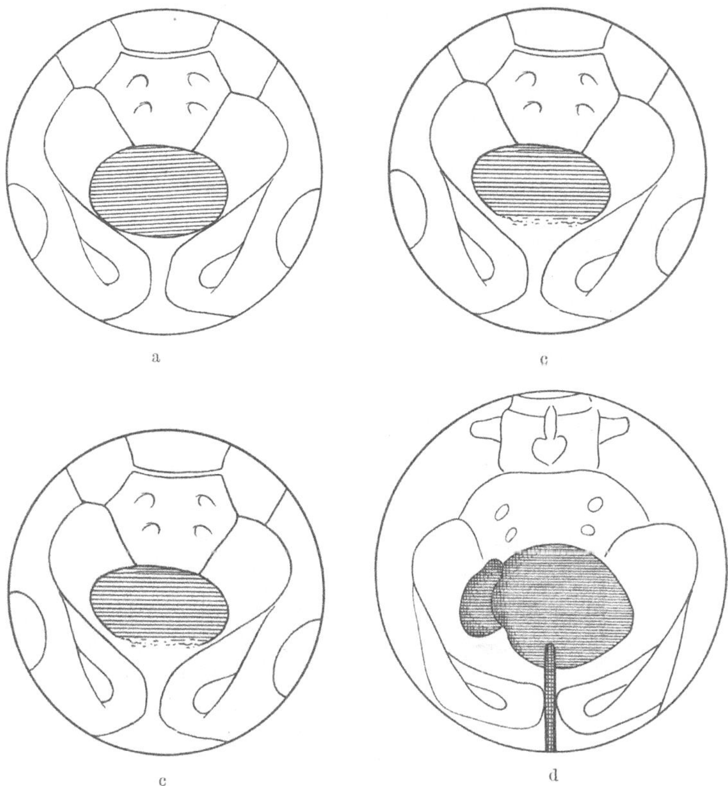

Abb. 248. Symptomatik der kontrastgefüllten Harnblase im Röntgenbild. a Normaler Harnblasenschatten, b Schrumpfblase, c Füllungsdefekt am Blasenboden durch Prostatatumor, d Blasendivertikel.

der Schleimhaut werden die Konturen zackig (Abb. 248 a und b). Verkleinerung des Blasenschattens auf Mandarinengröße ist das Zeichen der Blasenschrumpfung (meist bei Tuberkulose).

Wandständige Konturdefekte entstehen durch Tumoren; sie sind bezüglich Lage, Form und Größe vom jeweiligen Auftreten des Tumors abhängig. Typisch ist nur der Defekt am Blasenboden bei Prostatahypertrophie (mit scharfer Begrenzung) und den Prostatatumoren (mit unscharfer Begrenzung). In beiden Fällen besteht zwischen Blasenboden und Symphyse eine erhebliche Distanz (Abb. 248 c).

Die Blasendivertikel erscheinen als rundliche, erbsen- bis gänseeigroße Ausstülpungen der Blasenwand, die durch einen dünnen Stiel mit dem

Blaseninnern verbunden sind (Abb. 248 d). Häufig sind besondere Aufnahmerichtungen zu ihrer Erkennung notwendig (s. S. 242).

Die Erkrankungen der Urethra. Der Verlauf der normalen Urethra zeigt zwei Krümmungen: vom Blasenboden zieht sie fast senkrecht nach abwärts (Pars prostatica und membranacea) und biegt im Bereich der Pars bulbosa ventralwärts ab. Am Übergang in die Pars pendulans besteht eine zweite Biegung, die jedoch bei der zur Aufnahme typischen Lagerung ausgeglichen wird. Die hinter dem Sphinkter externus gelegenen Teile sind nur bei Miktionsaufnahmen zu sehen; sie sind als dünner Kontrastfaden zu erkennen. Die vorderen Anteile der Urethra stellen sich als breiterer bandförmiger Kontrastschatten dar (Abb. 249).

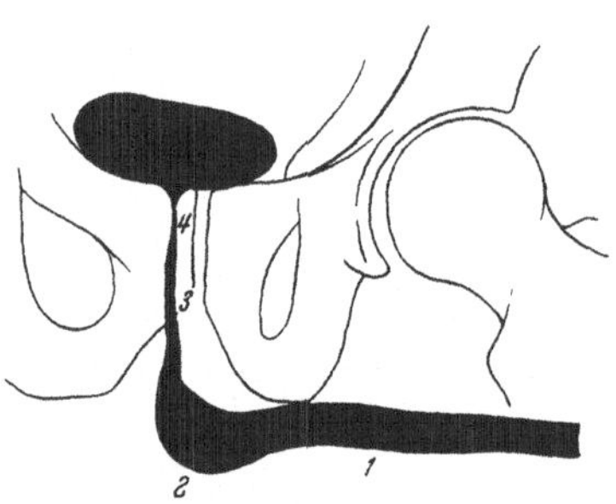

Abb. 249. Röntgenbild der normalen kontrastgefüllten Urethra. 1 Pars cavernosa, 2 Pars bulbosa, 3 Pars membranacea, 4 Pars prostatica.

Die Kontrastfüllung der Urethra hat besondere Bedeutung bei der Erkennung der traumatischen und gonorrhoischen Strikturen, der Harnröhrenfisteln und -divertikel (Abb. 250). Auch die in der Urethra eingeklemmten Nieren- und Blasensteine können dargestellt werden.

Die Erkrankungen des weiblichen Genitale. Bei den Erkrankungen des weiblichen Genitale spielt noch immer der gynäkologische Palpations-

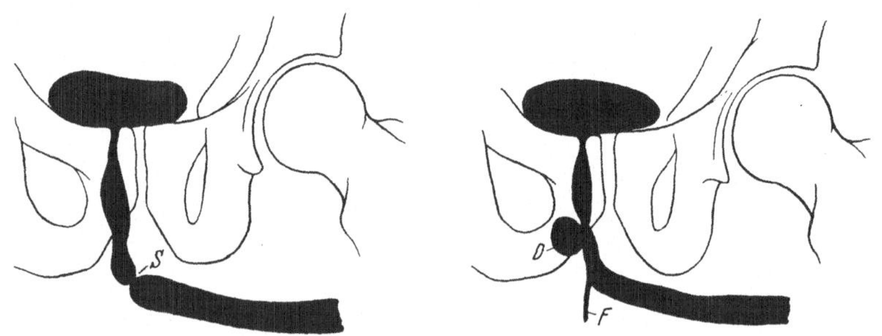

Abb. 250. Symptomatologie der kontrastgefüllten Urethra. *S* = Striktur der Pars bulbosa, *D* = Divertikel im Bereich der COWPERschen Drüsen, *F* = Fistelgang nach außen.

befund die Hauptrolle. Mit der Hysterosalpingographie sollen nur einige differentialdiagnostische Schwierigkeiten behoben werden, so namentlich die Abgrenzung von Tuben- und Ovarialtumoren einerseits und den Uterusgeschwülsten anderseits. Gehört der Tumor der Gebärmutter an, und wölbt er sich in das Cavum uteri vor (Karzinom, submuköses Myom, Polyp), so kommt es zu Füllungsdefekten. Tumoren, die außerhalb der Gebärmutter liegen, zeigen dagegen nur eine Verdrängung des Uteruskörpers (Abb. 251).

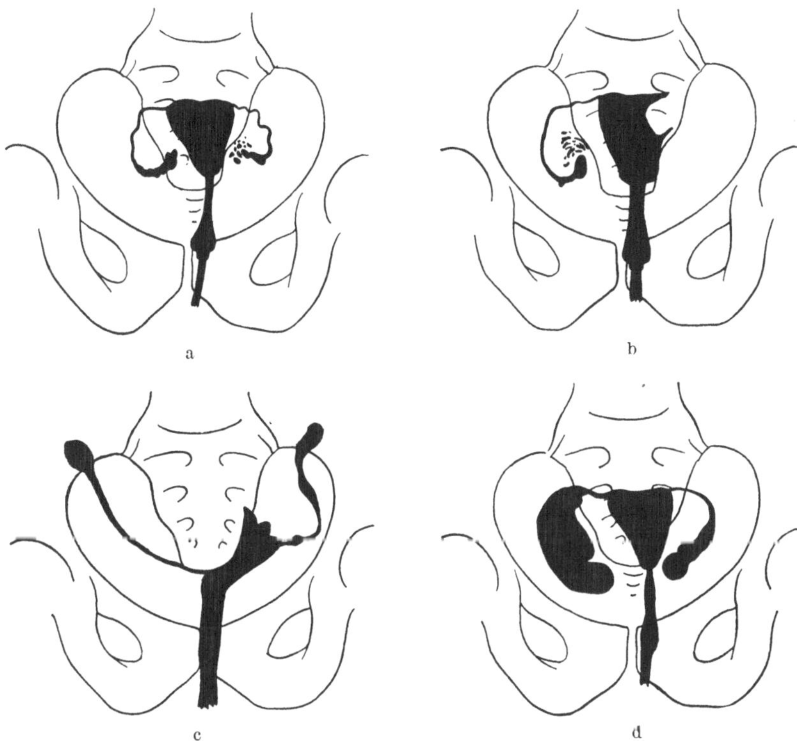

Abb. 251. Symptomatologie der hystero-salpingographischen Befunde. a Normales Füllungsbild, b Defektbildung durch intramurales Myom, c Auseinanderziehung beider Tuben und Verdrängung des Uterus bei Ovarialtumor, d beiderseitiger Verschluß des Tubenendes.

Größere Bedeutung kommt ferner dem Röntgenbefund in der Frage der Sterilität zu durch Erkennung und Sitz eines Tubenverschlusses. Bei normaler Durchgängigkeit dringt der in den Uterus eingespritzte Kontraststoff in die Bauchhöhle, wo er als unregelmäßiger Belag auf den Dünndarmschlingen erscheint. Bei Verschluß bleibt er dagegen in der erweiterten Tube liegen, wodurch sich der Sitz der Stenose feststellen läßt.

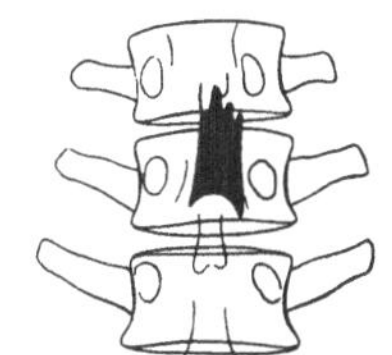

Abb. 252. Totalstop bei großem Kaudatumor (nach PEIPER).

Die Erkrankungen des Gehirns und des Rückenmarks. Zur Darstellung der Hohlräume des Gehirns wendet man jetzt nur noch Luft als Kontrastmittel an. Beim Hydrozephalus findet man eine Erweiterung der Ventrikel. Eine Verdrängung der Ventrikel kommt durch extraventrikuläre Tumoren, eine Deformierung durch intraventrikuläre Tumoren zustande. Bei Erweichungsherden kann es zu einer Verziehung der Hirnkammern nach der kranken Seite kommen.

Die Myelographie beschränkt sich auf das Symptom des „Stops" des Kontrastmittels an der Stelle, wo durch entzündliche Vorgänge oder

Tumorbildung der Subarachnoidealraum verschlossen ist. Nimmt das Kontrastmittel am Ort des Verschlusses eine konkave Begrenzungslinie an, so spricht dies für einen Tumor (Abb. 252). Durch die Myelographie ist eine genaue Höhendiagnose der Geschwulst möglich, was im Hinblick auf die Operation von großer Bedeutung ist.

4. Technisch-diagnostische Hilfsmethoden.

I. Lagebestimmung von Fremdkörpern.

Der Nachweis des Vorhandenseins eines Fremdkörpers ist, wenn sein Absorptionsvermögen größer als das der Umgebung ist, leicht; jede gute Aufnahme verrät ihn. Über seine Lage läßt sie uns im unklaren. Er kann auf jedem Punkt des abbildenden Strahls, ja außerhalb des Körpers (über oder unter ihm) liegen. Die so beliebte Ergänzung durch eine zweite Aufnahme, rechtwinklig zum ersten Strahlengang, ist die Vervollständigung des eingeschlagenen Irrweges. Indem wir meinen, eine Exaktheit erreicht zu haben, fallen wir dem Irrtum vollständig in die Arme. Wie dieser zustande kommen kann, zeigt Abb. 253. Ein an der Oberfläche einer Kugel liegender Körper kann innerhalb der Kugel liegend erscheinen, auch wenn zwei Aufnahmen in zwei verschiedenen Projektionsrichtungen angefertigt werden. Ja, auch mehrere Aufnahmen könnten in diesem Falle zum gleichen Fehlschluß führen. Wir brauchten unendlich viele Aufnahmen in verschiedenen Projektionsrichtungen oder, bei wenigen Aufnahmen, eine bestimmte Methode, die uns Aufschlüsse über die wirkliche Lage des Fremdkörpers gibt.

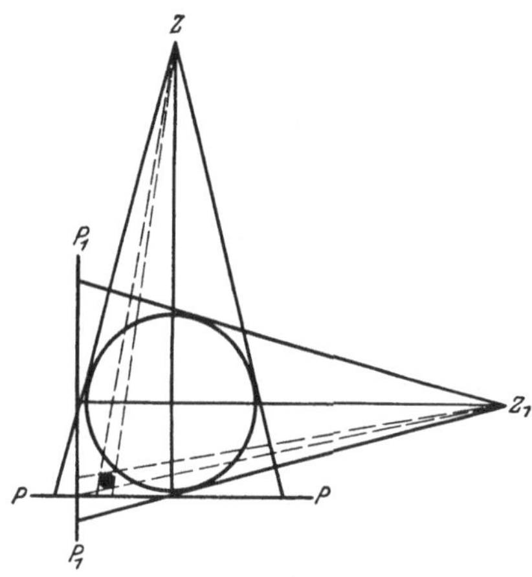

Abb. 253. Zwei Aufnahmen in zueinander senkrechten Projektionsrichtungen können bei der Bestimmung der Lage von Fremdkörpern zu Fehlschlüssen verleiten. Ein auf der Oberfläche einer Kugel liegender Körper scheint beim Strahlengang Z und Z_1 auf den Platten PP und P_1P_1 *in* der Kugel zu liegen. Nur wenn die Strahlen im Punkte, wo der Körper die Kugelfläche berührt, tangential verlaufen, wird seine Lage sich richtig darstellen.

Wir können einen Fremdkörper anatomisch lokalisieren, indem wir ihn in Beziehung zu Muskeln, Knochen oder anderen Organen setzen: *anatomische Lokalisation,* oder wir bestimmen seine Tiefe nach seinem Abstand von bestimmten Hautmarken: *geometrische Lokalisation.* Um die Indikation und den Operationsplan festzulegen, brauchen wir die anatomische Lokalisation; für die Operation selbst ist die geometrische Lokalisation die wichtigere.

Die anatomische Lokalisation.

Die anatomische Lokalisation ergibt sich meist von selbst aus der geometrischen Lagebestimmung, indem aus Querschnittsatlanten mit Bildern von natürlicher Größe die anatomische Lage des Fremdkörpers durch Rekonstruktion der geometrisch ermittelten Fremdkörperlage im Querschnitt ersichtlich wird.

Abgesehen davon stehen uns noch andere Wege offen: So können wir aus der Mitbewegung des Fremdkörperschattens bei bestimmten Muskelkontraktionen seinen Sitz in bestimmte Muskeln verlegen (*myokinetisches Verfahren*). Im Nervensystem sind typische Ausfallserscheinungen ein sicherer Hinweis. Fremdkörper in den oberen Luftwegen verraten sich durch ihre bedrohlichen klinischen Erscheinungen und lassen sich daher schon durch die gewöhnliche Aufnahme anatomisch lokalisieren. In den Hauptbronchien geben eine Atelektase oder inspiratorische Einziehung des Mediastinum weiteren Aufschluß. In der Lunge liegende Fremdkörper machen (in den unteren zwei Dritteln) die Atemexkursionen mit. Herz oder Gefäße tangierende Fremdkörper zeigen Pulsationsbewegungen. Im Verdauungstrakt ist das Verhalten verschieden: Im Ösophagus und in seiner Umgebung im Mediastinum steckende Fremdkörper steigen beim Schlucken nach oben; im Magen liegen sie im kaudalen Pol, von wo sie mit der Peristaltik von jeder Welle etwas (zirka 1 cm hoch) rhythmisch (alle drei Sekunden) gehoben werden; im Duodenum bleiben sie meist am Genu inferius stecken; hier liegen sie bei leerem Magen still, bei der Magenverdauung werden sie zirka alle 12 Sekunden etwas gehoben. Ähnlich verhalten sie sich im Jejunum. Im Ileum und im Kolon ist, abgesehen von der Mitbewegung bei der Atmung, eine Bewegung des Fremdkörpers nicht zu konstatieren.

Als weitere Hilfsmittel stehen uns zur anatomischen Lokalisation bei Hohlorganen sämtliche Endoradiographien (s. diese) zur Verfügung, wobei wir stets, um ein Zudecken des Fremdkörpers zu verhindern, dem negativen Kontrast den Vorzug geben werden. Bei Anwendung der Stereoskopie sind die gewonnenen Resultate einwandfrei und in jeder Hinsicht aufschlußgebend.

Die geometrische Lokalisation.[1]

Für einfache Fälle reicht die **Lokalisation auf die Haut bei Rotation des Körperteils** vor dem Schirm aus. Man dreht den Körper vor dem Schirm hin und her, wobei man die wechselnde Distanz zwischen Fremdkörper und Hautoberfläche aufmerksam verfolgt. Für eine bestimmte Stellung wird diese Entfernung am kleinsten sein. Diese Distanz markieren wir mittels Fettstifts auf dem Schirm; sie ist infolge Divergenz der Strahlung etwas größer als in Wirklichkeit. Die Körperstellung aber halten wir fest; denn wir müssen noch den Hautpunkt, für den

---

[1] Alle zu diesem Zweck angegebenen Methoden mit ihren vielfachen Modifikationen aufzuzählen, würde zu weit gehen. Es wurden nur die einfachsten und zweckentsprechendsten Methoden dargestellt.

die oben gefundene Fremdkörpertiefe gilt, bestimmen. Zu diesem Zwecke zielen wir mit einer Metallsonde, die wir parallel zum Schirm halten und deren

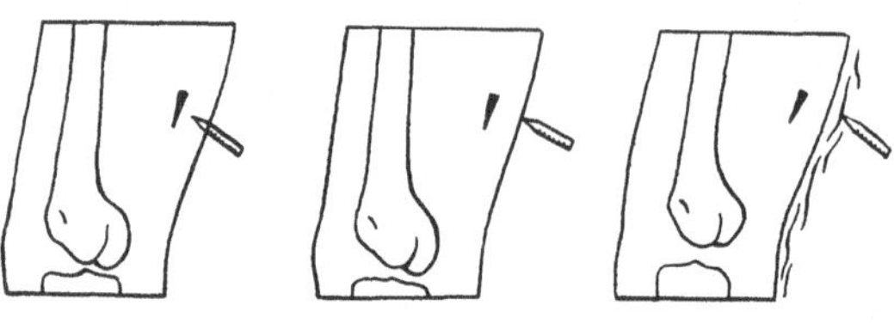

Spitze wir auf die Haut aufsetzen, gegen den Fremdkörper. Dabei erscheint die Sondenspitze meist im Schatten der Weichteile. Bewegen wir aber die Sonde parallel zu sich entlang der Hautoberfläche bald zur Röhre, bald zum Schirm zu, so wird sich eine Stelle ergeben, an

Abb. 254. Tiefenbestimmung durch Drehung und Bestimmung des Hautnahepunktes mittels der Sonde auf der Haut, bzw. auf dem Verband (nach HOLZKNECHT).

der die Sondenspitze sich mit der äußeren Weichteillinie nicht schneidet, sondern sie nur berührt. Die Sondenspitze bezeichnet dann jenen Hautpunkt, für den die gefundene Tiefenlage des Fremdkörpers gilt (Abb. 254).

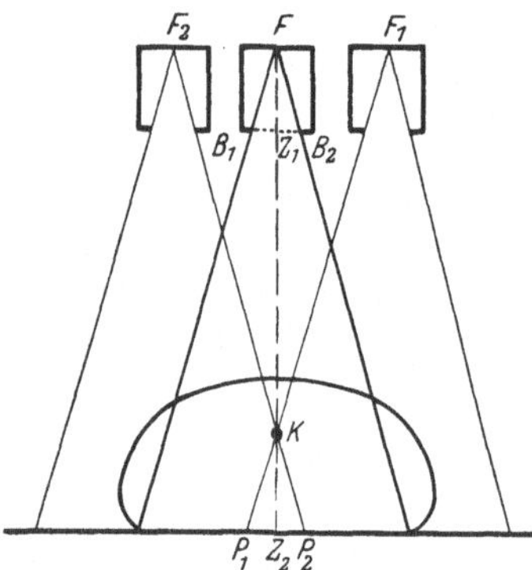

Die Blendenrandmethode ist die einfachste und dabei praktischste Methode der Fremdkörperbestimmung. Ihre technischen Voraussetzungen sind gering und auch im bescheidensten Röntgenkabinett gegeben: Röhrenkästchen mit Blende (am besten Schlitzblende), unabhängig vom Schirm verschieblich. Bei der Messung muß der Schirm dem Körper des zu Untersuchenden anliegen und dabei parallel zur Blendenebene stehen. (Doch braucht man dabei nicht allzu ängstlich zu sein, denn kleine Ungenauigkeiten seiner Lage bewirken nur minimale Meßfehler.)

Die Bestimmung geschieht auf folgende Weise: Wir fassen den Fremdkörper am Schirm ins Auge und stellen ihn in die Mitte des maximal verengten Blendenfeldes ein. Den Punkt, der mit dem Fremdkörperschatten zusammenfällt, bezeichnen wir uns hinter dem Schirm auf der Haut des Patienten und befestigen sodann an dieser Stelle eine Metallmarke. Für diesen Punkt (*orthodiagraphischer Fußpunkt*) gilt die Tiefenbestimmung. Nunmehr gehen wir nochmals vom Fremd-

Abb. 255. Die Blendenrandmethode. In der Stellung F wird bei enger Blende der dem Fremdkörper K entsprechende Projektionspunkt Z_2 (orthodiagraphischer Fußpunkt) bestimmt. Sodann wird bei schlitzförmig geöffneter Blende die Röhre nach F_1 so weit verschoben, bis der Randstrahl durch den Körper K hindurchgeht; es resultiert auf dem Schirm der Projektionspunkt P_1. Indem man das gleiche bei Verschiebung nach der anderen Seite vornimmt, erhält man den Punkt P_2. Aus der Distanz der Punkte P_1 und P_2 läßt sich, wenn Blendenweite (B_1B_2) und Fokus-Blendenabstand (FZ_1) bekannt sind, die Entfernung des Körpers K vom Punkte Z_2 berechnen.

körperschatten aus, öffnen aber die Blende als schmalen Schlitz in horizontaler Richtung zu maximaler Weite und verschieben das Röhrenkästchen so weit seitwärts, bis der Fremdkörperschatten vom Blendenrand geschnitten wird. Diesen Punkt markieren wir mit Fettstift auf dem Schirm. Dieselbe Verschiebung nehmen wir nach der anderen Seite vor und erhalten am anderen Blendenrand einen zweiten Punkt. Wie aus Abb. 255 ersichtlich, sind die Dreiecke $B_1 F B_2$ und $P_1 K P_2$ ähnliche Dreiecke. Es verhält sich daher in ihnen $F Z_1$ (die Fokusblendendistanz) zu $K Z_2$ (der Fremdkörpertiefe) wie $B_1 B_2$ (Blendenweite) zu $P_1 P_2$ (Punktdistanz). Der aus beiden Größen erhaltene Quotient muß daher für beide Dreiecke stets gleich bleiben. Ist das Verhältnis $\dfrac{B_1 B_2}{F Z_1}$ bekannt, so brauchen wir nur die gemessene Punktentfernung mit dieser Zahl zu multiplizieren, und es ergibt sich daraus die Entfernung $K Z_2$.

Das Verhältnis $\dfrac{\text{Blendenweite}}{\text{Fokus-Blendendistanz}}$, das sich leicht bestimmen läßt, beträgt für die meisten Röhrenkästchen 0,6—0,9. Anstatt der umständlichen Multiplikation mit dieser Zahl können wir uns einen Maßstab anfertigen, der an Stelle der Zentimetereinheit eine nach dem obigen Verhältnis korrigierte Größe (also 1 cm × 0,6—0,9) als Skaleneinheit enthält. Lesen wir mit einem so verfertigten Maßstab die Punktdistanz ab, so ergibt die Anzahl der Teilstriche ohne weitere Umrechnung die gesuchte Fremdkörpertiefe in Zentimetern.

Zu erklären ist noch der Zweck der orthodiagraphischen Fußpunkt bestimmung. Wir beziehen bei der Messung die Fremdkörpertiefe eigentlich nicht auf die Hautoberfläche, sondern auf die Schirmebene. In Fällen, wo der orthodiagraphische Fußpunkt dem Schirm anliegt, fallen beide zusammen und der Punkt dient nur Kontrollzwecken: die beiden Blendenrandpunkte müssen beiderseits gleich weit von ihm entfernt sein. Kann der Fußpunkt aber dem Schirm nicht anliegen (denn der Schirm muß parallel zur Blendenebene stehen), so bestimmen wir seinen Abstand von der Schirmebene in der gleichen Weise wie den Fremdkörper durch Visieren gegen den Blendenrand. Wir erhalten dann auf dem Schirm vier Punkte. Die Entfernung der beiden mittleren Punkte, die sich auf den Hautpunkt beziehen, müssen wir von dem Abstand der peripheren Punkte in Abzug bringen.

Es ist sehr zweckmäßig, bei der Messung gleichzeitig die Tiefe eines benachbarten Knochenschattens mitzumessen. Man kann dann die Fremdkörperlage nicht nur auf den Hautpunkt, sondern auch auf anatomische Punkte in Beziehung bringen, was für die Beurteilung des Falles von nicht zu unterschätzender Bedeutung sein kann.

Die Viermarkenmethode. Während der Durchleuchtung wird in einer Lage, in der der Fremdkörper gut sichtbar ist, der ihm entsprechende Hautpunkt bei dem betreffenden Strahlengang mittelst Bleimarke bestimmt. Der zu Untersuchende wird sodann um 180° gedreht, so daß die Bleimarke jetzt der Röhre zugekehrt ist, beide (Bleimarke und Fremdkörper) in Deckung gebracht, und der diesem Strahl entsprechende Hautpunkt auf der Gegenseite des Körpers abermals markiert. Wir wiederholen dieses Manöver, gehen aber diesmal von einer Durchstrahlungsrichtung aus, die mit der erstgewählten einen Winkel einschließt, der sich womöglich einem rechten nähern soll (bei zu spitzem Winkel fällt die Messung etwas ungenau aus). Wir erhalten auf diese Weise

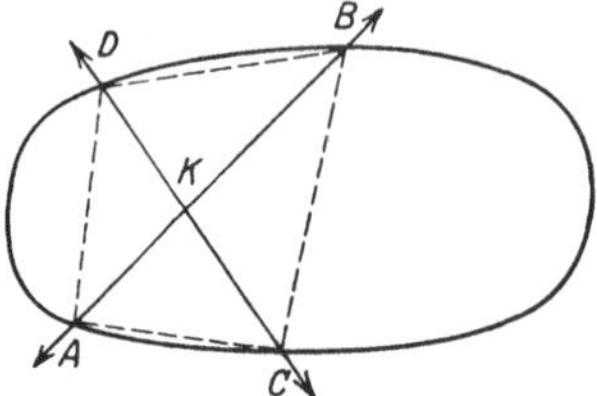

Abb. 256. Die Viermarkenmethode. Der Körper K wird bei der Strahlenrichtung AB und BA auf die Haut projiziert; es resultieren die Hautpunkte A und B. Auf die gleiche Weise erhält man bei Strahlengang CD und DC die Hautpunkte C und D. Durch den Diagonalschnittpunkt des Vierecks $ABCD$ ist die Lage des Körpers K eindeutig bestimmt.

vier Punkte (Abb. 256 $ABCD$), deren Verbindungslinien ein Viereck bilden, dessen Diagonalschnittpunkt K der Lage des Fremdkörpers entspricht. Die Bestimmung dieses Punktes kann man so vornehmen, daß man die Hautpunkte entweder mittelst Tasterzirkels oder mit Hilfe zweier durch ein Scharnier verbundener Bleibänder, die in Höhe der vier Hautpunkte dem Körper angeschmiegt werden, auf ein Blatt Papier überträgt und die Diagonalen zieht.

Die bisher geschilderten Methoden bedürfen keiner besonderen Einrichtung und können überall da ausgeführt werden, wo die einfachsten Bedingungen für eine Durchleuchtung gegeben sind. Es versteht sich von selbst, daß die Verfahren nur für solche Fremdkörper angewendet werden können, die bei der Durchleuchtung sichtbar sind.

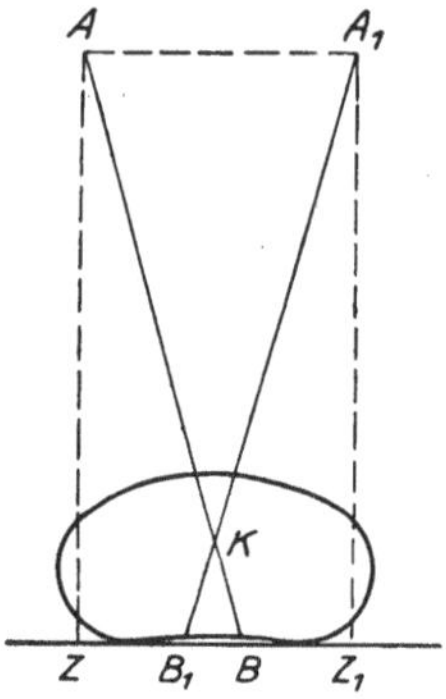

Lagebestimmung mittelst Photographie.

Eingangs wurde schon darauf hingewiesen, daß die Beurteilung der Lage eines Fremdkörpers durch *zwei Aufnahmen*, die in zueinander *senkrechtem* Strahlengang angefertigt werden, zu Fehldeutungen führen kann. Wollen wir trotz dieser Gefahr bei dem Verfahren bleiben, so ist es eine Mindestforderung, daß die beiden Photographien als *Fernaufnahmen* ausgeführt werden, um Divergenzfehler auszuschalten. Eins, was wir mit dieser Methode gewinnen können, ist die anatomische Lokalisation; zur geometrischen Lokalisation werden wir den genauen messenden Verfahren den Vorzug geben.

Die Verschiebungsaufnahme. Es wird zweimal nacheinander das Objekt auf ein und demselben Film mit halber Expositionszeit exponiert (Abb. 257), wobei die Röhre zur zweiten Exposition parallel zur Platte um einen bestimmten Betrag verschoben wird. Wir erhalten ein Doppelbild, auf dem außer allen anderen Gebilden auch der Fremdkörper zweimal in einer gewissen Entfernung abgebildet ist. Rekonstruieren

Abb. 257. Die Verschiebungsaufnahme. Es wird das gleiche Objekt zweimal exponiert, und zwar das eine Mal von A, das andere Mal von A_1 aus; dabei wird der Körper K nach B, bzw. nach B_1 projiziert. Durch Rekonstruktion des Strahlenganges läßt sich der Schnittpunkt K der Strahlen AB und A_1B_1, der der Lage des Körpers K entspricht, jeweils bestimmen.

wir den Strahlengang, indem wir an den Enden eines Holzstabes, dessen Länge der Röhrenverschiebung AA_1 gleich ist, zwei Fäden befestigen und diese aus der Entfernung und Lage der Brennpunkte, wie sie bei der Aufnahme eingehalten wurde, gegen korrespondierende Punkte des Doppelbildes spannen, so ergibt der Schnittpunkt K jeweils die Entfernung der Objekte von der Bildfläche. Diese Rekonstruktion kann nur dann mit Genauigkeit erfolgen, wenn der Fokusabstand genau gemessen ist und die beiden Fußpunkte der Zentralstrahlen ZZ_1 auf der Platte durch Marken kenntlich gemacht sind. Über diese nämlich müssen zur Messung die Enden des Holzstabes AA_1 lotrecht gestellt werden.

Fremdkörper des Auges.

Die Voraussetzungen für die Fremdkörperbestimmung im Auge sind von denen in der Chirurgie weit verschieden. Für den Chirurgen ist ein Irrtum von einigen Millimetern meist unbedenklich; er fühlt schließlich den Fremdkörper mit den Fingern, oder er kann ihn während der Operation vor dem Röntgenschirm kontrollieren. Die Fremdkörper des Auges sind sehr viel kleiner und meist auf dem Schirm gar nicht zu sehen. Außerdem ist die Schnittführung bei der Operation eine sehr beschränkte, so daß man nur nach allergenauester Lokalisation operativ vorgehen kann.

Erschwerend kommt noch hinzu, daß die Bedingungen für die Aufnahme des Auges recht ungünstige sind; da das Auge in einer Knochenhöhle liegt, muß man schon den ganzen Schädel sowohl sagittal als auch seitlich durchstrahlen, wobei der zarte Schatten des Bulbus überhaupt nicht zur Darstellung kommt. Wohl kann man die Vorderfläche des Bulbus durch bleiglashaltige Prothesen oder durch Angelhäkchen am Limbus corneae markieren, die Hinterfläche des Bulbus bleibt aber immer unsichtbar.

Die Aufnahmetechnik nach Vogt, Cords und Drugg, die sich bemühen, den Bulbus isoliert und skeletfrei darzustellen, bringt nur kleine Teile des vorderen Bulbusabschnitts zu Gesicht. Auch das Verfahren, aus der Mitbewegung des Fremdkörpers bei Blickwechsel des Auges Schlüsse auf seine Lage im Augeninnern zu ziehen, ist recht unzuverlässig; denn leider bewegen sich die Tenonsche Kapsel, die Ansätze der Augenmuskeln und das umgebende Gewebe mit. Wir sehen, daß hier außerordentliche Schwierigkeiten vorliegen, die zu lösen bisher noch nicht gelungen ist, und daß der Röntgenologe bei der Beurteilung eine große Verantwortung übernimmt. Doch wenden wir uns zu den einzelnen Methoden.

Fremdkörper des vorderen Bulbusabschnitts. Bei Fremdkörpern des vorderen Bulbusabschnittes wird die Bestimmung dadurch erleichtert, daß man bei den skeletfreien Aufnahmen nach Vogt den Bulbus selbst sieht. Die skeletfreie Aufnahme geschieht so, daß man nach Anästhesie des Bindehautsacks einen zurechtgeschnittenen Film oder einen Zahnfilm mit seiner abgerundeten Ecke möglichst tief zwischen Bulbus und Orbita, bei der seitlichen Aufnahme auf der nasalen Seite und bei der kranio-kaudalen Aufnahme an der unteren Bulbusseite vorschiebt und den Zentralstrahl so richtet, daß der Bulbus in möglichst weiter Ausdehnung frei von Knochenschatten getroffen wird. In der seitlichen Strahlenrichtung werden fünf Aufnahmen angefertigt, und zwar: bei Blick geradeaus, bei temporaler und nasaler Blickrichtung und schließlich bei Blick nach oben und nach unten. Bei der kranio-kaudalen Aufnahme können wir die temporale und nasale Blickrichtung weglassen. Die Aufnahmen werden mit einem schmalen Tubus und weicher Strahlung (35—40 kV eff., 20 mA 0,5 Sek.) ohne Verstärkungsschirm angefertigt. Zur näheren Orientierung bringt man am Limbus corneae Angelhäkchen an. Die Lokalisierung des Splitters ergibt sich dann von selbst bei Berücksichtigung der Lage des Films, der Blickrichtung des Auges und der Lage der Häkchen am Limbus. Mit dieser Methode können auch kleinste Splitter aus Metall, Glas und Kalkstein nachgewiesen werden.

Fremdkörper des hinteren Bulbusabschnitts. Die Fremdkörper des hinteren Bulbusabschnittes machen bedeutend größere Schwierigkeiten namentlich bezüglich der Frage, ob sie intra- oder extraokular gelegen sind. Ferner muß man die Einschränkung machen, daß nur metallische Fremdkörper, und auch diese nur von einer gewissen Größe an, nachgewiesen werden können; denn der Strahlengang ist für die Darstellung ungünstig.

Die genaue Bestimmung der Fremdkörperlage geschieht entweder indirekt mittels graphischer Methoden oder direkt durch die stereoskopische Raumbestimmung.

Die graphischen Methoden beruhen auf dem folgenden Prinzip: mittelst einer Schiebekassette werden fünf seitliche Aufnahmen der Orbita bei verschiedener Blickrichtung des Auges angefertigt (Blick geradeaus, nach oben, nach unten, nasalwärts und schläfenwärts). Die Größe des Blickwinkels ist durch eine mit der Kassette verbundene Visiervorrichtung genau festgelegt und bekannt. Aus dem Lagewechsel des Fremdkörpers wird durch eine Reihe von Berechnungen, oder durch Verwendung eines in Koordinatenform gehaltenen Augenschemas, die Lage des Fremdkörpers bestimmt.[1]

Abgesehen von den schon vorhin erwähnten Einwänden, daß auch in der Orbita gelegene Fremdkörper unter bestimmten Bedingungen die Augenbewegungen mitmachen können, sind diese Methoden noch mit einigen prinzipiellen Schwierigkeiten belastet. So müssen die Ergebnisse nach bestimmten Tabellen korrigiert werden. Bedenklich ist ferner, daß man den Bestimmungen einen Normalbulbus zugrunde legt, den es eigentlich nicht gibt, insbesondere beim verletzten Auge, das häufig geschrumpft ist.

Es ist deshalb erklärlich, daß man gerade auf diesem Gebiete die stereoskopische Bestimmung bevorzugt. Zur stereoskopischen Darstellung ist unbedingt erforderlich, mindestens die vorderen Bulbusabschnitte durch Glasprothesen zu markieren. Am besten verwendet man zu diesem Zwecke das COMBERGsche Kontaktglas,[2] das nach Kokainisierung auf die Hornhaut aufgesetzt und mitphotographiert wird. Auch hier sind Schiebekassetten und Visiervorrichtung notwendig.

---

[1] Genaueres s. Grudzinsky, F. d. R. Jg. 1929, Bd. 40, H. 3.
[2] Hersteller Firma Zeiß, Jena.

II. Die Stereoröntgenographie.

Im Handbuch der physiologischen Optik äußert sich HELMHOLTZ: „Wieviel durch das stereoskopische Sehen gewonnen wird, ist ... am auffallendsten an den Bildern solcher Gegenstände, welche sich schlecht zur Darstellung in einfacher Zeichnung eignen." Wenn man diesen Satz schon für das anatomische Objekt mit seinen komplizierten Raum- und Lagebeziehungen einzelner Organe gelten lassen muß, so erst recht für das Röntgenbild, das infolge Fehlens von Luft- und Schattenperspektive niemals einen räumlichen Eindruck vermitteln kann. Schon aus diesem Grunde ist die Stereoskopie in der röntgenologischen Diagnostik immer gerechtfertigt.

Das stereoskopische Sehen.

Über das Wesen der Stereoskopie belehrt uns der folgende einfache Versuch: Halten wir die Finger unserer Hand leicht auseinander gespreizt etwa 25 cm vor den Augen und schließen abwechselnd das eine und das andere Auge, so sieht das rechte Auge ein ganz anderes Bild der Hand als das linke. Heften wir *beide* Augen *gleichzeitig* auf die Hand, so sehen wir doch nur *ein* Bild,[1] aber ein körperliches Bild. Die beiden disparaten Bilder, die auf dispare Teile der Netzhaut fallen und höheren Gehirnzentren übermittelt werden, erwecken in unserem Vorstellungsvermögen das Gefühl der Körperlichkeit des Gesehenen.

Wiederholen wir den gleichen Versuch, halten aber diesmal die Hand möglichst weit vom Auge, so merken wir, daß die Verschiedenheit der Bilder für jedes Auge schon geringer ist, aber auch die Körperlichkeit der Wahrnehmung des Objekts abgenommen hat. Ganz weit entfernte Objekte, z. B. eine Bergkette am Horizont, erscheinen nicht mehr körperlich, sondern so, wie der Maler sie auf die Leinwand bannt. Das macht ja den Reiz der Ferne.

Aus je geringerer Entfernung wir also einen Gegenstand betrachten, desto besser ist seine körperliche Auffassung. Die geringste Entfernung, aus der wir einen Körper noch ins Auge fassen können, ist gegeben durch den *Nahepunkt* des Auges; dieser liegt durchschnittlich zwischen 26—32 cm, entfernt sich aber mit Abnahme der Akkommodationsfähigkeit im zunehmenden Alter immer weiter vom Auge; er beträgt im Mittel das 4- bis 5fache der Pupillendistanz.

Für die Annäherung eines Objekts an das Auge ist aber nicht nur sein Nahepunkt, sondern auch die Tiefenausdehnung des Objekts maßgebend: damit ein Objekt bei naher Betrachtung nicht unübersichtlich werde, soll die Entfernung vom Auge mindestens das 4fache der Objekttiefe betragen.

Betrachtung aus maximaler Nähe ergibt maximale Körperlichkeit. Mit zunehmender Entfernung des Objekts vom Auge nimmt die Körper-

---

[1] Auch mit *einem* Auge sehen wir körperlich, doch ist dieses körperliche Sehen ein durch das ständige binokulare Sehen, sowie durch die Erfahrung auf Grund der Perspektive und Schattenverteilung *erlernte* Fähigkeit.

lichkeit der Wahrnehmung rasch ab. Es liegt dies daran, daß die vom einzelnen Auge gesehenen Bilder so wenig verschieden sind, daß sie unter jene Größe der Disparation fallen, die erforderlich ist, daß die Empfindung der Tiefe zustande kommt.

Könnten wir die Standorte unserer Augen meterweit hinausschieben, so würden wir auch sehr weit entfernte Objekte so körperlich sehen, als ob sie unseren Blicken nahe lägen. Das können wir nun freilich nicht, aber dieses Prinzip ist im Scherenfernrohr verwirklicht.

Die stereoskopische Reproduktion.

Ahmen wir den biologischen Vorgang des binokularen Sehens nach, so sind wir imstande, jede flächenhafte Reproduktion von Gegenständen (Zeichnung oder Photographie) körperlich erscheinen zu lassen. Man bezeichnet die Körperlichkeit solcher Reproduktionen als *Plastik*. Wir brauchen dazu nur zwei Zeichnungen, bzw. Photographien von zwei verschiedenen, horizontal voneinander entfernten Standpunkten aus anzufertigen und die so gewonnenen verschiedenen Bilder durch optische Apparate in die Blicklinien unserer Augen einzustellen; die beiden Bilder ergeben dann *eine plastische* Wahrnehmung.

Das Verfahren, das schon lange Zeit für die Photographie mit sichtbarem Licht vorlag, war nicht ohne weiteres auf die Röntgenphotographie übertragbar. Dort lagen nämlich viel einfachere Verhältnisse vor. Mit zwei Objektiven, die um den Pupillenabstand voneinander entfernt sind, werden bei gleichzeitiger Belichtung zwei Bilder von verschiedenen Standorten aus angefertigt. Das ist hier einfach, weil die bilderzeugenden Strahlen vom Objekt kommend durch das Linsensystem auf die Platte einwirken; man arbeitet mit einfallendem Licht. In der Röntgenphotographie arbeitet man dagegen mit durchfallendem Licht; außerdem muß die Platte bei der Aufnahme dem Objekt im Strahlengang unmittelbar anliegen. Daraus ergeben sich folgende Konsequenzen für die Röntgenstereoskopie: die beiden Bilder, die den körperlichen Eindruck ergeben sollen — die sogenannten Halbbilder —, können nur nacheinander angefertigt werden; die Röhre muß bei der zweiten Exposition ihren Standort wechseln; die Platte hinter dem Objekt muß gewechselt werden. Alle diese Maßnahmen müssen in möglichst kurzer Zeit ausgeführt werden; denn das zweite Halbbild muß das Objekt im unveränderten Zustand und in der gleichen Lage zur Platte wiedergeben.

Diese Bedingungen sind unabdingbar, wenn ein stereoskopischer Effekt zustande kommen soll. Bezüglich der weiteren Technik können die Regeln schärfer oder vereinfacht gehandhabt werden, je nachdem, ob nur eine Betrachtung oder auch eine Ausmessung des stereoskopischen Bildes beabsichtigt ist.

Für die Röntgenstereophotographie ergibt sich daraus die folgende Arbeitsweise: Es werden nacheinander in möglichst kurzem Zeitabstand zwei Aufnahmen von ein und demselben Objekt angefertigt, wobei die Röhre jedesmal um die halbe Pupillendistanz von der im Plattenmittelpunkt errichteten Lotrechten FP abweicht und so gewinkelt ist, daß der Zentralstrahl gegen den Fußpunkt P gerichtet ist (Abb. 258a). Die Röhre muß also um den Punkt P einen Kreisbogen von der Sehne F_1F_2 (= Pupillendistanz) beschreiben. Es handelt sich demnach um eine Verschiebung mit gleichzeitiger Winkelung der Röhre. Letztere hat dieselbe Bedeutung wie die Konvergenz der Augen beim binokularen Sehen. Diese Winkelung ist für die Erzielung eines stereoskopischen Effekts nicht wesentlich, erhöht aber den plastischen Eindruck des Bildes. Steht uns ein Spezialapparat, der die notwendige Verschiebung und Zentrierung der Röhre automatisch besorgt, nicht zur Verfügung, so können wir nach Abb. 258b die Röhre jedesmal parallel zur Platten-

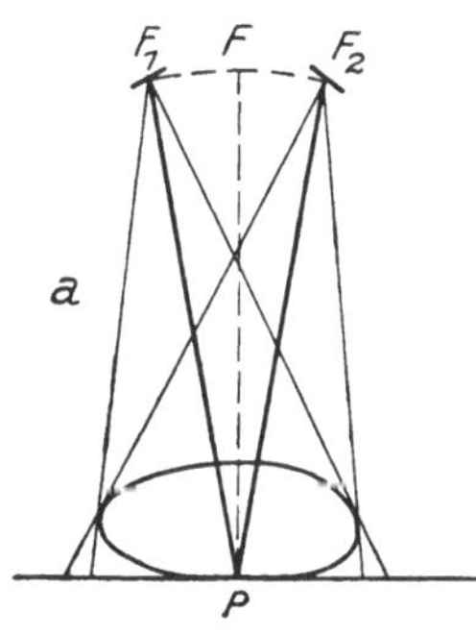
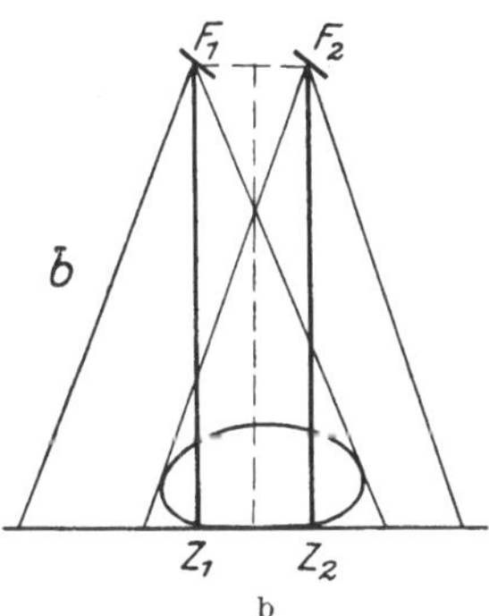

Abb. 258a und b. Die Methode der stereoskopischen Reproduktion.

Man erzielt einen stereoskopischen Effekt, indem man das Objekt von zwei verschiedenen, um die Pupillendistanz oder weiter voneinander entfernten Standorten (F_1 und F_2) photographiert. Dabei wäre zu fordern, daß (Abb. a) der Zentralstrahl beide Male gegen den Mittelpunkt der Platte P gerichtet ist, die Röhre also bei der Verschiebung den Bogen F_1F_2 beschreibt. Man erhält aber auch dann einen ungestörten stereoskopischen Effekt, wenn man nach Abb. b die Röhre parallel zur Platte von F_1 nach F_2 verschiebt. Für diesen Fall ist es notwendig, die Fußpunkte der Zentralstrahlen Z_1 und Z_2 auf der Platte zu markieren.

ebene um die Pupillendistanz verschieben. Da die Strahlung der Röhre in weitem Umkreis sich verbreitet, erhalten wir auch auf diese Weise Bilder mit stereoskopischem Effekt, nur daß die Bilder nicht mit den zentralen Strahlen angefertigt und deshalb auf die Platte nicht zentriert sind.

Technik der Stereoaufnahmen.

Für die Betrachtung der Stereobilder ist es wichtig, für ihre Ausmessung unerläßlich, daß man die Lage des Brennflecks zum Film kennt, bzw. rekonstruieren kann. Dazu ist nötig, daß

1. die Größe der Verschiebung des Brennflecks (die Basis) bekannt,

2. der Fokus-Filmabstand bekannt und

3. die Fußpunkte der Zentralstrahlen auf beiden Halbbildern markiert sind.

Wahl der Basis und des Abstandes. Basis und Fokusabstand sind miteinander und mit einer dritten Größe, der Objektdicke, in bestimmte gesetzmäßige Beziehungen zu bringen. Man halte sich an folgende Regeln (nach COHN-BARTH):

1. die Fokusdistanz soll etwa das 8- bis 10fache der Objektdicke betragen.

2. Die Basis soll nicht größer als der 10. Teil der Distanz sein.

3. Je kürzer die Distanz, desto kleiner die Basis für die gleiche Objektdicke und umgekehrt.

Die mathematische Fassung dieser Beziehungen gibt die Formel von MARIE und RIBAUT. Bei ihrer Anwendung darf man aber nicht außer acht lassen, daß die sich jeweils ergebende Basis einen Maximalwert darstellt, der keinesfalls überschritten werden sollte, und daß die Formel eigentlich nur für relativ kleine Fokusdistanzen gültig ist. Die Formel lautet

$$\varDelta = \frac{D\,(D-E)}{50\,E}. \quad (\varDelta = \text{Basis}, \; D = \text{Fokus-Plattendistanz}, \; E = \text{Objektdicke.})$$

Die Angaben enthalten obere Grenzwerte und unterhalb dieser Werte bleibt dem Ausführenden volle Freiheit. Wie soll man diese Freiheit nutzen?

Das nächstliegendste wäre, solche Aufnahmebedingungen zu wählen, daß man bei der Betrachtung das Objekt so reproduziert erhält, wie beim freiäugigen, binokulären Sehen. Dann müßte der Fokusabstand einer bequemen Betrachtungsentfernung von 60—80 cm entsprechen, die Aufnahmebasis aber der Pupillendistanz von durchschnittlich 6,5 cm gleichen. Diese Bestimmung bedeutet jedoch für manche Fälle eine Festlegung auf ungünstige Aufnahmebedingungen.

Vor allem müssen wir bei der Wahl der Aufnahmebedingungen berücksichtigen, ob nur eine Betrachtung oder auch eine Ausmessung des Stereogramms beabsichtigt ist.

Soll das Stereogramm ausgemessen werden, so ist es günstiger, wenn wir die Basis groß, die Fokusdistanz aber möglichst klein wählen. Die Meßgenauigkeit wird nämlich um so größer, je größer die parallaktischen Verschiedenheiten der Halbbilder sind. Natürlich darf die Aufnahmedistanz nicht so klein gewählt werden, daß die Zeichenschärfe darunter leidet.

Für die Zwecke der Betrachtung dagegen sind weder Stereogramme mit zu großer oder zu kleiner Basis, noch solche aus zu großem oder zu kleinem Abstand für jeden Fall geeignet (darüber siehe die folgenden Abschnitte). Wenn nicht besondere Gründe vorliegen, wird man die der physiologischen binokulären Betrachtung entsprechenden Aufnahmebedingungen wählen, also als Basis 6,5 cm, als Aufnahmedistanz 60 bis 120 cm.

Die Markierung der Fußpunkte ist für die richtige Einstellung der Filme zur Betrachtung sehr wichtig. Als Ausgangspunkt der Messung sind die Fußpunkte unentbehrlich. Die Fußpunkte sind die Lotpunkte des Brennflecks der Röhre auf den Film. Um sie festzulegen, gibt es verschiedene Wege.

Die einfachste Art der Fußpunktmarkierung stammt von DRÜNER: es werden Reißnägel in der oberen Decke der Tunnelkassette an den Punkten befestigt, die den Lotpunkten der beiden Zentralstrahlen entsprechen. Als dritter Punkt, der in der Mitte zwischen diesen beiden Fußpunkten liegt, ist der Bildmittelpunkt markiert.

HASSELWANDER benützt vier Marken, die in den vier Ecken der Tunnelkassette angebracht sind. Zieht man die Diagonalen, so ergibt sich jeweils der Bildmittelpunkt. Bei richtiger Anordnung der Bilder müssen die vier Marken sich bei der Betrachtung decken; außerdem aber ist erforderlich, daß die Basislinie parallel bzw. senkrecht zur Verbindungslinie benachbarter Eckmarken steht.

Den Fußpunkten kommt auch die Funktion zu, die Lage des Objekts zum Film festzulegen. Für die exakte Stereoskopie und Stereometrie ist es nämlich notwendig, daß die beiden Filme bei beiden Aufnahmen die gleiche Lage zum Objekt einnehmen. Das wäre nur schwer zu verwirklichen, da die Filme die Kassetten nicht exakt mit ihrer Fläche ausfüllen, sondern einen Spielraum von mehreren Millimetern besitzen. Abgesehen davon ist es unmöglich, so exakte Kassettenschieben zu konstruieren, daß die Kassetten stets auf die gleiche Stelle zu liegen kommen. Benutzt man die Buckyblende als Kassettentunnel, so ist die Lage des Films noch unsicherer. Diesen Schwierigkeiten ist man enthoben, wenn die Fußpunktmarken auf der oberen Fläche der Kassettenschiebe bzw. Blende angebracht sind. Dann kann man, gleichgültig wie die Filme zum Objekt liegen, die Stellung des Objekts im Bilde auf die Fußpunktmarken beziehen.

Es muß allerdings zugegeben werden, daß man auch ohne Fußpunkte oder auch, wenn sie nicht exakt fixiert sind, für die subjektive Betrachtung ausreichende Stereobilder erhält. Da jedoch die Bilder ohne Orientierungsmarken nicht genau eingestellt werden können, ist man vor windschiefen Projektionen und Verzerrungen des Raumbildes nicht gesichert. Für die Messung sind solche Bilder natürlich ungeeignet. Da die Anwendbarkeit der mit Fußpunkten markierten Bilder größer ist, und diese Markierung keine Mühe macht, so ist die Außerachtlassung dieser Regel durch diejenigen, die Röntgenstereoskopie betreiben, nicht zu rechtfertigen.

Weiterhin ist es notwendig, besondere Kennzeichen für das rechte und das linke Teilbild anzubringen, damit ohne weiteres ersichtlich ist, welches Bild bei Verschiebung des Fokus nach rechts (von der Röhre aus betrachtet) und welches bei der Verschiebung nach links entstanden ist. Man bedient sich dazu aus Bleiblech gestanzter Buchstaben, die auf eine Ecke der Kassette aufgeklebt werden; und zwar erhält die Kassette, deren Film vom links verschobenen Fokus belichtet wurde, den Buchstaben L, die vom rechts verschobenen Fokus belichtete den Buchstaben R. Die Buchstaben sind so anzubringen, daß sie in lesbarer Lage und nicht in Spiegelschrift liegen. Auf diese Weise ist die Aufnahmerichtung zum Film eindeutig festgelegt; denn bei der Betrachtung müssen beide Buchstaben wieder in lesbarer Stellung erscheinen. Es wird aber auch eine Vertauschung der Halbbilder untereinander vermieden, wenn bei richtiger (orthoskopischer) Betrachtung das rechte Bild auf das rechte Auge, das linke Bild auf das linke Auge eingestellt werden soll.

Betrachtung des stereoskopischen Bildes.

Die Stereoskopie setzt beim Betrachter einige organische Bedingungen voraus: zunächst müssen beide Augen volle Sehschärfe aufweisen und normale oder durch Gläser korrigierbare Refraktion besitzen; Akkommodations- und Konvergenzfähigkeit müssen voll erhalten sein. Aber auch wenn diese Voraussetzungen erfüllt sind, ist es noch nicht gesagt, daß man stereoskopisch sieht. Bei etwa $^1/_5$ der Menschen fehlt der Sinn für das räumliche Sehen. Man überzeuge sich von seinen stereoskopischen Fähigkeiten an eigens zu diesem Zwecke angefertigten Zeichenproben, die jede Täuschung durch Perspektive und Schattenverteilung ausschließen. Liegen keine organische Fehler vor, so kann dieser Sinn durch Übung erworben werden, genau so wie ein Kind erst allmählich das Sehen und die Orientierung im Raume erwirbt.

Manche Personen vermögen ohne weitere Hilfsmittel die beiden Aufnahmen eines stereoskopischen Bilderpaares zu einer einheitlichen räumlichen Wahrnehmung zu vereinigen. Dazu ist nur erforderlich, die Blicklinien durch kräftige Konvergenz vor oder hinter den für jedes Auge gesondert dargebotenen Objekten zu kreuzen. Man merkt dann, wie die Bilder sich zusammenschieben und bei weiterer Anstrengung sich decken, wobei sie körperlich erscheinen. Den meisten Personen gelingt aber die Verschmelzung nur mittelst einer besonderen Einrichtung, des Stereoskops.

Wir haben die Auswahl, das Bilderpaar zu verkleinern und mit einem gewöhnlichen Handstereoskop zu betrachten, oder die Originalnegative mit Hilfe größerer Apparate, die durch Spiegelung oder durch Wirkung von Prismen die Vereinigung der Bilder gestatten, zu studieren. Am bequemsten und einfachsten aber ist es, sich des Stereobinokels zu bedienen, das in der handlichen Form eines Opernglases die notwendige Optik in sich vereinigt.

Was die optische Auswirkung der Basis betrifft, so verhalten sich die Dinge folgendermaßen:

Entspricht die Basis dem Pupillenabstand des Betrachters, so ist das Raumbild, bei Gleichheit des Fokus-Plattenabstandes mit der Betrachtungsweite, dem abgebildeten Objekt in jeder Beziehung kongruent. Bei Unstimmigkeiten zwischen Basis und Augenabstand kommt die schon HELMHOLTZ bekannte „Modellwirkung" zustande, und zwar erhalten wir bei größerer Basis ein verkleinertes, bei kleinerer Basis ein vergrößertes Modell des Objekts. Das Tiefenauflösungsvermögen ist bei vergrößerter Basis am stärksten, bei kleiner Basis erscheint dagegen das Bild flach. Die mit großer Basis aufgenommenen Bilder sind jedoch unübersichtlich: faßt man den Vordergrund ins Auge, so erscheint der Hintergrund doppelt und umgekehrt. Wir sind nicht imstande, die peripheren Teile des Objekts im Blick zu vereinen. Das flache Bild ist dagegen mit einem Blick gut zu übersehen.

Bei kleinerem Aufnahmeabstand wird die Plastik des Bildes übertrieben; es leidet dafür die Übersichtlichkeit. Umgekehrt wird bei großem Abstand das Bild flacher, aber übersichtlicher.

Die optische Auflösungsfähigkeit des Bildes ist für die einzelnen Sehfunktionen verschieden: bei den Stereobildern wird das Hintereinander, d. h. die Tiefenreihenfolge immer richtig beurteilt; denn unser Wahrnehmungssinn reagiert für die Tiefenreihenfolge, auf Grund parallaktisch disparater Netzhautbilder, außerordentlich fein. Dagegen ist das Entfernungsschätzungsvermögen, d. h. unsere Fähigkeit, die Tiefengröße aus dem Konvergenzwinkel der Augen zu empfinden, außerordentlich gering. So weichen die Angaben verschiedener Beobachter über Tiefenunterschiede bei ein und demselben Bild unter gleichen Betrachtungsbedingungen sehr weit voneinander ab. Der subjektive Raumeindruck wird eben nicht allein von geometrischen Bedingungen, sondern auch von den Sinnesorganen des Betrachtenden bestimmt. Und in dieser Beziehung ist das Röntgenstereobild gegenüber dem Lichtbild durch das Fehlen der Überdeckungen, der Schatten und der Luftperspektive im Nachteil. Es fehlen aber auch die Wiedererkennungselemente der Raumempfindung, die uns für gewöhnliche Objekte durch die Erfahrung gegeben sind. Durch große Übung können diese allerdings auch für das medizinische Objekt erworben werden. Aber gerade, wenn es sich um unbekannte oder pathologisch veränderte Situationen handelt — und solche sollen doch durch die Röntgenaufnahme festgestellt werden —, dann verläßt uns die Erfahrung, und wir sind auf unser Urteil angewiesen oder müssen uns der Messung bedienen.

Anordnung der Bilder zur Betrachtung.

Das tautomorphe Bild. Nur für den Fall, daß man bei der Betrachtung die gleichen Bedingungen einhält wie bei der Aufnahme, erhält man ein in jeder Beziehung mit dem Objekt kongruentes, größen- und winkelrichtiges Raumbild. Dazu ist notwendig, daß die Aufnahmebasis der Betrachtungsbasis und die Aufnahmeentfernung der Betrachtungsentfernung entspricht. Ferner müssen die Lotstrahlen und die Blicklinien parallel laufen und auf dem Film senkrecht stehen.

Das heteromorphe Bild. Weicht die Betrachtung von diesen Bedingungen auch nur in einer Beziehung ab, so entspricht das erhaltene Raumbild entweder in seinen Winkeln oder in seiner Größe oder in Winkeln und Größe nicht mehr dem Objekt. Man spricht von einem heteromorphen Raumbild.

Ein heteromorphes Bild kann aus vielerlei Ursachen zustande kommen. Entweder sind die Bilder in der Horizontalen oder in der Vertikalen gegeneinander verschoben, oder sie sind gegeneinander verdreht. Jedesmal ergibt sich dann eine geometrische Verzerrung des Raumbildes. Ist die Verschiebung nur gering, so wird der Raumeindruck nicht gestört. Erst von einer gewissen Größe der Verschiebung an gelingt es nicht mehr, die beiden Bilder zu einem Raumeindruck zu vereinigen.

Kleine Lageveränderungen von Objektteilen in der Zeit zwischen den beiden Aufnahmen zerstören noch nicht den stereoskopischen Effekt, verändern aber die Raumbeziehungen des bewegten Objektteils. Dies ist besonders bei Magen-Darmaufnahmen, wenn sie nicht in sehr kurzem Zeitabstand hintereinander ausgeführt werden konnten, zu berücksichtigen; so kann eine Darmschlinge, die sich in der Zwischenzeit verschoben hat, verlagert erscheinen, so weit, daß sie in manchen Fällen außerhalb des Beckens zu liegen scheint. Ebenso verhält es sich mit Aufnahmen der Pylorusgegend; der stereoskopische Effekt stellt sich meist ein, doch mit der Feststellung einer Verlagerung sei man vorsichtig.

Ortho- und Pseudoskopie. Eine andere Abweichung von der idealen Betrachtungsweise liegt dann vor, wenn die Halbbilder gegeneinander vertauscht sind oder seitenverkehrt stehen. Durch die Bezeichnung der Bilder mit R und L ist eindeutig festgelegt, welches Bild dem rechten und welches Bild dem linken Auge bei der Betrachtung gegenübergestellt werden soll. Ist diese Anordnung berücksichtigt, so bezeichnet man das entstehende Raumbild als Orthobild.

Vertauscht man dagegen die Bilder und stellt das rechte Bild dem linken Auge, das linke Bild dem rechten Auge gegenüber, so entsteht das sogenannte Pseudobild. Im Pseudobild sehen wir in das Objekt nicht von vorne nach hinten, sondern umgekehrt von hinten nach vorne hinein. Aber nicht nur die Blickrichtung ist verkehrt, sondern auch die Perspektive: die perspektivisch verkleinerten Objektteile liegen jetzt vorne beim Beschauer, während der Hintergrund groß erscheint. Diese umgekehrte Perspektive entspricht dem Durchleuchtungsbild (s. S. 91). Als Folge dieser Blickrichtung tritt eine Deformierung des Objekts ein, die am einfachsten an einem Würfelmodell zu demonstrieren ist. Sehen wir einen Würfel gegen die Perspektive an, so daß die kleinere Fläche vorne liegt, so erscheint er als abgestumpfte Pyramide. Diese Deformierung wird dem Beschauer am medizinischen Objekt kaum bewußt, da es in seinem Aufbau dem Auge nicht so bekannt ist wie der Würfel. Aus diesem Grunde kann man auch die umgekehrte Blickrichtung bei der Betrachtung benutzen. Ja, diese Umkehr des Bildes ist sehr zweckmäßig, weil man nun den Hintergrund des Objekts — das ist der Teil, der bei der Aufnahme der Platte anlag — besser übersehen kann.

Die Halbbilder können nun aber auch seitenverkehrt eingestellt werden. Wir bekommen dann ein Spiegelbild des Objekts zu sehen. Man erkennt die seitenverkehrte Einstellung der Bilder daran, daß die beiden Buchstaben L und R in Spiegelschrift erscheinen. Zusammen ergeben sich sonach folgende vier mögliche Anordnungen:

$$L\ R = \text{seitenrichtiges Orthobild,}$$
$$Я\ \mathsf{⅃} = \text{seitenverkehrtes Orthobild,}$$
$$\mathsf{⅃}\ Я = \text{seitenrichtiges Pseudobild,}$$
$$R\ L = \text{seitenverkehrtes Pseudobild.}$$

Da man bei der Betrachtung die seitenverkehrten Bilder ausschließen soll, so bleibt zur zweckmäßigen Benutzung nur die erste und dritte Anordnung.

Die stereometrische Messung.

Es ist bereits dargetan worden, daß man bei der subjektiven Betrachtung das Hintereinander der Objektteile stets genau erkennen kann, daß unser Sinneseindruck aber unsicher wird, wenn Entfernungen geschätzt werden sollen. Sowie es also auf genaue Maße ankommt, wie bei der Fremdkörperlokalisation oder der Bestimmung des Beckendurchmessers, müssen wir zur Messung greifen.

Voraussetzung für eine genaue Vermessung ist die exakte Festlegung der Aufnahmebedingungen betreffend die Basis, die Fußpunkte und die Fokusentfernung.

Es gibt eine direkte und eine indirekte Raummessung. Bei der direkten Raummessung wird das mit Hilfe eines WHEATSTONEschen Spiegelstereoskops erzeugte virtuelle Raumbild mit einer leuchtenden Marke direkt in seinen Konturen abgetastet und auf einer Zeichenplatte nachgezogen. Diese Vermessung kann nur am tautomorphen Bild vorgenommen werden.

Bei der indirekten Messung benützt man eine virtuelle, sogenannte wandernde Marke, die beliebig in dem virtuellen Raumbild des Objekts herumgeführt werden kann. Der grundlegende Unterschied zwischen dieser und jener Methode ist der, daß hier eine völlige Trennung zwischen Aufnahme und Betrachtung durchgeführt ist. Es wird nicht das tautomorphe Raumbild unmittelbar durch Betrachtung mit den Augen ausgemessen, sondern die Betrachtung hat nur den Zweck,

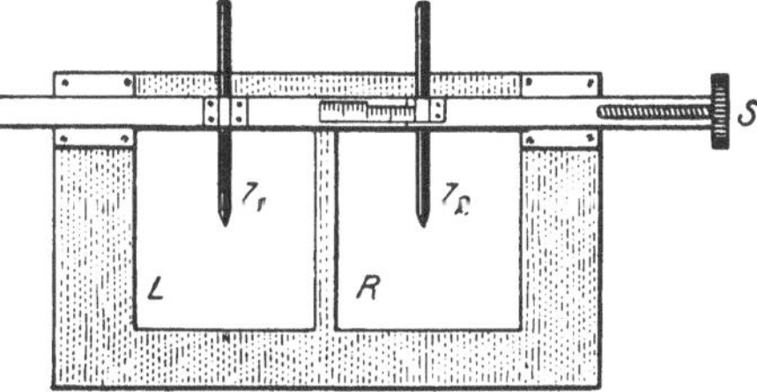

Abb. 259. Vorrichtung zur Messung im stereoskopischen Bilde mit Hilfe der „wandernden Marke".

die Übereinstimmung der Lage der Bildmarken mit den Bildstellen zu kontrollieren. Es genügt daher das orthoskopische seitenrichtige Bild.

Das Prinzip der wandernden Marke erläutert Abb. 259. Die Zeiger Z_1 und Z_2 sind sowohl jeder für sich als auch gemeinsam beweglich. Man stellt nun monokular Z_1 über den zu bestimmenden Bildpunkt im linken Bild L und in der gleichen Weise (monokular) Z_2 über den gleichen Bildpunkt im rechten Bild R. Blicken wir nun binokular in das Stereoskop, so verschmelzen wohl die beiden Zeiger zu einem; dieser steht aber nicht in der gleichen Tiefenebene wie der gesuchte Punkt. Nähern oder entfernen wir Z_2 von Z_1, so sehen wir abermals nur *einen* Zeiger, aber dieser scheint dabei nach vorne bzw. in die Tiefe zu rücken. Wir verschieben Z_2 mit der Mikrometerschraube S so lange, bis die einfach gesehene Zeigerspitze im Raumbild über dem zu bestimmenden Punkt einsteht. Aus der Größe der Verschiebung (*Parallaxe*) können wir dann, wenn Basis und Fokusplattendistanz bekannt sind, die Entfernung d des Punktes von der Plattenebene nach Formel $d = \dfrac{D}{\dfrac{\Delta}{p\,x}+1}$ berechnen. $D = $ Aufnahmedistanz, $\Delta = $ Aufnahmebasis, $px = $ Parallaxe.

Bei den jetzt gebräuchlichen Stereodiagraphen sind jedoch Umrechnungen nicht nötig, da die gemessenen Strecken durch besondere Parallaxschablonen auf die richtige Größe zurückgeführt werden.

Die Genauigkeit der Messung hängt außer von den geometrischen Voraussetzungen in hohem Maße auch von Kontrast und Schärfe der Halbbilder ab. Denn durch Unschärfe der Bildteile wird das Erfassen und Abgreifen der Raumpunkte mit der Meßmarke sehr unsicher. Die Grenzflächen des Röntgenraumbildes erscheinen aber auch bei scharfen Aufnahmen wie durchscheinende Nebelwände. Nur undurchsichtige metallische Schatten können ganz genau bestimmt werden. Deshalb können wir beispielsweise von stereoskopischen Schwangerschaftsaufnahmen keine millimetergenaue Beckenmessung, noch weniger eine einwandfreie Bestimmung der Größe des kindlichen Kopfs erwarten. Denn gerade diese Aufnahmen zeigen wegen der Dicke des Objekts niemals die erforderliche Bilddeutlichkeit.

Indikationen zur Stereographie.

Es ist natürlich diagnostisch überflüssig, jede Röntgenaufnahme stereographisch anzufertigen. In den meisten Fällen genügt das einfache Röntgenbild. Wertvoll ist das Stereobild nur bei schweren Frakturen und Luxationen, besonders in der Gegend des Schulter- oder Hüftgelenks. Auch die Luxationsfrakturen der Wirbelsäule sind ein dankbares Objekt. Großen Nutzen kann die Orthopädie aus der Stereoskopie bei der Beurteilung von Kyphoskoliosen oder Deformitäten des Schenkelhalses und des Fußes ziehen. Unschätzbare Dienste leistet die Methode auch bei der Lokalisation von Fremdkörpern. Viel gebraucht wird sie auch bei der Pyelographie und Zystographie, namentlich zur Darstellung von Blasendivertikeln.

Absolut indiziert ist die stereoskopische Aufnahme nur in den seltenen Fällen, wo die Aufnahme in zwei Ebenen versagt. Zu diesen seltenen Fällen zählt die Fremdkörperlokalisation in der Nische zwischen Wirbelkörper und dem Rippenköpfchen, sowie in der Tasche zwischen Beckenkamm und Wirbelsäule und in der Fossa interkondyloidea des Femur. In allen diesen Fällen ist eine Lokalisation mit den geometrischen Methoden unzulänglich, da die Fremdkörper in jeder Strahlenrichtung und bei jeder Lage in den Knochen projiziert werden. Ebenso sind Fremdkörper des Schädels und des Auges prinzipiell stereoskopisch zu bestimmen. Sehr zweckmäßig ist die stereoskopische Aufnahme auch bei Fistelfüllungen.

Vielleicht wird die weitere Entwicklung die Anwendungsbreite der Methode noch vergrößern.

Die Röntgenkymographie.

In dem Abschnitt über Adaptation auf S. 94 wurde bereits dargelegt, welche physiologische Grenzen der Analyse von Bewegungsvorgängen vor dem Röntgenschirm gezogen sind. Eine eindeutige Beurteilung kleinster Bewegungsvorgänge ist unmöglich. Es bestand daher schon seit je das Bestreben, die Bewegungen in den einzelnen Phasen photographisch festzuhalten und objektiv zu analysieren. Natürlich denkt man dabei zunächst an das Kinematogramm. Diese Anschauung ist irrig; der lebende Film gestattet auch nur über den subjektiven Vorgang des Sehens den Bewegungsablauf nachzuprüfen. Messungen sind nur schlecht auszuführen. Dazu ist es notwendig, die einzelnen Phasen in *ein* Gesichtsfeld zu konzentrieren. Dies wird am besten durch die Flächenkymographie nach STUMPF erreicht.

Die technischen Voraussetzungen für das kymographische Verfahren sind sehr einfach und bereiten keine Schwierigkeiten. Die Bildfläche wird durch einen Bleiraster, der mehrere wagerecht und parallel verlaufende Schlitze enthält, in horizontale Streifen geteilt. Während der Aufnahme wird nun je nach Wahl der Raster oder der Film um eine Strecke fortbewegt, die einem Schlitzabstand gleich ist (Abb. 260). Durch die Teilung der Bildfläche kommt auch ein Buckyeffekt zustande. Das Kymogramm ist photographisch von außerordentlicher Klarheit und läßt Einzelheiten erkennen, die man auf gewöhnlichen Aufnahmen nicht zu sehen bekommt.

Abb. 261 a zeigt ein normales Kymogramm des Herzens, das bei Verschiebung des Rasters und stillstehendem Film aufgenommen wurde. Wir finden die Herzsilhouette

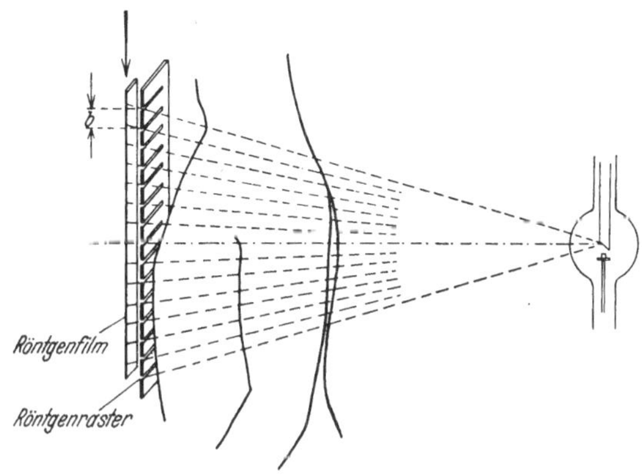

Abb. 260. Anordnung zur kymographischen Aufnahme. b = Weglänge des Rasters entsprechend einem Schlitzabstand.

eingeteilt in eine Reihe von unmittelbar benachbarten, belichteten Abschnitten. Diese Unterteilung kommt dadurch zustande, daß alle Rasterschlitze gleichzeitig eine bestimmte Wegstrecke (in diesem Fall 12 mm) von oben nach unten gewandert sind. Innerhalb eines jeden derartig belichteten Horizontalschnitts erkennen wir aber noch entsprechend der Zahl der Herzaktionen während der Belichtungszeit eine Reihe von Randzacken an der Herzkontur. Die Kurvenform dieser Zacken (Abb. 261 b) entspricht einer bestimmten Bewegungsart, aus der der Ablauf der Bewegung zu erkennen ist. Alle unbewegten Bildteile, wie etwa die Rippen, erscheinen wie im gewöhnlichen Bild.

Die Belastungsdaten für ein solches Kymogramm sind nicht groß. Im vorstehenden Fall wurde die Aufnahme mit 75 kV, 50 mA bei 3 Sek. Laufzeit des Rasters (bzw. Belichtungszeit) in 1 m Abstand angefertigt. Vergleichsaufnahmen müssen natürlich immer mit der gleichen Laufzeit angefertigt werden, weil sich sonst die Form der Randkurven ändert; auch auf die gleiche Atemstellung ist zu achten.

Im vorliegenden Beispiel ist die Mediolateralbewegung des Herzens analysiert. Man kann, wenn man den Raster oder das Objekt senkrecht zu der gegebenen Anordnung aufstellt, die kranio-kaudale Bewegung untersuchen, z. B. die Bewegung des Zwerchfells und der Rippen bei der Atmung.

Läßt man den Raster stillstehen und bewegt den Film, so erhält man ein Bild, das auch an den unbewegten Teilen abgestufte Konturen aufweist.

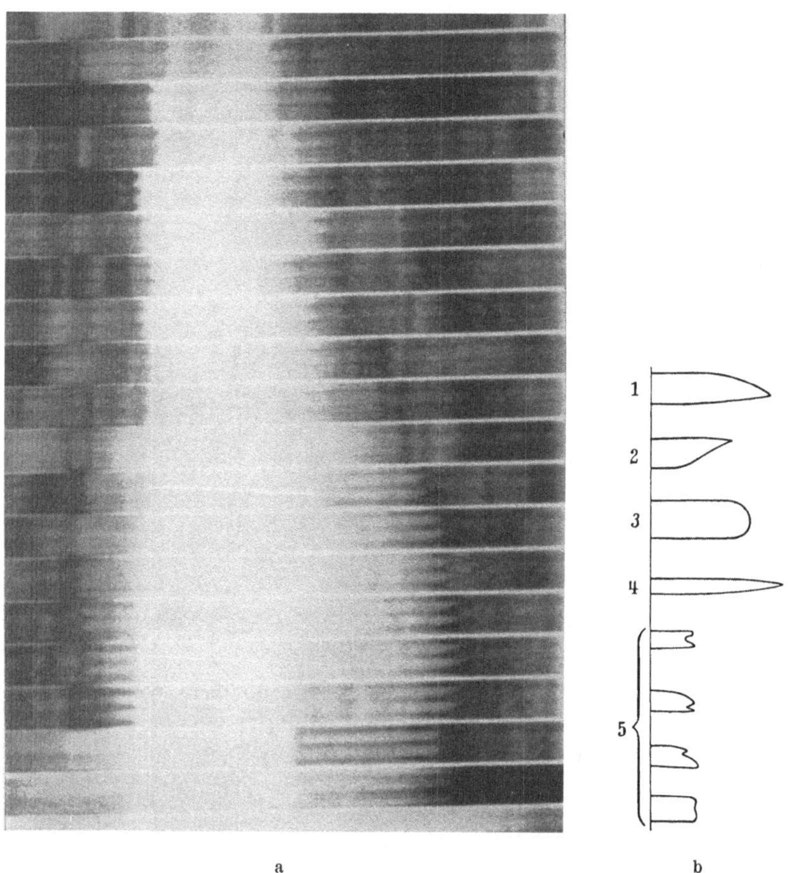

ab

Abb. 261. a Kymographische Aufnahme des Herzens (nach STUMPF). b Kymographische Bewegungs-
kurven der einzelnen Herzteile. 1 = Hakenform (Ventrikel), 2 = umgekehrte Hakenform (Aorta),
3 = runde Bogenform (Bradykardie), 4 = einfache Spitzenform (Tachykardie), 5 = Doppelzacken
der Vorhöfe.

Mit Hilfe des Kymoskops kann der aufgenommene Bewegungsvorgang wieder sichtbar gemacht werden. Dabei erhält man von dem Original-negativ in natürlicher Größe einen unmittelbaren Eindruck des bewegten Organs, den man beliebig lange auszudehnen vermag. Auch kann man die Bewegung sowohl im natürlichen, als auch im verlangsamten Tempo mittelst Zeitlupe betrachten und die Einzelheiten der Bewegung in Muße studieren.

Die Kymographie kann ohne große Kosten reibungslos in jeden Röntgenbetrieb eingefügt werden. Ihre Anwendung ist denkbar einfach, die diagnostische Leistung sehr wertvoll.

Die Anwendung der Kymographie erstreckt sich auf das Studium bewegter Organe und sollte viel mehr Beachtung finden als bisher. Besondere Bedeutung kommt ihr bei der Untersuchung der Pulsation des Herzens und der großen Gefäße, der Atembewegungen des Zwechfells und der Peristaltik des Magens zu. Schwierige Differenzierungen lassen sich auf Grund des Bewegungsbildes vornehmen. So kann man eine Struma von einem Venenschatten trennen, einen breiten Mittelschatten genau analysieren, einen Mediastinaltumor von einem Aneurysma unterscheiden usw. Aus der Höhe der Bewegungskurve der einzelnen Herzabschnitte läßt sich auf ihre Funktionstüchtigkeit schließen. Ferner drücken sich Rhythmusstörungen des Herzens, Extrasystolien, Block, Arythmia perpetua in charakteristischer Weise aus. Auch die Veränderung der Aortenpulsation bei Mesaortitis kann im Kymogramm festgehalten werden.

In der Magen-Darmdiagnostik kann das Bewegungsbild ebenfalls Anwendung finden. Leider muß die Aufnahme auf mindestens 1 Minute ausgedehnt werden, weil die Bewegungsvorgänge viel langsamer vor sich gehen. Die Röhrenbelastung muß dabei entsprechend herabgesetzt werden. Das Kymogramm kann die viel kompliziertere Kinographie Fraenkels ersetzen. In eindeutiger Weise läßt sich das Fehlen der Magenperistaltik im Bereich eines Karzinoms oder eines Ulkus (Riegelsymptom) festhalten.

So gibt es eine ganze Reihe differentialdiagnostisch schwieriger Fälle, wo das Kymogramm die Entscheidung sichert und wesentlich erleichtert. Es ist deshalb zu hoffen, daß diese Methode eine ihrer Bedeutung angemessene allgemeine Verbreitung findet.

Die Densographie.

Bei der Densographie werden mit Hilfe einer lichtelektrischen Zelle Kontraststufen, die entweder durch ihren allmählichen Übergang oder infolge ihrer geringen Größe vom Auge nicht aufgefaßt werden, physikalisch exakt bestimmt. Die lichtelektrische Zelle verzeichnet die Schwärzungen, indem sie bei Belichtung entsprechend der vom Negativ durchgelassenen Lichtstärke Strom durchläßt. Ein Spiegelgalvanometer verzeichnet den Ausschlag auf einem photographischen Papier. Mit Hilfe des Stumpfschen Densographen kann man auch Isogramme herstellen; hierbei werden die Punkte gleicher Schwärzung untereinander verbunden, ähnlich wie dies auf Landkarten zur Bezeichnung der Punkte gleicher Höhenlage üblich ist. Diese Isolinien geben ein deutliches Bild des Massenaufbaues der röntgenologisch abgebildeten Organe.

Der Densograph bietet diagnostisch vielfache Verwendungsmöglichkeiten. Er zeigt den veränderten Massenaufbau bei Herzerkrankungen; er kann versteckte Tumoren auffinden; er gibt Auskunft über den Grad des Kalkabbaues bei der Knochenatrophie. Der Densograph ermöglicht auch eine exakte Lüftungsprüfung der Lunge. Die Prüfung wird folgendermaßen vorgenommen: Durch einen Metallraster verdeckt man die Hälfte der Lunge und macht eine Aufnahme in maximaler Inspiration. Nun verschiebt man den Film so, daß die belichteten Stellen verdeckt sind, und macht eine zweite Aufnahme in maximaler Exspiration. Der lichtelektrisch gemessene Grad der Transparenz in den verschiedenen Atmungsstellungen erlaubt eine exakte Beurteilung der Ausgiebigkeit des Luftwechsels. Aber auch ohne Raster kann man durch die densographische Messung der in verschiedenen Atemstellungen angefertigten Aufnahmen wichtige diagnostische Schlüsse ziehen. Das Verfahren ist auch auf Systole und Diastole des Herzens anwendbar.

Die Röntgenkinematographie.

Das technische Rüstzeug der Röntgendiagnostik ist bereits so weit vervollkommnet, daß man mit Ernst an eine Röntgenkinematographie denken kann. Unzweifelhaft wird dieser lang gehegte Wunsch schon in kurzer Zeit seine praktische Erfüllung finden. Die technischen Voraussetzungen und Möglichkeiten sind die folgenden:

Mit einem Objektiv größter Lichtstärke kann man das bei hohem Röhrenstrom intensiv leuchtende Schirmbild in $^1/_{50}$ Sekunde Belichtung photographieren. Sind Filmwechsel und Röhrenentladung (100 Röhrenimpulse beim Gleichrichter, 50 beim Halbwellenapparat, 50 periodischer Wechselstrom vorausgesetzt) aufeinander abgestimmt, so kann man in einer Sekunde mit Leichtigkeit 25 Bilder erhalten, was für den kinematographischen Effekt völlig ausreichend ist. Mit Rücksicht auf die bei dem hohen Röhrenstrom starke Belastung der Haut des Objekts ist der Dauer der Filmaufnahme eine Grenze gesetzt. Länger als 8—10 Sekunden darf daher ein solcher Film am gleichen Objekt, an der gleichen Hautstelle, nicht „gedreht" werden.

Ein anderer aussichtsreicher Weg ist der der indirekten Röntgenkinematographie. Das Prinzip ist das gleiche wie bei der Telephotographie. Mit Hilfe eines aus Selenzellen bestehenden Schirms, der das Durchleuchtungsbild auffängt, muß es möglich sein, das Schirmbild, wenn die einzelnen Selenzellen in einen elektrischen Stromkreis eingeschaltet sind, in der Ferne kinematographisch aufzunehmen.

Dritter Teil

Anwendung der Röntgenstrahlen in der Therapie.

I. Dosierung der Röntgenstrahlen.

Der Dosisbegriff.

Am Anfang jeder therapeutischen Anwendung der Röntgenstrahlen steht ihre Dosierung. Wir verstehen darunter die Applikation einer gemessenen Strahlenenergiemenge, der erfahrungsgemäß ein *bestimmter* und daher *voraussehbarer* biologischer Effekt entspricht.

Seit etwa dem Jahre 1900 verwendet man die Röntgenstrahlen therapeutisch, ohne sich zunächst auf eine exakte Dosierung zu stützen — mehr gefühlsmäßig. Diese Unsicherheit der Dosierung spiegelte sich auch im therapeutischen Handeln wieder; bald wurden die Dosen herauf-, bald heruntergesetzt, bald in *einer* Sitzung gegeben, bald in Dosi refracta, und das Resultat aller dieser Versuche war für jeden Beobachter ein durchaus verschiedenes. Sehr erklärlich, daß ein Werturteil über die Röntgenstrahlung als therapeutisches Mittel nicht ausgesprochen werden konnte, daß es Zeiten gab, wo man mit Überschwang und Feuereifer für ihre Anwendung eintrat, dann hinwiederum, abgeschreckt durch die bösen Folgen nicht vorausgesehener und ungewollter überstarker Einwirkung, ihre Anwendung eingeschränkt wissen wollte, ja sogar vor ihr warnte.

Zwar verfügte die Röntgentherapie schon seit längerer Zeit über eine Anzahl verschiedener Dosis-Meßinstrumente, wie die Sabouraud-Tablette, das Kienböck-Quantimeter, das Fürstenau-Intensimeter und die Ionisationskammern. Jedes mißt nach seiner Weise mit einiger Annäherung die Röntgenstrahlen, jedes hat seine eigene, nach persönlichen Initialen bezeichnete Einheit, die sich aber nicht mit einer anderen in Beziehung setzen läßt. Die rasche Entwicklung der Hochspannungsmaschinen mit ihren unbegrenzten Möglichkeiten, immer härtere und immer größere Strahlenmengen zu produzieren, ließ die Meßtechnik zunächst weit hinter sich. Der Strahlentherapeut hatte jetzt ein starkwirkendes Mittel in der

---

[1] Voraussetzung für das Verständnis dieses Abschnitts ist das Studium der Kap. 1, 5 und 6 des ersten Teiles.

Hand, dessen zellschädigende Wirkung wohl bekannt war, dessen Anwendung jedoch dadurch erschwert war, daß man mangels einer verläßlichen Meßmethode nicht mit Sicherheit angeben konnte, bis zu welcher Menge man dem biologischen Objekt Röntgenstrahlen einverleiben kann, ohne eine irreparable Schädigung im bestrahlten Gewebe anzurichten und dabei doch den beabsichtigten therapeutischen Effekt zu erzielen. Mit anderen Worten, es war nicht möglich, mit ausreichender Genauigkeit festzustellen, bis zu welchen Strahlenmengen sich die *therapeutische Dosis* erstreckt und wo die *toxische Dosis* beginnt. Die zahlreichen Röntgenschädigungen, die gerade in dieser Entwicklungsperiode der Strahlentherapie (um 1920) registriert wurden, sind die traurigen Folgen jener Unsicherheit.

Das hat wohl die deutsche Röntgengesellschaft bewogen, auf dem Kongreß im Jahre 1923 (in München) die Röntgenstrahlen unter die *stark*wirkenden *Gifte* einzuordnen, die dem öffentlichen Verkehr entzogen sein müssen und nur auf *ärztliche Verordnung* und *nur durch Ärzte* abgegeben werden dürfen.

Leider sind die Röntgenstrahlen nicht durch die Wage des Apothekers zu bestimmen; denn während die Dosis der pharmakologischen Medikamente durch die Masse der Substanz, also durch das Gewicht, eindeutig gegeben ist, stellen die Röntgenstrahlen eine *Energie* dar. Es müssen also *Energie*meßmethoden angewendet werden, und der Begriff der Dosis ist auf energetischen Prinzipien zu definieren. Wir kommen in Analogie zu den für das Licht geltenden Gesetzen zu folgender Definition:

Die einem organischen Gewebe applizierte Dosis ist gegeben durch das Produkt aus Strahlenmenge mal der Größe der bestrahlten Fläche, mal der Einwirkungszeit. Bezeichnen wir, wieder in Analogie zu den Gesetzen des sichtbaren Lichts, die Strahlenmenge pro Flächeneinheit als Strahlenintensität J_f, so erhalten wir für die Dosis die einfache Formel $D = J_f \cdot t$. Soweit wären diese Vorgänge mit der Energiebestimmung des Lichts ziemlich gleich. Doch die Röntgenstrahlen wirken nicht wie das Licht nur auf die Oberfläche, sondern dringen in die Tiefe, und ein Teil verläßt wieder das Gewebe, ohne seine Energie abgegeben zu haben. Wir werden also richtiger sagen: die Dosis ist die in der *Volum*einheit des Gewebes während der Einwirkungszeit *absorbierte* Energie. Es tritt also zu obiger Formel der Absorptionskoeffizient des Gewebes μ_g als wichtiger Faktor hinzu. An Stelle der Flächeneinheit ist, da es sich um eine Tiefenwirkung handelt, die Volumeinheit zu denken. Die Formel lautet jetzt $D_{ph} = J_v t \mu_g$ (dabei ist J_v die Intensität pro Volumeinheit). Diese Formel gibt die *physikalische Dosis*. Doch auch diese Definition befriedigt nicht restlos, denn wir wissen noch nicht, ob von den absorbierten Röntgenstrahlen alle in der gleichen Weise biologisch zu bewerten sind. Wir müssen also noch einen Faktor w einführen, der die biologische Wirksamkeit der absorbierten Energie angibt. Nach dieser dritten Korrektur lautet die Formel (BEHNKEN) also $D_b = J_v t \mu_g \cdot w$ (*biologische Dosis*).

Betrachten wir nun das Problem von der meßtechnischen Seite: Die Größen t und μ_g bereiten der Messung keine Schwierigkeiten. Der Faktor

w bleibt der biologischen Forschung vorbehalten (s. S. 389), kann aber bei der Messung vernachlässigt werden, da wir vorläufig nur ein Maß der Strahlenmenge anstreben, das die biologische Wirksamkeit in keiner Weise präjudiziert. Größere Schwierigkeiten bietet die Bestimmung der Strahlungsintensität J. Am einfachsten läßt sich eine Energie messen, indem man sie in eine andere, leicht meßbare Energieform umwandelt, z. B. in Wärme. Das ist nun gerade bei den Röntgenstrahlen bisher nicht in vollkommener Weise gelungen. Außerdem ist diese Methode so schwierig und umständlich, daß sie wohl der mathematisch-physikalischen Forschung wird vorbehalten bleiben müssen. Deshalb muß der Dosimetrie eine andere Energietransformation zugrunde gelegt werden, die sich messend leicht verfolgen läßt. So hat sich die *Ionisation*, die von Röntgenstrahlen bei ihrer Schwächung durch Gase in diesen erzeugt wird (s. S. 74), außerordentlich gut bewährt, weil die zur Erzeugung eines Ionenpaares erforderliche Energie von der Wellenlänge der Röntgenstrahlung unabhängig ist.

Wir dürfen aber nicht außer acht lassen, daß die Ionisation kein Energiemaß ist; denn die Ionisation tritt ja nur dann ein, wenn Elektronen in Freiheit gesetzt werden (s. S. 74). Dies tritt bei der Absorption ein, wobei die sogenannten Photoelektronen entstehen, und bei der Streuung, die die Rückstoßelektronen liefert. Die Ionisation vollzieht sich demnach auf dem Umwege über Photo- und Rückstoßelektronen. In beiden Fällen verwandelt sich nicht die gesamte absorbierte Strahlenenergie in lebendige Kraft von Elektronen; denn bei Auslösung eines Photoelektrons tritt ein Teil der absorbierten Energie in Form charakteristischer Strahlung wieder zutage, während bei Abschleuderung eines Rückstoßelektrons der nicht absorbierte Teil der auffallenden Strahlung in Form von weicherer Streustrahlung wieder erscheint. Es wird also nur derjenige Teil der auffallenden Energie durch die Ionisation gemessen, der in die lebendige Kraft der Photo- und Rückstoßelektronen umgesetzt wurde.

Auf diese Weise ist auch die totale Absorption in Luft in die Messung mit einbezogen, und dadurch die Messung physikalisch von der Strahlenqualität abhängig. Wir könnten daher mit Hilfe der Ionisation, genau genommen, Intensitäten nicht absolut messen, sondern nur bei gleicher Strahlenqualität vergleichen.

Da aber der Vorgang der Absorption und der Elektronenauslösung in Luft und in Gewebe, infolge der gleichen Atomnummer beider Medien, in beiden gleichsinnig verläuft und sich mit der Wellenlänge gleichsinnig in beiden Medien ändert, gibt die meßbare Luftionisation, da die biologische Wirkung allgemein auf die Elektronenenergie zurückgeführt wird, ein zuverlässiges Maß für die biologische Energie der Strahlung, das von der Wellenlänge unabhängig ist. So ist also die Einheit der unter bestimmten physikalischen Bedingungen gemessenen Ionisation bestrahlter Luft, das „Röntgen", zwar kein absolutes Maß der Strahlenintensität im physikalischen Sinne, aber ein physikalisch eindeutig definiertes Wirkungsmaß für die biologische Wirksamkeit der Strahlung.

Die Standardisierung der Dosismessung.

Solange keine Einigkeit darüber herrschte, wie man messen und in welchen Einheiten das Meßresultat angegeben werden soll, konnte die Therapie wegen des Fehlens großer, einheitlicher Erfahrungsgrundlagen aus dem Versuchsstadium nicht herauskommen, die biologische Strahlenforschung aber mußte im Dunkeln bleiben. Denn die größten Statistiken verlieren ihren Wert, wenn die Angaben über die verwendete Strahlenmenge so gehalten sind, daß man sich die Größe der Dosis nicht auch nur annäherungsweise rekonstruieren kann.

Auch die Messung mit dem besten und präzisesten Ionisationsmeßgerät bietet noch keine Lösung der Frage. Denn die Angaben der Meßinstrumente sind abhängig von ihrer Konstruktion, so von der elektrischen Kapazität des Systems, dem Volumen der Meßkammer, dem Wandmaterial, der Länge des Stifts, der Güte der Isolation und vielen anderen Bedingungen. Verschiedene Konstruktionen zeigen verschieden an. Ja auch Instrumente gleicher Bauart stimmen in ihren Angaben durchaus nicht überein. Jeder Röntgenologe könnte mit seinem Meßgerät für seine eigenen Zwecke genügend genau messen, doch wäre er außerstande, Angaben über seine Dosen zu machen, noch hätte er die Möglichkeit, Dosisangaben, die anderen bei bestimmten Erkrankungen sich bewährt haben, zu reproduzieren.

Die einzige Möglichkeit, hier eine Verständigung herbeizuführen und die Röntgentherapie auf eine gesicherte Basis zu stellen, war die Einführung eines *Einheitsmaßes*. Es hat wohl auf keinem Gebiet der Wissenschaft die Festsetzung der physikalischen Einheit solche Schwierigkeiten bereitet, wie bei den Röntgenstrahlen. Zwei Wege zur Vereinheitlichung sind vorgeschlagen worden: von *deutscher* Seite die Zurückführung der Luftionisation der Röntgenstrahlen auf die elektrostatische Einheit, von *französischer* Seite der Vergleich der konstanten Ionisation eines Radiumpräparats mit der zu bestimmenden Röntgenstrahlung.

Auf dem zweiten internationalen Radiologenkongreß in Stockholm im Jahre 1928 ist man übereingekommen, die Röntgendosismesser nach dem deutschen Vorschlag so zu eichen, daß man die Messung immer auf die Luftionisation bezieht, die von der gleichen Röntgenstrahlung in Luft unter Normalbedingungen in bezug auf Druck und Temperatur hervorgerufen wird. Der französische Vorschlag dagegen soll insofern verwertet werden, als die absolute zeitliche Konstanz der Radiumstrahlung dazu dient, die Konstanz der Angaben der Apparate zu prüfen.

Unter diesen Bedingungen wird es gleichgültig, ob man zur Messung der Normalionisation eine Großkammer oder eine Kleinkammer benutzt. Größe und Form der Kammern können weitgehend variiert werden, ohne daß sich das Ergebnis ändert. Es ist auch gleichgültig, auf welche Weise man den Ionisationsstrom mißt, ob man sich eines Ablaufsinstruments bedient, oder ob man eine Elektrometeranordnung mit konstantem Ausschlag benutzt; das alles ist für das Ergebnis der Eichung bedeutungslos. Der zur Eichung notwendige Normalkörper — die atmosphärische Luft —

steht überall in gleicher Art zur Verfügung. Man hat sich nur noch darüber
zu einigen, auf welche Luftmenge und welchen Ionisationsgrad man seine
Maßangaben beziehen will, und die Einheit ist festgelegt.

Die Definition, die in Stockholm aufgestellt wurde, ist folgende:

*Die internationale Einheit der Röntgenstrahlung soll durch diejenige
Röntgenstrahlenmenge dargestellt werden, die bei voller Ausnützung der sekundären Elektronen und unter Vermeidung von Wandwirkungen in der
Ionisationskammer, in einem Kubikzentimeter atmosphärischer Luft bei
0° Celsius und 76 cm Quecksilberdruck eine solche Leitfähigkeit bewirkt, daß
eine Ladung von einer elektrostatischen Einheit bei Sättigungsstrom gemessen wird.*

Die internationale Einheit soll „Röntgen" genannt und durch den
Buchstaben „r" bezeichnet werden.

Die effektive Intensität der Strahlung soll in „r" pro Minute oder „r"
pro Sekunde ausgedrückt werden.

Physikalische Bestimmung der Dosis.

Sich auf die Einheit stützend, und im Besitz eines entsprechenden
Meßinstruments kann man daran gehen, Röntgenstrahlenintensitäten zu
messen und zu dosieren.

Man kann die Strahlenintensität bestimmen: 1. an der Strahlenquelle
(emittierte oder *Einfallsdosis*), 2. an der Hautoberfläche (*Oberflächen-* oder
Wirkungsdosis), 3. im Gewebsinnern (*Tiefendosis*). Das Ziel der Dosierung
ist in der Therapie die Bestimmung der Oberflächen- und Tiefendosis.

Als Meßgeräte stehen uns zwei im Prinzip gleiche, aber in ihrer Ver-
wendungsart und -möglichkeit prinzipiell verschiedene Instrumente zur
Verfügung; es sind dies die große und die kleine Meßkammer. Mit der
großen Kammer können wir nur die Einfallsstrahlung messen; die Wir-
kungs- und Tiefendosen müssen dagegen rechnerisch, unter Berücksichtigung der ein für allemal feststehenden Beziehungen zwischen diesen, als
Funktion von Feldgröße, Abstand und Strahlenqualität abgeleitet werden.

Mit der kleinen Kammer können wir sowohl in der freien Strahlung,
als an der Oberfläche, wie auch im Körperinnern oder im Phantom die
Dosis direkt bestimmen. Je nachdem, welches Instrument man benutzt,
ist auf verschiedene Art zu verfahren. Immer aber gilt als wichtigste
Vorschrift, daß, abgesehen von den zum Zwecke der Messung vorgenommenen Veränderungen (Vermehrung des Abstands oder Aufstellung
der Kammer in der freien Strahlung), die Dosierung unter den gleichen
Bedingungen vorgenommen werden muß, unter denen die therapeutischen
Bestrahlungen ausgeführt werden sollen.

1. **Messung mit der großen Kammer.** Die Bestrahlungsbedingungen
sind gegenüber der therapeutischen Anwendung insofern verschieden, als
a) nur die Einfallsstrahlung gemessen wird, b) bei einem fixen Abstand
von 50 cm gemessen wird.

Um die Einfallsstrahlung auch ganz, d. h. mit der zusätzlichen
Strahlung, die vom Stiel der Antikathode, dem Röhrenschutz und den
Wänden des Tubus ausgeht, zu erfassen, anderseits aber zu vermeiden,

daß die nur bei der Dosierung verwendeten Zwischenblenden wesentliche
Teile ihrer Sekundärstrahlung in die Kammer senden, ist es notwendig,
die richtige Anordnung von Tubus, Zwischenblende und Kammer zu
treffen. Dabei ist folgendes zu beachten: Die röhrennahe Blende darf
nicht so eng geschlossen sein, daß nur die Fokusstrahlung austreten kann.
Man verwende vielmehr ein breites Strahlenbündel, in dem die Stielstrahlung und die Sekundärstrahlung von Tubus und Röhrenschutz enthalten ist, und enge dieses durch eine Zwischenblende ein. Diese Zwischenblende hinwieder muß so aufgestellt werden, daß ihre Sekundärstrahlung

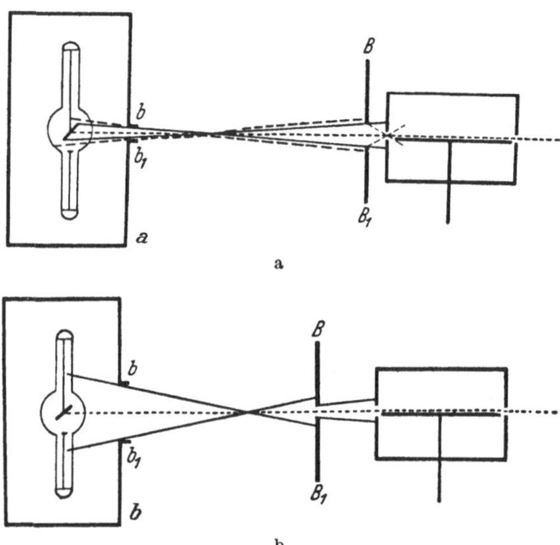

Abb. 262. Anordnung zur Messung der Einfallsstrahlung. a Unrichtige Anordnung: die röhrennahe
Blende bb_1 ist zu eng geschlossen; die Zwischenblende BB_1 steht zu nahe an der Kammer; die Sekundärstrahlung, die von der Blende ausgeht, kann in die Kammer gelangen. b Richtige Anordnung.

nicht in die Kammer gelangt. Das ist (nach KÜSTNER) dann vermieden,
wenn die Zwischenblende bei einem Durchmesser von 6 cm einen Abstand
von mindestens 15 cm von der Vorderwand der Faßkammer hat. Am
zweckmäßigsten ist es, wenn die Abstände so gewählt sind, daß sich die
Entfernungen Röhre—Zwischenwand und Zwischenwand—Kammer wie
2 : 1 verhalten (Abb. 262 a und b).

Die mit der großen Kammer erhaltenen Meßresultate müssen mit
Hilfe von Tabellen auf die entsprechenden Werte der Wirkungs- und
Tiefendosis umgerechnet werden.

Solche Tabellen liegen jetzt vollständig durchgearbeitet von GREBE und
NITZGE (Sonderband der Strahlentherapie, Bd. 14) vor. In diesen sind für
verschiedene Strahlenqualitäten, Fokus-Hautabstände und Feldgrößen die
an der Oberfläche und in der Tiefe vorhandenen Strahlenmengen angegeben,
bezogen auf die in 50 cm Abstand vom Fokus der Röhre in freier Luft gemessene Primärstrahlenintensität, diese gleich 100 gesetzt.

2. Messung mit der kleinen Kammer: a) *Fingerhutkammer mit kurzem Stiel:* Wird nur die Einfallsstrahlung gemessen, so gilt das gleiche wie unter 1., nur ist zu berücksichtigen, daß die Fingerhutkammer Strahlen von allen Seiten aufnimmt. Um sie gegen seitliche Streustrahlung zu schützen, muß bei Messung in der freien Luft der Strahlenkegel vor der Kammer durch eine Zwischenblende soweit eingeblendet werden, daß sein Durchmesser nur wenig größer ist als der Kammerdurchmesser.

b) *Fingerhutkammer mit langem Kabel:* Bei Bestimmung der Einfallsstrahlung gilt das unter a) Gesagte. Die Oberflächendosis kann nur mit aufgelegter und nicht mit eingesenkter Kammer gemessen werden. Dadurch fällt die gemessene Dosis um so kleiner aus, je größer die Fingerhutkammer und je kleiner die Feldgröße ist.

Bei Vornahme der Messung kann man nicht pedantisch genug vorgehen. Die Meßinstrumente mit kleiner Kammer sind äußerst empfindlich, und kleine Änderungen in der Aufstellung zur Messung können die Resultate stark beeinflussen, ja mitunter vollständig fälschen. Der Grund dieser weitgehenden Beeinflußbarkeit liegt teils in der Konstruktion des Meßinstruments, teils in Streueffekten. Es sind sechs Effekte aufgezeigt worden, welche die Angaben der Meßkammer zu fälschen vermögen. Die wichtigsten seien hier aufgezählt:

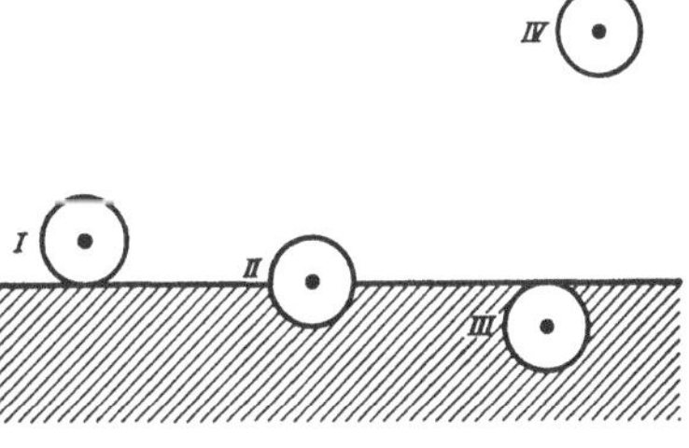

Abb. 263. Anordnung der kleinen Kammer in Beziehung zu einem Medium.

1. Die Meßkammer zeigt verschiedene Werte an, je nach ihrer Lage an der Grenze Luft-Medium *(Kammerlageeffekt)*.

2. Die Messung der Primär- und Streustrahlung ist durch die absorbierende Wirkung des strahlengeschützten Kammerträgers beeinträchtigt *(Kammerträger-Schatteneffekt)*.

3. Die Angaben der Ionisationskammer können bei bestimmter Konstruktion in verschiedenen Strahlenrichtungen verschieden ausfallen *(Richtungseffekt)*.

Ad 1. Sehr verschieden wird die Anordnung der Kammer zum Medium gehandhabt. Abb. 263 zeigt, was darunter zu verstehen ist, und welche Anordnungen möglich sind. Man kann die Meßkammer an ein streuendes Medium anlegen (Fall I), man kann sie halb (Fall II), man kann sie ganz (Fall III) darin versenken. Diese scheinbaren Kleinigkeiten bewirken schon beträchtliche Unterschiede in den Meßresultaten, da die Kammer, je tiefer sie eintaucht, um so mehr Streustrahlung erhält, ohne daß sich dabei die Größe der Primärstrahlung sonderlich ändert. Bei Position II und III vergrößert sich die gemessene Intensität infolge des Streuzusatzes um 10 bzw. 20% gegenüber Position I. Die Dosis, die man also mit aufgelegter Kammer am Patienten mißt, bleibt um diesen Prozentsatz hinter der wirklichen Dosis an der Eintrittspforte der Strahlung zurück und das um so mehr, je größer das Kammervolumen und je kleiner die Feldgröße ist.

Bei prozentualen Messungen muß man wissen, daß das Meßergebnis der prozentualen Tiefendosis aus dem gleichen Grunde bei ganz eingetauchter Kammer etwas niedriger ausfällt als bei aufliegender Kammer. Da die Angaben der Fingerhutkammer am genauesten am Ort ihres Mittelpunktes sind, so ist die richtige Meßweise diejenige mit halbeingetauchter Kammer (Position II). Man wird deshalb bei Messungen am Phantom stets diese Meßanordnung, besonders zur Bestimmung von Tiefendosen wählen. Am Patienten freilich kann nur mit aufliegender Kammer gemessen werden; doch ist der Fehler für praktische Zwecke belanglos, da man ja nur die Oberflächendosis nicht aber Tiefendosen am Patienten zu messen hat.

Ad 2. Durch die absorbierende Wirkung des Kammerträgers wird ein nicht unbeträchtlicher Teil der ungerichteten, gestreuten Strahlung absorbiert und gelangt gar nicht erst in die Meßkammer (Abb. 264). Aber auch ein Teil der Primärstrahlung geht durch den Stielschutz verloren. Von den beschatteten Teilen des Phantoms oder Gewebes geht daher auch keine Streustrahlung aus. Die Oberflächendosis wird durch diesen Ausfall zu gering gemessen. Der Fehler beträgt im ungünstigsten Falle 10% des Meßergebnisses. Man ist deshalb vielfach dazu übergegangen, den Bleimantel des Stielschutzes weiter nach hinten zu verlegen. Der Anfang des Stieles besteht jetzt aus

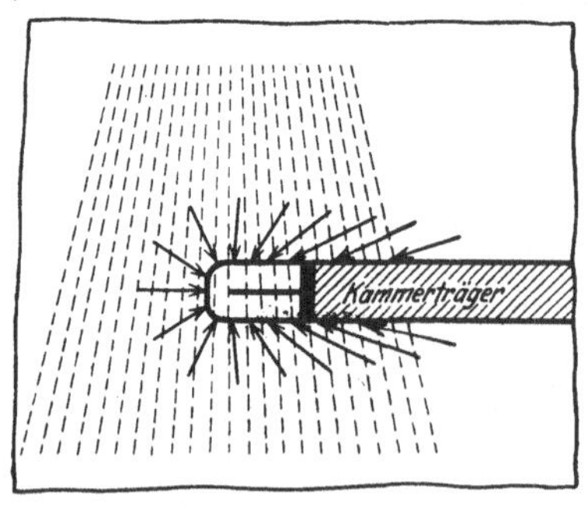

Abb. 264. Der Kammerträgerschatteneffekt.
- - - - = direkte Strahlung;
——→ = gestreute Strahlung.

Leichtmetall, ist aber dafür mit einem guten Isolator (z. B. Zeresinwachs) ausgefüllt, so daß keine ionisierenden Hohlräume entstehen; auf diese Weise fällt die Schattenwirkung des Stielschutzes weg.

Ad 3. Der Richtungseffekt (d. h. falsche Angabe der ungerichteten Strahlung) beruht zum Teil auf der unsymmetrischen Gestaltung der Kammer, zum Teil auf zusätzlichen Elektronenwirkungen, die von dem am Boden der Kammer freiliegenden Blei des Stielschutzes ausgelöst werden. Bestrahltes Blei liefert nämlich einen Ionisationszusatz von einigen 100%. Der Richtungseffekt ist also zum größten Teil ein Bleieffekt. Solche Kammern können daher nur zur Messung der gerichteten Einfallsstrahlung verwendet werden, und auch da führen sie nur dann zu einigermaßen einwandfreien Resultaten, wenn man vorschriftsmäßig schräg von hinten bestrahlt; dabei beschattet der obere Bleirand die übrigen Bleiteile, so daß der Bleieffekt ausgeschaltet wird. Dagegen fällt es weniger ins Gewicht, daß ein kleiner Teil der Kammer ausfällt (Abb. 265). Bei den neueren Kammern sind diese Mißstände dadurch vermieden, daß der Stielschutz entweder weiter nach hinten verlegt ist, oder, falls das nicht der Fall ist, das zutage liegende Blei mit Luftwändematerial bedeckt ist. Der Richtungseffekt, der sich aus der unsymmetrischen Gestaltung der Kammer ergibt, läßt sich dadurch beheben, daß man der Kammer Kugelform verleiht.

Man kann aus diesen Darlegungen ersehen, daß klare und übersichtliche Verhältnisse nur bei der Messung in der freien Strahlung vorhanden sind, bei der Messung im oder am Phantom, bzw. Patienten aber eine große Zahl von Effekten, deren Ausschaltung nur dem Physiker exakt gelingen kann, die fehlerlose Durchführung der Messung bedrohen. Es ist daher besser, vorderhand — solange es noch keine einwandfreien Kleinkammern gibt — die Messungen am Phantom den Physikern zu überlassen und sich auf die Bestimmung der freien Strahlung mit Hilfe der großen Kammer zu beschränken. Die Dosisgröße muß aber nach Umrechnung in *Oberflächendosen* angegeben werden, da nur diese der effektiven Intensität der Strahlung im Gewebe entspricht und für die Wirkung maßgebend ist (s. S. 377).

Kontrolle der Meßinstrumente.

Vor oder nach Gebrauch der Meßinstrumente sind diese auf die Konstanz ihrer Angaben und die Güte der Isolation zu prüfen. Dies geschieht durch die Kontrolle mittelst des Radium- oder Uranstandards und durch Bestimmung des Dunkeleffekts.

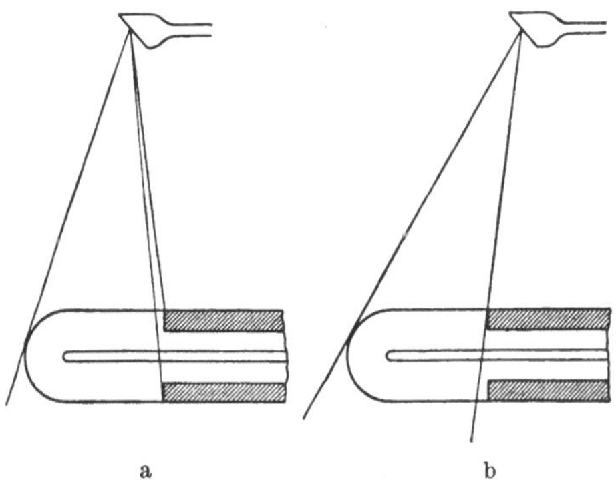

Abb. 265. a Falsche, b richtige Stellung der Kammer zur Ausschaltung des Bleieffektes.

Kontrolle durch den Radiumstandard. Das prinzipielle Fundament dieser Art von Kontrolle des Eichwertes bildet die These, daß das Verhältnis $\frac{\text{Radiumsekunden}}{\text{Röntgensekunden}}$ von äußeren Einflüssen unabhängig ist. Sie besteht natürlich nur dann zu Recht, wenn die Isolation des Gerätes einwandfrei ist, wenn Radium- und Röntgenstrahlen unter genau den gleichen Bedingungen einwirken, d. h. wenn die Aufstellung des Meßgerätes bei beiden Messungen völlig unberührt dieselbe ist, und wenn sie unmittelbar nacheinander stattfinden, damit keine Änderung von Temperatur und Druck die Meßergebnisse verändern kann. Erlaubt bleiben nur das Einsetzen und Entfernen des Radiumpräparats, das Auf- und Entladen des Elektrometers, sowie die Prüfung des Dunkeleffekts. Jede andere Manipulation ist im Interesse der Meßgenauigkeit zu unterlassen.

Ersetzt man unter diesen Kautelen das Radiumpräparat durch eine Röntgenstrahlenquelle und stoppt nun die Röntgensekunden zwischen denselben Teilstrichen wie bei der Radiummessung ab, so geben diese an, in welcher Zeit die Röntgenstrahlen dieselbe Ionisation in der Kammer erzeugen wie das Radiumpräparat. Die korrigierte Dosis erhält man dann, indem man die gefundenen Werte in die Formel

$$D = K \cdot \frac{t_{Ra}}{t_{Rg}}$$

einsetzt, wobei man unter t_{Ra} die Ablaufszeit unter dem Radiumstandard und unter t_{Rg} die Ablaufszeit unter Röntgenbestrahlung versteht. Die Größe K ist die Eichkonstante.

Diese Formel gilt für das KÜSTNERsche Eichstandgerät, das als einziges einen Radiumstandard besitzt und von keinem bestimmten Eichwert ausgeht. Die meisten anderen bekannten Ionisationsmeßinstrumente, seien es Ablaufsinstrumente oder Zähldosimeter, entsprechen je Skalenablauf oder je Zählintervall einer ganz bestimmten Dosis, dem sogenannten *Eichwert* (beispielsweise 5 r). Die Zähldosimeter, wie das Hammerdosimeter und das neuere Mekapion, sind nun in der Weise abzustimmen, daß, wenn die Uranstandardzeit, welche beispielsweise bei der Eichung 10 Sekunden für das Intervall erforderte, irgendwie abweicht, diese Uranstandardzeit durch Vergrößerung oder Verkleinerung der Kapazität genau wieder eingestellt werden kann, wodurch sich gleichzeitig die Gewißheit ergibt, daß nunmehr auch das Intervall wieder 5 r entspricht. Bei den erstgenannten Skalenablaufsinstrumenten ist eine derartige Korrektur durch Änderung der Systemempfindlichkeit nicht vorgesehen. Hier muß man folgendermaßen vorgehen:

Angenommen, ein Skalenteil des geeichten Instruments entspräche einer Dosis von 5 r und die mit Prüfstandard gemessene Zeit 10 Sekunden, dann wird, wenn für eine spätere Messung der Ablauf mit dem Prüfstandard 15 Sekunden beträgt, die Eichung entsprechend zu korrigieren sein, d. h. $\dfrac{5\,\mathrm{r} \cdot 15''}{10''}$ oder in Formel:

$$\text{neuer Dosiswert} = \frac{\text{Eichwert} \times \text{neue Standardzeit}}{\text{alte Standardzeit}}.$$

Die Prüfung auf den Dunkeleffekt. Unter dem Dunkeleffekt verstehen wir eine Entladung des Elektrometers, die andere Ursachen hat als die Ionisation durch das Röntgenstrahlenbündel. Die Ursache kann in Isolationsdefekten, in radioaktiven Einflüssen oder, bei schlechter Ausblendung des zu messenden Strahlenbündels, in Sekundärstrahlung benachbarter, mitbestrahlter Gegenstände, oder in Mitbestrahlung weiterer Teile des Meßgerätes außer der Kammer zu suchen sein. Die Prüfung auf den Dunkeleffekt ist leicht und sicher auszuführen, indem man eine Bleischeibe von ausreichender Dicke vor die Kammerblende schiebt. Dadurch wird das für die Meßkammer bestimmte Strahlenbündel abgeblendet, während die gesuchten Nebenwirkungen der Strahlung unverändert wirksam bleiben. An dem Ablauf, den das Elektrometer unter diesen Verhältnissen zeigt, kann man die Größe des Dunkeleffekts bestimmen. Bezieht man sich dabei auf gleiche Meßzeiten, so läßt sich die Größe des Dunkeleffekts in Prozenten ausdrücken und dementsprechend in Rechnung stellen.

Ein Beispiel: Während 80 Bestrahlungssekunden haben wir 40 Skalenteile abgestoppt. Nunmehr schieben wir die Bleiblende vor und bestrahlen weiter unter genau den gleichen Bedingungen. Hat sich dabei innerhalb von 80 Sekunden das Elektrometer um 2 Teilstriche entladen, so bedeutet das einen Dunkeleffekt von $\frac{2 \cdot 100}{40} = 5\%$. Um diesen Prozentsatz sind die Röntgensekunden zu erhöhen. Die gemessenen 80 Sekunden sind mit $80 + 5\% = 80 + \frac{80 \cdot 5}{100} = 80 + 4 = 84$ Sekunden zu bewerten.

Die Erdung des Meßinstruments. Vielfach ist die Auffassung verbreitet, ein Fingerhutkammer-Dosimeter zeige nur dann richtige Werte, wenn seine Umhüllung geerdet ist. Das ist keineswegs der Fall: bei einem solchen Dosimeter stellen die Hülle der Fingerhutkammer und die metallische Hülle der anderen Teile der Anordnung bei vorschriftsmäßiger Leitfähigkeit einen FARADAYschen Käfig dar. Auf ein solches geschlossenes System können Kraftlinien von außen, z. B. von der Hochspannungsleitung, nicht eindringen und sind daher ohne Einfluß. Zeigt ein Dosimeter bei Erdung andere Werte an als ohne diese, so muß in seiner Hülle die Leitfähigkeit an einem Punkt unterbrochen sein. Ein solches Instrument ist für die Messung unbrauchbar. Die Erdung hat nur den Zweck, die messende Person vor einem Funkenübergang von der Hochspannungsleitung her zu schützen; sie ist daher stets anzuwenden.

Rechenexempel einer Messung.

Um ein abschließendes Bild von der Messung zu bekommen, ist es notwendig, auch die rechnerische Seite der Dosierung kennenzulernen. Dies geschieht am besten an Hand von praktischen Beispielen.

1. *Beispiel einer Messung für ein Instrument mit geeichter Ablaufsskala.* Der Eichschein gibt an: Der Ablauf des Instruments über die geeichte Skala entspricht einem Eichwert von 1,37 r-Einheiten.

Die Messung ergibt nun, daß das Instrument bei 50 cm Fokus-Kammerabstand durch die zu messende Gebrauchsstrahlung in 11,9'' zum Ablauf über die Skala gebracht wird.

Es sollen 600 r Einfallsdosis in 30 cm Fokushautabstand auf die Körperoberfläche gegeben werden.

Wie lange ist zu bestrahlen?

Es gibt dafür folgende Berechnung:

in 50 cm Abstand entspricht 11,9 sec   1,37 r,

,, ,, ,, ,,   ,,   1 ,, $\frac{1,37 \text{ r}}{11,9}$,

,, ,, ,, ,,   ,,   1 Minute $\frac{1,37 \text{ r}}{11,9} \cdot 60 = 6,9 \text{ r/min.}$

,, 30 ,,   ,,   erhalten wir $6,9 \left(\frac{50}{30}\right)^2 = 19,2 \text{ r/min.}$

Dann sind für 600 *r*

$$\frac{600}{19,2} = 31,3 \text{ Min. bei 30 cm Abstand zu bestrahlen.}$$

Es muß also bei einem Fokushautabstand von 30 cm 31,3 Min. bestrahlt werden, um von der gemessenen Strahlung 600 r auf die Körperoberfläche auffallen zu lassen.

2. *Messung mit integrierendem Dosisinstrument.* Integrationsdosismesser nach dem Zählprinzip, deren Sprungintervall an Hand eines Radiumstandards genau auf den ursprünglichen Eichwert, beispielsweise 5 *r*, korrigiert werden kann, sind naturgemäß in erster Linie für dauernde Meßkontrolle gedacht. Zeigt das Instrument im ganzen 100 Sprünge an, so ist eben an der Stelle, wo die Kammer während der Bestrahlung lag, eine Dosis von 500 *r* wirksam gewesen. Mit dem gleichen Instrument läßt sich natürlich auch jede andere Art von Messung ausführen, insofern eben einem Sprung der normale Skalenablauf eines Elektrometers gleichgesetzt werden kann. Wurden unter der zu messenden Strahlung für einen Sprung beispielsweise 10″ gestoppt, so beträgt die Sekundendosis 0,5 *r*. Dann beträgt die Minutendosis

$$60 \cdot 0,5 = 30\ r;$$

um eine Dosis von 600 r zu geben, wäre

$$\frac{600}{30} = 20 \text{ Min.}$$

zu bestrahlen.

Biologische Bestimmung der Dosis.

Dies die technische und mathematische Seite der Messungen. Schwieriger und nur mit approximativer Genauigkeit ist eine *biologische* Bestimmung der Dosis nach der Hautreaktion möglich. Sie ist eine Bestimmung *a posteriori*, denn sie stützt sich auf Veränderungen, die erst *nach* einer gewissen *Latenzzeit* an der bestrahlten Haut sichtbar werden, und zwar handelt es sich um das Erythem, das als Folge der Bestrahlung in der bestrahlten Hautpartie auftritt. Nach SEITZ und WINTZ ist die *HED (Haut-Einheits-Dosis)* dadurch charakterisiert, daß als Folge einer einmaligen Bestrahlung eines Hautfeldes von 6×8 cm Fläche, aus 23 cm *FHD*, mit harter Strahlung (mindestens 0,5 mm Zn-Filter oder Äquivalenz) nach 8 Tagen eine leichte Hautröte, nach 3 Wochen eine leichte, hellbraune Verfärbung, nach 6 Wochen eine deutliche Bräunung der bestrahlten Hautstelle auftritt. Die HED stellt die durchschnittliche Maximaldosis dar, die dem menschlichen Gewebe zugemutet werden kann, ohne daß eine dauernde Schädigung zu befürchten wäre. Ihre Bestimmung bereitet am biologischen Objekt erhebliche Schwierigkeiten, da das Erythem keine quantitativ scharf definierte Reaktions*größe* ist, sondern nur eine Reaktions*form* der Haut auf die Strahleneinwirkung darstellt. Überdies ist die Beurteilung der Verfärbung auf der schon an und für sich sehr verschiedenen Grundfarbe der Haut der subjektiven Willkür in uneingeschränktem Maße ausgesetzt.

Eine physikalische Nachprüfung der Dosen, die an deutschen Universitätskliniken vor der Einführung einer einheitlichen physikalischen Dosierung als die biologische HED aufgefaßt wurden, ergab denn auch die Scheinexaktheit und Haltlosigkeit der biologischen Dosierung nach der Hautröte. Es stellten sich Differenzen bis zu 400% heraus! Da wir überdies die Größe der Dosis erst nach Auftreten der Hautreaktion, also 3 Wochen nach der primären Strahleneinwirkung feststellen können, widerspricht diese Art der Bestimmung der eingangs in der Definition der Dosierung postulierten *Voraussage* der Reaktionsgröße. Wir sind also nicht imstande, biologisch nach der Hautreaktion zu dosieren. Auch die Versuche mittelst anderer biologischer Objekte, wie der Maus, der Wurzel der Pferdebohne, den Eiern des Pferdespulwurms (Ascaris megalozephala) oder Eiern der Drosophila-Fliege die Dosisgröße zu bestimmen, haben nicht zu brauchbaren Ergebnissen geführt. Wohl aber können und müssen wir nach der Größe der biologischen Reaktion die physikalisch bestimmte Dosis biologisch nachkontrollieren. Ob man die Dosis dann nach der physikalischen r-Einheit oder der biologischen HED bezeichnet, ist für die Praxis völlig gleichgültig, ebenso wie es gleichgültig ist, ob wir nach Zentimeter oder nach Zoll messen, wenn nur zwischen den beiden Maßen ein bestimmtes festes Verhältnis herrscht. Und das ist die vorzüglichste Aufgabe der physikalischen Messung: die biologische Reaktion am elektrometrischen Meßinstrument in einer bestimmten r-Zahl festzulegen.

Eingehende Untersuchungen haben nun folgendes ergeben: die r-Zahlen, die zur Erreichung derselben Reaktionsgröße an der Haut erforderlich sind, bleiben, wenn die Strahlung mit der gleichen Intensität und in der gleichen Bestrahlungsdauer verabfolgt wird, konstant. Nach einem großen, am Menschen gesammelten Erfahrungsmaterial entsprechen der HED, so wie sie biologisch von SEITZ und WINTZ festgelegt wurde, bei einzeitiger Verabfolgung 600 r am physikalischen Meßinstrument, *gemessen in der freien Strahlung* mit einer physiologischen Schwankungsbreite von $\pm$ 15%.

Die Reaktion der Haut fällt aber nur dann gleich stark aus, wenn *gleiche* Strahlenenergiemengen in der *gleichen* Zeit auf sie einwirken. Hierbei ist nun zweierlei zu beachten: 1. muß die Größe der Einfallsstrahlung je nach den individuellen Bestrahlungsbedingungen korrigiert werden, damit sich die gleiche Wirkungsdosis ergebe; 2. muß die Größe der Wirkungsdosis je nach Zeit und Intensität der Applikation variiert werden, um zur gleichen biologischen Wirkung zu führen.

Ad 1. Die in der freien Strahlung gemessenen 600 r (die *Einfallsdosis*) wachsen an der Oberfläche des Objekts infolge der Rückstreuung (d. h. der aus dem Objekt zurückgestreuten Strahlung) zu recht verschiedener Größe an (siehe ausführlicher S. 457). Zu den 600 r der freien Strahlung kommt im praktischen Fall die Zusatzdosis, die bei einem Einfallsfeld von 6×8 cm und einer Fokus-Hautdistanz von 23 cm im Bestrahlungsfeld zu verzeichnen ist, hinzu. Für diese Bestrahlungsbedingungen sind die oben gemachten Angaben bindend. Da aber die

Rückstreuungsdosis sich mit der Größe des Feldes, der Fokus-Hautdistanz und der Strahlenqualität ändert, muß dies bei Bemessung der Einfallsdosis berücksichtigt werden, d. h. wir müssen weniger r bei großem Feld (da die Rückstreuung größer ist) und mehr r bei kleinem Feld (da die Rückstreuung kleiner ist) verabfolgen, um auf der Haut die gleiche faktische Dosis, d. h. *Wirkungsdosis* zu erzielen. Aus dem gleichen Grunde müssen wir in derselben Weise (wenn auch in viel geringerem Grade) die Strahlenqualität berücksichtigen.

Durch diese Faktoren erreicht die an der Oberfläche wirksame Dosis die Größe von *800 r Wirkungsdosis*. Dies ist bei einzeitiger Verabfolgung, unabhängig von der Strahlenqualität, die maximal verträgliche Dosis. Wir dürfen diese Strahlendosis als Volldosis unseren therapeutischen Richtlinien zugrundelegen, wobei wir uns bewußt bleiben, daß dieses Maß, je nach der Applikationsart (s. unten), in seiner biologischen Wirkung stark variiert. *Nur in diesem Sinne sprechen wir fortan von HED, und setzen sie 800 r Wirkungsdosis, bzw. einer Volldosis gleich.*

Ad 2. Daß die Verteilung der Strahlenenergie in der Zeit (*Zeitfaktor*) für die biologische Wirkung eine große Rolle spielt, war wohl schon seit längerem bekannt; die näheren Zusammenhänge wurden aber erst letzthin eingehender untersucht. Leider sind die Untersuchungen bisher noch zu keinem definitiven Abschluß gekommen. Soviel aber läßt sich schon jetzt sagen: da das BUNSENsche Gesetz in der Biologie keine Gültigkeit hat (s. S. 400), sondern das SCHWARZSCHILDsche Gesetz den Beziehungen von biologischer Wirkung und Intensität mal Zeit ($J \cdot t$) eher gerecht wird (ohne daß zwischen den photochemischen und den strahlenbiologischen Vorgängen eine völlige Wesensgleichheit besteht) so ist die Toleranz der Haut, als Funktion von Bestrahlungsintensität mal Zeit, als eine Variable zu betrachten. Je geringer die Strahlenintensität und je ausgedehnter die Zeit der Applikation, um so größere r-Zahlen sind zur Erreichung der Toleranzgrenze der Haut notwendig und umgekehrt (s. S. 422). Zur genauen Definition der Dosengröße ist daher neben der Gesamtdosis noch die Angabe der Intensität der Strahlung und der Dauer der Bestrahlungszeit notwendig.

Wir haben also gesehen, daß durch die Angabe der r-Zahl allein die Dosis noch nicht einwandfrei definiert ist. Vielmehr müssen alle Angaben in „Röntgen" durch einen Zusatz ergänzt werden, um zwischen der *Einfallsdosis*, welche den Streuzusatz nicht einbezieht, und der *Wirkungsdosis*, welche den Streuzusatz mit umfaßt, zu unterscheiden. Zur genauen Dosisangabe gehört ferner, neben der exakten Bestimmung der Strahlenquantität, auch die Angabe der Strahlenqualität. Für praktische Zwecke genügt es, die Qualität der Strahlung durch Angabe der Halbwertschicht in Kupfer auszudrücken bzw. durch die Halbwertschicht in Aluminium für Strahlungen geringerer Durchdringungsfähigkeit. Die Dosisangabe muß außerdem ergänzt werden durch Hinzufügung der Zeitintervalle zwischen den Einzelbestrahlungen, der Strahlendosis pro Minute (Minuten r-Zufluß) sowie durch Angabe von Feldgröße, Fokus-Hautdistanz und Filter.

Die Bestimmung der Dosis, die unter gegebenen Bestrahlungsbedingungen mit einem bestimmten Apparate und einer bestimmten Röntgenröhre auf der bestrahlten Haut die Maximaldosis ergeben soll, hat demnach folgende Zwischenstufen zu durchlaufen:

1. *Quantitative Messung:* Bestimmung der r pro Minute in der freien Strahlung oder an der Oberfläche des zu bestrahlenden Objekts.

2. *Qualitative Messung:* Bestimmung der Qualität der Strahlung, ausgedrückt durch die Halbwertschicht in Kupfer (s. S. 465).

3. *Rückstreuungskorrektur:* Wurde in der freien Strahlung gemessen, so ist die erhaltene r-Zahl nach Halbwertschicht, Feldgröße, Fokus-Hautabstand bezüglich der Rückstreuung zu korrigieren (Korrektur nach Standardtabellen).

Die Errechnung der Dosis nach irgendwelchen mathematischen Formeln, die die Spannung, Filterdicke, Milliamperezahl usw. als variable Größen enthalten, ist noch als verfrüht zu betrachten, solange eine solche außergewöhnliche Mannigfaltigkeit an Apparaten mit verschiedenen elektrischen Verhältnissen herrscht. Erst wenn wir die Gewißheit haben, daß bei bestimmter Einstellung der Apparatur eine bestimmte und bekannte Spannung an den Enden der Röntgenröhre vorhanden ist, werden wir indirekt dosieren können. Es ist daher wünschenswert und bleibt im Interesse der Entwicklung der Strahlentherapie zu hoffen, daß in Zukunft für Therapiezwecke ein einziger, überall gleich gebauter, konstante Gleichspannung liefernder Apparat sich durchsetzen wird. Dann wird die Dosierung auf eine wesentlich einfachere Basis gestellt und indirekte Methoden zu ihrer Ausführung herangezogen werden können. Vorläufig sind, abgesehen von den mit Ventilröhren ausgestatteten Kondensatorapparaten, die elektrischen Verhältnisse an den Röntgenmaschinen so wechselnd und unsicher, daß Apparate vollständig gleicher Konstruktion, auch unter gleichen Bedingungen, doch verschiedene Röntgenstrahlenintensitäten liefern.

II. Die Einwirkung der Röntgenstrahlen auf das Gewebe.

Lokale Wirkungen der Röntgenstrahlen.

Wirkungen auf die Haut (*lokale Wirkungen*). Seitdem die ersten Pioniere der neuen Wissenschaft bei ihrer Beschäftigung mit den Röntgenstrahlen unliebsame Erfahrungen an der Haut ihrer Hände machen mußten, und nachdem Curie, der eine Probe der von ihm entdeckten Substanz mit sich in der Westentasche herumzutragen pflegte, ein hartnäckiges Geschwür auf seiner Bauchhaut entstehen sah, rückte die Erforschung der Strahlenwirkung auf die Haut in den Mittelpunkt des Interesses. Aber auch jetzt, wo diese unliebsamen Vorfälle nicht mehr aktuell sind, muß sich jeder Strahlentherapeut mit den Veränderungen, die in der bestrahlten Haut vor sich gehen, eingehend bekanntmachen.

Stellt doch in der *Oberflächentherapie die Haut das Ziel*, in der *Tiefentherapie die Haut die Eingangspforte* für die Strahlung dar, und ist doch das Hauterythem ihr biologisches Maß.

Therapeutische Dosen.

Bei der Verwendung therapeutisch üblicher, sogenannter pharmakologischer Dosen, die aber mindestens 80% der Maximaldosis betragen, tritt nach einer gewissen Latenzzeit ein über längere Zeit hin sich erstreckendes und in seiner Stärke wechselndes Erythem der Haut auf. Dieses Erythem ist der makroskopische Ausdruck der infolge der Röntgenstrahlenwirkung sekundär in der Haut ausgelösten Entzündung. Gewöhnlich tritt es in mehreren (meist 3) Schüben auf. Die drei Schübe fallen durchschnittlich auf den Beginn der ersten, dritten und sechsten Woche nach der Strahleneinwirkung. Die einzelnen Wellen sind manches Mal nicht distinkt, sondern fließen ineinander und sind dann nur an den Kulminationspunkten des Rötungsverlaufs zu erkennen.

Die erste Rötungswelle wird, da sie klinisch und histologisch einige Besonderheiten aufweist, aus der Gesamtreaktion herausgenommen und als *Früherythem* den übrigen Hauterscheinungen, die als *Haupterythem* bezeichnet werden, gegenübergestellt. Eine solche Gegenüberstellung besteht keineswegs zu Recht, da das Früherythem schon längst als ein integrales Teilstück der Röntgenreaktion erkannt worden ist. Umstritten ist nur noch die Frage, ob es sich um eine echte Entzündung oder bloß um eine vorübergehende und individuell schwankende angioneurotische Reizerscheinung handelt. Manches spricht für die letztere Auffassung, besonders aber der starke Ausfall der Reaktion bei angioneurotischen Personen, der oft im krassen Gegensatz zur Größe der verabfolgten Dosis steht.

Demgegenüber ist zu bedenken, daß bei der Verarmung an Leukozyten im bestrahlten Gebiet und bei der durch die Bestrahlung eintretenden Verschiebungsleukozytose die Entzündungsreaktion anders ausfallen muß, da ein Austritt von Zellen in den leukozytenarmen Gefäßgebieten nur in geringem Maße in Erscheinung tritt, und daher die Gefäßerscheinungen im Vordergrund stehen.

Die Frühreaktion tritt meist direkt im Anschluß an die Bestrahlung, selten 6—8 Stunden später, ausnahmsweise auch erst 12—24 Stunden nach der Bestrahlung auf. Das Früherythem hält 2—3 Tage an, um dann im Verlauf von weiteren 2—3 Tagen zu verschwinden. Als die untere Schwelle, bei der es noch zur Entwicklung eines Früherythems kommt, sind 60% der HED zu bezeichnen. Darüber hinaus ist aber die Intensität und der Zeitpunkt des Auftretens des Früherythems von der Größe der Dosis unabhängig; dagegen hat die Strahlenintensität einen maßgebenden Einfluß sowohl auf seine Stärke als auch auf den Zeitpunkt seines Eintretens: je größer die Strahlenintensität, um so rascher und intensiver auch das Früherythem.

Das Früherythem tritt besonders stark und auch bei geringerem Schwellenwert auf bei Hyperthyreosen und Thyreotoxikosen, bei

Personen mit exsudativer Diathese und bei Vagotonikern. Dasselbe gilt auch für Personen, die mit chronischen Hautleiden, wie Ekzem, Psoriasis, Lichen behaftet sind.

Gleichsinnig mit dem Früherythem der Haut gehen ähnliche Erscheinungen an den tieferen, von Strahlen getroffenen Geweben vor sich. Diese können manchmal dadurch zur Gefahrenquelle werden, daß infolge der Gewebsschwellung während der Frühreaktion bedrohliche Symptome hervorgerufen werden, z. B. Verlegung der Atemwege nach Bestrahlung einer Struma oder eines Thymus, oder Hirndruckerscheinungen bzw. Erscheinungen der Rückenmarkskompression nach intensiver Bestrahlung des Gehirns bzw. des Rückenmarks.

In sehr seltenen Fällen kommt es im Anschluß an die Frühröte der Haut zum Auftreten eines toxischen Exanthems von urtikariellem oder papulösem Charakter, das gewöhnlich auf den bestrahlten Hautbezirk beschränkt bleibt, sich aber auch über den ganzen Körper ausbreiten kann.

Die Hauptreaktion: Das Haupterythem besteht in einer langsam einsetzenden, allmählich sich steigernden Hautröte, die am 8. bis 10. Tage nach der Bestrahlung auftritt, nach weiteren 8 Tagen ihren Höhepunkt erreicht und dann allmählich in die braune Verfärbung des Pigmentstadiums übergeht.

Die an der Haut makroskopisch sichtbaren Erytheme sind der Ausdruck der entzündlichen Reaktion der Kutis. Zwischen den einzelnen Wellen besteht im histologischen Bild kein prinzipieller Unterschied, nur herrscht beim Früherythem die Gefäßreaktion vor, weil infolge der akuten Leukozytenverarmung des bestrahlten Gebietes eine Auswanderung von Zellen kaum stattfindet; doch bleibt diese im ganzen Verlauf der Röntgenreaktion geringfügig. Histologisch findet man: Erweiterung der Kapillaren, spärliche perivaskuläre Infiltrate und Einwanderung von Lymphozyten und Eosinophilen in die Epidermis. Die Entzündung ist eine sekundäre Erscheinung, die durch die nekrobiotischen Wirkungen der Bestrahlung ausgelöst wird.

Die Hauptreaktion ist bezüglich Intensität und Zeitpunkt des Auftretens von der Größe der Dosis und der Intensität der Strahlung abhängig; die Reaktion tritt um so stärker und um so zeitiger auf, je größer die Dosis und je größer die Strahlenintensität war. Als Schwellenwert für das Eintreten der Hauptreaktion gelten 80% der HED (480 r Einfallsstrahlung). Von einigen Autoren wurde aber auch schon nach 30% der HED ein flüchtiges, kaum merkbares Erythem beobachtet. Doch stehen diese Beobachtungen ziemlich vereinzelt da. Besonders stark tritt das Erythem auf unter den gleichen Bedingungen, wie oben für das Früherythem auseinandergesetzt wurde; auch sinkt dann der Schwellenwert auf 70%.

Die Pigmentierung: Das Einsetzen der Pigmentierung ist zeitlich verschieden; meist beginnt sie aufzutreten, wenn die Hauptreaktion im Abklingen ist, manchmal aber bedeutend früher oder später. Die Pigmentierung nimmt häufig bis in den dritten bis vierten Monat noch zu, bleibt dann in unveränderter Tönung viele Monate bis Jahre bestehen, um dann allmählich abzublassen. Eine Pigmentierung kann auch schon nach geringen Dosen auftreten, ist jedoch in diesem Falle sehr flüchtig. Schematisch stellt sich der Vorgang der Hautreaktion dar wie in Abb. 266.

MIESCHER, dem sich zahlreiche andere Autoren angeschlossen haben, beobachtet einen wellenförmigen Verlauf des Hauterythems. Die erste Welle, das Früherythem, setzt zwischen dem 1. und 4. (durchschnittlich am 2.), die zweite Welle zwischen dem 8. und 22. (durchschnittlich am 15.), die dritte zwischen dem 34. und 51. (durchschnittlich am 39.) Tage ein. Die dritte Welle ist in der Regel die Haupt-

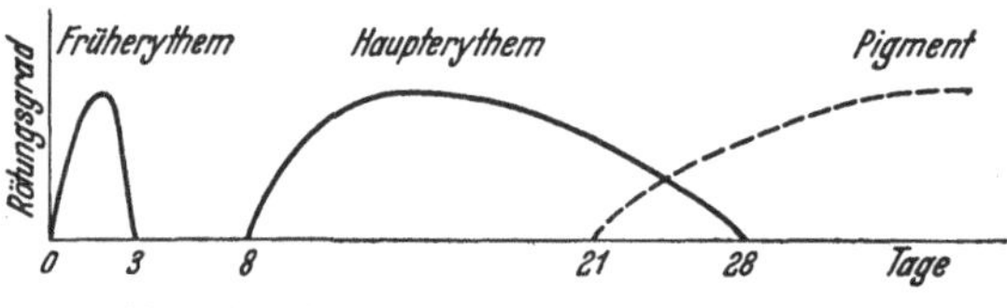

Abb. 266. Ablauf der Hautreaktion (schematisch).

welle und enthält den maximalen Rötungswert. Ausnahmsweise kann noch um den 60. Tag herum eine schwache vierte Nachwelle auftreten (Abb. 267). — Mit zunehmender Dosis wächst der Rötungsgrad und die zeitliche Ausdehnung des Erythems, so daß die Wellen schließlich konfluieren.

Der Rötungsgrad ist von der Dosis abhängig, aber sehr großen individuellen Schwankungen unterworfen. Im Bereich kleinerer Dosen sind diese Schwankungen besonders groß; sie betragen $\pm$ 40—50%. Erst bei stärkeren Reaktionen erscheinen die Rötungen differenzierter, so daß Übereinstimmung von Rötung und Dosisgröße bis auf Schwankungen von $\pm$ 15—20% herrscht.

Auch die Pigmentkurve ist solchen rhythmischen Schwankungen unterworfen; gewöhnlich folgt einer Rötungswelle eine Pigmentwelle

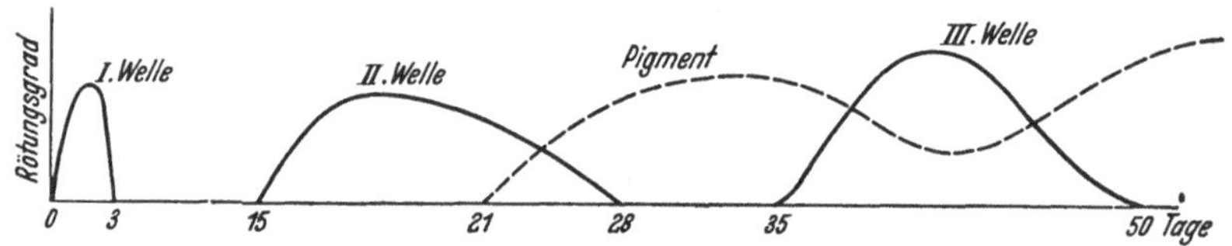

Abb. 267. Wellenförmiger Verlauf der Hautreaktion (nach MIESCHER).

nach. Das Einsetzen der Pigmentierung ist an das Auftreten der Hauptreaktion gebunden. Nur in seltenen Fällen kommt es auch ohne Hauptreaktion zur Pigmentbildung.

Die Beurteilung und Beobachtung eines scheinbar so einfachen und eindeutigen Phänomens, wie es das Hauterythem darstellt, führt also zu vielfach widersprechenden Meinungen. Deshalb verdient die Beobachtung von G. SCHWARZ im Selbstversuch besondere Beachtung.

„Nach Applikation von 500 r einer durch 3 mm Aluminium gefilterten, mittelharten Strahlung (Dauer der Bestrahlung 15 Minuten) begann die erste Spur des Früherythems nach etwa einer Stunde, nahm dann stetig bis zur sechsten Stunde zu. Dieses Erythem hielt mit zahlreichen Schwankungen bis zum Ausbruch der Hauptreaktion (16. Tag) an. Stundenlange Perioden normaler Blaßheit wechselten mit solchen von mehr weniger intensiver Rötung. Unbekannte Faktoren waren bisweilen hierfür maßgebend. Bisweilen aber auch äußere, leicht erfaßbare, wie wechselnde Temperatur, Änderung der Kleidung, Reiben, Schwitzen. Pigmentation sah ich in eben merklichem Grade schon nach 30 Stunden auftreten. War die Haut zufällig sehr rot, dann war das Pigment verdeckt — eine Selbstverständlichkeit. Doch auch bei blasser Haut wechselte der Pigmentationsgrad je nach dem Kontraktionszustand des Hautorgans. Ich mußte so zur Überzeugung gelangen, daß die von MIESCHER beschriebenen drei Pigment- und Erythemwellen nur einen Bruchteil der wirklichen Zahl darstellen... Auch bewies mir das Auftreten von Pigment, daß es sich bei der Frühreaktion doch nicht bloß um eine Vasoparalyse im Sinne DAVID-GABRIELS, sondern um einen *produktiven Prozeß* in den Basalzellen handelt."

„Dessenungeachtet ist es mir nicht möglich, das Röntgenerythem als ein rhythmisches Phänomen anzusehen, wie MIESCHER es tut. Schon rein makroskopisch ergeben sich grundsätzliche Unterschiede der Früh- und Hauptreaktion. Bei der Frühreaktion ist a) von vornherein Erythem und Pigment *homogen*, es kommt b) nicht zur Schuppung, nicht zur Depigmentation. Die Hauptreaktion ist a) inhomogen. Sie setzt (in meinen Selbstversuchen war es am 16. Tage) mit der zuerst von ROST beschriebenen zirkumskripten Schwellung der Haarfollikel ein. Dann röten sich diese Follikel, während die Umgebung blaß bleibt; das Erythem verbreitet sich fleckweise und konfluiert erst im Laufe der nächsten Tage; auch das Pigment entsteht fleckweise mit nachfolgender Konfluenz. Die Kutis verdickt sich durch Ödem. Schließlich erfolgt b) herdförmige Abschuppung und Depigmentation, wonach Vergröberung der Hautfalten noch lange bestehen bleibt. Die Hauptreaktion trägt typisch *nekrobiotischen* Charakter, welcher der Frühreaktion durchaus abgeht. MIESCHERS sorgfältige histologische Untersuchungen stützen meine Ansicht. Er beschreibt während der Frühreaktion, als von der Norm abweichend, nur Leukozytenanhäufungen um die Schweißdrüsen und amitotische Kernvermehrung in den Basalzellen, erst bei der Hauptreaktion aber den fleckförmigen Untergang ganzer Epidermisabschnitte unter hydropisch vakuolisierender Zelldegeneration und ‚degenerativem' Mitosenablauf."

„Ich glaube daher, daß wir an der prinzipiellen Trennung einer *frühreaktiven Vorstufe* von der Hauptstufe der Röntgenreaktion — der *nekrobiotischen* — festzuhalten haben."

Toxische Dosen.

Wird die Haut von toxischen Dosen getroffen, so verkürzt sich die Latenzzeit zwischen Einwirkung und Hauptreaktion, und zwar im gleichen Maße, wie die Dosis zunimmt. Die Erscheinungen an der Haut bezeichnet man in diesem Fall als *Röntgenverbrennung*, da in der Tat die Vorgänge sehr an eine Verbrennung erinnern. Man denke an die graduelle Abhängigkeit der Wirkungen von der Intensität der Strahlungen. Erster Grad: Rötung, zweiter Grad: Blasenbildung, dritter Grad: Nekrose; nur daß wir vor dem ersten Grad der Einwirkung noch eine, nur den Röntgenstrahlen eigene Reaktionsart zu verzeichnen haben, nämlich den Haarausfall.

Während die therapeutischen Dosen, wenn sie unter der Maximaldosis liegen, stets zur Restitutio ad integrum führen (auch die Pigmentierung verschwindet mit der Zeit), kommt es nach Applikation der Maximaldosis und der toxischen Dosen zu bleibenden Veränderungen. Die Dauerveränderungen nach der Maximaldosis betreffen weniger die Epidermis als das Bindegewebe, das zellärmer wird, und die Kapillaren, von denen einige dauernd erweitert bleiben. Aus diesem Grunde darf man, selbst unter Zwischenschaltung monatelanger Intervalle, die Applikation einer HED nur in sehr beschränktem Maße auf ein und dieselbe Hautstelle wiederholen.

Nach toxischen Dosen führt der erste und zweite Verbrennungsgrad zu Atrophie, Teleangiektasien und abnormen Pigmentierungen. Im Verlauf von Jahrzehnten kann eine so geschädigte Haut eine wesentliche Besserung erfahren; doch stellt sie immer einen Locus minoris resistentiae dar, der bei Einwirkung anderer Schädigungen mit schweren Veränderungen reagieren kann. Der dritte Verbrennungsgrad führt zum Röntgengeschwür: sehr torpides Ulkus mit geringer Heilungstendenz, äußerst schmerzhaft.

Die Prognose richtet sich nach der Größe des Geschwürs und dem Zustand der Umgebung. Ist die Umgebung ebenfalls durch Röntgenstrahlen verändert (großes Bestrahlungsfeld, harte Strahlung mit beträchtlicher Tiefenwirkung), so ist eine Regeneration kaum möglich, die Prognose daher als ungünstig zu bezeichnen. Weniger ungünstig sind die Heilungsaussichten, wenn ein kleineres Bestrahlungsfeld gewählt und die Strahlung weicher war; hier ist die Möglichkeit der Regeneration, besonders von der Tiefe her, durchaus gegeben. Bei ganz kleinen Feldern von 1 bis 2 cm Durchmesser (bei Naevi und Verrucae) kann man, wenn es nötig ist, mit einer nicht zu harten Strahlung bis 100% überdosieren, ohne deshalb bleibenden Schaden anzurichten.

Die Empfindlichkeit der Haut ist je nach der Körpergegend verschieden groß; die Unterschiede sind gering; sie betragen maximal 15%. Nach der Empfindlichkeit geordnet ergibt sich nachstehende Reihenfolge: Hals, Bauch, Oberschenkel, Rücken, Gesicht.

In pathologischen Fällen haben wir mit einer Empfindlichkeitssteigerung zu rechnen: bei Morbus Basedowii (bis 30%), bei Nephritis im Bereich eines nephritischen Ödems (bis 40%) und im Bereich einer akuten oder chronischen Entzündung (20—40%).

Abgesehen von diesen organisch oder konstitutionell bedingten Überempfindlichkeiten scheint eine Idiosynkrasie gegen Röntgenstrahlen nicht zu bestehen. Dieser Begriff spielte seinerzeit in Gutachten über Röntgenschädigungen die Rolle des Ultimum refugium. Später ist er aber, gestützt auf die Erfahrung und zahlreiche Beobachtungen,[1] energisch abgelehnt worden; schwere Schädigungen mit Ulkusbildung auf Idiosynkrasie zurückzuführen, sind wir jetzt nicht mehr berechtigt.

---

[1] Einen geradezu experimentellen Beweis erbrachte H. E. Schmidt; er nahm an einem Patienten, bei dem eine schwere Hautschädigung nach diagnostischer Bestrahlung gutachtlich auf eine Idiosynkrasie zurückgeführt worden war, zwei Probebestrahlungen mit hohen Dosen vor. Die Reaktion fiel aber nicht stärker, sondern der Dosis entsprechend aus.

Es ist nicht anzunehmen, daß zwischen Hautreaktion und Reaktion in der Tiefe (vorausgesetzt, daß durch mehrere Eintrittspforten eine gleich große Dosis an den Herd gebracht wird) ein prinzipieller Unterschied besteht. Jedenfalls wäre eine solche Annahme durch nichts begründet. Was wir also an der Haut als Wirkung unmittelbar beobachten können, geht am entsprechend bestrahlten Herd in der Tiefe in prinzipiell gleicher Weise vor sich. Somit gibt die Haut in der Tiefentherapie den Vorgängen, die sich dem Auge verborgen in der Tiefe abspielen, den äußerlich sichtbaren Ausdruck. Sie ist Testobjekt.

Wirkungsmechanismus der Röntgenstrahlen.

Bisher haben wir bei unseren Betrachtungen über die Strahlenwirkung die Eintrittspforte der Strahlung berücksichtigt, wobei wir die sinnfälligen oder leicht feststellbaren biologischen Veränderungen verfolgten. Legen wir nun einen anderen und viel, viel kleineren Maßstab unseren Betrachtungen zugrunde, so können wir vielleicht an die Wurzel des Geschehens gelangen, das sich uns makroskopisch als Strahlenwirkung offenbart. Von den kleinsten Teilchen, den Elektronen und Atomen, den Molekülen und Molekülkomplexen wird hier die Rede sein. Wüßten wir, wie das kleinste Teilchen in das größere und dieses in den Organismus sich einfügt, so könnten wir aus dem Geschehen im Kleinen die Wirkung auf das Ganze ableiten. Leider aber trennt das physikalische Teilchen (Elektron, Molekül) eine nur durch Hypothesen überbrückte Kluft vom organischen Teilchen, der Zelle. Wir sind daher auf Vermutungen angewiesen, wenn wir uns erklären wollen, wie das physikalische Geschehen in das biologische Geschehen übergeht. Dagegen können wir ziemlich weit die physikalischen Umwandlungen der ins Gewebe hineingeschickten Strahlung verfolgen.

Umsetzung der Strahlenenergie in Elektronenenergie.

Die im Gewebe stattfindende Absorption und Streuung der Röntgenstrahlung wirkt sich physikalisch vorwiegend in der Emission von Elektronen aus[1]. Diese Energieumwandlung ist die Umkehrung des Vorgangs, der uns von der Röntgenröhre her bekannt ist: entstanden dort die Röntgenstrahlen durch Aufprall von Elektronenschwärmen auf die Atome der Antikathode, so werden sie hier wieder beim Zusammenprall mit den Atomen des Gewebes zu Elektronen. Je nachdem, ob das Energiequant des Röntgenstrahls an ein Elektron im Atom*innern* (gebundenes Elektron) oder an eines der *äußeren* Elektronen, das nur lose an das Atom gebunden ist (freies Elektron), abgegeben wird, haben wir es mit Absorption, bzw. mit COMPTONscher Streuung zu tun; beide sind nur zwei verschiedene Erscheinungsformen ein und desselben Vorgangs. Bei Stoffen hoher Ordnungszahl (z. B. Schwermetalle) überwiegt die Absorption sehr stark die Streuung. Die Atomstruktur (es überwiegen die gebundenen Elektronen) bewirkt, daß hauptsächlich absorbiert wird.

---

[1] S. S. 60.

Bei Stoffen niedriger Ordnungszahl — und zu diesen gehören die Weichteile des menschlichen Körpers —, bei denen die Elektronen nur in lockerer Bindung zum Atomkern stehen, tritt die Absorption gegenüber der COMPTONschen Streuung weit zurück. Die Röntgenstrahlenenergie wirkt sich hier vorwiegend in der Streuung aus, und dies um so mehr, je härter, d. h. je größer das Energiequant der Strahlung ist.

Die emittierten Elektronen sind nach der jetzt herrschenden Anschauung entweder direkt oder indirekt die Träger der biologischen Wirkung. Ihr Schicksal im Gewebe erfordert daher unser größtes Interesse.

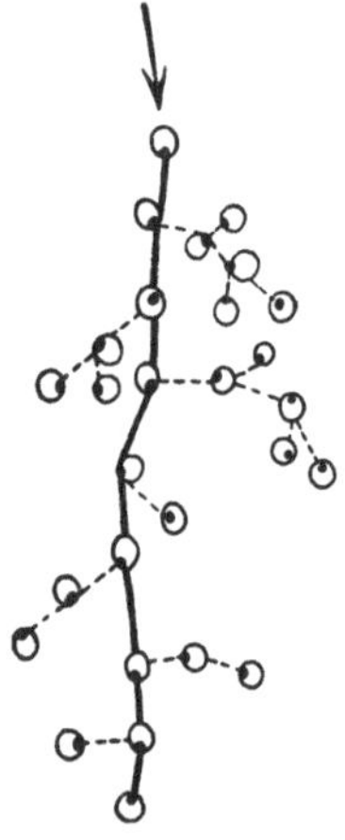

Abb. 268. Die Bahnen eines Photoelektrons (ausgezogene Linie) und seiner Sekundärelektronen (gestrichelte Linien).

Das Photoelektron und seine Wirkungen.

Die bei der Absorption der Röntgenstrahlen im Innern des Gewebes ausgelösten Elektronen (die sogenannten *Photoelektronen*) verlassen ihre Mutteratome mit einer Beschleunigung, die der Geschwindigkeit der die Strahlung erzeugenden Kathodenstrahlen in der Röntgenröhre nahezu gleichkommt. Die Elektronengeschwindigkeit ist der Härte der Strahlung proportional und läßt sich aus dieser ableiten. Die Grenzwellenlänge einer 200-kV-Strahlung löst bei ihrer Absorption Elektronen aus, deren Geschwindigkeiten bis an zwei Drittel der Lichtgeschwindigkeit heranreichen. Mit dieser Beschleunigung schießt das Elektron auf die Nachbaratome los, durchquert sie, wobei es entlang seiner Bahn von diesen neue Elektronen abspaltet (*Sekundärelektronen*), bis es bei verminderter Energie sich in einem Atom festrennt (Abb. 268).

Trotz seiner großen Anfangsgeschwindigkeit wird das Photoelektron einer 200-kV-Strahlung im Gewebe schon nach Durchlaufen einer maximalen Wegstrecke von zirka 0,2—0,3 (max. 0,8) mm absorbiert, während es in Luft eine Bahnlänge von 65 cm (max. 1 m) erreichen kann. Die zahlreichen Zusammenstöße mit den sehr eng stehenden Atomen verhindern ein weiteres Vordringen. Noch viel kleiner sind die Wegstrecken, die die Elektronen, welche von weicher Strahlung ausgelöst werden, durchlaufen; sie sind von mikroskopischer Kleinheit und betragen nur Hundertstel bis Tausendstel eines Millimeters.

Der größere Teil der Photoelektronen (zirka 85% bei der gebräuchlichen Therapiestrahlung) wird nach nur wenigen Zusammenstößen absorbiert. Diese Photoelektronen lösen nur wenig oder gar keine Sekundärelektronen aus. Ihre Energie wird fast vollständig in Wärme,[1] zu einem ganz kleinen Bruchteil in Röntgenstrahlung (sogenannte charakteristische Strahlung) umgewandelt.

---

[1] Der Begriff ist hier nicht nur im landläufigen Sinne, sondern auch als potentielle chemische Energie zu verstehen.

Ein kleinerer Prozentsatz (zirka 15% bei der üblichen Therapie-strahlung) macht, immer an den äußeren Ringen der Atome aufprallend, viele hundert, ja einige tausend Zusammenstöße durch, wobei er, eine große Anzahl von Sekundärelektronen auslösend, seine Energie in kleinen Teilbeträgen abgibt. Dadurch wird die Zahl der Sekundärelektronen so vervielfacht, daß diese im Durchschnitt bei der gebräuchlichen Therapie-strahlung das 1000fache der Primärelektronen ausmachen. Die Anzahl der von einem Primärelektron durchschnittlich in Freiheit gesetzten Sekundärelektronen steigt mit der Härte der Strahlung bedeutend an. Bei 350 kV kann ein Primärelektron bereits 3500 Sekundärelektronen aus-lösen; auch nimmt der Prozentsatz der vorwiegend Auslösungsarbeit leistenden Primärelektronen immer mehr zu, während der der raschen Absorption anheimfallenden Photoelektronen im gleichen Maße abnimmt. Das Verhältnis der ersteren zu den letzteren ist bei 350 kV bereits 1 : 3 und verschiebt sich noch weiter im gleichen Sinne mit zu-nehmender Härte.

Trotz alledem nimmt die Gesamtzahl aller durch eine bestimmte Röntgenstrahlenmenge freigemachten Elektronen nach raschem Anstieg mit wachsender Spannung von 220 kV an nicht mehr zu, sondern fällt von 300 kV in geringem Grade wieder ab. Das hat seinen Grund darin, daß die Absorption mit λ^3 abnimmt und also die Photoelektronen immer mehr zurücktreten. Da ihre stärkere Rasanz sie zu weit größerer Auslösungs-arbeit befähigt, wird ihre Abnahme dadurch etwa ausgeglichen.

Die Geschwindigkeit der *Sekundärelektronen* ist, da sie ihre Energie erst aus zweiter Hand bekommen, eine viel geringere, die Wegstrecken, die sie durchlaufen, sind sehr klein. Sie werden in mikroskopischer Nähe von ihrem Entstehungsort absorbiert. Sie können ihrerseits abermals Elek-tronen auslösen (Tertiärelektronen), die dementsprechend noch geringere Durchschlagskraft aufweisen und sofort der Absorption anheimfallen. Doch ist damit der Vorgang theoretisch noch nicht beendet, denn die letzteren sind abermals zur Elektronenemission befähigt. Die bei der Ab-lösung auf das einzelne Sekundärelektron entfallende Energiemenge ist unabhängig von der Härte der Strahlung immer die gleiche; sie entspricht durchschnittlich einer Voltgeschwindigkeit von 34 Volt[1].

Das Rückstoßelektron und seine Wirkungen.

Anders vollzieht sich die Energieumwandlung bei der COMPTONschen Streuung. Der Röntgenstrahl wird aus seiner Richtung abgelenkt und gibt dabei nur einen *Teil* seiner Energie ab. Dieser Energieteil wird einem Randelektron mitgeteilt, das mit einer gewissen Beschleunigung fortgeschleudert wird. Die Geschwindigkeit der Streuelektronen ist be-deutend kleiner als die der Photoelektronen, denn das Streuelektron übernimmt nur einen kleinen Teil der Energie des eingestrahlten Quants;

---

[1] Die kinetische Energie eines Elektrons wird ausgedrückt durch die Spannung, welche ausreicht, dem Elektron im Vakuum die adäquate Be-schleunigung zu erteilen. Die dabei erreichte Geschwindigkeit nennt man Voltgeschwindigkeit.

sie variiert in weiten Grenzen, da sie vom Streuwinkel abhängt, der von 0—180⁰ alle möglichen Größen haben kann. Die Grenzfälle sind die, daß ein Streuelektron beinahe die Geschwindigkeit eines Photoelektrons besitzt, wenn das Elektron nahezu in der Richtung des Primärstrahls austritt; oder die Geschwindigkeit von fast 0, wenn es fast entgegen der Richtung des Primärstrahls abgeschleudert wird. Diese Fälle sind jedoch selten; im allgemeinen bevorzugen die Streuelektronen mittlere Austrittswinkel. Die Streuelektronen — oder *Rückstoßelektronen*, wie sie allgemein genannt werden — entsprechen also *langsamen Kathodenstrahlen*.

Der aus seiner Richtung abgelenkte Röntgenstrahl kann auf seinem weiteren Wege an einem zweiten Atom abermals gestreut werden. Es wiederholt sich dann der eben geschilderte Vorgang nochmals in der gleichen Weise, nur daß, entsprechend der bereits geschwächten Energie des Streustrahls, das Rückstoßelektron seinerseits einen noch kleineren Betrag an kinetischer Energie mit auf den Weg bekommt. Diesen Vorgang können wir uns theoretisch beliebig oft wiederholt denken. Es entstehen so Rückstoßelektronen zweiter, dritter, vierter usw. Ordnung, die immer kleinere Beträge an kinetischer Energie besitzen. In Wirklichkeit aber wird der Streuvorgang früher oder später durch die Absorption abgelöst, und der Streustrahl wirkt sich im weiteren Verlauf so aus, wie es oben bei der Absorption geschildert wurde.

Die Vorgänge, die hier gesondert betrachtet wurden, spielen sich in Wirklichkeit gleichzeitig ab. Versuchen wir, sie gedanklich zu verbinden und unserem Vorstellungsvermögen näher zu bringen:

Im Gewebe, das von einem Röntgenstrahlenkegel durchdrungen wird, wird als Teiläquivalent der absorbierten Energie ein dichter Elektronenhagel ausgelöst. Die aus dem Atomverband durch die Energie der Strahlung hinausgeschleuderten Elektronen schießen nach allen Richtungen durch das Gefüge der Atome hindurch, ihrerseits wieder aus diesen Elektronen losreißend. Es entstehen dabei *rasante, schnelle* Elektronen, wenn der Röntgenstrahl sein *ganzes Energiequant* an das Elektron abgibt, d. h. absorbiert wird, und *langsamere* Elektronen, wenn der Röntgenstrahl an einem Randelektron abgelenkt, d. h. gestreut wird, diesem nur *einen Teil seiner Energie* abgebend. Der Gegensatz zwischen schnellen und langsamen Elektronen wird um so deutlicher, je härter die einfallende Röntgenstrahlung ist. Auch verschiebt sich ihr zahlenmäßiges Verhältnis mit zunehmender Härte zugunsten der letzteren. Eine harte Röntgenstrahlung löst im Gewebe verhältnismäßig wenig schnelle Absorptionselektronen (entsprechend der geringen Absorption), aber die 10—100fache Anzahl von langsameren Streuelektronen aus (da die Streuung überwiegt).

Das zahlenmäßige Verhältnis $\dfrac{\text{Rückstoßelektronen}}{\text{Photoelektronen}}$ als Funktion der Wellenlänge stellt sich folgendermaßen dar:

0,3 Å 2,7
0,2 Å 9
0,17 Å 17
0,13 Å 72   (nach COMPTON und SIMON).

An diesen Verschiebungen nehmen in ähnlicher Weise auch die Sekundärelektronen teil. Bei den weichen Röntgenstrahlen gruppieren sich die Sekundärelektronen um die vielen kurzen Elektronenbahnen der Photoelektronen; bei den harten Röntgenstrahlen sind sie um die wenigen langen Photoelektronenbahnen perlschnurartig aufgereiht. Noch längere aber weniger dichte Zusammenballungen von Sekundärelektronen zu Ketten entstehen bei der Einwirkung von Radiumstrahlen.

Es ändert sich also mit der Härte der Strahlung das Verhältnis von Photo- zu Streuelektronen sowie die räumliche Verteilung der ausgelösten Sekundärelektronen. Die kinetische Energie der Sekundärelektronen, die an Zahl die Primärelektronen weit überwiegen und daher als die hauptsächlichsten Träger der biologischen Wirkung anzusehen sind, beträgt dagegen in einem weiten Bereich der Strahlung immer durchschnittlich 34 Volt.

Bei weichen Strahlen haben wir daher eine mehr gleichmäßige Verteilung der Sekundärelektronen, bei harten Strahlen aber eine dichte Zusammenballung um einzelne primäre Absorptionszentren zu verzeichnen. Man versucht, auf dieser Verschiedenheit der Verteilung eine allfällige verschiedene Wirkung extrem weicher und harter Strahlen zu begründen.

In allen den Fällen von Strahlenabsorption, durch die ein Elektron der inneren Atombahn abgeschleudert wird, wird das Atom um den Betrag der Energie, der zur Elektronenabspaltung notwendig war, energiereicher. Das Molekül, zu dessen Verband ein solches Atom gehört, ist in diesem Zustand geneigt, chemisch-physikalische Veränderungen einzugehen; man sagt, das Molekül ist „angeregt" und bezeichnet den ganzen Vorgang als „Molekülanregung". Die angeregten Moleküle behalten ihre Energie nur kleinste Bruchteile von Sekunden, da sogleich aus den höheren Ringen Elektronen in die entstandene Lücke hinabstürzen. Hierbei wird die im Atom vorübergehend gespeicherte Energie in Form von monochromatischer Strahlung, als sogenannte charakteristische Strahlung des Atoms wieder frei. Es fehlt dann zwar immer noch ein Elektron am äußersten Atomring, was aber das Atom, außer daß es durch den Verlust einer negativen Ladung zu einem positiven Elektrizitätsträger wurde, zu keinerlei besonderen Reaktionen befähigt. Man bezeichnet jetzt das Molekül als ionisiert.

Eine andere Form der Molekülanregung tritt dann ein, wenn ein Elektron durch kleinere Energien, z. B. Lichtquanten oder — um bei den Röntgenstrahlen zu bleiben — langsame Photo- oder Rückstoßelektronen und Sekundärelektronen zweiter und dritter usw. Ordnung aus einem inneren Atomring auf die äußerste Atombahn gehoben wird, ohne das Atom zu verlassen. Diese Art der Molekülanregung ist die Einleitungsreaktion photochemischer Prozesse.

Theorien zur Strahlenwirkung.

Bisher haben uns wohlbegründete, mathematisch-physikalische Anschauungen geleitet und die Vorgänge unserem Vorstellungsvermögen näher gebracht. Auch die Elektronenabschleuderung ist nicht blasse

Hypothese, sondern Quasi-Wirklichkeit, die durch die WILSONschen *Nebelversuche*[1] für Gase handgreiflich gemacht ist. Die Vorgänge von der Elektronenabschleuderung bis zum biologischen Effekt sind jedoch noch nicht restlos geklärt. Wir dürfen nämlich das Primärgeschehen der Strahlenwirkung, das man an Gasen und Lösungen feststellen kann, nicht ohne Vorbehalte auf den lebenden Organismus mit seinem inhomogenen Aufbau und der kolloiden Beschaffenheit seiner Baustoffe übertragen. Überdies ist noch nicht erforscht, wie der chemisch-biologische Aufbau einer Zelle im einzelnen beschaffen ist und welche Zellteile als die eigentlich strahlenempfindlichen anzusprechen sind. Solange diese Dinge ungeklärt sind, besitzen die Anschauungen über die Vorgänge der Strahlenwirkung auf lebende Materie nur spekulativen Charakter.

Wie weit läßt sich das Schicksal der Strahlung im Gewebe nun tatsächlich verfolgen?

Die Wirkung der Röntgenstrahlen auf die Zelle kann nur so vor sich gehen, daß ein Energieaustausch zwischen der Strahlung und den physikalischen Bausteinen der Zelle, den Molekülen bzw. Atomen, stattfindet. Über die Art der Wechselwirkung können wir uns bereits ein bestimmtes Bild machen: biologische Versuche mit Kathodenstrahlen, die nichts anderes sind als Schwärme von rasch fliegenden Elektronen, haben ergeben, daß Kathodenstrahlen und Röntgenstrahlen in ihren Wirkungen grundsätzlich identisch sind. Es ist also der Schluß berechtigt, daß die Röntgenstrahlen nur durch die Elektronen, die sie auslösen, wirken.

Die erste Phase in der Wechselwirkung zwischen Materie und Röntgenstrahlung ist also die Umsetzung der Strahlungsenergie in Elektronenenergie. Für das Verständnis strahlenbiologischer Vorgänge ist es besser, von der Wellentheorie abzusehen und die Strahlen als energiegeladene Geschosse (Quanten) aufzufassen, die bei ihrer Absorption im Gewebe in der Art einer Schrotladung in zahlreiche Elektronen zersplittern. Diese Anschauung kommt der Wirklichkeit dadurch sehr nahe, daß wir — wie die Dinge jetzt liegen — die biologische Wirkung auf die kinetische Energie der Elektronen zurückführen. Dabei stellen wir uns vor, daß eine Zelle den Elektronen gegenüber sich so verhält wie ein lebendes Wesen (Mensch oder Tier) gegenüber einer Geschoßeinwirkung. Dann können wir die Gewalt eines Elektrons mit der eines Schrotkorns gleichsetzen; denn es ist eine größere Anzahl von Treffern notwendig, um den Tod einer Zelle herbeizuführen. Auch ist es nicht gleichgültig, welche Zellteile getroffen werden: je nach der Art des Getroffenseins kann es, ebenso wie bei Lebewesen, zu leichteren oder schwereren Schädigungen kommen. So viel ist also klar, daß die Zellen durch die Bestrahlung der Einwirkung von raschfliegenden Elektronen ausgesetzt werden.

Um die folgenden Ausführungen zu verstehen, ist es notwendig, sich mit der Art und Auswertung strahlenbiologischer Versuche bekannt zu machen. Im allgemeinen verfährt man so, daß man eine möglichst große

---

[1] Diese beruhen darauf, daß Elektronen aus den Luftmolekülen entlang ihres Weges Ionen erzeugen, die wie Staubteilchen zur Nebelbildung in mit Wasserdampf übersättigter Luft führen.

Zahl von Individuen gleicher Art und gleicher Lebensbedingungen mit ansteigenden Dosen bestrahlt und die von jeder Dosis geschädigten Exemplare in Prozenten der mit der betreffenden Dosis insgesamt bestrahlten Exemplare ermittelt. Die graphische Darstellung der Beziehung zwischen der Prozentzahl der geschädigten Elemente und der Größe der Dosis nennt man die *Schädigungskurve* (Abb. 269).

In dem angeführten Beispiel wird mit einer Dosis von 400 r gerade die Hälfte der Exemplare geschädigt (Halbwertdosis). Betrachten wir die Einzelindividuen, so finden sich darunter solche, die bereits bei 150 r eine Schädigung davontrugen, anderseits auch Exemplare, denen größere Dosen nichts antaten. Einen tieferen Einblick in die individuelle Strahlenwirkung gewinnt man, wenn man

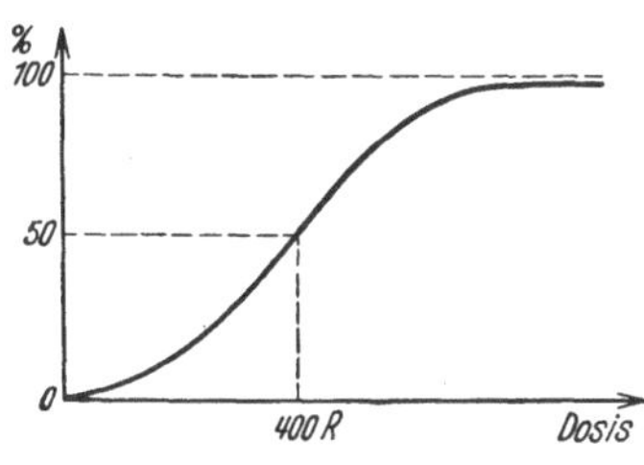

Abb. 269. Schädigungskurve.

die Kurve so umzeichnet, wie es Abb. 270 zeigt. Jetzt läßt sich ablesen, wieviel Exemplare bei einer bestimmten Einwirkung auf die Masse geschädigt wurden. Man nennt diese Kurve die *Variationskurve*. Beide Kurven bringen deutlich zum Ausdruck, daß die Masse als Ganzes sich zwar der Strahlenwirkung gegenüber gesetzmäßig verhält, die Einzelindividuen in dieser Masse aber ein sehr verschiedenes Schicksal trifft.

Die Tatsache dieser außerordentlichen Variation der Strahlenempfindlichkeit von Exemplaren gleicher Art und gleicher Lebensbedingungen wurde zunächst auf biologische Ursachen zurückgeführt. Zur Erklärung der „fluktuierenden Variabilität" — wie die Biologen das Phänomen bezeichnen — zog man die Verschiedenheit der Entwicklungseinflüsse (Lebenslagefaktoren) und der Erbmasse (genotypische Unreinheit) heran.

Da aber die Größe der Halbwertdosis sich mit der Strahlenqualität ändert (wenn man bei extrem weicher Strahlung nur die

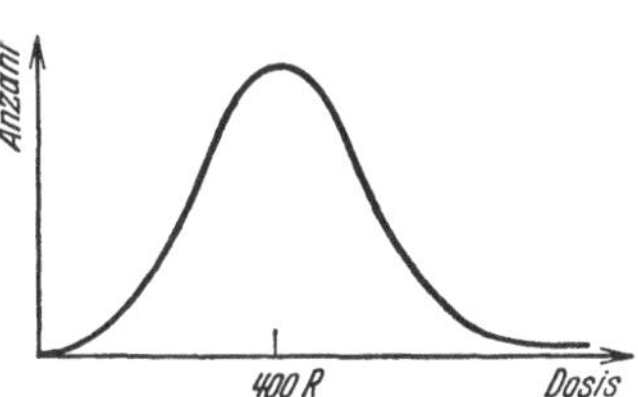

Abb. 270. Variationskurve.

Wirkung der Photoelektronen berücksichtigt), so konnte dies nicht durch biologische Unterschiede allein erklärt werden, sondern es mußte auf physikalische Ursachen zurückgegriffen werden. Die biologische Deutung der Schädigungskurve schien sich in ein rein physikalisches Phänomen aufzulösen. Danach sollte der Unterschied der Reaktion von Einzelindividuen lediglich durch die verschiedene Art des Getroffenseins bedingt, die Empfindlichkeit aller Zellen jedoch gleich sein.

Wir haben uns als richtig vorzustellen, daß nach der Abtrennung des Elektrons das weitere strahlenbiologische Geschehen eine Verbindung von physikalischen *und* biologischen Vorgängen ist. In diesem Geschehen müssen wir als physikalischen Faktor die lebendige Energie der Elektronen und ihre nach den Gesetzen der Wahrscheinlichkeit verteilten Einschläge, als biologischen Faktor die verschiedene Empfindlichkeit der

Zellen je nach der Art und Lebensphase und die verschiedene Empfindlichkeit der Zellbestandteile (Plasma, Kern, Chromatin) einsetzen.

Wir wollen uns zunächst mit der physikalischen Seite der Einwirkung, also der Elektronenwirkung befassen. Die Wirkung der Elektronen ist auf verschiedene Art interpretiert worden. Die Interpretation ist aber entscheidend für unsere Auffassung von der Strahlenwirkung.

Angriffspunkt der Strahlung.

Die Frage der Strahlenwirkung ist jetzt so weit geklärt, daß man den Angriffspunkt der Strahlung in das Eiweißmolekül verlegt. Die *Primärreaktion der Röntgenwirkung* auf die lebende Zelle besteht dabei vermutlich in einer *Strahlendenaturierung des Eiweißes*. Hierfür spricht vor allem die weitgehende Ähnlichkeit zwischen dem Verlauf der Strahlenschädigung und der Wärmeschädigung. Durch kurzdauernde Temperaturerhöhung auf 51—52° lassen sich bei wachsenden Embryonen dieselben charakteristischen Mißbildungen erzielen wie durch Röntgenstrahlen. Außerdem finden sich die für die Röntgenschädigung charakteristischen Verhältnisse bei der Temperaturschädigung wieder. Das Schlußglied in der Kette der Argumente für die Bedeutung der Eiweißdenaturierung bei der Primärwirkung der Röntgenstrahlen bildet der Nachweis des Strahleneinflusses auf native Eiweißlösungen.

Was man aber bisher an Veränderungen an Eiweißlösungen durch Bestrahlung feststellen konnte, ist eine Zunahme der Viskosität der Lösung, Zunahme der Mizellen im Dunkelfeld und, bei weiterer Bestrahlung, Trübung und Niederschlagsbildung. Niemals jedoch gelang es, grobe Niederschlagsbildungen zu erzeugen oder — was mit Ultraviolettstrahlen möglich ist — das Eiweiß quantitativ auszufällen. Dies kann jedoch an den geringen Strahlenintensitäten liegen, die uns bisher zur Verfügung stehen. Und es ist nicht ausgeschlossen, daß quantitative Ausfällungen, wenn wir mit einigen Millionen r pro Minute bestrahlen, doch eintreten. Wir können also an der Strahlendenaturierung des Eiweißes als Grundvorgang festhalten. Zur Diskussion steht nur noch, ob dieser Prozeß auf einen photochemischen Urvorgang oder auf eine Wärmewirkung zurückzuführen ist.

Die Punktwärmehypothese.

Die Tatsache, daß alles Organische auf alle Arten von kurzwelligen Strahlen, vom Ultraviolett angefangen, bis zu den härtesten Gammastrahlen reagiert, und die Tendenz dieser Wirkung immer eine destruktive ist, legte den Gedanken nahe, an ein allgemeines Prinzip beim Grundvorgang der Strahlenwirkung zu denken. Ein solches Prinzip glaubt DESSAUER in der *Punktwärmehypothese* gefunden zu haben. Nach seiner Annahme hätten wir uns vorzustellen, daß der Hauptvorgang der Strahlenwirkung in einer punktförmigen Hitzedenaturierung hochmolekularer Eiweißkomplexe, hervorgerufen durch den Abbau der Elektronenenergie, besteht. Die Theorie nimmt an, daß die hohen Energien, die durch die Elektronenstöße verfügbar werden, entweder direkt in Wärme umgewandelt werden oder über die Molekülanregung durch Stöße zweiter Art (das sind Zusammenstöße angeregter Moleküle mit nicht angeregten) sich den Nachbarmolekülen mitteilen, wobei sie ebenfalls in Wärme übergehen. Die getroffenen Eiweißmoleküle werden dabei so wie durch Wärme verändert. Die Rechnung hat ergeben, daß die Energie eines 10-Volt-Elektrons, wie es durch Ultraviolettstrahlung ausgelöst wird, bereits genügt, ein Eiweißmolekül um 50—100⁰ über seine Temperatur hinaus zu erwärmen. Die Wirkungen der 10-Volt-Elektronen verursachen biologisch echte Erytheme; unter diesem Betrag kommt es nur zu flüchtigen Wärmeerythemen. Die durchschnittliche Energie der Sekundärelektronen beträgt 34 Volt. Von ihnen können daher viel stärkere lokale Temperaturerhöhungen hervorgerufen werden.

Die Strahlenwirkung wäre demnach eine Wirkung hoher, auf Punkte konzentrierter Temperaturen, also eine Wärmewirkung von adiabatischem Charakter. Und in der Tat zeigt das Experiment, daß es für die Vorgänge, die sich im Molekülkomplex, bzw. in der Zelle abspielen, in gewissen Grenzen gleichgültig ist, ob die Energie als Strahlung oder in Form von Wärme zugeführt wird. In dem ersten Fall wird die Energie durch die bei der Absorption ausgelösten Elektronen übermittelt, im zweiten Fall stammt sie aus den bei höheren Temperaturen gesteigerten Bewegungen (Translatationsbewegungen)[1] der Moleküle. Der Effekt ist in beiden Fällen der gleiche:

Kolloidale Eiweißlösungen werden durch hohe Dosen Röntgenstrahlung (100fache HED) koaguliert. Dabei erwärmt sich die Lösung fast gar nicht. Kurzes Aufkochen leistet dasselbe. Der Unterschied ist nur der, daß in letzterem Fall innerhalb kurzer Zeit alle gleichgearteten Moleküle dieselbe Umwandlung erleiden, während bei der Strahlenabsorption die Koagulation von herdförmigen, über das Bestrahlungsgebiet zufallsmäßig verteilten Absorptionspunkten ausgeht (NAKASHIMA).

Biologische Objekte (z. B. Ascariseier und wachsende Embryonen) werden durch eine Bestrahlung in der gleichen Weise geschädigt wie durch Erwärmung im Brutschrank auf 51—52⁰, nur daß die Gradation der Schädigungskurve für die Wärmewirkung eine steilere ist. Dabei findet man die charakteristischen Züge der Strahlenschädigung bei der Wärmeschädigung wieder (z. B. vermehrte Empfindlichkeit der Zellen im Stadium der Mitose [HOLTHUSEN]). Um auch praktische Folgerungen nahezulegen, sind die Versuche WESTERMARKS zu beachten; ihm gelang es, bei tumortragenden Ratten durch Erwärmung der Gegend des Tumors auf 45—48⁰ für die Dauer von 20—30 Minuten mittels Diathermie die Tumoren in einem erheblichen Prozentsatz zur Rückbildung zu bringen.

Bei solcher Lage der Dinge wäre die Frage sehr naheliegend, warum wir ein Gewebe nicht einfach durch Erwärmung zu beeinflussen suchen,

---

[1] Wärme ist Bewegung der Moleküle und der Atome innerhalb des Moleküls.

anstatt es auf so komplizierte Art zu bestrahlen. Der Grund ist der, daß der Körper bei der Wärmeapplikation das Entstehen übermäßiger Temperaturen verhindert, indem er die Wärme durch vermehrte Blutzirkulation konvektiv rasch fortschafft. Die Wirkung geht daher nicht über die ersten Millimeter in die Tiefe hinaus. Außerdem ist die Applikation höherer Wärmegrade sehr schmerzhaft.

Anders bei der Bestrahlung mit Röntgen- oder Radiumstrahlen. Nehmen wir die Punktwärmehypothese als richtig an, so wird die Energie der Strahlung gleichsam durch die Oberfläche geschmuggelt und erst nach mehreren Umwandlungen im Innern des Gewebes in Wärmeenergie übergeführt. Dabei kommt es zur Entstehung hoher Temperaturen, die zunächst auf Punkte konzentriert bleiben und an diesen ihre Wirkungen entfalten, den Organismus als ganzen aber nicht merklich erwärmen. Solche punktförmige Wärmewirkung ist gegenüber der gemeinen Wärmezufuhr mit einer unverhältnismäßigen Energieverschwendung erkauft. Vorläufig aber haben wir keine Möglichkeit, im Körperinnern auf eine andere Weise hohe Energie sich entwickeln zu lassen.

So logisch die Punktwärmehypothese durchdacht ist, so verlockend einfach auch ihre Deduktionen sind, — es fehlt ihr ein eindeutiger experimenteller Beweis; und solange dieser aussteht, bleibt sie eine Hypothese.

Die photochemische Theorie.

Die photochemische Theorie HOLTHUSENS will die Röntgenwirkung analog den Lichtwirkungen aufgefaßt wissen. Wenn man den Begriff der photochemischen Reaktion so weit faßt, daß man darunter alle chemischen Reaktionen versteht, die durch Zufuhr von Strahlungsenergie zustande kommen, ohne dabei die Zwischenglieder der Reaktion zu berücksichtigen, so fällt auch die Röntgenreaktion unter die photochemischen Reaktionen; denn die resultierende Denaturierung der Eiweißkörper ist ein chemischer Vorgang. Achten wir aber auf die Zwischenglieder, so finden wir einen grundsätzlichen Unterschied im Verlauf beider Reaktionen. Bei der Lichtabsorption wird ein Lichtquant am Ort der quantenhaften Absorption direkt oder durch die zwischenliegende Anregung eines Hilfsmoleküls (Sensibilisators) chemisch umgesetzt. Bei diesem Vorgang, der quantenhaft (vollständig) erfolgen muß, spielt eine charakteristische Beziehung des Atoms oder Moleküls zur Wellenlänge eine entscheidende Rolle. Das Lichtquant muß nämlich durch Akzeptoren so aufgefangen werden wie die Radiowelle vom Empfangsapparat: nur wenn beide aufeinander abgestimmt sind, kommt es zur Wechselwirkung. Diese Wechselwirkung erfolgt daher entweder restlos oder überhaupt nicht. Die Rolle des Akzeptors spielen bei der Lichtabsorption besonders gruppierte Elektronenbahnen an den äußeren Ringen der Atome, doch sind diese Dinge, wie überhaupt die Strahlenabsorption noch ungeklärt und umstritten. Die Lichtabsorption ist jedenfalls ein selektiver Vorgang.[1]

---

[1] S. S. 8.

Die Absorption der Röntgenstrahlung ist dagegen an keine Selektivität gebunden, denn sie muß nicht quantenhaft erfolgen. Ferner geschieht die Umwandlung der Strahlenquanten in chemische Wirkung nicht direkt, sondern indirekt durch die bei der Absorption freigemachten Elektronen. Dadurch liegt der Ort der Wirkung vom primären Absorptionsort entfernt. Schematisch würden die beiden Vorgänge sich folgendermaßen darstellen:

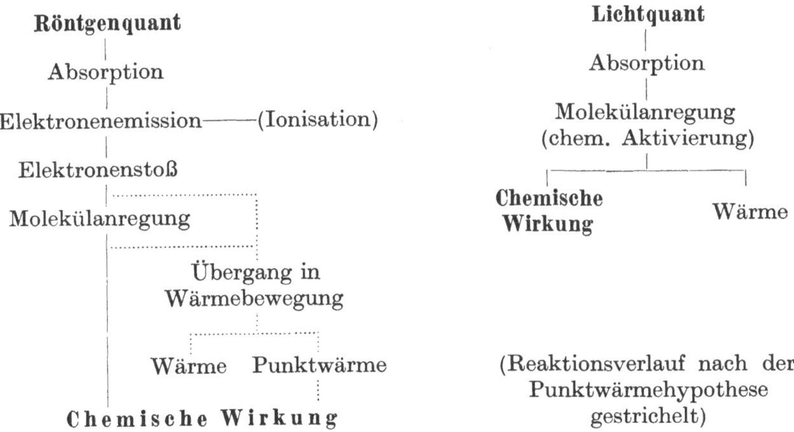

Die Lichtwirkung ist also die Wirkung von Energiequanten, die eine Molekülanregung unmittelbar durch die Absorption herbeiführen. Die Wirkungen von kurzwelligen Strahlungen gehen dagegen vorwiegend mittelbar, durch die Emission schnell bewegter Elektronen vor sich. Im Endeffekt sind beide Vorgänge physikalisch gleich zu bewerten.

Mit größerer Berechtigung kann man die Strahlenwirkung den photochemischen Wirkungen des Lichtes gleichsetzen, wenn durch den Elektronenstoß keine vollständige Abschleuderung, sondern nur die Hebung eines Elektrons auf eine optisch angeregte Bahn erfolgt. Diese Möglichkeit ist nun gerade für die Röntgenstrahlen nicht sehr häufig, weil die Energien der von ihr ausgelösten Elektronen weit über den „kritischen Potentialen"[1], d. h. den elektrischen Spannungen, die die Elektronenbahnen quantenhaft bedingen, liegen. Denn nur für den Fall, daß die Elektronenenergie dem Energieniveau zwischen zwei Bahnen entspricht, also gerade dazu ausreicht, ein Atomelektron auf eine höhere Bahn zu heben, tritt diese Energieumsetzung ein. Nun entsprechen den kritischen Potentialen Elektronenenergien von 10 Volt und weniger, während Sekundärelektronen durchschnittlich eine Geschwindigkeit von 34 Volt besitzen. Nur bei den erwähnten kleinen Elektronengeschwindigkeiten ist die quantenhafte, mit Molekülanregung verbundene Elektronenabsorption verhältnismäßig häufig. Bei den schnellen Elektronen ist aber die Wahrscheinlichkeit eines solchen Vorgangs, entsprechend

---

[1] S. S. 62.

der größeren Energie, viel geringer. Der Energieabbau der schnellen Elektronen erfolgt nicht quantenhaft, sondern vorwiegend kontinuierlich.

Aus diesem Grunde fehlt der Röntgenstrahlung der selektive Charakter der Lichtwirkung. Die Röntgenstrahlung kann daher das Licht weder in den bekannten photochemischen Reaktionen, die mittels Sensibilisatoren vor sich gehen (Chlorophyll, Hämoglobin, Eosin usw.) vertreten, noch ist es da wirksam, wo Sensibilisatoren keine Rolle spielen, wie z. B. bei der Bildung des Vitamins D durch Ultraviolettbestrahlung des Ergosterins; Ergosterin wird zwar durch Röntgenstrahlen der gebräuchlichen Härte verändert, aber es entsteht kein Vitamin D.

Es ist nun denkbar, daß durch weiteren Abbau der Sekundärelektronenenergie zu Elektronen 3ter, 4ter, ...nter Ordnung schließlich doch eine den kritischen Potentialen adäquate Energiestufe des Elektrons erreicht wird, die dann die Molekülanregung herbeiführt. Die von den auf solche . Art angeregten Molekülen ausgehenden Wirkungen müßten als photochemische Wirkungen angesprochen werden, die gegenüber der Lichtwirkung nur noch den Unterschied aufweisen, daß die Energieübertragung mittelbar durch die Elektronen erfolgte. In diesem Falle käme die Röntgenstrahlenwirkung der Lichtwirkung im Wesen sehr nahe.

Da weder für die Punktwärmetheorie noch für die photochemische Theorie bisher ein bündiger Beweis erbracht werden konnte, müssen wir es bislang dahin gestellt bleiben lassen, ob die Röntgenstrahlenwirkung einer durch mehrere Energieumwandlungen in der Tiefe entstehenden, auf Punkte konzentrierten Wärmewirkung oder einer in der Tiefe entstehenden, durch indirekte Molekülanregung erfolgten, an keine selektive Absorptionen gebundenen photochemischen Reaktion gleichgesetzt werden kann. Für die Praxis können wir vorläufig die Entscheidung dieser Frage entbehren. Als wesentlich und gesichert verbleibt uns nur die Vorstellung, daß die Strahlenwirkung durch die örtliche Anhäufung von Energiebeträgen, die das Molekülgefüge zu lockern imstande sind, eingeleitet wird.

Wenn man den Begriff des photochemischen Vorgangs so weit faßt, deckt sich diese Theorie mit der Punktwärmehypothese.

III. Die Biologie der Strahlenwirkung.

Wirkungen auf die Zelle.

Nachdem die Wirkung der Strahlung bis in die letzten Möglichkeiten des physikalischen Geschehens verfolgt wurde, ist es unsere Aufgabe, das Glied der Kette dort wieder aufzunehmen, wo es als biologische Veränderung zutage tritt. Es bietet sich uns hier der Aspekt von der kleinsten Einheit, der Zelle, zur großen Einheit, dem ganzen Organismus, dar. Wenden wir uns zunächst der ersteren zu, indem wir an unsere Betrachtungen den mikroskopischen Maßstab anlegen.

Um die Wirkung der Strahlung auf die Zelle zu erkennen, muß man das Verhalten der drei Zellfunktionen: 1. die Zellmotilität, 2. die Zellernährungsvorgänge, 3. die Zellproliferation prüfen.

Die Zellmotilität scheint auch gegen hohe Dosen resistent: Spermatozoen behalten ihre Beweglichkeit (wenn sie auch ihre Befruchtungsfähigkeit verlieren); Leukozyten behalten ihre amöboide Bewegung, Flimmerepithel seine Flimmerbewegung. Ebenso behalten Trypanosomen ihre Motilität (verlieren allerdings die Infektionsfähigkeit).

Auch die Zellernährungsvorgänge werden erst durch sehr hohe Dosen merklich beeinflußt. Die energieliefernden Reaktionen, wie Gärung und Atmung, werden erst spät in Mitleidenschaft gezogen. So wird beispielsweise die Glykolyse in überlebenden Gewebsabschnitten von embryonalem und Tumorgewebe erst bei Dosen von 10000—60000 r geschädigt (FRICK). Der Zelltod infolge Bestrahlung ist also bei den üblichen therapeutischen Dosen kein Erstickungstod. Aus dem gleichen Grund hat der Gedanke, daß die Karzinomzellen durch die Umsteuerung ihres Stoffwechsels im Sinne eines Zurücktretens der anaeroben Glykolyse gegen die Sauerstoffatmung elektiv geschädigt würden, keine experimentelle Grundlage.

Schädigung der Zellproliferation.

Die Strahlenwirkung konzentriert sich zu allererst auf die Zellproliferation. Schon durch kleine Dosen wird die Zellteilung gehemmt und gestört. Während der Bestrahlung bereits verschwinden alle in Gang geratenen Zellteilungen; neue Mitosen bilden sich nicht mehr aus. Einige Stunden nach beendeter Bestrahlung zeigen sich wieder Mitosen; sie sind aber anormal und führen gewöhnlich zur Zelldegeneration.

Charakteristisch für die Röntgenstrahlenwirkung ist also, daß zuerst die Reproduktionsfähigkeit der Zelle geschädigt wird, viel früher als ihre Bewegungsfähigkeit und ihr Stoffwechsel leiden. Halten wir uns an die WASSERMANNsche Zellhypothese, so läßt sich das gleiche so ausdrücken, daß durch die Bestrahlung die Nutrizeptoren nicht wesentlich beeinträchtigt werden, während die Genozeptoren vor allem und stark geschädigt werden.

Angesichts dieser Ergebnisse ist es natürlich, daß man nach dem Ort des Angriffspunkts der Strahlung fragte: Protoplasma oder Kern war die Frage. Kürzlich hat man auch Veränderungen der Mitochondrien in den Vordergrund gestellt. Da wir aber über die inneren Vorgänge in der Zelle noch wenig unterrichtet sind, ist es sehr schwierig, eine der Zellkomponenten als „primum moriens" zu bezeichnen. Eines scheint jedoch aus dem Vorhergehenden und aus den zahlreichen biologischen Versuchen hervorzugehen, daß das Chromatin die sensibelste Substanz der Zelle gegenüber der Strahlung ist.

Es muß aber hervorgehoben werden, daß die durch die Bestrahlung in der Zelle auftretenden Veränderungen keine nur für Röntgenstrahlen spezifische Vorgänge darstellen. Der Zelluntergang der bestrahlten Zelle vollzieht sich vielmehr nach den allgemein gültigen Gesetzen der *Nekrobiose*. Aus der normalen und pathologischen Histologie sind uns mehrere Arten des Zelltodes bekannt.

1. Die Nekrobiose (Koagulations- und körnige Nekrose).
2. Die Zelldegeneration (Hyaline, fettige, schleimige usw.).
3. Anomalien im Vorgang der Zellteilung.

Alle diese Zellschädigungen treten nach einer Bestrahlung auf. Sehen wir von der Koagulationsnekrose, die allgemein bei kaustischer Strahlenwirkung eintritt, ab, so spielt sich die körnige Nekrose, die Todesart der sensibelsten Zellen, folgendermaßen ab: Zunächst tritt eine Pyknose des Zellkerns ein; bald darauf zerfällt der Kern; seine Trümmer verteilen sich im Zellprotoplasma, wo sie als verschieden große Körnchen erscheinen. Der granulierte Zellleib verflüssigt sich. Als letzter Rest der zerfallenen Zelle bleiben die Chromatintrümmer übrig. Sehr schön kann man diesen Vorgang an den Lymphozyten eines bestrahlten Lymphfollikels beobachten. Der Zerfall beginnt schon wenige Minuten nach der Bestrahlung und ist in einigen Stunden beendet.

In anderen hochsensiblen, aber chromatinärmeren Zellen verläuft dieser Vorgang nicht so stürmisch. Es kommt zunächst nur zu einer Pyknose des Kerns ohne Karyorrhexis. Allmählich transformiert sich das Chromatin und löst sich schließlich im Zytoplasma in einzelne azidophile Fragmente

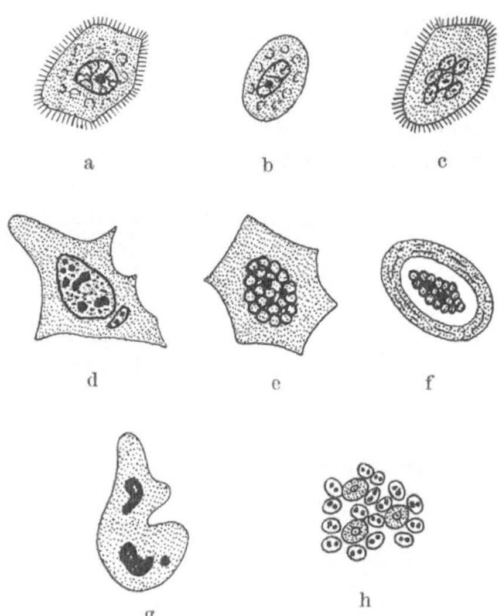

Abb. 271. Degenerierende Karzinomzellen, 8 Tage nach Röntgenbestrahlung (nach LAHM). a Vakuoläre Entartung des Protoplasma, b Schrumpfung von Zelle und Zellkern, c Zerfall des Zellkerns in mehrere Teile (Karyorrhexis), d Teilung des Zellkerns, e vakuoläre Entartung des Zellkerns; beginnende Pyknose, f Schrumpfung des Kernes mit Bildung einer hellen Zone um den Kern, g Verklumpung des Chromatingerüsts, h Einwanderung von Leukozyten in den zerfallenen Kern.

auf. Diese Umwandlung braucht 3—4 Tage. Die vollständige Auflösung der Zelle tritt erst in zirka 15 Tagen ein.

Bei diesen Zellschädigungen steht die hyaline Entartung im Vordergrund, während die schleimige und fettige Degeneration seltener ist. Auffallend ist auch die Azidophilie der geschädigten Zellen.

Bei weniger sensiblen Zellen kommt es nur zu Anomalien der Zellteilung. Zunächst scheint die Bestrahlung spurlos an der Zelle vorübergegangen zu sein. Wenn aber die Zelle in das Stadium der Teilung tritt, wird die Schädigung manifest. Die Teilung bleibt nämlich im Augenblick, da die Äquatorialplatte sich ausgebildet hat, stehen, und nun setzt die Zellauflösung ein. Kommt es aber doch noch — nachdem einige abnorme Phasen durchlaufen sind — zur Zellteilung, so werden die sich bildenden Tochterzellen wirkliche Riesenzellen, die einer weiteren

Teilung meistenteils nicht fähig sind. So kommt es auch auf diesem Umwege zum Erlöschen der Zellgeneration.

Bei geringerer Strahlenwirkung oder bei geringerer Empfindlichkeit der Zelle kommt es vereinzelt auch bloß zu Veränderungen im Protoplasma in Form einer feinen vakuolären Entartung; doch sind diese Formen seltener. Die histologischen Bilder gibt die Abb. 271 halbschematisch wieder. Die Stadien sind nach der Schwere der Veränderung geordnet.

Es soll auch eine latente Strahlenschädigung bei weniger sensiblen Zellen oder bei geringerer Strahleneinwirkung geben. Die Zellen scheinen durch die Bestrahlung nicht im geringsten beeinflußt, teilen sich ruhig weiter, und erst viel spätere Zellabkömmlinge, die selbst niemals einen Strahleninsult erlitten haben, degenerieren, bevor sie in das Stadium der Gastrulation eintreten. Dieser Vorgang, der für die therapeutische Anwendung der Strahlung große Bedeutung hätte, ist freilich noch umstritten.

Veränderungen an den Mitosen. Besondere Beachtung verdienen die Veränderungen, die an den Mitosen eintreten. Die Verklumpung und Zerbröckelung des Mitosenspirems sind schon lange als eine besondere (aber durchaus nicht spezifische) Wirkung

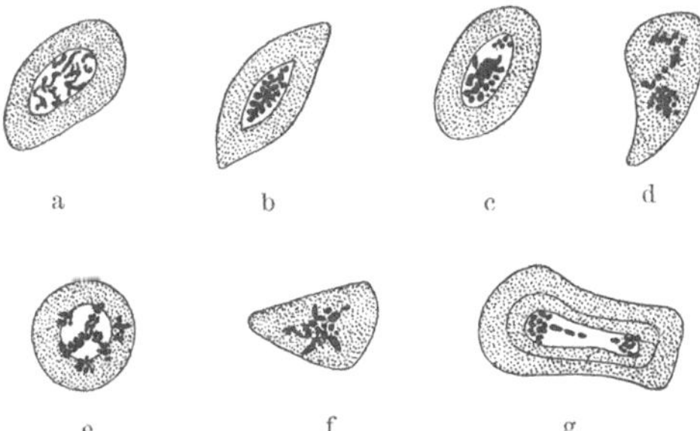

Abb. 272. Pathologische Mitosen nach Röntgenbestrahlung (nach Lahm). a Perlschnurartige Verdickung der Chromatinschleifen, b—c Haufenbildung der Chromatinschleifen, entsprechend dem Mutterknäuel der einfachen Mitose, d—g bröckeliger Zerfall der Chromatinschleifen (Bröckelmitosen). Die Chromatinschleifen zeigen die Anordnung entsprechend dem Diaster und Triaster.

der Röntgenstrahlen bekannt, ebenso wie die hohe Empfindlichkeit der in Mitose begriffenen Zellen. Alberti und Politzer haben einen gesetzmäßigen Ablauf dieser Veränderungen feststellen können; danach kommt es zuerst zu einer Pyknose (Primäreffekt), dann nach einer Pause von 3—8 Tagen (je nach der Größe der Dosis) zur Zerbröckelung der Chromatinschleifen (Bröckelmitose). Die Pause zwischen den beiden Stadien ist dadurch gekennzeichnet, daß keine neuen Mitosen im Gewebe auftreten (amitotisches Stadium).

Die Bröckelmitosen können wir als echte, aber durch die Bestrahlung geschädigte Mitosen auffassen. Wird die Teilung noch bis zu Ende geführt, so kann es zur Bildung neuer Zellen kommen. Andernfalls tritt Zerfall auch des Protoplasma ein. Das Wesen der Bröckelmitose scheint in einer Störung der normalen Chromosomenteilung zu bestehen.

Die Formen der Mitosenschädigungen gibt Abb. 272 wieder.

Die strahlenbiologischen Gesetze.

Quantitativ folgt die durch Röntgenstrahlen hervorgerufene Zellschädigung bestimmten biologischen Gesetzen. Es sind dies:

I. *Die biologische Strahlenwirkung ist bei gleicher in „r" gemessener Dosis unabhängig von der Wellenlänge der Strahlen.* Abgesehen von der andersartigen Verteilung der Absorptionsorte, hat sich ein Unterschied in der biologischen Wirkung verschiedener Wellenlängen nicht erbringen lassen. Physikalisch erklärt sich dies so, daß die verschieden stark beschleunigten Elektronen, die nach unserer Auffassung die Wirkung der Röntgenstrahlen übermitteln, ihre Energie zum überwiegenden Teil in kleinen Teilbeträgen vermittelst der Sekundärelektronen abgeben; letztere aber haben über einen sehr weiten Bereich der Strahlung die gleichen Voltgeschwindigkeiten (s. S. 389). Es bleibt nur noch der eine Einwand, daß sich bei härterer Strahlung um die seltener werdenden primären Absorptionszentren durch die hohe Rasanz des Photoelektrons eine dichte Zusammenballung von Sekundärelektronen bildet, gegenüber der mehr gleichmäßigen Verteilung der Rückstoß- und langsamen Photoelektronen. Doch ist aus diesem Umstand keine andersartige Wirkung ersichtlich geworden. Nur bei kleinsten Individuen, wie z. B. den Bakterien, ist eine stärkere Wirkung so hoher Energien, wenn diese auf sie konzentriert sind, denkbar und durchaus möglich. — Dennoch sind in der praktischen Anwendung am menschlichen Körper, wegen der verschiedenen Absorption und daher verschiedenen Verteilung im Gewebe, weiche und harte Strahlen als verschieden wirkende Agenzien zu betrachten.

II. *Die biologische Strahlenwirkung ist bei gleicher in r gemessener Dosis von der Strahlenintensität abhängig.* Es ist für den biologischen Effekt nicht gleichgültig, ob man beispielsweise die Dosis von 500 r bei 5 r pro Min. in 100 Minuten oder bei 50 r pro Min. in 10 Minuten verabfolgt. Die letztere Art der Applikation ruft bei gleicher Gesamtdosis eine intensivere Zellschädigung hervor. Je größer die Minutendosis, um so größer die Wirkung und umgekehrt. Ein Unterschied der biologischen Wirkung zeigt sich aber erst bei Variation der Intensitäten von 1 : 4.

Die Abhängigkeit der Wirkung von der Strahlenintensität folgt annäherungsweise dem aus der Photochemie bekannten SCHWARZSCHILD-schen Gesetz, das aber durch die dem Strahleninsult entgegenwirkende Reaktionsarbeit der Zelle wesentlich abgeändert wird. Der Mathematiker drückt dieses Gesetz so aus: Gleiche Strahlenwirkung tritt ein, wenn

$$i \cdot t^p = \text{konst.}$$

ist, wobei i die Intensität der Strahlung, t die Zeit bedeutet; p ist ein Zahlenfaktor, kleiner als 1. Dieser wird als „Zeitfaktor" bezeichnet. Das BUNSEN-ROSCOEsche Gesetz, das für einfache photochemische Reaktionen ohne Folgereaktionen Geltung hat, ergibt sich hieraus als Spezialfall für $p = 1$.[1]

Der Zeitfaktor hat eine je nach Art und Lebensäußerungen der Zelle verschiedene Größe; ebenso ist er für jedes Gewebe, je nach seinem physiologischen Verhalten verschieden. Keimgewebe haben einen anderen Zeitfaktor als Dauergewebe, ruhende Zellen einen anderen als

---

[1] Das BUNSEN-ROSCOEsche Gesetz besagt, daß bei Gleichheit des Produktes aus Intensität $\times$ Bestrahlungszeit sich gleiche Wirkung ergibt.

proliferierende Zellen. Im allgemeinen gilt, daß der Zeitfaktor um so mehr sich dem Grenzwert 1 nähert, je langsamer die Stoffwechselvorgänge im betreffenden Gewebe bzw. in der Zelle verlaufen. Für diese Fälle läßt sich beinahe das BUNSEN-ROSCOEsche Gesetz anwenden. Im anderen Falle (stark proliferierende Gewebe und Zellen) wird der Zeitfaktor entsprechend kleiner als 1. — In nahem Zusammenhang mit diesem steht das folgende Gesetz.

III. *Verteilte Strahlendosen werden um so unvollständiger kumuliert, je lebhafter der Stoffwechsel und die Vermehrung der Zelle ist; vollständige Kumulierung findet nur im Zustand latenten Lebens statt.* Diese Tatsache ist damit zu erklären, daß in der geschädigten Zelle sogleich eine Gegenreaktion gegen den Strahleninsult einsetzt, die um so erfolgreicher ist, je mehr Zeit der Zelle für die Reparationsvorgänge gelassen wird. Diese Kräfte der Reparation entfalten sich wirksamer, wenn die Lebensvorgänge der Zelle intensiv sind.

IV. *Die Strahlenempfindlichkeit tierischer Zellen nimmt mit fortschreitender embryonaler Entwicklung ab* (Gesetz von BERGONIÉ und TRIBONDEAU). Eine Zelle ist um so strahlenempfindlicher, je größer ihre Neubildungskraft, je länger ihre karyokinetische Phase, je weniger differenziert sie ist. (Dieses Gesetz gilt in gleicher Weise auch für Reize anderer Art.)

V. *Das Stadium der ersten Mitose, insbesondere die Phase des Übergangs der Blastula in die Gastrula, ist besonders strahlenempfindlich.* Die abfallende Kurve der Strahlenempfindlichkeit mit der Lebensdauer der Zelle wird also durch das Stadium der Mitose unterbrochen. (Auch dieses Gesetz entspricht nicht einer spezifischen Röntgenwirkung, sondern gilt ebenfalls für andere Reize.)

Um die Mitosenempfindlichkeit therapeutisch auszunutzen, ist man bestrebt, die Strahlenapplikation womöglich dem Ablauf der Zellteilungen anzupassen. Leider ist der Rhythmus der Mitosenbildungen bei menschlichen Tumoren sehr variabel. Es ist ein Trugschluß, aus dem Ablauf der Mitosen an normalen tierischen Geweben die Dauer des mitosenfreien Intervalls für menschliche Tumoren berechnen zu wollen. Lediglich durch Probeexzisionen kann man vorderhand den Ablauf des mitosenfreien Intervalls bestimmen und den günstigsten Zeitpunkt der Wiederbestrahlung angeben.

VI. *Die Strahlenwirkung klingt um so rascher ab, je weiter die verabfolgte Dosis unter der Toleranzgrenze des betreffenden Gewebes liegt.*

VII. *Die Röntgenstrahlenempfindlichkeit ist bei im Wachstum befindlichen Geweben eine Funktion der Temperatur.* Diese Funktion folgt etwa dem VAN T'HOFFschen Gesetz, d. h. einer Temperaturerhöhung um 10^0 entspricht eine Steigerung der Empfindlichkeit auf das Doppelte. Über der normalen Körpertemperatur steigt jedoch die Strahlenempfindlichkeit sprunghaft an, weil sich die Strahlenschädigung mit einer Wärmeschädigung kombiniert. Diese funktionale Abhängigkeit gilt nicht in gleicher Weise für ruhende Zellen, deren Strahlenempfindlichkeit von der Temperatur unabhängig ist. Offenbar ist die Temperaturabhängigkeit an die gleichzeitig stattfindenden, der VAN T'HOFFschen Regel unterworfenen Wachstumsvorgänge gebunden.

VIII. *Die Röntgenstrahlenwirkung tritt erst nach einer gewissen Latenz an den Zellen auf.* Die von den Strahlen getroffene Zelle bewahrt die Einwirkung wie ein Engramm; unabhängig von der verstrichenen Zeit wird die gesetzte Schädigung durch den Ausfall von Lebensfunktionen, wenn sie beansprucht werden, manifest. Man hat beobachtet, daß manche Zellen während einer Bestrahlung ihre mitotische Teilung zu Ende bringen, und andere Zellen nach der Bestrahlung normale Zellteilungen eingehen; dann erst gehen sie zugrunde, oder sind, lange Zeit nicht imstande, sich zu teilen. Man kann dieses Verhalten nur so erklären, daß man annimmt, es seien am Orte der Strahleneinwirkung lebenswichtige Eiweißmoleküle zerstört und dadurch irgendeine Funktion der Zelle ausgeschaltet, so daß sie bestimmte lebenswichtige Stoffe nicht mehr synthetisieren kann. Das Wachstum, die Auswanderung oder die Zellteilung gehen dann eben so lange vor sich, bis die Reserve dieser Stoffe aufgebraucht ist. Damit wäre auch erklärt, warum langsam wachsende Zellen anscheinend viel länger unbeeinflußt bleiben als schnell wachsende.

Indem wir die angeführten Gesetze beachten, können wir bei verschiedenartiger Applikation der Strahlen differenzierte Wirkungen erzielen. Wir können durch massive Dosierung undifferenzierte Gewebe elektiv schädigen, oder durch fraktionierte kleine Dosen die stark kumulierenden, ruhenden Gewebe treffen, oder, wenn wir den Mitosenrhythmus kennen, uns die starke Mitosenempfindlichkeit zunutze machen. Darüber wird noch bei den Bestrahlungsmethoden ausführlich zu sprechen sein. Wir ersehen aber auch, daß die Röntgenstrahlen keine spezifische Gewebswirkungen auszuüben vermögen, sondern nur ein exakt dosierbares, leicht zu applizierendes physikalisches Reizmittel darstellen, dessen Wirkung sich genau auf den Krankheitsherd, gleichgültig wo dieser liegt, lokalisieren und begrenzen läßt.

Die Reaktion des Zellstaates.

Die vorhin geschilderten Veränderungen und gesetzmäßigen Beziehungen sind beobachtet und festgestellt worden zum Teil an einer großen Zahl gleichartiger einzelliger Lebewesen, zum Teil an Gewebskulturen, zum Teil aber auch an Tier und Mensch in einer großen Reihe von Probeexzisionen. Die Versuche dürfen durchaus nicht in eine Reihe gestellt werden, da für den ersten Fall die einzelnen Zellen ein selbständiges Dasein führen, im zweiten Fall wohl im lebendigen Konnex miteinander stehen, jedoch die Beziehungen auf einen Organismus fehlen. Nur im dritten Fall sehen wir die Strahlenreaktion, wie sie am Orte der Einwirkung in das Gefüge des Zellstaates eingreift, und wie der Reiz, der von der Vernichtung der getroffenen Zellen ausgeht, die Kräfte des Gesamtorganismus provoziert.

Diese Einfügung in biologische Hintergründe hat eine entscheidende Bedeutung; denn im letzteren Falle kommen die Kräfte des Organismus zur Röntgenstrahlenwirkung hinzu. Das zeigt sich deutlich an folgender Überlegung: Wenn man ein Karzinom bestrahlt, so bildet sich bei einer bestimmten Dosis die Geschwulst zurück. Wenn man aber dieselben Krebszellen züchtet und in vitro bestrahlt, so kommt es bei den gebräuchlichen Gaben noch lange nicht zur Zerstörung der Krebszellen. Wir ersehen daraus, daß die Zelle im Organismus sich anders Schädigungen gegenüber verhält als außerhalb eines übergeordneten Zusammenhanges. Es müssen daher bei der Strahlenwirkung im Körper noch andere, bisher nicht mit Sicherheit bekannte Faktoren im Spiele sein, die durch die Reaktion des Organismus hervorgerufen werden. Wie ein Stein, der ins Wasser fällt, immer weitere Ringe um sich zieht, so zieht die örtliche Strahlenwirkung immer weitere Kreise im Organismus. Mit diesen haben wir uns jetzt zu befassen.

Die Gefäßreaktion. Zunächst ist hervorzuheben, daß außer den Veränderungen am Kern und Zelleib die Röntgenstrahlen eine Reaktion am Kapillarsystem hervorrufen. Diese äußert sich in Erweiterung der Haargefäße und Verlangsamung der Strömungsgeschwindigkeit des Blutes. Ob diese Reaktion von der Endothelzelle oder vom Gefäßnervensystem ausgeht, ließ sich bisher nicht entscheiden. Die Verlangsamung der Strömungsgeschwindigkeit in den Kapillaren führt ihrerseits wieder zu Ernährungsstörungen der Zellen. Ja, einige Autoren (RICKERT) leiten die Zellschädigungen nur von der Gefäßnervenstörung ab.

Diese Anschauung läßt sich allerdings nicht aufrecht erhalten, denn eine Reihe von typischen Strahlenreaktionen, vor allem die der so enorm empfindlichen Lymphozyten, ist damit nicht zu erklären; man müßte sonst annehmen, daß die Gefäßnerven im Lymphgewebe viel leichter erregbar sind als sonst im Gewebe, was sicher nicht zutrifft. Die Annahme, daß alle Strahlenwirkungen die Folge von Gefäßnervenstörungen sind, kann auch nicht erklären, wie es bei einzelligen Organismen, Eiern und Embryonen, also Geweben, die des Gefäßnervensystems entbehren, zu Strahlenschädigungen kommen kann. Zweifellos aber enthalten RICKERTS Anschauungen einen richtigen Kern: es ist nämlich wahrscheinlich, daß die Zirkulationsstörungen die Zellzerfallserscheinungen der strahlengeschädigten Zellen verstärken. Die Wirkung der Röntgenstrahlen auf organisches Gewebe wäre demnach zweifacher Natur: erstens direkte Wirkung der Elektronen auf die Zellen, zweitens sekundäre Wirkung durch Gefäßschädigung.

Die Reaktion des Organismus.

a) Lokale Reaktionen.

Entzündliche Reaktionen. Die durch die Strahlung gesetzte Gewebsschädigung ruft, wie jede Schädigung durch beliebige andere Reize, sekundär eine Entzündung hervor. Je nach dem Grade der Schädigung nimmt die Entzündung einen mehr oder weniger raschen Verlauf. An der Haut ist sie makroskopisch als Erythem sichtbar. Die Entzündung ist, wie gesagt, nur eine sekundäre Erscheinung. Viel wird aber darüber diskutiert, ob man die Erscheinungen, die man als Rötung, Schwellung und Wärme makroskopisch an der Haut sehen kann, und die wahrscheinlich ebenso in der Tiefe vor sich gehen, als echte Entzündung anzusprechen berechtigt ist. Bei der verschiedenartigen Auffassung, die gerade jetzt wieder dem Begriffe „Entzündung" zuteil wird, ist es natürlich schwer, hier ein eindeutiges Urteil auszusprechen. Halten wir uns pathologisch-anatomisch auch weiterhin an die drei Erscheinungen von Hyperämie, Exsudation und Proliferation, so lassen sich alle drei Stadien aufzeigen, nur daß sie durch die spezifische Strahlenwirkung quantitativ anders in Erscheinung treten, als man es sonst gewohnt ist. Dies betrifft vor allem die Exsudation und die Proliferation, die schon deshalb geringer aus-fallen, weil es sich um eine aseptische Entzündung handelt. Weiter wird die Exsudation noch mehr eingeschränkt dadurch, daß ein Austritt von Zellen durch die eintretende Verschiebungsleukozytose in den leukozyten-armen Gefäßgebieten nur in geringem Maße in Erscheinung tritt. Dies zeigt sich ganz kraß bei der Frühreaktion, die deshalb früher und auch jetzt noch vielfach nicht als entzündliche Reaktion angesehen, sondern als Vasoparalyse betrachtet wird. Als weitere Folge der mangelnden Exsudation bleibt auch die Proliferation, die von den ausgewanderten Zellen ausgeht, ganz geringfügig. Auf diese Weise werden die sonst markanten Symptome der Entzündung verwischt.

b) Allgemeine Reaktionen.

Die allgemeinen Reaktionen des Organismus hängen von der Größe der Strahlendosis, von der Größe des durchstrahlten Gewebsvolumens und der Art des bestrahlten Gewebes ab.

Das Wesentliche ist das Auftreten von Substanzen, die am vege-tativen Nervensystem angreifen, ferner von Stoffen, die nebeneinander sympathisch und parasympathisch wirken, wodurch eine Zweiphasigkeit der Wirkung entsteht. Diese *Zweiphasigkeit der Reaktionen* ist charakteristisch. Dies gilt schon vom Wassergehalt des Blutes, bei dem (nach KROETZ) eine erst flüchtige Phase der Wasserzunahme von einer zweiten, mehrere Tage anhaltenden Periode einer Wasserverarmung des Blutes gefolgt ist.

Das gleiche gilt von der aktuellen Reaktion des Blutes, wo auf eine vorübergehende geringe Azidose eine Reaktionsverschiebung nach der alkalischen Seite folgt. Ebenso ist es beim Verhalten des Blutzuckers; einer flüchtigen Hypoglykämie folgt eine Erhöhung des Blutzuckerspiegels nach. Charakteristisch ist auch die Zunahme der Gerinnungsfähigkeit. Unter den Veränderungen im Mineralgehalt des Blutes steht die Abnahme des Chlors im Vordergrund. Kalium nimmt etwas zu, Kalzium etwas ab. Der Gehalt an Phosphationen steigt. Die Gesamtbilanz der Ver-schiebungen unter den Kationen und Anionen ergibt eine deutliche Ver-größerung des Anionendefizits im Blutserum. Im Urin findet man als Zeichen des vermehrten Zellzerfalls, und namentlich der Kernsubstanz, vermehrte Ausscheidung von Harnsäure, Purinbasen und Phosphorsäure.

Röntgenbestrahlung und Senkungsgeschwindigkeit. Bei dem schweren Eingriff, den eine Bestrahlung im biochemischen und bioelektrischen

Sinne bedeutet, müßten wir von vornherein größere Veränderungen der Senkungsreaktion erwarten. Denn für diese Reaktion werden verantwortlich gemacht 1. die Eiweißzusammensetzung des Blutes und 2. die elektrische Ladung der roten Blutkörperchen, welche wiederum abhängig ist von der Eiweißzusammensetzung des Blutserums. Verminderung der elektrischen Ladung führt zur Beschleunigung, ihre Vermehrung zu einer Verzögerung der Senkung. Die Globulinfraktion des Eiweißes und das ihr nahestehende Fibrinogen wirken stark entladend auf die roten Blutkörperchen, das Albumin hat dagegen nur geringen Einfluß auf die Ladung.

Es bestehen also enge Zusammenhänge zwischen dem Albumin-Globulin-Quotienten und der Blutsenkung. Da nach Röntgenbestrahlung eine Vermehrung der Globulinfraktion und eine Abnahme der Albuminfraktion eintritt, sollte die Senkungsreaktion durch die Bestrahlung beschleunigt werden.

Dementsprechend haben wir auch in der Mehrzahl der Fälle eine Zunahme der Senkungsbeschleunigung zu verzeichnen, die jedoch nur flüchtiger Natur ist und wahrscheinlich durch die Albumin-Globulin-Verschiebung verursacht wird: sie tritt zwei Stunden nach der Bestrahlung ein, kehrt aber nach einigen Tagen wieder zu dem ursprünglichen Wert zurück. Die Größe der Senkungsveränderung ist abhängig von der Grundkrankheit, von der Dosisgröße und von der Körpergegend, die bestrahlt wurde. Am stärksten ausgeprägt ist sie bei der Tuberkulose und beim Karzinom. Bei anderen nicht konsumierenden Krankheiten, sowie beim Gesunden, führt die Bestrahlung zu keiner Veränderung der Senkungsgeschwindigkeit.

Auch Blutdruckschwankungen und Änderungen der Pulsfrequenz werden beobachtet. Nach 1- bis 2mal 24 Stunden treten Blutdrucksenkungen auf; diese zeigen anscheinend, ebenso wie das Erythem, ein wellenförmiges Auftreten und schwankenden Verlauf. Sie sind nicht durch eine Beeinflussung der Nebenniere bedingt, sondern der Ausdruck einer durch starken Zellzerfall verursachten Allgemeinreaktion und der durch die Röntgenbestrahlung hervorgerufenen Steigerung der Reizbarkeit der Vasodilatatoren.

Die angeführten Beispiele lassen schon zur Genüge erkennen, daß am Gesamtorganismus als Folge der Strahleneinwirkung jener unspezifische Komplex auftritt, wie er immer nach allen möglichen anderen Alterationen beobachtet werden kann.

Einwirkung der Röntgenstrahlen auf die geformten Elemente des Blutes.

Die Bestrahlung verändert die Zahl und das gegenseitige Verhältnis der zellulären Elemente des strömenden Blutes zueinander. Vor allem werden die weißen Blutzellen betroffen.

Unmittelbar nach der Bestrahlung kommt es zu einer transitorischen Leukopenie. Sie wird als eine Verteilungsleukopenie aufgefaßt und in Parallele zur hämoklasischen Krise gesetzt. Danach kommt es zu einer

Hyperpolynukleose, die durch ein vermehrtes Abwandern von Polynukleären aus dem Knochenmark erklärt wird. Wahrscheinlich handelt es sich um eine Reaktion des Knochenmarks auf die Zerstörung der strahlenempfindlichsten Zellen des Körpers, der Lymphozyten, die ja bereits in der zweiten und dritten Stunde nach der Bestrahlung einsetzt, und auf die dabei freiwerdenden Stoffe. Die Leukozytose ist also nicht als direkte Strahlenwirkung anzusehen; sie tritt auch nach Bestrahlung knochenloser Teile des Körpers auf.

Darauf setzt eine fortschreitende Leukopenie ein, die gewöhnlich am dritten Tage nach der Bestrahlung ihren tiefsten Punkt erreicht. Von da an steigt die Leukozytenzahl wieder an, um nach acht Tagen oder einigen Wochen — je nach Größe der Dosis und nach der Schwere der Grundkrankheit — den normalen Stand zu erreichen.

An der Leukopenie haben die einzelnen Formen der weißen Blutzellen verschiedenen Anteil; meist sind die polymorphkernigen Anteile betroffen, während die Lymphozyten relativ vermehrt sind. Dies ist wahrscheinlich darauf zurückzuführen, daß die Lymphozyten während der Zeit des tiefsten Leukozytenstandes bereits wieder in Regeneration begriffen sind, eine Annahme, die durch das Auftreten von zahlreichen großen mononukleären Zellen, offenbar unreifen Lymphozyten, gestützt wird. Die Regel scheint zu sein, daß sowohl die Schädigung als auch die Regeneration der Lymphozyten der der Neutrophilen etwas vorauseilt. Daher ist das Stadium der Leukozytose mit Lymphopenie, die Leukopenie aber mit einer relativen und absoluten Lymphozytose verbunden.

Dagegen ist die Strahlenempfindlichkeit der roten Blutzellen äußerst gering. Bei gesunden Menschen mit normalen Hämoglobin- und Erythrozytenzahlen ist eine Einwirkung auf die roten Blutbestandteile nach therapeutischen Dosen nicht erkennbar. Bei Kranken, namentlich bei kachektischen Personen, scheinen die Bildungszellen der Erythrozyten etwas empfindlicher zu sein, weshalb die Möglichkeit von Schädigungen hier wohl in Betracht zu ziehen ist.

Die Veränderungen des pathologischen Blutbildes. Die Veränderungen des Blutbildes durch die Bestrahlung haben wir im praktischen Falle meist nur im Zusammenhang mit einer bestehenden Erkrankung zu beurteilen. Ist durch diese Erkrankung, die strahlentherapeutisch beeinflußt werden soll, das Blutbild mehr oder weniger ausgesprochen verändert, so reagiert es auf die Bestrahlung stärker und anhaltender als ein normales. Aus der Größe und Art der Reaktion lassen sich Schlüsse auf die Prognose der Grundkrankheit ziehen.

Die Neutrophilen fallen in den infausten Fällen in ihren absoluten Werten während der ganzen Bestrahlung ab; ihre relativen Zahlen bleiben dagegen, infolge der noch stärkeren Abnahme der anderen weißen Blutzellen, auffallend hoch. Noch stärker ist dieses Verhalten an den Lymphozyten ausgeprägt; ihre rapide Abnahme ist ein prognostisch ungünstiges Zeichen. Steigen sie aber kurz nach der Bestrahlung an und erreichen 4—6 Wochen nach der Bestrahlung normale oder gar höhere Werte als vorher, so läßt sich daraus eine günstige Prognose stellen.

Immer tritt auch während der Bestrahlung eine Linksverschiebung ein, soweit sie nicht schon vorher bestanden hat. Auch sie ist in den günstigen Fällen reversibel, in den prognostisch ungünstigen Fällen bleibt sie nach der Bestrahlung bestehen oder nimmt weiter zu. Die übrigen weißen Blutzellen zeigen kein irgendwie charakteristisches Verhalten.

Einwirkung der Röntgenstrahlen auf das vegetative Nervensystem.

Ungeklärt ist noch die Einwirkung auf das Nervensystem. LUBARSCH und WÄTJEN haben darauf hingewiesen, daß eine örtliche Strahlenwirkung auf das Nervengewebe, bei den zu therapeutischen Zwecken applizierten Strahlenmengen, sich histologisch nicht nachweisen läßt. Studiert man jedoch die Wirkung der Röntgenstrahlen an Funktionen, die durch das vegetative Nervensystem gesteuert werden und leicht feststellbar sind, so kommt man zu dem Ergebnis, daß durch die Bestrahlung der vegetativen Zentren in den von diesen Zentren versorgten Gebieten funktionelle Veränderungen auftreten.

Solche Veränderungen wies zuerst RICKER nach, indem er die Wirkung des Mesothoriums auf die Gefäße des Kaninchenohres untersuchte. Er stellte fest, daß die Gefäßdilatatoren durch schwache Reize stärker erregt werden als die Konstriktoren und bei fortgesetzter Reizung die länger erregbar bleibenden Dilatatoren überwiegen; das führt schließlich zu einer Gefäßdilatation. GABRIEL sah nach Bestrahlung der rechten Halsseite des Kaninchens (Vagus und Sympathikus) im Elektrokardiogramm Störungen des Gleichgewichts im Sinne einer Erhöhung des Vagustonus auftreten. SALINGER und THIEL konnten ferner nach Bestrahlung des Ganglion cervicale supremum und des Centrum ciliospinale bei Glaukomkranken einen typischen Verlauf der Druckkurve beider Augen nachweisen: nach präliminarem Anstieg kommt es zu einem deutlichen, mehrtägigen Abfall, dann zu einem allmählichen Wiederanstieg des Augendruckes. Als Zeichen der Sympathikusreizung wurden auch Protrusio bulbi, Lidspalten- und Pupillenerweiterung beobachtet. Alle diese Erscheinungen können als Beweis für den Einfluß der Röntgenstrahlen auf das vegetative Nervensystem angesehen werden.

Die Röntgenintoxikation.

Die allgemeinen subjektiven Symptome, die durch die Veränderung der Körpersäfte infolge der Bestrahlung hervorgerufen werden, bezeichnet man als „*Röntgenkater*". Als auslösendes Moment betrachtet man die Eiweißabbauprodukte, die durch die Bestrahlung in den alterierten Zellen entstehen und in die Blutbahn gelangen. Eine Stütze findet diese Anschauung darin, daß die künstliche Einbringung von Eiweiß in die Blutbahn (Proteinkörperinjektion) zu Stoffwechselveränderungen und Störungen des Allgemeinbefindens führt, die sehr weitgehende Analogie zu den Allgemeinveränderungen nach Röntgenbestrahlung zeigen. Sowohl bei der Röntgenbestrahlung wie bei der Proteinkörperinjektion kommt es in leichteren Fällen zu Eingenommenheit des Kopfes und Magenverstimmung. Bei stärkerer Einwirkung steigert sich die Magenverstimmung zum Erbrechen, das oft tagelang anhalten kann. In schwersten Fällen kommt es unter der Strahleneinwirkung zur Ausbildung einer Kachexie, der auf der anderen Seite die Proteinkörperkachexie entspricht. Es heben sich also deutlich drei Grade der Röntgenintoxikation hervor. Den ersten Grad nennen wir „Röntgenkater", den zweiten „Röntgenschock" und den dritten „Röntgenkachexie".

Die Röntgenintoxikation ist in ihrem Grade abhängig:

1. *Von der Größe der applizierten Dosis.* Dabei ist nicht so sehr die Oberflächendosis, als die Raumdosis ausschlaggebend, d. h. die Größe des durchstrahlten Körpervolumens und die Menge der absorbierten Strahlung. Bei gleicher Oberflächendosis ist daher die Intoxikation um so stärker, je größer das Einfallsfeld, je größer der Objektquerschnitt und je penetranter die Strahlung ist.

2. *Von der Körpergegend, die bestrahlt wird.* Am empfindlichsten ist die Oberbauchgegend, dann der Unterbauch. Weniger häufig treten Intoxikationen auf nach Bestrahlung des Thorax und des Kopfes, so gut wie nie nach Bestrahlung der Extremitäten. Sehr radiosensible, pathologische Gewebe, die unter der Strahleneinwirkung rasch einschmelzen, führen, unabhängig von ihrer Lokalisation, schon bei kleinen Dosen zu Intoxikationserscheinungen.

3. *Von der psycho-physischen Konstitution des Patienten.* Nervöslabile Personen reagieren bereits auf eine Dosis, die beim Normalmenschen keine Erscheinungen hervorruft, mit mehr oder minder schweren Symptomen.

Man hat über den Röntgenkater zahlreiche Stoffwechseluntersuchungen angestellt; das Ergebnis all dieser Untersuchungen ist folgendes:

Auf der Höhe des Katers findet sich im Blute: Senkung der Alkalireserve, Herabsetzung der Oberflächenspannung, geringe Steigerung der Viskosität. Die Aminosäuren sind etwas erniedrigt, der Cholesterinspiegel leicht gedrückt. Der Kohlehydratstoffwechsel zeigt eine leichte Senkung des Blutzuckers und eine geringe Steigerung der Blutmilchsäure. — Im Ionenstoffwechsel sind Kalium, Magnesium, Natrium, Kalzium und Chlor erniedrigt.

Alle diese Veränderungen zusammengefaßt deuten auf eine Reizung des Parasympathikus. Die Hauptwirkung beruht wohl auf der Verschiebung der Wasserstoffionenkonzentration.

Gegen den Röntgenkater wird prophylaktisch empfohlen, je nachdem, welcher Stoffwechselstörung man besondere ursächliche Bedeutung beimißt: Kochsalz (Mineralstoffwechsel), Traubenzucker (Kohlehydratstoffwechsel), Colsil (Cholesterinstoffwechsel).

Die im Therapiezimmer während des Betriebes entstehenden Gase (Ozon, Nitrosegase) führen an sich zu keinen Intoxikationen, können jedoch bei Kranken, die bereits eine leichte Röntgenintoxikation

haben, die Symptome eines ausgesprochenen Röntgenkaters hervorrufen oder bestehende Vergiftungserscheinungen verstärken.

Der Widerwille gegen die Atmosphäre im Therapieraum ist oft sehr
ausgesprochen und bleibt bei den Kranken lange Zeit erhalten. Auch
nach Monaten, wenn die Patienten zur Wiederholung der Bestrahlung
sich einstellen, kommt es bei vielen sofort nach Betreten des Therapie-
zimmers zu Empfindungen nausealen Charakters.

Man begegnet den schweren Erscheinungen der Röntgenintoxikation,
indem man bei Bestrahlung radiosensibler Körpergegenden und Organe
entweder das Einfallsfeld klein wählt, oder, falls dies nicht angängig
ist und große Felder erforderlich sind, die Dosis in mindestens zwei
Teildosen verabfolgt.

Bei der jetzt vorwiegend üblichen fraktioniert-protrahierten Bestrahlung gehören die Katererscheinungen zu den Seltenheiten.

Verhütung der Röntgenkachexie: Bei normalen Menschen klingen die
Katersymptome und die meisten der erwähnten Stoffwechsel- und
Blutveränderungen rasch ab. Bei schon geschädigten Kranken kann
durch eine intensive Bestrahlung eine Röntgenkachexie eintreten. Zäh-
lung der Leukozyten und Bestimmung des Cholesteringehalts des Blutes
wären daher vor Beginn einer weiteren Bestrahlungsserie geboten, um
die allgemeinen Strahlenschädigungen in mäßigen und erholungsfähigen
Grenzen zu halten.

Röntgenstrahlen und immunbiologische Vorgänge.

Unspezifische Antikörperbildung. Die experimentelle Forschung gelangt bei der Untersuchung der Wirkung der Röntgenstrahlen auf
immunisatorische Vorgänge zu widersprechenden Resultaten. Soviel aber
geht aus allen Untersuchungen hervor, daß eine Förderung der Antikörperbildung nur dann eintritt, wenn die Bestrahlung *zur Zeit deren
Bildung* und in *kleinen Dosen* erfolgte. Ein Einfluß der Strahlenqualität
besteht nicht, denn es werden stimulierende Wirkungen sowohl von den
Grenzstrahlen, wie auch von ganz harten Röntgen- und Radiumstrahlen
in gleicher Weise ausgelöst. Die nach hohen Dosen eintretende Be-
einträchtigung der Antikörperbildung kann man auf die allgemeine
Schwächung des Organismus und die Herabsetzung seiner Vitalität
zurückführen. Die fördernde Wirkung kleiner Strahlendosen führt man
auf die bei der Bestrahlung freiwerdenden Zellzerfallsprodukte zurück.

Spezifische Antikörperbildung. Die immunbiologischen Vorgänge, die
ganz allgemein sich abspielen, wenn der Körper von einem Reiz getroffen
wird, äußern sich in einer Änderung der Reaktionsfähigkeit des Organismus, in einer *Allergie*, d. h. einer vermehrten oder verminderten Entzündungsbereitschaft. Diese Vorgänge werden vom Gefäßbindegewebs-
apparat beherrscht. Bei erhöhter Reaktionsbereitschaft spricht man von
Hyperergie, wie man den entgegengesetzten Zustand der verminderten
Reaktionsfähigkeit als Hypoergie bzw. Anergie bezeichnet.

Für unsere Betrachtungen ist es wichtig festzustellen, ob durch die
Strahlenwirkung analoge Veränderungen in der Reaktionsbereitschaft

des Gewebes auftreten. Dabei müssen wir unterscheiden eine örtliche und eine allgemeine Allergie (Anaphylaxie), ferner, ob diese spezifischer oder unspezifischer Natur sind, d. h. nur durch die gleiche Strahlengattung ausgelöst werden oder nicht.

Daß die Haut von vornherein allergischen Charakter (Idiosynkrasie) gegen die Bestrahlung zeigt, hat sich nie erweisen lassen; die Unterschiede in der Empfindlichkeit der Haut gegenüber Röntgenstrahlen betragen kaum 20%. Ebensowenig besteht eine gesetzmäßige Parallelität zwischen Lichtempfindlichkeit und Röntgenempfindlichkeit; jedoch kommen Fälle vor, in denen einer erhöhten Röntgensensibilität eine verstärkte Erythembildung durch Ultraviolettbestrahlung entspricht.

Eine Hypoergie nach vorausgegangener Bestrahlung, wie man sie beim Licht findet und wie man sie aus klinischen Erfahrungen am Karzinom auch für Röntgenstrahlen postulierte, ließ sich nicht nachweisen. Eine Hyperergie wird leicht vorgetäuscht, beruht aber nur auf Kumulationswirkungen.

Röntgenstrahlen und andere Strahlenreize. Vielfach untersucht wurde auch die gegenseitige Beeinflussung verschiedener Strahlenarten bei ihrer Einwirkung auf den Organismus. Hierbei müssen wir die Strahlung von den Grenz- bis zu den Radiumstrahlen als *eine* Gruppe auffassen; denn diese Strahlen verhalten sich, abgesehen von ihrer verschiedenen Absorption, biologisch gleich. Gegen diese heben sich die Lichtstrahlen und Wärmestrahlen als physikalisch und biologisch differente Strahlengattungen deutlich ab. Die Resultate sind zwar noch vielfach widersprechend; richtet man sich jedoch nach der Mehrheit der Ergebnisse, so läßt sich das Zusammenwirken verschiedener Strahlengattungen aus Tabelle 6 ersehen (nach HOLTHUSEN).

Tabelle 6.

Vorbestrahlung	Nachbestrahlung	Wirkung
Röntgen	Röntgen	Wirkung der Nachbestrahlung unverändert; wenn die erste Reaktion noch nicht abgeklungen, dann Kumulation
Röntgen	Licht	Röntgenwirkung verstärkt
Licht	Röntgen	kein Einfluß
Wärme	Röntgen	Röntgenwirkung verstärkt
Röntgen	Wärme	Röntgenwirkung verstärkt

Wir ersehen aus dieser Tabelle, daß Wärme das Gewebe gegen Röntgenstrahlen sensibilisiert. Bei der Kombination von Licht- und Röntgenstrahlen ist die Aufeinanderfolge der Strahlungen entscheidend; nur wenn das Licht *nach* der Röntgenstrahlung zur Einwirkung kommt, ergibt sich eine Wirkungssteigerung; nicht aber im umgekehrten Fall. Es handelt sich dabei um den speziellen Fall einer Steigerung der Röntgenstrahlenwirkung, wie sie auch durch andere Reize, die *nachträglich* auf das bestrahlte Gewebe einwirken, hervorgerufen wird.

Röntgenstrahlen und andere Reize. Auf andere als auf Strahlenreize antwortet die vorbestrahlte Haut nach Ablauf der Strahlenreaktion mit einer hypoergischen Reaktion. Es ist eine Abschwächung der Reaktion auf Variolavakzination, auf Tuberkulin, Kantharidenpflaster u. a. m. festgestellt worden. Nur ausnahmsweise zeigt sich das gegenteilige Verhalten, daß die vorbestrahlte Hautstelle sich hyperergisch verhält. Diese vorwiegend vorhandene verminderte Entzündungsbereitschaft nach Röntgenbestrahlung kann mit einem allgemeinen Verhalten der Haut in Parallele gesetzt werden, wonach an einer Hautstelle, an der eine entzündliche Reaktion abgeklungen ist, eine polyvalente Unterempfindlichkeit gegen einen neuen entzündlichen Reiz entsteht (VON GRÖER). Danach zeigt das entzündlich veränderte Gewebe nach Ablauf der Entzündung eine vorübergehende oder länger dauernde, abgestimmte oder mehr unspezifische Indifferenz wiederholter Anwendung schädigender Reize gegenüber.

Werden die Reize aber *während* des Reaktionsablaufs der Bestrahlung angewendet, oder erfolgt die Strahlenwirkung, solange noch eine Entzündung durch irgendeinen unspezifischen Reiz besteht, so kommt es zu einer Kumulierung beider Reizwirkungen. Diese kommt dadurch zustande, daß der zweite entzündungserregende (und damit gefäßdilatierende) Reiz in einem Stadium angreift, in dem die Dilatationsbereitschaft der Hautgefäße erhöht ist. Die Unkenntnis dieser Tatsache hat schon vielfach zu unerwünschten Strahlenreaktionen in entzündeten Hautgebieten geführt.

Dieses Verhalten der Haut beruht darauf, daß auf der Höhe der entzündlichen Reaktion eine herabgesetzte Konstriktionsfähigkeit und gesteigerte Dilatations- und Exsudationsbereitschaft besteht, nach dem Abklingen der Strahlenreaktion aber alle diese drei Hautreaktionen herabgesetzt sind.

Auf den anaphylaktischen Chok übt die Röntgenbestrahlung eine mildernde Wirkung aus. Dieser Einfluß der Strahlen ist ausgesprochener, wenn die Bestrahlung der sensibilisierenden Injektion folgt. Dies stützt die Bedeutung der Röntgenstrahlen bei allergischen Erkrankungen, wie Asthma bronchiale usw. Es mag aber nicht unerwähnt bleiben, daß einige Autoren jede antianaphylaktische Wirkung der Strahlung, gestützt auf Tierexperimente, zurückweisen. Es ist möglich, daß ihre widersprechenden Resultate auf die andersartige experimentelle Methode zurückzuführen sind.

Die spezifische Strahlenempfindlichkeit der Gewebe.

Hätten alle Gewebe die gleiche Empfindlichkeit gegenüber den Röntgenstrahlen, so wäre die Therapie ein rein technisches Problem, das mit der Konzentration der Strahlung auf den Krankheitsherd erschöpft wäre. Die praktische Erfahrung und das Experiment haben aber gezeigt, daß die Skala der Empfindlichkeiten bei den im menschlichen Körper vertretenen Zellformen Sensibilitätsunterschiede von 1:100 und mehr aufweist.

Dadurch wird die Strahlenwirkung je nach der Gewebsart biologisch differenziert. Ein aus verschiedenen Zelltypen, z. B. aus Parenchym- und Stützgewebe zusammengesetztes Organ zeigt eine nach der Gewebsart differenzierte Einwirkung. So kann man beispielsweise durch Bestrahlung die Keimzellen des Hodens vollständig vernichten, ohne das Stützgewebe wesentlich zu schädigen; und ähnlich kann man bei Tumoren die Tumorzellen durch geeignete Bestrahlung zum Schwinden bringen, ohne das für die Heilung so wichtige Bindegewebe irreversibel zu schädigen. Man spricht von *elektiver Empfindlichkeit* bestimmter Gewebe.

Die Röntgentherapie steht und fällt mit der Empfindlichkeitsdifferenz verschiedener Gewebe. Diese spielt hier die gleiche Rolle wie in der Diagnostik der Absorptionsunterschied. Ebenso wie in der Diagnostik müssen wir auch in der Therapie alles darauf wenden, diese manchmal geringen Unterschiede zu vergrößern, um die Therapie nützlich und ergiebig zu gestalten. Hielten wir uns dort an die Gradation der Schwärzungskurve, so interessiert uns hier die Gradation der Schädigungskurve und aller jener Faktoren, die auf sie Einfluß haben.

Die künstliche Erhöhung der Sensibilitätsdifferenzen.

Die Vergrößerung der Sensibilitätsdifferenzen auf künstlichem Wege ist vielfach versucht worden, ohne bisher zu brauchbaren Resultaten zu führen. Man kann sie erzielen 1. durch radiophysikalische Wirkung, 2. durch chemotherapeutische Wirkung, 3. durch humorale Wirkung.

ad 1. Durch Einführung von Schwermetallen in das Gewebe wird die Absorption erhöht; außerdem kommt die Sekundärstrahlung des Metalls zur Wirkung. Gelänge es, das Metall in nennenswerter Menge im Tumorgewebe zu speichern, so wäre mit einer stärkeren Strahlenwirkung zu rechnen. Solche Versuche sind von SEITZ und WINTZ mit der sogenannten *Verkupferung* angestellt worden. Bekanntlich gelingt es, mit Hilfe des galvanischen Stroms dem Körper Metalle einzuverleiben. Die Menge des Kupfers aber, die so in den Körper gebracht werden kann, ist sehr gering; sie beträgt nur einige Milligramm. Es bleibt daher fraglich, ob die zweifellos vorhandene günstige Wirkung auf die erhöhte Absorption oder auf den elektrischen Strom und die bakterizide Wirkung des Metalls zurückzuführen ist. — Auch durch kombinierte Applikation von Wärme und Röntgenstrahlen kann man eine wesentlich gesteigerte Sensibilität erzielen.

ad 2. Manche Stoffe haben eine spezifische Affinität zu bestimmten Geweben. Von praktischem Interesse ist die Speicherungsfähigkeit der Tumorzellen für gewisse Elemente, wie Jod, Wismut, Zerium und Blei. Da die Tumoren „Zuckerfresser" sind, kann man, wenn man Traubenzucker als Vehikel benutzt, die Speicherung dieser Stoffe im Tumor noch erhöhen. Ob dadurch eine Empfindlichkeitssteigerung gegenüber Röntgenbestrahlung erreicht wird, bleibt aber noch sehr fraglich (s. S. 62).

ad 3. Die Versuche, auf innersekretorischem Wege etwas zu erreichen, sind spekulativer Natur, wie die Vorbestrahlung der Hypophyse oder des Thymus. Von H. Hirsch wird im Gegensatz zu Hofbauer, der eine Sensibilisierung des Genitale annimmt, die Hypophysenvorbestrahlung als allgemein exzitierende Maßnahme für das endokrine System aufgefaßt. Viel fraglicher ist noch die Wirkung des bestrahlten Thymus, da ja bei erwachsenen Individuen, namentlich bei älteren abgemagerten Krebskranken, funktionstüchtige Drüsenteile kaum vorhanden sind. Eine praktische Bedeutung kommt diesen Methoden jedenfalls nicht zu.

Nicht unbegründet dagegen ist der Versuch, die Wachstumsvorgänge im Tumor durch Verabreichung von Traubenzucker zu stimulieren, und auf diese Weise die Tumorzelle empfindlicher zu machen, wobei man sich auf das Gesetz von Bergonié beruft. Wenn auch diese Stimulierung, die übrigens, wenn sie eintrifft, nicht ohne Gefahr ist, fraglich bleibt, so ist doch anzuerkennen, daß die intravenösen Traubenzuckerinfusionen einen recht günstigen Einfluß auf das Allgemeinbefinden der Krebskranken, insbesondere durch Verhütung eines Röntgenkaters, während der Bestrahlung haben.

Natürliche Sensibilitätsdifferenzen.

a) *Normale Gewebe.*

Abgesehen von den künstlich geschaffenen Sensibilitätsdifferenzen zeigen verschiedene Gewebe an sich schon verschiedene Empfindlichkeit den Strahlen gegenüber. Wenn man dabei von Gewebsempfindlichkeit spricht, so meint man darunter eine mittlere summarische Zellempfindlichkeit, da jedes Gewebe sich aus sehr verschieden empfindlichen Zellen zusammensetzt. In diesem Sinne sind die Angaben der Tabelle 7 zu verstehen.

Die Tabelle gilt für normales und ausgewachsenes Gewebe; wachsende oder pathologische Gewebe sind wesentlich empfindlicher.

Im einzelnen läßt sich noch folgendes ausführen:

Bei den Lymphozyten tritt die Zelldegeneration am raschesten, nämlich bereits 1—2 Stunden nach der Bestrahlung ein. 4 Stunden nach der Bestrahlung ist der pyknotische Kernzerfall bereits zu beobachten. Die lymphatischen und myeloischen Elemente des Knochenmarks und das spezifische Gewebe des Thymus verhalten sich bezüglich der Strahlenempfindlichkeit fast ebenso wie das Lymphgewebe.

Über den Hoden liegen ausführliche Untersuchungen von Regaud, Schinz und Slotopolski vor. Danach liegt beim Kaninchen der Schwellenwert der Schädigung bei zirka 10% HED. Dosen von 1—3 HED führen zur Zerstörung fast sämtlicher Spermiogonien; jedoch kommt es bei diesen Dosen nach zirka 9 Wochen zu einer vollständigen Restitution. Erst bei über 4 HED bleibt die Regeneration aus.

Die Depopulation des Hodens geht dabei schichtweise vor sich; die Schädigung schreitet von den Frühstadien der Spermienreihe, dem Ent-

Tabelle 7. Empfindlichkeitsskala (nach HEINECKE-PERTHES-HOLTHUSEN).

Gewebsart	Wirksame Dosis	
	beim Menschen	beim Kaninchen
Lymphgewebe, Knochenmark, Thymus	Deutlicher Kernzerfall bei weniger als 10% HED	Deutlicher Kernzerfall bei 8—10% HED
Ovarien	34% der HED bewirken dauerndes, 27% der HED vorübergehendes Sistieren der Ovulation	
Hoden	bei 45% der HED stirbt etwa die Hälfte der Spermiogonien ab	bei 12% HED erste Zeichen der Degeneration
Schleimhäute		
Speicheldrüsen		
Haarpapille	Epilationsdosis: 60—70% der HED	
Schweiß- und Talgdrüsen		
Epidermis	**100% HED Toleranzdosis**	
Lunge		
Nebenniere		
Niere		bei 32% HED leichte Zelldegeneration in den tub. recti.
Leber		
Pankreas		bei 64% HED degenerative Vorgänge in den Epithelien
Thyreoidea		
Bindegewebe und Gefäße		
Muskel		
Knorpel		
Knochen		
Nerven		
Ganglienzellen		

wicklungsgang entsprechend, bis zu den ausgereiften Spermien vor. Die Stammzellen werden zuerst geschädigt.

Über das Verhalten der Haut s. S. 380. Hier wäre noch zu bemerken, daß die Anhangsgebilde der Haut, Haarpapille, Schweiß- und Talgdrüsen, strahlenempfindlicher sind als die Haut selbst. Dies ermöglicht, die vorübergehende Epilation oder das Sistieren der Schweißsekretion ohne Schädigung der Haut herbeizuführen.

Auffallend gering ist die *Strahlenempfindlichkeit der drüsigen Organe*. Am empfindlichsten sind noch die Schleim- und Speicheldrüsen; sie sind empfindlicher als die Haut; daher ihre Schädigung bei Bestrahlung der Wangen. Auch die Talgdrüsen zeigen eine ziemlich hohe Strahlenempfindlichkeit; bei stark vorbestrahlter Haut werden sie immer teilweise degeneriert gefunden. Dagegen degenerieren die Schweißdrüsen erst nach Dosen, die nahe an der HED liegen. Zu den strahlenempfindlichen Drüsen haben wir auch die Brustdrüse im Stadium der Graviditätsentwicklung zu rechnen. Bei den übrigen großen drüsigen Organen, wie Leber, Pankreas, Nieren und Lungen, bestehen keine wesentliche Empfindlichkeitsunterschiede.

Die *Drüsen mit innerer Sekretion* reagieren biologisch schon auf kleine Strahlenmengen, die histologisch noch keine nachweisbaren Veränderungen an den Zellen verursachen. Es kommt zu einer Beeinflussung der Funktion, ohne daß sich an den Zellen im histologischen Bild etwas ändert. Klinische Beobachtungen sprechen dafür, daß unmittelbar nach der Bestrahlung eine vermehrte Inkretausschüttung eintreten kann.

Bindegewebe und Gefäßkapillaren besitzen nahezu die gleiche Strahlenempfindlichkeit wie die Haut. Dosen, die die Epidermiszelle schädigen, rufen auch an den fixen Bindegewebszellen und Kapillarendothelien Veränderungen hervor. Dagegen stellt der Muskel ein weniger empfindliches Gewebe gegenüber den Röntgenstrahlen dar. Doch darf man die Strahlenwirkung auf den Muskel nicht unterschätzen; besonders nach Langzeitbestrahlungen stellen sich charakteristische regressive Veränderungen in den quergestreiften Muskelfasern ein; diese können am Herzmuskel für die Herzfunktion folgenschwer werden.

Auffallend strahlenunempfindlich ist das entwickelte Gehirn des erwachsenen Menschen; bei zu großen Dosen können allerdings Gefäßschädigungen sekundär zu Ernährungsstörungen führen und Schädigungen verursachen. Dagegen ist die primäre Empfindlichkeit der Ganglienzelle sehr gering. Anders verhält sich das wachsende Gehirn des Kindes, das eher mit primären Schädigungen reagieren kann.

Ganz ähnlich ist das Verhalten von Knorpel und Knochen; auch hier sind die gelegentlich beobachteten Nekrosen nicht auf primäre Zellschädigungen, sondern auf Ernährungsstörungen und Schädigung von Periost und Endost zurückzuführen.

b) *Pathologische Gewebe.*

Für pathologische Gewebe stellt sich die Empfindlichkeitsskala folgendermaßen dar:

I. Akut entzündliches Gewebe und Granulationsgewebe.
II. Leukämische und pseudoleukämische Gewebe. Seminome. Mykosis fungoides. Lymphosarkom.
III. Ekzematöse Effloreszenzen. Psoriatische Plaques.
IV. Granulationsgeschwülste: Lymphogranulome, tuberkulöse Lymphome. Aktinomykose.
V. Maligne Tumoren: Sarkome, Karzinome.
VI. Benigne Tumoren: Warzen, Naevi. Teratome.

Nach dieser Skala wird sich auch die Dosierung richten. Während wir bei Gruppe I bereits mit 5—10% der HED Wirkungen erzielen, müssen wir bei den letzten zwei Gruppen zu diesem Zweck über die HED hinausgehen. Unter den malignen und benignen Tumoren bestehen wiederum Empfindlichkeitsdifferenzen, die sich im wesentlichen nach der Empfindlichkeit der Muttergewebe gruppieren. Doch gibt es von dieser Regel so zahlreiche Ausnahmen, daß sie sich von selbst aufhebt und viele Forscher dazu neigen, jedem Karzinom eine Individualität zuzusprechen. Zweifellos geht diese Anschauung zu weit und an den entscheidenden Dingen vorbei. Denn, wie wir später sehen werden, kann Röntgenstrahlung allein ein Karzinom nicht vernichten; sie wirkt nur, indem sie in den natürlichen Kampf zwischen Karzinom und Karzinomträger eingreift. Die Entscheidung dieses Kampfes liegt deshalb nicht nur in der Bösartigkeit der Geschwulst und in ihrer Strahlenempfindlichkeit, sondern vor allem in der Vitalität und Abwehrfähigkeit des Karzinomträgers. Daher verhalten sich die Karzinome so verschieden, wie es verschiedene Menschen gibt.

IV. Die Methoden der Strahlenapplikation.

Nachdem durch eine exakte Meßtechnik und eingehende biologische Forschungen die nötigen Voraussetzungen geschaffen worden sind, nehmen die Bestrahlungsmethoden jetzt sichere und klar umrissene Gestalt an. Große oder kleine Dosis, Unterteilung oder einzeitige Verabfolgung war früher die Frage. Dieser Kampf der Meinungen ist heute dahin entschieden, daß kein Entweder-Oder zwischen diesen Anwendungsarten der Strahlen besteht, sondern jede unter Umständen berechtigt ist. Denn es zeigt sich immer deutlicher, daß die Röntgenstrahlen, je nach ihrer Applikationsart, durchaus verschiedene Wirkungen entfalten. Nicht nur die Größe der Dosis spielt eine Rolle, sondern auch das Intervall zwischen den Einzeldosen und die bei der Verabreichung verwendete Strahlenintensität. Danach können wir unterscheiden:

1. Die einzeitige konzentrierte Applikation.
2. Die aufsättigende Applikation.
3. Die fraktioniert-kumulierende Applikation.
4. Die kontinuierliche Applikation.
5. Die einmalige Schwachbestrahlung.

Wir sehen also, daß eine große Anzahl von Applikationsmethoden uns zur Verfügung steht. Nur vier von ihnen sind praktisch in Gebrauch, und zwar: 1. die Methode der einmaligen Höchstdosis (Krönig-Friedrich, Seitz und Wintz), 2. die Methode der Aufsättigung (Pfahler, Kingery, Holfelder), 3. die Methode der Kumulierung (Coutard) und 4. die Schwachbestrahlung (Abb. 273).

Die einzeitige konzentrierte Applikation.

Die erste Methode, die einzeitige konzentrierte Höchstdosis, wie sie 1911 von Krönig und Gauss inauguriert und von Seitz und Wintz ausgebaut wurde, zieht die praktische Folgerung aus dem strahlenbiologischen Gesetz der unvollständigen Kumulierung verteilter und der stärkeren Wirkung konzentrierter Dosen (s. S. 401). Da dieses Gesetz gerade bei rasch proliferierenden Zellen, die einerseits sehr wenig kumulieren, anderseits schon auf kleinere Strahlengaben ansprechen, besonders zur Geltung kommt, ist *die einmalige Höchstdosis die Methode zur Vernichtung rasch proliferierender Zellen.* Diese werden dabei um so elektiver getroffen, je lebhafter ihr Stoffwechsel ist und je konzentrierter die Strahlung verabfolgt wird.

Die Methode ist also indiziert, um eine relativ rasche Verkleinerung einer Geschwulst zur Entlastung von Druckerscheinungen (schmerzhafte Metastasen) herbeizuführen, ferner zur elektiven Beeinflussung entzündlicher Gewebe und schließlich zur *temporären* Sterilisation von Keimgeweben (Ovarien, Speicheldrüsen, Haarpapille usw.).

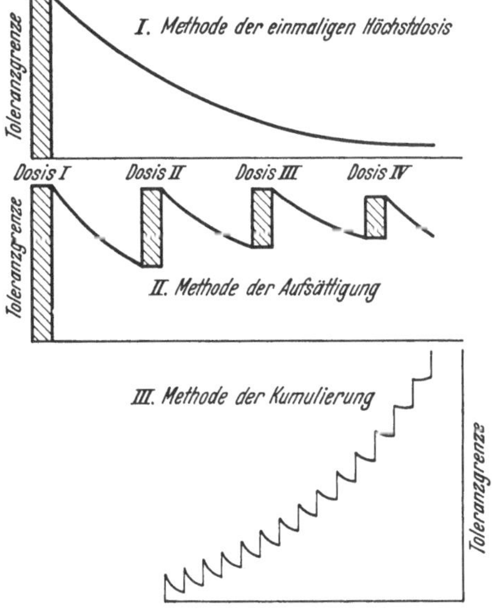

Abb. 273. Methoden der Strahlenapplikation.

Das elektive Prinzip der Strahlung bei dieser Applikationsart ist: hervorragende Schädigung der in lebhafter Teilung befindlichen Zellen, geringere Schädigung der ruhenden Zellen.

Die Dosisgröße muß sich natürlich in bestimmten Grenzen halten, damit die Elektivität der Wirkung gewährleistet bleibt; bei zu kleinen Dosen werden wir kaum einen Einfluß zu vermerken haben, bei zu großen Dosen werden sämtliche Zellen und sämtliche Gewebe gleich stark geschädigt: wir nähern uns der kaustischen Wirkung, bei der keine Elektivität mehr besteht. Die richtige therapeutische Dosis ist in der Mitte zwischen diesen beiden Extremen zu suchen; sie muß der Empfindlichkeit der Zellen angepaßt sein: bei entzündlichen Geweben soll sie 50—100 r Einfallsstrahlung betragen, bei den übrigen Geweben sich zwischen 300 bis 500 r bewegen. An der Toleranzgrenze selbst ist die Elektivität der Wirkung nicht mehr groß. Den Ablauf der Strahlenwirkung einer einmaligen Höchstdosis zeigt Abb. 273.

Die Methode der einmaligen konzentrierten Bestrahlung hat gerade für maligne Neubildungen etwas Bestechendes an sich, weil sich bei ihrer Anwendung die Behandlung, im Falle des Erfolgs, wie ein chirurgischer Eingriff mit einem Male erledigt. Ihre Anwendung ist aber bei Karzinomen nur dann von Erfolg begleitet, wenn wir die Möglichkeit haben, eine genügend hohe Dosis auf den Herd einwirken zu lassen. Dies ist im vollen Umfang nur bei den Hautkarzinomen und bei der mit Radium kombinierten Behandlung der Portiokarzinome möglich. In den anderen Fällen ist uns diese Möglichkeit durch die Rücksichtnahme auf die umliegenden Gewebe genommen. Fassen wir nämlich die Krebsgeschwulst als ein pathologisches Keimgewebe auf, so ist seine dauernde Zerstörung nur durch Vernichtung der Keimschicht möglich; dazu ist aber eine größere Dosis notwendig, als man dem umgebenden Gewebe zumuten darf. Die Proliferationszellen, die die Masse der Geschwulst ausmachen, werden allerdings durch eine solche Bestrahlung vernichtet. Der Erfolg ist aber nur ein vorübergehender, da nach einiger Zeit vom Zellstamm her die Regeneration einsetzt.

Dies gilt ganz allgemein für alle Keimgewebe: ihre Strahlenempfindlichkeit richtet sich nicht nach den differenzierten Gewebszellen, sondern nach den Keimzellen, aus denen die Parenchymzellen erst hervorgehen. Nur wenn es gelingt, ihre Matrix zu vernichten, stirbt das ganze Gewebe ab. Dieses Ziel läßt sich mit der einmaligen Höchstdosis, wenn wir die Toleranzgrenze respektieren, für Keimgewebe nicht erreichen: der Strahlenerfolg bleibt hier immer nur ein vorübergehender.

Die Nachteile, die diese Methode mit sich bringt, sind die störenden Nebenwirkungen, die bei Anwendung größerer Dosen auftreten, wie die zu starken entzündlichen Erscheinungen im bestrahlten Gewebe (die raumbeengende Frühreaktion in bestimmten Fällen und das Erythem II. Grades), die nachhaltige schwere Beeinflussung des weißen Blutbildes und die starken toxischen Erscheinungen infolge des rapiden Zellzerfalls.

In der Therapie der Geschwülste hat diese Methode aus den oben angeführten Gründen nicht befriedigt. Man versuchte deshalb durch nochmalige Bestrahlung, die man nach Ablauf der ersten Strahlenreaktion nach 8—12 Wochen vornahm, eine Vernichtung des Krebsgewebes zu erzwingen. Als auch das nicht zum erwünschten Ziel führte, verfiel man auf die Idee, die Strahlenwirkung nicht abklingen zu lassen, sondern durch nachfolgende kleine Strahlengaben den Zustand der maximalen Strahlenschädigung über längere Zeit aufrecht zu erhalten.

Die aufsättigende Applikation.

Diese Absicht liegt der Sättigungsmethode von PFAHLER zugrunde (s. Abb. 273). Sie fußt auf den theoretischen Betrachtungen KINGERYS über die Abnahme des Strahleneffekts mit der Zeit. Er nimmt an, daß der Abfall des Strahleneffekts gesetzmäßig nach dem für physikalisch-chemische Vorgänge geltenden Massenwirkungsgesetz vor sich geht. Wir müssen uns dabei vorstellen, daß der Strahleneffekt mit der Konzentration eines bei der Bestrahlung entstehenden hypothetischen Zersetzungsprodukts parallel geht und mit dessen Diffusion vom Bestrahlungsort weg abnimmt. Die Diffusionsgeschwindigkeit aber ist abhängig vom Grad der im Gewebe herrschenden Konzentration. Sie ist also am größten kurz nach Einverleibung der Dosis. In der gleichen Weise, wie die Konzentration abnimmt, nimmt auch die Diffusionsgeschwindigkeit ab. Deshalb findet in der ersten Zeit der hohen Konzentration ein rasches Absinken des Strahleneffekts statt, während die letzten Effektreste noch lange festgehalten werden.

Unter Voraussetzung der Gültigkeit des Massenwirkungsgesetzes läßt sich der Vorgang des Effektabfalls in folgende Formel bringen:

$$E_t \text{ (Endeffekt)} = E_0 \text{ (Anfangseffekt)} \cdot e^{-kt}.$$

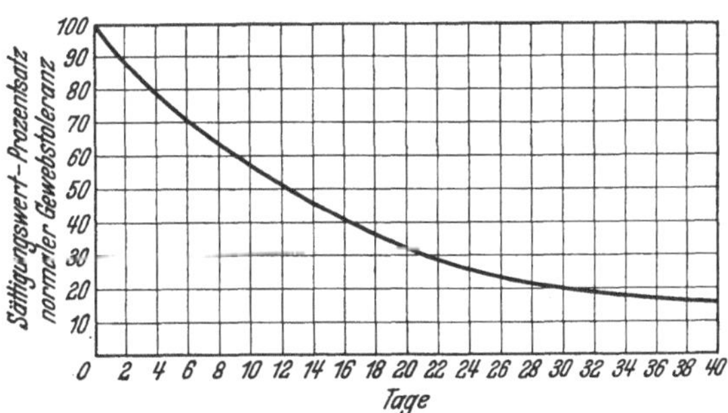

Abb. 274. Erholungskurve nach KINGERY (biologisch korrigiert), gültig für eine Strahlung von 0,165 AE mittlerer Wellenlänge. Jeder Kurvenpunkt entspricht dem im zugeordneten Zeitpunkt noch vorhandenen Strahleneffekt in Prozenten; dieser ist durch Ergänzung auf 100 $^0/_0$ „aufzusättigen". Für jede weitere Aufsättigung gilt die letzte Bestrahlung als 100 $^0/_0$ ige Volldosis. Bei nochmaliger Aufsättigung muß deshalb wieder von vorne abgelesen werden.

Hierin bedeuten e die Basis der natürlichen Logarithmen, t die seit der Bestrahlung verstrichene Zeit, K eine für die Strahlenqualität geltende Konstante; sie wird für die gebräuchliche Tiefentherapiestrahlung mit 0,82—0,84 angegeben. Das Kurvenbild, das man nach dieser Formel erhält, bezeichnet man als „Erholungskurve" (Abb. 274).

Diese theoretische Kurve mußte nach praktischen Erfahrungen noch wesentlich abgeändert werden. Es ergab sich ein viel flacherer Verlauf, als nach der Berechnung zu erwarten war. Denn ein so komplizierter biologischer Vorgang, wie die Überwindung des Strahleninsults, ist mit einer logarithmischen Kurve nicht zu umschreiben. Überdies macht die Zusammensetzung des Gewebes aus Bestandteilen mit sehr verschiedenem biologischen Verhalten eine einfache Gesetzmäßigkeit unwahrscheinlich.

Die Aufsättigung nach PFAHLER besteht nun darin, daß man nach Verabfolgung der vollen Erythemdosis in Abständen von 3—8 Tagen zwei bis drei weitere Dosengaben folgen läßt, die so gewählt sind, daß jeweils die Toleranzgrenze wieder erreicht wird. Die dazu nötige Dosengröße läßt sich aus der Erholungskurve ablesen.

Das Wesentliche dieser, wie auch der nachfolgenden Methode ist die Kumulierung der während des Reaktionsablaufs vorher applizierter Strahlung verabfolgten weiteren Dosen.

Die protrahiert-fraktionierte Applikation.

Diese Wirkung kommt besonders bei der nach COUTARD benannten protrahiert-fraktionierten Bestrahlung zur Geltung. COUTARD wollte mit dieser Methode die auffallend gute Wirkung der Radiumstrahlen dadurch mit Röntgenstrahlen erreichen, daß er die Applikationsart der Radiumstrahlung mit Röntgenstrahlen nachahmte. Als wesentliche Punkte erschienen ihm die Härte der Strahlung, die geringe Strahlenintensität, die Verteilung der Einwirkung auf lange Zeit und die große Gesamtdosis. (Einen Faktor jedoch, die geringe FHD bei Radiumbestrahlungen, ließ er unberücksichtigt.) Diese Bedingungen wurden zur Voraussetzung seiner Methode.

Die Wirkung der Bestrahlung ist auf Kumulierung der Einzeldosen, die während des Ablaufs der vorhergehenden Dosen appliziert werden, zurückzuführen (s. Abb. 273). Durch diese Applikation wird das aus dem BERGONIÉschen Gesetz folgende elektive Prinzip der Strahlung in sein Gegenteil verkehrt: nicht die proliferierende Zelle, die sich rasch erholt, sondern die ruhende kumulierende Zelle wird am stärksten geschädigt. *Die protrahiert-fraktionierte Bestrahlung ist daher die Methode zur Dauersterilisierung von Keimgeweben.* Zu den letzteren kann man mit einiger Berechtigung auch die bösartigen Geschwülste zählen. Für diese ist die Überlegenheit der Methode vorerst nur für die Karzinome der Mundhöhle und des Kehlkopfs entschieden. Bei anderen Lokalisationen der Geschwülste konnte eine bessere oder besondere Wirkung der protrahierten Bestrahlung nicht beobachtet werden.

Aber auch auf die proliferierenden Zellen verspricht man sich eine stärkere Wirkung, indem durch Unterteilung der Dosen die Wahrscheinlichkeit wächst, die Zellen im Mitosestadium zu treffen. Was man aber hier gewinnt, verliert man durch die stärkere Erholung, die gerade bei diesen sich rasch teilenden Zellen sehr ins Gewicht fällt. Es läßt sich aber sicherlich eine Art der Dosenverteilung denken, bei der ebensowohl die ruhenden wie die proliferierenden Zellen maximal geschädigt werden.

Wird die Fraktionierung bei Verkleinerung der Einzeldosis zeitlich stark ausgedehnt, so überwiegt die Schädigung der ruhenden Zellen und der Keimgewebe überhaupt. Diese extreme Wirkung finden wir bei der professionellen Schädigung verwirklicht, die sich auf Keimgewebe, wie die Haut, die blutbereitenden Organe und die Generationsorgane erstreckt. Dagegen verschiebt sich das Schwergewicht der Wirkung immer mehr auf die proliferierenden Zellen, je größer die Einzeldosis und je kürzer die Intervalle sind.

Hinsichtlich des Grades der Schädigung verhalten sich auch die Dauergewebe (Bindegewebe, Gefäße, Nervengewebe, Knorpel und Knochen) antagonistisch zu den Keimgeweben: durch verteilte kleine Dosen werden sie weniger geschädigt als die Keimgewebe, während sie bei einmaligen hohen Dosen die stärkere Schädigung davontragen.

Die Vorzüge der fraktionierten Bestrahlung sind außerdem das Ausbleiben von Katererscheinungen und der mildere Ausfall der Blutschädigungen.

Die Technik der fraktionierten Bestrahlung nach COUTARD ist die: Es werden täglich $^1/_4$—$^1/_3$ HED bei größter Härte und geringer Intensität der Strahlung verabfolgt. Die Härtung und Herabsetzung der Intensität wird durch starke Filterung weit über den Homogenitätspunkt (2—3 mm Cu oder Thoraeusfilter) und großen Fokus-Hautabstand (60—100 cm) erreicht. Die Strahlenintensität soll so gering sein, daß die Applikation einer Teildosis 1—2 Stunden beansprucht. Die täglichen Bestrahlungen werden so lange fortgesetzt, bis ungefähr das Fünffache der HED pro Einfallsfeld erreicht ist; darüber hinaus soll man keinesfalls gehen.

Wird von mehreren Feldern aus bestrahlt, so muß man diese hohe Belastung für das Hauptfeld reservieren; an die übrigen Felder aber wird man nur 1—3 HED heranbringen. Bei einander gegenüberliegenden Feldern ist es ratsam, das einzelne Feld mit höchstens 3 HED zu belasten.

Die Hautreaktion zeigt ein etwas anderes Bild als bei der einmaligen Höchstdosis. Die ersten zwei Wellen verlaufen zwar genau so wie bei dieser, aber am 23. bis 26. Tage kommt es zu der Hauptreaktion in Form einer richtigen Epidermitis sicca oder auch exsudativa, die nach zwei Wochen abheilt. Mit der Bezeichnung „Epidermitis" soll der oberflächliche Charakter der Entzündung betont werden, bei der unter Vernichtung der oberen Epidermisschichten die darunterliegende Kutis voll erhalten bleibt. Sie verläuft immer gutartig; auch ausgedehntere Erosionen und die ausgedehnteste trockene Schuppung verschwinden innerhalb 14 Tagen. Es ist ein ganz anderes Bild als das, welches man bei der akuten Überdosierung zu sehen bekommt. Sind die Dosen nicht allzu hoch gewesen, so kommt es auch nicht zu Pigmentverschiebungen oder Teleangiektasien. Der Haarwuchs stellt sich nach einiger Zeit wieder ein, ebenso die Schweißsekretion.

Es ist ein Grundsatz der COUTARDschen Methode, die Wirkung auf *eine* Serie zu konzentrieren. Sie setzt, wie beim Vabanquespiel, alles auf eine Karte. Mit einer Wiederholung sei man äußerst zurückhaltend; etwa zurückbleibende Geschwulstknoten behandelt man besser mit Radium nach.

Trotz der großen verabfolgten Strahlenmengen sind die Blutveränderungen leichter als bei der einmaligen Intensivbestrahlung.

Das weiße Blutbild macht folgende Veränderungen durch: Am 2. bis 5. Tage eine leichte initiale Leukozytose, die nach wenigen Tagen von einer ziemlich langsam einsetzenden, mittelstarken Leukopenie gefolgt ist. Mit dem Einsetzen der tiefen Schleimhautreaktion wird der Leukozytenabfall durch einen mehrere Tage anhaltenden neuerlichen Anstieg unterbrochen, dem der Abfall zum tiefsten Punkt der Leukozytenkurve folgt; dieser wird mit dem Bestrahlungsabschluß oder einige Tage nachher erreicht. Die Schwankungen der Leukozytenkurve betreffen vorwiegend die neutrophilen Zellen.

Die Lymphozyten fallen nach Bestrahlungsbeginn zuerst rascher, dann allmählich bis auf ein Minimum, das mit dem Abschluß der Strahlenbehandlung erreicht wird. Die Erholung erfolgt langsam; in den prognostisch ungünstigen Fällen bleiben die Lymphozytenwerte dauernd tief. — Monozyten, Eosinophile und Plasmazellen zeigen nur geringe und uncharakteristische Veränderungen. — Das rote Blutbild zeigt während der Bestrahlung nur eine leichte Labilität; nach ihrem Abschluß stellen sich rasch wieder normale Verhältnisse ein.

Die wesentlichen Momente der COUTARDschen Methode sind 1. die Unterteilung der Dosis in mehrere Teildosen (Fraktionierung), 2. die Verabfolgung dieser Dosen mit geringer Intensität bei langer Zeitdauer (Protrahierung) und 3. der Ausgleich der mit der Zeit eintretenden Erholung durch Vergrößerung der Gesamtdosis (Kumulierung). Die wichtigsten Punkte sind dabei die Fraktionierung und die Kumulierung, während die Protrahierung von untergeordneter Bedeutung ist. In der Hautrektion wird die Protrahierung eben erst erkennbar, wenn die Strahlenintensität im Verhältnis 1 : 4 verändert wird. Deutliche Wirkung wird erst bei Veränderung von 1 : 16 bemerkbar. Wesentlicher ist schon die Einwirkung auf das Blutbild. Die Reaktion der weißen Zellen verläuft nämlich bei Unterlassung der Protrahierung intensiver, indem der Leukozytensturz stärker ist, und die Erholung längere Zeit beansprucht.

Die Toleranzgrenze der Dosis: Im Zusammenhang mit der Fraktionierung der Bestrahlung müssen wir auch unsere Anschauungen über die Toleranzdosis einer Revision unterziehen. Wir haben gesehen, daß bei der Unterteilung der Dosis, ja auch bei Verringerung der Strahlenintensität, das Gewebe eine größere Strahlenmenge verträgt, als sie für die einmalige konzentrierte Applikation als Toleranzdosis festgesetzt ist. Die Toleranzgrenze rückt immer weiter hinaus, je geringer die Strahlenintensität, je kleiner die Einzeldosis und je größer die Zeitintervalle zwischen den Applikationen sind. Für die Strahlenintensität hatten schon seit längerer Zeit SEITZ und WINTZ die Beziehungen zur Höchstdosis festgestellt, indem sie erkannten, daß bei Zunahme der Entfernung (und Abnahme der Intensität im Quadrat) eine immer größere Wirkungsdosis zur Erreichung der Toleranzgrenze notwendig ist. Sie bezeichneten die nötige Vergrößerung der Wirkungsdosis in Prozenten der bei einer FHD von 23 cm herrschenden Intensität als *Zusatzdosis.* Nach ihren Berechnungen beträgt die Zusatzdosis für 50 cm 4%, 60 cm 7%, 70 cm 11%, 80 cm, 17%, 90 cm 22%, und 100 cm 28%.

Somit ist die Toleranz der Haut als Funktion der Bestrahlungsintensität und der zeitlichen Verabfolgung der Dosis eine Variable geworden. Abb. 275 veranschaulicht die Zunahme der Toleranzdosis

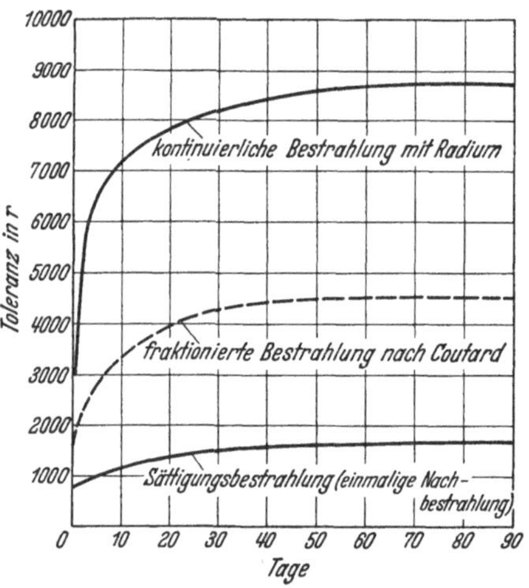

Abb. 275. Toleranz der Haut in r in Abhängigkeit von der Strahlenintensität und der zeitlichen Verteilung der Strahlen (nach HOLTHUSEN).

zwischen den Extremen: Sättigungsmethode mit einmaliger Nachbestrahlung und kontinuierliche Bestrahlung mit Radium. Man kann aus der Kurve ablesen, wieviel Gesamtstrahlung in r man in Abhängigkeit von der Zeit bei einer bestimmten Unterteilung der Strahlung verabfolgen kann, ohne die Toleranzgrenze zu überschreiten.

Alle möglichen Bestrahlungsmethoden liegen zwischen diesen beiden Grenzfällen. Dementsprechend müssen die Toleranzdosen im Gebiet zwischen diesen beiden Kurven liegen. Als Beispiel ist das Verhalten der Toleranzdosis bei der fraktioniert-protrahierten Bestrahlungsmethode nach COUTARD, also der Fall einer täglichen Teilbestrahlung bei einer Intensität von 300 r Wirkungsdosis pro Stunde eingetragen.

Es wird weiterer Forschung bedürfen, um diesem Diagramm die endgültige Form zu verleihen, es zu vervollständigen und jedem Kurvenpunkt seine therapeutische Stellung zu geben.

Die Schwachbestrahlung.

Unter einer Schwachbestrahlung versteht man die Applikation von Dosen, die einerseits weit unter der Toleranzgrenze des zu bestrahlenden Gewebes liegen, anderseits den Schwellenwert der Wirkung bereits überschritten haben. Man erwartet von solchen kleinen Dosen einen Funktionsreiz; jedoch ist die Wirkung noch sehr umstritten. Das ARNDT-SCHULTZsche Gesetz, auf das man sich früher berief und welches besagt, daß Gifte in kleinen Dosen einen fördernden Reiz auf die Zelle ausüben, ist experimentell widerlegt worden: es ließ sich durch Gifte, auch in den stärksten Verdünnungen, kein stimulierender Reiz nachweisen. Man erklärt die Wirkung der Pharmaka so, daß die durch sie zerstörten Zellbestandteile den überlebenden Zellen als Wuchsmaterial dienen und ferner, daß durch Lähmung der Gefäßnerven die Durchblutung gebessert wird. Ähnlich müssen wir uns die Wirkung kleiner Röntgenstrahlendosen vorstellen, wobei vielleicht auch der Hyperämie eine Rolle zukommt. Ein besonderer Vorteil aber ist, daß bei den Röntgenstrahlen ein spezifischer Giftkörper wegfällt und nur die Zellzerfallsprodukte wirksam sind.

Jede Bestrahlung wirkt durch den eintretenden Zellzerfall neben der lokalen Zerstörung als parenterale Einverleibung von körpereigenem Eiweiß. Ist die Dosis klein, so kann diese Nebenwirkung im Vordergrund stehen und von ihr ein allgemein stimulierender Reiz ausgehen.

Bei der Bestrahlung von Organen mit hormonaler Funktion entstehen naturgemäß Produkte, die in diesem Falle die spezifische hormonale Wirkung haben müssen. Es hängt dann nur von der Größe der Dosis ab, ob die Wirkung der Zerfallsprodukte die Depression, die durch die Bestrahlung hervorgerufen wird, überwiegt oder gerade ausgleicht oder hinter ihr zurückbleibt.

In dem ersten Falle macht es den Eindruck, als ob die Bestrahlung zu vermehrter Funktion geführt, also als Funktionsreiz gewirkt hätte. In Wirklichkeit handelt es sich aber nicht um gesteigerte Funktion durch vermehrte Produktion von Stoffen lebender Zellen, sondern nur um die freiwerdende Substanz toter Zellen. Daß diesen („Nekrohormone“ nennt sie CASPARI) eine stimulierende Wirkung zukommen soll, wird durch die neueren Forschungsergebnisse sehr in Frage gestellt. Die Wirkung ist daher nur eine vorübergehende, und nach ihrem Aufbrauch wird allein der depressive Einfluß manifest.

Die Erzielung positiver spezifischer Wirkungen ist daher vor allem ein Problem der Dosierung. Denn die Dosis so abzustimmen, daß die Wirkung der Zellzerfallsprodukte die depressive Wirkung überwiegt, ist nicht leicht und kann manchmal daran scheitern, daß die hormonale Tätigkeit der Zellen zu strahlenempfindlich ist. Dann erzielen wir immer nur depressive Wirkungen. Durch diesen Umstand erklären sich wahrscheinlich die diametral widersprechenden Ansichten, die über diese Wirkung der Röntgenstrahlen herrschen. Während die einen kategorisch jede spezifische Hormonbildung ablehnen, haben die anderen darauf eine Therapie aufgebaut. Wenn man dazu Stellung nehmen soll, so muß man sagen, daß eine vorübergehende spezifische Hormonausschüttung erwiesen ist: an der Milz, an der Hypophyse, am insuffizienten Pankreas und am infantilen, geschlechtsreifen Ovar. Für die übrigen inkretorischen Organe ist der Beweis einer vorübergehenden, vermehrten Hormonwirkung bisher nicht erbracht.

Die Wirkung kleiner Dosen hängt also von der Beschaffenheit der im Strahlenkegel liegenden Gewebe ab; bei Bestrahlung unspezifischer „stummer“ Körpergegenden wirken sie wie eine parenterale Einverleibung von körpereigenem Eiweiß. Die Bestrahlung von drüsigen Organen kann jedoch bei Erfüllung bestimmter Bedingungen eine vermehrte Ausschüttung spezifischer Stoffe in den Kreislauf herbeiführen. Die Möglichkeit einer spezifischen Reizwirkung auf diesem Umwege ist theoretisch denkbar, aber für die Praxis fraglich. Für die Karzinome, deren Zellzerfall unspezifische Zellprodukte freimacht, ist die Gefahr kleiner Dosen, die ein „Wildwerden“ maligner Neubildungen herbeiführen sollen, durch nichts begründet und daher abzulehnen.

Indikationen.

Hiermit sind die Möglichkeiten der biologischen Strahlenwirkung erschöpft. Gestützt auf diese Kenntnisse können wir die Indikationen für eine Strahlenbehandlung abgrenzen. Es stehen uns zur Verfügung:

1. die zerstörende Wirkung;
2. die depressive Wirkung;
3. die durch Zellzerfall bedingten Nebenwirkungen der Strahlung;
4. die Wirkung auf das vegetative Nervensystem.

Die erste Wirkung verwenden wir zur Behandlung von Geschwülsten und Entzündungen, die depressive Wirkung zur Hemmung der Hyperfunktion von Keimgeweben im allgemeinen, Drüsen mit innerer Sekretion und anderen drüsigen Organen. Die dritte Art der Wirkung dient zur hormonalen Umstimmung und zu antianaphylaktischen Zwecken. Die vierte Art der Wirkung gibt uns die Möglichkeit, auf die durch Dysfunktion des Gefäßnervensystems verursachten Krankheiten wie Morbus Raynaud, intermittierendes Hinken, symmetrisch auftretende Dermatosen einzuwirken.

Die Indikation für die Röntgentherapie ist also sehr weitreichend. Es gibt nur wenige Erkrankungen, bei denen zumindest theoretisch eine Strahlenbehandlung nicht indiziert wäre und ein wenigstens vorübergehender oder bescheidener Erfolg versagt bliebe. Die Wirkung ein und desselben Agens auf so viele und verschiedene Erkrankungen erklärt sich damit, daß die meisten krankhaften Prozesse auf einer pathologischen Zellveränderung beruhen. Die Röntgenstrahlen sind — pharmakologisch gesprochen — ein genau dosierbares und exakt lokalisierbares Zellgift mit elektiver Wirkung auf pathologisches Gewebe. Schon daraus allein läßt sich eine ganze Anzahl von Indikationen herleiten, die durch die nebengeordneten Wirkungen der Strahlung noch weiter vermehrt wird. Die große Zahl der Indikationen ist also nicht reklamehafte Anpreisung, sondern theoretisch und biologisch begründete Anwendung.

1. Die zellzerstörende Wirkung.

Jede Röntgenstrahlung, auch in den kleinsten Dosen, wirkt zellzerstörend. Jeder Zelltod ruft eine Rückwirkung im Organismus hervor. Bei hohen Dosen beherrscht die Zellzerstörung das Bild. Bei kleinen Dosen können die reaktiven Wirkungen, die durch den Zelluntergang auftreten, durch die immunisatorischen Vorgänge, die sie auslösen, die therapeutischen Wirkungen unterstützen.

Wirkungen mit vorwiegender Zellzerstörung.

Diese Strahlenwirkung liegt der therapeutischen Anwendung der Röntgenstrahlen bei den Geschwülsten, namentlich den malignen Tumoren, zugrunde. Infolge der Bestrahlung kommt es zu degenerativen Vorgängen an den Geschwulstzellen. Auch das Stroma der Geschwulst wird geschädigt, meist aber weniger stark; es besteht eine gewisse elektive Empfindlichkeit der Tumorzelle. In dem biologischen Kampf zwischen Tumorzelle und Stroma wird durch die Bestrahlung das Kräfteverhältnis zugunsten des weniger stark geschädigten Stroma verschoben. Es wird in den günstigsten Fällen, d. h. bei genügend großer Empfindlichkeitsdifferenz, vollständige Vernichtung oder Rückbildung der Geschwulst erzielt. Die Aussichten sind verschieden, je nach der Sensibilität der Zellen und der Lokalisation der Geschwulst.

Wegen der großen praktischen Bedeutung sei die Strahlenbiologie der Karzinome herausgegriffen. Für die *Sensibilität* der Geschwulstzelle ist nach REGAUD entscheidend der Zelltypus, von dem die Zellvermehrung ausgeht. Haben die Stammzellen den Typus der verhältnismäßig undifferenzierten basalen Zellen der Haut oder Schleimhaut, so sprechen die Tumoren auf die Bestrahlung gut an. Es sind dies an der äußeren Haut die *Basalzellenkarzinome*, an der Schleimhaut die *Plattenepithelkarzinome*. Die aus der weiter differenzierten Stachelzellenschicht stammenden *Stachelzellenkrebse* der Haut und der Schleimhaut zeigen schon eine geringere Sensibilität gegenüber den Röntgenstrahlen. Diesen vom Deckepithel ausgehenden Karzinomen folgen in der Skala der Strahlensensibilität die vom Drüsenepithel abstammenden *Adenokarzinome,* die in ihren ausdifferenzierten Formen nur sehr wenig strahlenempfindlich sind. Eine Ausnahmestellung nehmen diejenigen Karzinome ein, die vom Übergangsepithel der Drüsenausführungsgänge, von der mit Plattenepithel bekleideten Schleimhaut ihren Ausgang nehmen. Diese von amerikanischen Autoren als „transitional cell carcinoma" bezeichneten Geschwülste sind ganz besonders strahlenempfindlich; sie kommen im Zervixkanal, an der Zunge, am Mundboden und an der Tonsille vor.

Für die Strahlenempfindlichkeit kommen aber nicht nur der Zelltypus, sondern auch andere Faktoren in Betracht. So sind alle Karzinome, bei denen das Stroma das Geschwulstparenchym überwiegt, wie dies für den Skirrhus charakteristisch ist, nur sehr wenig radiosensibel.

Neben der Struktur des Tumors spielt der Mutterboden, von dem die Geschwulst ausgeht,

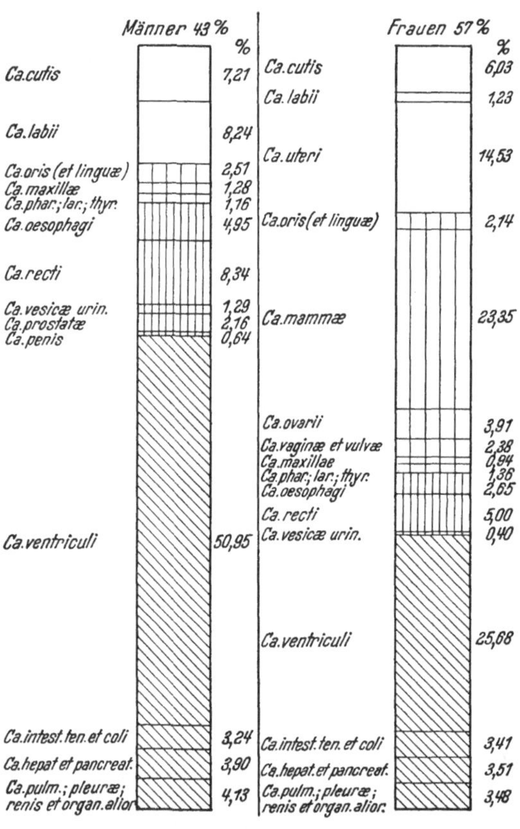

Abb. 276. Ansprechbarkeit der Tumoren auf Bestrahlung (nach einer Statistik von FORSSELL).

eine entscheidende Rolle. Tumoren bestimmter Organe oder Körpergegenden lassen sich durch die Bestrahlung vollständig zur Ausheilung bringen, während die histologisch gleiche Tumorart in einem anderen Organ strahlenrefraktär bleibt. Der guten Ansprechbarkeit der Karzinome der Gesichtshaut und der Lippen stehen die Pankreas- und die Bronchuskarzinome gegenüber, die durch die Bestrahlung kaum zu beeinflussen sind. Dazwischen liegt die ganze Skala unterschiedlicher Strahlenempfindlichkeit, wie sie Abb. 276 schematisch wiedergibt. In dieser Abbildung sind die Lokalisationen in einer Aufeinanderfolge wiedergegeben, die den Heilungsaussichten durch

Bestrahlung entspricht. Obenan die weißen Felder bezeichnen jene Krebsfälle, bei denen die Bestrahlung die Methode der Wahl darstellt. Die folgenden breit liniierten Felder entsprechen denjenigen Lokalisationen, in denen zusammen mit chirurgischen Maßnahmen noch Heilung durch die Strahlenbehandlung zu erzielen ist. In der folgenden Gruppe (enger liniierte Felder) spielt die Strahlenbehandlung nur noch die Rolle eines unterstützenden Verfahrens neben der Chirurgie. Die schraffierten Felder endlich bezeichnen diejenige Gruppe, bei denen die Strahlentherapie eine lediglich palliative Maßnahme darstellt.

Bei den *Sarkomen* beabsichtigt die Strahlenbehandlung den gleichen Endeffekt wie bei den Karzinomen: die Zerstörung der Geschwulstzellen. Die strahlenbiologischen Vorgänge haben wir uns dabei in der gleichen Art vorzustellen, wie sie bei den Karzinomen geschildert wurden.

Die Strahlenempfindlichkeit der Sarkome ist im allgemeinen größer als die der Karzinome. Wegen ihrer besonderen Neigung zum Metastasieren sind die Enderfolge aber schlechter. Über die Beziehungen zwischen biologischer Struktur und Strahlensensibilität sind wir weniger gut unterrichtet, weil man bei den Sarkomen Probeexzisionen meist vermeidet. Als allgemeine Regel gilt, daß die zellreichen Tumoren strahlenempfindlicher sind als diejenigen mit reichlicher Zwischensubstanz (Fibro-Chondro-Osteosarkome).

Die außerordentliche Strahlenempfindlichkeit der lymphatischen Geschwülste und der embryonalen Zellgeschwülste (Seminome, Thymome) ist bekannt. Auch hier trübt die Bereitschaft zum raschen Rezidivieren und Metastasieren die allgemeine Prognose.

Wirkungen mit Zellzerstörung und immunisierender Reaktion.

Diese Wirkungsart spielt vor allem bei der Behandlung der *Entzündungen* eine Rolle, die zu den wichtigsten und besten Indikationen der Röntgentherapie gehören. Ziehen wir in Betracht, daß jede Entzündung eine örtliche Wucherung von Zellen ist, so besteht darin in gewissem Sinne eine Parallele zu den Geschwülsten, mit dem Unterschied jedoch, daß die Entzündung eine zweckmäßige Erscheinung ist und daß die Entzündungszellen sich spontan zu normalen Zellen zurückverwandeln können, eine Fähigkeit, die den Geschwulstzellen abgeht.

Die Röntgenstrahlen wirken, wie man annimmt, auf die Entzündung in der Art, daß sie die Eiterzellen zu rascherem Zerfall bringen und die Umwandlung der Entzündungszellen, die aus dem Blutgefäß-Bindegewebsapparat hervorgegangen sind, in Bindegewebszellen beschleunigen. Eine direkte Einwirkung auf die Bakterien findet nicht statt.

Es wäre fraglich, ob es zweckmäßig ist, die natürlichen Abwehrreaktionen der Entzündung einzudämmen, wenn nicht der vermehrte Leukozytenzerfall eine Steigerung der immunisatorischen Kräfte brächte und die Durchlässigkeitssteigerung der Gefäße ein wirkungsvolles Eindringen dieser Kräfte in den Entzündungsherd ermöglichte. In allen jenen Fällen aber, in denen die örtliche entzündliche Reaktion über das

Ziel hinausschießt, oder gar die Entzündung als Selbstzweck fortbesteht, wie bei den meisten chronischen Granulationen, ist die zellzerstörende Wirkung der Röntgenstrahlen von vornherein willkommen; man hat dann vielfach die Möglichkeit, diesen Prozessen durch die Bestrahlung Einhalt zu tun.

Bei der Entzündungsbestrahlung tritt neben der zellzerstörenden die immunisatorische Wirkung als sehr wichtiger Faktor mit auf den Plan. Bei der Dosierung müssen beide Wirkungen gut gegeneinander abgewogen werden. Damit die immunisatorischen Kräfte in der Entfaltung ihrer Tätigkeit nicht behindert werden, darf bei den akuten Entzündungen die Dosis über das Maß, das zur Zerstörung der Leukozyten notwendig ist, keineswegs hinausgehen. Größere Dosen können eher Schaden stiften.

Besonders gut reagieren die durch Kokken hervorgerufenen Entzündungen, solange noch keine eitrige Einschmelzung eingetreten ist. Die Heilung geschieht entweder durch restlose Rückbildung oder durch rasche Einschmelzung des Entzündungsherdes, der dann durch Stichinzision entleert werden muß.

Die Indikationen umfassen das Karbunkel, das Gesichtsfurunkel, die Phlegmone, die Lymphangitis, Lymphdrüsenentzündungen, Periodontitis, para- und perinephritische Prozesse, die entzündlichen Erkrankungen drüsiger Organe (Mastitis, Orchitis, Epididymitis, Parotitis), die Entzündungen des weiblichen Genitale (Parametritis, Salpingitis, Oophoritis) und die postoperativen Pneumonien. Die günstige Wirkung der Röntgenstrahlen im akuten Stadium der Poliomyelitis und anderer akuter Entzündungen des Zentralnervensystems ist ebenfalls auf die Zerstörung entzündlicher Infiltrate zurückzuführen und daher auch unter die Entzündungsbestrahlungen einzureihen.

Die Einwirkung auf das entzündliche Infiltrat kann durch die Druckentlastung manchmal lebensrettend wirken. So kann nach Bestrahlung der Nieren bei Anurie infolge akuter Nephritis, durch Zerstörung des Leukozyteninfiltrats um die Glomeruli, der Harnstrom wieder in Gang kommen; so können bei Mundbodenphlegmonen und Tonsillenabszessen die bereits bedrohlich verengten Atemwege wieder frei werden.

Ähnlich lebensrettend wirkt auch die Bestrahlung bei den agranulozytären Erkrankungen, wo das Darniederliegen der Abwehrfunktion des hämoblastischen Systems durch geringe, auf das Knochenmark verabfolgte Dosen wieder angefacht werden kann. Die Erklärung der Wirkungsart ist allerdings noch umstritten. Unsicher ist die Wirkung bei den Knochenentzündungen mit Ausnahme des Panaritium ossale. Aussichtslos ist die Bestrahlung bei abgesackten Entzündungen in der Pleurahöhle und im Peritoneum, sowie in präformierten Knochenhöhlen (Mittelohr, Nasennebenhöhlen).

Bei den *chronischen Entzündungen* richtet sich die Strahlung vorwiegend gegen das Granulationsgewebe; dieses soll zerstört und in Bindegewebe umgewandelt werden. Auch beim Zerfall des Granulationsgewebes kommt es wahrscheinlich zur Entstehung wirksamer Zellabbauprodukte, die eine Steigerung der unspezifischen Abwehrkräfte des Organismus zur Folge haben; jedoch tritt diese Wirkung bei den chronischen Entzündungen etwas in den Hintergrund.

Die Indikation erstreckt sich auf Entzündungen jeglicher Ätiologie (mit Ausnahme der luetischen) und Lokalisation. Auch entlegenere Spezialgebiete, wie Augenheilkunde und Zahnheilkunde, machen von der Strahlentherapie chronisch entzündlicher Erkrankungen Gebrauch. Das größte Kontingent stellen die chronisch tuberkulösen Erkrankungen.

Bei den chronischen Mykosen, wie Aktinomykose und Mykosis fungoides, richtet sich die Bestrahlung gegen das durch die Pilzwirkung entstandene reaktive hypertrophische Granulationsgewebe. Durch Rückbildung dieses Gewebes wird nicht nur ein großer Teil der Beschwerden beseitigt, sondern in einem sehr großen Prozentsatz die Erkrankung selbst geheilt. Eine direkte Einwirkung auf die Pilze selbst findet nicht statt.

Auf Rückbildung entzündlicher Infiltrate ist schließlich auch die Wirkung der Röntgenstrahlen bei den chronischen Dermatosen zurückzuführen. — In die Entzündungsbestrahlung ist auch die Strahlenbehandlung verschiedener Formen von Arthritis einzureihen.

2. Die depressive Strahlenwirkung.

Sie ist prinzipiell identisch mit der unter 1 beschriebenen zellzerstörenden Wirkung, von ihr nur graduell verschieden. Der Grad der Zellschädigung ist abhängig von der Strahlenempfindlichkeit der getroffenen Zellart und der Höhe der verabreichten Dosis.

Mit der depressiven Wirkung beabsichtigen wir entweder die Rückführung einer gesteigerten Wachstums- oder Funktionstätigkeit zur Norm oder die Herabsetzung bzw. Ausschaltung der normalen Organtätigkeit. Die therapeutische Praxis stellt uns meist vor die erstere Aufgabe. Bei gesteigerter Wachstumstätigkeit besteht das Behandlungsziel in der Vernichtung eines Teils der vermehrten Zellen, bei der Hyperfunktion in Herabsetzung der gesteigerten Tätigkeit; letztere kann beeinflußt werden, ohne daß Zelluntergang eintritt. Diese Strahlenwirkungen kommen uns bei der Behandlung hyperplastischer und hyperfunktioneller Prozesse zugute, von denen einige wichtige beispielsweise angeführt seien.

In erster Linie sind hier die *Blutkrankheiten* zu nennen, die auf einer abnormen Funktionstätigkeit der blutbildenden Organe beruhen, also die myeloische und lymphatische Leukämie und die Polyglobulie.

Ein weiteres Feld für die therapeutische Anwendung der Strahlen bietet die *Hyperfunktion der inkretorischen Drüsen*; dabei ist es für den Effekt gleichgültig, ob diese mit einer Dysfunktion verbunden ist. Hierher gehören die Thymushyperplasie der Kinder, der Morbus Basedowii und die Hyperfunktion der Hypophyse (Akromegalie und Riesenwuchs). Die völlige Ausschaltung der inkretorischen Tätigkeit eines Organs wird praktisch nur am Ovar ausgeführt, und zwar bei der Behandlung von Frauenkrankheiten und in der Therapie der Osteomalazie.

In der gleichen Weise läßt sich auch die *Hyperfunktion der Drüsen mit äußerer Sekretion* beeinflussen. Man macht von dieser Möglichkeit Gebrauch bei vermehrter Tätigkeit der Magenschleimhaut (Hyperazidität), der Speicheldrüsen, der Schweißdrüsen und der Talgdrüsen (Seborrhoea oleosa). Bei Bildung einer äußeren Drüsenfistel kann man mittelst Bestrahlung die Sekretion der betreffenden Drüse zum Versiegen bringen und so den größten Teil der Beschwerden beseitigen (Speicheldrüsenfistel, Pankreasfistel usw.).

Nicht so prompt ist die Wirkung der Bestrahlung, wenn es sich darum handelt, das Volumen eines hypertrophischen drüsigen Organs zu verkleinern. Dieses Gebiet, das alle *Hyperplasien* umfaßt, grenzt bereits an die gutartigen Geschwülste. Am besten reagiert die Tonsillenhypertrophie, wenn eine Wucherung des lymphatischen Anteils der Drüse vorliegt. Auch die Mammahypertrophie ist in der ersten Hälfte der Schwangerschaft gut zu beeinflussen. Die schon erwähnte gute Einwirkung auf die Thymushyperplasie der Kinder beruht darauf, daß es sich hier um ein jugendliches, wachsendes Gewebe handelt.

Die Prostatahypertrophie und die Struma parenchymatosa sind bereits den gutartigen Adenomen einzureihen. In die gleiche Gruppe gehört auch das Narbenkeloid, das im Frühstadium auf die Bestrahlung gut anspricht. Die zweifellos günstige Wirkung bei der Syringomyelie beruht zum größten Teil auf der Rückbildung gliomatöser Wucherungen.

3. Die durch den Zellzerfall hervorgerufenen Nebenwirkungen der Strahlung als therapeutisches Agens.

Bei den bisher genannten Indikationen spielt die Zellzerstörung bzw. die Herabsetzung der Zellfunktion die Hauptrolle in der Wirkung. Nur bei der Bestrahlung der Entzündungen begegnete uns die durch den Zellzerfall bedingte sekundäre Wirkung als unterstützender therapeutischer Faktor. Bei den jetzt zu nennenden Indikationen ist dieser Faktor der vornehmliche Träger der Wirkung. In der Hauptsache handelt es sich um die bei der Bestrahlung inkretorischer Drüsen auftretende vermehrte Hormonausschüttung, die vermutlich auf den Zerfall spezifischer Drüsenzellen zurückzuführen ist. Es läßt sich auf diese Weise in vielen Fällen eine kräftige Inkretwirkung erzielen, die manchmal zu einer hormonalen Umstimmung und überraschenden Beseitigung inkretorischer Störungen führen kann.

Am gesichertsten ist die Wirkung der *Milzbestrahlung*. Sie wird mit Erfolg angewendet bei den hämorrhagischen Diathesen, bei Metro- und Menorrhagien, sowie bei Hypermenorrhöen jugendlicher Personen. Wegen der beschleunigenden Wirkung auf die Blutgerinnung wird die Milzbestrahlung (kombiniert mit der Bestrahlung der Leber) prophylaktisch vor operativen Eingriffen bei zu Blutungen neigenden Personen angewendet.

Zu den teilweise gesicherten Wirkungen gehört auch die *Hypophysenbestrahlung*. Bei den engen Beziehungen zur Genitalsphäre erstreckt sich die Wirkung vor allem auf diese. Beachtlich sind die Erfolge bei klimakterischen Beschwerden, bei der Oligo- und Amenorrhöe und bei der Dysfunktion des Ovars. Fraglich ist der Einfluß auf den Pruritus und die Alopezie.

Unsicher und umstritten ist die Wirkung der *Thymusbestrahlung* zu hormonalen Zwecken. Unterstützend wirkt sie allerdings bei der Behandlung der BASEDOWschen Krankheit. Dagegen ist die Wirkung auf die Myasthenie, die Psoriasis und die Sklerodermie noch recht problematisch.

Die hormonale Wirkung der Schilddrüsenbestrahlung kann in manchen Fällen von klimakterischen Beschwerden zum Erfolg führen.

Bei der Bestrahlung anderer inkretorischer Drüsen ließen sich bisher hormonale, therapeutisch verwertbare Wirkungen nicht einwandfrei nachweisen. Zwar wird die Bestrahlung der Nebennieren bei angiospastischen Zuständen sowie bei der Epilepsie, die Bestrahlung der Epithelkörperchen bei der Ostitis fibrosa empfohlen. Die praktischen Erfolge — wenn überhaupt vorhanden — sind nicht überzeugend.

Auf unspezifischer antianaphylaktischer Wirkung beruht wahrscheinlich der Einfluß der Strahlung beim Asthma bronchiale, gleichgültig, ob man den Hilus oder die Milz bestrahlt. Auch beim Herpes zoster ist, neben dem Einfluß auf die entzündlichen Vorgänge, ein Teil der Wirkung in ähnlicher Art zu erklären.

4. Wirkungen auf das vegetative Nervensystem.

Die Einwirkung der Röntgenstrahlen auf das vegetative Nervensystem ist eine reine Wirkung auf dessen Funktion. Der Wirkungsmechanismus ist noch unbekannt. Eine Zerstörung von Nervenzellen findet nicht statt. Die Beeinflussung der Funktion äußert sich in Herabsetzung des Tonus der glatten Muskulatur namentlich der Gefäße. Die hauptsächlichste Indikation bieten daher die Akro-Angioneurosen (Morbus Raynaud, Akroparästhesien, intermittierendes Hinken). In diesen Fällen ist die Wirkungsart ähnlich wie bei periarterieller Sympathektomie nach LERICHE. Vielleicht haben wir uns auf die nämliche Art auch die symptomatisch günstige Wirkung der Bestrahlung auf die Angina pectoris vorzustellen. Die manchmal günstige Wirkung auf das Ulcus ventriculi muß wohl auch zum Teil auf Beseitigung von Gefäßspasmen und Spasmen der Muscularis mucosae zurückgeführt werden.

Eine direkte schmerzlindernde Wirkung der Strahlung, wie sie die klinische Beobachtung postulieren möchte, gibt es wahrscheinlich nicht. Die schmerzlindernde Wirkung ist immer eine sekundäre und beruht zum Teil auf der Beseitigung von entzündlichen Infiltraten, Reduzierung von Tumoren und hyperplastischem Gewebe, oder auf der Behebung von Spasmen.

Röntgenstrahlen als differentialdiagnostisches Hilfsmittel.

Auch in der klinischen Differentialdiagnose spielen die Strahlenreaktionen eine, wenn auch untergeordnete Rolle. Als brauchbar haben sich erwiesen:

1. *Die Fieberreaktion.* Bestrahlung entzündlicher Tumoren führt meist zu Fieber; bei echten Geschwülsten bleibt diese Reaktion aus.

2. *Die Rückbildungsreaktion.* Die Verkleinerung der Geschwulst durch Bestrahlung ist verschieden: Am stärksten ist die Rückbildung bei lymphatischen Geschwülsten, schwächer bei granulomatösen Geschwülsten, geringer bei Karzinomen; sie bleibt aus bei zystischen Tumoren.

3. *Die Aktivierungsreaktion.* Durch Bestrahlung kann ein chronischer Prozeß aktiviert und so leichter erkannt werden (Provokation von chronisch-gonorrhoischen Prozessen, chronischer Sinusitis, Tonsillitis, Prostatitis). Hierher gehört auch das Auftreten von Malariaparasiten im Blut nach Bestrahlung einer Malariamilz und das Auftreten einer positiven Diazoreaktion nach Bestrahlung eines lymphogranulomatösen Drüsentumors (Differentialdiagnose gegen Lymphosarkom, tuberkulöse Drüsen und karzinomatöse Drüsen.)

Im allgemeinen läßt sich sagen, daß alle klinischen und laboratoriumstechnischen Untersuchungen im Zweifelsfalle durch eine Aktivierung infolge Bestrahlung verstärkt und eindeutiger ausfallen. Die diagnostischen Möglichkeiten, die dadurch gegeben sind, sind noch lange nicht Allgemeingut geworden und nehmen unter den Untersuchungsmethoden noch nicht den Platz ein, der ihnen gebührt. Denn es steht uns kein zweites Reizmittel zur Verfügung, das sich so exakt abstufen, dosieren und in seinen weiteren Folgen überschauen läßt, wie die Röntgenstrahlen.

Ursachen von Röntgenschädigungen durch therapeutische Bestrahlung.

Das *schwere akute, nekrotische Röntgenulkus*, das 5—8 Tage nach der fehlerhaften Bestrahlung aufschießt, entsteht am häufigsten durch *Vergessen des Filters.* Die Folge des Filtervergessens ist, daß die volle, ungeschwächte Strahlung in schädlicher Qualität und übermäßiger Quantität den Körper trifft. Man kann dieser Gefahr vorbeugen durch Filtersicherungen (s. S. 480).

Die *mittleren und leichteren Überdosierungen* haben ihren Grund meist in der *Dosierung nach Zeit* (s. S. 476). Es ist nicht zu bestreiten, daß bei völlig konstanten Betriebsbedingungen die gleichen Dosen auch stets in gleicher Zeit erreicht werden, doch darf man nicht außer acht lassen, daß auch die modernen Therapieapparate noch keine so ausreichende Konstanz des Betriebes gewährleisten, daß man mit ihnen nur nach der Zeit, ohne Kontrolle der Hautdosis dosieren könnte. Die Hauptquelle der Inkonstanz liegt in den Schwankungen des Stadtstromes. Zur Sicherung des Betriebes muß entweder ein Spannungsregler vorgeschaltet, oder die Hautdosis mit einem Dosimeter kontrolliert werden.

Schwere *lokale Schädigungen* in der *Tiefe des Gewebes* kommen zustande durch falsche Überschneidung mehrerer Strahlenkegel bei hochdosierter Mehrfelderbestrahlung (s. S. 463). Besonders gefährdet ist bei solcher Bestrahlungstechnik der Darm. Dieser kann auch aus einem anderen Grunde schwer geschädigt werden; es ist nämlich die Möglichkeit nicht von der Hand zu weisen, daß ein leicht bewegliches Darmstück — etwa eine Ileumschlinge oder eine lange Sigmaschlinge — bei Bestrahlung der einen Seite eines Abdominalfeldes im Strahlenkegel liegt und bei der nachfolgenden Bestrahlung der anderen Seite ebenfalls dorthin zu liegen kommt und abermals vom Strahlenkegel getroffen wird. Diese Gefahr läßt sich ganz nie beseitigen. Von anderen Organen sind durch falsches Dirigieren des Strahlenkegels bei der Mehrfelderbestrahlung gefährdet: die Blase (Bestrahlung des Uteruskarzinoms), die Lunge (beim Mammakarzinom), der Kehlkopf und das Gehirn.

Kumulationsschäden. Treten die genannten Veränderungen schon nach einer einmaligen Überdosierung auf, so kommt es zu den jetzt zu schildernden Schädigungen erst durch Summation mehrerer Einzeldosen. Diese Einzeldosen können an sich klein sein und weit unter der Toleranzgrenze des Gewebes liegen; das schädigende Moment liegt in ihrer Kumulierung. Charakteristisch für diese Schädigungen ist, daß sie erst nach einer ziemlich langen Latenzzeit aufzutreten pflegen, weshalb man sie auch als *Spätschädigungen* bezeichnet.

Das erste Stadium solcher Schädigungen ist das *chronisch indurierte Ödem*; es ist durch eine derbe, schwielige Infiltration, die sich auf das bestrahlte Gebiet beschränkt, gekennzeichnet. Die Veränderungen sind auf Schädigung der Gefäße und der Lymphbahnen zurückzuführen; neben Erweiterung der Kapillaren und starker konzentrischer Hyperplasie der Arterienwände findet man eine auffallende Ausdehnung der Lymphspalten und eine Vermehrung des Bindegewebes.

Das indurierte Ödem befällt hauptsächlich die Subkutis bei fettreichen Personen und die Lungen. Seltener tritt es auf im Muskel, in den serösen Häuten und in anderen Organen.

Infolge der schlechten Ernährung des Gewebes ist das indurierte Ödem ein Locus minoris resistentiae primae ordinis. Das so veränderte Gewebe ist weiteren Insulten nicht gewachsen; durch die geringste Schädigung kann es zu schwerer Ulkusbildung kommen. Besonders gefährdet sind die Körperfalten, wie die Gesäßfalte, die Axilla und die Leistenbeuge, ferner alle jene Körperstellen, wo die Haut direkt dem Knochen aufliegt, wie die Schlüsselbein- und die Sakrumgegend.

Das Röntgenkarzinom. Die größte Gefahr der Spätschädigungen aber ist die Bildung eines Röntgenkarzinoms. Es sind bisher 40 Fälle von Karzinom auf röntgengeschädigten Hautstellen nach therapeutischen und diagnostischen Bestrahlungen festgestellt worden. Für mehr als die Hälfte der Fälle datiert die schädigende Bestrahlung in die Zeit vor 1910 zurück. Jetzt ist diese Gefahr durch die fortschreitenden Erkenntnisse in der biologischen Wirkung der Strahlung sehr gering.

Die Latenzzeit zwischen Bestrahlung und Karzinomentwicklung ist meist sehr groß; sie beträgt im Durchschnitt 10 Jahre, kann aber zwischen 4—25 Jahren schwanken. Besonders prädisponiert für die Röntgenkarzinombildung sind jene Körpergegenden, die schon normalerweise als Prädilektionsstellen für Hautkrebse gelten, und zwar Kopfhaut, Vulva und Anus.

Viel seltener wird das Auftreten von Sarkomen beobachtet; die bisher beschriebenen Fälle traten auf dem Boden eines bestrahlten Lupus oder eines Gelenkfungus auf, niemals jedoch auf gesundem bestrahlten Gewebe. Schuld an solchen schweren Schädigungen sind die in der Mehrzahl der Fälle angewandten Bestrahlungsmethoden mit außerordentlich lang ausgedehnten Bestrahlungsserien (80—100 Bestrahlungen in einzelnen Fällen!), wie sie heute nicht mehr in Gebrauch sind. Trotzdem läßt es sich für die Mehrzahl der Fälle zeigen, daß nicht die Röntgenbestrahlung allein, sondern erst das Zusammentreffen mehrerer Faktoren die Karzinombildung verschulden (Lupus, chron. Osteomyelitis, Psoriasis, tuberkulöse Fisteln, chron. Irritation durch Korsette, Verletzungen, Pinselungen mit ätzenden Mitteln usw.).

Bei den heute üblichen Bestrahlungsmethoden ist mit der Entstehung solcher Schäden nach therapeutischer Bestrahlung der vorher gesunden Haut kaum mehr zu rechnen. Man darf sich jedoch nie verleiten lassen, bei Kranken, bei denen die Natur ihres Leidens zu häufigen Wiederholungen der Bestrahlung Anlaß gibt, zu viel des Guten zu tun und Kumulationsschäden herbeizuführen.

Schädigungen, die ebenfalls erst nach wiederholten Bestrahlungen spät manifest werden, sind die *Wachstumshemmungen*, die bei jugendlichen, wachsenden Individuen eintreten. So wurde Hypoplasie der Mamma nach Bestrahlung eines Lungenhilus, Verkürzung der Extremitäten nach Bestrahlung wegen Gelenktuberkulose beschrieben. Auch Muskelatrophien sind beobachtet worden. Da die niedrigste schädigende Röntgendosis für wachsende Gewebe noch nicht bekannt ist, sollte man bei der Bestrahlung von Kindern im Wachstumsalter sehr zurückhaltend sein.

Zu erwähnen ist auch die vermehrte Knochenbrüchigkeit der im Bestrahlungsfeld gelegenen Knochen. Die Literatur berichtet über doppelseitige Schenkelhalsfrakturen bei Frauen nach Bestrahlung eines Gebärmutterkrebses. In den beschriebenen Fällen waren neben den typischen Feldern auch pertrochantere Felder verabfolgt worden.

Die Spätschädigungen sind, wie oben erwähnt, auf die zu kurze Serienpause zurückzuführen. Sie werden hauptsächlich nach einzeitigen Bestrahlungen mit harten, schwergefilterten Strahlen beobachtet. Das Absorptionsmaximum liegt dabei 1—2 cm unter der Haut, also im Unterhautzellgewebe. Dieses hat gegenüber der Haut einen relativ langsamen Reaktionsablauf. Das intakte Epithel der rascher regenerierenden Haut verleitet zu vorzeitiger Wiederholung der Bestrahlung, durch die das stark belastete Unterhautzellgewebe, besonders die Kapillaren, geschädigt werden. Mit Rücksicht darauf müssen die Intervalle länger gewählt werden, als dem Reaktionsablauf des Epithels entsprechen würde. Durchschnittlich wird man daher nach Verabfolgung einer einzeitigen Maximaldosis schwer gefilterter Strahlung 8—10 Wochen, einer halben Dosis 4 Wochen, einer Vierteldosis 2 Wochen Pause einschalten. Manche Autoren erachten nach Applikation einer Maximaldosis ultraharter Röntgenstrahlung ein Intervall von 3 Monaten für notwendig. Bei der COUTARDschen Bestrahlungsmethode sind, obgleich sie eine kumulierende Bestrahlung mit einer recht hohen Gesamtdosis darstellt, Spätschäden bisher nicht beobachtet worden. Ein abschließendes Urteil läßt sich jetzt allerdings noch nicht geben; denn die Beobachtungszeit und die Zahl der so behandelten Fälle ist noch zu klein. Die Gefahr wird jedoch gering eingeschätzt, da es sich nur um *eine* Bestrahlungsserie mit kleinen, zeitlich verteilten Dosen handelt, wobei die Reaktion des Gewebes milder verläuft als bei der einzeitigen Applikation der Höchstdosis. — Die Wiederholung einer COUTARDschen Bestrahlungsserie ist auch nach längerem Zeitraum kontraindiziert.

Der *Tod als unbeabsichtigte direkte Folge* einer Röntgenbestrahlung ist beim Menschen wohl kaum in Betracht zu ziehen, liegt jedoch im Bereich des Möglichen. Vom Tierexperiment her ist bekannt, daß Tiere, denen eine im Verhältnis zu ihrem Körpervolumen sehr große Volumendosis Strahlung appliziert wird, zugrunde gehen. Als Todesursache ist die Wirkung der Eiweißabbauprodukte und die Zerstörung der Blutbildungsorgane anzusehen. Eine entsprechend große Volumdosis kann beim Menschen dieselbe schwere Einwirkung hervorrufen. Ein solcher Fall wurde von italienischen Autoren (Fall des Radiologen TIRABOSCHI) beschrieben.

TIRABOSCHI ging nach kurzer, aber sehr intensiver radiologischer Tätigkeit an einer schweren aplastischen Anaemie zugrunde. Er hatte ohne ausreichenden Strahlenschutz gearbeitet. Der Sektionsbefund ergab eine schwere essentielle Anämie, Atrophie des Knochenmarks, Atrophie der Malpighischen Follikel und Pigmentanhäufungen in der Milz — ein Bild, das den letalen Bestrahlungen im Tierexperiment gleicht.

Indirekt können die Röntgenstrahlen zur Todesursache werden bei intensiver Bestrahlung sehr großer, aus lymphatischem Gewebe bestehender Tumoren. Die Überschwemmung des Körpers mit Tumorzerfallsprodukten ist hier anzuschuldigen. Schwere Nekrosen nach Röntgenverbrennungen sind häufig die Eingangspforte für eine septische Infektion; auch sie können also indirekt den Tod des Geschädigten herbeiführen.

V. Die therapeutische Technik.

Trotz den Neben- und Fernwirkungen bleibt die Röntgenstrahlenbehandlung technisch immer eine Lokalbehandlung: auf den Krankheitsherd oder auf das zu beeinflussende Organ ist die Strahlung zu konzentrieren; der Krankheitsherd bzw. das Organ soll das Maximum der Strahlungsenergie erhalten. Für die oberen Gewebsschichten ist dieses Ziel leicht zu erreichen. Schwieriger und eine besondere Aufgabe der therapeutischen Technik ist es, die Dosis auch für tiefer gelegene Krankheitsherde ausreichend groß zu gestalten und die umgebenden Gewebe zu schonen. Nach der Verschiedenheit der Aufgabe und der Verschiedenheit der anzuwendenden Technik teilt sich die Röntgentherapie ohne Zwang in eine *Oberflächentherapie*, deren Strahlenziel die Oberfläche des Körpers, also Haut und Unterhautzellgewebe ist, und eine *Tiefentherapie*, die die Strahlungsenergie in tiefere Gewebsschichten sendet.

1. Oberflächentherapie (= Hauttherapie).

Kurz nach Entdeckung der Röntgenstrahlen wurden schädigende Wirkungen dieser neuen Strahlung auf die Haut festgestellt. Die ersten unliebsamen Erfahrungen zeigten, ein wie stark wirkendes, aber auch gefährliches Agens die Röntgenstrahlen für die Haut darstellen. Nach einigen schweren Schädigungen bei den ersten tastenden Versuchen, die neue Strahlung in der Hauttherapie in Anwendung zu bringen, sind sie

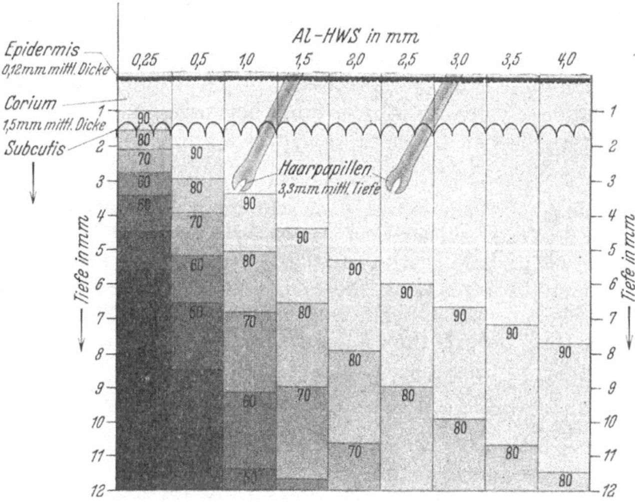

Abb. 277. Intensitätsverteilung der Röntgenstrahlen in der Haut in Abhängigkeit von der Al—HWS (nach WUCHERPFENNIG).

heute ein unentbehrliches Therapeutikum für den Dermatologen geworden. Von besonderem Wert sind sie bei den Pilzerkrankungen der behaarten Haut des Kopfes und des Gesichtes, wo sie durch die leichte und elegante Art der Epilation eine rationelle Therapie erst ermöglichen.

Unter die Technik der Oberflächenbestrahlung fallen diejenigen Erkrankungen, deren tiefste Ausläufer nicht über das Unterhautzellgewebe hinausreichen. Die Strahlenwirkung soll auf die erkrankte Haut beschränkt bleiben. Die Anwendung stark penetrierender Strahlen ist daher in der dermatologischen Behandlung unangebracht, zumindest durch nichts begründet und in Fällen, wo größere Hautflächen bestrahlt werden sollen, sogar kontraindiziert, da sonst zahlreiche, unter der Haut liegende, innere Organe geschädigt werden. Nach einer Beziehung, die CHRISTEN aufgestellt hat, wird von einer bestimmten Strahlung das Maximum an

Strahlungsintensität bis in jene Tiefe absorbiert, die gleich ist der Halbwertschicht der Strahlung im betreffenden Gewebe. Eine Strahlung von der Halbwertschicht 12 mm (s. Abb. 277) hat demnach ihr Hauptwirkungsbereich bis in die gleiche Gewebstiefe. Eine noch größere Tiefenwirkung ist in der Hauttherapie nicht erwünscht. Eine Strahlung, die eine Halbwertschicht von 12 mm in Gewebe (= 1,0 mm in Al) aufweist, ist daher für die Hauttherapie als die optimal penetrante Strahlung anzusehen.

Wie sich die Verteilung der Strahlenabsorption in Abhängigkeit von der Halbwertschicht ändert, zeigt Abb. 277. Wir können danach, je nachdem, bis in welche Tiefe die Röntgenwirkung dringen soll, die Strahlenqualität — ausgedrückt in Al-Halbwertschicht — ändern, wobei wir die Dicke der Halbwertschicht als die Grenze der eigentlichen Wirkungszone ansehen. — Soll die Wirkung auf die Epidermis und Kutis beschränkt bleiben, so werden wir uns der Grenzstrahlen bedienen.

Apparatur.

Der Dermatologe braucht einen Apparat, der bei geringer sekundärer Stromleistung Spannungen von durchschnittlich 90—100 kV max. zu entwickeln vermag. Man wird sich mit Vorteil der kleinen Halbwellenapparate nach dem Typ Explorator, Heliodor usw. bedienen. Auch tiefer liegende maligne Hauttumoren mit den regionären Lymphdrüsenmetastasen, wie auch andere dermatologisch wichtige Lymphdrüsenerkrankungen, können mit dieser Apparatur erfolgreich behandelt werden.

Filterung.

Jede Röntgenröhre sendet, gleichviel mit welcher Spannung sie betrieben wird, ein Strahlengemisch aus, in dem auch die weichsten Anteile nicht fehlen. Diese weichen Anteile werden in den obersten Schichten der Haut sehr stark absorbiert und können dort irreparable Veränderungen hervorrufen, ehe es zu einer genügenden Einwirkung auf die Kutis bzw. Subkutis kommt; *die toxische und die therapeutische Dosis eines solchen Strahlengemisches liegen sehr eng beieinander.* Will man tiefer wirken, so muß man diesen weichen, langwelligen Anteil aus dem Strahlengemisch entfernen. Erreicht wird dies dadurch, daß man die Strahlung erst eine absorbierende Leichtmetallschicht passieren läßt (über Filter und Filterung s. S. 451), in der die weiche Strahlung größtenteils zurückgehalten wird. Als solches Filter kommt für die Oberflächentherapie ein Aluminiumblech von 0,5—4 mm Dicke in Betracht. Bei ganz oberflächlichen Dermatosen ist eine weiche Strahlung therapeutisch erwünscht. Für diese Fälle sind die Grenzstrahlen das geeignete Medikament.

Obwohl es ein leichtes ist, durch die Wahl der geeigneten Strahlenqualität das Maximum der Absorption auf den Ort des beabsichtigten Erfolgs zu lokalisieren, so ist doch in manchen Fällen eine Wirkung auf Organe, die unter der bestrahlten Hautstelle liegen, nicht zu vermeiden. So tritt beispielsweise bei der Epilation des Bartes fast stets eine vorübergehende Lähmung der Funktion der Speicheldrüsen, bei der Bestrahlung der Haut des Hodensackes eine vorübergehende Azoospermie ein. Bei Bestrahlungen in der Umgebung des Auges muß dieses besonders geschützt werden (s. später S. 443). Sehr große Vorsicht sei geraten bei Bestrahlung von Säuglingen oder Kleinkindern. Bei den geringen Körperdurchschnitten und der großen Empfindlichkeit des jugendlichen Gewebes ist die Gefahr, innere Organe zu schädigen, nicht unbeträchtlich. Hier ist die Verwendung harter Strahlung ein Kunstfehler, der schon oft zu Schädigungen geführt hat. Besonders gefährdet sind Thymus, Thyreoidea, Milz, Knochenmark. Auch Knochenkerne können geschädigt werden und zur Verkümmerung des wachsenden Knochens führen. Man wird daher bei Kindern entweder Grenzstrahlen anwenden oder, wo diese unwirksam sind, auf eine andere Therapie zurückgreifen, um eine Röntgenbestrahlung zu vermeiden.

Die Technik der Flächenbestrahlung.

Die dermatologischen Bestrahlungen sind *Flächenbestrahlungen*. Die technische Aufgabe des Therapeuten besteht darin, die zu behandelnde Hautfläche *gleichmäßig* mit Strahlenenergie zu beschicken. Dies zu erreichen bereitete einige Schwierigkeiten, weil die Röntgenstrahlung bei den in Betracht kommenden Fokus-Hautabständen eine *fokale* Strahlung ist, die Körperoberfläche aber die mannigfachsten Formen aufweist.

Zwei Erscheinungen spielen hier eine Rolle: 1. die Abnahme der Strahlungsintensität mit dem Entfernungsquadrat, 2. die Abnahme der Strahlungsintensität mit dem Sinus des Einfallswinkels. Beide machen sich bei Bestrahlung einer ebenen Fläche mit einer fokalen Strahlung aus geringer Entfernung hinsichtlich der Gleichmäßigkeit der Bestrahlung störend bemerkbar. Aus Abb. 278 ist ersichtlich, daß nach dem Rande des Bestrahlungsfeldes zu die Entfernung von der Strahlenquelle immer größer, der Einfallswinkel immer kleiner wird. Aus diesen Gründen ist bei Bestrahlung ebener Hautflächen das Maximum der Strahlenintensität im Fußpunkt des Zentralstrahls gelegen, wo die Entfernung von der Strahlenquelle am kürzesten ist und die Strahlen senkrecht auftreffen; nach der Peripherie hin nimmt die Intensität allmählich ab. Abb. 279 zeigt die Intensitätsverteilung in einem Bestrahlungsfeld von 24 cm Durchmesser bei einer Bestrahlung aus 25 cm Fokus-Hautdistanz, wenn im Feldmittelpunkt die Intensität 100 herrscht.

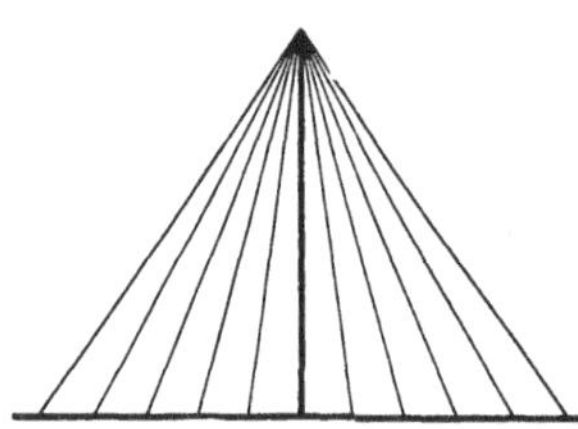

Abb. 278. Verteilung einer fokalen Strahlung auf eine ebene Fläche.

Dieselbe Erscheinung macht sich in wesentlich stärkerem Maße bei konvexen (Kopf) oder zylindrischen (Gliedmaßen) Körperoberflächen geltend (Abb. 280). Am einfachsten liegen die Verhältnisse bei Bestrahlung konkaver Flächen (Achselhöhle, Hals-Schultergegend); bildet hierbei die zu bestrahlende Fläche den Teil einer Hohlkugel, in deren Mittelpunkt sich die Strahlenquelle befindet, so sind sämtliche Punkte der Fläche von der Strahlenquelle gleich weit entfernt, und alle Strahlen treffen senkrecht auf sie auf (Abb. 281).

Die Idealformen des Bestrahlungsfeldes sind in Wirklichkeit am Körper niemals vollständig gegeben; meist stellen sie Kombinationsformen verschiedengestaltiger Oberflächen dar, so daß das Problem der Homogenbestrahlung immer komplizierter wird. Die einfachste Lösung ist, die Strahlenquelle so weit zu entfernen, daß die Strahlung als parallel zu betrachten ist: **Fernbestrahlung.** Dadurch wird die Verschiedenheit der Einfallswinkel verringert, und die Ungleichmäßigkeit der Oberflächengestaltung nivelliert. Den Verlust an Strahlungsenergie und die Verlängerung der Bestrahlungszeit, die früher in der Wahl der Bestrahlungsbedingungen eine Rolle spielten, dürfen wir heutigestags vernachlässigen. Mit einer leistungsfähigen Apparatur und einer guten Röhre läßt sich sogar eine Erythemdosis auch aus großer Entfernung in kurzer Zeit verabreichen.

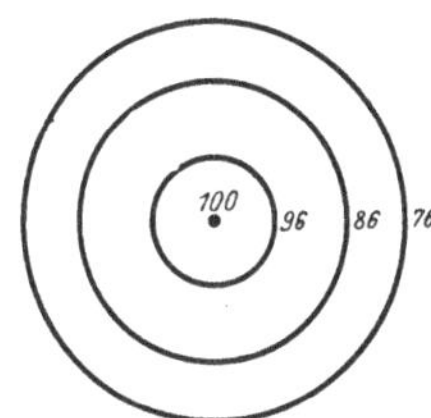

Abb. 279. Verteilung der Strahlenintensitäten auf einer ebenen Fläche im Umkreis (Radius) von 12 cm bei Bestrahlung aus 25 cm Entfernung. (Nach SCHREUS und BERGERHOFF.)

` Rücken wir anderseits mit dem Röhrenfokus näher an die Körperfläche heran, so wird die Strahlung ausgesprochen fokal und die Strahlenverteilung immer ungleichmäßiger. Wir sind daher gezwungen, einen Kompromiß zu schließen. Der Kompromiß besteht darin, daß wir aus Gründen der Energieersparnis mit der Strahlenquelle möglichst nahe an die Körperoberfläche herangehen, aber doch noch eine solche Distanz halten, daß eine genügend gleichmäßige Strahlenverteilung verbürgt bleibt. Wir erstreben nur eine praktisch genügende Gleichmäßigkeit, da kleine Intensitätsunterschiede bei der relativen Breite der biologischen Reaktion den Endeffekt

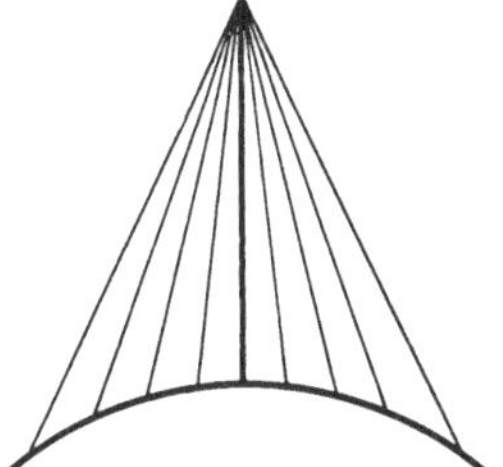

Abb. 280. Verteilung einer fokalen Strahlung auf eine konvexe Fläche.

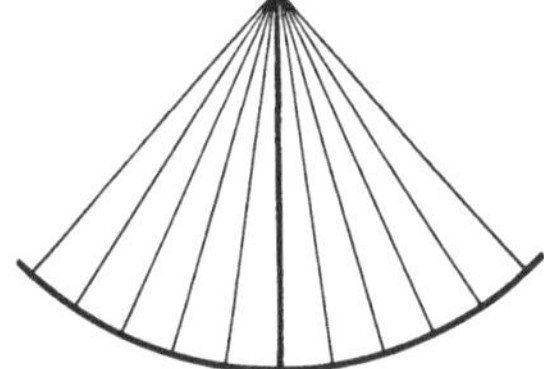

Abb. 281. Verteilung einer fokalen Strahlung auf eine konkave Fläche.

nicht in Frage stellen. Eine Abnahme des biologischen Effekts wird erst bei einer gewissen Verringerung der Strahlenenergie bemerkbar. HOLZKNECHT hat in praktischen Versuchen diese biologischen Schwellenwerte bestimmt und danach für die Bestrahlung von Hautflächen folgende Beziehungen aufgestellt:

1. *Bei planen Bestrahlungsflächen ist eine annähernd gleichmäßige Strahlenverteilung und gleiche biologische Wirkung verbürgt in einem Umkreis, dessen Durchmesser halb so groß ist wie die Fokus-Hautdistanz. Es*

ist daher die Fokus-Hautdistanz doppelt so groß zu wählen, wie der Durchmesser des Bestrahlungsfeldes beträgt. So verlangt beispielsweise ein Feld von 12 cm Durchmesser eine Fokus-Hautdistanz von 24 cm. Im weiteren Umkreis nimmt die Strahlenintensität schon beträchtlich ab.

2. *Bei konvexen Flächen betrage die Fokus-Hautdistanz das Doppelte des Krümmungsradius der Fläche.* Der Krümmungsradius des Schädels beträgt zirka 10—12 cm; man wird ausgebreitete Hautaffektionen am Schädel aus einer FHD von mindestens 20—24 cm bestrahlen.

Auf der Intensitätsabnahme in den peripheren Randzonen des Bestrahlungsfeldes basiert die Methode der **Totalbestrahlung.** Durch Überdeckung zweier benachbarter Randzonen wird durch Summation der Wirkungen in diesen fast die gleiche Strahlenintensität erreicht wie in der Mitte der Bestrahlungsfelder[1]. Dieser Bestrahlungsmodus wird an-

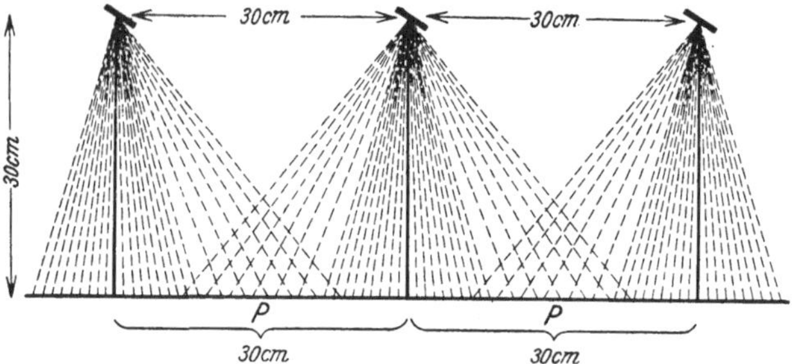

Abb. 282. Die Methode der Totalbestrahlung nach HOLZKNECHT.

gewendet, wenn große Hautflächen gleichmäßig mit Strahlung beschickt werden sollen. Man geht dabei so vor, daß man das ganze Bestrahlungsfeld in mehrere ideelle Einzelfelder zerlegt und diese so groß wählt und so anordnet, daß die schwach bestrahlten Randzonen sich überdecken derart, daß die sich an diesen Stellen summierenden Strahleneffekte denen im Zentralstrahl etwa gleichkommen. Dies ist dann der Fall, wenn jedes dieser ideellen Felder einen Durchmesser von der Größe der FHD hat, und die Entfernung der Mittelpunkte der Einzelfelder ebenfalls der FHD gleich ist. Man verwendet für die Totalbestrahlungen meist eine Distanz von 30 cm. Die Einzelfelder werden so gewählt, daß ihre Mittelpunkte gleichfalls je 30 cm voneinander entfernt zu liegen kommen. Abb. 282 zeigt die Bestrahlung eines Feldes von 75 cm Längenausdehnung. Die Strahlenverteilung ist grobschematisch aus dem Bild ersichtlich. Werden auf diese Weise Felder *hintereinander*gereiht, so daß sie nur je *eine* Über-

---

[1] Totalbestrahlungen sind genau genommen nur mit *frei aufgestellten* Röhren ausführbar. Bei Verwendung von Strahlenschutzröhren muß das Strahlenaustrittsfenster so weit sein, daß der Felddurchmesser das Doppelte der Fokus-Hautdistanz beträgt. Bei Geräten mit kleinem Blendenausschnitt wird aus der vermeintlichen Totalbestrahlung eine mangelhafte Partialbestrahlung.

schneidungszone gemeinsam haben, so ist die Homogenität noch eine leidliche. Allein im Punkt *P* wird eine etwas zu hohe Dosis zu verzeichnen sein. Versucht man aber die Felder auch *nebeneinander* zu reihen, indem man etwa drei oder vier Felder nach Abb. 283 nebeneinander setzt, so ergeben sich Dosensummationen, die, da sie die beabsichtigte Dosis um 100% übersteigen können, als gefährlich bezeichnet werden müssen. Nur bei konvexen Flächen (Kopf), bei denen die Intensitätsabnahme nach der Peripherie hin eine sehr starke ist, dürfen wir die Felder gefahrlos auf diese Weise nebeneinander setzen, sonst aber müssen wir die beabsichtigte Dosis auf zwei Drittel (bei zwei Feldern), bzw. die Hälfte (bei mehreren Feldern) reduzieren.

Bei der Bestrahlung ausgedehnter ebener Flächen bleibt uns noch der eine Ausweg, nämlich die *Fernbestrahlung.* (Um eine starke Allgemeinwirkung zu vermeiden, werden wir nie einer so großen Fläche die therapeutische Dosis in *einer* Sitzung verabfolgen, sondern auf mehrere Sitzungen verteilen.)

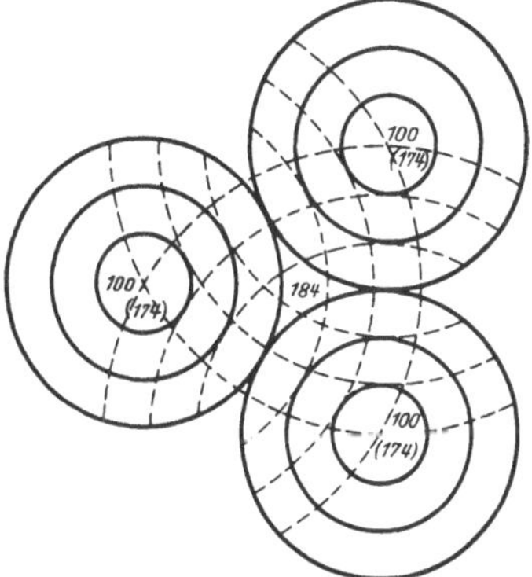

Abb. 283. Intensitätsverteilung bei der Totalbestrahlung. Die Totalbestrahlung führt bei Hinter- und Nebeneinanderreihung mehrerer Felder zu recht beträchtlichen Dosensummationen. Bei einer Intensität von 100 pro Feldmittelpunkt herrscht am Berührungspunkt der drei Felder die Intensität 184, in den Feldmittelpunkten selbst steigt die Intensität infolge Einwirkung der Randzonen der Nachbarfelder auf 174. Dieser Umstand ist bei Bestrahlung mit Dosen, die 30% der HED überschreiten, zu berücksichtigen. (Nach SCHREUS und BERGERHOFF.)

Der andere Bestrahlungsmodus, die sog. **Partialbestrahlung,** bei dem man bei scharfer Abdeckung der Umgebung ein kleines Einzelfeld exponiert, hat auch seine Schattenseiten; denn es liegt bei diesem Vorgehen die Gefahr sehr nahe, daß die Grenzen der Abdeckung nicht genau innegehalten werden, daß durch eine kaum bemerkbare Bewegung (vielleicht durch die Atmung des Patienten) das Abdeckungsmaterial sich verschiebt und der schmale Grenzstreifen bei Ansetzung des Nachbarfeldes nochmals bestrahlt wird. Der ängstliche Bestrahler wird wiederum zwischen zwei Feldern einen unbestrahlten Saum des Respekts freilassen — ebenfalls ein Fehler, der sich durch nachträgliche Bestrahlung des schmalen Streifens kaum wieder gutmachen läßt.

Spezielle Bestrahlungstechnik.

Die reichgegliederten Formen des menschlichen Körpers stellen bezüglich Felderwahl und Feldgröße von Fall zu Fall an den Therapeuten schwierige Aufgaben. In dieser Hinsicht bedürfen der behaarte Kopf und das Gesicht, der häufigste Sitz von Hautaffektionen, einer besonderen Besprechung.

Kopfbestrahlungen. Die Totalbestrahlung hat die Aufgabe, auf der konvexen Fläche des Schädels gleiche Strahlenintensitäten zu verteilen und einerseits zu starke Überkreuzungen zu vermeiden, anderseits ungenügenden Überstrahlungen vorzubeugen. Die Feldeinteilung ist daher wohl zu überdenken. Bei Kindern[1] kommt man mit 5 Feldern aus. Die Zentralpunkte der Felder sind: 1. Mitte der vorderen Haargrenze, 2. rechter, 3. linker, oberer Ohrmuschelansatz, 4. Tuber occipitale, 5. Bregma (Haarwirbel), (Abb. 284a). FHD 23 cm. Die in das Gesicht bzw. in den Nacken sich erstreckenden Teile der Felder 1—4 müssen, falls es sich um eine Epilation handelt, abgedeckt werden. Bei Erwachsenen oder Kindern mit größerem Schädel wird man entweder die FHD vergrößern (etwa 25 cm) oder mit 6 Teilfeldern bestrahlen. Anstatt Feld 1 zentriert man je ein Feld über dem rechten und linken Tuber frontale. Im übrigen Bestrahlung wie oben.

Totalbestrahlung des Gesichts. 3 Felder: Feld 1, Zentralstrahl Nasenrücken, FHD wegen der reliefreichen Oberfläche 25—30 cm; Feld 2 und 3

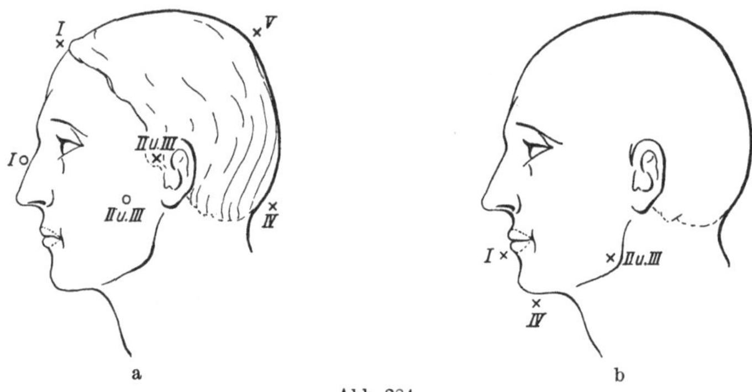

Abb. 284.

a. × = Feldmittelpunkte bei der Totalbestrahlung des behaarten Kopfes.
   O = Feldmittelpunkte bei der Totalbestrahlung des Gesichtes.
b. × = Feldmittelpunkte bei der Epilation des Bartes.

rechte und linke Wange. Zentralstrahl im Halbierungspunkt der Verbindungslinie zwischen Mundwinkel und oberem Ohrmuschelansatz FHD 23 cm (Abb. 284a).

Totalbestrahlung des behaarten Gesichts (Epilation des Bartes). 4 Felder: Feld 1, Zentralstrahl median über dem Kinn am Saum der Unterlippe. Feld 2 und 3, Zentralstrahl über dem rechten und linken Angulus mandibulae. Feld 4, Zentralstrahl median unter dem Kinn bei maximal retroflektiertem Kopf. Kehlkopf durch zurechtgeschnittenen Bleigummi abdecken. Die dort stehenden Haare manuell epilieren. Die FHD ist mit 23 cm zu bemessen (Abb. 284b).

Genitalgegend. Rückenlage des Patienten, Becken etwas erhöht auf Sandsäcken. Oberschenkel maximal abduziert. FHD 30 cm. Bei männ-

---

[1] Eine Epilation des Kopfes kann bei Kindern frühestens nach vollendetem 4. Lebensjahre vorgenommen werden. Beobachtungen der „Favusaktion in Osteuropa", die sich über einen Zeitraum von 8 Jahren erstrecken, haben ein Abweichen von der normalen geistigen Entwicklung der im frühen Alter bestrahlten Kinder nicht erkennen lassen.

lichen Individuen muß der Hodensack geschützt werden, am einfachsten, indem der Patient mit den eigenen, durch Schutzhandschuhe geschützten Händen den Hodensack hochzieht und abdeckt.

Extremitäten. Sie werden als Zylinderflächen betrachtet. Bei kleinen Durchmessern, wie dem Vorderarm, genügen zwei Felder, beim Unterschenkel und Oberarm werden drei, beim Oberschenkel vier Felder zur Totalbestrahlung benötigt.

Indirekte Bestrahlung. Bei manchen Hauterkrankungen wird neben der direkten Bestrahlung der erkrankten Hautfläche als unterstützendes Moment die indirekte Bestrahlung herangezogen. Teils werden dabei innersekretorische Drüsen bestrahlt (so der Thymus bei Psoriasis und Sklerodermie, die Hypophyse bei Alopezie) teils versucht man durch Bestrahlung der Umschaltstellen des Sympathikus auf die Hautveränderungen einzuwirken. Die Einwirkung auf den Sympathikus geschieht entweder durch Bestrahlung der präganglionären Neurone im Rückenmark (Einstellung auf die entsprechenden Rückenmarkssegmente) oder durch Bestrahlung der neurovegetativen Elemente in der Peripherie; in letzterem Fall wird der Sympathikus für die obere Extremität in der Achselhöhle, für die untere Extremität im SKARPAschen Dreieck eingestellt.

Als Indikationen betrachtet man den Lichen ruber planus, das chronische Ekzem, die Neurodermitis der Genital- und Analgegend, die Psoriasis, den Pruritus, gewisse Pemphigusformen, die Sklerodermie und die Vitiligo.

Die Wirkungsweise der indirekten Bestrahlung ist unbekannt und keineswegs zuverlässig; ein Versuch mit ihr ist beim Versagen anderer Methoden gerechtfertigt.

Lagerung des Patienten. Man bevorzugt stets die liegende Haltung. Nur bei Bestrahlung der Hände, Vorderarme und Schulterwölbungen wird man sitzende Stellung wählen müssen.

Abdeckung. Das Allgemeine über die Abdeckung ist in Kap. VI. auf S. 481 niedergelegt. Hier seien nur einige für die Hauttherapie wichtige Besonderheiten beschrieben: Bei Gesichtsbestrahlungen wird die Augengegend auf die Weise geschützt, daß man sie mit zurechtgeschnittenen ovalen Bleigummiplättchen, die die Augenbrauen[1], das Lid und die Wimpern decken, abschirmt und sie in dieser Lage durch einige Bindenzüge fixiert. Soll das Augenlid (z. B. bei Epitheliom) bestrahlt werden, so muß der darunterliegende Bulbus geschützt werden[2]. Denn es liegen vielfache Beobachtungen vor, daß Patienten mit Hautkrankheiten im Gesicht, wie Lupus, Ekzem, Sykosis, für Augenschädigungen besonders empfänglich sind. Hierzu bedarf es eines speziellen Augenschutzplättchens, das aus einer dünnen Bleiglasschale besteht, die die Form des vorderen Bulbus nach-

---

[1] Die Augenbrauen sind gegen den Ausfall ziemlich resistent. Ihre Epilationsdosis liegt höher als die des behaarten Kopfes.

[2] Wenn kleine Dosen ($^1/_{10}$—$^1/_5$ HED) auf das Lid oder die Umgebung des Auges verabfolgt werden, ist ein besonderer Schutz des Bulbus bei geschlossenen Lidern nicht nötig. Daß die Sicherung des Auges gegen harte, schwergefilterte Röntgenstrahlung anders zu bewerten ist, darüber siehe S. 470.

ahmt. Diese Bleiglasschale wird unter lokaler Kokainanästhesie unter das Lid in den Bindehautsack eingeschoben. Bei Lippen- und Wangenbestrahlungen soll vor die Zahnreihen ein gut eingehülltes Bleiblech eingelegt werden, um Schädigungen der Mundschleimhaut und des Zahnfleisches zu verhindern. Bei Verwendung von Grenzstrahlen fällt dagegen die Rücksichtnahme auf tieferliegende Organe weg. Kleinere Hautpartien, wie Lippenrot, Augenbrauen und ähnliche, wo eine Abdeckung mit Bleigummi[1] oder mit Bleiblech nicht durchführbar ist (z. B. unregelmäßig gestaltete gesunde Flächen zwischen disseminierten Effloreszenzen), werden mittels Bariumbrei abgedeckt. Den Bariumbrei bereitet man sich selbst, indem man Bariumsulfat mit einigen Tropfen Wassers zu einer dicken Paste anrührt. Diese trägt man sodann auf die zu deckenden Hautstellen messerrückendick auf. An kosmetisch wichtigen Stellen (Gesicht, Hals, Nacken, Handrücken) ist bei höheren Dosen, die zur Pigmentierung führen (von 50% der HED an), jede scharfe Abdeckung zu vermeiden; denn scharf begrenzte, pigmentierte Stellen sind viel auffälliger als eine sich allmählich verlierende Bräunung. Man geht am besten so vor, daß man die Deckschichte während der ersten Hälfte der Bestrahlungszeit beläßt, in der nachfolgenden Hälfte entfernt. Die halbe therapeutische Dosis wird der gesunden Umgebung kaum einen Schaden zufügen. Anderseits erzielen wir durch dieses Vorgehen einen allmählichen Übergang des Bestrahlungsfeldes zur Umgebung, also ein gutes kosmetisches Resultat.

Die Dosierung.

Die Ermittlung der Dosis geschieht am besten durch ein geeichtes Ionimeter, wie auf S. 369 bereits geschildert. Steht ein solches nicht zur Verfügung, so kann man mit einer für die Praxis genügenden Genauigkeit mit dem HOLZKNECHTschen Radiometer die Oberflächendosis bestimmen und sie, falls man stets ein und dieselbe Strahlenqualität benutzt, ein für allemal festhalten.

Gegen die Dosierung mit dem HOLZKNECHTschen Radiometer, das auch heute noch wegen seiner Einfachheit und Zuverlässigkeit die praktisch bedeutungsvollste Meßmethode für den röntgentherapeutisch arbeitenden Dermatologen ist, ist nichts einzuwenden. Für Umrechnungen gilt die Beziehung: 1 H = 50 r Einfallsstrahlung.

Die Bestimmung der Strahlenqualität geschieht nach der Halbwertschicht in Aluminium, genau in der gleichen Weise wie für die Tiefentherapie in Cu (s. diese S. 465).

Die Größe der erforderlichen Dosis ist eine verschiedene. Manche Indikationen, so die Dauerepilation und die Entfernung von gutartigen Neubildungen, zwingen den Therapeuten, die Maximaldosis um ein beträchtliches zu überschreiten und toxische Dosen anzuwenden. Ebenso verlangen maligne Hautleiden, wie Melanome oder Karzinome, sehr hohe

---

[1] Der Bleigummi wird zum Zwecke der Desinfektion mit Wasser und Seife abgewaschen, auf 1 Stunde in 2proz. Carbollösung eingelegt und hernach an der Luft getrocknet.

Dosen. Knapp unterhalb der Maximaldosis liegt die für die Dermatologie wichtige *Epilationsdosis.* Sie bewirkt nach zirka 3 Wochen einen Haarausfall mit nachfolgender Pigmentation der Haut. Die meisten Hautaffektionen aber reagieren schon auf kleine Teildosen ($^{1}/_{3}$—$^{1}/_{4}$ der Maximaldosis). Die derzeitigen Bestrebungen gehen dahin, die Dosis für diese Hauterkrankungen noch weiter, nämlich auf $^{1}/_{5}$—$^{1}/_{10}$ der HED herabzusetzen. Die Empfindlichkeit der Haarpapille ist je nach der Körpergegend eine andere. In der Größe der Epilationsdosis müssen diese örtlichen Verschiedenheiten berücksichtigt werden. Das Kopfhaar reagiert mit Ausfall schon auf kleinere Dosen (320—350 r = 7 H); größere Strahlenintensitäten verlangen das Barthaar und die Schamhaare (420 r = = 8 H); sehr resistent sind Augenbrauen und Wimpern, die erst durch eine Maximaldosis zum Ausfallen gebracht werden. (Mißlungene Epilationen, mit Rücksicht auf die Restitution des Haarkleides, nicht vor 10—12 Wochen wiederholen!)

Kontrolle der Dosis. Auch wenn man über moderne Therapieapparate verfügt, verschmähe man nicht, die Oberflächendosis, besonders wenn es sich um Verabfolgung der Maximaldosis handelt, mit dem einfachen Holzknecht-Radiometer oder der Sabouraud-Tablette zu kontrollieren. Die Dosenkontrolle sei ein integrierender Bestandteil in der Betriebsweise der dermatologischen Bestrahlungen. Man gewöhne sich folgenden Gang des Betriebes an: Nachdem der Bestrahlungsplan wohl überlegt ist, wird die Röhre über dem Bestrahlungsfeld derart eingestellt, daß ihre Achse parallel zur Oberfläche des Feldes verläuft, der Zentralstrahlindex im Mittelpunkt des Feldes und auf diesem senkrecht steht. Der Patient wird dabei so gelagert, daß die zu bestrahlende Fläche (soweit sich das erreichen läßt) horizontal zu liegen kommt. Die FHD wird genau eingestellt, und im Feldmittelpunkt eine Meßtablette mittels Heftpflaster befestigt. Nach Entfernung des Zentralstrahlindex wird mit der Bestrahlung begonnen. Die Weckuhr wird auf $^{3}/_{4}$ der vorgesehenen Bestrahlungszeit aufgezogen. Sobald das Läutewerk signalisiert, wird die Bestrahlung unterbrochen, die Meßtablette abgelesen und je nach dem Ergebnis der Bestrahlung entweder abgebrochen oder um den fehlenden Bruchteil ergänzt. Bei Verwendung einer modernen Apparatur mit konstanten elektrischen Bedingungen ist ein solches Vorgehen allerdings nicht unbedingt erforderlich.

Röntgenschäden bei der Hauttherapie. Um Schädigungen bei der Hauttherapie zu vermeiden, ist es notwendig, sich mit den Gefahren und Klippen der Behandlungsmethode vertraut zu machen.

Die Spätschädigungen bei der Hauttherapie sind meist auf eine zu häufige Wiederholung relativ großer Strahlendosen in zu kurzen Bestrahlungspausen zurückzuführen. Einen Anreiz zu so häufigen Bestrahlungen geben die chronischen Hauterkrankungen, wie die Psoriasis, der Lichen ruber und das chronische inveterierte Ekzem. Bei der Psoriasis kommt noch hinzu, daß die Haut der Psoriatiker anscheinend besonders empfindlich ist. Deshalb sollten bei dieser Erkrankung die Röntgenstrahlen nur dann angewendet werden, wenn entweder aus äußeren Gründen eine Salbenbehandlung nicht gut durchführbar ist, oder die Herde, wie z. B. bei Sitz im Gesicht, sich als kosmetisch besonders störend erweisen; ferner bei sehr resistenten Herden, die auf die übliche dermatotherapeutische Behandlung nicht ansprechen.

Weiter kommen Schädigungen vor bei der Röntgenbehandlung der Hypertrichosis. Man lehne diese ganz konsequent ab, da zur dauernden Epilation Strahlendosen notwendig sind, die zum Teil recht entstellende Hautveränderungen nach sich ziehen, wie Atrophie, Schrumpfung und Teleangiektasien; letztere können viel störender sein als die Behaarung. Man verweise die Patienten auf anderweitige dermatologische Mittel, wie Bleichung, Depilatorien, Epilation mit Elektrolyse oder Koagulation.

Man lehne bei Kindern bis zu 4 Jahren die Röntgenbestrahlung des behaarten Kopfs soweit als möglich ab, da, abgesehen von den seltenen Symptomen zerebraler Reizung nach Epilationsbestrahlung, bei der so zarten Haut dieser jugendlichen Individuen eine bleibende Alopezie durch irreparable Schädigung der Haarpapille, auch mit einer an sich exakten Epilationsdosis, nicht immer vermieden werden kann.

Unliebsame prozessuale Folgen kann ein nicht beabsichtigter epilatorischer Effekt in bestimmten Fällen haben. Ein solcher kann bei der Röntgenbehandlung gewisser Hautleiden am Kapillitium eintreten. Obwohl die Epilation immer vorübergehend ist, gibt sie doch zu Schadenersatzansprüchen von seiten des Patienten Anlaß; dies sollte daher tunlichst vermieden werden. Solche Zufälle treten ein bei der Psoriasis und beim Ekzema seborrhoicum capitis. Da die Haarpapille bei diesen Erkrankungen anscheinend sehr empfindlich ist, ist es empfehlenswert, hier mit sehr kleinen Dosen, die weit unter der Epilationsdosis liegen, vorzugehen. Solche kleine Dosen von 25 r, gefiltert durch $^1/_2$ mm Al sind bei ein- bis zweimaliger Wiederholung in Abständen von 2 Wochen imstande, das Hautleiden zu beeinflussen, ohne Epilation hervorzurufen.

Hauttherapie mit Grenzstrahlen.

Die Eigenart der Grenzstrahlen besteht darin, daß fast die gesamte Energie in der Epidermis absorbiert wird und nur unerhebliche Strahlenmengen in tiefere Schichten gelangen. Da die Kutis geschont wird, rückt die Grenze zwischen therapeutischer und toxischer Dosis weiter auseinander. Die Haarpapille liegt bereits außerhalb der Reichweite der Strahlung; die Gefahr eines Haarausfalls ist daher auch bei großen Dosen nicht vorhanden. Ein weiterer Vorteil besteht auch darin, daß bei Hautkrankheiten, die die Neigung haben, öfter zu rezidivieren, bei der oberflächlichen Wirkung der Bestrahlung eine größere Anzahl Bestrahlungsserien ohne Gefahr eines Röntgenschadens vorgenommen werden kann.

Diese Eigenschaften machen die Grenzstrahlen zu einer relativ harmlosen Strahlung, die mit Recht in gewissen Fällen den mittelharten Röntgenstrahlen vorgezogen werden soll und daher eine empfehlenswerte Ergänzung der bisherigen strahlentherapeutischen Methoden in der Dermatologie darstellt. Biologisch ist die Wirkung der Grenzstrahlen im übrigen die gleiche wie die der gebräuchlichen Röntgenstrahlen.

Die Dosierung ist im Gebiet der Grenzstrahlen etwas unsicher; für die extrem weiche Strahlung versagen unsere gebräuchlichen Dosimeter; ihre Angaben sind nicht einwandfrei. Außerdem muß auch bei der Messung berücksichtigt werden, daß das sonst geltende Abstandsquadratgesetz nicht angewendet werden darf, weil bereits die Luft die Grenzstrahlen sehr stark absorbiert und daher eine stärkere als nach dem Abstandsquadratgesetz verlaufende Intensitätsabnahme eintritt. Auch die biologische Dosierung der Grenzstrahlen mittelst des Hauterythems ist nicht zuverlässig, weil der Anstieg des Grenzstrahlenerythems, im Gegensatz zu dem des Röntgenerythems, mit wachsender eingestrahlter Energie nur sehr langsam erfolgt, so daß auch das 10fache einer Grenzstrahlendosis, die schon nach einigen Stunden ein deutliches Erythem erzeugt, auch nur zu einem Erythem, aber nicht zu einer höheren Reaktionsstufe mit Blasenbildung führt.

Die durchschnittliche therapeutische Dosis für chronische und entzündliche Hauterkrankungen beträgt 300—400 r. Man kann mit der Dosis bis maximal 4000 (nach anderen 6000) r hinaufgehen, ohne daß Schädigungen auftreten. Im allgemeinen sind aber 2000 r als die therapeutische Höchstdosis zu betrachten, über die man vorsichtshalber nicht hinausgehen soll. Es empfiehlt sich bei Strahlengaben bis 1000 r ein Intervall von 2 Wochen, bis 1500 r ein solches von 3—4 Wochen und über 1500 r ein solches von 4—6 Wochen einzuschalten.

Therapeutisch überlegen sind die Grenzstrahlen den mittelharten Röntgenstrahlen bei Tuberculosis cutis verrucosa, Erythema induratum Bazin, Verrucae planae und vulgares. Jeder anderen Therapie vorzuziehen sind sie beim flachen Hämangiom und beim Naevus flammeus, vor allem auch, was die kosmetische Seite der Resultate anbelangt. Auch bei Pityriasis lichenoides chronica und der sonst jeder Maßnahme trotzenden Poikilodermie hat man Erfolge mittelst Grenzstrahlen erzielt. In allen anderen Fällen erreicht man nicht mehr als mit gewöhnlichen Röntgenstrahlen; dann aber ist die Anwendung der Röntgenstrahlen sicherer und bequemer.

Zwecklos sind die Grenzstrahlen beim Lupus vulgaris und bei den malignen Hauterkrankungen. Auch wenn die kranke Haut Schuppen oder andere Abweichungen der Hornschicht aufweist, die die weichen Strahlen schon völlig absorbieren, ist die Grenzstrahlentherapie von vornherein aussichtslos.

Als Nachteil muß die stärkere Pigmentierung, die meist nach höheren Dosen auftritt, erwähnt werden. Teleangiektasien und Atrophie der Haut sind die Folge schwerer Überdosierung.

Durch einige technische Mängel wird die Anwendung der Grenzstrahlen erschwert. Sehr störend ist z. B. die Kleinheit des Bestrahlungsfeldes, die durch die beschränkte Größe des Lindemannfensters bedingt ist. Da man infolge der starken Absorption der Strahlung durch die Luft über eine Entfernung von 15 cm nicht hinausgehen kann, sind einer Vergrößerung des Bestrahlungsfeldes durch Vermehrung des Abstands Grenzen gesetzt. Ein Mangel ist ferner die Verschiedenheit und die Inkonstanz der einzelnen Röhrenindividuen und das Fehlen eines geeigneten sicheren Dosimeters für die Strahlung. Zu beachten ist auch, daß mit zunehmender Verwitterung des Lindemannfensters eine immer größer werdende Menge weichster Strahlung abgefangen wird und die Strahlenemission der Röhre mit der Zeit abnimmt.

Die Bestrahlungstechnik deckt sich im übrigen mit der üblichen Oberflächenbestrahlung. Zur Bestrahlung größerer Felder wende man eine Entfernung von 15 cm an; dann beträgt der Durchmesser des Bestrahlungsfeldes 12 cm. Um eine homogene Bestrahlung größerer Hautflächen zu erzielen, verschiebt man den Röhrenfokus um den Radius des Bestrahlungsfeldes und strahlt nur die Hälfte der vorgesehenen Dosis ein.

2. Tiefentherapie.

Vor einer ganz anderen und wesentlich schwierigeren Aufgabe steht der Therapeut, wenn das Erfolgsorgan in der *Tiefe* des Körpers liegt. Die schematische Darstellung der Absorption eines ungefilterten Strahlenkegels in zunehmender Körpertiefe (Abb. 285) stellt uns die Schwierigkeiten, die zu überwinden sind, klar vor Augen. Der größte Anteil der Strahlung wird in den oberen Schichten absorbiert, in größere Tiefen dringen nur kärgliche Reste hinab. Von der in Abb. 285 charakterisierten Strahlung würden nur noch 13% in 10 cm Tiefe wirksam sein, während das Gros der Strahlung in den darüberliegenden Schichten, besonders in den obersten 4 cm, bereits zur Absorption gelangt ist. Wie sollten wir also unter diesen Umständen einen in 10 cm Tiefe liegenden Herd mit einer therapeutischen Dosis beschicken können? Bei solchen Absorptionsverhältnissen wird in den obersten Schichten, in der Haut und im Unterhautzellgewebe, längst die toxische Dosis erreicht sein, ehe auch nur der Schwellenwert der kleinsten therapeutischen Wirkung in der Tiefe zu verzeichnen ist. Ein therapeutischer Erfolg in der Tiefe könnte nur mit einer schweren Schädigung der darüberliegenden Gewebe erkauft werden. Der sogenannte *Dosenquotient*, das ist das Verhältnis der Dosis des gleichen Strahlenkegels in der Einfallsfläche zur Tiefendosis, ist sehr ungünstig, eine Tiefenwirkung unter diesen Umständen nicht zu erzielen.

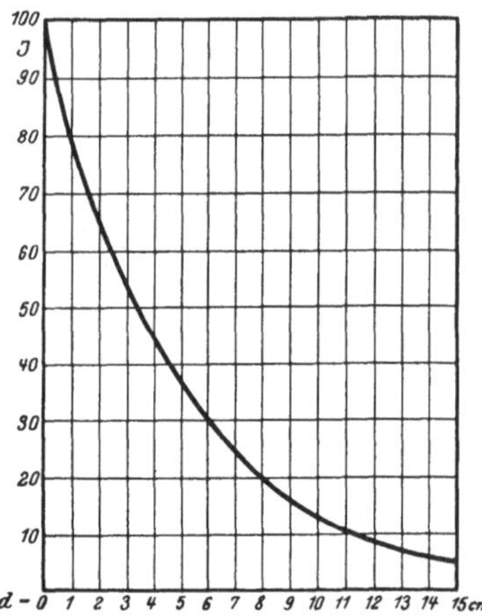

Abb. 285. Graphische Darstellung der Absorption einer ungefilterten Röntgenstrahlung im Gewebe.

Das Problem, dennoch hinreichende, therapeutisch wirksame Mengen von Röntgenstrahlen an tiefliegende Organe, unter Vermeidung von

Schädigungen der deckenden Gewebe, zur Absorption zu bringen, läßt sich von drei Seiten her lösen. Es sind dies 1. die *absolute Vermehrung* der *Strahlenpenetranz*, 2. die *relative Vermehrung* der *Strahlenpenetranz*, 3. das Angehen des Strahlenherdes von mehreren Seiten (*Mehrfelderbestrahlung*). Bei Anwendung aller drei Wege ist es sogar möglich, einem in 10 cm Tiefe gelegenen Herd auch hohe toxische Dosen zu verabfolgen, ohne daß die Haut mit mehr als der halben Maximaldosis belastet zu werden braucht. Technik und Physik haben in gemeinsamer Arbeit dem Arzt die Wege zu seinen Bestrebungen geöffnet. Sehen wir, wie dies möglich wurde.

Die absolute Vermehrung der Strahlenpenetranz.
Die prozentuale Tiefendosis.

Das Ziel, das wir in der Tiefentherapie verfolgen, ist, die Dosis in der Tiefe im Verhältnis zur Oberflächendosis möglichst groß zu gestalten. Die Verhältniszahl wird immer einen echten Bruch ergeben, weil die Tiefendosis unvermeidlich hinter der Oberflächendosis zurückstehen muß aus zwei Gründen: 1. durch den Absorptionsverlust (s. Absorptionsgesetz, S. 64), 2. durch die Strahlenausbreitung (s. Quadratgesetz, S. 58). Auch für den idealen Fall einer homogenen und sehr harten Strahlung nimmt die Dosis nach einer Exponentialkurve von Schicht zu Schicht ab. Selbst unter optimalen physikalischen Voraussetzungen gelangen daher nur Bruchteile der Energie eines Strahlenkegels in die Tiefe.

Um die Tiefenwirkung einer Strahlung leicht anschaulich zu machen, ist es allgemein üblich geworden, die Tiefenintensität in Prozenten der an der Oberfläche wirksamen Dosis auszudrücken und sie auf 10 cm Tiefe, 23 cm FHD und ein Einfallsfeld von 6 × 8 cm zu beziehen. Die Definition dieser sogenannten *prozentualen Tiefendosis* ist (nach SEITZ und WINTZ) folgende:

Unter der prozentualen Tiefendosis verstehen wir jene Röntgenstrahlenmenge, die in 10 cm Wassertiefe, bei einem Einfallsfeld von 6 × 8 cm und 23 cm Fokus-Oberflächenabstand gemessen wird, ausgedrückt in Prozenten der Oberflächendosis des gleichen Strahlenkegels.

Die Verbesserung der prozentualen Tiefendosis ist einer der Kardinalpunkte im Programm der Tiefentherapie. Alle nachstehenden technisch-physikalischen Konstruktionen und Berechnungen beschäftigen sich nur mit der einen Frage: Auf welche Weise kann das Optimum der prozentualen Tiefendosis erreicht werden?

Als erster und wichtigster Faktor tritt auf den Plan die *absolute Vermehrung der Strahlenpenetranz*. Auf S. 56 ist bereits darauf hingewiesen worden, daß mit Steigerung der Betriebsspannung das von der Röntgenröhre ausgehende Strahlengemisch seinen Charakter ändert, derart, daß das Spektrum sich in Richtung der kurzen Wellenlängen verschiebt. Im Strahlengemisch beginnen die harten Strahlen zu dominieren. Nach dem Absorptionsgesetz werden die kurzen Wellenlängen nur in geringerem Ausmaße absorbiert und daher wird die Weglänge der Strahlen im Medium eine größere sein. Die Kurve der Abb. 285 würde anders aussehen, ihr Verlauf ein viel flacherer sein; die eingestrahlte Energie läuft sich erst in tieferen Schichten tot. Das ist es, was wir erzielen wollen. Das Verhältnis der Dosis an der Oberfläche zur Dosis in der Tiefe gestaltet sich für die Zwecke der Tiefentherapie bei kurzwelliger Strahlung wesentlich günstiger.

Die *prozentuale Tiefendosis wächst* demnach mit der *Steigerung der Röhrenspannung* an. Der Technik sind in dieser Beziehung fast keine Schranken gesetzt. Die Spannung läßt sich — wenigstens theoretisch — beliebig erhöhen. Der Traum des Therapeuten, auf maschinellem Wege Strahlen zu erzeugen, die so kurzwellig sind wie die Radiumstrahlen, ist nicht mehr als Utopie zu bezeichnen. Nach der Beziehung $\lambda_0 = \dfrac{12,35}{V}$ müßte man, damit λ_0 der γ-Strahlung des Radiums gleichkäme, eine Spannung von über 1000 kV anwenden. — Es ist BRASCH und LANGE bereits gelungen, eine für solche Zwecke konstruierte Röhre mit 2,4 Millionen Volt zu betreiben. Dabei war die Grenze der möglichen Betriebsspannung noch nicht erreicht; mit entsprechenden Transformatoren lassen sich auch 10 und mehr Millionen Volt erreichen. Vorläufig sind diese Konstruktionen noch nicht über die laboratoriumsmäßige Verwendung hinausgekommen. Weniger hohe Spannungen sind dagegen bereits praktisch in Verwendung. So ist in der Berliner Charité eine Therapiestation, die mit 800 kV Spannung arbeitet, in Betrieb (V. SCHUBERT). Über besondere therapeutische Erfolge liegen zurzeit noch keine Berichte vor.

Einigermaßen enttäuschen muß uns die Einsicht, daß die prozentuale Tiefendosis diese beliebige Steigerung nicht analog mitmacht. Sie wächst nur im Bereiche niedriger Spannungen bis 150 kV in bemerkenswerter Weise an, nähert sich aber jenseits von 220 kV einem Werte, der auch bei weiterer Zunahme der Strahlenhärte nur mehr wenig zu erhöhen ist. Eine Steigerung der Spannung über dieses Maß hat auf die Tiefenwirkung der Strahlung keinen großen Einfluß, da die Schwächung jetzt zum überwiegenden Teil durch die Streuung bewirkt wird.

Der gleiche Gang mit der Spannung ist uns bereits bezüglich der Anzahl der bei der Absorption abgeschleuderten Sekundärelektronen bekannt (s. S. 387). Auch hier ein Maximum bei 220 kV. Es fragt sich also, ob es angesichts dieser Tatsache einen Zweck hat, die Spannung über 220 kV noch weiter zu erhöhen und eine Verkürzung der Wellenlänge anzustreben. Nach dem, was auf S. 389 über die biologische Wirkung rasch fliegender Elektronen gesagt wurde, erscheinen diese Bestrebungen wenig aussichtsreich. Ein Hinausgehen über die bisher erreichten Spannungsstufen hat daher mehr experimentelle Bedeutung; es soll das unbekannte Strahlungsgebiet, das zwischen kürzester, bis jetzt bekannter Röntgenstrahlenwellenlänge und der γ-Strahlung des Radiums liegt, biologisch ausgeprobt werden. Theoretisch haben wir a priori keine besondere Wirkung zu erwarten.

Im Interesse der Tiefendosis allein ist das Streben nach möglichst hohen Spannungen keine Notwendigkeit. Eine Apparatur, die 200 kV liefert, setzt uns in der gleichen Weise in den Stand, genügende Mengen von Strahlenenergie in die Tiefe des Gewebes zu dirigieren, wie ein Ungetüm, das 400 oder gar 600 kV Spannung entwickelt. Ja, auch der Induktor konnte bei einer Betriebsspannung von 38—40 cm Funkenlänge bezüglich der Tiefenwirkung ausreichende Dienste leisten. Der Unterschied liegt nur in der Arbeitsweise der Apparaturen. Da die Intensität der Strahlung, ohne daß die Röhrenstromstärke geändert wird, mit dem Quadrat der Spannung ansteigt, wird die mit der höheren Spannung betriebene Röhre eine bedeutend größere Strahlenintensität aussenden. Es wird daher die erforderliche Dosis, bei sonst gleichen Betriebsbedingungen, mit hohen Spannungen wesentlich rascher erreicht. Der minder leistungsfähige Apparat arbeitet unökonomisch und zwingt uns, die Bestrahlung stundenlang auszudehnen, was für den Patienten quälend ist, für den Arzt und sein Personal einen Zeitverlust bedeutet. Da aber jetzt die protrahierte Bestrahlung mit geringen Strahlenintensitäten nach COUTARD viel geübt wird, ist ein Apparat mit großem Doseneffekt nicht unbedingt erforderlich.

Die relative Vermehrung der Strahlenpenetranz.

Die Filterung.

Auch wenn sehr hohe Spannung an der Röntgenröhre liegt, sendet diese ein Strahlengemisch aus, in dem auch die *weichen* Strahlenkomponenten vertreten sind. Durch diese wird die Verteilung der Absorption vorwiegend auf die oberen Gewebsschichten konzentriert. Das Erreichen der Maximaldosis an der Haut schiebt aber der weiteren Einstrahlung von Energie in die Tiefe einen Riegel vor. Es muß daher unser Bestreben sein, in der Tiefentherapie die weichen Strahlenkomponenten aus dem Strahlengemisch zu entfernen. Schaltet man zwischen Röhre und Hautoberfläche einen absorbierenden Körper ein, so vollzieht sich in letzterem das nämliche, was sonst in der Hautoberfläche vor sich geht: die weichsten Strahlenanteile werden abgefangen, die Haut bleibt von ihnen verschont.

So ideal läßt sich die Sache allerdings nicht lösen. Der absorbierende Körper, den man in Analogie als Filter bezeichnet, ist kein Filter im physikalischen Sinne, das alle Partikelchen, die größer als die Filtermasche sind, zurückhält; das Strahlenfilter wirkt auf andere Weise. Seine Wirkung beruht auf der Absorptionsdifferenz zwischen weichen und harten Strahlen im gleichen Medium. Da der Absorptionskoeffizient von der dritten Potenz der Wellenlänge abhängig ist, werden die weichen Strahlen durch das Filter prozentual viel stärker zurückgehalten als die harten. Aber aus einem Strahlengemisch den weichen Anteil auszusondern, ohne daß der andere Teil beeinträchtigt wird, ist eine Sache der Unmöglichkeit. Die gestellte Aufgabe läßt sich nur unvollständig lösen. *Die Aussonderung des weichen Strahlenanteils wird mit einer*

Schwächung des gesamten Strahlengemisches erkauft. Jedes Filter wird je nach seiner Besonderheit diese Aufgabe mehr oder weniger gut lösen; die Auswahl des Filtermaterials ist daher keineswegs gleichgültig.

Wahl des Filtermaterials. Wir beabsichtigen, den langwelligen Anteil des Strahlengemisches womöglich ganz auszuschalten, die kurzen Wellenlängen dagegen ungeschwächt durchzulassen. Mit einiger Annäherung ließe sich das erreichen, wenn das Absorptionsgesetz in seiner idealen Form (der Absorptionskoeffizient ist proportional λ^3) zur Wirkung käme. Dann wäre beispielsweise für die Wellenlänge 0,9 Å der Massenabsorptionskoeffizient 729mal größer als für die Wellenlänge 0,1 Å ($0,9^3 = 0,729$, dagegen $0,1^3 = 0,001$). Leider wird die Schwächung niemals durch reine Absorption, sondern immer auch durch Streuung bewirkt. Die Streuung aber schwächt die Strahlung auf ganz andere Art. Da sie in ihrer Größe nur vom Medium, von der Wellenlänge aber unabhängig ist, würde ein Filter, das bloß streut, *sämtliche* Wellenlängen, die weichen wie die harten, im *gleichen* Prozentsatz abschwächen. Die Streuung schwächt also die Gesamtstrahlung, ohne in unserem Sinne filternd zu wirken. Je mehr daher in einem Stoffe die Streuung vorherrscht, um so weniger wird er sich als Strahlenfilter eignen, je mehr die Absorption überwiegt, um so idealer wird er als Filter wirken. Es schalten daher alle leichtatomigen Elemente, die stark streuen (Ordnungszahl unter 25) von vornherein aus, und wir werden zunächst auf die Schwermetalle als Filtermaterial verwiesen. Hier stoßen wir aber wieder auf eine andere Klippe: eine große Zahl von Schwermetallen, nämlich diejenigen, deren Ordnungszahl höher als 45, deren Atomgewicht größer als 80 ist, besitzt gerade für das Strahlengebiet, das wir in der Tiefentherapie verwenden, selektive Absorptionen, d. h. der Absorptionskoeffizient verläuft nicht proportional λ^3, sondern ändert sich bei bestimmten Wellenlängen sprunghaft, die dann besonders stark absorbiert werden. Wird das Gebiet der selektiven Absorption der kurzwelligen Strahlung nicht vermieden, so wird diese durch die Filterung mehr geschwächt als die langwellige, was unserer Absicht gerade zuwiderläuft. Alle Elemente, die diesen Fehler aufweisen, scheiden daher als Filtermaterial ebenfalls aus. Beachten wir diese Einschränkungen, so verbleiben als taugliche Filtermaterialien die Elemente: *Kupfer, Zink, Eisen, Nickel* und Legierungen aus diesen Metallen. Von diesen werden hauptsächlich Kupfer und Zink in der Praxis verwendet, und zwar deshalb, weil sie leicht zu homogenen Blechen ausgewalzt werden können und billig sind.

Einigermaßen eine Sonderstellung nimmt das *Aluminium* ein; bezüglich seiner Filterwirkung muß eine Einschränkung gemacht werden. Bei seinem relativ geringen Atomgewicht (27) ist seine absorbierende Wirkung zu einem nicht unbeträchtlichen Teil auf die Streuung zurückzuführen. Es sind daher die Filtereigenschaften des Aluminiums den gestellten Anforderungen nicht entsprechend, insofern die Absorption des weichen Strahlenanteils keine ideale ist. Abb. 286 zeigt, wie die einzelnen Filter wirken. Der Flächeninhalt der Kurve E_{200} stellt die Strahlenenergie einer ungefilterten, mit 200 kV erzeugten Strahlung

in ihrer spektralen Verteilung dar. Das Vorschalten eines Kohlenstoff-
filters (geringes Atomgewicht) schwächt das ganze Spektrum ziemlich
gleichmäßig, läßt vor allem recht viel vom langwelligen Anteil durch.
Vom Aluminium wird schon ein großer Teil der weichen Strahlung
zurückgehalten. Wir sehen aber, daß es in dieser Beziehung vom Kupfer
noch weit übertroffen wird, das das Strahlengebiet auf wenige kurze
Wellenlängen einengt. Das Aluminium ist daher als Filter in der Tiefentherapie zu verwerfen. In der Hauttherapie, wo es darauf ankommt,
nur die allerweichsten Anteile aus der Strahlung zu entfernen, wird man
dünne Aluminiumfilter schon deshalb verwenden müssen, weil es schwer
wäre, entsprechend dünne Kupfer-
filter herzustellen.

Die auf Grund theoretischer Erwägungen gemachten Vorschläge,
mit Filtern höheren Atomgewichts
als Cu (Molybdän nach GROSSMANN)
oder bestimmten Filterkombina-
tionen (0,4 Sn, 0,25 Cu, 1,0 Al nach
THORÄUS) zu arbeiten, erwiesen
sich bei Nachuntersuchungen in
keiner Beziehung als vorteilhafter.
Deswegen ist schon im Interesse
einer einheitlichen Qualitätsbestimmung der Therapiestrahlung
die Filterung mit Cu beizubehalten.

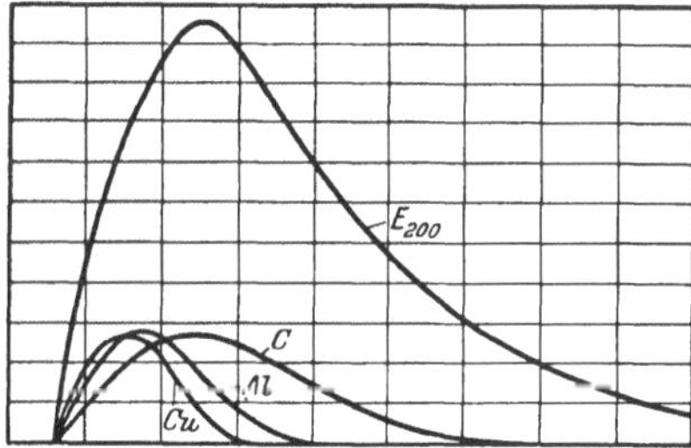

Abb. 286. Spezifische Wirkung des Filtermaterials.
Eine bei 200 kV erzeugte Strahlung E_{200} wird
mit 44 mm Kohlenstoff, 17,5 mm Aluminium und
1 mm Kupfer gefiltert. Die Kurven C, Al und
Cu zeigen die Schwächung und Einengung des
Strahlenspektrums durch Kohlenstoff (C), bzw.
Aluminium (Al), bzw. Kupfer (Cu). (Nach
G. GROSSMANN: Physikalische und technische
Grundlagen der Röntgentherapie.)

Noch eines können wir aus dem
Kurvenbild herauslesen: die Ge-
samtstrahlenintensität wird durch
das Kupferfilter sehr stark reduziert. Der größte Teil der Strahlung geht im
Filter nutzlos verloren. Dieses Verhältnis wird mit zunehmender Filterdicke
auch zunehmends ungünstiger; es treten enorme Strahlungsverluste ein; nur
ein kleiner Teil passiert und wird als Nutzstrahlung dem Körper einverleibt.
Um so schlimmer sind natürlich die Folgen, wenn einmal ein solches Schwer-
filter vergessen wird: dann trifft die ungeschwächte Strahlung in un-
gebührlicher Menge und mit der ganzen Breite des Spektrums die Haut,
die dann samt dem darunterliegenden Gewebe aufs schwerste geschädigt
wird (s. auch S. 432).

Wie stark soll gefiltert werden? Auch diese Frage ist vom Gesichtspunkt der Erzielung einer möglichst hohen prozentualen Tiefendosis
zu beantworten. Die Reaktion der Haut bestimmt die Einwirkungszeit
in die Tiefe. Wir strahlen so lange Energie in die Tiefe ein, wie wir es
mit Rücksicht auf das Gewebe des Einfallsfeldes tun dürfen. Es liegt
nun in der Natur der Sache, daß die Haut, wie wir es auch anstellen
mögen, vom Strahlenkegel das Maximum an Energie abfängt aus mehreren
Gründen: 1. liegt die Haut der Strahlenquelle näher als der von ihr
gedeckte tiefliegende Herd, 2. wird die Haut von der noch ungeschwächten
Einfallsstrahlung getroffen, 3. wird vom Strahlengemisch natürlich

ein relativ größerer Anteil, nämlich die weichsten Komponenten, in den oberen Schichten absorbiert. Das ist die unvermeidliche Folge der Heterogenität der Strahlung. Dem letzteren soll die Filterung abhelfen.

Schaltet man vor die von der Antikathode ausgehende Strahlung ein Metallfilter, so wird, wie es nicht anders zu erwarten ist, die Strahlenenergie um einen, je nach der Filterdicke ganz beträchtlichen Prozentsatz geschwächt, da alle langwelligen Komponenten, die einen großen Teil der Gesamtstrahlenenergie darstellen, mit Leichtigkeit abgefangen werden. Schalten wir vor die so gefilterte Strahlung abermals ein Filter von der gleichen Dicke vor, so wird die prozentuale Abschwächung jetzt einen bedeutend kleineren Wert aufweisen als vorher. Sehr erklärlich, da dieses zweite Filter einer anderen Strahlung von härterer Zusammensetzung gegenübersteht und nicht so leichtes Spiel hat, wie sein Vorgänger gegenüber den weichen Strahlenkomponenten. Jedes weitere Filter wirkt, da es der immer kleiner werdenden Schar harter Strahlen, die fast gar nicht absorbiert werden, gegenübersteht, zusehends schwächer, bis wir schließlich an einen Punkt gelangen, wo die Filterwirkung bei stärkster Einengung des Strahlengemisches auf die härtesten Strahlenanteile ihr Maximum erreicht hat. Jede weitere Filterung schwächt die Reststrahlung immer wieder um den gleichen Prozentsatz. Die Strahlung verhält sich jetzt also wie eine homogene Strahlung. Die Filterdicke, bei der dies erreicht wird, entspricht dem *Homogenitätspunkt*, und eine bis zum Homogenitätspunkt gefilterte Strahlung bezeichnet man als *praktisch homogen*. Eine praktisch homogene Strahlung ist dadurch charakterisiert, daß 1. die durchschnittliche Härte (ausgedrückt in der HWS) sich bei weiterer Verstärkung der Filterung nicht mehr wesentlich ändert, 2. die prozentuale Abnahme pro Zentimeter Tiefe gleich bleibt und daher 3. die Isodosen gleichen Abstand voneinander haben.

In Wirklichkeit aber ist eine solche Strahlung durchaus nicht homogen, sondern erstreckt sich in ihrer Zusammensetzung meist noch über einige kurzwellige Spektralbereiche. Die Homogenität wird nur dadurch vorgetäuscht, daß für die auf die kurzwelligsten Anteile eingeengte Reststrahlung die Streuung gegenüber der Absorption ganz in den Vordergrund tritt. Jede weitere Schwächung wird hauptsächlich durch Streuung bewirkt, die aber bekanntlich von der Wellenlänge unabhängig ist und nur von der Dichte des Mediums bestimmt wird. Ein weiteres Vorschalten von Filtern ist jetzt zwecklos, da durch das Filter die Strahlung nur geschwächt, ihre spektrale Verteilung jedoch in keiner Weise mehr verändert wird. Schon aus ökonomischen Gründen wird sich eine weitere Filterung verbieten.

Der Homogenitätspunkt gibt an, wann für das betreffende Filter die maximale Filterdicke erreicht ist oder mit anderen Worten, für welche harte Reststrahlung in dem Filtermaterial die Schwächung durch Streuung in den Vordergrund tritt. Der Homogenitätspunkt wird daher, da er eine Materialkonstante ist, für gleiche Strahlungen aber verschiedene

Filtermaterialien verschieden liegen. Für ein und dasselbe Filtermaterial wird er aber für bestimmte Strahlungen ganz bestimmte Werte annehmen. Wenn es allgemein üblich werden sollte, ein einziges Filtermaterial zu benutzen, so kann der Homogenitätspunkt zu einer praktisch recht brauchbaren Größe werden. Die untenstehende Tabelle gibt für Kupfer als Filtermaterial die Filterdicke an, die eine Strahlung bestimmter Qualität bis zur praktischen Homogenität einengt (Ermittlung der Homogenität s. S. 464).

Wird die praktisch homogene Strahlung schon im Schwermetallfilter fast nur durch Streuung geschwächt, so ist dies im Gewebe, das aus Elementen von viel niedrigerem Atomgewicht besteht, natürlich erst recht der Fall. Das bedeutet aber nichts anderes, als daß die so gefilterte Strahlung beim Eindringen ins Gewebe in diesem von Schicht zu Schicht nahezu um den gleichen Prozentsatz geschwächt wird. Es ist dies die geringste Abschwächung, die das eindringende Strahlenbündel erleiden kann.

Tabelle 8.

Kilovolt	Homogenitätsfilter	HWS in Cu
70	1,0 mm Al	0,05
80	2,5 mm Al	0,085
90	zirka 4,0 mm Al	0,135
125	„ 0,25 mm Cu	0,36
150	0,5 mm Cu	0,6
175	0,75 mm Cu	0,9
200	0,9 mm Cu	1,2

(Nach HOLTHUSEN und GOLLWITZER).

Der Abstand der Strahlenquelle.

Fokus-Hautdistanz: Bei unseren Betrachtungen über die Intensitätsabnahme und Dosisverteilung eines Strahlenbündels in zunehmender Gewebstiefe haben wir bisher außer acht gelassen, daß außer dem Strahlungsverlust durch Energieumwandlung sich in der Tiefe eine weitere Intensitätsabnahme dadurch bemerkbar macht, daß mit zunehmendem Tieferdringen die Strahlung sich auch von der Strahlenquelle entfernt und dabei unvermeidlich entsprechend der wachsenden Entfernung quadratisch abnimmt. Bestrahlen wir beispielsweise einen in 10 cm Tiefe liegenden Herd aus einer Fokus-Hautdistanz von 20 cm und sehen wir jetzt von den Strahlungsverlusten durch Absorption und Streuung vollständig ab: die Strahlungsintensität am Herd, der 30 cm vom Fokus entfernt ist, wird zur Strahlungsintensität auf der Haut, die 20 cm vom Fokus entfernt ist, im umgekehrten Verhältnis der Entfernungsquadrate stehen, also wie 400 zu 900. Die Haut erhält in diesem Falle bei *bloßer Berücksichtigung der räumlichen Entfernung* schon $\frac{(20 + 10)^2}{20^2} = 2{,}25$ mal mehr Strahlen als die Tiefe. Wesentlich besser wird dieses Verhältnis, wenn wir die Fokus-Hautdistanz vergrößern. Die Differenz zwischen Fokus-Herd- und Fokus-Hautdistanz gleicht sich auf diese Weise einigermaßen aus. Bestrahlen wir den gleichen Fall aus 50 cm Entfernung, so verhalten sich die Intensitäten bei bloßer Berücksichtigung der Entfernungen jetzt wie 25 zu 36. Die Intensität

fällt bis 10 cm Tiefe infolge der größeren Entfernung nur noch um 30%
ab. Die Haut erhält $\dfrac{(50 + 10)^2}{50^2} = 1{,}44$ mal mehr Strahlung als der Herd.
Alles dies natürlich unter der Fiktion, daß keine Absorption stattfindet.

Wir erreichen also durch Vergrößerung des Bestrahlungsabstandes
eine Verbesserung der Tiefendosis. Die Verbesserung macht anfangs,
wenn wir von kleinen Fokus-Hautabständen zu größeren übergehen,
recht beträchtliche Fortschritte. Ist aber einmal die Differenz zwischen
Fokus-Haut- und Fokus-Herddistanz einigermaßen ausgeglichen (was
für eine Herdtiefe von 10 cm bei 50 cm FHD der Fall sein dürfte), so
wird ein weiteres Abrücken der Strahlenquelle nur geringen Nutzen bringen,
wie man sich durch einfache Rechnung überzeugen kann. Dennoch gehen
manche über diese Entfernung noch hinaus. Insbesondere ist bei der
COUTARDschen Bestrahlungsmethode eine FHD von 60 bis 100 cm üblich.

Der Streuzusatz.

Unsere Betrachtungen über die Abnahme der Strahlungsenergie in
zunehmender Gewebstiefe beschränkten sich bisher auf die Absorption
und räumliche Ausbreitung der Strahlung. Wie die Abb. 287 zeigt,
nimmt durch diese beiden Faktoren die Intensität des einfallenden Strahlenbündels sehr
rasch in der Tiefe ab. Es wäre um die Tiefenintensität der Röntgenstrahlen sehr schlecht bestellt,
würde es dabei sein Bewenden haben. Zum Glück aber kommt
ein anderer Faktor, nämlich die Streustrahlung, der Tiefentherapie zur Hilfe. Der ganze Vorgang
der Absorption ist nämlich in zwei Teile zu teilen, und zwar
in die Absorption der *direkten* Strahlung und in die Absorption
der *gestreuten* Strahlung. Nur die erstere folgt bezüglich des
Absorptionsortes dem Schema,

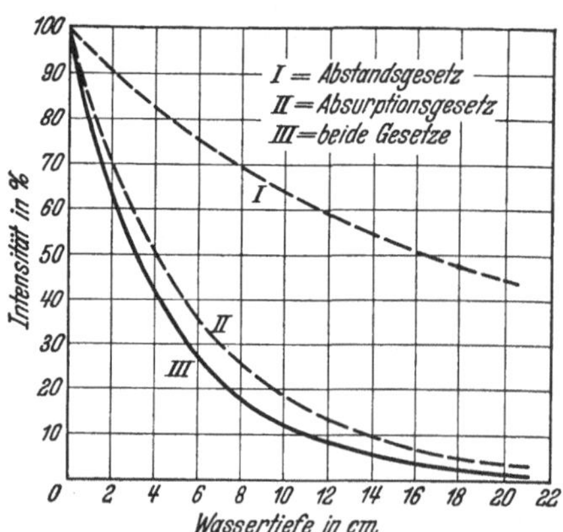

Abb. 287. Intensitätsabnahme einer Tiefentherapiestrahlung bei 40 cm FHD unter Berücksichtigung des Abstandes und der Absorption (nach DORNEICH).

das ihr die Kurve der Abb. 287 zuweist. Nicht so die gestreute
Strahlung; sie breitet sich nach allen Richtungen des durchstrahlten
Raumes aus, und ihre Absorptionspunkte verteilen sich in diesem nach
den Gesetzen der Wahrscheinlichkeit. Es resultiert daraus eine Veränderung der Absorptionsverteilung mit einer Verschiebung der Strahlenenergie nach dem Zentrum des durchstrahlten Raumes. Da aber die
absolute Größe der Streustrahlung mit Abnahme der Primärstrahlung
durch Ausbreitung und Absorption in zunehmender Tiefe abnimmt,
so ergibt sich eine äußerst komplizierte Verkettung der verschiedenen
Faktoren, die auf die Dosisverteilung Einfluß haben.

Die Dosis, die durch Absorption der gestreuten Strahlung zustande kommt, bezeichnet man als *Streuzusatzdosis*. Sie addiert sich zu der durch primäre Absorption hervorgerufenen und ergibt mit ihr zusammen die wirkliche Dosis. Diese ist durch diesen Zuwachs bedeutend höher als die nach Absorption und Ausbreitung errechnete Größe. Man spricht daher mit Recht von einem *Streuzusatz*.

Der Streuzusatz macht sich am auffälligsten bemerkbar an der vom Strahlenkegel getroffenen Oberfläche des Mediums. Hier tritt nämlich zu der noch ungeschwächten Primärstrahlung die aus dem Medium rückgestreute

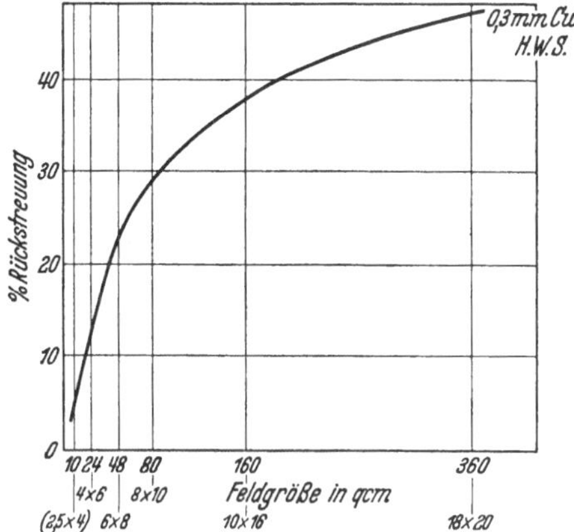

Abb. 288. Größe der Rückstreuung an der Einfallsfläche der Strahlung, in Prozenten der Primärstrahlung in Abhängigkeit von der Feldgröße, gültig für eine Strahlung von 2—1,5 mm Cu HWS (in der Abb. irrtümlich 0,3 mm Cu).

Strahlung hinzu, so daß die an der Oberfläche gemessene Strahlenintensität die Intensität des freien Strahlenkegels beträchtlich überragt. Der Streuzusatz an der Bestrahlungsoberfläche bewegt sich je nach der Strahlenqualität und Feldgröße zwischen 5—46% (siehe Abb. 288) der Primärstrahlenenergie. Bei weicher Strahlung, wie sie z. B. in der Oberflächentherapie verwendet wird, überwiegt die primäre Absorption die Streustrahlenabsorption, so daß der Streuzusatz sich wenig bemerkbar macht. Für harte Strahlen, wie sie in der Tiefentherapie Verwendung finden, tritt die Streuung gegenüber der Absorption in den Vordergrund und die Dosisverteilung wird durch die Streuung beherrscht.

In der schematischen Abb. 289 erhält der Punkt P_0 an der Oberfläche die ungeschwächte Primärstrahlung S, vermehrt durch die von seiner Unterschicht nach rückwärts (d. h. entgegen der Strahlenrichtung) gestreute Strahlung (Pfeile). Der im Zentrum des durchstrahlten Raumes gelegene Punkt P_c wird getroffen von der durch Absorption und Entfernung bedeutend geschwächten direkten Strahlung und der von *allen* Seiten auf ihn eindringenden Streustrahlung. In den Rand-Punkten P_r addiert sich ähnlich wie in P_0 nur *einseitige* Streustrahlung zu der geschwächten Primärstrahlung.

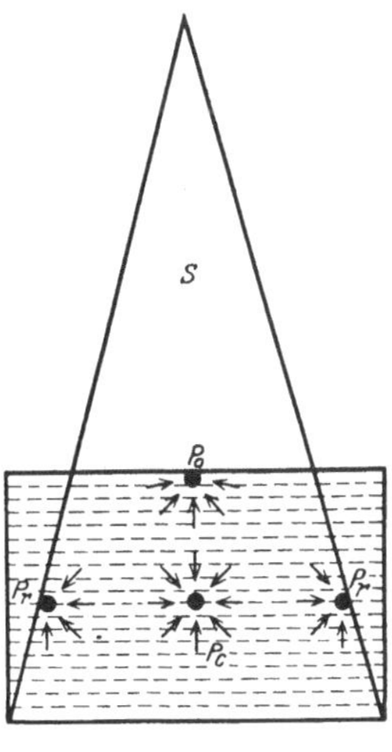

Abb. 289. Schematische Darstellung des Streuzusatzes in Abhängigkeit von der Lage des Raumpunktes im durchstrahlten Medium.

Die Streuzusatzdosis wird je nach der Lage des Punktes im durchstrahlten Raume verschieden groß ausfallen. Da die Intensität der Streustrahlung eine Funktion der Intensität der Primärstrahlung und eine Volumfunktion ist, so ergibt sich die zunächst etwas paradox erscheinende Tatsache, daß das Maximum der zur Absorption gelangenden Strahlenintensität nicht an der Einfallsfläche, sondern etwas unterhalb dieser zu liegen kommt. Hier nämlich macht sich neben der noch wenig geschwächten Primärstrahlenenergie die von dieser ausgelöste und daher relativ intensive Streustrahlung bemerkbar. Außerdem wirkt schon das Volumen des durchstrahlten Mediums mit, indem die Punkte unterhalb der Oberfläche von allen Seiten unter Streustrahlung stehen. Messungen haben denn auch ergeben, daß der größte Streuzusatz bei harter, bis zum Homogenitätspunkt gefilterter Strahlung zirka 1—2 cm *unterhalb* der Strahleneintrittsfläche im Gewebe liegt. Da die Primärstrahlung in dieser Tiefe noch fast ungeschwächt ist, ergeben beide für diese Gewebstiefe ein Maximum der Dosis (s. Abb. 290). Dieses liegt also nicht, wie man zunächst erwarten könnte, in der Oberhaut,

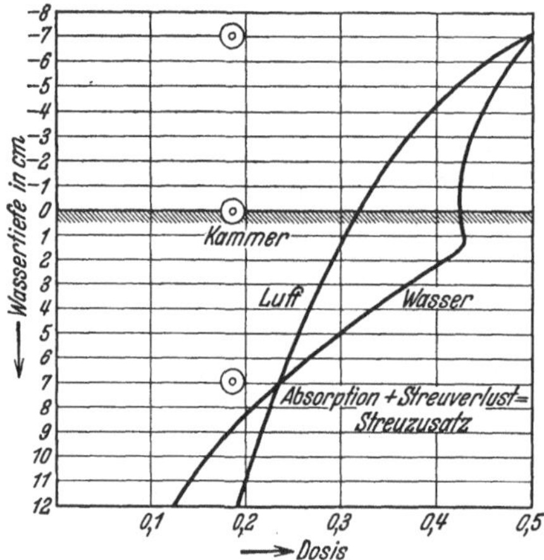

Abb. 290. Verlauf der Dosiskurve in Luft und in Wasser (nach JAEGER und RUMP). Man beachte den Knick der Kurve unterhalb der Wasseroberfläche.

sondern 1—2 cm tiefer. Und bis in eine Tiefe von zirka 7 cm wird die primäre Schwächung der einfallenden Strahlung durch den Streuzusatz überkompensiert.

Vom Maximum in 2 cm Tiefe an beginnt der Streuzusatz langsam abzunehmen, da mit wachsender Tiefe die Primärenergie durch Absorption und Entfernung von der Strahlenquelle schwächer wird. Er nimmt aber langsamer ab, als der Schwächung der Primärenergie entsprechen würde, da, je tiefer die Strahlung dringt, immer mehr die Einwirkung des streuenden Volumens sich geltend macht. Die zentralen Teile des durchstrahlten Raumes stehen unter einem dichten Kreuzfeuer von allen Seiten eindringender Streustrahlung. Dieses Kreuzfeuer ist um so intensiver, je mehr streuende Atome im Raume vorhanden sind, je geringer also das Atomgewicht und je größer der durchstrahlte Raum ist. Letzterer ist in seiner Größe vom Einfallsfeld abhängig. Der Streuzusatz wird daher um so größer ausfallen, je größer das Einfallsfeld gewählt wird. Aus diesem Grunde wird die Erythemdosis bei großen Feldern mit der gleichen Primärstrahlenenergie früher erreicht als bei kleinen Feldern. Aus der gleichen Ursache verbessert sich mit Vergrößerung des Einfallsfeldes, bei Übergang von kleinen Feldern zu maximal großen (25 × 25 cm), die Tiefendosis bis um 50%.[1] Doch auch in diesem Falle strebt die Verbesserung einem Grenzwert zu, so daß bei zunehmender Vergrößerung des Feldes über eine bestimmte Grenze hinaus eine Zunahme des Streuzusatzes kaum mehr erfolgt. Wir dürfen auch aus Rücksicht auf die nicht erkrankten Gewebe und die schwere Allgemeinreaktion das Einfallsfeld nicht beliebig groß wählen. Das Höchste, was wir bei der harten Therapiestrahlung dem Körper zumuten dürfen, ist ein Feld von 20 × 20 cm. Im allgemeinen wird man aber mit einem Feld 15 × 15 cm sein Auskommen finden.

Berechnen wir den Streuzusatz in Prozenten der direkten Strahlung, so erhalten wir ein anderes Bild: der *prozentuale Streuzusatz* ist an der Oberfläche klein, steigt aber von da in rascher Zunahme mit zunehmender Tiefe an. Das besagt nichts anderes, als daß in größeren Tiefen die Dosis vorwiegend durch Streustrahlung zustande kommt. Während die Oberflächendosen zum größeren Teil durch die direkte Strahlung zustande kommen und durch die Streustrahlung vergrößert werden, rühren die Tiefendosen zum kleineren Teil von der direkten Strahlung her und beruhen mehr auf absorbierter Streustrahlenenergie.

Der Streuzusatz kann auch therapeutischen Zwecken nutzbar gemacht werden. Man bedient sich hierzu streuender Medien (Reis, Bolus), die an den zu bestrahlenden Körperteil angelegt (Anbau) und mit bestrahlt werden. Die aus dem Anbau austretende Streustrahlung wirkt ihrerseits auf den Körper ein. Der Anbau findet Anwendung bei über das Körperniveau vorragenden Tumoren, ferner in Körperfalten (Achselhöhle, Analfalte).

Außer der Veränderung der Strahlenverteilung bewirkt die Streuung auch eine Änderung der Strahlenqualität. Infolge des Comptoneffekts ist die Strahlung im Inneren des durchstrahlten Körpers mit der einfallenden Strahlung nicht mehr identisch. Selbst wenn man eine relativ harte Primärstrahlung verwendet, bleibt die Qualität der Streustrahlung im Zentralstrahl wesentlich hinter der Qualität der Primärstrahlung zurück. Die mittlere Wellenlänge der Gesamtstrahlung (effektive Wellenlänge) ist etwas größer als die der Primärstrahlung, wie aus Tabelle 9 (nach VIERHELLER) hervorgeht:

Tabelle 9.

Spannung an der Röhre	Filter	Effektive Wellenlänge in $\overset{\circ}{\mathrm{A}}$E der	
		Primärstrahlung	Gesamtstrahlung
176 kV	0,5 Cu	0,155	0,163
176 kV	1,0 Cu	0,145	0,160
176 kV	3,0 Cu	0,118	0,138

[1] Aus diesem Grunde sind alle Dosismessungen am Kleintier, wo stets mit kleinen Einfallsfeldern gearbeitet wird und nur geringe Körperdurchschnitte durchstrahlt werden, ganz anders zu bewerten. Bestrahlt man beispielsweise ein Mäusekarzinom mit der gleichen Exposition, die beim Menschen eine Maximaldosis darstellt, so erreicht man am Tiere bei dem engen Strahlenkegel und dem geringen Körperquerschnitt wegen des unscheinbaren Streuzusatzes noch lange nicht die Maximaldosis.

Die Größe der tatsächlichen Verschiebung nach dem weichen Teil des Spektrums übertrifft dabei den theoretisch nach der Formel errechneten Wert. Dies ist damit zu erklären, daß die Strahlung in einem ausgedehnten Körper die Möglichkeit mehrfacher Streuung besitzt, und daß die endgültige Größe der Wellenlängenänderung als Resultierende vielfacher Energieverluste anzusehen ist (mehrfache Streuung nach RAJEWSKY). Die Größe der Verschiebung ist proportional der Härte der Primärstrahlung und der Größe des durchstrahlten Volumens.

Die Mehrfelderbestrahlung.

Auch die härtest erzielbare Röntgenstrahlung erleidet im Gewebe pro Zentimeter Eindringungstiefe eine erhebliche Abschwächung. Deshalb erreichen wir auch bei der sehr großen FHD von 1 m und dem praktisch größtmöglichen Hautfeld von 25×25 cm in 10 cm Tiefe bestenfalls eine Dosis von 45% der Oberflächendosis. Berücksichtigt man, was über die biologische Empfindlichkeit des Karzinoms Röntgenstrahlen gegenüber bekannt ist, so kann nur dann eine hinreichende Wirkung auf das Karzinom in der Tiefe erzielt werden, wenn von *mehreren* Einfallspforten aus Strahlenkegel in die Tiefe geschickt werden. Durch Summation der Einzelwirkungen kommt dann die erstrebte hohe Tiefendosis zustande. Die *Kreuzfeuerdosierung* ist die souveräne Methode der Tiefentherapie, der einfachste und dabei fruchtbarste Gedanke in der therapeutischen Technik.

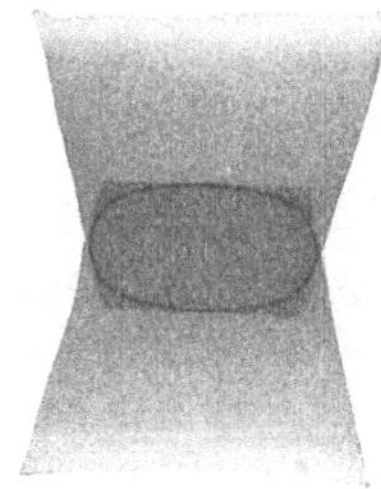

Abb. 291. Die Zweiseitenbestrahlung. (Nach H. HOLFELDER.)

So einfach er in der Theorie ist, so schwierig gestaltet sich seine exakte Durchführung in der Praxis und so viele Klippen birgt er in sich.

Die Zweiseitenbestrahlung. Wir erstreben, den Krankheitsherd in der Tiefe in seiner ganzen Ausdehnung mit nahezu gleichen Dosen zu beschicken, d. h. *homogen zu durchstrahlen.* Durch geeignete Überkreuzung der einzelnen Strahlenkegel läßt sich dies mit einiger Annäherung erreichen. Die einfachsten Verhältnisse haben wir bei der übersichtlichen *Zweiseitenbestrahlung* vor uns (Abb. 291). Doch führt diese nur bei ganz dünnen Körperteilen zur räumlichen Homogenität der Dosis (Handgelenk, Fußgelenk, Kniegelenk).

Wo dickere Körperteile, namentlich der Körperstamm, zu durchstrahlen sind, versagt diese Methode vollkommen; hier wird in der Mitte des Körpers stets eine geringere Intensität herrschen als an den Einfallsflächen. Nehmen wir den Fall, daß ein Uteruskarzinom auf diese Weise bestrahlt wird: auch wenn wir die Bestrahlungsbedingungen so wählen, daß bei härtester Strahlung, sehr großem Einfallsfeld und Fokusabstand die Tiefendosis in 10 cm maximal groß ausfällt (wobei 45% der Oberflächendosis erreicht werden), so ergibt die Zweiseitenmethode doch nur 90% der Hautdosis in der Mitte des Bestrahlungsfeldes. Der große Nachteil aber ist der, daß der Herd in der Mitte die geringste Dosis erhält, die näher zu den Einfallspforten gelegenen Gewebsteile hingegen von stärkeren Intensitäten getroffen werden. Die gesunde Umgebung, deren Vitalität ein wichtiger Faktor im Abwehrkampf gegen den Krankheitsherd bedeutet, wird bei diesem Bestrahlungsmodus stärker getroffen als der Krankheitsherd selbst. Ein solches Vorgehen vernichtet die Umgebung, ohne den Krankheitsherd zu schädigen.

Die Zweiseitenbestrahlung kann zum Überschreiten der Toleranzgrenze an den Einfallsfeldern führen, wenn die Dosis der entgegengesetzten Seite nicht mit einem bestimmten Prozentsatz eingerechnet wird. Auf diese Verhältnisse ist bei der Bestrahlung dünner Objekte Rücksicht zu nehmen.

Die Dreiseitenbestrahlung. Viel näher dem Ziele bringt uns die Dreiseitenbestrahlung. Man richtet die 3 Strahlenkegel unter einem Winkel von 120⁰ konzentrisch gegen die Tiefe (Abb. 292a); dabei entsteht im

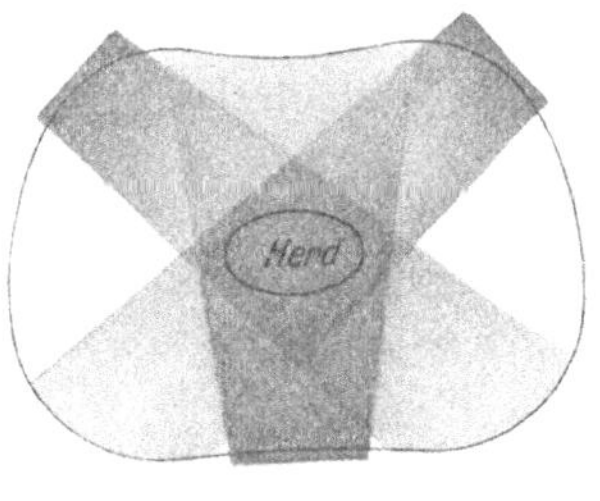

a

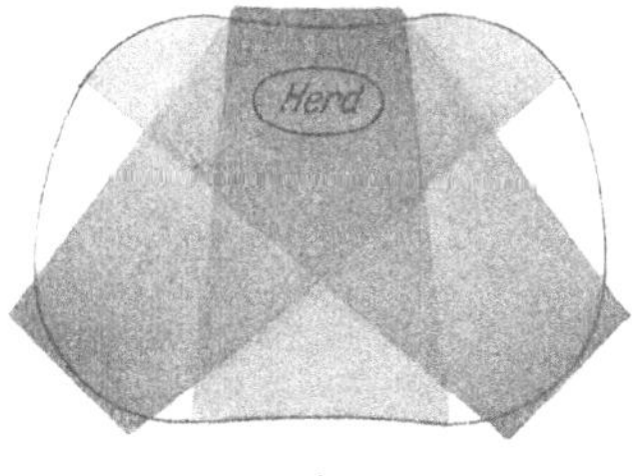

b

Abb. 292. Die Dreiseitenbestrahlung. (Nach H. HOLFELDER.)
Richtung der Strahlenkegel a bei zentraler, b bei exzentrischer Lage des Herdes.

Zentrum eine rhombische Überschneidungsfigur, die durch Summation dreier Strahlenkegelwirkungen hohe Dosis bei homogener Verteilung in der Überschneidungsfigur gewährleistet. Bei mittlerer Belastung der einzelnen Hautfelder ist eine genügend hohe summarische Tiefenwirkung zu erzielen. Die gesunde Umgebung wird nur wenig in Mitleidenschaft gezogen und noch weiterhin dadurch geschont, daß bei der beschriebenen Anordnung die ausfallenden Strahlenkegel sich gegenseitig ausweichen. Liegt der Krankheitsherd exzentrisch, so ist den Strahlenkegeln eine dementsprechend veränderte Richtung zu geben. Das Hauptfeld ist das dem Krankheitsherd zunächstliegende, die beiden anderen Hilfsfelder sind an der entgegengesetzten Körperseite anzusetzen; ihre Zentralstrahlen stehen in ziemlich spitzem Winkel zueinander und sind gegen die Ränder des Hauptfeldes gerichtet (Abb. 292b).

Das Doppelfernfeld. Liegt der Krankheitsherd der Körperoberfläche von *einer* Seite sehr nahe, so lohnt es nicht mehr, ihn unter Kreuzfeuer zu nehmen und etwa von der entgegengesetzten Seite her zu bestrahlen. Würde man in diesem Fall den Prizipien der Tiefentherapie untreu werden und durch Verminderung der Filterstärke nach Art der Oberflächentherapie verfahren, so wäre auf diese Weise eine homogene Durchstrahlung des Krankheitsherdes nicht zu erzielen; das Maximum der

Absorption läge in den obersten Schichten. Die Aufgabe läßt sich auf zweierlei Art lösen: Entweder wählen wir ein einziges starkgefiltertes Fernfeld; das Intensitätsmaximum liegt dann infolge des Streuzusatzes etwa 2 cm unter der Oberfläche, die Intensität in den obersten Schichten nimmt nur verhältnismäßig langsam ab, es wird aber ein großes Körpervolumen in großen Tiefen mitbestrahlt. Oder (um dies letztere zu vermeiden) wir bestrahlen das eine Feld aus der Ferne mit zwei schräg zueinander stehenden Strahlenkegeln (sog. *Doppelfernfeld*) (Abb. 293). Wir erreichen damit, daß nur die dreieckige Überschneidungsfigur von hohen Dosen getroffen wird, die Umgebung aber verschont bleibt. Bei ganz flach und oberflächlich liegenden Herden greift man diese flankierend an. Dabei werden die Strahlenkegel so gerichtet, daß nur ihre Randpartien den Körper segmentartig durchsetzen (s. S. 473 und Abb. 299).

Herde, die tief im Innern des Körpers liegen, müssen unter die Einwirkung mehrerer Strahlenkegel gestellt werden. Man denke nur an das Uteruskarzinom, bei dem bis zu 6 Felder in Anwendung kommen. Das alles geschieht zu dem Zweck, um eine ausreichende Dosis in homogener Verteilung am Krankheitsherd zur Wirkung zu bringen, ohne die für die Prognose der Erkrankung so wichtige Vitalität des umgebenden Gewebes zu schädigen. Dabei ist aber zu bedenken, daß durch die Überkreuzung mehrerer Strahlenkegel in der Körpertiefe ein sehr kompliziertes stereometrisches Gebilde entsteht, das je nach den Einfallswinkeln äußerst variabel ist. Schon eine geringe Änderung des Einfallswinkels kann dem Strahlenkegel eine falsche Richtung geben, eine Verschiebung der Röhre um 1 cm der Wanderung des Strahlenkegels in der Körpertiefe andere Wege vorschreiben und den Wirkungsort der Dosis an eine andere Stelle verlegen.

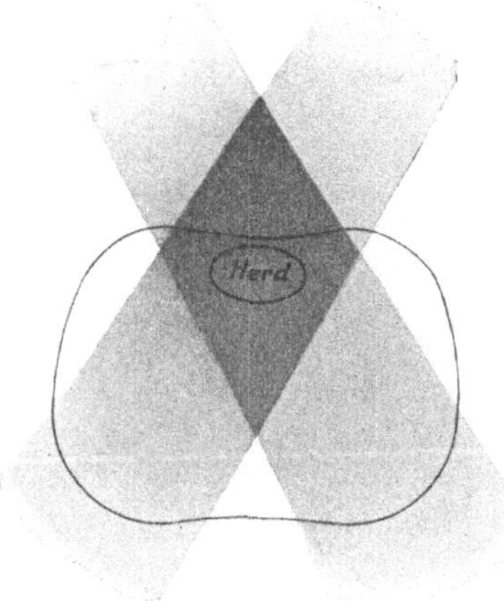

Abb. 293. Das Doppelfernfeld.
(Nach H. HOLFELDER.)

Der Erfolg der Kreuzfeuerbestrahlung hängt deshalb davon ab, ob es gelingt, die einzelnen Strahlenkegel am Krankheitsherd zu vereinigen. Das gefühlsmäßige Zielen nach Augenmaß wird wohl nur dem sehr Geübten Erfolg bringen. Häufig genug aber wird man mit dem Zentralstrahl am Herd vorbeischießen. Abgesehen davon, daß der Erfolg in Frage gestellt ist, besteht die Gefahr, daß durch unrichtiges Überschneiden verschiedener Strahlenkegel ungewollterweise Schädigungen im gesunden Gewebe gesetzt werden.

Ebenso wie man bei der gewöhnlichen Strahlenapplikation vor allem eine Verbrennung der Haut zu vermeiden hat, so muß man bei der Kreuzfeuerdosierung die *tiefe Nekrose* fürchten und vermeiden lernen.

Wie eine tiefe Nekrose zustande kommen kann, zeigt Abb. 294. Treffen sich die zueinandergekehrten Kanten zweier Strahlenpyramiden wenige Zentimeter unter der Einfallsfläche, wo die Intensität der Strahlenkegel noch eine hohe ist, so kommt es an der Überkreuzungsstelle zu einer Summationswirkung, die die Maximaldosis überschreitet. Nähert man nun die Felder auch nur um einige Millimeter zueinander, so rückt der Kreuzungspunkt weiter an die Oberfläche und in das Gebiet noch größerer Strahlenintensitäten. Die Summationswirkung fällt jetzt bedeutend stärker aus; schwerste Verbrennungen sind die Folge. Alle Blasen- und Darmschädigungen bei der Ausführung des klassischen

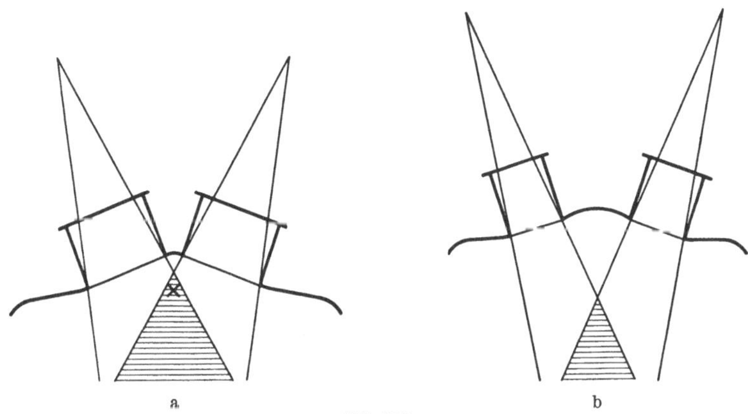

a   b

Abb. 294.

a Falsche Überschneidung zweier Strahlenkegel; die Strahlenkegel treffen sich wenige Zentimeter unter der Haut. An dem mit × bezeichneten Punkt kommt es bei völliger Intaktheit der Haut, wenn die Strahlenkegel hoch belastet waren, zu einer Nekrose (tiefe Nekrose). b Die Zentralstrahlen benachbarter Strahlenkegel müssen so gerichtet werden, daß ihre zugekehrten Ränder sich erst in größeren Tiefen treffen.

„Röntgenwertheim" (Bestrahlung des Uteruskarzinoms durch ein Kreuzfeuer von 6 Strahlenkegeln) sind auf solche fehlerhafte Überkreuzung zurückzuführen. Vermeiden läßt sich diese Gefahr, indem man die Zentralstrahlen benachbarter Strahlenkegel um so spitzwinkliger einstellt, je näher die Felder aneinandergrenzen, und durch Beschränkung der Feldgröße (maximal 15 × 15 cm). Der sicherste Weg aber ist die Anlage und exakte Durchführung eines Bestrahlungsplans (s. S. 466).

3. Messungen im Tiefentherapiebetrieb.

Bestimmung der prozentualen Tiefendosis (PT). Wir wollen im folgenden nicht an der von SEITZ und WINTZ aufgestellten und auf S. 449 angeführten Definition festhalten, sondern im allgemeinen unter der prozentualen Tiefendosis die in Prozenten der Oberflächendosis ausgedrückte Strahlenintensität in 10 cm Objekttiefe für die jeweils frei gewählten Bestrahlungsbedingungen verstehen. Die von den beiden Autoren gegebenen Bestrahlungsbedingungen sind für die Tiefentherapie jetzt nicht mehr aktuell; die FHD ist zu gering, das Einfallsfeld zu klein; Umrechnungen auf andere Einstellungen sind recht schwierig. Ferner will jeder Therapeut für seine Einstellungsart unmittelbar die Tiefenwirkung seiner Strahlung, *die Nutzdosis*, kennen.

Zur Messung bedient man sich einer kleinen Ionisationskammer. Nur ausnahmsweise wird man die Messung am Kranken selbst vornehmen können (Einführung der Kammer in Vagina oder Rectum), meist aber wird man sie an einem Phantom ausführen. Als Phantom dient ein Medium, das den gleichen Schwächungskoeffizienten aufweist wie Gewebe, z. B. Wasser, Paraffin usw. Am besten bewährt hat sich das *Wasserphantom*, da es gestattet, in jeder beliebigen Tiefe und an jedem beliebigen Punkt Messungen auszuführen. In dieser Beziehung steht ihm aber das *Reisphantom*, ein mit gesäubertem Reis angefüllter Kasten, nicht nach. Beide Anordnungen gestatten, in das Innere Knochen (z. B. Beckengürtel) oder Hohlorgane (Darm) unterzubringen und so die Verhältnisse am Lebenden möglichst nachzuahmen.

Die Dimensionen des Phantoms sind wegen der davon abhängigen Größe des Streuzusatzes auf die prozentuale Tiefendosis von großem Einfluß. Entsprechend den Dimensionen des Körperstammes empfiehlt sich ein Quader von $40 \times 40 \times 20$ cm.

Die Messung der prozentualen Tiefendosis wird so ausgeführt, daß die Ablaufszeit des Elektrometerfadens zunächst an der Oberfläche des Phantoms t_0 (Kammerachse in Höhe der Oberfläche. Pos. II der Abb. 263), sodann in 10 cm Tiefe t_{10} festgestellt wird. Dann gibt $\frac{t_0}{t_{10}} \cdot 100$ die PT für die betreffende Strahlenqualität, Feldgröße und FHD. (NB. Bei Benützung eines Dosismeßgeräts lautet die Formel entsprechend $\frac{d_{10}}{d_0} \cdot 100$.)

Ein Beispiel: Ablauf des Elektrometerfadens an der Oberfläche 48 Sekunden, in 10 cm Tiefe 209 Sekunden, PT $= \frac{48}{209} \cdot 100 = 23\%$. In der gleichen Weise kann man natürlich in jeder beliebigen Tiefe, etwa von Zentimeter zu Zentimeter, die Intensität in Prozenten der Oberflächendosis bestimmen.

Die am Phantom errechneten Werte sind nicht ohne weiteres auf den Wirklichkeitsfall am Objekt zu übertragen. Nicht so sehr das Knochengerüst spielt hier eine Rolle (der Knochen schwächt bei der harten Therapiestrahlung fast in der gleichen Art wie das Gewebe), als vielmehr die Gasblähung der Därme; durch diese kann eine Verminderung der PT um einige Prozente erfolgen. Solange aber die Fehlerquellen bei den Messungen am Patienten und am Phantom noch so schwer auszuschließen sind, ist es sicherer, auch die PT indirekt nach Tabellen aus der gemessenen Einfallsstrahlung zu bestimmen.

Bestimmung des Homogenitätspunktes. Wenn man unter Vorschaltung immer weiterer Filterschichten die gemessene Ionisation in einen logarithmischen Raster einträgt, so ist der Anfang der so gewonnenen Kurve stets stark gekrümmt, ein Zeichen, daß die von der Röhre kommende Strahlung sehr inhomogen ist. Mit zunehmender Filterdicke wird die Krümmung aber flacher, und von einem bestimmten Punkt an verläuft die Absorptionskurve gerade. Dieser Kurvenpunkt ist der „Homogenitätspunkt". Die Filterdicke, bei der die Änderung des Kurvenverlaufs eintritt, entspricht der zur Erreichung der „praktischen Homogenität" notwendigen Filterstärke.

Man kann die Bestimmung des Homogenitätspunkts für praktische Zwecke auch so vornehmen, daß man nacheinander stärkere Filter vorschaltet und die Quotienten aus den aufeinanderfolgenden Ablaufszeiten bestimmt.

Beispiel: Eine 180-kV-Strahlung ergibt bei einer Filterung durch 3 mm Al eine Ablaufszeit von 11 Sekunden t_1, bei 0,5 Cu beträgt diese 20 Sekunden t_2, bei 0,8 mm Cu 35 Sekunden t_3, bei 1 mm Cu 61 Sekunden t_4. Welches Filter sollen wir wählen?

$$\frac{t_2}{t_1} = \frac{20}{11} = 1,82. \qquad \frac{t_3}{t_2} = \frac{35}{20} = 1,75. \qquad \frac{t_4}{t_3} = \frac{61}{35} = 1,74.$$

Wir sehen: durch 1 mm Cu wird der Quotient gegenüber den vorhergehenden Filtern nicht mehr verbessert, dagegen sind die Verluste an primärer Strahlenenergie beträchtlich. 0,8 Cu ist für die gegebene Strahlung die erforderliche und aus Gründen der Ökonomie des Betriebs maximal zulässige Filterstärke.

Die Feststellung kann auch so vorgenommen werden, daß man das Gebrauchsfilter verstärkt und unter sonst unveränderten Bedingungen nochmals die PT, wie oben angegeben, bestimmt. Tritt eine wesentliche Erhöhung der PT ein, so war die Filterung ungenügend und ist so weit fortzusetzen, bis ein Maximum der PT erreicht ist.

Bestimmung der Halbwertschicht. Die Bestimmung geschieht (um die Streuung als Fehlerquelle auszuschalten) für harte Strahlungen in Cu als absorbierendem Medium. Das zu untersuchende Strahlengemisch wird durch zunehmend dickere Kupferfilter geschickt[1] und dabei seine Ionisationswirkung bestimmt. Diejenige Filterdicke, bei der die Ionisation des Strahlengemisches auf die Hälfte des Anfangswertes herabsinkt, gibt in Millimeter Cu die Halbwertschicht der Strahlung an. Da wir aber nicht über die variabelsten Filterdicken verfügen und namentlich nicht Filter mit einer Genauigkeit bis auf Zehntelmillimeter Dicke anfertigen können, so ist man gezwungen, mit den verfügbaren Filtern Messungen anzustellen, die Meßergebnisse in ein Koordinatensystem einzutragen und aus dem Verlauf der Kurve die Halbwertschicht abzulesen. Man kann dabei die Abb. 285 auf S. 448 als Vorbild nehmen, nur daß die Teilstriche der horizontalen Achse des Koordinatensystems jetzt Zehntelmillimeter Kupferfilter zu bedeuten hätten.

---

[1] Man vermeide es, die Filter in der Nähe der Meßkammer zu justieren, sonst wird die gesamte Sekundärstrahlung, die aus dem Filter austritt, mitgemessen und führt zu falschen Werten. Die Filter sind vielmehr in der Nähe der Röntgenröhre anzuordnen.

Man verfahre wie folgt: Es wird zunächst die Ablaufszeit des Elektro\-meterfadens unter dem Gebrauchsfilter t_0 bestimmt, sodann wird die Strahlung durch Vorschaltung weiterer Kupferfilter durch immer dickere Kupferschichten geschickt und jedesmal die Entladungszeit des Elektro\-meters t_f notiert. Die Abnahme der Ionisation wird nach der Formel $\frac{t_0}{t_f}\cdot 100$ in Prozenten der zu untersuchenden Strahlung umgerechnet, die Werte in das Koordinatensystem eingetragen. Die Filterdicke, der nach dem Kurvenbild 50% der ursprünglichen Ionisation entsprechen, gibt die Halbwertschicht der Strahlung an. Die Bestimmung der Halbwertschicht ist deshalb praktisch von Wichtigkeit, weil Strahlungen der gleichen Halbwertschicht gleiche Tiefendosen aufweisen, und weil nach ihr die Korrektur der in freier Luft gemessenen Dosiswerte an Hand von Standardtabellen vorgenommen werden kann.

Durchführung eines Bestrahlungsplanes.

Ebenso wie der Chirurg vor dem operativen Eingriff einen Operations\-plan entwirft, muß der Strahlentherapeut für seine Zwecke sich einen Bestrahlungsplan zurechtlegen. Der Strahlentherapeut soll sich Rechen\-schaft darüber geben können, welche Strahlenquantitäten und in welcher Verteilung sie im Erfolgsorgan zur Absorption gelangen, wieviel Felder, welche Feldgröße und welchen Fokus-Hautabstand er zu wählen hat, um eine optimale Strahlendosis zu erhalten. Die Voraussetzungen für eine solche exakte Tiefentherapie sind:

1. Kenntnis der Tiefenwirkung der Gebrauchsstrahlung,
2. Anwendung einer praktisch homogenen Strahlung,
3. Kenntnis der Lage des Krankheitsherds im Körperinnern,
4. Genaue Zentrierung des Zentralstrahls auf den Krankheitsherd.

Über die ersten zwei Punkte ist das Nötige bereits in den betreffenden Kapiteln gesagt worden. Bezüglich der Lage des Krankheitsherds sind wir häufig nur auf Abschätzung auf Grund topographisch-anatomischer Voraussetzungen angewiesen. Nur beim Uterus werden die bimanuelle Untersuchung und bei der Hypophyse Messungen mit dem Tasterzirkel näheren Aufschluß bringen können. Im übrigen sei auf den Körper\-querschnittsatlas von HOLFELDER verwiesen.

Die wichtigste und schwierigste Frage ist die: Wieviel Felder sollen für einen bestimmten Fall gewählt, wie sollen sie belastet und wie an\-geordnet werden? Die Antwort ergibt sich aus Berücksichtigung der Lage des Krankheitsherds, der Körperdimensionen des Kranken und der Tiefenwirkung der Strahlung.

Um zu einer größtmöglichen Exaktheit zu gelangen, geht man zweck\-mäßig so vor: Nach Lokalisation des Krankheitsherds wird in gleicher Höhe mittels eines biegsamen Bleibandes der Querschnitt des Patienten aufgenommen, in natürlicher Größe auf einen Pappkarton mit Kreide übertragen und auf diesem der Krankheitsherd in seiner vermutlichen Ausdehnung und Lage eingezeichnet. Filmstreifen von der natürlichen Breite des Strahlenkegels, auf denen von Zentimeter zu Zentimeter die

Strahlenintensität in Prozenten der Oberflächendosis nach Standardtabellen eingetragen ist, werden nun am Rande des Querschnitts konzentrisch gegen den Herd angeordnet. Ihre Zahl, Art (Feldgröße, FHD)
und gegenseitige Anordnung wird so lange variiert, bis die Summations-
dosis am eingezeichneten Herd eine genügende ist und diesen gleichmäßig
deckt. Gleichzeitig ist streng darauf zu achten, daß an keiner Stelle
außerhalb des Herdes (besonders sind die Ränder der Überschneidungsfigur gefährdet!) sich eine höhere als 100%ige Dosis ergibt. Die Lösung
solcher Aufgaben ist ein ernstes aber auch amüsantes Spiel, das bei
einiger Übung die gleiche Befriedigung gewährt, wie die Lösung eines
Zahlenrätsels. Der sinnreiche „*Felderwähler*" von HOLFELDER bringt
die ganze Anordnung in eleganter Ausführung.

Stehen die Felder nach Anzahl und Anordnung am Phantom fest,
so kommt es nun darauf an, sie in der gleichen Art mit Genauigkeit auf
den Kranken zu übertragen. Das bereitet nun noch manche Schwierigkeiten, die überwunden werden können, wenn die Winkelstellungen der
einzelnen Zentralstrahlen durch Winkelmesser am Röhrengestell sich fest-
legen lassen.

Nur gebe man sich trotz aller Bemühungen und aller Exaktheit nicht
der Illusion hin, daß man nun auch wirklich den Krankheitsherd mit
den am Phantom errechneten Intensitäten homogen durchstrahlt. Der
menschliche Körper ist — vom therapeutischen Standpunkt müssen wir
das bedauern — kein vierkantiger Wasserkasten von homogener Masse
und geraden Begrenzungsflächen. Die Unebenheit der äußeren Umhüllung läßt sich allenfalls durch Paraffinumbau noch korrigieren, niemals jedoch die innere Dishomogenität. Dies soll nicht zur Resignation
verleiten; im Gegenteil: die größte Sorgfalt in der Durchführung des
Bestrahlungsplans wird uns der theoretischen Strahlenverteilung am
nächsten bringen, resignierte Nachlässigkeit aber die bestehende Dis-
krepanz zwischen Theorie und Praxis vergrößern.

4. Spezielle Applikationstechnik der Tiefentherapie.

Unter die Technik der Tiefentherapiebestrahlung fallen alle diejenigen
Herde bzw. Organe, die unter der Haut im Körperinnern gelegen sind,
sowie alle an der Oberfläche gelegenen Herde, sobald ihre tiefsten Ausläufer sich über das Unterhautzellgewebe in die Tiefe erstrecken.

Die Mannigfaltigkeit der Lokalisation und Verschiedenheit der Fälle
erlaubt es nicht, ein allgemein gültiges Schema der Bestrahlungstechnik
aufzustellen; man muß die Bestrahlungsbedingungen dem Einzelfall anpassen, wobei man nach den im vorausgegangenen Kapitel gegebenen
Richtlinien more geometrico verfährt. Nur wenn es sich um Organerkran-
kungen mit typischer Lokalisation handelt, ist es möglich, ein Be-
strahlungsschema zu geben. Die Angaben können sich also nur auf
einige wenige typische Fälle beziehen. Im übrigen aber wird sich der
Therapeut der Freiheit seines Könnens hingeben.

Die Applikation der Strahlung hat so zu erfolgen, daß für das gesunde umgebende Gewebe die Toleranzdosis nirgends überschritten wird. Dies zu erreichen wird dadurch erleichtert, daß die strahlende Energie eines Strahlenkegels, welcher scharf abgegrenzt gegen den Körper gerichtet wird, auch mit ziemlich scharfer Abgrenzung durch das Gewebe in die Tiefe vordringt. Der Streumantel um den Strahlenkegel hat so geringe Intensität, daß wir ihn praktisch vernachlässigen können.

Man kann die Applikation entweder nach dem *starren System* oder nach dem *beweglichen System* vornehmen.

Das starre System bedient sich des Tubus. Die Vorteile des Tubus sind, daß er den Strahlenkegel dem Auge direkt sichtbar, der Hand unmittelbar greifbar macht. Außerdem umgrenzt er scharf die Ausstrahlung aus dem Röhrenfenster und die Einstrahlung in die Körperoberfläche.

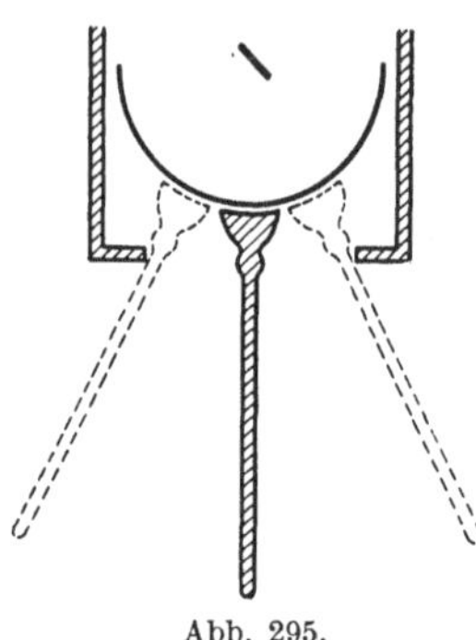

Abb. 295.
Der Grenzstrahlenindex.

Durch ausgiebige Kompression kann ferner die Haut (durch Anämisierung) desensibilisiert und die Tiefendosis durch Verringerung des Herdabstands erhöht werden. Seine Nachteile sind, daß er starr ist und sich den mannigfachen Oberflächengestaltungen und verschiedenen Feldflächen nicht anpassen kann.

Das bewegliche System verschmäht die Anwendung eines Tubus, arbeitet mit völlig offener Blende und grenzt das Feld nur an der Hautoberfläche mit schmalen (8 × 20 cm) Bleigummistreifen ab. Die Bleigummistreifen werden um die Feldgrenzen herum gelagert und mittels Holzklammern miteinander fixiert. Damit sie sich auf der Hautoberfläche nicht verschieben, lagere man den Patienten so, daß das Bestrahlungsfeld zu oberst und horizontal liegt, was sich durch entsprechende Lagerung (Unterstützung mit Sandsäcken) meist erzielen läßt. Der Strahlenkegel wird mittels Zentralstrahlindex gerichtet. Damit man für alle Fälle über die Reichweite des Strahlenkegels unterrichtet ist, photographiere man das Einfallsfeld für mehrere Entfernungen (23 cm, 30 cm, 40 cm, 50 cm) durch Exposition eines Films in der entsprechenden Entfernung und behalte die so gewonnenen Bilder als Schablonen, die, unter Führung des Zentralstrahlindex auf das Bestrahlungsfeld gelegt, jeweils über die Weite des Strahlenkegels belehren. Oder man bediene sich des sogenannten *Grenzstrahlenindex* (Abb. 295); dies ist ein beweglicher Zentralstrahlzeiger, der bei entsprechend konkav gestalteter Fläche am proximalen Ende an die Röhrenwand angelegt und so herumgeführt werden kann, daß sich mit ihm die Grenzen des Feldes abfahren lassen. Um die Abschirmung des Strahlenkegels bequem kontrollieren zu können, verwende man sogenannte „Leuchtbleie", die durch ihre Fluoreszenz die Gegenwart unerwünschter Strahlung anzeigen.

Für die Verteilung der Strahlung und die Form des Strahlenkegels ist es nicht ganz gleichgültig, wie man die Eingrenzung des Strahlenkegels vornimmt.

Bekanntlich sendet eine Röntgenröhre nicht nur vom Fokus, sondern auch vom Antikathodenstiel und vom Glasmantel Strahlen aus. Dazu kommen noch diffuse Röntgenstrahlen, die von den Atomen der bestrahlten Luft, von der Blende und von allen Gegenständen, die ungewollt von Röntgenstrahlen getroffen werden, ausgehen. Wir fassen die ganze, nicht vom Fokus der Röhre ausgehende Strahlung unter dem Begriff „Nebenstrahlung" zusammen. Die endliche Ausdehnung des Röhrenfokus wirkt sich als Halbschatten um die Umgrenzung des Strahlenkegels aus, die Nebenstrahlung als diffuse Strahlung in seiner weiteren Umgebung.

Grenzen wir nun die Strahlung an der Oberfläche ab, so bekommt das Bestrahlungsfeld außer der Fokusstrahlung noch die gesamte Nebenstrahlung. Da diese wesentlich anders gerichtet ist als die Fokusstrahlung, fällt sie nur in den ersten Zentimetern mit dieser zusammen, während sie in größeren Tiefen nach allen Seiten divergiert (Abb. 296 a). Dadurch werden die Oberflächenintensitäten im Primärstrahl und die Intensitäten außerhalb des Strahlenkegels in den mittleren Tiefen vergrößert. Im Gegensatz dazu ist das Gebiet außerhalb des primären Strahlenkegels in den ersten Zentimetern Tiefe durch die Blende vollkommen vor der Nebenstrahlung geschützt.

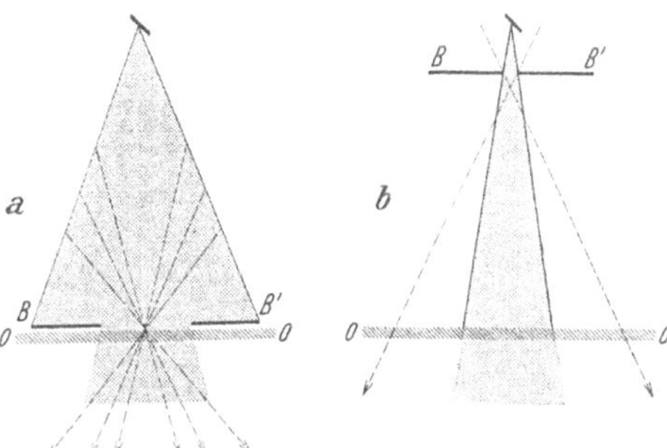

Abb. 296. Wirkung der Abblendung auf die Nebenstrahlung (gestrichelt), a bei körperaufliegender Blende, b bei röhrennaher Blende. $BB' = $ Blende, $OO = $ Körperoberfläche.

Bei der entsprechend kleineren aber röhrennahen Blende des Tubus erhält das gleich große Eintrittsfeld nur einen kleinen Teil der Nebenstrahlung. Der Hauptanteil der Nebenstrahlung trifft nur die ersten Schichten des außerhalb des primären Strahlenkegels liegenden Mediums (Abb. 296 b). Wir bekommen also bei der röhrennahen Blende durch den Ausfall der Nebenstrahlung kleinere Oberflächenintensitäten (bis um max. 15%) als bei der körperaufliegenden Blende. Dagegen unterscheiden sich die Tiefenintensitäten nur unwesentlich voneinander.

Ob man prinzipiell auf die eine oder die andere Art bestrahlt, oder von Fall zu Fall sich für das starre bzw. für das bewegliche System entscheidet, bleibe ganz dem Ermessen des einzelnen überlassen.

Für den speziellen Fall lassen sich die folgenden Angaben machen:

Schädel. Liegt der zu bestrahlende Herd im *Zentrum* der Schädelkapsel, so können wir fünf Felder ansetzen, und zwar 1 Stirnfeld, 2 Schläfenfelder, 1 Hinterhauptsfeld und 1 Scheitelfeld (Abb. 297). Ergibt jedes dieser Felder auch nur 20%ige Dosis am Herd (was bei den Tiefendistanzen von 6—8 cm auch bei geringerer Belastung des Einzelfeldes zu erreichen ist), so ist ihre Summationswirkung einer Maximaldosis gleich.

Bei rechts- oder linksexzentrischer Lage des Herdes verabfolge man nur die der Lage des Herdes entsprechenden Hälften des Stirn-, Scheitel-, Hinterhauptsfeldes und das volle Schläfenfeld der gleichen Seite (Abb. 298).

Das Stirnfeld wird begrenzt: oben durch die vordere Haargrenze, unten durch die Bogen der Augenbrauen und die Nasenwurzel, seitlich werden wir bis an die beiden Stirnhöcker gehen. Von diesem Feld aus erreichen wir wohl Herde, die näher der Schädelkonvexität liegen, nicht aber Basistumoren; für diese müssen wir den Strahlenkegel tiefer an der Nasenwurzel eintreten lassen.

Die Orbitae dürfen nur dann ins Strahlenfeld einbezogen werden, wenn nicht mehr als 50% der HED das Auge treffen; aber schon bei

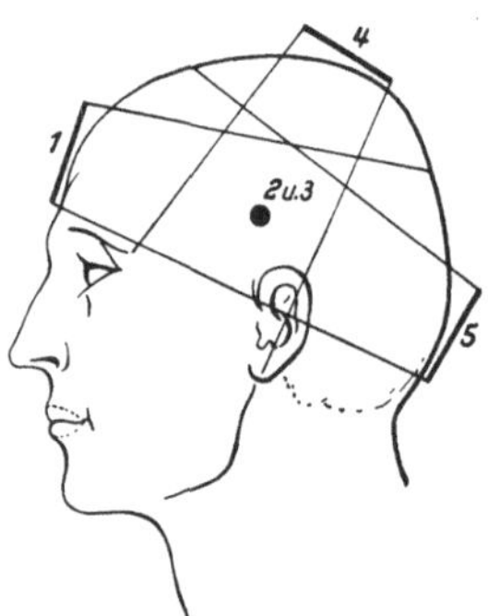

Abb. 297. Bestrahlung eines zentral im Hirnschädel liegenden Herdes.

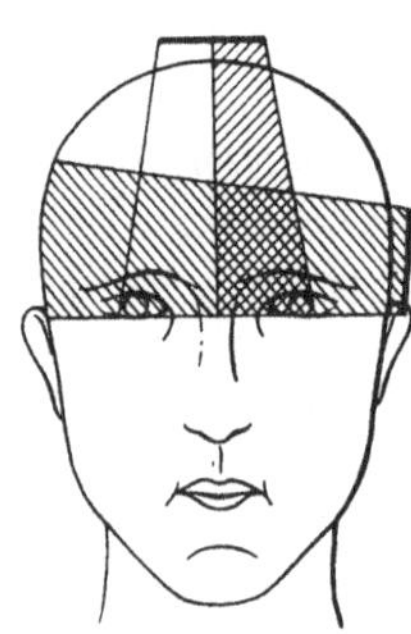

Abb. 298. Bestrahlung eines exzentrisch im Hirnschädel liegenden Herdes.

80% HED müssen wir mit einer Schädigung der Linse rechnen. Es soll deshalb der Augapfel unbedingt vor einer Strahlenwirkung, die an die HED heranreicht, geschützt werden. Ist das unmöglich, so ist man verpflichtet, den Patienten darauf hinzuweisen, daß eine Schädigung des Auges — meist eine Katarakt — zu erwarten ist.

Die geringste Dosis Röntgenstrahlen, nach deren einmaliger Anwendung Schädigungen des Sehorgans beobachtet worden sind, ist:

80% HED .... Linse (Katarkt)
100—110% HED . Uvea (Atrophie des Papillarsaums)
150—200% HED . Uvea (Glaukom)
150—200% HED . Netzhaut
150—200% HED . Konjunktiva (Chemosis)
200% HED ...... Kornea (Hornhauttrübung u. Perforation)
200% HED ...... Lider (Cyanose u. Lidödem)

Die einzelnen Teile des Auges unterscheiden sich also bezüglich ihrer Strahlenempfindlichkeit in der Weise, daß der bilderzeugende Apparat, insbesondere die Linse radiosensibler ist als der bildempfangende Apparat, die Netzhaut und der Sehnerv. Das strahlenempfindlichste Gewebe im Auge ist die Linse, welche sowohl durch eine einmalige Bestrahlung als auch durch Bestrahlung mit verteilten Dosen geschädigt werden kann, wenn die Gesamtdosis die HED erreicht. In diesem Fall entstehen in der Linse Trübungen von charakteristischer Form.

Bei dem Röntgenstar sind vornehmlich die vordere und hintere subkapsuläre Rinde betroffen, also offenbar das Epithel und die jüngsten Fasern, während der sklerotische Kern resistenter ist und klar bleibt. Der Röntgenstar scheint sich erst lange Zeit nach der Bestrahlung zu entwickeln und dann fortzuschreiten. Diese langsame Entwicklung des Röntgenstars (im Gegensatz zum Ultrarotstar) weist auf nekrobiotische Zellveränderungen hin. Wir werden also das Orbitafeld nach Tunlichkeit meiden, schon aus dem Grunde, weil wir uns eines unangenehmen Gefühls bei der Durchstrahlung eines so hochwichtigen Organs nicht erwehren können. (NB. Die Wimpern und Augenbrauen sind sehr strahlenfest; ihre Epilationsdosis liegt ziemlich hoch.)

Das Schläfenfeld wird seitlich begrenzt auf der einen Seite vom Orbitalrand, auf der anderen durch den äußeren Gehörgang. Nach oben und unten wird es je nach der Lage des Herdes höher oder tiefer angesetzt. Verabfolgt wird das Feld in Rückenlage bei seitwärts gewendetem Kopf. Das *Hinterhauptsfeld* hat seinen Mittelpunkt in der Protuberantia occipitalis ext. Es wird bei Bauchlage des Patienten verabfolgt. Um den Bestrahlten durch den Haarausfall nicht zu entstellen, deckt man über das ganze Bestrahlungsfeld 1 cm breite, parallele Raine ab, die durch einen ebenso breiten Zwischenraum voneinander getrennt sind. Die in den abgedeckten Rainen stehenbleibenden Haare können die epilierten Zonen überdecken. Das *Scheitelfeld* wird in sitzender Stellung verabfolgt. Patient sitzt am Tisch, Ellenbogen aufgestützt, das Kinn in beide Hände geschmiegt. Auch hier, mit Rücksicht auf die Frisur, Raine freilassen!

Hypophyse. Eine der wichtigsten Indikationen für die Bestrahlung des Schädels sind die Veränderungen der Hypophyse.

Die Sella turcica liegt zirka $6^1/_2$ cm beiderseits vom Jochbeinbogen und zirka 7 cm von der Nasenwurzel entfernt im Innern des Schädels. Nach der Seite projiziert findet man sie etwas (zirka $^1/_2$ cm) oberhalb einer Linie, die den seitlichen oberen Orbitalrand mit dem äußeren Gehörgang verbindet, aber meist nicht im Mittelpunkt dieser Linie, sondern näher dem Gehörgang zu, in der Gegend des Jochbeinbogens. Diese Verhältnisse sind aber individuell sehr variabel und können in einwandfreier Weise nur durch die Röntgenphotographie oder Durchleuchtung festgestellt werden, was sich für jeden Fall empfehlen wird. Legen wir durch die seitlichen Projektionspunkte eine Vertikalebene, so erhalten wir an deren Schnittpunkt mit der Sagittalnaht den Mittelpunkt für das Scheitelfeld. Da die Tiefenlage der Sella von allen diesen Punkten nicht sehr groß ist, kommen wir hier mit vier Feldern aus, und zwar dem Stirnfeld, den beiden Schläfenfeldern und dem Scheitelfeld. Das Stirnfeld ist klein zu wählen und auf die Nasenwurzel anzusetzen, die übrigen Felder wie oben angegeben.

In jedem Fall können wir, auch wenn das Einzelfeld mit nur 80% der Maximaldosis belastet wird, auf genügende Tiefenwirkung der Strahlung am Herd rechnen.

Handelt es sich nicht um maligne Erkrankungen, sondern bestrahlen
wir nur, um die innersekretorische Funktion der Hypophyse zu beeinflussen, so genügt die Bestrahlung durch die beiden Schläfenfelder.

Tonsillenbestrahlung. Patient liegt auf dem Rücken, der Kopf ist
zur Seite gedreht. Der Zentralstrahl geht zwischen Warzenfortsatz und
aufsteigendem Unterkieferast hindurch. Man verwende einen kleinen
runden Tubus. Bei adenoiden Wucherungen der Kinder verabfolge man
prinzipiell noch ein Feld vom Nacken her.

Thyreoidea. Hauptindikation ist der Morbus Basedowii. Bestrahlt
werden der rechte und der linke Lappen sowie die Thymusgegend. Diese
können entweder in ein gemeinsames trapezförmiges Feld gefaßt werden,
das vom oberen Rand des Schildknorpels bis etwa 4 Querfinger unter
das Jugulum reicht, oder man bestrahlt jedes Gebilde für sich. Den
ersten Weg wählt man, wenn man den Basedow durch ganz kleine, in
kurzen Intervallen aufeinanderfolgende Dosen zu beeinflussen beabsichtigt (dabei wird der Kehlkopf durch ein zurechtgeschnittenes, mit
Heftpflaster befestigtes Bleigummi abgedeckt), die andere Einstellungsart bleibt der massiveren, einmaligen Dosierung vorbehalten.

Die Einstellung geschieht in Rückenlage. Das Großfeld wird auf das
Jugulum zentriert, die Kleinfelder auf jeden Drüsenlappen gesondert,
wobei der Kranke den Kopf nach der entgegengesetzten Seite wendet.
Will man ganz vorsichtig sein, so kann man die Drüsenfelder mit jeder
Serie wechselnd einmal sagittal, das andere Mal mehr frontal einstellen,
wodurch die Haut geschont wird.

Mamma. Ein viel umstrittenes Gebiet ist die Bestrahlung der Brust.
Nicht so sehr das Mammakarzinom (dieses ist die Domäne des Chirurgen),
als vielmehr die *postoperative Präventivbestrahlung* kommt praktisch in
Betracht. Hier liegen für die Prinzipien der Tiefentherapie insofern ungünstige topographisch-geometrische Bedingungen vor, als wir es mit
einem flächenhaft ausgedehnten Bestrahlungsobjekt zu tun haben, das
nur geringe Tiefe besitzt.

Als Strahlenziel ist das Gefahrengebiet der Rezidive zu betrachten,
also die Haut und das Unterhautzellgewebe der Operationsnarbe und
deren Umgebung, die parasternalen, interkostalen, axillaren und supra-
klavikularen Drüsen der befallenen Thoraxseite. Das Bestrahlungsfeld
erstreckt sich demnach von der Mandibula zum Rippenbogen und vom
Sternum zur hinteren Achselfalte. Dieses Gebiet ist bis in eine Tiefe von
zirka 4 cm mit ausreichender Dosis zu belegen.

Bei der großen Flächen- und geringen Tiefenausdehnung des Feldes
nimmt die postoperative Präventivbestrahlung eine Mittelstellung
zwischen Oberflächen- und Tiefentherapie ein. Würden wir nach den
Prinzipien der ersteren verfahren, so bliebe eine Wirkung auf die tief-
gelegenen Drüsen aus; in letzterem Fall dagegen hätten wir eine unerwünschte Wirkung auf die Lunge zu verzeichnen.

Es sind nur zwei Kompromisse möglich: entweder verfahren wir wie
in der Oberflächentherapie, vermehren jedoch die Penetranz der Strahlung durch erhöhte Spannung (zirka 150 kV maximal) und Filterung

(4 mm Al) (BÉCLÈRE, FORSSELL, HOLZKNECHT), oder wir verwenden harte Tiefentherapiestrahlung, setzen aber die Strahlenkegel so an, daß sie segmentartig die Brustwand durchsetzen, ohne die Lunge zu durchdringen (HOLFELDER) (s. Abb. 299). Für den ersten Fall liegen die Verhältnisse ohne weiteres klar; wir setzen nach den Regeln der Totalbestrahlung (s. S. 440) ein Feld neben das andere (etwa: oberes, unteres Brustfeld, Supraklavikularfeld, Axillarfeld) oder, besser noch, wir erfassen mit *einem* großen Fernfeld (60 cm) das ganze Gebiet auf einmal (verabfolgen aber die Dosis in mehreren Sitzungen) und applizieren nur das Axillarfeld gesondert. Bei der tangentialen Einstellung nach HOLFELDER erhalten die zentralen Feldgebiete etwas zu geringe Intensitäten; diese müssen durch ein Zusatzfeld mit besonderem Filter, das an den Rändern dicker, im Zentrum dünner ist, ergänzt werden.

Häufig kann der Kranke zur Einstellung des Axillarfeldes den Arm nicht genügend hoch heben. In solchen Fällen hilft man sich auf die Weise, daß man entweder von der Seite her durch den angelegten Arm bestrahlt, oder bei der Bestrahlung von vorne ein mit Bolus oder Reis gefülltes Säckchen

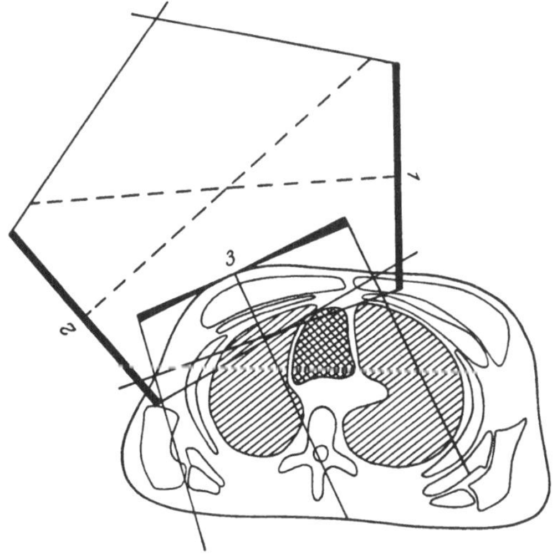

Abb. 299. Darstellung der Strahlenverteilung bei der Tangential- (Flanken-) Bestrahlung. (Nach H. HOLFELDER.) Die Zentralstrahlen der Felder (1 u. 2) laufen weit außerhalb des Körpers. Die Hauptmasse der Strahlenenergie wird durch Streustrahlenkörper (das sind Säcke, die zu gleichen Teilen mit Bolus und Talkum gefüllt sind und auf die Brustwand gelegt werden) aufgefangen und zu einem Teil dem Körper zugeführt. Nur eine schmale Randstrahlenpartie dringt in die Brustwand selbst ein und infiltriert die Axillar- und Sternalgegend mit einer gleichmäßig hohen Wirkungsdosis. In der Mammillargegend aber ist ein wesentliches Nachlassen der Wirkungsdosis zu verzeichnen; hier ist ein Ergänzungsfeld (3) mit besonderem Keilfilter, das in der Mitte größere Strahlenintensitäten durchläßt als am Rand, erforderlich. Der Körper bleibt im übrigen von Strahleneinwirkung vollständig verschont.

in die Achselhöhle schiebt und dessen Streustrahlung einwirken läßt.

Nicht rationell ist das Ansetzen eines Rückenfeldes, dessen Strahlenwirkung den von vorne wirkenden Strahlenkegeln zu Hilfe kommen soll. Abgesehen davon, daß die Wirkungsdosis dieses Feldes bei der beträchtlichen Objekttiefe nur gering einzuschätzen ist, kann die Überschneidung der von vorn und hinten einfallenden Strahlenkegel zur Überdosierung im Lungengewebe führen. Als Folge davon kommt es durch Induration des Lungenstützgewebes zur sogenannten *Lungeninduration*.

Ösophagus. Zur Bestrahlung des Ösophagus verwende man als Hauptfeld ein Rückenfeld und je ein Seitenfeld als Hilfsfeld.

Magen. Die Lage des Magens ist recht variabel. Man bestimme sie bei der Durchleuchtung auf dem Trochoskop und richte danach den Bestrahlungsplan ein. Es wird gewöhnlich ein Feld von vorne und eines von hinten angesetzt.

Milz. Die nicht vergrößerte Milz braucht, wenn nur kleine Dosen notwendig sind (zur Stillung von Blutungen), nicht mehr als 1 Feld; wir wählen das Seitenfeld. Bei Bestrahlung einer *vergrößerten* Milz brauchen wir 3 Felder, ein vorderes, seitliches und hinteres Feld. (Bei sehr schlanken Personen kann das Seitenfeld wegfallen.) Reicht die Milz bis in Nabelhöhe herab, so ist es besser, *zwei* Vorderfelder zu geben. Die Lage des Objekts läßt sich jeweils durch Palpation und Perkussion bestimmen.

Ovarien. Die Ovarien liegen beiderseits ca. 5 cm von der Medianlinie entfernt, etwa 4 Querfinger oberhalb des oberen Symphysenrandes in durchschnittlich 6 cm Tiefe unter der vorderen Bauchhaut. Von hinten her ist der Abstand ein größerer. Die Tiefenlage schwankt allerdings sehr beträchtlich, je nach der Dicke der Patienten. Es kommt für jedes Ovar ein vorderes und ein hinteres Feld in Anwendung. Das Vorderfeld wird begrenzt nach unten durch die Symphyse, nach oben reiche es bis in die Höhe der Spina il. ant. sup., medianwärts gehe es bis zu einem Abstand von 2 cm an die Linea alba heran. Das Hinterfeld wird auf den Glutaeus aufgesetzt, und zwar so, daß eine durch den unteren Rand des Os sacrum gezogene Linie das Feld halbiert. An die Mittellinie ist es ebenfalls auf 2 cm zu nähern. Der Zentralstrahl steht für beide Felder senkrecht auf der Feldfläche.

Für die *Bestrahlung von Myomen* (soweit sie eine gewisse Größe nicht überschreiten), gilt die gleiche Technik. Sind die Geschwülste aber über kindskopfgroß, so ist damit zu rechnen, daß die Ovarien verlagert sind. Es läßt sich in solchen Fällen ihre Lage überhaupt nicht mit Bestimmtheit angeben. Mit der gewöhnlichen Technik würden sie wohl kaum und dann nur zufällig getroffen werden. Es ist deshalb ratsam, in solchen Fällen mit großen Feldern zu arbeiten (*ein* Feld von 20 × 25 cm, 40—50 cm FHD für *beide* Ovarien *zugleich*).

Kastrationsbestrahlungen sind womöglich in der *ersten* Hälfte des Intermenstruums auszuführen; dann ist die Wahrscheinlichkeit sehr groß, daß die Menses mit der nach der Bestrahlung letzten Blutung sistieren. Kann man nicht in diesem Zeitpunkt die Röntgenkastration durchführen, so empfiehlt es sich, zur Sicherung der Blutstillung gleichzeitig die Milz zu bestrahlen.

Uterus. Der Uterus liegt für gewöhnlich in der Körpermittellinie zwischen den für die Ovarien angegebenen Punkten; die Portio reicht allerdings etwas tiefer hinab. Es ergibt sich daraus von selbst der Bestrahlungsmodus. Wir benutzen die gleichen Felder, wie oben für das Ovar angegeben, müssen aber jetzt die Strahlenkegel nach der Körper*mitte* und etwas nach abwärts richten. Zu diesem Zweck setzen wir die Felder mehr seitlich, aber schräger (zirka 35⁰ von der Normalen) an und visieren vom Damm aus gegen die Mitte der Vulva, von der Seite gegen den

Trochanter (Abb. 300 a und b). Als Hilfsfelder können noch ein Vulva-
feld oder je ein Trochanterfeld angesetzt werden.

Die klassische Methode des „Röntgenwertheim", die zwischen die
beiden (allerdings kleineren) Seitenfelder je 1 zentrales Vorder- und
Hinterfeld setzte, wird jetzt immer weniger geübt, da sie bei geringer
Veränderung der Winkelung der Zentralstrahlen zu tiefen Nekrosen an
Blase und Darm führen kann. Die Methode ist wohl auch deshalb als

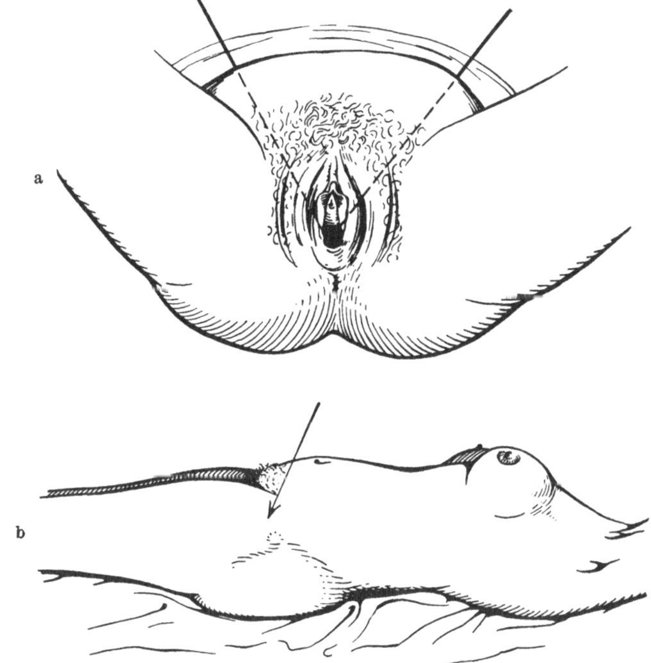

Abb. 300. Richtung der Zentralstrahlen bei Bestrahlung des Uterus
a bei Visierung vom Damm aus, b bei Visierung von der Seite.

überholt zu betrachten, weil wir jetzt in der Lage sind, schon von 4 Feldern
aus die nötige Tiefenintensität am Herd zu erreichen.

Prostata. Die Prostatabestrahlung erfolgt von 3 Feldern aus; das
erste Feld wird auf die Symphyse gesetzt, das zweite auf die Spitze des
Steißbeins; das dritte Feld wird auf den Damm verabfolgt.

Vor allen Bestrahlungen in der Unterbauchgegend lasse man die
Blase entleeren und reinige den Mastdarm durch kleine Klysmen.

Für die *großen Gelenke* (Hüft-, Schultergelenk) kommen drei Felder
in Anwendung, und zwar ein vorderes, seitliches und hinteres Feld. An
der *Wirbelsäule* werden wir, wenn kleine Dosen zu verabreichen sind,
mit einem normal aufgesetzten Rückenfeld auskommen, maligne Herde
dagegen mit einem Doppelfernfeld bestrahlen. Im übrigen siehe auch
S. 460ff.

Nachbehandlung. Eine Nachbehandlung ist nur nach Verabfolgung größerer Dosen notwendig und besteht auch da hauptsächlich in negativen Maßnahmen.

Zunächst muß jeder Patient nach Beendigung der Bestrahlung belehrt werden, daß eine Rötung der Haut und eventuell eine Schwellung der bestrahlten Körperstelle folgen wird (Frühreaktion) und daß diese Erscheinung ohne jedes Zutun im Verlauf von einigen Stunden oder Tagen wieder abklingt, aber in (für den Laien) ähnlicher Art nach weiteren 14 Tagen wieder auftritt und in wechselnder Stärke 4—6 Wochen anhält.

Bis zum Abklingen der Hauptreaktion sind alle irritativen Maßnahmen (heiße Umschläge, Besonnung, Bepinselung mit Jodtinktur, der Gebrauch von Jod- oder Metallsalben) vom bestrahlten Hautgebiet fernzuhalten. Das Kratzen und Scheuern der bestrahlten Stellen durch Kleidungsstücke ist zu vermeiden; die Kleider sind über ihnen nicht zu schnüren. Das Waschen geschehe vorsichtig und nur mit neutralen, fettreichen Seifen. Die Benutzung von Benzin, Alkohol oder Kölnisch Wasser ist zu vermeiden. Ist eine starke Reaktion, wie gewöhnlich nach einer fraktionierten Bestrahlungsserie, zu erwarten, so verordne man eine indifferente Salbe, die 2—3 Monate lang auf die bestrahlten Stellen aufgetragen wird. Man kann für diese Zwecke Cold-Creme verwenden oder besser noch Radermasalbe, die neben der fettenden Eigenschaft auch leicht desinfizierende Wirkungen entfaltet. Die Salbe ist durch mindestens 2 Monate täglich aufzutragen, nachdem die alte Salbenschicht mit Hilfe einer reizlosen vollfetten Seife ohne Reiben und ohne Bürsten vorsichtig abgewaschen ist. Das Auftragen der Salbe geschieht am besten so, daß man sie auf einen Mullappen streicht und diesen auf die bestrahlte Stelle legt.

VI. Betriebsweise in der Tiefentherapie.

Sicherung der Dosis.

Kontrolle der Ausfallsstrahlung.

Nach der technischen Vervollkommnung der Apparaturen und Röntgenröhren gingen die meisten Röntgenologen mit einem erleichternden Gefühl der Sicherheit dazu über, nach Zeit zu dosieren. Die *Dosierung nach Zeit* beruht auf der stillschweigenden Voraussetzung, daß die Röntgenröhre unter den gleichen Betriebsbedingungen, d. h. gleicher Spannung an den Röhrenenden, auch stets die gleiche Strahlenqualität und -intensität liefert, so daß in der gleichen Bestrahlungszeit auch immer die gleiche Dosis erhalten wird. Das ist zum größten Teil auch richtig, mit der einen Einschränkung, daß wir es nicht vollständig in der Hand haben, auch wirklich die gleichen Betriebsbedingungen unverändert wieder herzustellen oder — was noch schwerer wiegt — ihre Veränderung mit Sicherheit zu erkennen.

Der erste Faktor der Unsicherheit ist die *Inkonstanz der primären Netzspannung*. In allen Großstädten, in denen der enorme Strombedarf zu einer Überlastung des Stadtnetzes führt, kommt es durch An- und Abschalten von größeren Betrieben zu nicht unerheblichen Spannungsschwankungen, die auf die elektrischen Bedingungen der Röntgenapparatur rückwirken. Einer 1%igen Änderung der Netzspannung entspricht durchschnittlich eine 4%ige Änderung der Röntgendosis. Die Spannungsschwankungen wirken sich in der Dosis in zirka 4facher Multiplikation aus.

Aber auch wenn solche Schwankungen durch einen Spannungsregler ausgeglichen werden, bleibt doch noch eine ganze Reihe von Unsicherheiten anderer Art zu berücksichtigen.

Auf die Mängel der elektrischen Meßgeräte ist bereits auf S. 52 hingewiesen worden. Es sei nur nochmals daran erinnert, daß der Zeiger des Milliamperemeters durch Aufladung falsche Werte anzeigen und das am Schalttisch montierte Kilovoltmeter bei längerem Betrieb zu niedrige Werte angeben kann.

Auch der Röntgenröhre können wir nicht unter allen Umständen vertrauen. Es ist erwiesen, daß auch unter konstanten elektrischen Bedingungen die Strahlenausbeute eines Rohres Schwankungen unterworfen ist. Verschiedene Röhren bieten bei gleichen Betriebsbedingungen eine verschiedene Strahlenausbeute, die bis zu 20% schwankt. Jede Röhre ändert sich allmählich im Betrieb, sie altert. Starke Aufrauhung der Brennfläche, Verbiegung des Antikathodenstiels, Deformierung des Glühdrahts durch das elektrische Feld führen zu einer Verminderung der Strahlenausbeute. Dasselbe gilt von den Ventilen; ihr mit der Zeit eintretender Verbrauch kann Rückgänge in der Leistungsabgabe der Anlage bis 10% zur Folge haben. Zu berücksichtigen sind ferner Staubbelag, erhöhte Luftfeuchtigkeit bei schlechtem Wetter, Knickungen an den Hochspannungsleitungen usw., welche durch Sprühverluste eine Spannungsverminderung an der Röntgenanlage und dadurch unkontrollierbare Dosisänderungen bewirken, ferner Veränderungen in der Isolation der Kondensatoren, die Änderungen in der Höhe der Sekundärspannung und damit Leistungsänderungen hervorrufen. So wurden wegen der Lufttrockenheit infolge der Zentralheizung zwischen Sommer- und Wintermonaten Spannungsunterschiede von 20 kV beobachtet. Die Betriebsbedingungen bleiben dabei normal; keines der elektrischen Meßinstrumente zeigt eine Veränderung an. Erst die Kontrolle der Dosis deckt den Fehlbetrag auf.

Unsere Aufmerksamkeit muß also nach zwei Richtungen geschärft sein. Es soll 1. mit Rücksicht auf die Spannungsschwankungen und die Unverläßlichkeit der elektrischen Meßinstrumente an jedem Kranken während der Bestrahlung die Dosis kontrolliert werden, 2. durch eine von Zeit zu Zeit vorzunehmende Kontrollmessung der freien Ausfallsstrahlung eine etwaige Abnahme der Röhrenleistung oder irgendwelche Mängel in der Apparatur festgestellt werden.

Das letztere ist leicht durchführbar und gehört wohl zu den Betriebsgewohnheiten eines jeden Röntgeninstituts. Von Woche zu Woche wird die Gebrauchsstrahlung auf ihre Konstanz bezüglich Intensität (durch ein Intensimeter) und Qualität (durch Bestimmung der Halbwertschicht) nachgeprüft. Es ist zweckmäßig, hierbei auch die Größe des Primärstroms und der Primärspannung zu notieren. Ein Abweichen von den gewohnten Werten wird zu einer Nachprüfung der Anlage auffordern, wobei man in gleicher Weise die Röntgenröhre wie die Hochspannungsmaschine samt Zuleitungen berücksichtigen muß. Aus dem gleichen Grund ist jede neue Röhre vor Einstellung in den Betrieb zu eichen, ihr Eichwert im Verlauf der Arbeitsleistung von Zeit zu Zeit nachzuprüfen.

Dosiskontrolle am Kranken.

Den Luxus einer ständigen Dosiskontrolle am Kranken leisten sich nur die wenigsten Institute. Der Grund ist wohl darin zu suchen, daß vorderhand eine solche Kontrolle nur schwer durchführbar ist mangels eines geeigneten Meßinstruments. Unsere physikalischen Dosimeter sind keine Dosismesser im wahren Sinne des Wortes, denn sie geben nur den Strahleneffekt pro Zeiteinheit an, nicht jedoch die verabreichte Gesamtdosis; diese kann erst mit Hilfe von Tabellen errechnet werden, was im praktischen Betrieb sehr zeitraubend ist. Sicherlich kann die gleichzeitige Mitbestrahlung einer Meßkammer von Nutzen sein, indem größere Abweichungen im Zeigerausschlag des Meßinstruments eine Veränderung der Strahlenintensität erkennen lassen, die durch Defekte im Apparat oder der Röhre verschuldet sind und durch die gewöhnlichen Meßinstrumente nicht angezeigt werden. Selbstverständlich kann für diese Zwecke nur ein Dosisleistungsmeßgerät gebraucht werden. Man kann mit einem solchen Instrument nach Einstellung der Apparatur durch Kontrolle des Zeigerausschlags die pro Zeiteinheit verabreichte Strahlenintensität kontrollieren. Unbefriedigt läßt uns dagegen, daß wir auf diese Weise nicht die jeweils verabreichte Gesamtdosis feststellen können.

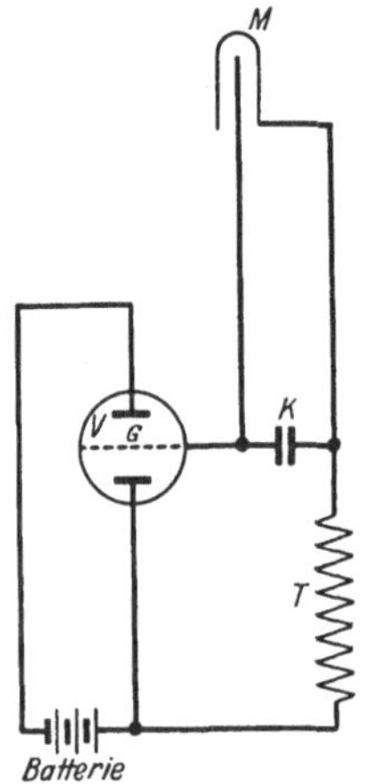

Abb. 301. Das Mekapion von S. Strauss.
M = Meßkammer,
K = Kondensator,
T = Transformator,
V = Verstärkerröhre,
G = Gitter der Verstärkerröhre.
Die zahlreichen ineinandergreifenden Relais, die den fast lebendigen Mechanismus dieses Apparates ausmachen, sind in der Abbildung nicht berücksichtigt.

Im Gegensatz zu diesen Instrumenten, die nur eine Teilintensität zu bestimmen gestatten und eine nicht immer einfache, rechnerische Übertragung erforderlich machen, soll jede Gefahr der Fehldosierung, jede Unsicherheit, die durch den Gang der Apparatur bedingt sein kann, durch Benutzung der integrierenden Dosimeter vermieden werden. Das Prinzip dieser Meßinstrumente beruht auf dem Gedanken, anstatt einer einzigen Entladung einer großen Kapazität eine Folge von Ladungen und Entladungen, die jeweils einer bestimmten Teildosis entsprechen, automatisch herbeizuführen und elektrisch zu registrieren. Als Prototyp eines solchen Instruments sei das *Mekapion* von S. Strauss angeführt (Abb. 301).

Eine Ionenmeßkammer M ist zu einem kleinen, hochisolierten Kondensator K parallel geschaltet. Die eine Seite dieses Kondensators steht weiterhin mit dem Gitter G einer Verstärkerröhre V, die andere Seite mit einem kleinen Transformator T in Verbindung. Durch letzteren erhält der Kondensator ein hohes, negatives Potential. Dadurch lädt sich das Gitter der Verstärkerröhre negativ auf und der Stromdurchgang durch die Röhre wird gesperrt. (Verstärkerröhren sind ebenso wie Röntgenröhren hochevakuierte Glühkathodenröhren, in denen der Stromdurchgang durch Elektronenflug zustande kommt. Das Gitter, das die Elektronen auf ihrem Wege zur Anode passieren müssen, stößt, sowie es negativ geladen ist, die ebenfalls negativen Elektronen ab und sperrt den Strom. Erst wenn die lebendige Wucht der fliegenden Elektronen die Sperrwirkung der Aufladung zu überwinden vermag, kommt wieder ein Strom zustande.) Fällt aber durch Bestrahlung der Ionisationskammer infolge Ionisierung der Kammerluft die Kondensatorladung und in gleicher Weise die Ladung des Gitters ab, so wird im Moment, wo die Anodenspannung, die von der Batterie geliefert wird, die Gitterladung zu überwinden vermag, ein Strom zustande kommen. Durch diesen aber wird ein Relais in Tätigkeit gesetzt, das den Strom, der gleichzeitig Primärstrom des Transformators ist, unterbricht. Die Stromöffnung erzeugt im Transformator einen Induktionsstoß, der den Kondensator abermals hoch auflädt und den Strom durch die Verstärkerröhre sperrt so lange, bis durch die Bestrahlung der Kammer die Gitterladung auf einen bestimmten Wert abgesunken ist. Dann wiederholt sich das gleiche Spiel von neuem. Der kurzdauernde Anodenstrom wird durch ein Licht- und Glockensignal angezeigt, gleichzeitig rückt der Zeiger einer Uhr, die die Aufgabe hat, die Anodenstromstöße zu zählen, um *einen* Teilstrich vor. Die Signale werden um so rascher aufeinanderfolgen, je rascher die Gitterladung abfällt, je intensiver also die Röntgenstrahlung ist. Das Intervall zwischen zwei Signalen entspricht einem bestimmten Intensitätswert der Strahlung und ist unmittelbar in r eichbar. Die Summe der Signale, die von der Uhr angezeigt wird, ist ein Maß der Oberflächendosis. Die Uhr kann auf eine Signalanzahl, also auf eine bestimmte Dosis eingestellt werden, deren Erreichung durch ein Läutewerk signalisiert wird.

Das Mekapion ist also, wie der Hersteller selbst angibt, ein Dosiszähler, der die jeweilige Intensität sowie die jeweils erreichte Dosis ziffernmäßig anzeigt und die erreichte Gesamtdosis signalisiert.

Zur Messung wird die Ionenkammer in das Bestrahlungsfeld in den Zentralstrahl eingebracht. Wird mit Tubus bestrahlt, so muß die Kammer durch eine seitlich am Tubus ausgestanzte Öffnung eingeführt werden.

Applikation der Strahlung.

Einstellung des Feldes. Die Dosierungsfehler, die durch Verabsäumen der ständigen Dosiskontrolle und bloßer Dosierung nach Zeit entstehen, enden wohl niemals tragisch. Die entsprechend gewählte Maximaldosis ist nach oben durch eine ziemlich weite Reaktionsbreite gesichert, so daß Schwankungen bis 20% keinen dauernden Schaden stiften. Bei Unterdosierung wird der erwartete Effekt in manchen Fällen ausbleiben. Es ist dies wohl zu bedauern, aber ein Unglück ist damit noch nicht geschehen.

Ganz anders sind Unterlassungssünden beim Einstellen zu beurteilen; sie rächen sich fast immer schwer. Zwar sind die Gefahren durch automatische Einrichtungen jetzt beträchtlich herabgemindert, dennoch ist es gut, wenn der Therapeut bei der Einstellung seine fünf Sinne beisammen hat und nicht durch die Gewohnheit der täglichen Beschäftigung in einen nachlässigen Schlendrian verfällt. Fünf Fragen soll sich der bestrahlende Arzt vorlegen und durch persönliche Nachprüfung selbst beantworten: 1. Ist *überhaupt* ein Filter vorgeschaltet? 2. Ist das *richtige* Filter vorgeschaltet? 3. Wird das *richtige* Feld bestrahlt? 4. Ist der Kranke vor unerwünschter Strahleneinwirkung genügend geschützt? 5. Ist er vor der Hochspannung gesichert?

Bevor wir an die Einstellung herangehen, sind noch einige grundlegende Dinge zu beachten. Es ist selbstverständlich, daß gekabelt wird. Es ist ärgerlich, erst den Apparat in Gang zu bringen und nachher zu bemerken, daß die Röhre an die Leitung nicht angeschlossen ist. Ferner ist auf die Lage der Röhre im Röhrenschutzkasten und ihre Stellung zur Austrittsöffnung zu achten. Es kann die Röhre in ihrer Längsrichtung verschoben sein — dann liegt der Brennpunkt nicht über der Mitte des Tubusausschnitts. Ferner kann die Röhre um ihre Längsachse gedreht sein — dann ist die Brennfläche gegen die Seitenwand des Tubus gerichtet. In beiden Fällen wird die Austrittsstrahlung gegenüber der Intensität, die man unter sonst gleichen Bedingungen aber genauer Zentrierung erhält, weit zurückstehen. Bedient man sich keiner Zentriervorrichtung, so soll mindestens nach Augenmaß die Röhre im Kasten gerichtet werden.

Die Filtersicherung. Das Schwermetallfilter fängt die hochwirksamen weichen Strahlen und einen großen Teil der mittelharten Strahlung ab. Das versehentliche Fehlen des Filters kann daher zu 10—30facher Überdosierung führen. Das Vergessen des Filters ist deshalb im Tiefentherapiebetrieb die größte Gefahr, eine Fahrlässigkeit, die der Kranke, wenn nicht mit dem Tode, so mit einem langen und qualvollen Krankenlager, der Arzt aber mit der Gewissensqual und dem Verlust seines guten Namens bezahlen muß. Man betrachte deshalb seine Anordnungen bei der Bestrahlungsapplikation niemals als abgeschlossen, solange man nicht *persönlich* die Filteranbringung überwacht hat. Aber auch dann wird man den peinigenden Gedanken nicht los, es könnte das Filter diesmal doch vergessen worden sein.

Als eine wahre Erleichterung sind alle Vorrichtungen zu begrüßen, die das Vergessen der schützenden Metallschicht unmöglich machen. Automatische Filtersicherungen, die gegen Vergessen und Verwechseln des Filters schützen, werden jetzt in höchster Vollendung von den Röntgenfirmen hergestellt. Von ihnen Gebrauch zu machen, ist man sich selbst und seinen Kranken schuldig.

Wird das richtige Feld bestrahlt? Auch hier drohen dem Unachtsamen auf Schritt und Tritt Gefahren. Eine Doppelbestrahlung bedeutet eine 100%ige Überdosierung und kann, wenn es sich um Maximaldosen handelt, recht unangenehme Folgen zeitigen. Der Gefahr der Doppelbestrahlung begegnet man durch sorgfältiges Führen des Bestrahlungsjournals, in welchem sofort nach erfolgter Einstellung das verabfolgte

Feld in ein vorgedrucktes Formular eingezeichnet wird. Doch auch hier sind Irrtümer in der Eintragung nicht ausgeschlossen, meist indem eine Verwechslung der Seiten eintritt, da bei keinem Menschen ein differentes Gefühl für „links" und „rechts" absolut festliegt. Man mache sich deshalb zur Gewohnheit, bei typischen Mehrfelderbestrahlungen eine bestimmte Feldreihenfolge einzuhalten, also beispielsweise stets rechts vorne zu beginnen und nach links hinten fortzuschreiten. Aus der Zahl der stattgehabten Sitzungen wird sich dann jeweils von selbst in fraglichen Fällen die Lage des nächsten Feldes ergeben. Manchmal können auch die Angaben des Kranken von Nutzen sein. Namentlich wenn mit aufgesetztem Tubus gearbeitet wurde, wird dem Patienten die Feldstelle meist wohl im Gedächtnis sein, sonst aber wird der Kranke bei der psychischen Erregung während der Bestrahlung wohl kaum mit Bestimmtheit Auskunft geben können. Ein sicheres und objektives Zeichen, ob ein Feld vor kurzem bestrahlt wurde, ist die leichte Röte der Frühreaktion. Ist sie,

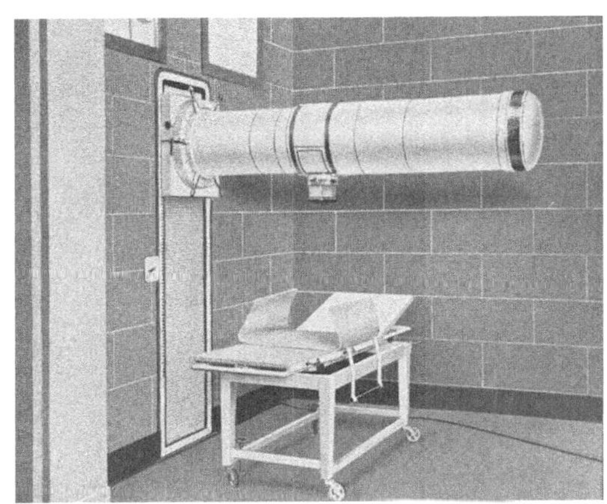

Abb. 302. Strahlen- und hochspannungssicheres Bestrahlungsgerät (Siemens-Reiniger-Veifa).

wie meist bei kleinen Dosen, nicht sichtbar, so kann man sie durch eine Bestrahlung mit der Solluxlampe hervorlocken, und auf diese Weise die Entscheidung herbeiführen.

Man muß aber auch mit der Möglichkeit rechnen, daß der Kranke anderwärts bereits vor kurzem bestrahlt worden ist, die Bestrahlung aus irgendwelchen Gründen unterbrochen und sich in andere Behandlung begeben hat. Da der Laie vielfach die Röntgenbestrahlung nicht anders einschätzt als eine Quarzlichtbestrahlung, wird er die voraufgegangene Behandlung anzugeben häufig genug sich nicht für bemüßigt halten. Man ist deshalb verpflichtet, jeden Kranken, wenn man einen Verdacht in dieser Hinsicht hat, nach einer stattgehabten Röntgenbestrahlung zu befragen und auf die Gefahren einer irrtümlichen Doppelbestrahlung aufmerksam zu machen.

Von der barbarischen Forderung, jede bestrahlte Hautstelle durch Tätowierung kenntlich zu machen, können wir vollends absehen, um so mehr, als der kundige Therapeut in jedem Fall eine durch Röntgenstrahlen gefährdete oder bereits geschädigte Hautstelle erkennen muß.

Die Abdeckung. Der vierte Punkt betrifft die Abdeckung des Kranken. Die Abdeckung verfolgt den Zweck, den Körper, soweit er nicht als Eintrittspforte für den Strahlenkegel dient, vor unerwünschter Strahleneinwirkung zu schützen. Unsere Aufgabe wird aber eine ganz verschiedene sein, je nach Art der Unterbringung der Röntgenröhre. Ist diese in einer allseitig geschlossenen, absolut strahlensicheren Bleitrommel untergebracht (Abb. 302) oder an sich schon strahlensicher gebaut, so daß nur an der Blendenöffnung der erforderliche Strahlenkegel Austritt hat, so ist jede Abdeckung des Kranken überflüssig.

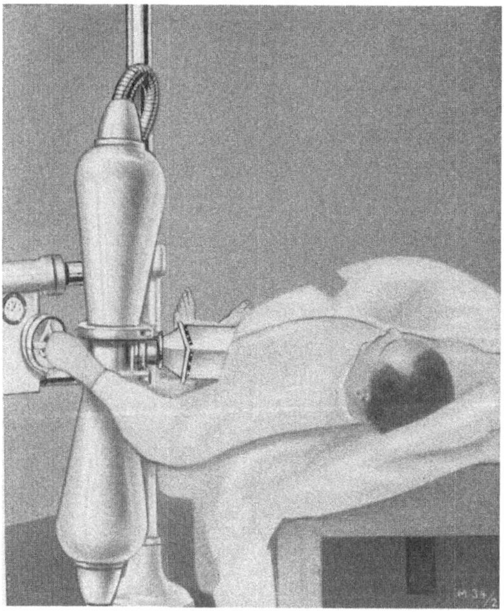

Ist, wie bei der HOLFELDER-Kanone und bei geeigneter Umhüllung der Selbstschutzröhren und Zuleitungskabel, mit dem Strahlen- auch ein Hochspannungsschutz verbunden, so wird die Einstellung dadurch wesentlich erleichtert, daß man bei der Stellung der Röhre nicht mehr darauf achten muß, dem Körper nicht zu nahe zu kommen. Die Vorteile sind besonders bei der Verabfolgung von Achselfeldern und Dammfeldern ersichtlich, da sich nun die Einstellung recht einfach nach Art der Abb. 303 und Abb. 304 gestaltet.

Abb. 303. Einstellung des Achselfeldes mit einem strahlen- und hochspannungssicheren Apparat.

Mit der Unterbringung der ungeschützten Röhre in Bleiglashauben, wie es in älteren Röntgenanlagen noch üblich ist, muß aufgeräumt werden; sie bedeuten für den Patienten wie auch für die Bedienung eine Gefahr. Zum Glück sind sie immer seltener anzutreffen.

Die Gefahr geht von den Stellen des Röhrenbechers aus, die zur Aufnahme des Röhrenhalses ausgeschnitten sind. Hier treten nicht unbeträchtliche Strahlenmengen frei aus und können, da sie ungefiltert sind, lokale Verbrennungen erzeugen. Besonders gefährlich in dieser Hinsicht ist der Ausschnitt, der den Antikathodenhals aufnimmt, da hier die von der Rückseite und vom Stiel der Antikathode ausgehende Strahlung zu einem großen Teil freien Austritt hat. Auf diese Weise sind bei Bestrahlungen am Thorax Verbrennungen am Auge oder am erhobenen Arm und bei Abdominalbestrahlungen hinwiederum „rätselhafte" Verbrennungen an der nicht bestrahlten Brust aufgetreten. Schuld an diesen Unglücksfällen ist zu einem Teil auch die mangelhafte Einstelltechnik; das Feld ist bei Verwendung eines Röhrenbechers so einzustellen, daß die Längsachse der Röhre senkrecht zur Körperlängsachse zu stehen kommt. Dabei kann niemals direkte

Strahlung aus den gefährlichen Schutzhaubenausschnitten den Körper treffen. Ist eine solche Aufstellung der Röhre nicht möglich, so müssen die durch die aus den Ausschnitten austretende Strahlung gefährdeten Partien durch direkte Bleiabdeckung geschützt werden, wobei man ganz besonders auf die Antikathodenseite achten wird.

Einen anderen Sinn hat die Abdeckung, wenn es sich darum handelt, empfindliche Organe, die im Strahlenkegel liegen, ohne selbst Bestrahlungsziel zu sein, zu schützen. Es ist dann unsere Pflicht, durch Abdeckung den Teil des Bestrahlungsfeldes aus dem Strahlenkegel auszuschalten, unter dem das zu schützende Organ liegt. Solcherart schutzbedürftige Organe sind: Die Testikel, Ovarien, Speicheldrüsen, Kiefer, Larynx,

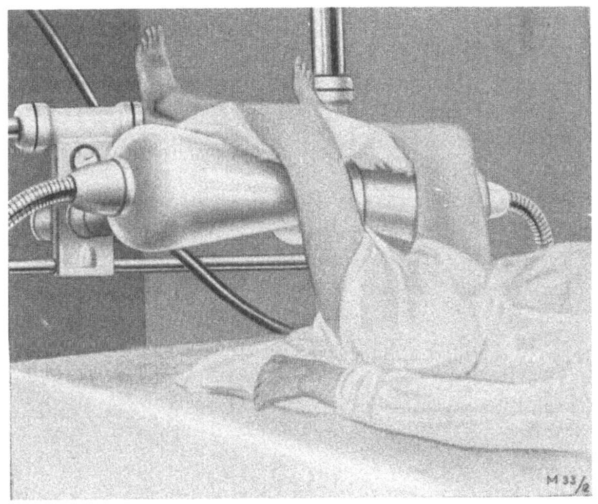

Abb. 304. Einstellung des Dammfeldes mit einem strahlen- und hochspannungssicheren Apparat.

Augapfel; bei größeren Strahlendosen auch: die Nebennieren, die Nieren und die Leber. Besonders zu achten ist auf Organe Jugendlicher.

Ehe man die Einstellung als beendet betrachtet, vergesse man nicht, noch einen prüfenden Blick auf die Zuleitungskabel zu werfen. Wenn irgendwo die Hochspannungsleitung zu nahe am Kranken vorbeigeführt ist, kann es an diesen Stellen zu einer statischen Funkenentladung kommen. Die Gefahr ist dann vorhanden, wenn die Entfernung der Hochspannungsleitung vom Körper des Patienten annähernd gleich ist der Funkenstrecke, die die Spannung zu überspringen vermag. Auch diese Gefahr ist durch sinnreiche Neukonstruktionen beseitigt. Indem man metallumkleidete Hochspannungskabel verwendet und sämtliche, der Berührung zugänglichen Teile erdet, kann die Apparatur im Betrieb angefaßt werden, ohne daß es zu einem Funkenüberschlag kommt. Damit ist ein völlig gefahrloser Betrieb für den Arzt wie für den Patienten gewährleistet.

VII. Strahlenschutz für Arzt und Personal.
Die professionellen Strahlenschädigungen.

Jeder, der Versuche macht, die Reichweite seiner Therapiestrahlung durch das photographische Verfahren festzustellen, wird, soweit ihm das voraussichtliche Ergebnis derartiger Versuche noch nicht bekannt ist, zunächst erschrecken. In 5 m Entfernung von der ungeschützten Strahlenquelle lassen sich im darüberliegenden Stockwerk, in den Nebenzimmern oder auf der Straße unter Verwendung von Verstärkungsschirmen bei relativ kurzer Expositionszeit Röntgenbilder der Hand, der Schulter usw. erzielen. Der Schrecken, den solche Experimente einjagen, ist ein recht heilsamer, indem er den betreffenden Röntgenologen die überraschende Reichweite der unsichtbaren Strahlung vor Augen führt und sie veranlaßt, Schutzmaßnahmen, sofern solche noch nicht getroffen sein sollten, zu ergreifen.

Über ungewollte Fernwirkung einer Therapiestrahlung wurde in der älteren Literatur hier und da berichtet. Unter anderem kam es zu einer vorübergehenden Amenorrhoe bei Studentinnen dadurch, daß unter dem Hörsaal, der von den Studentinnen regelmäßig besucht wurde, eine ungesicherte Tiefentherapiestation in Betrieb war. Ein bekannter Chirurg, dessen Arbeitszimmer sich über einer Therapiestation befindet, äußerte unter dem Eindruck der auf seinem Schreibtisch exponierten Aufnahme einer Hand, er werde von nun an seine Karzinomkranken nicht zum Röntgentherapeuten schicken, sondern in dem über der Therapiestation liegenden Zimmer zur Kur für einige Zeit unterbringen.

Dieser Scherz bezieht sich auf die wohl bestehende aber übertriebene Möglichkeit, die abundierende Röntgenstrahlung, wenn keine Sicherungen gegen die ungerichtete Strahlung getroffen sind, zu Therapiezwecken zu benutzen. Lassen wir den Scherz beiseite, so bleibt die unbestreitbar große Menge von diffuser Strahlung, die die Räume der Röntgenstation und deren nächste Umgebung durchflutet, als schädlicher Wirkungsfaktor wohl zu bedenken. Die in der Station dauernd beschäftigten Personen, die der chronischen Einwirkung dieser Strahlen ausgesetzt sind, können namentlich durch die Einwirkung auf die blutbereitenden Organe in ihrer Gesundheit schwer geschädigt werden und müssen dann, wenn auch oft erst nach einer Reihe von Jahren, ihre Beschäftigung schließlich mit dauernder Krankheit büßen.

Wir beobachten die professionellen Schädigungen als *lokale* und als *Allgemeinschädigungen*.

Die lokale Schädigung äußert sich anfänglich als hyperämisch-entzündlicher Zustand an der betroffenen Hautstelle, zu dem sich im weiteren Verlauf abnorme Pigmentverschiebungen sowie sklerosierende und atrophische Prozesse im Bindegewebe hinzugesellen; schließlich kommt es dann zur Hyperkeratosen- und Warzenbildung, auf deren Boden sich ein Ca., seltener ein Sa. entwickeln kann.

Man sollte meinen, daß die *Röntgendermatitis* (so nennt man die Schädigung) heutigestags, nachdem wir im Verlauf von nahezu 40 Jahren genügend Gelegenheit hatten, die chronische Strahlenwirkung zu studieren, endgültig der Vergangenheit angehöre. Die Erfahrung aber zeigt, daß es immer noch tollkühne Radiologen gibt, die sich unnötigerweise dem Röntgenlicht aussetzen, indem sie etwa den Leuchtschirm mit der ungeschützten Hand halten, ebenso ungeschützt palpieren und mit der gleichen Unvorsichtigkeit den Blendenknopf (der sich gar noch in der Nähe der Röhre befindet) betätigen. Sie bezahlen ihren Leichtsinn mit einer Radiodermatitis.

Dieser chronisch entzündliche Zustand der Haut ist für den Befallenen eine stumme Gefahr: er kann (auch nach Aussetzen der Arbeit) selbst nach einer langen Reihe von Jahren (selbst nach 10 Jahren) den Boden für eine Karzinomentwicklung abgeben. Außer der langen Latenzperiode hat das Röntgenkarzinom noch eine Eigentümlichkeit: die *Multiplizität*. Geradezu Erschütterndes weiß uns hier die Literatur zu berichten.

So beschreibt DEPENTHAL den Fall einer Röntgenschwester, bei der zwei Jahre nach Aussetzen der Arbeit an den Fingern beider Hände multiple Karzinome auftraten, die die Amputation beider Hände notwendig machten. Doch damit nicht genug, kam es bei der Unglücklichen nach weiteren sieben Jahren zur Ausbildung neuer Karzinomknoten in beiden Brüsten, die nach der histologischen Untersuchung *nicht* als *Metastasen* anzusehen waren.

Sehr verschieden werden **die Allgemeinschädigungen** angegeben, namentlich soweit es sich um die Veränderung des Blutbildes handelt. Es ist ja auch nicht verwunderlich, daß bei diesen Veränderungen, die den Korper als Ganzes erfassen, die Konstitution mitspricht; die zahlreichen Abweichungen von der Regel sind mit deren Verschiedenheit zu erklären. Meist finden wir bei mangelhaftem Strahlenschutz folgendes:

Novizen zeigen nach den ersten Monaten ihrer Beschäftigung mit Röntgen- bzw. Radiumstrahlen vermehrtes Müdigkeitsgefühl, leicht herabgesetzten Blutdruck, manchmal auch Bradykardie; im Blute eine mäßige Leukopenie bei relativer Lymphozytose, eine leichte Polyzythämie und recht häufig Eosinophilie. Nach kurzem Urlaub, Aufenthalt in frischer Luft, schwinden diese leichten Veränderungen wieder. Im weiteren Verlauf schlägt die anfängliche Leukopenie in eine mäßige Leukozytose um, die für gewöhnlich lange Jahre hindurch festgehalten wird. Kommt es aber dabei zu einer Verschiebung des Lymphozyten-Leukozyten-Verhältnisses zugunsten der letzteren, so ist dies (wenn gleichzeitig ein Rückgang des Hämoglobingehaltes zu verzeichnen ist), ein Warnruf, der zum Aussetzen der Arbeit für längere Zeit auffordert. Als Endzustand kann sich dann wieder eine Leukopenie ausbilden. — Als die schwersten Veränderungen haben wir (glücklicherweise in seltenen Fällen) die perniziöse Anämie und die Leukämie zu verzeichnen.

Die chronische Einwirkung der Röntgenstrahlen kann sich auch an den Geschlechtsdrüsen, und zwar als *Azoospermie* äußern. Diese geht nach Aussetzen der Schädlichkeit bei jugendlichen Individuen rasch vorbei. Bei längerer Einwirkung dagegen ist bei älteren Personen eine dauernde Azoospermie mit Atrophie der spermabildenden Zellen nicht ausgeschlossen.

Bei allen diesen Schädigungen ist natürlich schwer zu sagen, wieviel auf das Konto der Röntgenstrahlung und wieviel auf die konstitutionelle Prädisposition der Person zu setzen ist. Daß letztere in dieser Frage eine große Rolle spielt, geht schon daraus hervor, daß, während auf der einen Seite eine ganze Reihe von Röntgenologen in der ersten Zeit der Entwicklung der neuen Wissenschaft lange Jahre hindurch bei mangelhaftem (oder ohne jeden) Schutz ohne Nachteile für die Gesundheit ihren Beruf ausübte, auf der andern Seite die Röntgenologie bereits über 100 Todesopfer durch professionelle Schädigung (Karzinom, pern. Anämie, Leukämie) gefordert hat.

Keim- und Erbschäden durch Röntgenstrahlen.

Die Möglichkeit einer Keimschädigung durch Ovarialbestrahlung ist vorläufig nur theoretischer Natur und erstreckt sich hauptsächlich auf tierexperimentelle Beobachtungen. Dagegen steht die intrauterine Fruchtschädigung durch Röntgenstrahlen, also die Entstehung von Mißbildungen an der Frucht durch Bestrahlung bei schon bestehender Gravidität, außer Zweifel und ist durch eine große Liste von Fällen praktisch belegt.

Eine Keimschädigung durch Strahlenschädigung des Mannes konnte nach den bisherigen Erfahrungen nicht mit Sicherheit erbracht werden. Die phänotypischen Veränderungen an Kindern röntgengeschädigter Väter überschreiten nicht die auch sonst vorkommenden Veränderungen. Das entspricht durchaus den Erwartungen auf Grund der vererbungswissenschaftlichen Tatsachen, wonach das phänotypische Auftreten von Erbschäden erst in späteren Generationen manifest wird. Man kann also nicht erwarten, solche Schädigungen bereits jetzt, in der ersten „Röntgengeneration", auftreten zu sehen. Noch schlummert die Gefahr im Schoße der Geschlechter.

Der Beweis, daß Röntgenschädigungen an der Nachkommenschaft möglich sind, ist experimentell an Pflanzen und Tieren einwandfrei erbracht worden. Diese Erfahrungen gemahnen zur äußersten Vorsicht in der Behandlung menschlicher Keimzellen mit Röntgenstrahlen; sie legen auch die dringende Erfordernis eines ausreichenden Strahlenschutzes für röntgenologisch tätige Personen nahe.

Wenn auch die Schädigung an der Person noch nicht sichtbar ist, kann sie doch das Erbgut getroffen haben und in der Deszendenz in Erscheinung treten. So stehen wir in jedem Fall, in dem die Keimdrüsen Röntgenstrahlen ausgesetzt werden, einer allerdings noch nicht meßbaren Gefahr für das Keimgut gegenüber, und wir dürfen an dieser Gefahr nicht blind vorübergehen, weil wir ihre Ausmaße nicht kennen.

Von solchen Erwägungen geleitet, erließ die deutsche Gesellschaft für Vererbungswissenschaft auf ihrer Tagung in München im Jahre 1931 einen warnenden Aufruf, der die Ärzte eindringlich auf die Gefahr hinweist, die der Nachkommenschaft durch Röntgenbestrahlung der Keimdrüsen, insbesondere bei der sogenannten temporären Sterilisierung drohen. Es handelt sich um Schädigungen der Erbmasse, die unter Umständen erst nach Generationen in Erscheinung treten.

Die professionelle Strahlenprophylaxe. Den Berufsschädigungen zu entgehen, ist die *Prophylaxe* die weiseste und beste Maßregel. Unsere Bestrebungen müssen dahin gehen, die bei den Bestrahlungen entstehende schädliche Röntgenstrahlung auf ein Minimum zu reduzieren. Um dies zu erreichen, müssen wir die Quellen dieser Strahlen kennen. Als solche sind zu berücksichtigen 1. die Röntgenröhre, 2. der bestrahlte Patient, 3. die Nutzstrahlung, 4. die Streustrahlung der Umgebung.

ad 1. Von der Röntgenröhre geht schädliche Strahlung aus a) vom unbenutzten Teil der dem Brennfleck gegenüberliegenden Röhrenhalbkugel. Diese ist sowohl in der Diagnostik, wie in der Therapie 10—20mal größer als die Nutzstrahlenenergie, b) vom Antikathodenstiel als Stielstrahlung (s. S. 15) und c) von der Glaswand, die von Röntgenstrahlen getroffen wird. Diese schädlichen Strahlenquellen werden am vollständigsten ausgeschaltet bei Verwendung einer Strahlenschutzröhre, die in einem Metallgehäuse steckt, das nur der Nutzstrahlung Austritt gewährt.

ad 2. Der von Röntgenstrahlen getroffene Patient ist selbst der Ausgangspunkt einer sehr intensiven, nach allen Richtungen sich ausbreitenden Streustrahlung.

ad 3. Die den Körper des Patienten durchsetzende Nutzstrahlung ist bei ihrem Austritt sowohl im diagnostischen als auch im therapeutischen Betrieb noch sehr stark und muß abgefangen werden.

ad 4. Jede Materie, jeder Gegenstand im Röntgenzimmer, der aus einer der angeführten Quellen Röntgenstrahlung erhält, streut einen Teil dieser Strahlung in den Raum zurück (Sekundärstrahlung).

Die Gefahren der schädlichen Röntgenstrahlung nehmen mit der Härte der Gebrauchsstrahlung rasch zu. Sie sind anders zu bewerten bei der Diagnostik und Oberflächentherapie und anders wieder bei der Tiefentherapie. Die Schutzmaßnahmen müssen daher der Anlage entsprechend gestaffelt sein.

Richtlinien nach dem Merkblatt

über den Gebrauch von Schutzmaßnahmen gegen Röntgenstrahlen.

Da die öfters wiederholte Bestrahlung irgendeines Teiles des menschlichen Körpers mit Röntgenstrahlen gefährlich ist und auch schon mehrfach zu namhaften Schädigungen, ja sogar zum Tode von Röntgenärzten und anderen häufig mit Röntgenstrahlen arbeitenden Personen geführt hat, sah sich die deutsche Röntgengesellschaft genötigt, die erforderlichen Schutzmaßnahmen in Gesetzesform zusammenzufassen und ihre Beachtung und Innehaltung allen Betriebsleitern von Röntgeninstituten zur Pflicht zu machen. Unter Zugrundelegung der Daten der DIN RÖNT 2 vom Januar 1930 sind die für den Arzt wichtigen Bestimmungen die folgenden:

Schutzmaßnahmen in Röntgenbetrieben.

Der Strahlenschutz muß sich sowohl gegen die unmittelbar von der Röntgenröhre kommende Strahlung als auch gegen die Streustrahlung und Sekundärstrahlung im Röntgenraum richten.

Als Schutzstoff wird Blei in Blechen oder als Beimischung zu anderen Stoffen (Glas, Gummi, Baumaterialien) verwendet. Bleiblech ist wegen der Giftigkeit des Bleioxyds mit einem Anstrich zu versehen oder zu verkleiden.

Die erforderliche Bleidicke oder das Bleiäquivalent beträgt für Höchstspannungen bis

75 kV[1]	125 kV	190 kV	220 kV
1 mm	2 mm	3 mm	5 mm

Schutzstoffe, die dem Verbrauch unterliegen, wie Bleihandschuhe und Bleischürze, müssen von Zeit zu Zeit durch eine Röntgenuntersuchung (Durchleuchtung oder Photographie) auf ihre Integrität geprüft werden.

Befinden sich über, neben oder unter der Röntgenstation Wohnräume, so ist auf die Strahlengefährdung dieser Räume Rücksicht zu nehmen.

Schutzmaßnahmen für diagnostische Anlagen.

a) **Schutz des Kranken.** Alle Durchleuchtungsgeräte sind mit einem eingebauten, nicht entfernbaren Filter von mindestens 0,5 mm Al zu versehen. Bei länger dauernden Durchleuchtungen mit höheren Spannungen, wie z. B. bei Magen-Darmdurchleuchtungen, ist die Benutzung eines Al-Zusatzfilters von mindestens 1 mm Dicke dringend zu empfehlen.

An den Durchleuchtungsstativen muß dafür gesorgt sein, daß das Unterschreiten eines bestimmten kleinsten Fokushautabstandes unmöglich ist. Dieser Abstand soll mindestens 35 cm betragen.

Alle Durchleuchtungen sind bei guter Adaptation des Untersuchers, mit niedrigem Röhrenstrom (3—5 mA), unter schärfster Ausblendung des Strahlenkegels, in möglichst kurzer Zeit vorzunehmen.

b) **Schutz des Untersuchers.** Der Leuchtschirm muß durch eine Bleiglasplatte von 1 mm Bleiäquivalent geschützt sein.

Schutzhandschuhe zum Palpieren benötigen ein Bleiäquivalent von 0,3 mm, die Schutzschürze ein solches von 0,5 mm Blei.

Unter ungefütterten Schutzhandschuhen sind, mit Rücksicht auf die Bleieigenstrahlung, Stoffhandschuhe zu tragen.

Das bei der Durchleuchtung ausgeblendete Strahlenbündel sei stets kleiner als die Fläche des schützenden Leuchtschirms.

Zum Abschirmen der aus dem Körper des Untersuchten und aus Geräteteilen beim Durchleuchten austretenden Streustrahlung ist ein Streustrahlenschutz (Schutzkanzel, Schutzschürze, Bleigummivorhänge) von 1 mm Bleiäquivalent erforderlich.

---

[1] Alle Angaben in kV beziehen sich auf die Scheitelspannung.

Der am Leuchtschirm angebrachte Streustrahlenschutz muß bei Durchleuchtung am stehenden Patienten an der Unterkante des Leuchtschirms mindestens 30 cm lang sein. Es ist aber empfehlenswert, den Schutzbereich des Streustrahlenschutzes bis zum Boden auszudehnen.

Bei Untertischgeräten muß die Streustrahlenschutzwand auf der Seite, wo der Untersucher sich befindet, bis zum Boden reichen.

c) **Schutz der im Betrieb tätigen Personen.** Befindet sich der Schalttisch im Untersuchungsraum, so ist als Schutz für die schaltende Person eine mit Seitenflügeln versehene Schutzwand von 1 mm Bleiäquivalent und mindestens 2 × 2 m Größe (einschließlich Seitenflügeln) aufzustellen. Diese Schutzwand soll möglichst weit (mindestens aber 1,5 m) von der Röntgenröhre entfernt, in der Nähe einer Zimmerwand aufgestellt werden.

Im Röntgenbetrieb tätige Personen dürfen nicht als Versuchsobjekte zur Beurteilung der Güte eines Röntgenapparates oder einer Röntgenröhre verwandt werden.

Ebensowenig darf man die Hilfskräfte dazu anhalten, bei Zahnaufnahmen den Zahnfilm zu halten.

Schutzmaßnahmen für therapeutische Anlagen.

a) **Schutz des Kranken.** Um Falschanzeigen des Röhrenstromes auszuschließen, sind zwei hintereinandergeschaltete Milliamperemeter zu verwenden.

Jedes Behandlungsgerät soll mit einer Filtersicherung, die das Vergessen oder Verwechseln des Filters bei der Bestrahlung ausschließt, versehen sein.

Das Einlaufenlassen der Röhren hat bei strahlensicher geschlossener Blendenöffnung zu erfolgen.

Steckt die Röhre in einem *nicht allseitig* geschlossenen Röhrenbecher, so muß sie bei der Bestrahlung möglichst senkrecht zur Längsachse des Kranken aufgestellt werden, damit dieser nicht von der in der Richtung der ungeschützten Röhrenhülse austretenden Strahlung getroffen wird.

b) **Schutz der im Betrieb tätigen Personen.** Die Schutzmaßnahmen sind mehr oder weniger umfassend, je nach Art der Unterbringung der Röhren. Man spricht von geschützten Anlagen *(Schutzart G)*, wenn eine Selbstschutzröhre verwendet wird, oder die Röhre in einem *allseitig geschlossenen* Strahlenschutz sich befindet, und ungeschützten Anlagen *(Schutzart U)*, wenn die Röhre in einem halboffenen oder unvollkommen geschlossenen Behälter aus 2 mm bleiäquivalenten Bleiglas steckt.

Die den Apparat bedienenden Personen dürfen nur dann im Bestrahlungsraum beschäftigt sein, wenn die Betriebsspannung höchstens 125 kV beträgt. Bei höheren Spannungen kommt das nur in Frage, wenn die Röhre strahlensicher untergebracht ist. Sonst aber müssen bei höheren Betriebsspannungen für Bestrahlung und Bedienung zwei voneinander getrennte Räume vorgesehen sein, und bei Spannungen über 190 kV der Arbeitsplatz überdies mindestens 2 m von der Röntgenröhre entfernt liegen.

1. Anlagen der Schutzart U.

Sind Personen im Behandlungsraum beschäftigt, so ist bei 125 kV zu ihrem Schutz eine 2 mm bleiäquivalente Schutzwand von mindestens 2 × 2 m Größe (einschließlich Seitenflügel) mindestens 1,5 m von der Röhre entfernt, womöglich in der Nähe einer Zimmerwand aufzustellen.

Bei Betriebsspannungen über 125 kV sind Bestrahlungsraum und Bedienungsraum voneinander zu trennen. Die die beiden Räume trennende Wand muß bei Betriebsspannungen bis 190 kV 3 mm, bis 220 kV 5 mm Bleiäquivalent besitzen.

Die Arbeitsplätze sind in diesen Fällen mindestens 2 m von der Röntgenröhre entfernt aufzustellen.

2. Anlagen der Schutzart G.

Ist ein getrennter Bedienungsraum vorhanden, und entspricht die trennende Wand bis 125 kV 0,5 mm, bis 190 kV 1 mm, bis 220 kV 1,5 mm Bleiäquivalent, so ist jede weitere Schutzmaßnahme entbehrlich.

Befindet sich dagegen der Schaltapparat im Bestrahlungsraum, so müssen 1. die aus dem Bestrahlten seitlich austretenden Streustrahlen durch Schutzschichten von dem vorhin bezeichneten Bleiäquivalent abgeschirmt werden und 2. die Arbeitsplätze bei Betriebsspannungen bis 125 kV in mindestens 1,5 m, bei höheren Spannungen in mindestens 2 m Entfernung von der Röhre aufgestellt werden.

Allgemeine Maßnahmen.

Mit Rücksicht auf die verschiedene Belastung der einzelnen Röntgeninstitute mit unmittelbar gefährdenden Röntgenarbeiten läßt sich eine einheitliche Begrenzung der Arbeit nach der Zeit nicht vornehmen. Es ist aber empfehlenswert, bei ganztägigen Arbeiten mit Röntgenstrahlen die Arbeitszeit auf 7 Stunden zu beschränken.

Überdies sind außer dem Sonntag noch zwei dienstfreie halbe Tage in der Woche einzuschalten. Jährlich soll ein Urlaub von vier Wochen gewährt werden.

Um Röntgenschädigungen rechtzeitig zu bemerken, ist bei allen röntgenologisch berufstätigen Personen bei Beginn der Tätigkeit und von da ab jedes halbe Jahr ein Blutstatus aufzunehmen.

Es wird den Leitern von Röntgenabteilungen empfohlen, eine periodische Prüfung der Schutzvorrichtungen ihres Instituts durch technische Sachverständige vornehmen zu lassen.

Jedem, der in einen Röntgenbetrieb eintritt, sind vor Dienstantritt die Betriebsvorschriften der DIN RÖNT betreffend den Strahlenschutz auszuhändigen. Der Empfang ist durch Unterschrift zu bestätigen.

Jede Person des Röntgenpersonals hat das Recht, die Weisungen, Röntgenarbeiten ohne genügende Schutzvorrichtungen auszuführen, abzulehnen. Eine solche Weigerung darf niemals den Grund zur Entlassung bilden.

Die professionelle Toleranzdosis.

Bei diesen allgemeingültigen Vorschriften sollte unsere Wachsamkeit nicht stehenbleiben, sondern darüber hinaus muß jeder Betriebsleiter die Strahlensicherheit seiner Anlage prüfen. Man kann dabei verschieden vorgehen: Man sucht bei guter Adaptation den verdunkelten Therapieraum bei Betrieb der Apparatur mit einem mit Bleimarken hinterlegten Leuchtschirm ab; jede Stelle des Raumes, an der noch eben ein Aufleuchten des Schirmes zu beobachten ist und die Bleimarken sich zu erkennen geben, ist für längeren Aufenthalt als gefährdet zu betrachten. Anstatt dessen kann man auch lichtdicht verpackte Filme, an denen metallische Gegenstände befestigt sind, an mehreren Stellen des Therapieraumes auslegen und nach einiger Zeit entwickeln. Auch auf diese Weise erhält man den nötigen Aufschluß.

Die exakteste Beurteilung eines ausreichenden Strahlenschutzes geschieht durch Bestimmung der Dosis in r am zu untersuchenden Orte (etwa am Schalttisch). Durch Aufrechnen des r-Wertes auf 600 r wird ersichtlich, in welcher Zeit an dem fraglichen Orte bei normalem Betrieb die Maximaldosis erreicht wird. Aus zahlreichen Beobachtungen in größeren Instituten geht hervor, daß, wenn die im Institut tätigen Personen im Laufe eines Monats $^1/_{10}$ der Maximaldosis erhalten, Schädigungen an ihnen festzustellen sind, daß dagegen $^1/_{100}$ der Maximaldosis pro Monat auf die Dauer ertragen wird *(Toleranzdosis)*. Nimmt man einen 8stündigen Arbeitstag und 25 Arbeitstage im Monat an, so kann man die Toleranzdosis aus diesen Daten herleiten. Diese ist $\dfrac{1}{100 \times 8 \times 25}$ HED. Setzen wir in diesem Ausdruck statt HED 600 r ein, so ergibt sich, daß ein an dem zu untersuchenden Arbeitsplatz aufgestelltes Ionimeter in der Stunde nicht mehr als $^1/_{30}$ r anzeigen darf, sollen wir den Platz als röntgenstrahlengeschützt bezeichnen können (MUTCHELLER).[1]

Selbstverständlich handelt es sich bei dem Begriff der Toleranzdosis nicht um eine effektive Maximaldosis, da die Strahlung ja in sehr verzettelter Art zur Einwirkung gelangt und eine Summierung im mathematischen Sinne nicht stattfindet. Wert gewinnen die Zahlen dadurch, daß wir uns eine Vorstellung über die Größe der Strahlenintensität am Arbeitsplatze machen und diese auf jenes Maß einschränken können, das eine berufsmäßig mit Röntgenstrahlen beschäftigte Person längere Zeit ohne Folgen für ihre Gesundheit vertragen kann.

Um festzustellen, in welchem Maße die in einem Institut beschäftigten Personen den Strahlen bei Ausübung des Berufes ausgesetzt sind, lasse man kleine, mit einem Kennzeichen versehene Zahnfilme in den Taschen der Arbeitsmäntel $^1/_4$ Monat lang bei der Arbeit herumtragen. Man vergleiche die bei gleicher Entwicklung erhaltenen Schwärzungen dieser Probefilme mit der Schwärzung eines mit $^1/_{400}$ Erythemdosis bestrahlten

---

[1] Zur Bestimmung so kleiner Dosen bedient man sich eigens für diesen Zweck konstruierter, sehr empfindlicher Ionisationsmeßgeräte.

Testfilmes. Ergeben sich bei einer solchen Untersuchung größere Gefahrenunterschiede, so sind die angestellten Personen in ihrer Tätigkeit öfter auszutauschen.

Jeder Röntgenologe sei gewissenhaft in der Beachtung der Schutzmaßnahmen. Die Arbeitsbedingungen sind jetzt so weit verbessert, daß er es nicht mehr nötig hat, bei der Ausübung seiner beruflichen Pflichten die eigene Gesundheit in Gefahr zu bringen.

Die Opfer, die im Zeichen der neuen und unbekannten Strahlung gefallen sind, sollen die letzten gewesen sein. Ihre schädliche, ja tödliche Wirkung kennen wir und wissen wir zu bekämpfen. Möge nun die Heilkraft der Strahlen sich zu weiterem Wirken entfalten und fortan ihren Weg begleiten.

In den Dienst dieser Entwicklung sich zu stellen, ist eine ehrenvolle Aufgabe.

Manzsche Buchdruckerei, Wien IX.